U0270011

中国中医药年鉴

2022

学术卷

· · · 主办　国家中医药管理局

· · 承办　上海中医药大学

· 编审　《中国中医药年鉴（学术卷）》编辑委员会

 上海辞书出版社

图书在版编目(CIP)数据

中国中医药年鉴. 学术卷. 2022 /《中国中医药年鉴(学术卷)》编辑委员会编. —上海:上海辞书出版社,2022

ISBN 978-7-5326-5991-3

Ⅰ. ①中… Ⅱ. ①中… Ⅲ. ①中国医药学—2022—年鉴 Ⅳ. ①R2-54

中国版本图书馆 CIP 数据核字(2022)第 201305 号

中国中医药年鉴(学术卷)2022

《中国中医药年鉴(学术卷)》编辑委员会　编

责任编辑　王　莹
特约编辑　于业礼
装帧设计　姜　明
责任印制　曹洪玲

出版发行　上海世纪出版集团
　　　　　　上海辞书出版社(www.cishu.com.cn)
地　址　上海市闵行区号景路 159 弄 B 座(邮政编码:201101)
印　刷　上海盛通时代印刷有限公司
开　本　889 毫米×1194 毫米　1/16
印　张　39.5
插　页　10
字　数　1 050 000
版　次　2022 年 12 月第 1 版　2022 年 12 月第 1 次印刷
书　号　ISBN 978-7-5326-5991-3/R·79
定　价　280.00 元

本书如有质量问题,请与承印厂联系。电话:021-37910000

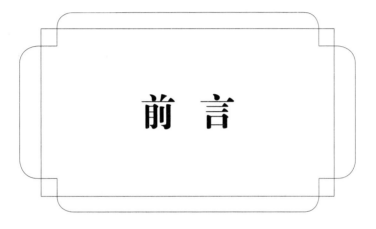

前　言

前　言

《中国中医药年鉴》由国家中医药管理局主办,原为1983年上海中医学院创办的《中医年鉴》,1989年更名为《中国中医药年鉴》。2003年,《中国中医药年鉴》分为行政卷和学术卷,行政卷由中国中医药出版社承办,学术卷由上海中医药大学承办。《中国中医药年鉴(学术卷)》(以下简称《年鉴》)是一部全面反映中国中医药学术成就和学术进展的综合性、前沿性、权威性、史料性工具书,也是一部属于历史档案性质的工具书。

《中国中医药年鉴(学术卷)2022》为总第40卷,主要以2021年度全国公开发行的中医药学术期刊为依据,选用公开发表于中医药期刊的高质量论文,包含来源于国家自然科学基金、国家社科基金等资助项目的论文3 000余篇,围绕年度学术进展及热点,关注中医及中药学科重大项目的进展,聚焦科学研究的重大成果。本卷分为纸质版和网络版。纸质版内容包括特载、专论、校院长论坛、重大学术成果、抗疫专题、学术进展、记事、索引、附录、附图。网络版内容包括新订中医药标准、中医药科研获奖项目、中医药出版新书目、中医药期刊一览表、中医药学术期刊论文分类目录、中草药中发现的新化合物和新骨架。

中医药学是中国古代科学的瑰宝,也是打开中华文明宝库的钥匙,为中华民族繁衍生息作出了巨大贡献,对世界文明进步产生了积极影响。传承创新发展中医药是新时代中国特色社会主义事业的重要内容,是关系到中华文化复兴的大事,对于坚持中西医并重、打造中医药和西医药相互补充协调发展的中国特色卫生健康发展模式,发挥中医药原创优势、推动我国生命科学研究实现创新突破,弘扬中华优秀传统文化、增强民族自信和文化自信具有重要意义。

习近平总书记对中医药工作作出了一系列重要论述,这些论述把推动中医药事业高质量发展与传承发展中华优秀传统文化、推进健康中国建设和构建人类健康命运共同体紧密相连,为做好中医药传承发展工作,也为我们做好《年鉴》各项工作,指明了方向。2022年3月国务院办公厅印发的《"十四五"中医药发展规划》,对"十四五"时期中医药工作进行了全面部署,充分体现和展示了党中央、国务院在新时代背景下,全力助推中医药事业振兴发展的坚定决心和关键举措。

在国家中医药管理局的领导下,在上海中医药大学的支持下,在全体编委、专家及各界朋友的鼎力相助下,《年鉴》已连续编纂出版40卷。四十载栉风沐雨,翔实、客观、科学地记录了中国中医药学术成就和学术进展。全体编者将一如既往地以严谨求实的态度和崇高的历史使命感,致力于提高编纂水平和学术影响,做好这项承上启下、继往开来、服务当代、有益后世的基础事业,充分发挥其存史资政、鉴往知来的作用和价值。

《中国中医药年鉴(学术卷)》编辑部

2022年8月

Preface

    Traditional Chinese Medicine Yearbook of China is sponsored by the State Administration of Traditional Chinese Medicine. It used to be *Yearbook of Traditional Chinese Medicine* published by Shanghai College of Traditional Chinese Medicine in 1983 and was renamed *Traditional Chinese Medicine Yearbook of China* in 1989. Starting from the year of 2003, the *Traditional Chinese Medicine Yearbook of China* was divided into administration volume and academic volume. The administration volume is compiled by China Press of Traditional Chinese Medicine, while the academic volume is compiled by Shanghai University of Traditional Chinese Medicine. *Traditional Chinese Medicine Yearbook of China* (*Academic volume*) (hereafter referred to as the *Yearbook*) is a comprehensive, advanced, authoritative and historical reference book fully reflecting the academic achievement and progress of China traditional Chinese medicine (hereafter referred to as TCM), also considered as a reference book of historical archives.

    Traditional Chinese Medicine Yearbook of China (*Academic volume*) *2022* is the 40th volume, mainly based on TCM academic journals nationwide issued in year 2021, selecting high quality articles published TCM journals, covering over 3 000 articles sponsored by National Natural Science Foundation of China, National Social Science Fund of China, etc., centering on annual academic progress and hot spots, paying close attention to key TCM projects progress, and focusing on significant scientific research achievements. Both paper version and web version of the volume are available. The paper version consists of columns such as Special Reprint, Special Papers, University President Forum, Academic Achievements, Fighting Epidemic, Academic Progress, Events, Index, Appendix and Attached Figures. The web version covers the newly published TCM standards, the project list of TCM awards, the lists of newly published TCM books and TCM journals, classified catalogue of TCM scholarly journal articles, and new compounds and novel skeletons found in Chinese Medicinal Herbs.

    TCM is the gem of ancient Chinese science, and it is also a key to open the treasure of Chinese civilization. It significantly contributes to prosperity of Chinese nation and exerts positive impact on progress of world civilization. Inheriting, innovating and developing TCM is an important part of the socialism with Chinese characteristics in the new era and a major event related to the great rejuvenation of the Chinese culture. It is of great significance for adhering to the equal emphasis of TCM and Western medicine, creating a health development model with Chinese characteristics in which TCM and Western medicine complement and coordinate each other, giving full play to the original advantages of TCM, promoting innovation and breakthroughs in China's life sciences, carrying forward the excellent traditional Chinese culture, and enhancing national self-confidence and cultural self-confidence.

General Secretary Xi Jinping made a series of important comments on the TCM work, these comments closely connect the promotion of the high-quality development of TCM with the inheritance and development of excellent Chinese traditional culture, the promotion of the construction of a healthy China and the construction of a community with a shared future for human health, pointing out the way forward for better work on TCM inheritance and development, as well as the *Yearbook* for us. March 2022, the General Office of the State Council released " *14th Five-Year Plan* " *for The Development of Traditional Chinese Medicine*, which comprehensively deployed the work of TCM during the 14th Five-Year Plan period, which fully reflects the firm determination and key measures of the CPC Central Committee and the State Council to fully promote the revitalization and development of TCM in the context of the new era.

Guided by National Administration of Traditional Chinese Medicine, supported by Shanghai University of Traditional Chinese Medicine, assisted by all the editorial members, experts and friends, 40 volumes of the *Yearbook* have been compiled and published continuously. For 40 years, it has recorded the academic achievements and progress of TCM in a detailed, objective and scientific manner. All the editors, with tremendous rigor and enormous sense of historical mission, will continue to aim to improve the compilation quality and increase the academic influence on the basic cause which is essential for academic inheritance and innovation, not only serving the contemporary but also benefiting the future, to enable it to play full role in supporting state affairs upon recording history and foreseeing the future by reviewing the past.

Editorial Board of *Traditional Chinese Medicine Yearbook of China* (*Academic volume*)

August 2022

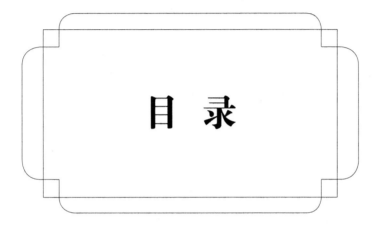

目　录

目　录

10

记　事

2022 卷《中国中医药年鉴（学术卷）》网络版目录

一、2021 年新订中医药标准

国际标准：

1.《中医诊断名词术语　第一部分：舌诊》(ISO 23961-1：2021 Traditional Chinese medicine — Vocabulary for diagnostics — part 1：Tongue)

2.《中医诊断术语名词　第二部分：脉诊》(ISO 23961-2：2021 Traditional Chinese medicine — Vocabulary for diagnostics — part 2：Pulse)

国家推荐性标准：

1.《中医病证分类与代码》(GB/T 15657-2021)

2.《中医临床诊疗术语　第 2 部分：证候》(GB/T 16751.2-2021)

3.《中医药学主题词表编制规则》(GB/T 40670-2021)

4.《针灸技术操作规范　第 2 部分：头针》(GB/T 21709.2-2021)

5.《针灸技术操作规范　第 3 部分：耳针》(GB/T 21709.3-2021)

6.《针灸技术操作规范　第 15 部分：眼针》(GB/T 21709.15-2021)

7.《针灸临床实践指南制定及其评估规范》(GB/T 40972-2021)

8.《针灸门诊基本服务规范》(GB/T 40973-2021)

9.《中医四诊操作规范　第 1 部分：望诊》(GB/T 40665.1-2021)

10.《中医四诊操作规范　第 2 部分：闻诊》(GB/T 40665.2-2021)

11.《中医四诊操作规范　第 3 部分：问诊》(GB/T 40665.3-2021)

12.《中医四诊操作规范　第 4 部分：切诊》(GB/T 40665.4-2021)

13.《经外奇穴名称与定位》(GB/T 40997-2021)

14.《经穴名称与定位》(GB/T 12346-2021)

15.《灸用艾绒》(GB/T 40976-2021)

16.《清艾条》(GB/T 40975-2021)

国家指导性技术文件：

1.《中医技术操作规范　儿科　第 1 部分：小儿内治给药方法》(GB/Z 40893.1-2021)

2.《中医技术操作规范　儿科　第 2 部分：小儿常用外治法》(GB/Z 40893.2-2021)

3.《中医技术操作规范　儿科　第 3 部分：小儿针灸疗法》(GB/Z 40893.3-2021)

4.《中医技术操作规范　儿科　第 4 部分：小儿推拿疗法》(GB/Z 40893.4-2021)

5.《中医技术操作规范　儿科　第 5 部分：小儿拔罐疗法》(GB/Z 40893.5-2021)

6.《中医技术操作规范　儿科　第 6 部分：小儿灯火燋法》(GB/Z 40893.6-2021)

7.《中医技术操作规范　皮肤科　中药离子喷雾》(GB/Z 40667-2021)

8.《中医技术操作规范　皮肤科　中药面膜》(GB/Z 40668-2021)

9.《中医技术操作规范　皮肤科　中药药浴》(GB/Z 40902-2021)

10.《中医技术操作规范　皮肤科　中药蒸气浴》(GB/Z 40666-2021)

11.《中医技术操作规范　外科　挂线法》(GB/Z 40669-2021)

12.《中医技术操作规范　外科　结扎法》(GB/Z 40671-2021)

二、2021 年中医药科研获奖项目

1. 2021 年度国家科学技术进步奖获奖项目(中医药类)

2. 2021 年度中华医学科技奖获奖项目(中医药类)

3. 2021 年度中华中医药学会科学技术奖获奖项目

4. 2021 年度中华中医药学会岐黄国际奖获奖名单

5. 2021 年度中华中医药学会政策研究奖获奖项目

6. 2021 年度中华中医药学会学术著作奖获奖名单

7. 2021 年度李时珍医药创新奖获奖名单

8. 2021 年度中青年创新人才及优秀管理人才奖授奖名单

9. 2021 年度中国中西医结合学会科学技术奖获奖项目

三、2021 年中草药中发现的新化合物和新骨架

四、2021 年中医药出版新书目

五、2021 年中医药期刊一览表

六、2021 年中医药学术期刊论文分类目录

1. 中医基础理论

2. 护理

3. 方剂

4. 中药

5. 老中医学术经验

6. 传染科

7. 肿瘤科

8. 内科

9. 妇科

10. 儿科

11. 外科

12. 骨伤科

13. 五官科

14. 针灸

15. 推拿

16. 气功

17. 养生与康复

18. 医史文献

19. 民族医药

20. 国外中医药
21. 中医教育
22. 科技研究
23. 动态消息
24. 其他

Table of Contents

Special Reprint

Special Papers

University Presidents Forum

Academic Achievements

Fighting Epidemic

Academic Progress

Events

Index

Appendix

Attached Figures

Web Version Contents of *Traditional Chinese Medicine Yearbook of China* (*Academic volume*) 2022

1. New Standards on Chinese Medicine in 2021

International Standards:

1) ISO 23961-1:2021 *Traditional Chinese medicine — Vocabulary for diagnostics — part 1: Tongue*

2) ISO 23961-2:2021 *Traditional Chinese medicine — Vocabulary for diagnostics — part 2: Pulse*

Recommended National Standards:

1) *Classification and Codes of TCM Diseases and Syndrome* (GB/T 15657-2021)

2) *TCM Clinical Diagnosis and treatment Terminology — Part 2: Syndrome* (GB/T 16751.2-2021)

3) *TCM Thesaurus Development Rules* (GB/T 40670-2021)

4) *Operation Regulations of Acupuncture and Moxibustion — Part 2: Scalp Acupuncture* (GB/T 21709.2-2021)

5) *Operation Regulations of Acupuncture and Moxibustion — Part 3: Ear Acupuncture* (GB/T 21709.3-2021)

6) *Operation Regulations of Acupuncture and Moxibustion — Part 15: Eye Acupuncture* (GB/T 21709.15-2021)

7) *Establishment and Evaluation Criteria for Clinical Practice Guidance of Acupuncture and Moxibustion* (GB/T 40972-2021)

8) *Basic Specifications for Acupuncture and Moxibustion Clinic* (GB/T 40973-2021)

9) *Operation Standard for Four Methods of Diagnosis in TCM — Part 1: Inspection* (GB/T 40665.1-2021)

10) *Operation Standard for Four Methods of Diagnosis in TCM — Part 2: Auscultation and Olfaction* (GB/T 40665.2-2021)

11) *Operation Standard for Four Methods of Diagnosis in TCM — Part 3: Interrogation* (GB/T 40665.3-2021)

12) *Operation Standard for Four Methods of Diagnosis in TCM — Part 4: Palpation* (GB/T 40665.4-2021)

13) *Name and Position of Extra Points* (GB/T 40997-2021)

14) *Name and Position of Meridian Points* (GB/T 12346-2021)

15) *Moxa for Moxibustion* (GB/T 40976-2021)

16) *Pure Moxa Stick* (GB/T 40975-2021)

National Technical Guide:

1) *Standardized Operations of the Technique in TCM — Pediatrics — Part 1: Internal Treatments*

(GB/Z 40893.1-2021)

2) *Standardized Operations of the Technique in TCM — Pediatrics — Part 2: Common External Treatments* (GB/Z 40893.2-2021)

3) *Standardized Operations of the Technique in TCM — Pediatrics — Part 3: Acupuncture and Moxibustion* (GB/Z 40893.3-2021)

4) *Standardized Operations of the Technique in TCM — Pediatrics — Part 4: Tuina* (GB/Z 40893.4-2021)

5) *Standardized Operations of the Technique in TCM — Pediatrics — Part 5: Cupping* (GB/Z 40893.5-2021)

6) *Standardized Operations of the Technique in TCM — Pediatrics — Part 6: Burning Rush Moxibustion* (GB/Z 40893.6-2021)

7) *Standardized Operations of the Technique in TCM — Dermatology — Ion Atomization of Chinese Materia Medica* (GB/Z 40667-2021)

8) *Standardized Operations of the Technique in TCM — Dermatology — Facial Mask of Chinese Materia Medica* (GB/Z 40668-2021)

9) *Standardized Operations of the Technique in TCM — Dermatology — Medicated Bath of Chinese Materia Medica* (GB/Z 40902-2021)

10) *Standardized Operations of the Technique in TCM — Dermatology — Steam Bath of Chinese Materia Medica* (GB/Z 40666-2021)

11) *Standardized Operations of the Technique in TCM — Surgery — Seton Therapy* (GB/Z 40669-2021)

12) *Standardized Operations of the Technique in TCM — Surgery — Ligation* (GB/Z 40671-2021)

2. Research Awards for Traditional Chinese Medicine in 2021

1) List of Winners for 2021 National Science and Technology Advancement Prize (Traditional Chinese Medicine)

2) List of Winners for 2021 Science and Technology Prize, China Society of Medicine (Traditional Chinese Medicine)

3) List of Winners for 2021 Science and Technology Prize, China Association of Chinese Medicine

4) List of Winners for 2021 Qihuang International Prize, China Association of Chinese Medicine

5) List of Winners for 2021 Policy Research Prize, China Association of Chinese Medicine

6) List of Winners for 2021 Academic Works Prize, China Association of Chinese Medicine

7) List of Winners for 2021 Li Shizhen Medical Innovation Prize

8) List of Winners for 2021 Young and Middle-aged Innovative Talents and Managerial Talents

9) List of Winners for 2021 Science and Technology Prize, Chinese Association of Integrative Medicine

3. New Compounds and Novel Skeletons Found in Chinese Medicinal Herbs in 2021

4. List of Newly Published Books of Traditional Chinese Medicine in 2021

5. List of Journals of Traditional Chinese Medicine in 2021

6. Categorized Contents of Papers of Academic Journals on Chinese Medicine in 2021

1) Basic Theories of TCM

2) Nursing

3) Herbal Formulas

4) Chinese Materia Medica

5) Experience of Famous Physicians

6) Infectious Diseases

7) Oncology

8) Internal Medicine

9) Gynecology

10) Pediatrics

11) External Medicine

12) Orthopedics and Traumatology

13) Ophthalmology and Otorhinolaryngology

14) Acupuncture and Moxibustion

15) Tuina (Chinese Medical Massage)

16) Qigong

17) Healthcare and Rehabilitation

18) Literature and Medical History

19) Traditional Medicines of National Minorities

20) Traditional Chinese Medicine in Foreign Countries

21) Education of Traditional Chinese Medicine

22) Research and Technology

23) Events

24) Others

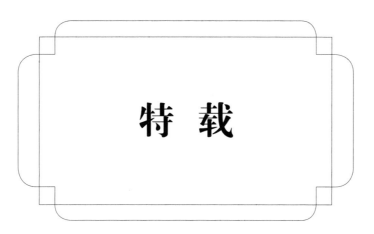

特 载

为中华民族伟大复兴打下坚实健康基础

——习近平总书记关于健康中国重要论述综述

汪晓东　张　炜　赵梦阳　《人民日报》记者

"现代化最重要的指标还是人民健康,这是人民幸福生活的基础。把这件事抓牢,人民至上、生命至上应该是全党全社会必须牢牢树立的一个理念。"今年 3 月 23 日,习近平总书记在福建考察时指出。

党的十八大以来,以习近平同志为核心的党中央把维护人民健康摆在更加突出的位置,召开全国卫生与健康大会,确立新时代卫生与健康工作方针,印发《"健康中国 2030"规划纲要》,发出建设健康中国的号召,明确了建设健康中国的大政方针和行动纲领,人民健康状况和基本医疗卫生服务的公平性可及性持续改善。在抗击新冠肺炎疫情的斗争中,我国的医药卫生体系经受住了考验,为打赢疫情防控阻击战发挥了重要作用,为维护人民生命安全和身体健康、恢复经济社会发展作出了重要贡献。

习近平总书记关于健康中国建设的重要论述,立意高远,内涵丰富,思想深刻,对于全面推进健康中国建设,加快推动新时代我国卫生与健康事业发展,努力全方位全周期保障人民健康,为实现"两个一百年"奋斗目标、实现中华民族伟大复兴的中国梦打下坚实健康基础,具有十分重要的指导意义。

把保障人民健康放在优先发展的战略位置

健康是促进人的全面发展的必然要求,是经济社会发展的基础条件,是民族昌盛和国家富强的重要标志,也是广大人民群众的共同追求。

2014 年 12 月 13 日,习近平总书记在江苏镇江市丹徒区世业镇卫生院调研时指出:"没有全民健康,就没有全面小康。医疗卫生服务直接关系人民身体健康。要推动医疗卫生工作重心下移、医疗卫生资源下沉,推动城乡基本公共服务均等化,为群众提供安全有效方便价廉的公共卫生和基本医疗服务,真正解决好基层群众看病难、看病贵问题。"

2015 年 10 月,党的十八届五中全会明确提出推进健康中国建设,从"五位一体"总体布局和"四个全面"战略布局出发,对更好保障人民健康作出了制度性安排。

2016 年 8 月 26 日,习近平总书记主持召开中共中央政治局会议,审议通过《"健康中国 2030"规划纲要》。会议指出,编制和实施《"健康中国 2030"规划纲要》是贯彻落实党的十八届五中全会精神、保障人民健康的重大举措,对全面建成小康社会、加快推进社会主义现代化具有重大意义。同时,这也是我国积极参与全球健康治理、履行我国对联合国"2030 可持续发展议程"承诺的重要举措。

2016 年 8 月 19 日,习近平总书记在全国卫生与健康大会上指出:"要把人民健康放在优先发展的战略地位,以普及健康生活、优化健康服务、完善健康保障、建设健康环境、发展健康产业为重点,加快推进健康中国建设,努力全方位、全周期保障人民健康,为实现'两个一百年'奋斗目标、实现中华民族伟大复兴的中国梦打下坚实健康基础。"

习近平总书记强调:"推进健康中国建设,是我们党对人民的郑重承诺。各级党委和政府要把这项重大民心工程摆上重要日程,强化责任担当,狠抓推动落实。"

2017年10月18日,习近平总书记在党的十九大报告中指出:"人民健康是民族昌盛和国家富强的重要标志。要完善国民健康政策,为人民群众提供全方位全周期健康服务。"

面对突如其来的新冠肺炎疫情,习近平总书记亲自指挥、亲自部署,党中央统筹全局、果断决策,团结带领全国各族人民,进行了一场惊心动魄的抗疫大战,经受了一场艰苦卓绝的历史大考,付出巨大努力,取得抗击新冠肺炎疫情斗争重大战略成果,统筹疫情防控和经济社会发展取得显著成效。

2020年5月22日,习近平总书记参加十三届全国人大三次会议内蒙古代表团审议时强调:"在重大疫情面前,我们一开始就鲜明提出把人民生命安全和身体健康放在第一位。在全国范围调集最优秀的医生、最先进的设备、最急需的资源,全力以赴投入疫病救治,救治费用全部由国家承担。人民至上、生命至上,保护人民生命安全和身体健康可以不惜一切代价。"

2020年6月2日,习近平总书记主持召开专家学者座谈会时指出:"在实现'两个一百年'奋斗目标的历史进程中,发展卫生健康事业始终处于基础性地位,同国家整体战略紧密衔接,发挥着重要支撑作用。"

习近平总书记强调:"只有构建起强大的公共卫生体系,健全预警响应机制,全面提升防控和救治能力,织密防护网、筑牢筑实隔离墙,才能切实为维护人民健康提供有力保障。"

2020年9月22日,习近平总书记主持召开教育文化卫生体育领域专家代表座谈会时指出:"加快提高卫生健康供给质量和服务水平,是适应我国社会主要矛盾变化、满足人民美好生活需要的要求,也是实现经济社会更高质量、更有效率、更加公平、更可持续、更为安全发展的基础。"

习近平总书记强调:"要把人民健康放在优先发展战略地位,努力全方位全周期保障人民健康,加快建立完善制度体系,保障公共卫生安全,加快形成有利于健康的生活方式、生产方式、经济社会发展模式和治理模式,实现健康和经济社会良性协调发展。"

今年3月6日,习近平总书记看望参加全国政协十三届四次会议的医药卫生界、教育界委员时指出:"要把保障人民健康放在优先发展的战略位置,坚持基本医疗卫生事业的公益性,聚焦影响人民健康的重大疾病和主要问题,加快实施健康中国行动,织牢国家公共卫生防护网,推动公立医院高质量发展,为人民提供全方位全周期健康服务。"

今年3月25日,习近平总书记在福建考察时强调:"要把保障人民健康放在优先发展的战略位置,织牢公共卫生防护网,推动公立医院高质量发展。"

预防是最经济最有效的健康策略

在人类社会发展长河中,传染病始终是重大威胁。一部人类文明史可以说是人类同瘟疫斗争的历史。

习近平总书记指出:"人民健康是社会文明进步的基础。拥有健康的人民意味着拥有更强大的综合国力和可持续发展能力。"

2016年8月19日,习近平总书记在全国卫生与健康大会上指出:"要坚定不移贯彻预防为主方针,坚持防治结合、联防联控、群防群控,努力为人民群众提供全生命周期的卫生与健康服务。要重视重大疾病防控,优化防治策略,最大程度减少人群患病。要重视少年儿童健康,全面加强幼儿园、中小学的卫生与健康工作,加强健康知识宣传力度,提高学生主动防病意识,有针对性地实施贫困地区学生营养餐或营养包行动,保障生长发育。"

2018年1月5日,习近平总书记在学习贯彻党的十九大精神专题研讨班开班式上列举了8个方面16个风险,其中特别讲到"像非典那样的重大传染性疾病,也要时刻保持警惕、严密防范"。

"我讲过,预防是最经济最有效的健康策略。要坚决贯彻预防为主的卫生与健康工作方针,坚持常备不懈,将预防关口前移,避免小病酿成大疫。"2020年2月14日,习近平总书记主持召开中央全面深化改革委员会第十二次会议时指出。

习近平总书记强调:"要健全公共卫生服务体系,优化医疗卫生资源投入结构,加强农村、社区等基层防控能力建设,织密织牢第一道防线。要加强公共卫生队伍建设,健全执业人员培养、准入、使用、待遇保障、考核评价和激励机制。要持续加强全科医生培养、分级诊疗等制度建设,推动公共卫生服务与医疗服务高效协同、无缝衔接,健全防治结合、联防联控、群防群治工作机制。要强化风险意识,完善公共卫生重大风险研判、评估、决策、防控协同机制。"

2020年2月23日,习近平总书记在统筹推进新冠肺炎疫情防控和经济社会发展工作部署会议上指出:"要坚持预防为主的卫生与健康工作方针,大力开展爱国卫生运动,加强公共卫生队伍建设和基层防控能力建设,推动医防结合,真正把问题解决在萌芽之时、成灾之前。"

2020年5月6日,习近平总书记主持召开中共中央政治局常委会会议,听取疫情防控工作中央指导组工作汇报,研究完善常态化疫情防控体制机制。会议要求,要坚持预防为主,创新爱国卫生运动的方式方法,推进城乡环境整治,完善公共卫生设施,大力开展健康知识普及,提倡文明健康、绿色环保的生活方式。

2020年5月24日,习近平总书记参加十三届全国人大三次会议湖北代表团审议时指出:"要立足更精准更有效地防,优化完善疾病预防控制机构职能设置,创新医防协同机制,强化各级医疗机构疾病预防控制职责,督促落实传染病疫情和突发公共卫生事件报告责任,健全疾控机构与城乡社区联动工作机制,加强乡镇卫生院和社区卫生服务中心疾病预防控制职责,夯实联防联控的基层基础。"

2020年6月2日,习近平总书记主持召开专家学者座谈会时指出:"人民安全是国家安全的基石。突发急性传染病往往传播范围广、传播速度快、社会危害大,是重大的生物安全问题。我们要强化底线思维,增强忧患意识,时刻防范卫生健康领域重大风险。"

今年3月6日,习近平总书记看望参加全国政协十三届四次会议的医药卫生界、教育界委员时指出:"这次抗击新冠肺炎疫情的实践再次证明,预防是最经济最有效的健康策略。要总结经验、吸取教训,在做好常态化疫情防控的同时,立足更精准更有效地防,推动预防关口前移,改革完善疾病预防控制体系,完善公共卫生重大风险评估、研判、决策机制,创新医防协同机制,健全联防联控机制和重大疫情救治机制,增强早期监测预警能力、快速检测能力、应急处置能力、综合救治能力,深入开展爱国卫生运动,从源头上预防和控制重大疾病。"

提高医疗卫生服务质量和水平

保障人民健康是一个系统工程,需要长时间持续努力。

随着经济社会发展水平和人民生活水平不断提高,人民群众更加重视生命质量和健康安全,健康需要呈现多样化、差异化的特点。

习近平总书记指出:"人民群众不但要求看得上病、看得好病,更希望不得病、少得病,看病更舒心、服务更体贴,对政府保障人民健康、提供基本卫生与健康服务寄予更高期望。"

2012年11月15日，习近平总书记在十八届中共中央政治局常委同中外记者见面时指出："我们的人民热爱生活，期盼有更好的教育、更稳定的工作、更满意的收入、更可靠的社会保障、更高水平的医疗卫生服务、更舒适的居住条件、更优美的环境，期盼孩子们能成长得更好、工作得更好、生活得更好。人民对美好生活的向往，就是我们的奋斗目标。"

2016年8月19日，习近平总书记在全国卫生与健康大会上指出："新形势下，我国卫生与健康工作方针是：以基层为重点，以改革创新为动力，预防为主，中西医并重，把健康融入所有政策，人民共建共享。""这个方针的根本点是坚持以人民为中心的发展思想，坚持为人民健康服务，这是我国卫生与健康事业必须一以贯之坚持的基本要求。"

习近平总书记强调："无论社会发展到什么程度，我们都要毫不动摇把公益性写在医疗卫生事业的旗帜上，不能走全盘市场化、商业化的路子。政府投入要重点用于基本医疗卫生服务，不断完善制度、扩展服务、提高质量，让广大人民群众享有公平可及、系统连续的预防、治疗、康复、健康促进等健康服务。"

习近平总书记指出："坚持提高医疗卫生服务质量和水平。基本医疗卫生服务是指医疗卫生服务中最基础最核心的部分，应该主要由政府负责保障，全体人民公平获得。"

2018年3月20日，习近平总书记在第十三届全国人民代表大会第一次会议上指出："我们要以更大的力度、更实的措施保障和改善民生，加强和创新社会治理，坚决打赢脱贫攻坚战，促进社会公平正义，在幼有所育、学有所教、劳有所得、病有所医、老有所养、住有所居、弱有所扶上不断取得新进展，让实现全体人民共同富裕在广大人民现实生活中更加充分地展示出来。"

2018年4月11日，习近平总书记在海南博鳌乐城国际医疗旅游先行区规划馆考察时指出："实现'两个一百年'奋斗目标，必须坚持以人民为中心的发展思想。经济要发展，健康要上去。人民群众的获得感、幸福感、安全感都离不开健康。要大力发展健康事业，为广大老百姓健康服务。"

2020年4月10日，习近平总书记主持召开中央财经委员会第七次会议时强调："要从顶层设计上提高公共卫生体系在国家治理体系中的地位，充实中央、省、市、县四级公共卫生机构，加强专业人才培养和队伍建设，提高履职尽责能力。要改善城乡公共卫生环境，加强农村、社区等基层防控和公共卫生服务。"

"实践证明，政府主导、公益性主导、公立医院主导的救治体系是应对重大疫情的重要保障，要全面加强公立医院传染病救治能力建设，完善综合医院传染病防治设施建设标准，提升应急医疗救治储备能力，把我国重大疫情救治体系和能力提升到新水平。"2020年6月2日，习近平总书记主持召开专家学者座谈会时指出。

2020年9月22日，习近平总书记主持召开教育文化卫生体育领域专家代表座谈会时强调："要坚持基本医疗卫生事业的公益性，坚持政府主导，强化政府对卫生健康的领导责任、投入保障责任、管理责任、监督责任。要加大公立医疗卫生机构建设力度，加强国家医学中心、区域医疗中心、县级医院建设，加快优质医疗资源扩容和区域均衡布局，让广大人民群众就近享有公平可及、系统连续的预防、治疗、康复、健康促进等健康服务。要推进县域医共体建设，改善基层基础设施条件，落实乡村医生待遇，提高基层防病治病和健康管理的能力。"

今年3月6日，习近平总书记看望参加全国政协十三届四次会议的医药卫生界、教育界委员时指出："这次抗击新冠肺炎疫情，公立医院承担了最紧急、最危险、最艰苦的医疗救治工作，发挥了主力军作用。要加大公立医疗卫生机构建设力度，推进县域医共体建设，改善基层基础设施条件，落实乡村医生待遇，提高基层防病治病和健康管理能力。"

习近平总书记强调:"广大医务工作者是人民生命健康的守护者。要大力弘扬伟大抗疫精神,深入宣传抗疫先进事迹和时代楷模,在全社会营造尊医重卫的良好氛围。""广大医务工作者要恪守医德医风医道,修医德、行仁术,怀救苦之心、做苍生大医,努力为人民群众提供更加优质高效的健康服务。"

深化医药卫生体制改革

推进健康中国建设,必须深化医药卫生体制改革,"探索医改这一世界性难题的中国式解决办法"。

2016 年 8 月 19 日,习近平总书记在全国卫生与健康大会上指出:"当前,医药卫生体制改革已进入深水区,到了啃硬骨头的攻坚期。要加快把党的十八届三中全会确定的医药卫生体制改革任务落到实处。要着力推进基本医疗卫生制度建设,努力在分级诊疗制度、现代医院管理制度、全民医保制度、药品供应保障制度、综合监管制度 5 项基本医疗卫生制度建设上取得突破。"

习近平总书记强调:"要把医药卫生体制改革纳入全面深化改革中同部署、同要求、同考核,支持地方因地制宜、差别化探索。"

2017 年 10 月 18 日,习近平总书记在党的十九大报告中指出:"深化医药卫生体制改革,全面建立中国特色基本医疗卫生制度、医疗保障制度和优质高效的医疗卫生服务体系,健全现代医院管理制度。加强基层医疗卫生服务体系和全科医生队伍建设。全面取消以药养医,健全药品供应保障制度。"

2020 年 2 月 23 日,习近平总书记在统筹推进新冠肺炎疫情防控和经济社会发展工作部署会议上指出:"在这次应对疫情中,暴露出我国在重大疫情防控体制机制、公共卫生应急管理体系等方面存在的明显短板,要总结经验、吸取教训,深入研究如何强化公共卫生法治保障、改革完善疾病预防控制体系、改革完善重大疫情防控救治体系、健全重大疾病医疗保险和救助制度、健全统一的应急物资保障体系等重大问题,抓紧补短板、堵漏洞、强弱项,提高应对突发重大公共卫生事件的能力和水平。"

2020 年 3 月 10 日,习近平总书记在湖北省考察新冠肺炎疫情防控工作时指出:"要着力完善公共卫生应急管理体系,强化公共卫生法治保障,改革完善疾病预防控制体系、重大疫情防控救治体系,健全重大疾病医疗保险和救助制度,健全统一的应急物资保障体系,提高应对突发重大公共卫生事件的能力和水平。"

2020 年 5 月 24 日,习近平总书记参加十三届全国人大三次会议湖北代表团审议时指出:"要坚持整体谋划、系统重塑、全面提升,改革疾病预防控制体系,提升疫情监测预警和应急响应能力,健全重大疫情救治体系,完善公共卫生应急法律法规,深入开展爱国卫生运动,着力从体制机制层面理顺关系、强化责任。"

2020 年 9 月 22 日,习近平总书记主持召开教育文化卫生体育领域专家代表座谈会时强调:"要深化医疗卫生体制改革,加快健全分级诊疗制度、现代医院管理制度、全民医保制度、药品供应保障制度、综合监管制度,合理制定并落实公立医疗卫生机构人员编制标准并建立动态核增机制。"

今年 3 月 6 日,习近平总书记看望参加全国政协十三届四次会议的医药卫生界、教育界委员时指出:"要深化医药卫生体制改革,努力在健全分级诊疗制度、现代医院管理制度、全民医保制度、药品供应保障制度、综合监管制度等方面取得突破。"

习近平总书记强调:"要继续加大医保改革力度,常态化制度化开展药品集中带量采购,健全重特大疾病医疗保险和救助制度,深化医保基金监管制度改革,守好人民群众的'保命钱''救命钱'。"

近年来,福建三明医改以药品耗材治理改革为突破口,坚持医药、医保、医疗改革联动,为全国医改探索了宝贵经验。2016 年 2 月,习近平总书记主持中央全面深化改革领导小组会议,听取了三明医改情况汇报,要求总结推广改革经验。

"我很关注你们的改革。这是一种敢为人先的精神,人民至上、生命至上理念的觉悟担当。"今年3月23日,习近平总书记在三明市沙县总医院考察时勉励大家。

习近平总书记谈到下一步的医药卫生体制改革:"看大病在本省解决,一般的病在市县解决,日常的头疼脑热在乡村解决。这个工作要在'十四五'期间起步。研究改革的堵点在哪里,结合本地实际继续探索。"

科学技术是人类同疾病斗争的锐利武器

纵观人类发展史,人类同疾病较量最有力的武器就是科学技术,人类战胜大灾大疫离不开科学发展和技术创新。

新冠肺炎疫情发生后,习近平总书记多次强调战胜疫情离不开科技支撑,要综合多学科力量加快科研攻关,在坚持科学性、确保安全性的基础上加快研发进度,力争早日取得突破,尽快拿出切实管用的研究成果。

2020年2月23日,习近平总书记在统筹推进新冠肺炎疫情防控和经济社会发展工作部署会议上指出:"作为一种新发传染病,我们对新冠肺炎的认识还比较初步。要综合多学科力量开展科研攻关,加强传染源、传播致病机理等理论研究,为复工复产复课等制定更有针对性和操作性的防控指南。要加大药品和疫苗研发力度,同临床、防控实践相结合,注重调动科研院所、高校、企业等的积极性,在确保安全性和有效性的基础上推广有效的临床应用经验,力争早日取得突破。要加强病例分析研究,及时总结推广有效诊疗方案。要充分运用大数据分析等方法支撑疫情防控工作。"

2020年3月2日,习近平总书记在北京考察新冠肺炎防控科研攻关工作时强调:"希望广大科技工作者勇担责任、尽锐出战,尽快攻克疫情防控的重点难点问题,为打赢疫情防控人民战争、总体战、阻击战提供强大科技支撑。"

"我一直强调,科学技术是人类同疾病斗争的锐利武器,人类战胜大灾大疫离不开科学发展和技术创新。"2020年6月2日,习近平总书记主持召开专家学者座谈会时指出,"要加大卫生健康领域科技投入,加快完善平战结合的疫病防控和公共卫生科研攻关体系,集中力量开展核心技术攻关,持续加大重大疫病防治经费投入,加快补齐我国在生命科学、生物技术、医药卫生、医疗设备等领域的短板。"

习近平总书记强调:"当前,我们一定要发挥新型举国体制的优势,力争率先研发成功新冠肺炎疫苗,争取战略主动。要深化科研人才发展体制机制改革,完善战略科学家和创新型科技人才发现、培养、激励机制,吸引更多优秀人才进入科研队伍,为他们脱颖而出创造条件。"

2020年9月8日,在全国抗击新冠肺炎疫情表彰大会上,习近平总书记提出了生命至上、举国同心、舍生忘死、尊重科学、命运与共的伟大抗疫精神。

习近平总书记指出:"面对前所未知的新型传染性疾病,我们秉持科学精神、科学态度,把遵循科学规律贯穿到决策指挥、病患治疗、技术攻关、社会治理各方面全过程。在没有特效药的情况下,实行中西医结合,先后推出八版全国新冠肺炎诊疗方案,筛选出'三药三方'等临床有效的中药西药和治疗办法,被多个国家借鉴和使用。无论是抢建方舱医院,还是多条技术路线研发疫苗;无论是开展大规模核酸检测、大数据追踪溯源和健康码识别,还是分区分级差异化防控、有序推进复工复产,都是对科学精神的尊崇和弘扬,都为战胜疫情提供了强大科技支撑!"

2020年9月11日,习近平总书记主持召开科学家座谈会时指出:"现在,我国经济社会发展和民生改善比过去任何时候都更加需要科学技术解决方案,都更加需要增强创新这个第一动力。""希望广大科学家和科技工作者肩负起历史责任,坚持面向世界科技前沿、面向经济主战场、面向国家重大需求、面向人民生命健康,不断向科学技术广度和深度进军。"

2020年9月22日,习近平总书记主持召开教育文化卫生体育领域专家代表座谈会时指出:"要集中力量开展关键核心技术攻关,解决一批药品、医疗器械、疫苗等领域'卡脖子'问题。要高度重视新一代信息技术应用,加快'互联网+医疗健康'发展。"

今年5月28日,习近平总书记在两院院士大会中国科协第十次全国代表大会上指出:"科技界为党和政府科学应对疫情提供了科技和决策支撑。成功分离出世界上首个新冠病毒毒株,完成病毒基因组测序,开发一批临床救治药物、检测设备和试剂,研发应用多款疫苗,科技在控制传染、病毒溯源、疾病救治、疫苗和药物研发、复工复产等方面提供了有力支撑,打了一场成功的科技抗疫战。"

习近平总书记强调:"我国广大科技工作者要以与时俱进的精神、革故鼎新的勇气、坚忍不拔的定力,面向世界科技前沿、面向经济主战场、面向国家重大需求、面向人民生命健康,把握大势、抢占先机,直面问题、迎难而上,肩负起时代赋予的重任,努力实现高水平科技自立自强!"

积极推进中医药科研和创新

中医药学是中国古代科学的瑰宝,也是打开中华文明宝库的钥匙。

习近平总书记高度重视中医药工作,经常运用中医药理论和术语阐释大政方针,围绕中医药事业发展发表了一系列重要论述,为中医药守正创新、传承发展指明了方向。

2015年12月18日,习近平总书记在致中国中医科学院成立60周年的贺信中指出:"当前,中医药振兴发展迎来天时、地利、人和的大好时机,希望广大中医药工作者增强民族自信,勇攀医学高峰,深入发掘中医药宝库中的精华,充分发挥中医药的独特优势,推进中医药现代化,推动中医药走向世界,切实把中医药这一祖先留给我们的宝贵财富继承好、发展好、利用好,在建设健康中国、实现中国梦的伟大征程中谱写新的篇章。"

2016年2月3日,习近平总书记在江西南昌考察时指出:"中医药是中华民族的瑰宝,一定要保护好、发掘好、发展好、传承好。所有制药企业都要增强质量意识、社会责任意识,努力研制和生产质优价廉疗效好的药品,坚决杜绝假冒伪劣,为推进全民健康多作贡献。"

2016年8月19日,习近平总书记在全国卫生与健康大会上指出:"我们要把老祖宗留给我们的中医药宝库保护好、传承好、发展好,坚持古为今用,努力实现中医药健康养生文化的创造性转化、创新性发展,使之与现代健康理念相融相通,服务于人民健康。"

习近平总书记强调:"要发挥中医药在治未病、重大疾病治疗、疾病康复中的重要作用,建立健全中医药法规,建立健全中医药发展的政策举措,建立健全中医药管理体系,建立健全适合中医药发展的评价体系、标准体系,加强中医古籍、传统知识和诊疗技术的保护、抢救、整理,推进中医药科技创新,加强中医药对外交流合作,力争在重大疾病防治方面有所突破。"

2018年10月22日,习近平总书记在广东珠海横琴新区粤澳合作中医药科技产业园考察时指出:"中医药学是中华文明的瑰宝。要深入发掘中医药宝库中的精华,推进产学研一体化,推进中医药产业化、现代化,让中医药走向世界。"

2019年,习近平总书记对中医药工作作出重要指示指出:"中医药学包含着中华民族几千年的健康养生理念及其实践经验，是中华文明的一个瑰宝，凝聚着中国人民和中华民族的博大智慧。新中国成立以来，我国中医药事业取得显著成就，为增进人民健康作出了重要贡献。"

习近平总书记强调："要遵循中医药发展规律，传承精华，守正创新，加快推进中医药现代化、产业化，坚持中西医并重，推动中医药和西医药相互补充、协调发展，推动中医药事业和产业高质量发展，推动中医药走向世界，充分发挥中医药防病治病的独特优势和作用，为建设健康中国、实现中华民族伟大复兴的中国梦贡献力量。"

中西医结合、中西药并用，是新冠肺炎疫情防控的一大特点，也是中医药传承精华、守正创新的生动实践。

"这次临床筛选出的'三药三方'，就是在古典医籍的经方基础上化裁而来的。"2020年6月2日，习近平总书记主持召开专家学者座谈会时指出，"要加强研究论证，总结中医药防治疫病的理论和诊疗规律，组织科技攻关，既用好现代评价手段，也要充分尊重几千年的经验，说明白、讲清楚中医药的疗效。要加强古典医籍精华的梳理和挖掘，建设一批科研支撑平台，改革完善中药审评审批机制，促进中药新药研发和产业发展。要加强中医药服务体系建设，提高中医院应急和救治能力。要强化中医药特色人才建设，打造一支高水平的国家中医疫病防治队伍。要深入研究中医药管理体制机制问题，加强对中医药工作的组织领导，推动中西医药相互补充、协调发展。"

2020年9月22日，习近平总书记主持召开教育文化卫生体育领域专家代表座谈会时指出："要促进中医药传承创新发展，坚持中西医并重和优势互补，建立符合中医药特点的服务体系、服务模式、人才培养模式，发挥中医药的独特优势。"

今年3月6日，习近平总书记看望参加全国政协十三届四次会议的医药卫生界、教育界委员时指出："要做好中医药守正创新、传承发展工作，建立符合中医药特点的服务体系、服务模式、管理模式、人才培养模式，使传统中医药发扬光大。要科学总结和评估中西药在治疗新冠肺炎方面的效果，用科学的方法说明中药在治疗新冠肺炎中的疗效。"

今年5月12日，习近平总书记在河南南阳调研时指出："中医药学包含着中华民族几千年的健康养生理念及其实践经验，是中华民族的伟大创造和中国古代科学的瑰宝。要做好守正创新、传承发展工作，积极推进中医药科研和创新，注重用现代科学解读中医药学原理，推动传统中医药和现代科学相结合、相促进，推动中西医药相互补充、协调发展，为人民群众提供更加优质的健康服务。"

把体育健身同人民健康结合起来

体育是社会发展和人类进步的重要标志，是综合国力和社会文明程度的重要体现。实现中华民族伟大复兴的中国梦与中国体育强国梦息息相关。

习近平总书记指出："体育是提高人民健康水平的重要手段，也是实现中国梦的重要内容，能为中华民族伟大复兴提供凝心聚气的强大精神力量。"

2013年8月31日，习近平总书记在辽宁沈阳会见全国体育先进单位和先进个人代表等时指出："发展体育运动，增强人民体质，是我国体育工作的根本方针和任务。全民健身是全体人民增强体魄、健康生活的基础和保障，人民身体健康是全面建成小康社会的重要内涵，是每一个人成长和实现幸福生活的重要基础。我们要广泛开展全民健身运动，促进群众体育和竞技体育全面发展。各级党委和政府要高度重视体育工作，把体育工作放在重要位置，切实抓紧抓好。"

2015 年 7 月 31 日,北京获得 2022 年冬奥会举办权。习近平主席致信国际奥委会主席巴赫,代表中国政府和中国人民感谢国际奥委会的信任与支持,表示将兑现全部承诺,为奥林匹克冬季运动发展和奥林匹克精神传播作出新的贡献。

2016 年 8 月 25 日,习近平总书记在会见第 31 届奥林匹克运动会中国体育代表团全体成员时指出:"我国体育健儿在里约奥运会上的表现,展示了强大正能量,展示了'人生能有几回搏'的奋斗精神。实现'两个一百年'奋斗目标、实现中华民族伟大复兴的中国梦,就需要这样的精神。要在全社会广泛宣传我国体育健儿在奥运会赛场上展现的拼搏精神,使之化为全党全国各族人民团结奋斗的强大精神力量。"

2017 年 2 月 24 日,习近平总书记在首都体育馆考察时强调:"少年强中国强,体育强中国强,推动我国体育事业不断发展是中华民族伟大复兴事业的重要组成部分。"总书记希望运动员们刻苦训练,不断提高技战术水平,多为祖国争荣誉、为人生添光彩。

2017 年 8 月 27 日,习近平总书记在天津会见全国体育先进单位和先进个人代表等时强调:"体育承载着国家强盛、民族振兴的梦想。体育强则中国强,国运兴则体育兴。要把发展体育工作摆上重要日程,精心谋划,狠抓落实,不断开创我国体育事业发展新局面,加快把我国建设成为体育强国。"

2017 年 10 月 18 日,习近平总书记在党的十九大报告中提出:"广泛开展全民健身活动,加快推进体育强国建设,筹办好北京冬奥会、冬残奥会。"

2018 年 9 月 10 日,习近平总书记在全国教育大会上指出:"要树立健康第一的教育理念,开齐开足体育课,帮助学生在体育锻炼中享受乐趣、增强体质、健全人格、锤炼意志。"

2019 年 9 月 30 日,习近平总书记专门邀请刚刚获得女排世界杯冠军的中国女排队员、教练员代表,参加庆祝中华人民共和国成立 70 周年招待会,并在会前亲切会见女排代表。

2020 年 9 月 22 日,习近平总书记主持召开教育文化卫生体育领域专家代表座谈会时指出:"体育是提高人民健康水平的重要途径,是满足人民群众对美好生活向往、促进人的全面发展的重要手段,是促进经济社会发展的重要动力,是展示国家文化软实力的重要平台。"

习近平总书记强调:"要妥善应对新冠肺炎疫情带来的影响,统筹做好东京奥运会和北京冬奥会各项工作,发挥我国竞技体育举国体制优势,牢固树立全国一盘棋思想,全力做好东京奥运会备战参赛工作,同时高质量筹办北京冬奥会、冬残奥会,实现办赛精彩、参赛出彩的目标。"

今年 1 月 18 日至 20 日,习近平总书记在北京、河北考察,并主持召开北京 2022 年冬奥会和冬残奥会筹办工作汇报会。

习近平总书记强调:"办好北京冬奥会、冬残奥会是党和国家的一件大事,是我们对国际社会的庄严承诺,做好北京冬奥会、冬残奥会筹办工作使命光荣、意义重大。要坚定信心、奋发有为、精益求精、战胜困难,认真贯彻新发展理念,把绿色办奥、共享办奥、开放办奥、廉洁办奥贯穿筹办工作全过程,全力做好各项筹办工作,努力为世界奉献一届精彩、非凡、卓越的奥运盛会。"

切实解决影响人民群众健康的突出环境问题

良好的生态环境是人类生存与健康的基础。

习近平总书记指出:"要坚持生态惠民、生态利民、生态为民,重点解决损害群众健康的突出环境问题,加快改善生态环境质量,提供更多优质生态产品,努力实现社会公平正义,不断满足人民日益增长的优美生态环境需要。"

2016年8月19日,习近平总书记在全国卫生与健康大会上指出:"要按照绿色发展理念,实行最严格的生态环境保护制度,建立健全环境与健康监测、调查、风险评估制度,重点抓好空气、土壤、水污染的防治,加快推进国土绿化,切实解决影响人民群众健康的突出环境问题。"

习近平总书记强调:"要继承和发扬爱国卫生运动优良传统,持续开展城乡环境卫生整洁行动,加大农村人居环境治理力度,建设健康、宜居、美丽家园。要贯彻食品安全法,完善食品安全体系,加强食品安全监管,严把从农田到餐桌的每一道防线。要牢固树立安全发展理念,健全公共安全体系,努力减少公共安全事件对人民生命健康的威胁。"

2017年10月18日,习近平总书记在党的十九大报告中指出:"坚持预防为主,深入开展爱国卫生运动,倡导健康文明生活方式,预防控制重大疾病。实施食品安全战略,让人民吃得放心。"

2019年4月15日,习近平总书记来到重庆石柱土家族自治县中益乡小学考察。总书记走进师生食堂,仔细察看餐厅、后厨,了解贫困学生餐费补贴和食品安全卫生情况。总书记嘱咐学校和老师既要当好老师,又要当好临时家长,把学生教好、管好。要把安全放在第一位,确保学生在学校学、住、吃都安全,让家长们放心。

2020年3月2日,习近平总书记在北京考察新冠肺炎防控科研攻关工作时指出:"要坚持开展爱国卫生运动,从人居环境改善、饮食习惯、社会心理健康、公共卫生设施等多个方面开展工作,特别是要坚决杜绝食用野生动物的陋习,提倡文明健康、绿色环保的生活方式。"

2020年5月6日,习近平总书记主持召开中共中央政治局常委会会议时强调:"要坚持预防为主,创新爱国卫生运动的方式方法,推进城乡环境整治,完善公共卫生设施,大力开展健康知识普及,提倡文明健康、绿色环保的生活方式。"

2020年5月24日,习近平总书记参加十三届全国人大三次会议湖北代表团审议时指出:"新时代开展爱国卫生运动,要坚持预防为主,创新方式方法,推进城乡环境整治,完善公共卫生设施,大力开展健康知识普及,倡导文明健康、绿色环保的生活方式,把全生命周期管理理念贯穿城市规划、建设、管理全过程各环节,加快建设适应城镇化快速发展、城市人口密集集中特点的公共卫生体系,深入持久开展农村人居环境整治。"

2020年6月2日,习近平总书记主持召开专家学者座谈会时指出:"爱国卫生运动是我们党把群众路线运用于卫生防病工作的成功实践。要总结新冠肺炎疫情防控斗争经验,丰富爱国卫生工作内涵,创新方式方法,推动从环境卫生治理向全面社会健康管理转变,解决好关系人民健康的全局性、长期性问题。"

2020年11月12日,习近平总书记在江苏南通考察时指出:"城市是现代化的重要载体,也是人口最密集、污染排放最集中的地方。建设人与自然和谐共生的现代化,必须把保护城市生态环境摆在更加突出的位置,科学合理规划城市的生产空间、生活空间、生态空间,处理好城市生产生活和生态环境保护的关系,既提高经济发展质量,又提高人民生活品质。"

今年4月2日,习近平总书记参加首都义务植树活动时强调:"美丽中国建设离不开每一个人的努力。美丽中国就是要使祖国大好河山都健康,使中华民族世世代代都健康。要深入开展好全民义务植树,坚持全国动员、全民动手、全社会共同参与,加强组织发动,创新工作机制,强化宣传教育,进一步激发全社会参与义务植树的积极性和主动性。广大党员、干部要带头履行植树义务,践行绿色低碳生活方式,呵护好我们的地球家园,守护好祖国的绿水青山,让人民过上高品质生活。"

今年4月30日,习近平总书记主持十九届中共中央政治局第二十九次集体学习时指出:"要深入打好污染防治攻坚战,集中攻克老百姓身边的突出生态环境问题,让老百姓实实在在感受到生态环境质量改善。要坚持精准治污、科学治污、依法治污,保持力度、延伸深度、拓宽广度,持续打好蓝天、碧水、净土保卫战。"

构建人类卫生健康共同体

公共卫生安全是人类面临的共同挑战,需要各国携手应对。

长期以来,我国在履行国际义务、参与全球健康治理方面取得重要进展,全面展示了我国国际人道主义和负责任大国形象,国际社会也给予广泛好评。

2016年8月19日,习近平总书记在全国卫生与健康大会上指出:"我们要积极参与健康相关领域国际标准、规范等的研究和谈判,完善我国参与国际重特大突发公共卫生事件应对的紧急援外工作机制,加强同'一带一路'建设沿线国家卫生与健康领域的合作。"

新冠肺炎疫情发生后,中国本着公开、透明、负责任的态度,积极履行国际义务,第一时间向世界卫生组织、有关国家和地区组织主动通报疫情信息,第一时间发布新冠病毒基因序列等信息,第一时间公布诊疗方案和防控方案,毫无保留同各方分享防控和救治经验,尽己所能为国际社会提供援助,有力支持了全球疫情防控,体现了负责任大国的担当。

2020年3月2日,习近平总书记在北京考察新冠肺炎防控科研攻关工作时指出:"当前,新冠肺炎疫情在多个国家出现,要加强同世卫组织沟通交流,同有关国家特别是疫情高发国家在溯源、药物、疫苗、检测等方面的科研合作,在保证国家安全的前提下,共享科研数据和信息,共同研究提出应对策略,为推动构建人类命运共同体贡献智慧和力量。"

"重大传染性疾病是全人类的敌人。新冠肺炎疫情正在全球蔓延,给人民生命安全和身体健康带来巨大威胁,给全球公共卫生安全带来巨大挑战,形势令人担忧。"2020年3月26日,习近平主席在二十国集团领导人应对新冠肺炎特别峰会上强调,"当前,国际社会最需要的是坚定信心、齐心协力、团结应对,全面加强国际合作,凝聚起战胜疫情强大合力,携手赢得这场人类同重大传染性疾病的斗争。"

2020年5月18日,习近平主席在第73届世界卫生大会视频会议开幕式上指出:"人类是命运共同体,团结合作是战胜疫情最有力的武器。这是国际社会抗击艾滋病、埃博拉、禽流感、甲型H1N1流感等重大疫情取得的重要经验,是各国人民合作抗疫的人间正道。"

"现在,新冠肺炎疫情仍在全球肆虐,我们要继续履行国际义务,发挥全球抗疫物资最大供应国作用,全面深入参与相关国际标准、规范、指南的制定,分享中国方案、中国经验,提升我国在全球卫生治理体系中的影响力和话语权,共同构建人类卫生健康共同体。"2020年6月2日,习近平总书记主持召开专家学者座谈会时强调。

2020年6月17日,习近平主席主持中非团结抗疫特别峰会时指出:"中方将继续全力支持非方抗疫行动,抓紧落实我在世界卫生大会开幕式上宣布的举措,继续向非洲国家提供物资援助、派遣医疗专家组、协助非方来华采购抗疫物资。中方将提前于年内开工建设非洲疾控中心总部,同非方一道实施好中非合作论坛框架内'健康卫生行动',加快中非友好医院建设和中非对口医院合作,共同打造中非卫生健康共同体。中方承诺,新冠疫苗研发完成并投入使用后,愿率先惠及非洲国家。"

"面对突如其来的严重疫情,中国同世界各国携手合作、共克时艰,为全球抗疫贡献了智慧和力量。"2020年9月8日,习近平总书记在全国抗击新冠肺炎疫情表彰大会上强调,"我们倡导共同构建人类卫生健康共同体,在国际援助、疫苗使用等方面提出一系列主张。中国以实际行动帮助挽救了全球成千上万人的生命,以实际行动彰显了中国推动构建人类命运共同体的真诚愿望!"

今年4月20日,习近平主席在博鳌亚洲论坛2021年年会开幕式上指出:"要加强疫苗研发、生产、分配国际合作,提高疫苗在发展中国家的可及性和可负担性,让各国人民真正用得上、用得起。要全面加强全球公共卫生安全治理,共同构建人类卫生健康共同体。"

今年5月21日,习近平主席在全球健康峰会上指出:"这场疫情再次昭示我们,人类荣辱与共、命运相连。面对传染病大流行,我们要秉持人类卫生健康共同体理念,团结合作、共克时艰,坚决反对各种政治化、标签化、污名化的企图。搞政治操弄丝毫无助于本国抗疫,只会扰乱国际抗疫合作,给世界各国人民带来更大伤害。"

习近平主席宣布了继续支持全球团结抗疫的5项举措。"让我们携手并肩,坚定不移推进抗疫国际合作,共同推动构建人类卫生健康共同体,共同守护人类健康美好未来!"

"人类是一个整体,地球是一个家园。面对共同挑战,任何人任何国家都无法独善其身,人类只有和衷共济、和合共生这一条出路。"今年7月6日,习近平总书记在中国共产党与世界政党领导人峰会上强调,"面对仍在肆虐的新冠肺炎疫情,我们要坚持科学施策,倡导团结合作,弥合'免疫鸿沟',反对将疫情政治化、病毒标签化,共同推动构建人类卫生健康共同体。"

人民健康是每一个人成长和实现幸福生活的重要基础,是民族昌盛和国家富强的重要标志。在以习近平同志为核心的党中央坚强领导下,坚持以人民为中心的发展思想,坚持把保障人民健康放在优先发展的战略位置,加快推进健康中国建设,织牢织密公共卫生防护网,全方位全周期保障人民健康,共同构建人类卫生健康共同体,我们就一定能取得抗疫斗争全面胜利,就一定能实现健康和经济社会良性协调发展,就一定能实现人人享有健康的美好愿景,就一定能不断实现人民对美好生活的向往,中华民族就一定能以更加健强、更加昂扬的姿态屹立于世界民族之林!

转载自《人民日报》2021-8-8(1-3)

全面贯彻实施中医药法
推进中医药事业发展和健康中国建设

王　晨　全国人大常委会副委员长

　　中医药是中华民族的瑰宝,是中华文明宝库的璀璨明珠,闪耀着中华优秀传统文化的光芒。党的十八大以来,以习近平同志为核心的党中央从统筹推进"五位一体"总体布局、协调推进"四个全面"战略布局、增强民族自信和文化自信的全局和战略高度,对中医药传承创新发展作出一系列重大决策部署。习近平总书记明确指出:"要遵循中医药发展规律,传承精华,守正创新,加快推进中医药现代化、产业化,坚持中西医并重,推动中医药和西医药相互补充、协调发展,推动中医药事业和产业高质量发展,推动中医药走向世界,充分发挥中医药防病治病的独特优势和作用,为建设健康中国、实现中华民族伟大复兴的中国梦贡献力量。"为贯彻落实习近平总书记对中医药的重要论述、重要指示精神和党中央决策部署,依法推动中医药事业振兴,切实把中医药这一宝贵财富继承好、发展好、利用好,全国人大常委会从今年3月开始首次对《中华人民共和国中医药法》的实施情况进行执法检查。在历时三个多月的时间内,执法检查组由5位全国人大常委会副委员长带队,分赴天津、山西、浙江、福建、河南、广西、贵州、甘肃等8个省(区、市)开展全方位、系统化实地检查,有关管理部门参与配合,同时委托内蒙古、辽宁、安徽、江西、山东、湖北、广东、西藏等8个省(区)开展自查。执法检查组在今年6月召开的十三届全国人大常委会第二十九次会议上作了关于检查《中华人民共和国中医药法》实施情况的报告(以下简称执法检查报告),全面检视中医药法实施取得的成效,对照法律规定发现存在的问题,提出改进意见建议,以利于进一步总结经验,全面贯彻实施中医药法,加快推进中医药事业高质量发展,推进健康中国建设。

一、认真实施中医药法,有效推进中医药事业发展

　　中医药法是我国第一部有关中医药的综合性、全局性、基础性法律,完善了卫生健康法律制度体系,不仅为促进中医药传承创新发展提供了坚实法律保障,而且是一部具有鲜明中国特色、中国风格、体现深厚历史底蕴和文化自信的重要法律。执法检查报告总体认为,该法自2017年7月实施以来,促进了我国中医药服务体系和服务能力稳步发展提升,推动了中医药传承创新发展整体水平稳步提高,中医药在维护和促进人民健康、推动健康中国建设中的独特作用越发明显。

　　保障中医药法有效实施的各项配套制度日趋完善。国务院建立完善了国家中医药工作部际联席会议制度,召开了全国中医药大会,加强对中医药法实施的指导、督促和检查,部署推动中医药传承创新发展。有关部门加强协调配合,陆续出台《中医诊所备案管理暂行办法》《中医医术确有专长人员医师资格考核注册管理暂行办法》《古代经典名方目录(第一批)》《古代经典名方中药复方制剂简化注册审批管理规定》《关于对医疗机构应用传统工艺配制中药制剂实施备案管理的公告》《促进中药传承创新发展的实施意见》等

配套规定。各地将中医药工作摆在重要位置,建立本级政府跨部门协调机制,加强组织领导和统筹协调。全国有 20 个省份召开中医药大会,有 15 个省份制定了有关中医药的地方性法规,依法将中医药事业纳入本级国民经济和社会发展规划,与脱贫攻坚、文化振兴等重大战略实施相结合,统一部署,一体推进法律的有效实施。同时,各级政府将中医药事业发展经费纳入本级财政预算,"十三五"期间,中央财政累计安排地方中医药事业传承与发展补助资金 86.06 亿元,年均增长 17.32%;及时将符合条件的中成药和中医诊疗项目纳入医保基金支付范围,2020 年 2 800 个医保药品目录中有中成药 1 374 个,占比为 49.1%。许多地方中医药事业投入逐年增长,浙江等沿海发达地区增速高于当地经济发展和财政收入增速。

推动中医药事业发展取得明显成效。从执法检查来看,各地采取有效措施,推动中医药法贯彻实施。一是中医药服务体系不断健全,服务能力稳步提升。建立了以国家中医医学中心、区域中医医疗中心为龙头,各级各类中医医疗机构和其他医疗机构中医科室为骨干,基层医疗卫生机构为基础,融预防保健、疾病治疗和康复于一体的中医药服务体系,覆盖城乡的中医药服务网络基本形成。改革完善管理机制,建立符合中医药特点的医保支付政策,持续实施基层能力服务工程,基层服务能力逐步提升。据统计,已有 98.3% 的社区卫生服务中心、97.1% 的乡镇卫生院、85.9% 的社区卫生服务站和 71.3% 的村卫生室能够提供中医药服务,基本解决了人民群众在家门口"看中医、吃中药"的需求。二是中药保护与发展得到加强,中药质量不断提升。有关方面加强对全国中药资源的摸查和生产监管,基本完成第四次全国中药资源普查,制定实施《全国道地药材生产基地建设规划(2018—2025 年)》《中药材保护和发展规划(2015—2020年)》等,全国建成 28 个中药材种子种苗繁育基地和 2 个中药材种质资源库,6 个濒危野生药用植物保护区,8 个药用植物种质资源库,7 大道地药材优势区域,原生境保护药用物种达 400 多种,2020 年版《中国药典》收载中药品种 2 711 个,占比为 45.9%,中药材保护和发展水平显著提高。三是中医药传承创新呈现蓬勃发展。各方面加大中医药人才培养力度,探索创新培养模式,深化医教协同,初步形成院校教育、毕业后教育、继续教育有机衔接和师承教育贯穿始终的中医药人才培养体系。截至"十三五"时期末,我国中医药人员总数达到 76.7 万人,且高层次人才队伍不断壮大。"中医药现代化研究"推进实施,中医药防控心脑血管疾病、糖尿病等重大慢病以及重大传染性疾病临床研究取得积极进展;实施中医药健康文化素养提升工程,推动中医药进乡村、进社区、进家庭、进校园。中医药向世界开放发展取得丰硕成果,现已传播到196 个国家和地区,其疗效被世界越来越多的国家认可、认同。

中医药为新冠肺炎防控治疗发挥了重要作用。2020 年新冠肺炎疫情发生以来,中医药全程参与、深度介入疫情防控。卫生健康委员会等部门统筹中西医资源,边救治边总结,优化形成覆盖预防、治疗和康复全过程的中医药方案,创新形成"有机制、有团队、有措施、有成效"的中西医结合医疗模式。一体推进科研攻关与临床救治,遴选出以清肺排毒汤为代表的"三药三方"等中药方药,并实现成果转化,形成了以中医药为特色、中西医结合救治患者的系统方案。先后派出 5 批 773 人的国家中医医疗队驰援武汉,全系统近5 000 人奋战在湖北抗疫一线,近 100 家中医医疗机构作为定点医院参与了救治工作。全国确诊病例中医药使用率超过 90%,为我国疫情防控取得重大战略成果做出重大贡献,这不仅成为疫情防控中国方案的一个亮点,更是中医药传承精华、守正创新的一次生动实践。

二、进一步提高认识,解决中医药法实施中的短板和弱项问题

"天下之事,不难于立法,而难于法之必行。"执法检查是各级人大常委会依据宪法和法律履行的一项重要监督职权,是一种重要的法律法规实施监督形式。人大常委会开展执法检查,不是搞形式更不能走过

场,要肯定成效也要找出问题,目的是切实发挥人大监督职能作用,推动法律全面有效实施,维护法律尊严和权威,确保党中央决策部署得到贯彻落实,确保人民权益得到维护和实现。执法检查报告认为,中医药法为中医药事业的发展保驾护航,法律实施 4 年多来取得显著成效;通过执法检查也发现了一些需要重视并着力解决的"短板"和"弱项"。

对中医药事业的重要性认识不够到位。一些部门和地方贯彻中西医结合、中西医并重方针还不够有力,对中医药及中华优秀传统文化不够自信,对中医药科学性的认识不到位,轻视、歧视甚至排斥中医药的情况依然不同程度存在,有的地方缺少对中医药工作的长期规划和有力配套政策支持。部分地方管理体系不健全不完善,存在弱化中医药管理机构现象,直接影响中医药监督管理成效。部分地方财政对中医药发展投入与当地经济社会发展不匹配,有些地方医保政策对确有疗效的院内制剂支持力度不够。中医药人员技术劳务价值未能充分体现,普遍存在中医药服务项目少、收费低和部分中成药、中药饮片价格虚高并存的问题。

中医药服务、质量和管理还不能适应人民群众日益增长的中医药健康需求。中医优质医疗资源总量不足、分布不均,中医药在治未病中的主导作用、重大疾病治疗中的协同作用、疾病康复中的重要作用发挥还不充分。一些综合医院、专科医院中医药服务有逐年弱化趋势,部分中医院特色尚不明显,中医医疗机构基本建设、学科布局、人才储备等还不适应传染病防控的迫切需要。县级中医院基础设施条件普遍弱于同级综合医院,部分未达到国家标准。一些基层医疗卫生机构中医药服务能力薄弱、内容单一,特别是村医的中医药服务能力亟待加强。中药材质量良莠不齐,有的产地农药残留超标等问题仍较突出,有的中药材市场以次充好、以假乱真、优质不优价、"劣币驱逐良币"现象不同程度存在。中药产业发展企业数量多、规模小、拳头产品少,缺乏高附加值产品。部分有循证医学基础的民族医药未列入药典目录。总体来看,中药材质量和产业发展水平有待进一步提升。管理审批机制也存在不适应中医特点要求的问题。对中医医术确有专长人员资格考核、古代经典名方简化审批、传统工艺配制院内制剂备案管理等规定落实推进比较缓慢。目前有 21 个省份完成了 1 次中医医术确有专长人员医师资格考核,10 个省份仍在报名审核阶段;古代经典名方第一批目录发布后仅公布了 7 首方剂的关键信息考证结果;传统工艺配制中药院内制剂备案管理耗时长、费用高。符合中医药特点的科学技术创新体系、评价体系和管理体制还不健全。此外,一些不法人员冒充"中医人员"或假借"中医方法"非法开展医疗活动,严重损害中医药形象,也应及时予以打击。

人才培养和队伍建设还不能适应中医药事业发展要求。中医药院校专业课程体系设置不够合理,适合中医药特色人才培养的体系、模式不尽完善,一些院校的中医药教育经典教学偏少,且与中医基础类课程和临床实践课程衔接、融合不够,学生中医思维和临床动手能力不够强。学校中医药理论功底扎实、临床经验丰富的优秀骨干教师较为缺乏,一些老中医学术思想和老药工传统技艺面临失传,老中医药专家师带徒、中青年专家跟师学习激励保障机制不够健全。高水平中西医结合、疫病防治、科研创新和领军人才匮乏,尚难满足中医药传承创新发展的需要。

全国人大常委会执法检查组已将发现的有关问题如实转告国家及地方监管部门,执法检查报告经全国人大常委会审议修改后,也已依照法律规定全文向社会公布。据了解,目前各项整改措施正在陆续实施,以保障中医药法更好落地见效。下一步,依照法律规定,国务院及有关部门还将报告对全国人大常委会执法检查报告的研究处理情况。

三、进一步贯彻实施好中医药法，全面推进中医药事业振兴发展

"十四五"规划纲要明确要求大力发展中医药事业，全面推进健康中国建设。执法检查报告建议，增强中医药文化自信，加强中医药法贯彻实施，更好推进中医药传承创新发展，切实保障人民身体健康。

从中华民族伟大复兴战略全局出发，全面推进中医药法正确有效实施。传承创新发展中医药是新时代中国特色社会主义事业的重要内容，是关系中华民族伟大复兴的大事。要深入学习习近平总书记关于中医药的一系列重要指示要求，立足新发展阶段、贯彻新发展理念、构建新发展格局，从国家战略全局高度，深刻认识和把握新形势下中医药发展面临的使命任务，加强中医药发展战略研究，明确中医药事业发展方向，把发展中医药摆在更加突出的位置，依法推动中医药高质量发展。要把坚持以人民为中心的发展思想落实到中医药工作各方面，进一步完善中医药法配套法规政策，加强地方立法，推进中医药法落地落实。加大中医药法宣传和普及力度，创新宣传普及方式，紧扣中医药法与人民生活息息相关的内容，普及中医药知识，弘扬中医药文化，严厉打击各类"伪中医"，在全社会营造关注中医药、认同中医药、信任中医药、依法保护和促进中医药发展的良好法治环境和社会氛围。

扎实贯彻中医药法各项规定，依法推进中医药事业和产业高质量发展。一是建立健全中医药管理体系。健全中医药管理机构，合理配置人员，打通法律实施的最后一公里。健全中医药发展统筹协调机制和工作机制，加强公立中医院建设，完善中医药服务医保政策机制，健全符合中医治疗特点的医保管理和支付方式，扩大中医药报销范围。加快建立体现中医药人员技术劳务价值的中医医疗服务价格形成机制，建立符合中医药特点的薪酬分配制度机制，调动医务人员中医药服务的积极性，增强中医药对优秀人才的吸引力。二是健全中医药服务体系，提升中医药服务能力。统筹考虑医疗机构规划布局，着力打造国家中医医学中心、区域中医医疗中心，包括国家中医药传承创新中心。支持中医院牵头组建医联体，带动中医诊所、门诊部和特色专科医院发展。总结抗疫经验，布局建设一批国家中医疫病防治基地。进一步推动社区卫生服务中心和乡镇卫生院设置中医室、中医馆和配备中医师，加大开办中医诊所、中医坐堂门诊支持力度，方便群众在身边看中医。走中西医结合的道路，建设一批中西医协同的旗舰医院，加强综合性医院中医临床科室建设和中医药人员配备，建立中西医协作联动的医疗卫生服务格局。三是依法严格中药质量监管，推动中药产业高质量发展。中药材质量问题非常重要，要建立中药全过程联合执法长效机制，综合运用互联网大数据等技术手段，整合监管执法，提高监管实效。抓好源头监管，结合乡村振兴、农业农村现代化建设，统筹规划、科学推进中药材规范化种植养殖。此次执法检查到过的甘肃省选定一批国家级、省级道地药材种植基地，已然取得较好成效，要继续鼓励中药企业自建或以订单形式联建中药材生产基地，推动中药材种植规模化、设施现代化、生产标准化、管理规范化。依法强化中药饮片和中成药监管，确保优质优价。建立符合中医药特点的审评审批制度，优化中药审评机制，加快推动中药新药研发上市，完善院内制剂管理，扶持民族医药事业发展，全面提高中医药质量。

加强中医药人才队伍建设，夯实中医药长远发展基础。发挥中医药院校培养人才主阵地作用，创新人才培养模式和机制，提高中医类专业经典课程比重，加强西医院校学生中医药教育，提高中医药教育整体水平。注重临床实践，突出临床能力培养，加强"望、闻、问、切"四诊合参的基础诊疗能力训练，不断提升诊疗水平。发展完善中医药师承教育制度，规范师承教育的资质、形式、考核等要件，增加师承教育的层次、范围和数量。建立完善中医药优秀人才评价和激励机制，妥善解决中医医术确有专长人员医师资格考核制度与合法行医资格问题，为人民群众提供更好的中医药服务。

加强科研体系和能力建设，加快推进中医药传承创新。发挥新型举国体制优势，加强中医药领域科技

创新平台建设,抓紧布局建设中医药国家重点实验室,开展中医药防治世界医学难题研究,加快中药新药、器械设备研制。加强中医药基础研究,加强中医药标准体系和标准化建设,开展中医药循证医学研究,构建我国主导、国际认可的中医药循证医学方法学体系,不断推进中医药现代化。加强国家中医药古籍和传统中医药技术的收集、整理和发掘,研究制定符合中医药特点的专利审查标准、中医药传统知识产权保护制度,加强对中医药处方、中医药老字号、中医技术及稀缺中药资源的保护,加强对传统制药、鉴定、炮制技术及老药工经验的继承、研究和应用。科学总结和评估中医药在治疗新冠肺炎方面的效果,发挥中医药的整体优势,统筹加强中医药预防重大传染性疾病研究,筛选发布一批诊疗方案和适宜技术、中药品种,为预防治疗传染病、建设人类卫生健康共同体做出新贡献。

转载自《人民日报》2021-9-24(6)

李克强：做好中医药振兴发展等重点工作

　　要坚持以习近平新时代中国特色社会主义思想为指导，认真贯彻党中央、国务院决策部署，坚持人民至上、生命至上，聚焦广大群众期盼持续推进医改。更加注重预防为主和医防协同，加快完善疾病预防控制体系。围绕进一步缓解看病难看病贵问题，深入推进医疗、医保、医药"三医"联动改革，大力推进预约诊疗、检查检验结果互认、门诊费用跨省直接结算等便民措施，继续抓好群众急需短缺药品保供稳价工作，通过扩大集中带量采购让群众更多享受医药费降低的好处。加快区域医疗中心和县域医共体建设，做好中医药振兴发展、乡村医生队伍建设、"互联网＋医疗健康"等重点工作，支持和规范发展社会办医，使群众享有更便捷更优质的医疗服务，更好保障人民生命健康。

　　——摘自中共中央政治局常委、国务院总理李克强对 7 月 20 日召开的 2021 年全国医改工作电视电话会议作出的重要批示。

转载自《中国中医药报》2021-7-22（1）

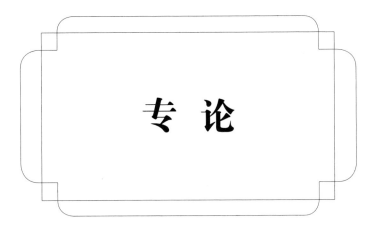

专　论

奋力谱写全面建设社会主义现代化国家的健康篇章

马晓伟　国家卫生健康委党组书记、主任

健康是社会文明进步的基础，是广大人民群众的共同追求。中国共产党从成立之日起，就坚定共产主义信仰，坚持以人民为中心，把维护广大人民群众健康同争取民族独立、人民解放、国家富强的伟大目标紧紧联系在一起，致力于建设全体人民共建共享的健康中国。回望百年历程，党带领全国各族人民正一步步把全面建成健康中国的梦想变成现实。

一、维护人民健康是党百年来的不变追求

中国共产党始终把维护人民健康摆在重要位置。早在党的二大上，就把保护劳动者的健康和福利写入了党的纲领。革命战争年代，在服务作战部队的同时，探索建立卫生防疫委员会和覆盖城乡的医疗卫生服务体系，建设卫生学校，在根据地、解放区大力组织开展破除封建迷信和不卫生习惯、灭鼠运动等群众性卫生防病工作。新中国成立后，面对缺医少药、人民健康水平低下的状况，确定了面向工农兵、预防为主、团结中西医、卫生工作与群众运动相结合的卫生工作方针，迅速遏制严重危害人民健康的天花、鼠疫、血吸虫病等流行病，创造性地建立了以农村合作医疗和城乡三级医疗网为代表的医疗卫生服务体系，实现了"低水平、广覆盖""重基层、预防为主""人人享有初级卫生保健"的健康目标，人均预期寿命由新中国成立之初的 35 岁提高到 20 世纪 70 年代末的近 68 岁，取得了举世瞩目的伟大成就。改革开放后，党领导卫生健康事业顺应时代发展潮流，先后提出"放宽政策，简政放权，多方集资，开阔

发展卫生事业的路子"，作出深化医药卫生体制改革的决策，坚持把基本医疗卫生制度作为公共产品向全民提供的基本理念，建立起一个全世界规模最大的全民基本医疗保障网，经受住了非典、甲型H1N1 流感等重大疾病的考验，探索出一条中国特色社会主义卫生健康发展道路。

党的十八大以来，以习近平同志为核心的党中央坚持以人民为中心的发展思想，把维护人民健康摆上更加突出的位置，健康中国建设驶上了"快车道"。党的十八届五中全会作出"推进健康中国建设"的决策部署。党中央、国务院召开新世纪第一次全国卫生与健康大会，发布实施《"健康中国2030"规划纲要》，提出了新时代党的卫生健康工作方针。党的十九大提出"实施健康中国战略"，并纳入国家整体战略层面统筹谋划部署。健康中国建设迈出了坚实的步伐，健康中国各专项行动全面推开，深化医改持续向纵深推进，一批国家区域医疗中心、高水平重点专科得到扶持发展，84%的县级医院达到二级及以上医院水平，远程医疗协作网覆盖所有地级市和所有贫困县，基本公共卫生服务均等化水平不断提高，贫困人口实现"基本医疗有保障"，中医药守正创新迈出新步伐，生育政策不断优化，医药卫生体系经受住了新冠肺炎疫情重大考验，人类卫生健康共同体理念得到越来越多国家认同。人民健康状况得到持续改善，人均预期寿命提高到 2019 年的 77.3 岁，孕产妇死亡率、婴儿死亡率分别降至 2020 年的16.9/10 万、5.4‰，主要健康指标居于中高收入国家

前列,为全面建成小康社会、开启全面建设社会主义现代化国家新征程奠定了坚实的健康基础。

二、全面保障人民健康面临历史机遇

当前,新冠肺炎疫情仍在全球流行,我国仍面临多重疾病威胁并存、多种健康影响因素交织叠加的复杂局面,快速增长的老龄人口养老和健康支持需求持续增加,卫生健康工作在接受挑战中也孕育着更多生机和希望。党的十九届五中全会进一步明确"全面推进健康中国建设"的战略部署,展望了到2035年"建成健康中国"的远景目标,全方位、全周期维护人民健康迎来前所未有的机遇,我们有条件、有底气、有信心实现建成健康中国的美好蓝图。

党对卫生健康工作的领导更加坚强有力。习近平总书记始终心系人民健康,要求把保障人民健康放在优先发展的战略地位,在事关人民健康的每个重大决策上,给予把关定向。特别是在抗击新冠肺炎疫情过程中,总书记亲自指挥、亲自部署,为做好卫生健康工作指明了前进方向。在以习近平同志为核心的党中央的坚强领导下,全党全国上下形成了党委政府系统部署、全面加强卫生健康工作的良好局面,确保了卫生健康工作始终沿着正确政治方向发展。

维护人民健康的制度体系更加成熟完善。深化医改向纵深推进,分级诊疗、现代医院管理、全民医保、药品供应保障、综合监管等制度不断完善,城乡居民基本医疗保险制度实现统一,中国特色服务全民的基本医疗卫生制度框架基本建立,覆盖城乡的医疗卫生服务三级网不断健全。从方针到纲要、从立法到行动,健康中国建设的顶层设计基本完成。我国社会主义制度具有独特、超强的组织动员能力、统筹协调能力、贯彻执行能力,完全有能力实现卫生健康事业更高质量、更有效率、更加公平、更可持续、更为安全的发展。

全民共建共享健康的基础更加坚实牢靠。新中国成立以来特别是改革开放以来,长期积累的雄厚物质基础、建立的完整产业体系、储备的丰富医疗资源为维护人民健康提供了强大物质支撑和体系支撑。新兴信息技术与生物技术、生命科学加速渗透融合,为提高卫生健康服务水平提供有力科技支撑。经历了新冠肺炎疫情,人民群众健康意识显著提升,全社会关注健康、追求健康、维护健康的氛围前所未有,凝聚成健康中国建设的强大思想基础。中国积极推进和参与卫生健康领域国际合作,力所能及向国际组织和有关国家地区提供援助,向多国出口防疫物资,广大发展中国家对中国的认可度日益巩固。

三、传承红色基因全面推进健康中国建设

"江山就是人民,人民就是江山"。回顾建党百年之路,一路风雨兼程,一路披荆斩棘,党维护人民健康的初心始终如一。卫生健康系统将深入学习贯彻习近平总书记关于卫生健康工作的重要指示批示精神和重要论述,坚决落实党中央、国务院决策部署,增强"四个意识"、坚定"四个自信"、做到"两个维护",牢记初心使命,不断学史力行,从党领导卫生健康发展奋斗征程中汲取智慧和力量,抓住历史机遇,珍惜最好时期,全面提升卫生健康服务供给质量和水平。

坚持防范重大传染病风险,统筹发展与安全,着力构建强大的公共卫生体系。党始终把传染病防控作为一项重大政治任务进行研究部署。习近平总书记强调要把保护人民生命安全摆在首位,对筑牢健康安全底线提出了更高要求。卫生健康系统将进一步强化底线思维,始终绷紧疫情防控这根弦,毫不放松抓好常态化新冠肺炎疫情防控措施落地落实,做好聚集性疫情处置,加快推进新冠病毒疫苗接种工作,坚决完成党中央确定的目标任务,坚决巩固疫情防控成果。深入学习贯彻习近平总书记"构建起强大的公共卫生体系"的重要部署要求,积极做好国家疾病预防控制局组建工作,强化突发公共卫生事件监测预警和处置应对,创新医防协同机制,不断提高疾病预防控制专业能力,加强重大疫情救治体系建设,筑牢织密公共卫生防护网。

坚持政府主导、公益性主导、公立医院主导,着力加强卫生健康服务体系均衡发展。必须坚持政府

主导、公益性主导、公立医院主导的医疗卫生服务三级网,把卫生健康事业办成造福民生、凝聚民心,夯实党长期执政群众根基的伟大事业。卫生健康系统将以推动公立医院高质量发展为重点,推进国家医学中心、区域医疗中心和医联体建设,提升县医院能力,推进社区医院建设,加快形成"以医联体为纽带,国家有高峰、区域有高原、地市有高地、县域有中心"的格局。加快科技创新和人才培养,大力推进传染病防控、新药创制等关键核心技术攻关,多途径加大全科医生培养力度。坚持中西医并重,完善中西医协作机制,加快落实促进中医药特色发展的政策措施,建立健全符合中医药特点的管理和服务模式。同时,为社会办医创造良好的政策环境,充分发挥市场在满足群众非基本医疗服务需求方面的作用。

坚持预防为主,深入实施健康中国行动,着力控制影响群众健康主要危险因素。党领导的卫生健康事业,始终强调预防为主,最大程度降低群众发病水平。卫生健康系统将继续坚持广泛动员群众,深入实施健康中国行动,提高全方位全周期健康服务能力和健康治理能力。深入开展爱国卫生运动,提升健康教育水平,把抗击新冠肺炎疫情期间形成的健康文明生活习惯固化下来。加强重大传染病、地方病和慢性病综合防控,做好肥胖、视力不良等儿童重点疾病筛查和干预,做好重点职业病危害专项治理,切实降低重大疾病对人民健康的危害。

坚持整体谋划,积极应对人口老龄化,着力促进人口均衡发展。"十四五"时期是积极应对人口老龄化的重要窗口期。卫生健康系统将建强老年健康服务体系,加强老年医院、综合医院老年医学科、康复医院、护理院等建设。深入推进医养结合,增加居家、社区、机构等医养结合服务供给,进一步提升服务质量和水平。调动各个方面的力量,加快构建居家社区机构相协调、医养康养相结合的养老服务体系。实施智慧助老行动,持续开展"银龄行动",着力建设老年友好社会。要加强人口监测和研判,优化生育政策,改进生育服务。支持社会力量开展普惠托育服务,促进婴幼儿照护服务发展,减轻群众生育养育负担。

坚持包容开放,推动构建人类卫生健康共同体,着力分享中国方案和中国经验。随着中国日益走近世界舞台的中央,在全球健康治理体系中发挥着日益重要的作用。病毒不分国界,是全人类面临的共同考验。面对新冠肺炎疫情这一全球性挑战,习近平总书记进一步提出构建人类卫生健康共同体理念。卫生健康系统将继续积极开展卫生健康国际合作,履行国际义务,密切同世界卫生组织和相关国家的友好合作,支持世卫组织在全球抗疫斗争中发挥领导作用,加强国际传染病风险监测预警、信息互通和技术合作,与各国共同推进新冠病毒疫苗的全球研发、生产和分配,深入参与相关国际标准、规范、指南的制定,创新卫生援助机制与合作模式,共同构建人类卫生健康共同体。

转载自《学习时报》2021-6-28(1)

做好中医药守正创新传承发展工作

余艳红　国家卫生健康委党组成员、国家中医药管理局党组书记
于文明　国家中医药管理局局长

专论

传承创新发展中医药,是以习近平同志为核心的党中央作出的重大决策,事关健康中国建设,事关中华民族伟大复兴。习近平总书记对中医药工作高度重视,作出一系列重要指示批示,为中医药振兴发展把脉辨证、引航定向。习近平总书记5月12日在河南南阳考察调研,首站就来到医圣祠,对中医药工作再次作出重要指示,为推动中医药传承创新发展指明前进方向、赋予新的历史使命。

深入学习领会习近平总书记对中医药工作的重要指示精神,切实增强责任感使命感紧迫感

习近平总书记在南阳考察时对中医药工作作出重要指示,立意高远、内涵丰富,既充分肯定中医药历史贡献和在抗击新冠肺炎疫情中发挥的重要作用,又寄予"注重用现代科学解读中医药学原理,推动传统中医药和现代科学相结合、相促进"的殷切期望,为中医药高质量发展指明了战略方向、提供了战略指引。习近平总书记在南阳考察时对中医药工作的殷殷嘱托,与他多次对中医药工作作出的重要指示批示精神既一脉相承又与时俱进,充分体现了习近平总书记对中医药工作的重视关怀一如既往、对中医药发展的期望期待越来越高,为中医药传承创新发展注入了强大精神指引。

深刻领会中医药学是中华文明的瑰宝,不断增强中医自信、民族自信、文化自信。习近平总书记强调,中医药学包含着中华民族几千年的健康养生理念及其实践经验,是中华民族的伟大创造和中国古代科学的瑰宝。在数千年的发展过程中,中医药学不断吸收和融合各个时期先进的科学技术和人文思想,体现着中华民族对自然、社会、生命的独特认识,成为中华文化的重要载体。要从坚定文化自信的战略高度出发,以更高的站位、更大的力度在造福人类健康中擦亮中医文化瑰宝,传承中华优秀传统文化、促进文明互鉴、共同维护人类健康。

深刻领会传承精华、守正创新,不断推动传统中医药与现代科学相结合、相促进。习近平总书记强调,要做好中医药守正创新、传承发展工作,使传统中医药发扬光大。中医药的发展史,就是一部传承创新史。从秦汉时期《黄帝内经》奠定中医理论体系,到东汉张仲景的《伤寒杂病论》确立了辨证论治的理论和方法体系,到金元四大家的出现,再到明清时期温病学的产生,传承精华、守正创新是推动中医药发展的根本动力。屠呦呦从葛洪《肘后备急方》"青蒿一握,以水二升渍,绞取汁,尽服之"的截疟记载中汲取灵感,发现了青蒿素,挽救了全球数百万人的生命,并因此获得诺贝尔生理学或医学奖,就是很好的例证。这次治疗新冠肺炎临床筛选出的"三药三方",也是在古典医籍的经方基础上,参考历代医家临床实践经验,结合新冠肺炎疫情临床特点,通过临床科研一体化研究产生的。要坚持传承不泥古、创新不离宗,注重用现代科学解读中医药学原理,推动传统中医药和现代科学相结合、相促进,守中医内涵规律之正,吸收同时代科技文明成果,提升中医理论与实践的时代应用价值与活力,切实把中医药

这一祖先留给我们的宝贵财富继承好、发展好、利用好。

深刻领会推动中医药与西医药相互补充、协调发展,充分发挥中医药在维护和促进健康中的独特优势和价值作用。习近平总书记强调,推动中西医药相互补充、协调发展,为人民群众提供更加优质的健康服务。过去,中华民族几千年都是靠中医药治病救人。中医药学是中华民族原创的医学科学,强调整体观念和辨证论治,讲究疗效为本、医药一体,具有临床疗效确切、预防保健作用独特、治疗方式灵活、费用比较低廉的特点;突出"治未病",注重"未病先防、既病防变、瘥后防复",与当代医学科学的发展方向高度契合,与我国卫生健康事业发展方式的转变高度契合。中医药以较低成本获得了较高的收益,放大了医改惠民效果。传承创新发展中医药就是保护人民生命安全和身体健康,是最普惠的健康福祉,也是最基本的底线民生之一。特别是在抗击新冠肺炎疫情中,在没有特效药的情况下,实行中西医结合,先后推出八版全国新冠肺炎诊疗方案,筛选出"三药三方"等临床有效的中药西药和治疗办法。中西医结合、中西药并用成为我国疫情防控的一大特点,也是用中国办法破解防控难题的重要举措。当前,中医药与西医药发展还不平衡,中医药发展还不充分,需要有针对性地补短板、强弱项,在构建优质高效的医疗卫生服务体系中充分发挥中医药特色优势,推进中西医协同发展。

坚持以人民健康为中心,加快推进中医药振兴发展

深入贯彻落实习近平总书记在南阳考察调研时关于中医药工作的重要指示,我们必须立足新发展阶段、贯彻新发展理念、构建新发展格局,扛起推动中医药高质量发展的历史使命,坚决贯彻落实党中央、国务院决策部署,坚持以传承精华、守正创新为主线,以深化改革、完善制度为动力,以编制实施"十四五"规划和启动实施中医药振兴发展重大工程为抓手,进一步突出问题导向、目标导向、结果导向,扬

优势、强弱项、激活力,在主责主业、"内外兼修"上下功夫,释放中医药多元功能和价值,推动中医药振兴发展。

聚焦为人民群众提供优质健康服务,推进优质高效中医药服务体系建设。加快推进国家中医医学中心、区域中医医疗中心、中医特色重点医院建设,促进优质资源提质扩容和区域均衡发展。实施基层中医药服务能力提升工程"十四五"行动计划、中医药康复服务能力提升工程,打造中医治未病工程升级版,健全融预防保健、疾病治疗和康复于一体的中医药服务体系,提供覆盖全民和全生命周期的中医药服务。总结中西医结合治疗新冠肺炎机制和做法,推广"有机制、有团队、有措施、有成效"的中西医结合医疗模式,建立中西医多科学诊疗机制,开展重大疑难疾病、传染病、慢性病等中西医联合攻关,进一步提升中医药防病治病能力。

聚焦解读原理和讲清疗效,加强中医药科研和创新。要加强中医药原创性、引领性科技攻关,坚持问题导向,明确攻关方向,重点筛选推广中医治疗优势病种、适宜技术、疗效独特的中药品种和中西医结合诊疗方案,切实把疗效讲明白、把原理说清楚。健全中医药科研方法、评价体系,完善临床疗效评价技术、方法,运用现代科学的理论、技术、材料等,深化中医药基础理论、诊疗规律、作用机理的研究和阐释,鼓励多学科交叉融合,丰富治疗方法,研发技术装备,提高科技含量,推动传统中医药和现代科学相结合、相促进。强化中医药国家战略科技力量,提升国家创新体系整体效能,依托重大科技支撑平台聚力攻关,围绕重点领域、重点病种、特色技术布局国家重点实验室、国家中医临床医学研究中心和中医药传承创新中心,深化国家中医临床研究基地建设,加强中国中医药循证医学中心建设。以科技体制改革带动形成支持创新的基础制度,统筹规划中医药领域的科技资源配置、科技项目组织、科研活动。

聚焦增强人才支撑保障作用,加强中医药特色人才队伍建设。深化中医药教育教学改革,做强院校教育培养主阵地,夯实中医药人才基础。实施中

医药特色人才培养工程,培养培育领军人才、优秀人才、骨干人才、基层实用人才等梯次衔接、结构合理的特色人才队伍。改革完善中医药人才评价和激励机制,评选表彰一批国医大师、全国名中医。完善师承教育制度,拓展师承教育项目,扎实推进老中医学术思想和老药工传统技艺的传承,使中医药薪火相传。

聚焦发挥中药资源优势,大力发展中药产业。加强源头管理,推动制定种子种苗管理办法,修订中药材生产质量管理规范,规划道地药材基地建设,推行生态种植、野生抚育和仿生栽培,推动药材种植规模化、设施现代化、生产标准化、管理规范化。建立从种子种苗、种植养殖、流通加工到患者使用的全过程质量追溯体系,逐步实现重点品种来源可查、去向可追、责任可究,促进中药材、中药饮片和中成药质量提升。落实中药注册管理改革举措,优化中药新药审评技术要求,分类推进院内制剂注册和备案,促进中药新药研发和产业发展。

聚焦增强中医自信、民族自信、文化自信,大力实施中医药文化弘扬工程。深入挖掘仲景文化等中医药文化精华精髓,加强内涵研究,赋予新的时代阐释,提炼精神标识,创新载体、拓展平台,推进中医药文化的创造性转化、创新性发展。推动中医药文化融入群众生产生活,实施中医药文化传播行动,打造品牌活动,建设体验场馆,丰富中医药文化产品和服务供给,推动中医药文化贯穿国民教育始终,使中医药成为群众促进健康的文化自觉。推进中医药博物馆事业发展,加快推进国家中医药博物馆建设。

转载自《学习时报》2021-7-26(1)

整体关联 动态平衡 顺应自然
中医药学的独特思维方式

楼宇烈 北京大学哲学系教授

《中共中央国务院关于促进中医药传承创新发展的意见》提出，中医药学是中华民族的伟大创造，是中国古代科学的瑰宝，也是打开中华文明宝库的钥匙，为中华民族繁衍生息作出了巨大贡献，对世界文明进步产生了积极影响。中医药学包含着中华民族几千年的健康养生理念及其实践经验，具有独特的思维方式，凝聚着中国人民和中华民族的博大智慧，在同疫病斗争中产生了《伤寒杂病论》《温病条辨》《温热论》等经典著作。

注重整体关联。中医药学认为，人与自然、人与社会是一个相互联系、不可分割的统一体，人体本身也是一个有机的整体，其思维方式不是简单的非此即彼，而是强调此离不开彼、彼离不开此，注重整体关联。它是从整体生命观出发构建的一整套有关养生等治未病以及用针灸、按摩、经方等治已病的理论和方法。中医药学认为，人与天地万物同为一气所生，具有同根性，天人之间可以相互感应；强调肝、心、脾、肺、肾等是一个整体，面对疾病，不仅需要考虑是哪方面出了问题，而且需要考虑这方面和其他方面的关系，而不是简单地"头痛医头，脚痛医脚"。在用药方面，中医遵循组方原则，在临床上一般采用复方，多种药物各有分工、协同合作，联合作用于多个靶点，联合起来发挥作用。在治疗方面，中医强调生理和心理的协同，重视精神情志和人体健康的关系，注重从身心整体上进行调治。在新冠肺炎疫情防控中，中医医疗队员引导患者练习太极拳、八段锦、五禽戏等，这些都有利于患者舒缓情志、增强体质，对提高患者肌体免疫力、尽早恢复健康产生了很好的效果。

注重动态平衡。事物的平衡不是静态的、固定不变的，而是动态的、可变的。在这个时间和地点取得平衡，到下一个时间和地点又不平衡了，需要再调整，达到新的平衡，这就是动态平衡。中医药学强调和谐对健康具有重要作用，认为人的健康在于各脏腑功能和谐协调，情志表达适度中和，并能顺应不同环境的变化，其根本在于阴阳的动态平衡。"阴阳失和"是人体生病的一个重要原因，由于内伤和外感，人的整体功能失去动态平衡。维护健康就是维护人的整体功能动态平衡，治疗疾病就是使失去动态平衡的整体功能恢复到协调与和谐状态。有些外感是无法避免的，需要人们注意调整生活方式，适应外界变化，从而取得相对平衡，保持身心健康。在新冠肺炎疫情防控中，中西医结合、中西药并用成为我国抗疫方案的亮点，为疫情防控取得重大战略成果作出了重要贡献，中医药再次彰显了中华民族原创科学的价值和优势。以"三药三方"为代表的中医药，既能宣肺清泄、疏散上焦，又能化湿和胃、斡旋中焦，还能活血解毒、畅通下焦，目的是调和阴阳、恢复肌体的内稳态。从治疗方式看：西医擅长寻找有效药物，直接消灭病原体；中医擅长通过整体调节，清除病原体的生存环境，激发人体的防御机制。中医通常称治病为"去病"，其意思是通过调适去除疾病，恢复身体本有的平衡，并非就病论病。

注重顺应自然。包括中医在内的中华优秀传统文化，十分重视顺应自然规律。从大禹治水到李冰治理都江堰，其指导思想皆为顺应自然。大禹在治水过程中，看到水总是往下流，于是疏通河流，让水能够顺畅流下去，有效解决了洪水泛滥问题。李冰看到水是波动的，就不用传统的堤坝，而是用竹篓装上石头，随着水的波动竹篓也会起伏。顺应自然的思想，适用于治水，也适用于人体。中医药是中华优秀传统文化的重要组成部分和典型代表，强调"道法自然、天人合一"，重视自然环境和社会环境对健康与疾病的影响。不顺应自然，人的身体就容易得病。顺应自然规律，除了强调顺应事物本性，还有一项重要内容，就是强调尊重事物个性、差异性。疾病形式多变，中医通过综合分析望、闻、问、切所采集的症状等个体信息，确定相应治疗方法，并结合临床、疾病变化随时调整用药方向，注重因人制宜、因时制宜，讲究辨证施治、一人一方，同病异治、异病同治。中医药治疗新冠肺炎不是单靶点发挥作用，而是根据患者病情的演变辨证施治。在治疗过程中，早期以祛邪为主，中期以清热化湿为主，后期以扶正为主，取得了显著疗效。

转载自《人民日报》2021-4-28(15)

以标准化推动中医药事业发展

黄　蓓　中国中医药报记者

标准是经济活动和社会发展的技术支撑，是国家基础性制度的重要方面。中医药标准化是中医药事业发展的重要技术支撑，对于促进中医药学术发展，提高中医药临床疗效，规范行业管理，推进依法行政，推动中医药现代化，加快中医药走向世界具有十分重要的意义。

作为我国成立最早、规模最大的中医药学术团体，中华中医药学会主动适应行业发展需要，积极开展中医临床诊疗指南、中医治未病、中药材商品规格等级、道地药材等相关标准的制修订，凝聚起一支医教研产相互配合、精通业务技术、熟悉标准化知识和方法的中医药标准化专家队伍，推动形成了中医药专家广泛参与，全行业关注、支持和参与标准化工作的良好氛围。

"中医药标准的制定、实施、修订、再实施、再修订的不断循环的过程，也是中医药继承创新不断进步的过程。"中华中医药学会副会长兼秘书长王国辰说。

完善标准制定的体制机制

标准是技术整合凝聚的结晶。"中医药标准化是中医药事业发展的一项基础性、战略性、全局性工作，随着中医药标准化工作的全面推进和不断发展，中医药标准化对中医药事业发展的技术支撑和引领作用不断凸显。"王国辰表示。

随着我国标准化工作的不断深入，中医药标准化工作也取得了一定成绩，但工作基础相对薄弱，标准体系不健全，标准与中医医疗、保健、教育、科研、产业等业务工作结合不紧密，专业人才缺乏等问题也制约着中医药标准化工作的发展。

早在 2005 年，中华中医药学会就开始了标准化工作的探索，陆续发布了一批常见病的中医临床诊疗指南以及中医治未病标准。2015 年，国家深化标准化工作改革，国家标准化管理委员会和中国科协发文确定 13 个科协所属学会开展团体标准试点工作，中华中医药学会作为试点单位之一，在制度建设、标准研制、人才培养、推广应用等方面进一步完善标准化工作的体制机制，试点期间共立项团体标准 101 项，发布 47 项。

"要做标准，我们自己就得有规范化的流程、科学的方法和质量保障体系。"中华中医药学会标准化办公室负责人苏祥飞介绍，2015 年起，中华中医药学会标准化办公室制定《中华中医药学会团体标准管理办法》《中华中医药学会团体标准制修订工作细则》《中华中医药学会团体标准文件管理办法》等 12 项管理文件，加强团体标准制度建设，规范工作、程序和方法；制定《中华中医药学会中医临床实践指南制定的技术方案》《中华中医药学会中医临床实践指南报告规范》等 5 项技术文件，全过程规范团体标准的立项、起草、发布及推广实施，确保标准的制修订质量。

标准的起草、审查专家团队同样至关重要。中华中医药学会成立中医临床诊疗指南专家总指导组、中医治未病标准专家指导组等，负责相关标准制修订工作的技术指导、项目执行督导及制定标准制修订技术实施方案。学会对标准申请制定人也进行了严格要求,包括其职称、行业影响力、权威性、研究基础和标准化工作经验等。此外,中华中医药学会还成立了标准化专家库,负责标准立项发布审查和起草咨询等工作,为标准的质量再加一层保障。

2015年至今,中华中医药学会共发布团体标准1 126项,涵盖中医临床内外妇儿等各科诊疗指南、中医治未病、中医证候诊断、道地药材、中药材商品规格等级、中医药科研方法等多个方向,为推进中医药标准化建设,加快中医药标准化进程贡献力量。

"10月初,国家标准委发布了中医病证分类与代码(GB/T 15657-2021)、中医药学主题词表编制规则(GB/T 40670-2021)2项国家标准和6项国家标准化指导性技术文件。"苏祥飞说,后续还将有一批中医药国家标准发布,包括中医四诊操作规范等。

"下一步,我们还将在完善中医药标准体系建设、强化标准制修订质量、提高标准化人才水平、促进标准推广应用等方面下功夫,进一步推动中医药标准化发展。"王国辰说。

增加中医药标准的有效供给

"我们在做标准化工作之前,必须明确一个理念,标准化不是目的,而是手段。"在接受采访时,王国辰反复强调,不能为了做标准而去做标准,要让中医药标准服务中医药事业发展,服务健康中国建设,这是中华中医药学会开展标准化工作的出发点和落脚点。

"临床问题的梳理是临床诊疗指南制定不可或缺的一个环节。"长江学者、北京中医药大学循证医学中心主任刘建平参与了多项中医药标准的制修订工作,在他看来,方法学对保证指南制定过程的科学性和透明性具有重要意义。世界卫生组织(WHO)、英国国家卫生与保健卓越研究所(NICE)、美国国家医学院(NIM)等机构对指南制定流程进行了规范,提供了方法学指引。上述机构都强调要明确指南制定的必要性,对临床问题进行梳理,依此有针对性地开展制定工作。"同时,在做指南的过程中,也能发现我们在一些问题上的研究不足,倒逼中医药科研

的发展。"刘建平说。

"基层医生是非常需要标准化诊疗指导的群体。通过指南,他们能快速掌握疾病诊治的'大经大法',最大限度保障基本诊疗思路不会出错,这是临床诊疗指南的一个很重要的价值所在。我们做的脑卒中中医临床指南就非常受基层医生的欢迎。"北京中医药大学中医脑病研究院院长高颖表示。此外,中华中医药学会还组织中华中医药学会脾胃病分会等专家制定了《常见病中医脾胃临床诊疗指南(基层医生版)》和《常见病中医脾胃临床诊疗指南(患者科普版)》。

近年来,儿童青少年近视防控难的问题十分突出,近视低龄化、进展快、程度重等问题日益严重。2021年6月,中华中医药学会正式发布《中医药防控儿童青少年近视指南》,旨在推动儿童青少年近视防控工作的科学化、规范化开展,充分发挥出中医药在儿童青少年近视防治中的作用。

除了规范诊疗活动,中医药标准化对规范行业管理、促进中医药国际传播等都具有重要意义。近年来,中医健康管理和药膳等相关内容越来越受到关注,但相关的国家标准、行业标准相对匮乏,为填补行业空白,中华中医药学会组织相关专家制定了《中医健康管理服务规范》系列标准和《药食同源药膳标准通则》。

目前,中药饮片、中成药合格与否主要参考药典标准评价,即药品的合格标准。而在实际的药品交易中,供需双方均希望在合格的基础上,区分出等级或优劣,据此形成合理的市场交易价格。中华中医药学会结合这一市场迫切需求,联合行业权威专家制定《中药材商品规格等级》系列标准和《道地药材》系列标准,探索符合市场需求和中药特点的优质产品标准,形成科学的优质优价机制。

遵循中医药发展规律

苏祥飞认为,用标准化来承载中医药的理论,将中医药的精华推广出去,中医药才能够拥有巨大的创新潜力和更加广阔的发展空间。通过系统总结中医临床安全有效的诊疗经验和方法,形成最佳诊疗

方案,建立中医药技术标准体系,能够更好地促进中医临床疗效的提高。

但中医药所提倡的个性化诊疗是否与强调共性的指南有冲突?对此,高颖和刘建平也给出了自己的观点。

"中医药指南制定不能完全依据循证证据,而应该尊重中医药自身特点与规律,将循证证据与专家共识相结合。"刘建平表示,在实践中,往往会将中医古籍文献记载、临床使用的情况作为证据来使用。

"指南是对个性化的东西进行共性整合。"高颖表示,对一些共识度高、可重复性高的疾病治疗方案,如风热感冒用银翘散、风寒感冒用麻黄汤等,指南可以给出明确的指导方案。面对复杂情况时,中医处方灵活度相对较高,指南应该在"大经大法"正确的基础上,针对临床实际进一步细化。

"但中医的思维不是线性的,这是中医指南制定

的一个难点,需要行业共同努力。"高颖补充道,比如针对脑卒中的痰热腑实证,治疗的"大经大法"就是通下法,使用大承气汤、小承气汤都是正确的。如患者兼有痰热证,则指南推荐星蒌承气汤,清热化痰通腑;如患者用药后出现舌苔剥脱的情况则提示有阴伤;若用承气类方剂两服后大便仍然不通,则可考虑选用大柴胡汤和理气的方药,同时也会提示注意患者的病情转归。

"指南应当符合'病因病机清晰明了,理法方药贯穿其中,治则治法符合实际'的要求。比如对于辨证分型用药的加减原则,指南本身就是方向性指导的作用,具体的临床应用有一定的灵活性,符合中医药个性化诊疗的特点。"刘建平说。

转载自《中国中医药报》2021-10-18(1-2)

以标准化推动中医药事业发展

校院长论坛

推进中医药科学研究
科技支撑中医药振兴发展

张伯礼　中国工程院院士、天津中医药大学名誉校长

中医药具有悠久的历史,在促进中华民族昌盛和保障中国人民健康中发挥着重要作用。中国特色社会主义进入新时代,习近平总书记高度重视中医药事业发展,作出一系列重要指示批示,中医药事业发展迎来难得历史机遇,中医药在满足人民群众健康需要方面发挥着越来越显著的作用。

回顾中医药发展的历程,中医药现代化研究起着引领和推动作用。中医药工作者紧紧围绕国家战略和社会需求,以提高临床疗效和解决制约中医药发展的关键问题为中心,广泛开展中医药科学研究。在国家重大专项和科技支撑计划等规划支持下,中医药科技支撑能力和创新水平不断提升,在重大疾病防治关键技术等方面取得一批具有影响力的科研成果,在我国医疗改革和健康中国建设中发挥着重要作用,也令世界瞩目。中国中医科学院研究员屠呦呦获得诺贝尔生理学或医学奖,彰显了中医药对人类健康的重大贡献。近些年,国家级中医临床研究基地建设及中医药防治传染病和慢性非传染性疾病临床科研体系建设顺利开展,建立起涵盖中医药各学科领域的重点研究室和科研实验室;着力建设一批国家工程(技术)研究中心、工程实验室,初步形成以独立的中医药科研机构、中医药大学和省级以上中医医院为研究主体,综合性大学、综合医院、中药企业等参与的中医药科技创新体系。这些科研成果的转化应用,为提高临床疗效、保障中药质量、促进中医药健康产业发展提供了重要支撑。

科技创新是中医药发展的关键。尽管近些年中医药在科学研究方面取得了长足进步,但由于中医药科技基础薄弱,在理论研究、药理研究、客观化标准化研究、中医药循证方法学等方面,仍有一些难题需要攻克。推进中医药科学研究,重在坚持问题导向,紧紧围绕国家战略和社会需求,以解决制约中医药发展的关键科学问题和提高临床疗效为核心开展中医药科学研究。将临床实践和产业发展中遇到的问题转化为科学问题加以研究,在解决问题中推动成果转化、科技进步。近年来,我们在重大疾病防治关键技术等方面取得的一批科技成果,如血瘀证和活血化瘀理论研究、络病理论及方药研发等,都是围绕国家和社会需求进行研发取得的。

青蒿素的发现是中医药原创成果。屠呦呦研究员领衔的团队从古方中受到启发、找到灵感,用现代科技手段从青蒿中提取出青蒿素,转化成一种强有力的抗疟药物,挽救了数百万人的生命。中医药虽古老,但其理念并不落后,有些已成为现代生命科学的前沿。必须坚持把原创的中医药理念、经验和现代科技相结合,努力走出一条自己的开拓创新之路,形成一种"思维+首创+科技+转化"的中国特色研究模式。同时,要克服急功近利的浮躁风气,增强"板凳甘坐十年冷"的韧劲和钻劲,认准稳定的研究方向,踏踏实实做科研。

坚持独立自主和开放合作相统一,是中医药科技迅猛发展的一个重要原因。我国在坚持中医原创思维的基础上,注重多学科合作,海纳百川、融合创新。在抗击新冠肺炎疫情中,证候学流调采用手机

App 采集、远距离传输，在千里之外的平台上进行数据处理。不到一周，4 省 20 家医院千余例确诊患者证候信息就汇总出来，经过信息处理和专家分析得出"湿毒疫"的诊断，有力地指导着治疗，为患者临床救治争取了时间。

习近平总书记强调："要做好中医药守正创新、传承发展工作，建立符合中医药特点的服务体系、服务模式、管理模式、人才培养模式，使传统中医药发扬光大。"必须坚持需求导向，从国家急迫需要和长远需求出发，真正解决实际问题，突破我国科研发展的关键瓶颈，助力全面建成小康社会。注重总结中医药防治疫病的理论和诊疗规律，组织科技攻关，进行研究论证；建立符合中医药规律的现代评价手段，将中医药治病的机理药理阐释清楚。加强《伤寒杂病论》《温病条辨》等古典医籍精华的梳理和挖掘，建设一批科研支撑平台，对古方的科学内涵和思维理念进行研究消化再吸收，并转化为新的技术成果。改革完善中药审评审批机制，促进中药新药研发和产业发展。在一系列科研政策支持下，以需求为导向，致力于解决实际问题，中医药事业必将加速振兴发展。

转载自《人民日报》2021-4-28(15)

发挥中医药优势　推进健康中国建设

黄璐琦　全国政协常委、国家中医药管理局副局长、中国中医科学院院长

习近平总书记指出："充分发挥中医药防病治病的独特优势和作用，为建设健康中国、实现中华民族伟大复兴的中国梦贡献力量。"中医药发展不仅是健康中国战略的重要内容，也是当前深化医药卫生体制改革的着力点之一，应充分发挥中医药独特优势，使这一宝贵资源在健康中国建设中发挥出更加积极的作用。建议：

彰显中医药临床优势，构建中西医并重的国家公共卫生应急管理体系。中西医结合、中西药并用，是此次我国新冠肺炎疫情防控的一大特点。针对公共卫生服务、应急救治储备等方面的基础性短板和供给不足，建立中西医协同高效的重大疫情防控救治机制，建设具有中国特色、中西医并重的国家公共卫生应急管理体系非常重要。在疾病预防控制机构中强化中医药工作平台建设，将中医医院纳入重大疫情防控救治基地建设范围，为维护人民健康提供有力保障。

发挥中医药科技优势，打造完善的中医药科技创新体系。遵循中医药发展规律，坚持守正创新，不断完善中医药科技创新体系，加强科技创新基地建设。在中医药、针灸、中西医结合等基础研究领域部署建设一批国家重点实验室，汇集生命科学与中医药科研优势资源，打造国家战略科技力量，产出一批具有重大国际影响力的原创性成果。

传承中医药文化优势，实现中医药文化的创造性转化、创新性发展。中医药是优秀的传统文化资源，传承中医药文化并不断赋予其时代内涵，是传播和弘扬中华文化的有力举措。挖掘中医药文化资源内涵，对古典医籍精华进行梳理和挖掘，追溯中医药学术源流。培养具有文化自信、人文素养、国学底蕴的中医药领军人才，使中医药文化薪火相传。

坚持中医药预防优势，完善全生命周期的中医药卫生与健康服务体系。"治未病"是中医药优势和特色的重要体现，中医药提倡"预防为先"，融预防保健、疾病治疗和康复养生为一体，满足人民群众全方位、多层次、多样化的健康需求。树立大卫生、大健康理念，把以治病为中心转变为以人民健康为中心，让中医药全程参与到全生命周期的卫生与健康服务中，在健康中国主战场发挥出更加重要的作用。

重视中医药生态优势，促进中医药生态资源的合理开发与利用。中医药资源的可持续发展，是推进生态文明建设的一项重大举措。重视中医药生态优势，实现中医药资源的可持续发展，要重视保护生态环境，建立中药规范化基地和中药资源保护区，完善中医药资源的保护制度与措施，促使中医药资源可持续发展与推进生态文明建设良性互动、相辅相成。

挖掘中医药产业优势，发挥中医药产业在经济结构转型升级中的重要作用。中医药产业价值的挖掘与利用，对调整经济结构、推进健康中国建设具有重要促进作用。挖掘中医药产业优势，应遵循中医药发展规律，在服务模式、产业发展、质量监管等方面协同发力，推进中医药产业化与传统产业的改造升级，推动中药饮片、中成药及中药产业高质量发展，助力健康中国建设和经济结构转型升级。

转引自《人民日报》2021-11-18(18)

重大学术成果

中医院士

11月18日,中国科学院和中国工程院2021年院士增选结果公布,分别选举产生65位中国科学院院士和25位中国科学院外籍院士,84位中国工程院院士和20位中国工程院外籍院士。

在中国工程院增选的医药卫生学部11人中有3名中医界人士。分别是:北京中医药大学田金洲、云南白药集团股份有限公司朱兆云、江苏康缘药业股份有限公司肖伟当选中国工程院院士。

2021年度岐黄学者支持项目人选名单(按姓氏笔画排序)

丁　霞　北京中医药大学	杨炳友　黑龙江中医药大学
王金贵　天津中医药大学第一附属医院	肖　伟　江苏康缘药业股份有限公司
王振国　山东中医药大学	冷向阳　长春中医药大学
乌　兰　内蒙古医科大学	张卫东　中国人民解放军海军军医大学
布仁巴图　内蒙古民族大学附属医院	张军平　天津中医药大学第一附属医院
白彦萍　中日友好医院	张声生　首都医科大学附属北京中医医院
冯晓玲　黑龙江中医药大学附属第一医院	张忠德　广州中医药大学
毕宏生　山东中医药大学	张学智　北京大学第一医院
吕文良　中国中医科学院广安门医院	苗明三　河南中医药大学
朱明军　河南中医药大学第一附属医院	林　谦　北京中医药大学东直门医院
刘中秋　广州中医药大学	林定坤　广州中医药大学第二附属医院
刘存志　北京中医药大学	冼绍祥　广州中医药大学第一附属医院
闫咏梅　陕西中医药大学	房繁恭　中国中医科学院针灸研究所
花宝金　中国中医科学院广安门医院	赵　琰　北京中医药大学
苏友新　福建中医药大学	荣培晶　中国中医科学院针灸研究所
李　萍　中国药科大学	战丽彬　辽宁中医药大学
李廷荃　山西中医药大学附属医院	贾立群　中日友好医院
杨　明　江西中医药大学	徐云生　山东中医药大学第二附属医院
杨　柱　贵州中医药大学	徐安龙　北京中医药大学

高月求　上海中医药大学附属曙光医院

郭　军　中国中医科学院西苑医院

唐志书　中国中医科学院研究生院

谈　勇　南京中医药大学附属医院

商洪才　北京中医药大学东直门医院

梁爱华　中国中医科学院中药研究所

彭清华　湖南中医药大学

温成平　浙江中医药大学

谢　恬　杭州师范大学

谢春光　成都中医药大学附属医院

谢雁鸣　中国中医科学院中医临床基础医学研究所

熊　磊　云南中医药大学

2021 年度中医药十大学术进展

为贯彻落实《中共中央 国务院关于促进中医药传承创新发展的意见》和全国中医药大会精神,定期梳理总结中医药研究成果,动态呈现中医药学术研究、创新成果的轨迹和趋势,充分发挥学术团体的学术引领作用,中华中医药学会组织开展"2021 年度中医药十大学术进展"遴选工作。以面向世界科技前沿、面向经济主战场、面向国家重大需求、面向人民生命健康,在中医药基础研究和应用基础研究领域取得的具有原创性、突破性和引领性的新规律、新发现、新方法、新产品、新理论为入选标准,经动态收集、初审,院士等权威专家复审、终审等工作程序,确定 2021 年度中医药十大学术进展。

1. 电针驱动迷走-肾上腺轴抗炎的神经解剖学机制被发现

哈佛大学、复旦大学、中国中医科学院针灸研究所和福建中医药大学联合研究发现,在脓毒血症的小鼠模型上电针刺激其后肢"足三里"穴位,可激活 PROKR2-Cre 标记的背根神经节感觉神经元,这组神经元可以调节迷走神经-肾上腺反射,抑制炎症反应,从而为电针灸刺激"足三里"穴位发挥全身抗炎效果找到了现代神经解剖学的基础。这些发现不仅实现了针灸研究的历史性突破,而且充实了针灸等

体表刺激疗法的现代科学内涵,为临床优化针刺刺激参数,诱发不同自主神经反射,从而治疗特定的疾病(如炎症风暴等)提供了重要的科学依据。相关学术论文于 2021 年 10 月在 *Nature* 发表。

2. 清肺排毒颗粒、化湿败毒颗粒、宣肺败毒颗粒等中药新药创制取得新进展

在抗击新冠肺炎疫情过程中,涌现出以清肺排毒方、化湿败毒方、宣肺败毒方为代表的"三方",临床疗效确切,有效降低了发病率、转重率、病亡率,促进了核酸转阴,提高了治愈率,加快了恢复期康复。2021 年 3 月 2 日,基于"三方"研发而成的中药新药清肺排毒颗粒、化湿败毒颗粒、宣肺败毒颗粒,获得国家药品监督管理局上市批准。"三方"均是在古代经典名方基础上创新而成,其上市也开辟了中药新药创制的新机制,是中医药原创优势成果转化的典型。2021 年国家药品监督管理局批准了共 12 个中药新药上市,超过此前 5 年审批总和,中药新药创制迎来可喜势头。

3. "情志致病"理论的生物医学基础研究取得新进展

情志致病是中医病因病机学的重要组成部分,指因七情内伤导致的脏腑、阴阳、气血失调而引发疾

病的过程。在多项国家自然科学基金的持续资助下,暨南大学中医学院/药学院何蓉蓉教授团队联合陈家旭教授团队从"情志应激"增加疾病"易感性"的创新视角对情志致病理论的生物医学基础进行了研究,建立了多种符合中医药作用特点的疾病易感研究模型,揭示情志应激的主要效应分子是应激激素和氧化分子,引起效应靶标不饱和磷脂的过氧化,从而增加应激细胞脂质过氧化性死亡方式的敏感性,解析了情志应激增加帕金森病、乳腺癌等疾病易感性的生物医学基础。相关学术论文于 2021 年在 *Nature Chemical Biology*、*Cell Death and Differentiation* 和 *Acta Pharmacologica Sinica B* 发表。

4. 针刺治疗慢性前列腺炎/慢性盆底疼痛综合征获得高质量临床研究证据

中国中医科学院广安门医院刘志顺教授研究团队通过 440 例随机对照试验,证实了针刺能显著改善中重度慢性前列腺炎/慢性盆底疼痛综合征患者的症状,临床效果可在治疗结束后持续至少半年。此项研究用高质量的临床研究证据证实了针刺治疗慢性前列腺炎/慢性盆底疼痛综合征近远期疗效确切,安全性好。填补了国际针刺治疗慢性前列腺炎/慢性盆底疼痛综合征远期疗效缺乏的空白。相关学术论文于 2021 年 8 月在 *Annals of Internal Medicine* 发表。

5. 基于多国药典的本草基因组数据库上线

中国中医科学院中药研究所陈士林教授研究团队依据多国药典收录草药物种,完成本草基因组数据库建设并上线。该数据库依据《中华人民共和国药典》《美国草药典》《日本药局方》《韩国药典》《印度药典》《埃及药典》《欧洲药典》以及《巴西药典》等收录 903 个草药物种的 34 346 条数据,包括 867 个物种的 21 872 条 DNA 条形码数据,674 个物种的 2 203 个细胞器基因组以及 49 个物种的 55 个全基因组数据等。该数据库是全球首个针对药典收载草药物种的大型基因组学数据库,将为草药物种鉴定、

用药安全、药效成分生物合成途径解析、优良品种分子育种等方面提供信息支持。相关论文于 2021 年 6 月在 *Science China-Life Sciences* 发表。

6. 生物传感 AI 算法融合的中医过敏/平和体质差异靶点科学解码

王琦院士提出的体质辨识是实现慢病防治关口前移和"疾病共同预防"的重要抓手。北京中医药大学吴志生教授研究团队以临床真实世界样本为研究载体,创建了半导体材料芯片、人工智能新算法、分子对接以及斑马鱼生物模式的关键技术集成,首次实现了基于中医(过敏)体质的生物传感与人工智能算法技术融合;进一步提供了过敏体质和平和体质的差异化证据,以及过敏康干预前后过敏体质的差异化证据,首次实现了基于中医(过敏)体质的中药复方关键质量属性智慧辨识,为体质可分、体质可调提供新的科学证据。代表性成果于 2021 年 9 月在 *Biosensors and Bioelectronics* 上发表,获得授权发明专利 3 项。

7. 中药配方颗粒国家标准体系初步建立

中药配方颗粒标准体系建设由国家药品监督管理局指导国家药典委员会完成了顶层设计制定了技术要求和实施方案,并经十多家中药配方颗粒生产企业应用实践,初步形成了一套"国家引领、企业为主"的中药配方颗粒国家标准体系。2021 年 2 月,国家药品监督管理局正式发布了由国家药典委员会起草的《中药配方颗粒质量控制与标准研究技术要求》,首次建立了以标准汤剂为参照的中药配方颗粒质量控制体系及其工艺优化策略,充分体现了中药配方颗粒的水煎煮传统工艺特性,运用指纹图谱技术进行整体质量控制,为建立守正创新符合中药特点的全过程质量控制提供了科学依据。2021 年 4 月和 10 月共颁布了 196 个临床常用中药配方颗粒国家标准。该标准体系建设解决了中药配方颗粒二十多年没有国家标准的问题,确保了临床用药安全有效。

8. 中医药国际标准化建设取得新进展

中医药标准化工作是中医药学术发展的重要组成部分,健康有序推动中医药领域的关键问题的标准化工作意义重大。2021年中医药标准化领域取得了一些重要进展:ISO正式发布了《中医药-诊断词汇-第一部分:舌象》和《中医药-诊断词汇-第二部分:脉象》两项中医诊断名词术语的国际标准;世界中医药学会联合会发布了《网络药理学评价方法指南》(SCM0061-2021),中医药网络药理学研究工作有了参考规范。

9. 基于微血管屏障的气虚不固摄和补气固摄的科学内涵被初步揭示

微血管屏障损伤是微血管渗漏引发水肿的基础。调控渗透压不能改善损伤的微血管屏障。补气固摄方药治疗水肿疗效明显,但其机理不清。北京大学医学部韩晶岩教授研究团队发现血管内皮细胞利用后天之气(氧气和水谷精微)产生ATP的能力降低,导致的血管屏障损伤(含内皮缝隙开放、质膜微囊增多、基底膜损伤)是微血管渗漏的病机;补气活血方药(芪参益气、益气复脉)可改善血管内皮细胞线粒体的ATP合酶,增加ATP含量,改善血管屏障,抑制微血管渗漏和水肿。阐明了气虚不固摄和补气固摄理论的科学内涵,创新了水肿治疗的新策略。相关论文于2021年在 *Frontiers in Physiology* 和 *Microcirculation* 发表。

10. 电针改善术后肠麻痹的神经-免疫抗炎机制被初步揭示

北京中医药大学刘存志教授研究团队首次较系统地揭示了电针刺激足三里穴改善术后肠麻痹的神经-免疫反应通路,证实电针抗炎作用具有穴位特异性和频率特异性,阐释了针灸理论"合治内府"的现代科学内涵。该研究还为针灸疗法融入围手术期的临床常规治疗提供了科学依据,促进传统针灸疗法与现代医学的优势互补、共同发展,初步形成具有中国特色的围手术期管理方案。相关学术论文于2021年2月在 *Theranostics* 发表。

转引自《中国中医药报》2022-1-14(3)

抗疫专题

中医千年抗疫的家国情怀

杨　璞　南京中医药大学

在中国古代,中医抗疫的三次高峰也是中医学术发展、名家辈出的高峰时期,其背后更是一代代中医人为国为民的担当与付出。中医的抗疫历史贯穿中华民族的历史长河,变的是疫情种类,不变的是中医历久弥坚的家国情怀。

医圣张仲景　伤横夭之莫救而著《伤寒论》

东汉末年至三国两晋南北朝时期是中医抗疫的第一次高峰。这一时期最具代表性的医家就是被后世尊称为"医圣"的张仲景。他行医游历各地,眼见百姓所受疫病之苦,促使他痛下决心,潜心钻研,著成《伤寒杂病论》,不但救人无数,也奠定了中医治疗学的基础。

《伤寒杂病论》的序言,饱含了张仲景为国为民责无旁贷的家国情怀。

在忧国的层面,他写道:"怪当今居世之士,曾不留神医药,精究方术,上以疗君亲之疾,下以救贫贱之厄,中以保身长全,以养其生。但竞逐荣势,企踵权豪,孜孜汲汲,唯名利是务,崇饰其末,忽弃其本,华其外而悴其内。"他奇怪那时社会上的知识分子竟然都不重视医药,只是致力于追求名利,重视那些次要的身外之物,轻视养生的根本之道,使自己外表华贵而身体憔悴,令人叹惋。

在悲家的层面,他写道:"余宗族素多,向余二百。建安纪年以来,犹未十稔,其死亡者,三分有二,伤寒十居其七。感往昔之沦丧,伤横夭之莫救,乃勤求古训,博采众方,撰用《素问》《九卷》《八十一难》《阴阳大论》《胎胪药录》,并平脉辨证,为《伤寒杂病论》合十六卷,虽未能尽愈诸病,庶可以见病知源,若能寻余所集,思过半矣。"他自述自己同宗同族的人口本来很多,但不到十年,死亡的人有三分之二,而死于伤寒的要占其中十分之七。他不仅为过去宗族的衰落和人口的衰减而感慨,更为染疾之人不能被疗救而悲伤,于是勤研古训,广搜医方,遍览医书,结合临证体会,著成《伤寒杂病论》,功在当代,利在千秋。

千余年之后,面对来势汹汹的新冠肺炎疫情,抗疫中被人们熟知的"清肺排毒汤",就来源于张仲景《伤寒杂病论》中的经典名方。

宋金元儒医　开启中医抗疫"高光时刻"

宋金元时期是中医抗疫的第二次高峰。这一时期依然战乱频繁,百姓生活贫困不堪,疫病流行。宋代是伤寒学说积累发展的关键时期,主要有三种力量推动构筑起更加完善的伤寒学体系:倡导"经方"的文人墨客、分科实践的专业医家和惯寻验方的基层民众,也分别代表了这一时期中医的三种特性:文化性、多元性和草根性。三者殊途同归,合力前行,为金元四大家的诞生奠定基础。

宋朝帝王对中医关注程度之高,史所罕见,仅北宋的皇帝中至少有五位熟悉医学,宋太祖和宋太宗更是"行家里手"。儒家"天人合一"思想,与中医一贯倡导的"天人合一"思想,从根本上说是一致的。这一时期的中医学说与儒家思想交融,抗疫史被打上了深具儒家特色的"家国同构"烙印,并出现了中医的特殊群体——儒医。《宋会要辑稿》对儒医作了精要介绍:

"伏观朝廷兴建医学,教养士类,使习儒术、通黄素、明诊疗而施于疾病,谓之儒医。"儒医的兴盛也让两宋成为中医古代抗疫史上的"高光时刻"。

据《宋会要辑稿·恤灾篇》记载,乾道元年(1165年)抗疾中提及两浙(即宋代两浙路,辖今江苏省长江以南及浙江省全境)"疫气传染"时,朝廷命"翰林院差医官八员,遍诣临安府城内外,每日巡门体问看诊,随证用药","在外州军亦依此法,州委驻泊医官,县镇选差善医之人,多方救治"。没有常驻医官的县镇,官府还会选择"善医之人"进行多方救治,以补充民间医疗人员的匮乏。宋代的诸多文献对抗疫的记载都从侧面说明,中医抗疫已经从之前的民间自发行为,转变为从上至下的官方行为,家国情怀又一次得到升华。

儒医的代表之一、北宋文学家苏轼,不仅学识渊博,而且热心医事。在其几次被贬南方期间,多遇时疫,他凭借着丰富的防疫经验和有效的治疫措施,屡救万民于危难之中。如疫前积极推广药方,注重饮水卫生,防患于未然;疫时将亲历所见如实上报,请求朝廷援助,同时设置病坊开展自救,并借助僧人力量筹集募捐协助抗疫;疫后恳请朝廷蠲免赋税,恢复民生,并请求问责治疫不力者,整肃官风。

金元四大家之一的朱丹溪,从医之前跟随许白云学习程朱理学,也打下了深厚的儒医烙印。他的传世著作《丹溪心法》序言中,也有"上可以辅圣主拯世之心,下可以见儒者仁民之效,而医不失职矣"的描述,为国为家的初心可见一斑。

明清温病医家　医之大者为民为国

明清时期是中医古代抗疫的第三次高峰。这一时期的天花、鼠疫、霍乱等传染病在全世界流行。清朝近300年的历史,几乎有一半的时间在与瘟疫博弈。据《清史稿》记载,清朝出现疫病的年份有134年。这一时期,温病学理论与临证经验也得到了长足的发展。

明末清初的江苏医家吴又可结合抗疫感悟写下《温疫论》,认为疫病由戾气引起,能从口鼻而入,并明确提出"客邪贵乎早逐",强调疫病重在预防。看过电影《大明劫》的观众,对吴又可的故事更不会陌生。明朝末年,瘟疫流行,十室九空,内忧外患,风雨飘摇。吴又可胸怀家国,临危受命,强烈的责任感让他大胆地对《伤寒论》提出质疑,运用自己独到的见解创出新的治疫方法,挽救数万明军将士。

清代江苏名医叶天士在温病一门独具慧眼,擅长治疗时疫和痧痘等高致病流行性传染病。由叶天士口述、其弟子顾景文执笔著录的《温热论》,提出了温病卫气营血辨证体系及论治纲领,成为温病学说的奠基性著作。叶天士不但医道高明,而且医德也很高尚,他经常无私地救助贫困患者,留下"插柳治病"等佳话。叶天士以其"立德、立功、立言"的为医最高境界而深受世人景仰。

清代与叶天士并称为"温病四大家"的另外三位医家——吴鞠通、薛雪、王孟英,对温病学体系的形成和发展也有举足轻重的贡献,四位大家的另一共同之处是兼具深厚的家国情怀,无愧苍生大医也。

清乾隆五十八年(1793年),京都大疫流行,吴鞠通因抗疫有功而名声大振。他撰写的《温病条辨》提出温病的三焦辨证学说,对温病学体系贡献很大。吴鞠通一生钻研医学,救世于民,还乡后还在西坝杨家码头开了"问心堂"药铺,坐堂济世。薛雪经常无偿为患者分发药物,直到耄耋之年还常出诊,一方面说明患者信任他、需要他,另一方面是他以治病救人为乐,对他而言,有病不治,于心为不忍,于情为痛苦。王孟英对温病学说的发展起到了承前启后的作用,他遇瘟疫危疾,毫不畏惧,竭力图治。时任婺州盐务总管周光远曾深有感触地说:"孟英学识过人,热肠独具。凡遇危险之候,从不轻弃,最出心任怨以图之。"

如今,新冠肺炎疫情还在肆虐,中西医协同攻关、优势互补,在这场疫情防控阻击战中取得了显著的成效,彰显了"中国智慧"。在第四个医师节到来之际,希望所有中医人继续弘扬抗疫精神,厚植家国情怀,护佑华夏儿女安康!

转载自《中国中医药报》2021-8-19(8)

发挥中医药在构建人类卫生健康共同体中的纽带作用

田　菊　北京中医药大学

新冠肺炎疫情期间,中医药成抗疫"中国方案"亮点,为构建人类卫生健康共同体贡献了中医药力量。中医药不仅能维护人民的健康,更是深化各国文明互鉴的纽带,能够加深各国间的联系。

中医药在建立人类卫生健康共同体中发挥了纽带作用,加强了各国间的交流,加深了各国间的往来。我们要进一步坚持以传统医学为纽带,促进相关组织间的交流与合作,加强各国间的文明互鉴,推动共建人类卫生健康共同体。

中医药在治疗新冠肺炎疫情中发挥的独特作用,凸显了中医药的"纽带"价值。中医药重视治未病,擅长辨证施治、多靶点干预。这一特点,使得中医药具有了以不变应万变的能力,能够根据新疫情的表现症状,结合几千年的治疫经验,提出相应的理法方药。在抗击新冠肺炎疫情过程中,中国实行中西医结合,先后推出八版诊疗方案,筛选出"三药三方"等中医药有效方药,形成覆盖预防、治疗和康复全过程的中医药治疗方法,取得了令人瞩目的成就。中医药的抗疫成效备受国际瞩目,海外国家逐渐积极引进中医药,助力对抗新冠疫情。中医药的独特疗效使得其在国际范围内获得了认可,具备了成为维护人类健康的纽带的价值。

中医药能够成为凝聚人类卫生健康共同体的纽带,还在于它的核心价值观念,具有凝心聚力的作用。中医药文化以"仁、和、精、诚"为核心价值,这既是为医之道,亦是为人之道,也同样可以作为各国能普遍接受的交往原则。"仁"表现的是"仁者爱人"的思想,强调的是生命至上的伦理思想,正如孙思邈所言"人命至重,有贵千金",要尊重生命,敬畏生命。各国要有爱护生命,尊重生命的"仁"心,以人民的生命健康为重,进而才能凝聚出各国的共同追求。"和"在中医学中体现了"中和"之意,追求的既是人与自然和谐共生的健康之态,也是交往中的和谐关系。国际交往中各国也应该具备崇尚和谐的价值取向,坚持"和而不同"的观念,在与不同国家相处时具备包容态度,和谐相处。"精"字强调的是要有"博极医源、精勤不倦"的坚持态度,要有一颗为"求精"而努力的心。人类卫生健康共同体的构建不是一蹴而就的,同样需要各个国家的共同努力,需要长期的坚持。"诚"要求医者"心地诚谨",要"心怀至诚",待人要既"诚"也"真"。国家间的交往同样需要以诚相待,真诚相待,才能建立起值得互信的伙伴关系,才能加深双方的合作和交流。正是因为中医药文化蕴含的价值理念能为众多国家所认可,能为国际交往所用,进而才能加强国际合作,推动各国形成更密切的伙伴关系,带动其他国家聚成一体。

中医药的纽带作用,在全球构筑抗疫共同防线的过程中得到了充分发挥。中国具备大国的责任担当,作为最先从疫情中恢复的国家,积极表示愿与世界共享中国方案,在推动构建人类卫生健康共同体方面发挥了重要作用。中西医结合、中西药并用,是新冠肺炎疫情防控的一大特点,也是中医药传承精华、守正创新的生动实践。

中医药也借此机会在世界范围得到更好推广,

成为加强各国联系的纽带。新冠肺炎疫情发生以来,中国采取中西医结合、中西药并用的良好方案,取得了积极效果。国家中医药管理局推动构建人类卫生健康共同体,通过多个国际会议向国际社会广泛宣介中医药支持新冠肺炎治疗的方案,与150个国家和地区交流中医药临床经验,根据需求向十余个国家和地区提供中医药产品,选派中医师赴28个国家和地区抗击疫情,得到国际社会广泛赞誉。

中医药在援助和贸易过程中成为加强联系的纽带。目前,中医药已传播到世界196个国家和地区,中医药多边交流合作机制日趋完善,中医药的医疗保健价值在共建"一带一路"国家获得了更广泛认可。同时,在共建"一带一路"国家建立了30个高质量中医药海外中心,开展了56个国内中医药对外交流合作基地建设,中医药已经成为与共建国家共商、共建、共享的医疗资源。

中医药成为加强国际交流的纽带。随着现代医学模式的转变和健康观念的变化,中医药独特的生命观、生活观、养生观,与大健康理念高度契合,国际社会对中医药的理解、认同和交流合作日益广泛。相关组织多次举办了传统医学论坛,促进了印度阿育吠陀、泰国泰医和金砖五国等国家的传统医学的交流。中医药作为重要的国际名片和健康使者,已成为构建人类命运共同体和"一带一路"民心相通的重要内容。促进中医药等中国服务高质量"走出去"、推动中医药国际交流与合作是中国贸促会的一项重要职责。以中医药为纽带,切实加强各国间的往来,为人类卫生健康共同体的构建贡献了中医药的特殊力量。

纵然人类卫生健康共同体的构建依旧任重道远,路长且艰。但随着此次疫情期间,中医药的独特功效被广为认知和接受,举世瞩目,也将在未来发挥更重要的作用。

转载自《中国中医药报》2021-9-6(3)

深度介入新冠肺炎预防、救治、康复全过程——

中医药抗疫再立新功

杨彦帆　人民日报记者

习近平总书记指出："中西医结合、中西药并用，是这次疫情防控的一大特点，也是中医药传承精华、守正创新的生动实践。"

10月17日以来，国内出现多点散发本土疫情。"截至11月20日上午，本轮疫情中已有超过40％的患者治愈出院。"在11月20日召开的国务院联防联控机制发布会上，国家卫生健康委医政医管局监察专员郭燕红说，在整个治疗过程中，一直坚持中西医结合、中西药并用的原则，使中医药能够贯穿疾病预防、治疗和康复全过程，中西医结合为患者提供最佳的服务效果。

大连、黑河、兰州……在各地疫情防控中，中医药发挥独特优势，助力早发现、早报告、早隔离、早治疗，交出一份出色答卷。

辨证施治　疫情救治普遍应用中医药

10月20日，广东省中医院副院长张忠德第九次赴疫情防控一线，前往甘肃兰州市。当晚，他便组织专家分析研判当地疫情的特点。

"与以往不同，此次甘肃收治的患者发烧较少，但大多出现口干、咽干、干咳等症状，部分人出现头痛、流鼻涕等风寒症状。"张忠德说。在救治中，加用滋阴补气等中药，能有效缓解患者口干、咽干、干咳等症状。

10月30日，中国中医科学院广安门医院急诊科主任齐文升奔赴黑龙江黑河市，执行一线新冠肺炎救治任务。他介绍，在黑河，新冠肺炎"湿毒"的本质没有改变，但"寒象"突出，发热的比例偏高。

"在临床用药上，以清肺排毒汤为代表的'三方三药'仍然起到重要作用。在此基础上会根据地方疫情特点进行调整，形成治疗方案。"齐文升说。

结合新冠肺炎疫情病毒学特点、证候特征、地域及气候特点，及时调整完善中医药诊疗方案，突出辨证施治，一人一策。中医药在新冠肺炎疫情救治工作中，再次彰显了其独特优势和效果。

在青海西宁市，医疗救治组对确诊病例进行分类施策、个性化中医药治疗；针对本轮疫情中儿童患者较多的情况，河南首次印发儿童新冠肺炎中医防治方案……本轮疫情救治工作中，除个别特殊情况人员外，均普遍应用了中医药。

郭燕红说："对于轻型和普通型患者用药，以中医药治疗为主，在改善患者的发热、咳嗽、纳差、乏力等临床症状中发挥了很好的作用。在这个过程中，中西医之间密切结合，对症支持，减少了轻型、普通型向重症的转化。对于重症患者来说，一些中医药在退高热、促进肺部渗出的吸收等方面，能够起到非常好的作用。"

防治并举　中医药全程介入

为保障用药需求，辽宁大连市调用高压煎药机、包装机，高效运转，进行中药汤剂煎煮工作。疫情发生后，大连市从市中医医院选调两名煎药师进驻大连救治中心，并紧急调配中药代茶饮分发至集中隔离点。

青海西宁市制定了预防方1号、2号,分别用于密接和次密接者的中医药干预;四川省推广"中药大锅汤"服务,向重点人群等免费发放……中医药预防在疫情防控中发挥积极作用,进一步推动中医药纳入"四早"(早发现、早报告、早隔离、早治疗)。

中医讲"正气存内,邪不可干",强调未病先防。"中药漫灌"的方式在新冠肺炎防治中发挥出优势。去年,湖北武汉市武昌区在实践中形成通治方,率先在社区发放中药,使疫情防治关口前移,提高免疫力,降低感染率,取得了良好的效果。

"传统的'中药大锅汤'作为几千年来中医药预防的重要手段,擅长保护易感人群。"四川省中医药管理局局长田兴军说,为充分发挥中医药前期预防作用,当地还广泛开展了中医药健康知识和防疫知识宣传普及,指导健康养生保健、个人情志调节等。

在患者康复方面,中医药也大有所为。齐文升说,患者疗程结束后,还制定了恢复期使用的"续贯治疗方",帮助提高免疫力。11月3日,甘肃省首批3名患者治愈出院,出院后继续进行14天的康复观察和健康状况监测,中药汤剂、八段锦、太极拳等中医综合康复疗法积极参与,帮助患者尽早回归正常生活。

"防治新冠肺炎,中医药可以全疗程、全方位发挥作用。"中国工程院院士、天津中医药大学名誉校长张伯礼表示,中西医各有所专、各有所长,中医药在抗击疫情过程中,继承传统医药精华,并在实践中不断创新,为守护人民身体健康作出了重要贡献。

协同协作　完善中西医结合医疗模式

在国内散发疫情的防控救治中,中医药参与和中西医协作机制也日渐完善。

10月24日,中国中医科学院西苑医院肺病科主任苗青赶赴甘肃兰州市,开展新冠肺炎疫情处置和防控指导。11月11日,在完成援助甘肃疫情防控救治任务后,张忠德再次赴辽宁大连市指导疫情防控救治工作……疫情发生后,及时派中医专家赴一线巡诊会诊已成标配。

在此前河南郑州市的疫情救治中,建立了"国家级、省级、病区级"三级中医师责任制,在病区实行中医、西医双主任制;在吉林,"三主任""三护士长"中西医联合救治诊疗模式得到推广,强化中医主任在病区管理中的作用。

"明确好各级中医师职责、分工以及流程,工作就好开展了。我们确保有一名中医师在病区随时了解病人情况,比如中药喝了怎么样,还有哪儿不舒服,全程关注患者病情变化,保证患者需求得到满足。"齐文升说。

日前,国家中医药管理局办公室印发《关于从严从紧做好中医药系统新冠肺炎疫情防控工作的通知》,要求各地区积极做好中医药参与疫情防控工作,推广"四有"(有机制、有团队、有措施、有成效)的中西医结合医疗模式,确保中西医结合、中西药并用落实到位。

郭燕红介绍,除了"四有"模式,实际工作中还建立了"四个联合",即中西医联合组成国家级专家组,中西医专家联合完善和修订诊疗方案,中西医联合对一线的救治工作进行指导会诊,中西医在一线联合为患者提供救治。

国家中医药管理局相关负责人表示,面对新冠肺炎疫情,中西医结合、中西药并用,产生了很好的效果。今后要在疫情应急处置中坚持推动完善中西医协同协作工作机制,确保疫情发生后中医药第一时间参与,深度介入预防、治疗和康复全过程,切实保障人民群众中医药服务需求。

转载自《人民日报》2021-12-8(13)

学术进展

一、理论研究

（一）中医基础理论

【概述】

2021年中医基础理论研究各领域多有见解。阴阳学说研究方面，诸多研究皆基于"阳化气，阴成形"原理探讨内科杂病，特别是恶性肿瘤、结节性疾病的病机。其中如孟云等释"阳化气"是人体供能的过程，更为契合证候实质研究。藏象和气血学说研究，胃气定量评估对脓毒症肝衰竭/肝衰竭前期预测效能的观察，拓展了"有胃气则生，无胃气则死"的内涵。张久亮将局部的组织细胞看成独立的生命实体，指出了局部辨证、辨病机的关键。不同民族、种族的诊法及证候规律比较研究取得进展。诸多研究不约而同地将一个病的证候概括为性质有一定对比性的双证，由繁入简，更显功力。"上火"的实质研究显示，不同"上火"表型的人群有相同的脂质代谢变化趋势。动物模型方面，孙瑜嬬的研究提示，肾虚质、脾虚质大鼠在生长发育、唾液腺组织形态和唾液生化指标的改变上，其差异并不明显。儿童体质标准研究亦有新的积累，人群体质分布规律的探索针对性更强。

阴阳、藏象气血研究方面，孟云等认为"阳化气"是人体供能的过程。阳化气不足、阴相对盛与恶性肿瘤（包括卵巢癌、复发性卵巢癌）的肿瘤细胞存在的特殊能量代谢方式——瓦博格效应以及低氧诱导因子-1（HIF-1）通路有关。瓦博格效应消耗多、产能少，而阳化气不足，阴相对盛，体现的能量不足，正与其一致。HIF-1通路与肿瘤的发生、转移、复发存在

关系，HIF-1α的表达上调可促进卵巢癌的瓦博格效应。温阳化气中药则可能通过下调HIF-1表达，逆转瓦博格效应，抑制肿瘤生长。罗晓丹等研究胃气定量评估在脓毒症肝衰竭/肝衰竭前期的预测效能。纳入脓毒症患者86例（男性53例、女性33例）。依据食欲、腹胀、胃气上逆、腹泻、乏力、舌苔、脉象7方面进行胃气定量评估。并进行终末期肝病模型（MELD）评分、常见不良反应事件评价标准（CTCAE）肝功能分级，同时进行危重症评分包括格拉斯哥昏迷指数（GCS）评分、序贯器官衰竭评分（SOFA）、急性生理与慢性健康评分（APACHE Ⅱ）。结果：胃气定量评分的不同分级——"胃气受损""胃气大伤"及"胃气衰败"与肝功能损害的酶学指标（ALT、AST）、胆汁淤积指标（TBIL、DBIL）、合成指标（ALB）损伤程度平行，能全面地反映肝功能损伤情况。评分越高，肝功能损害越严重，肝衰竭发生率越高，死亡率越高。胃气定量评估与临床广泛应用的MELD评分及CTCAE分级均呈正相关关系，且相关程度高，证实其在脓毒症肝功能评估方面具有良好的稳定性及一致性。胃气定量评估与MELD评分及CTCAE分级相比，不因肝外因素影响个别指标变化，进而影响肝功能评估的准确性，对脓毒症肝衰竭/肝衰竭前期具有敏感度及特异性均较高的预警效能。研究提示，胃气定量评估是脓毒症死亡的独立危险因素。

病因病机研究方面，张久亮从局部组织"神"病探讨恶性肿瘤的病因病机。目前中医对恶性肿瘤病因病机的认识在癌毒范围的界定及其与肿瘤的区别上存在混乱，更忽略了肿瘤是个生命体。现代医学

证明:肿瘤细胞具有胞膜、胞浆、细胞核等结构及蛋白质、核酸等分子成分;还具有物质、能量代谢及分裂增殖等生物特性。是一个独立的生命实体。而中医病因病机之痰、瘀血、癌毒皆不具有生命特征。这是上述认识的主要缺陷。人体自我调节、控制的机制属于中医"形神"范畴。肿瘤的生物学特性是增殖与分化失常,生长失去控制。所以从"形神"探讨肿瘤更为恰当。"神"病以往多集于心神,并未涉及局部细胞之神。而从"形神"理论推演,局部细胞与人整体"神"之理不二。神为形之主,肿瘤是"神"病的细胞组织。在正虚的情况下,局部组织细胞的"神"受邪侵,成为"癫狂之神"而丧失了自我调节、控制的能力,细胞增殖异常而成为肿瘤。王加豪等强调了阳虚病机在间质性肺疾病(ILD)中的作用。其认为2012年发布的《弥漫性间质性肺疾病的中医证候诊断标准》对于阳虚证候则只是一略而过,未有足够重视。而根据临床及研究发现,阳气亏虚实为肺纤维化发生发展中的重要因素。其一阳气虚为ILD发病之因,一方面阳气虚则卫外不力,故而发病;另一方面痰瘀毒浊等阴邪为患,又源自阳损。其二阳气虚为ILD必然之果,ILD必有肺阳虚和肾阳虚。ILD患病日久,必然损及肺阳,表现为呼吸喘促、咳吐浊唾涎沫、怕风恶寒等肺阳虚见症。ILD患者或是阴寒之邪,耗伤肾阳;或是母病及子,损及肾阳;或是久病及肾,损伤肾阳。

诊法研究方面,杨帅等比较我国五大民族自然人群的面诊图像参数。于2015年7月至2018年12月,在贵州省麻江县宣威镇、广西河池市第三人民医院、河南郑州市新密县、内蒙古鄂尔多斯市和宁夏银川市贺兰县分别采集苗、壮、汉、蒙、回五大民族自然人群的面诊图像。经纳入与排除标准筛选后,最终纳入4 988例,其中苗族1 370例、壮族839例、汉族1 085例、蒙古族682例、回族1 012例。性别不限,年龄在18~65岁。使用上海中医药大学自行研制的中医面诊数字化检测系统(型号:DKF-Ⅱ)采集面诊图像及参数。结果:苗、壮、汉、蒙、回五大民族自然人群的面诊图像参数之间存在显著性差异

$(P<0.05)$。汉族人群的面色较其他四大民族红色程度更轻,黄色程度居中,面色最亮,光泽性更好,唇色红润。回族人群的面色最红,唇色最深,面部光泽最差。壮族人群的面色偏黄次于苗族,唇色红的程度仅次于回族,面部光泽度较差。苗族人群的面色最黄,唇色最淡。蒙古族人群面色、唇色较其他民族偏黑,光泽度更暗。于然等基于自然人群的多中心横断面研究方法,于2014年8月至2018年12月,针对我国食管癌高发区河北省磁县、四川省盐亭、山西省阳城县,对40岁以上人群进行筛查。探索反流性食管炎(RE)及Barrett食管的舌象转化规律。共筛查自然人14 470例,经内镜及病理检查确诊的轻度RE 1 479例,中重度RE 269例,Barrett食管45例,食管腺癌1例,食管腺鳞癌1例。使用上海道生医疗科技有限公司生产的舌面诊测信息采集系统(DS01-B型,产品标准号:YZB/沪5264-27-2011)采集舌象。研究提示,轻度RE与灰黑苔、绛舌、暗红舌、紫舌明显相关;中重度RE与紫舌及灰黑苔明显相关;Barrett食管与紫舌相关。此外,紫舌从轻度RE到中重度RE再到Barrett均有显著上升,而且其OR值呈现递增的趋势(OR值分别为1.532、1.681、3.447)。提示紫舌是RE向Barrett食管转变的危险舌象。

治则治法及证候规律研究方面,钱莹等探析老年耐药菌肺炎的扶正时机。老年人脏气虚损是其发病的先决条件,抗生素及清热祛痰等药物一定程度上会耗气伤正。该病无论是在初期、迁延期还是恢复期,都有一定程度的气虚表现。故应在患者入院之初即采用益气法,贯穿于治疗全程。阴虚在病程早、中、晚期的轻重有所不同,初期并不突出,是在疾病发展中才逐渐显露,而如在初期就使用补阴药物可能会致闭门留寇。因此建议入院后第5~7 d开始采取养阴措施,第10 d左右,在阴虚症状严重前,加大养阴力度。熊航等研究125例德国慢性失眠患者的中医证候分布特征及其与匹兹堡睡眠质量指数(PSQI)评分的相关性。收集在北京中医药大学德国魁茨汀医院住院治疗的慢性失眠患者125例(男

性 24 例、女性 101 例)。平均年龄(54.62±8.47)岁。辨证为肝火扰心证、痰热扰心证(实证),心脾两虚证、心胆气虚证(虚证),心肾不交证(虚实夹杂证)。研究显示:常见症状有 20 项,出现频率较高的前 5 项依次为易醒、疲乏、入睡困难、早醒、醒后难再眠;舌、脉象以舌质暗、胖、有瘀斑,舌苔薄白、薄黄、白腻,脉象弦细、细滑和弦滑多见。证候按频数依次为:心脾两虚证(47 例)、肝火扰心证(35 例)、心肾不交证(34 例)、心胆气虚(5 例)和痰热扰心证(4 例)。心脾两虚和肝火扰心证以入睡困难最多见,心肾不交证以易醒最多见,心胆气虚证以早醒最常见,痰热扰心证则多见易醒和早醒。PSQI 评分由大到小依次为痰热扰心、心脾两虚、肝火扰心、心肾不交和心胆气虚证,各组间有统计学差异。虚证患者的 PSQI 评分显著高于实证和虚实夹杂患者,即虚证患者的睡眠质量最差。罗静等探讨了原发性干燥综合征(pSS)的证候特点及其与疾病活动指数等的相关性。纳入 150 例患者(女性 141 例、男性 9 例),年龄 23～75 岁。中医辨证参照 2008 年《中医内科常见病诊疗指南》中的 pSS 辨证标准。采用欧洲风湿病联盟(EULAR)干燥综合征患者报告指数(ESSPRI)进行症状评估,EULAR 干燥综合征疾病活动指数(ESS-DAI)进行疾病活动度评估。结果:常见证候要素依次为气虚证(75.3%)、阴虚证(69.3%)、痰湿证(52.0%)、血瘀证(46.0%)、气滞证(42.0%)、燥热证(38.0%)。复合证候为气阴两虚、气虚痰湿、气虚血瘀证。pSS 气滞证患者较非气滞证患者抗核抗体(ANA)和抗核糖核蛋白(RNP)抗体的阳性率显著降低。Logistic 回归分析血瘀证较非血瘀证患者 ESSPRI≥5 分和 ESSDAI≥5 分的比例更高。气虚证较非气虚证患者 ESSPRI≥5 分的比例更高。研究提示,气虚证、血瘀证与 pSS 患者存在不满意症状相关,血瘀证还与中高疾病活动度相关。

证候实质方面有较多研究。周超等比较乙型肝炎病毒相关慢加急性肝衰竭湿热瘀黄证与气虚瘀黄证的临床特征的差异性。慢加急性肝衰竭国家重大专项经为期 10 年的研究,确立了乙型肝炎病毒相关

慢加急性肝衰竭的上述两种核心证候。以入组该专项的 513 例患者为研究对象,湿热瘀黄证 384 例,气虚瘀黄证 129 例。结果:气虚瘀黄证人群的平均年龄大于湿热瘀黄证人群。湿热瘀黄证患者的血清 ALT、AST、γ-GT 中位数水平高于气虚瘀黄证患者,提示其肝脏炎症更为突出。气虚瘀黄证患者血清球蛋白、血红蛋白含量、红细胞计数、血小板计数低于湿热瘀黄证患者。反映其具有机体损耗的特点。气虚瘀黄证患者合并有腹水、低钠血症、自发性细菌性腹膜炎的比例高于湿热瘀黄证患者。研究提示,其由于"正气亏虚",病情易生变。气虚瘀黄证患者血清 IL-4 水平高于湿热瘀黄证。Logistics 回归分析显示与湿热瘀黄证相比,年龄大、低水平的球蛋白及血红蛋白患者更倾向于气虚瘀黄证。崔瑞等研究了肝不藏魂型与肾不藏志型失眠症的血清褪黑素(MT)含量与匹兹堡睡眠质量指数量表(PSQI)评分。病例选取 2016 年 10 月至 2019 年 12 月期间住院的失眠症患者,肝不藏魂组 121 例、肾不藏志组 111 例。肝不藏魂型以夜寐梦多、或梦绕纷纭、或梦吃,甚则梦魇等为主症。肾不藏志型以早醒或醒后再难入寐为主症。正常对照组选取同期同医院体检中心的健康志愿者 110 名。结果:与正常对照组比较,肝不藏魂组及肾不藏志组血清 MT 含量显著降低,PSQI 总分及各项评分显著升高。与肝不藏魂组比较,肾不藏志组血清 MT 含量显著降低。PSQI 量表评分中睡眠质量评分显著降低,PSQI 量表总分、入睡时间、睡眠时间、睡眠效率各项评分显著升高。段巧等研究 93 例各类"上火"患者的血浆脂质组学改变。"上火"患者中 36 例以口腔溃疡为主要表现,32 例以干眼为主要表现,25 例以牙龈炎为主要表现。以 37 名正常人群作为对照。结果:与正常人群比较,"上火"人群血浆缩醛型磷脂(PE)含量显著降低,多种含有多不饱和脂肪酸的 sn-2 型溶血 PE 含量显著升高,绝大多数神经酰胺(CER)分子的含量不同程度升高,3 种不同表型的"上火"人群磷脂酰肌醇(PI)含量均显著升高。上述改变以 PI 变化最为明显,"上火"人群 PI 总体含量比正常人群上升约

44%。不同"上火"表型的人群在不同脂质的代谢方面表现出相同的变化趋势。研究提示,"上火"人群的血浆脂质代谢发生了显著变化,脂质代谢的异常可能通过氧化应激以及能量代谢增强,导致"上火"症状的发生。李伶等观察脑微出血(CMBs)患者阴阳证型的脑血流特点。选取经头颅核磁敏感成像(SWI)检查确诊为 CMBs 的患者共 127 例,分为阳偏虚组 90 例和阴偏虚组 37 例。阳偏虚组男 58 例,女 32 例。平均年龄(60.38±13.18)岁。阴偏虚组男 21 例,女 16 例。平均年龄(57.41±14.44)岁。结果:两组患者在经颅多普勒脑血流速度(CBF)分布上存在显著性差异,其中阳偏虚组患者以 CBF 减慢为主,占 85.6%,而阴偏虚组患者以 CBF 正常为主,占 73.0%。经 Mann-Whitney 检验,阳偏虚组患者左大脑后动脉(LPGA)、右大脑后动脉(RPGA)、左大脑中动脉(LMCA)、右大脑中动脉(RMCA)、左大脑前动脉(LACA)和右大脑前动脉(RAGA)的平均 CBF 值均较阴偏虚组低,差异均有统计学意义。研究提示,中医证型与 CBF 之间存在显著相关性。结合临床实际,认为 CMBs 患者的病机以阳偏虚为主,并可兼有痰湿、血瘀、气滞、气血亏虚等。CMBs 阳偏虚证型患者的脑血流速度更低,可能与 CMBs 患者阳虚气化不利,气血运行乏力有关。

证候动物模型研究,在模型建立和模型生物学基础研究方面有新的进展。白云绮等研究了长期高脂饲养 ApoE$^{-/-}$ 小鼠动脉粥样硬化模型的中医证型。将 20 只 7 周龄雄性 ApoE$^{-/-}$ 小鼠分为模型组(M组)和四妙勇安汤组(SM 组),每组 10 只,采用高脂饲料喂养 14 周建立动脉粥样硬化模型。SM 组于造模开始进行预防性给药。同时以 C57BL/6 小鼠 10 只作为正常对照组(N 组)。本研究以炎性反应作为毒邪内生的标准,选择高脂相关肝脏病理和血脂作为痰湿证的标准。结果:与 N 组比较,M 组小鼠血清 TC、TG、LDL-C 显著提高,HDL-C 显著降低。肝脏病理出现球形脂滴及炎性细胞浸润。主动脉出现明显斑块,血管内膜厚度(IT)、中膜厚度(MT)、斑块面积(PA)及 IT/MT 明显增大,血管管腔面积(LA)明显减小。免疫组化显示 IL-6、核因子-κB 在主动脉的表达明显增加。与 M 组比较,SM 组能够明显降低 ApoE$^{-/-}$ 小鼠主动脉 PA、IT 及 IT/MT,明显降低 IL-6 及核因子-κB 表达。减轻肝脏病变。但对血脂水平无明显作用。研究提示,该模型为痰湿血瘀毒损型病证结合动物模型。郑清阁观察氢化可的松致小鼠肾虚证模型从肾阴虚证转化为肾阳虚证的时间点。用 BALB/c 雄性小鼠 44 只,分为模型组和对照组各 22 只,模型组按照 40 mg·kg^{-1}·d^{-1} 腹腔注射氢化可的松琥珀酸钠,连续 21 d。每日观察记录小鼠的体质量、肛温,测量不同时间段小鼠的自主活动时间、游泳时间、呼吸代谢值,并于第 21 d 测量小鼠心率、血压。结果:与对照组比较,模型组在第 11～13 d 平均肛温有升高趋势,平均体质量明显下降。模型组在第 19～21 d 平均体质量和平均肛温都显著降低。与对照组比较,模型组在第 1～3 d 自主活动时间、游泳时间、呼吸代谢均无明显变化。模型组在第 11～13 d 呼吸代谢转换率(REF)和机体实际产热量[H(1)]显著升高,自主活动时间和游泳时间虽然无明显差异,但数据有降低趋势,在第 19～21 d REF 显著降低。模型组在第 21 d 血压显著下降。研究提示,采用腹腔注射氢化可的松琥珀酸钠建立肾虚证 BALB/c 小鼠模型过程中,小鼠在第 11～13 d 表现为肾阴虚证状态,在第 19～21 d 可出现肾阳虚证状态。梁丹等建立食蟹猴急性酒精性脂肪肝脾胃湿热证模型。6 只成年雄性食蟹猴按体质量分为正常组、模型组各 3 只,模型组采用单纯自由梯度饮酒法造模,酒精浓度从 10% 梯度递增并维持在 35%,给酒剂量从 1.67 g·kg^{-1}·d^{-1} 梯度递增并维持在 5.7 g·kg^{-1}·d^{-1},每 7 d 递增一个浓度,同时递增一个剂量,连续 60 d。结果:与正常组比较,模型组逐渐出现精神不振、倦怠懒动、乏力、哈欠连连、毛发粗糙疏松杂乱少光泽、面垢油光、舌红苔黄腻、大便黏滞或燥结、瘙痒、湿疹、性兴奋等症状表现。模型组每日摄食量减少,造模第 45、60 d 时差异有显著性。模型组第 60 d 时血清 ALT、AST、TC、TG、GAS、胃动素(MTL)含量及肝指数均显著升高,肝脏 B 超、HE 染色显示其肝组织出现弥漫性脂肪样病变,中医证候积分显示该模型为脾胃湿热证模型。孙瑜嫣等基于唾液腺形态和唾液生化指标探讨肾虚、脾虚体质大鼠模型的差异。采用"猫吓鼠"方法制备先天不足+后天失养肾虚质模型,采用饮食不节+劳倦过度法制备脾虚质模型,正常仔鼠正常喂养 8 周作为平和质组。结果:与平和质组相比,肾虚质组 8 周龄体质量及脾虚质组 6 周龄、8 周龄体质量显著降低。平和质组唾液腺组织形态基本正常,而肾虚质、脾虚质组唾液腺均出现不同程度损伤,腺泡萎缩、导管减少,伴细胞水肿、腺上皮细胞脱落。与平和质组比较,肾虚质组唾液 Na^+、Cl^-、ALT 水平显著降低,K^+、P^{5+}、总蛋白(TP)、白蛋白(ALB)、肌酐(CREA)、尿酸(UA)水平显著升高。脾虚质组 Na^+、Cl^- 水平显著降低,K^+、TP、ALB、AST、UA 水平显著升高。与肾虚质组比较,脾虚质组 6 周龄及 8 周龄体质量显著降低,Cl^-、P^{5+}、CREA 水平显著降低。研究提示,肾虚、脾虚体质下,大鼠生长发育、唾液腺组织形态和唾液生化指标发生改变,但肾虚质、脾虚质差异不明显。

体质学说研究上,牛晓敏等观察了膝骨关节炎(KOA)患者的中医体质分布特点及其与体质量指数、年龄、性别的相关性。收集 2018 年 9 月—2020 年 9 月就诊的 84 例 KOA 患者,其中男性 8 例、女性 76 例,年龄 41～77 岁,平均(63.01±8.73)岁。中医体质类型判定遵循中华中医药学会《中医体质分类与判定》中的标准。结果:84 例 KOA 患者中包含 42 例单一体质类型患者,42 例兼夹体质患者。所有体质类型中,阳虚质、血瘀质、阴虚质患者最多。百分比＞2％的体质有 9 种,包括 7 种单一体质和 2 种兼夹体质。7 种单一体质占比从大到小依次是血瘀质、平和质、阳虚质、气郁质、痰湿质、气虚质、特禀质,7 种兼夹体质占比从大到小依次是阳虚质+血瘀质、阳虚质+阴虚质。痰湿质的超重和肥胖患者多于偏瘦和正常体重者,气虚质、血瘀质肥胖患者多于偏瘦者。偏颇质大龄患者多于年轻者。女性患者阳虚质比例显著多于男性患者。

痰湿质与体质量指数呈正相关。崔延飞等研究了 181 例自身免疫性肝病(ALD)患者的中医体质分布特点及其与临床指标的相关性。患者中男 26 例,女 155 例。以中华中医药学会《中医体质分类判定标准》进行体质判别。结果:ALD 患者其体质为阳虚质(26.52％)、血瘀质(14.92％)、气郁质(13.81％)、阴虚质(13.26％)、气虚质(9.94％)、平和质(9.94％)、湿热质(7.73％)、痰湿质(2.76％)、特禀质(1.10％)。ALD 青年患者以阳虚质及气郁质为主,中年患者以阳虚质及血瘀质为主,老年患者以阳虚质及平和质为主,三组差异有统计学意义(均 $P＜0.05$)。ALD 肝硬化患者及非肝硬化患者皆以阳虚质为主,但肝硬化组阳虚质占比较高,两组差异有统计学意义。气郁质患者单核细胞绝对值大于血瘀质患者,血瘀质患者胆碱酯酶高于阳虚质患者。血瘀质患者乳酸脱氢酶低于阳虚质及阴虚质患者。阳虚质患者腺苷脱氢酶高于阴虚质患者。研究提示,ALD 患者的整体以阳虚质为主,且阳虚质患者肝脏的整体功能和预后相对较差,ALD 当以温阳为主要治则。

(撰稿:陈小野 审阅:李俊莲)

【阴阳五行学说研究】

刘宁等认为,依据体验哲学的基本观点,天文、地理、人事范畴内的概念及关系是中医阴阳学说形成的基本源泉。体验哲学作为认知科学的第二代分水岭,强调心智的具身性、认知的无意识性、思维的隐喻性。中医阴阳理论具身认知不离《素问·著至教论》中天文、地理、人事的范围,也可称之为医道发展的"天地人"隐喻认知模式,按照此模式对中医阴阳学说重新进行解构,则日月、四时、水火、山、男女、守使、门、容器等隐喻是中医阴阳学说内涵的最基本隐喻,从侧面反映出阴阳学说的形成是"天地人"隐喻认知的产物。阴阳学说的同一内容可以源于多种不同的具身经验,阴阳学说中某些内容的矛盾可能由于隐喻种类的不同,阴阳可以称之为"纲纪""根本"等属性很可能源自始源喻属性的传递。赵洋洋等以体用理论与阴阳理论为基础,将二者结合并建构"体用-阴阳"方法论。假《易》阴阳爻象之数术变化,从二阴二阳之云雨生成至三阴三阳之开枢阖论角度阐述"体阴用阳"与"体阳用阴"的二维及三维架构机理,从而规范"体用-阴阳"的使用准则,奠基传统辨证法在现代多元、跨维领域中的纵深探索,并运用该方法论来解释中医理论相关问题,包括脏腑阴阳、左右气血、主病用药、经脉流注及与现代解剖学相结合等,进而体现"体用-阴阳"方法论在中医理论中应用的逻辑性与合理性,为验证中医理论的科学性提供一定的参考。徐鹏等从《素问·阴阳离合论》与《灵枢·根结》两篇内容的角度,对"三阴三阳开阖枢"的理论进行考量和分析。"三阴三阳开阖枢"历来是医家争论的焦点,主要分歧源于对太阳、太阴在"开"和"关"两方面历代医家的认识。或以前篇为主,或以后篇为尊,观点不一。徐氏首先通过对比的方法将两篇内容中有关"开""阖""枢"的文字进行简化整理,指明两篇原文中的不同所在;而后旁征博引,陈列具有代表性认识的部分医家学术观点,在先贤的基础上,从太阴太阳的生理功能、病理表现等方面入手探讨分歧所在;以《内经》成书时代的文学特色及《内经》对中医发展的意义这一角度为切入点,探讨了战国时期盛行的"赋、比、兴"写作手法在这两篇文章中的运用,阐释"开阖枢"的具体意义。认为:①《素问·阴阳离合论》考量的是正常外界环境和谐状态下,人自身是一个完整机体;《灵枢·根结》考量的为非正常外界环境状态下,人与自然的协调统一。②历代医家考量角度不同,因此对"三阴三阳开阖枢"的结论亦不相同;③"三阴""三阳"开以敷布水谷精微与气机,关以抵御外邪并温养机体,开中有关,关中寓开,开关相辅相成。唐利等分别在《内经》《难经》中检索"三阴""三阳""三阴三阳""三阳三阴",然后将检索结果所在语句按篇章整理,再结合篇章主旨及上下文总结出三阴三阳在该语句中的指代和含义,将相同含义的三阴三阳所在语句分篇汇总,进行归纳总结及讨论推测。总结出三阴三阳的 3 个所

指:①太阳、阳明、少阳和(或)太阴、少阴、厥阴的总称;②单指太阳或太阴;③指 3 个属阴的脉象和 3 个属阳的脉象。归纳出三阴三阳的 4 类含义:①脉象,包括太阳、阳明、少阳、太阴、少阴、厥阴脉和浮、沉、长、短、滑、涩六脉(浮滑长为阳,沉短涩为阴),以及去、至、静、动、迟、数六脉(去静迟为阴,至动数为阳);②经脉,包括六经脉和十二经脉两种;③五运六气之六气;④开阖枢——阴阳离合的三种状态。张登本认为,阴阳学说对事物的阴阳属性有其严格的规定性,基于《黄帝内经》构建生命科学知识体系的需要,在广泛应用属性层面"阴阳"概念的同时,将其严格限定于人体每个脏腑组织都蕴含的、与精气血津液同时存在的两种(或"类")特定物质及其机能,是《中药学》"补益药"为何要区分为"补气、补血、补阴(滋阴)、补阳(温阳)"类药物;《方剂学》"补益剂"为何有"益气、养血、滋阴、温阳、生津"等类方剂;《中医学诊断》"脏腑辨证"中脏腑之虚证为何各有"气虚证、血虚证、阴虚证、阳虚证"的理论基础。此类理论中的"阴阳"概念就是严格规定性的应用实例。

卢明等认为中风病发生的基础、临床病机转化均与患者的阴阳体质属性相关,即在中风病证候的各个阶段均体现了中医学阴阳理论的基本特征。通过对中医临床"同病类证"的特点分析,指出中风病不同时期临床核心病机多以痰瘀为基础,痰瘀闭阻神明清窍是疾病的本质,同时因患者体质阴阳属性的不同,中风病的整个发病及病程转化中存在"同病类证",即"阳类证"或"阴类证"各自的相对稳定性特点,以此为依据总结中风病"阴阳为纲、类证辨治"的临床辨治方法。即以阴阳属性为总纲,痰瘀为最核心病机,类证辨识指导下的类证同治为组方依据的基本临床思路。马海婷等从阴阳分治理论探讨改善失眠状态,得出人的睡眠与阴阳消长关系密切的结论。整体来看,失眠为白天阳不出阴,精神疲惫、情绪低落;夜晚阳不入阴,多梦早醒,甚则彻夜难眠。即《内经》所提出的"昼不精,夜不瞑"状态,认为可采取中药协同西药,根据药效的不同,在不同时间段给药,恢复睡眠觉醒周期;或者在中医辨证论治的基础

上,择时处方,顺应白天和夜间的阴阳消长变化加减用药。雷洋等从"阳化气、阴成形"理论视角探讨心胀的中医证治。心体阴用阳,以阳气为主导。"阳化气,阴成形"是心脏的正常功能表现,而心"阳化气"不足,是心胀发病的基础,"阴成形"太过,是心胀发病的重要条件,并由此提出"温阳化气"是心胀的基本治法。治疗心胀应温阳化气以治本,温阳化气法贯穿治疗始终,温阳化气护阴以固阳,并根据病理产物不同兼用散寒、化痰、活血、化饮、利水等方法。

贾春华等选择非形式论证的图尔敏模型对涉及五行推理的中医命题进行解析,发现无论是基于五行相生抑或相克的中医命题,都可以应用图尔敏论证模型进行解析论证,图尔敏论证模型与中医学的辨证论治具有相似的结构。中医脏腑间关系的推理是一种类比推理,具有或然性与场景或领域依赖性。朱俊秀等认为,阴阳、五行与干支三大理论是中医理论中的基石部分。这三大理论一脉相承,阴阳的四时消长变化产生四种不同的阴阳状态,这四种状态就是四象,是形成五行的物质基础。有了五行之后,五行再分阴阳。天之五行分阴阳为天干,地之五行分阴阳为地支,即干支是从五行演化而来,五行是从阴阳演化而来。厘清阴阳、五行与干支的演化过程,可以深入领会生命生克制化的机理和生命演化、运作的机制。吴杰等阐述常占杰治肝五法和五方的诊疗思路,对五行转化理论进行了探析释义。常氏认为,在肝病的病程进展中,存在着证候、治法相互转变的规律。依据五行理论及脏腑关系,结合肝脏病理特征,制定"清、养、柔、消、滋"五法,再依据五行生克关系进行遣方用药进而制定治肝五方,即:清木丹、养木丹、柔木丹、消木丹、滋木丹。徐旻灏等从音乐维度对五音进行阐释,试从音乐和中医两个角度切入介绍五音及五音疗法,以期能将两个领域关于五音的内容更好地融合。五音疗法是以五行为基础,通过宫、商、角、徵、羽5种民族调式音乐的特性与五脏五行关系治疗疾病的一种特殊疗法。以《黄帝内经》经典理论为基础阐释五音疗法对五脏调养的机理,进而对五音疗法治疗五脏疾病理论进行初

步探索,以期能为五音疗法的临床应用与医学研究提供借鉴。

翟甜等认为,阴阳五行的疫病观是指古人以阴阳五行为思维模型阐释疫病的病因、诊断与治疗处方等。其中阴阳相关的内容主要包括三阴三阳、五运六气中的六气理论;五行相关的内容主要是脏腑经络理论、五运六气中的五运理论。秦代之前古人就已经开始以季节气候的异常来解释疫病病因,是阴阳五行疫病观的萌芽;两汉时期以五运六气的客气来解释疫病发生的原因,并以四季、寒热等对疫病进行命名,使得阴阳五行疫病观进一步发展;汉代以后,疫病病因则以四季"阴阳六气的非其时而现"阐释。至此,阴阳五行疫病观基本成熟。基于此,新型冠状病毒肺炎(COVID-19)产生的原因可归纳为外因与内因两类,其性质与"四季多行春令"产生的风疫、"木疫"类似,适宜在宣肺止咳基础上兼顾健脾的治疗方法,恢复期应扶正与祛邪兼顾。

(撰稿:于峥 魏民 审阅:陈小野)

【运气学说研究】

王永炎认为,诠释通天之纪,应从地之理,象数易一体,把握气运顺逆易变法则。以辛丑之岁(2021年)为例,太阴湿土司天,太阳寒水在泉,水运不及,气化运行平缓。惟小雪至大寒,终之气如遇极寒气候,必当严正审慎积极防控COVID-19疫情反弹。建议易理医理相通,将临床辨证论治优势、共识疗效转向技术哲学的经验重建,重塑国学哲理,通达易经天人间/间性论,融汇当代科技文明大卫生高概念、大数据、新技术,加强中医药学基础理论研究。

金锐对六气客主加临关系进行分析,有瘟疫记载的六气时间段,与客主加临后形成的逆(主克客)/顺(相同、相生或客克主)关系无关,但却与主客气相得/不相得关系有关。客气少阴君火和少阳相火为火气,主气少阳相火和太阴湿土为火位(北半球夏季最炎热月份)。当"火居火位"时为相得,无瘟疫记载;当"火居非火位"时为不相得,有瘟疫记载。五

运六气瘟疫的本质是"火居非火位"的六气主客气不相得关系,防治时应同时关注"火"与"非火"因素。王国为等通过对《素问·遗篇》及相关文献的研究,认为三年化疫以"刚柔失守"为前提;以"四时不节,即生大疫"为核心原则;三年化疫中的"三年"当指刚柔失守后的"三年之中",而不是限于刚柔失守的"三年之后"。以三年化疫理论为基础,《素问·遗篇》分疫病为五疫五疠,其症状及防治方法相似,可参照原文以归纳阐发。三年化疫理论源于经典与实践的结合,重在示人以圆机活法。

孟庆岩等详细探讨了"天六地五"分类法的历史渊源及其在运气学说中的应用,并将之与"天五地六"对比分析,阐述了二者的本质区别,若混淆二者将造成运气理论研究的本质性错误。"天六地五"分类法是先秦时期人们对自然界事物进行归类的分类法,是先哲的普遍认识,该分类法也伴随着中医理论体系的构建渗透入中医学中。五运六气学说将天地气运分为五运和六气也是受到"天六地五"分类法的影响。研究"天六地五"分类法对运气学说发生的影响,有助于分析现阶段运气理论研究中存在的错误,探讨运气学说形成过程中主要的、本质的、必然的因素,以深化运气理论内涵,对运气学说的学习及理论研究具有重要的指导意义。崔人匀等认为,《黄帝内经素问》中的《天元纪大论》《五运行大论》《六微旨大论》《气交变大论》《五常政大论》《六元正纪大论》《至真要大论》为运气七篇,应成书于东汉时期。东汉时期历法为东汉四分历,其中有明确的关于五星运行动态以及会合周期的描述,另有二十八星宿具体度数的描述。五运上应的五星为岁星(木)、荧惑(火)、镇星或填星(土)、太白(金)与辰星(水)。《黄帝内经》之所以将五运与五星一一对应,源于古代对天的崇拜,且当时有一定天文观测作基础以及占星术盛行,或用于解释、记录、传承,故将其分为客运和客气,进而与五运六气相配,从而产生了五运六气学说。五运六气学说实际上是解释和预测五星运行对太阳及地球所产生影响的一种假说。杨威等对《黄帝内经》运气异常致"郁"进行论述。五郁是木郁、火郁、土郁、金郁、水郁的合称,源自《素问·六元正纪大论》"木郁达之"等五郁之甚之治。杨氏认为,诸"郁"肇基于五运六气理论,而被后世医家望文会意,所涉由天地气运至人体脏腑再至人事情志嬗变,渐脱五运六气束缚。郁见于岁运之气被司天在泉之气郁滞、主气被客气所郁,分别为偏于寒湿的司天在泉之气郁滞火热太过的岁运之气,阴性客气阻滞阳升的主气;若客主不合的郁气较轻浅,提倡折其郁气可先时针刺、用药泻其所胜;若郁气甚者需视本气太过不及,循胜气、郁气的不同而抑强扶弱,因势利导。《素问·遗篇》的"五郁"则强调新旧年客气转换失常。崔人匀等从"生长化收藏"等生化之气的角度探讨五运六气理论。根据《黄帝内经》七篇大论中"重克轻生""重五正位""特殊之年运气加临"以及"普通之年运气加临"等相应原则,对每一年的初始生化之气以及加临原则分别进行详细赋值规定。根据此赋值原则以甲子、甲午年为例分别对一甲子中每一年的生化之气进行赋值计算,完成运气和生化之气的转化,得出一甲子生化之气赋值简表,进而可以根据该赋值表进行气候、疾病以及体质禀赋的预测。太宇星等从数术的角度,立足于历史时代背景探究地支化六气的理论源流。"地支化六气"是运气学说的基础理论,但在研究与运用运气推算的过程中,六气各自对应十二地支的原因尚不明确,而目前学术界的若干论点或是言未尽意,或是偏于牵强附会。太氏认为"子午少阴化君火""卯酉阳明化燥金""丑未太阴化湿土"应从后天八卦方位而解,"巳亥厥阴化风木""寅申少阳化相火"当从地支三合局而解,"辰戌太阳化寒水"当从河图生成数而解。樊经洋认为,《黄帝内经素问》"运气七篇"的宇宙论思想:一方面受到两汉宇宙论整体思想倾向的影响,体现为颇具典型性的时空嵌套式结构;另一方面,又与五运六气自然气化格局的思想要素相呼应,呈现出异于同期宇宙论的诸多思想特色。在宇宙本根问题上,"太虚"概念的提出,不仅是气一元论思想的生动反映,更是空间无限性观念的深刻投射。在宇宙生成问题上,以"元"的概念替换了作为万物原质的"气",并将

"五行"提升为生成秩序中的主导性观念。在宇宙图景问题上,"气"与"形","象"与"形"作为两对关联性范畴,反映了六气说和五运说各自的观念基础,同时构成了宇宙图景描述的双重维度。王文顺等根据《素问·六元正纪大论》中"夫六气之用,各归不胜而为化"等相关论述,提出六气"归化"理论,六气除有其本气之化外,还兼有其所不胜之气化,即寒化兼有湿化,火热之化兼有寒化,燥化兼有火热之化,风化兼有燥化,湿化兼有风化。并探讨其理论渊源,其理论源于对自然现象的观察及五行理论中干支、干德、干合的指导。阐释其临床意义,六气"归化"理论可用以补充伤寒六经气化理论,解释如太阳病有呕逆、太阴病有腹痛下利、厥阴病有消渴、饥而不欲食、阳明病多火热证、少阳病有表寒证、少阴病多寒化证;解释中药性味理论,如苦味药多寒凉、辛味药多温热、甘味药生发、咸味药滋润、酸味药收敛;阐释藏象理论及脏腑发病特征,如心气下降、肺主宣发、肺为娇脏、脾主运化、脾气上升、肝为刚脏、肾主水,心肺同病、脾肾同病、心肾同病等,具有重要的理论及临床价值。徐艺连等基于五运六气视角,从4个方面对《运气商》的五运六气医学思想及医案的用药特点予以阐述,分析了徐亦稚五运六气思想及观点形成的文化背景,总结了临证用药规律及医案特征。《运气商》乃明末医家徐亦稚所著,该书以《黄帝内经》五运六气理论指导临床运用为特色,以太极阴阳五行八卦为纲,阐释五运六气变化与疾病的密切关系,提出了阴阳交感运动化生五行、岁运起于大寒、甲己土运为南政、淫胜郁复乃病机之要等重要医学观点;创新性地提出了司天只主三之气、各气中客气先至主气随后、四间气应地之分野及灾害之说;临证辨治谨遵亢害承制之理,组方用药因势利导以调五郁之机,并附运气医案十二则以示运用。高宇等对五运六气方剂中的代表六气时行民病证治方的组方用药规律进行分析。六气时行民病证治方出自宋代陈无择的《三因极一病证方论》,这6首方剂是针对《素问·六元正纪大论》所论述的6个司天之政而设制,其组方体现了因时制方、阴阳配伍、五行配伍的特点。因时

制方是把六气变化与四时寒暑的变化结合起来,以药调和顺应四时六气变化,体现《黄帝内经》的制方特点;阴阳配伍是通过药食五味的阴阳属性对人体气机进行调节,达到人体阴阳之气的动态平衡;五行配伍是根据脏腑五行属性进行配伍,使脏腑间保持平衡状态,并且在用药加减上注重增效与减毒,使组方阴阳协调。多运用固护脾胃的药物,体现中医治病首先固护"中气"的特点。其选方用药简洁灵活,具有针对性及规律性。

张勇等以《素问》中"三年化疫"理论结合安阳市COVID-19流行情况,从安阳地区气候变化角度出发,探讨"三年化疫"理论的科学内涵,旨在为新冠肺炎的防治提供启示。丁酉年(2017年)的阳明燥金不能主气,仍以丙申年的司天之气"少阳相火"在位主持(天气偏热),形成天之气(少阳相火)与地之气(厥阴风木)不相配合的局面,"丁柔干失刚",出现"寒水来复,刑克火气"等"小胜小复"现象。丁酉年正常中运是木不及,在"燥胜""热复"情况下,邪气内伏,约三年后化生疫病,名为"木疬",即正好在2019—2020年发生。2019年为己亥年,其运气特点为厥阴风木司天,少阳相火在泉,岁运土不足,该年终之气为少阳相火客主加临太阳寒水,这一时段少阳相火在泉及少阳相火客主加临,两火叠加,导致实际气温较常年明显偏高(安阳市11月份平均气温为9.4℃)。严冬之际,精不内藏,两相火叠加,"冬不藏精,春必病温",在此大运气环境下诱发"伏邪燥热"而发为疫疬。2019年(己亥)与2020年(庚子)运气交司在大寒节气(2020年1月20日前后),大寒后进入一年中最冷的时期,2020年1月后气温明显下降,两少阳相火余焰未尽,己亥年土运不足,脾不健运,且逢当时降雨较多,湿气较重,因此证见湿热者较多。随着时间的后移,两少阳相火渐尽势微与消除,庚子年初之气太阳寒水客主加临的影响显露,故证候由初起"湿热"象逐步转变为"寒湿"象。反映出运气、气候、疾病证候的动态演变过程。李思慧等基于发病特征对COVID-19五运六气特点进行探讨,COVID-19发病时正值己亥年终之气与庚子年

（2020年）初之气。庚子年金运太过，燥气流行，己亥年土运不及，风气大行，表现为岁运相同脏腑受病，所不胜之脏乘而发病，所胜之脏侮而发病。COVID-19的基本病机是伏燥与风热疫毒搏结，阴津耗损，正气亦亏。其特点是伏燥兼风热，木强土弱，木火刑金。病位主要在肺、脾、肝，即在外感邪实的基础上多见肝失疏泄、脾失健运、肺失宣畅之证。李氏同时对五运六气学说在中医防疫中所具有的现实意义和潜在价值进行了思考，认为运气学说能对疾病发生发展做出早期预测，故了解并把握运气学说对实现未病先治、未病先防具有重要价值。并提出要辩证地看待运气学说，不能盲目夸大其预测作用，也不可机械推算、主观臆断，否认其科学内涵，而要做到灵活、辩证地发扬其真正的合理性。李选等总结姚娜对COVID-19的治疗经验。姚氏从五运六气的角度，认为COVID-19具有"伏燥兼湿"的病机及燥湿共存、燥湿转化的病理特点。疫情发生于庚子年初之气，岁运为"太商"金运太过，少阴君火司天，阳明燥金在泉，燥热之气占六气主导位置，不利于伏燥的缓解。燥热之邪随疫疠之气从肺之门户口鼻、皮毛而入，肺为娇脏，主行水，不耐燥热。肺金行令失常，水液不得宣降，停聚一处而生湿，则出现咳嗽、咳痰、喘闷、腹泻等症状，即燥中有湿。运用运气学说中"燥湿互济"理论指导辨治，以燥湿为纲提出常见六证：燥象为主、湿象为主、燥湿互蕴三大类，其中燥象为主有燥伏太阴证、燥伤肺胃证、燥郁化火证；湿象为主有三焦湿热证、寒湿困脾（肾）证；燥湿互蕴为燥与湿兼证。疾病证候可随患者体质及气候特点发生变化，临证当结合患者病情、体质及运气变化给予相应调整或合方应用。

匡武等对符合纳入标准的400例冠心病患者，根据出生时间五运六气学时象，推演运气学禀赋，并进行体质学辨识。结果：冠心病发病体质以痰湿质、气虚质居多；对运气学先天禀赋归类为24种类型，热火偏胜型及火热型、湿土偏胜型明显高于其他类型。研究提示，运气学先天禀赋不同于后天体质，虽不能与后天9种体质一一对应，但从冠心病后天痰湿体质的角度看，先天禀赋也分散于湿运说的特点之中，可能说明两者具有一定的相关性。李明轩等收集2019年1月1日—2019年12月31日90例急性心肌梗死患者的病历资料，运用运气理论分析患者出生年份运气情况及发病规律，探讨五运六气禀赋与急性心肌梗死发病规律的关系。结果：出生天干丙，岁运为水，岁气为燥火者，在己亥年（土运不及，岁气为风火）罹患急性心肌梗死人数最多；出生天干为庚，岁运为金，岁气为寒湿者，在己亥年（土运不及，岁气为风火）罹患急性心肌梗死人数最少。张晓芳等将2013年1月21日—2019年1月20日收治入院的患者分为观察组（心房颤动患者745例）与对照组（同期非心房颤动病人18 606例）。分别统计不同五运六气条件下观察组和对照组例数，进行统计分析以研究心房颤动发病与五运六气的相关性。结果：太徵之岁，或太阳寒水司天、太阴湿土在泉之年，或主气为太阴湿土的时段，心房颤动发病率增高。芦瑞霞等采用现况调查方法，收集2019年6月—2020年1月门诊就诊或住院，并且出生日期明确阳历和阴历的高血压病患者691例。根据出生日期推算出患者所属五运（年运、主运、客运）、六气（主气、客气、司天在泉之气）以及运气相合情况，并对五运六气不同之年与时段的患者数进行统计分析，研究高血压病患者的先天禀赋。结果：不同年运的患者数不同，由高至低依次为土运、金运、木运、水运、火运。主运病例数由高至低依次为金（四）运、土（三）运、水（终）运、火（二）运、木（初）运。太阳寒水司天/太阴湿土在泉时段患者数最多，少阳相火司天/厥阴风木在泉时段次之，少阴君火司天/阳明燥金在泉最少，与最高时段病例数相差39例。主气病例数由高到低依次为阳明、太阴、少阳、太阳、少阴、厥阴，最高病例数为147例，最低为98例，相差49例。运气相合中，顺化、天刑高于理论患者数，岁会、同天符、天符、同岁会低于理论患者数。研究提示，高血压病易罹患者的出生日期运气特点为：主运为金运不及，主气为阳明燥金，司天为太阳寒水，在泉为太阴湿土，运气相合为顺化。王莉等将2012年

1月1日—2017年12月31日住院治疗的221 556例临床病案，经过数据预处理清洗后保留136 775个有效病例，其中诊断为糖尿病的患者16 476例作为糖尿病组（1型糖尿病组128例、2型糖尿病组16 190例、特殊类型糖尿病组49例、妊娠糖尿病组109例），同期不患糖尿病的住院患者120 299例作为对照组。根据出生日期标注不同五运六气类别（如岁运、司天），进行统计分析。结果：出生时对应的岁运为土运的人群患糖尿病的可能性较高；在4个亚组中，出生时对应的岁运为土运的人群患2型糖尿病的可能性较高；其余亚组与出生时岁运没有相关性。糖尿病组及其亚组与出生时司天均没有相关性。研究提示，五运六气禀赋与糖尿病患病具有相关性，出生在岁运为土运的人群更容易患糖尿病，2型糖尿病病机与脾脏虚弱有密切关系。王梦琪等以河南、山东、北京3家精神类疾病医院共6 818例抑郁障碍患者为抑郁组，北京东直门医院38 867例非抑郁障碍患者为对照组，比较两组出生、受孕六气资料分布的差异。结果：抑郁障碍患者受孕于下半年的人数较多，与对照组相比差异有统计学意义；抑郁障碍患者在丑、未年下半年（太阳寒水在泉）受孕分布较多，与对照组相比差异有统计学意义。研究提示，抑郁障碍的罹患与受孕时间的六气特点存在一定关联性。

熊为锋等基于2003年1月—2012年12月北京19 668例胃癌发病资料，以同期非肿瘤病案49 909例为对照，对出生日期进行干支转化，推算出生日期所属运气时段，探讨出生时干支运气与罹患胃癌的关系。结果：胃癌罹患与出生年天干、主气和在泉之气有关联，与癸年比较，出生在丙、丁、辛年罹患胃癌风险增加；与终之气比较，出生于五之气罹患胃癌风险增加；与太阳寒水在泉比较，出生于少阳相火在泉罹患胃癌的风险降低。研究提示，出生时干支运气与胃癌罹患相关，丙、丁、辛年和主气阳明燥金是胃癌罹患的危险因素，少阳相火是胃癌罹患的保护因素。周小军等收集2016—2019年就诊的160例鼻咽癌患者病历资料，以患者的主诉确定鼻咽癌发病时间，通过查阅万年历确定发病时间所对应的主运、主气及二十四节气，采用圆形分布方法进行统计分析，探讨鼻咽癌主诉发病的运气特征。结果：五运当中，鼻咽癌于金运患病人数最多（47例），鼻咽癌主诉发病的主运平均角为252°21′（位于金运）；六气当中，鼻咽癌于四之气太阴湿土及五之气阳明燥金患病人数最多（71例），鼻咽癌主诉发病时的主气平均角为256°43′（位于阳明燥金）；二十四节气当中，鼻咽癌从立秋到霜降患病人数最多（57例），鼻咽癌主诉发病的节气平均角为236°17′（位于秋分）。研究提示，鼻咽癌好发于五运之金运及六气之阳明燥金。

陈震霖等收集整理2014年1月20日—2020年1月19日带状疱疹病例资料4 240份、带状疱疹神经痛病例资料744份，根据病历记载确定具体的发病时间，按每年每个六气所主时段统计出发病人数百分比，与相应年份相应时段六气主时进行对照，逐年分析六气变化对带状疱疹及其神经痛发病的影响。结果：带状疱疹及其神经痛发病与六气主时有一定的相关性。带状疱疹在主气太阳寒水主时阶段易发病，在客气少阳相火主时阶段不易发病；带状疱疹神经痛在客气阳明燥金主时阶段容易发病，在主气阳明燥金、客气太阴湿土主时阶段不易发病。研究提示，不同六气主时对带状疱疹及其神经痛发病的影响，可以作为该病"未病先防"和"因时制宜"的重要依据。

（撰稿：于峥 魏民 审阅：陈小野）

【病因病机研究】

任爽等通过相关古籍文献进行归纳分析，从性质、形质、成因、分类、病位、症状诸方面探讨水、湿、痰、饮的特点及性质，揭示了水、湿、痰、饮的实质特征。并基于水、湿、痰、饮的实质特征，提出了其共性治疗原则，即治病求本、治本用温及助气行水。同时阐述个性治则，即水病辨阴阳标本论治，湿病辨表里三焦论治，痰病辨寒热部位论治，饮病辨饮停部位论治，以期加深对水、湿、痰、饮内涵的理解，掌握四者之间的界定及相关性。王晓梅等系统回顾了"寒湿"理论的相关内容,并指出作为气候环境的寒湿可以降低机体的免疫力,增加对病原体的易感性,从而导致外感病的发生;而作为病因的"寒湿兼邪"是以湿邪为本兼具寒邪的性质,侵袭人体导致的是湿病;寒湿兼邪可以"冒、伤、中"的方式侵袭人体,"冒"乃触冒之意,病势往往比较轻浅,"寒湿"以"伤"的方式侵袭人体则比较容易发生不同病位的传变;"中"则为外邪直中于里,病势一般比较重,而寒湿致病病情往往比二者单独致病更为复杂。由于寒湿均为阴邪,因而寒湿致病主要以伤阳气为主,往往只在气分传变,只有在发生变病以及坏病的情况下才可出现血分证候。覃康等认为"阴虚"作为中医学基本概念之一,其内涵在中医文献中并不仅限于精血津液之亏虚。作者通过对中医古籍中与"阴虚"相关的文献进行探析,认为"阴虚"在人体生命物质、脏腑、脉学、病位四方面都有着不同的内涵。在人体生命物质方面,"阴虚"可指精血津液的亏虚、真阴虚(包括阴虚、阳虚);在脏腑方面,"阴虚"可指肝肾精血虚、脾胃气虚、肺脾气虚、肾阳虚等脏腑功能的减退,同时也涉及与脏腑相关生命物质的不足;在脉学方面,"阴虚"主要指脉按之无力,或见于尺脉或六部中某一部脉,亦见于脉沉取时;在病位方面,"阴虚"可指里虚、下虚。孔柄坛等认为"邪伏阴分"为温病后期典型的正虚邪恋之证,然而其病机特点及临床运用并不仅限于温病,其在内伤病中亦可被灵活应用。内伤病中,邪伏阴分之邪不只温邪,还包括内热、瘀血、气滞等;邪伏阴分之邪深藏体内,常与正气胶结难解;邪伏阴分之阴分也不只营血分还在三阴,重在三阴之阴;邪伏阴分的内伤病证则常见心肝肾阴虚热伏、肝阴虚气滞火伏、厥阴血络瘀结、下焦蓄热伏阴。治疗大法为清伏邪、补阴液兼疏气机。鲍婷婷等综合考虑气候特点、证候特征、病毒嗜性等要素,认为此次COVID-19疫情当属"寒湿疫"。瘀热入营多见于寒湿疫危重期,是寒湿疫发展过程中的一种特殊病机,寒湿戾气与湿瘀或湿热体质相合,加之寒湿久郁,导致机体内部成瘀化热,瘀热互结后病势深重而缠绵,

具有成瘀、化热、入营三重病理特征,临床表现涉及多脏。寒湿疫与温病在瘀热入营形成的病机上有明显区别,其病机演变转化多端,但亦有瘀热入营的共性,可从宏观证候及微观指标两方面进行辨识。治疗当审全程,识态调靶,重视凉营化瘀,兼顾扶正护阴,并根据瘀热入营后病情演变方向的不同,辨证选方用药。

秦楚峰等认为冠心病的发病机制与朱震亨所构建的"六郁"病机理论密切相关。通过解析郁、六郁与情郁的内涵,探析了朱氏"六郁"学说,认为其中含有气、血、痰、火、湿、食、情七种郁滞,故提出"七郁"概念。通过冠心病各阶段的症状表现分层次探讨"七郁"病机与冠心病的联系,发现情郁、气郁是冠心病形成期的病机特征;食郁、湿郁、火郁是冠心病稳定期的病机特征;痰郁、血郁是冠心病活动期的病机特征;阐明了冠心病与中医学郁滞之间的内在联系。李雅文等基于吴以岭构建的脉络学说探析了慢性冠脉综合征的病机演变。吴氏之脉络学说的核心理论为营卫理论,即"营在脉中,卫在脉外"(《灵枢·营卫生会》),"营卫不通,血凝不流"(《伤寒论·辨脉法》),"血脉相传,壅塞不通"(《金匮要略·脏腑经络先后病脉证》),"损其心者,调其营卫"。冠心病、心律失常、心力衰竭等为代表的脉络-血管系统病病理机制是"不通",络气虚滞/郁滞是其始动因素,痰瘀阻络、脉络绌急、毒损脉络、壅塞不通是其关键的病理环节。络气郁滞与络气虚滞贯穿疾病全程,气机不畅,气血津液代谢紊乱,产生痰浊、瘀血、毒等病理产物阻滞脉络,使血管收缩痉挛而引发脉络绌急,脉道不畅加剧病理产物蓄积,日久则损伤脉络形体,形成缩(脉络绌急)、窄(痰瘀阻络)、闭(瘀血闭塞脉络)等共性病理环节。据此可确立"络以通为用"的治疗原则。吴宏辉等从"微型癥瘕"病机理论出发,总结了对糖尿病认知功能障碍(DCI)的病机认识。DCI是糖尿病引起的一类中枢神经系统并发症,主要表现为学习、记忆、语言等认知能力下降,根据其认知能力下降的程度,可分为认知功能障碍早期、轻度认知功能障碍以及痴呆三阶段。中医很早便观察

到 DCI 的存在,如《圣济总录》载"消渴日久,健忘忧忡",《兰室秘藏》中也有"消渴,久则上下齿皆麻……喜怒善忘"的论述。但古医书中并无对应病名,对其病机论述甚少。吴氏认为,"微型癥瘕"理论揭示了疾病由浅入深、由气及血的发展规律,其病理实质为微小络脉痰结血瘀。"微型癥瘕"的形成与发展贯穿糖尿病始终,糖尿病阴虚燥热迁延日久,内生痰瘀胶结积聚于髓海脑络形成"微型癥瘕",是糖尿病认知功能障碍发病的关键。其中脾肾气阴两虚为产生"微型癥瘕"之因,痰瘀互结为"微型癥瘕"之实。故治疗上应重视扶正祛邪并用,在化痰逐瘀中强调以通络为先。郝彦伟等从精郁视角探析溃疡性结肠炎(UC)的浊毒病机观。关于精郁的论述,最早起源于《吕氏春秋》,历代医家各有发挥,对其认识不断丰富。精为水谷、津液等精微物质,其功能正常运行与脾、肺、肝、肾等四脏关系密切。肠腑是津液输布与糟粕排泄的通道,脾失健运,肺失宣肃,肝失疏泄,肾失气化,皆可导致水谷精微和津液转化输布异常,津液运行不循其道,反与肠中秽浊蕴结,气涩血浊,精郁化毒。郝氏认为精郁的产生与脾肺肝肾等脏腑功能失调密切相关,精郁化浊酿毒是导致其发病的基础,浊毒与气血水蕴结肠道是其致病途径,肠络受损,浊毒入络,导致该病迁延难愈。李雪梅等基于肾损肝郁理论,探讨创伤后应激障碍(PTSD)的病机。从中医基础理论、诊断、临床治疗等方面,多角度、多维度分析了肝、肾与PTSD关系,总结发病关键病机为:"惊则气乱-气乱生痰-痰气胶结"+"恐则气下-恐伤精却-肾虚易恐",由两者结合共同发病,表现为一系列严重的心理反应如强烈恐惧感、无助感、抑郁或厌恶等。PTSD 整个过程是动态变化的,亦不能忽视"胆""脾"等发挥的"肝胆相济,勇敢乃成""脾思胜恐"等作用。"肾损肝郁"乃 PTSD 发病的关键点,亦是指导临床治疗的重要病机。疏肝解郁合益精填髓为PTSD 主要治法,结合"思胜恐"情志疗法干预,值得在临床中进一步推广使用。

(撰稿:柏冬 审阅:陈小野)

【诊法研究】

韩鹏鹏等对《黄帝内经》有关面部区域的脏腑组织器官分属和面部形态望诊的内容框架进行梳理,认为:关于面部区域或官窍的脏腑组织器官分属方法,主要可概括为基于五分法的五脏分属和基于明堂藩蔽图的脏腑器官分属;面部形态望诊的内容可用整体和分部观望为框架进行归纳,分部观望又可分为目、鼻、耳、唇和人中、眉、颧、颊、颌;面部形态望诊的临床应用可归纳为诊察疾病、判断预后、辨识体质、推断寿夭。李青等通过梳理总结古代面诊的相关内容,对中医面诊的发展进行了探讨与思考。提出借助现代技术进行的各类面诊仪器的研发,将成为面诊走向现代化的趋势。并提出建议:建立健全仪器的数据采集及存储标准与规范,确保数据的通用性及复用性;其次需广泛搜集并充分分析传统理论的面诊内容及现代扩充部分,不断调研现代临床对于面诊仪技术的需求情况,增加理论与实践之间的试验数量及次数,为面诊仪技术的发展提供必要的专业数据支撑;需要加强同医疗机构、科研院所、科技公司的合作与交流,充分研究面诊仪对于个体差异的检测方法及手段,将大数据、人工智能、人脸图像处理等现代信息技术应用其中,确保结果的准确性,进而提高仪器的可信度。提出基于多仪器、多技术融合的面诊诊疗解决方案,分别为多种面诊设备数据采集层、多种面诊数据融合分析层、面诊结果展示层及应用层。在丰富面诊诊疗手段的同时,为未来面诊的发展提供思路。曹紫嫣等使用数码相机对 96 例高血压病患者进行面部图像信息采集,使用Photoshop 软件进行面部肺区、心区、肝区、脾区、左右肾区等研究部位的截取,通过 MATLAB 软件分别提取各研究部位红色、绿色、蓝色、色度、饱和度、明度值,进行相关均数比较。结果:肝火亢盛证组、非肝火亢盛证组与正常组在心、肝、脾及左肾区色诊指标具有统计学差异($P < 0.05$),高血压病肝火亢盛证组与非肝火亢盛证组存在差异;面部以上各区中

肝火亢盛证组蓝色值明显低于非肝火亢盛证组,肝火亢盛证组饱和度值明显高于非肝火亢盛证组(均 $P<0.05$),研究提示,与肝火亢盛证比较,高血压病非肝火亢盛证面色更偏青暗。高血压病肝火亢盛证面部颜色特征具有特异性,其中 B 值、S 值可以作为高血压病肝火亢盛证与其他证的鉴别点。

曾蕾等基于岭南罗氏妇科望诊法,对多囊卵巢综合征(PCOS)进行辨证。岭南罗氏妇科结合岭南地域人群生理病理特点及 PCOS 病机特点,望诊自上而下,由整体到局部依次为望神-色-形态、唇周、痤疮面斑、耳、手掌爪甲、乳房、前后二阴及性毛分布等。望神色可辨虚实情志,腹型肥胖、四肢肌肉不结实多为肝、脾、肾之不足;唇周候冲任虚损与痰凝瘀血阻滞之机;生殖障碍常形之于耳及二阴;痤疮及面斑可察热、瘀、虚;望手掌爪甲可知脾肾气血是否充足;注重观察肝经循行部位的毛发分布及乳房发育情况,可以作为肝经、胃经病变的依据指导临床。

徐琏等应用中医舌面一体检测系统提取常见三种证候的中医舌面信息,探索三种证候的差异以及与其舌面信息的相关性。结果:心肾不交证整体及子区域舌色、苔色 R、G、B 值,前额面色 R、G、B 值,眼眶面色 R、G 值,整体面色 R 值,点刺参数均显著高于心脾两虚、肝郁脾虚证($P<0.05$);肝郁脾虚证裂纹参数显著高于心肾不交、心脾两虚证组($P<0.05$)。研究提示,心肾不交证的舌色整体亮度以及面色发红程度均高于其余两证。王寺晶等通过运用数字化舌象采集仪采集肺结节患者舌象,提取舌象特征参数,并记录患者的肺部 CT 影像学结果,以分析不同影像学性质的肺结节患者的舌象参数特征。结果:不同影像学性质肺结节患者舌色、舌苔参数均存在差异,非毛玻璃肺结节患者舌质 G 值与 B 值低于毛玻璃患者,非毛玻璃患者与毛玻璃患者在舌苔左侧参数存在差异($P<0.05$)。研究提示,毛玻璃组舌色相对于非毛玻璃组偏淡;非毛玻璃组舌尖色泽较毛玻璃组偏暗,舌质偏青紫,心肺虚损较重,且可能有瘀血阻滞的表现;非毛玻璃组舌色中部较毛玻璃组偏青,毛玻璃组舌苔左侧较非毛玻璃组患

者偏白。与"舌体左右可候肝胆病变"相符。许笑笑等选取 200 例类风湿关节炎患者作为研究对象,对其性别、年龄、病程、实验室指标、使用 28 个关节的疾病活动评分等基本信息进行详细记录,观察其舌象变化,以多项 Logistic 回归分析法探究现有中医证型与患者舌象的相关性。结果:患者舌质以淡白舌、胖大舌和齿痕舌为主,舌苔以白苔、厚苔和腻苔为主;不同舌象的患者病情活动指标无明显差异($P>0.05$)。研究提示,类风湿关节炎脾虚湿阻证,其舌质以淡白舌、胖大舌及齿痕舌为主,舌苔以白苔、厚苔和腻苔为主。杨帅等分析脾阳虚证、肾阳虚证亚健康人群的舌诊图像特征,探讨舌诊图像数字化、量化特征值在脾阳虚证、肾阳虚证健康状态辨识中的诊断价值。采用便携式中医智能诊断仪采集受试者的舌诊图像信息,比较脾阳虚组(1 450 例)、肾阳虚组(1 666 例)、健康组(1 844 例)受试者的舌象特征分布情况及舌色、苔色等舌诊图像特征参数。结果:与健康组比较,肾阳虚组舌淡白、舌暗红比率升高,脾阳虚组舌暗红比率升高,肾阳虚组、脾阳虚组舌淡红、舌红、苔白比率均降低,苔黄比率均升高;与脾阳虚组比较,肾阳虚组舌淡白比率升高,舌红、舌暗红比率降低(均 $P<0.05$)。与健康组比较,脾阳虚组舌裂纹、舌体胖、舌苔厚比率升高,肾阳虚组舌体胖、舌苔厚比率升高;与脾阳虚组比较,肾阳虚组受试者舌体胖比率升高,舌苔厚比率降低(均 $P<0.05$)。与健康组比较,脾阳虚组、肾阳虚组的舌色 L 值均升高,舌色 a 值、b 值均降低;与脾阳虚组比较,肾阳虚组舌色 L 值升高,舌色 a 值降低(均 $P<0.05$)。与健康组比较,肾阳虚组苔色 L 值升高,苔色 a 值和 b 值均降低,脾阳虚组苔色 b 值升高;与脾阳虚组比较,肾阳虚组苔色 L 值升高,苔色 a 值和 b 值均降低(均 $P<0.05$)。研究提示,舌诊图像特征参数可作为脾阳虚证、肾阳虚证亚健康人群证候鉴别诊断与健康状态辨识的客观化参考指标。

袁善敏等认为卦象体用的本质是一个用于描述系统变化的简易方法论模型。根据系统层次性的演变规律,在系统结构和功能相互作用的基础上,以虚

实阴阳为纲目,六气变化为统领,枢转开合为灵机,描述人体系统的变化规律,构建了基于卦象体用的中医临床方法应用模型,并应用于舌诊。舌见青紫色,木气病,在震(☳)位,脏腑应肝胆。为阴合;舌见赤红色,火气病,在离(☲)位,脏腑应心小肠。为阴枢;舌见黄色,土气病,在艮(☶)位,脏腑应脾胃心包三焦。为阴阳之开;舌见白色,金气病,在兑(☱)位,脏腑应肺大肠。为阳合;舌见灰黑色,水气病,在坎(☵)位,脏腑应肾膀胱。命门水火附,左右两肾同治。为阳枢。

杜鑫康等为解决智能舌诊中肝郁线自动识别问题而进行掩模设计,应用 MobileNetV2 提取自动特征,使用深度卷积神经网络模型自动提取特征,在此特征基础上,搭建4层前馈神经网络,用于识别肝郁线。通过随机调整舌体图像的方式增强数据增加肝郁线样本,使之与正常舌体样本量相当,解决样本数量不平衡的问题。结果:掩模和数据增强可以大幅提升识别精确率,本研究所提模型的各项指标均优于经典分类算法,有助于提升识别效果,优于经典模型。研究提示,在舌体图像清晰可辨的情况下,使用机器自动识别肝郁线切实可行,该技术对于扩展智能舌诊具有一定意义。

(撰稿:鲍健欣　审阅:李俊莲)

【证候规律研究】

蒋凡等收集 2019 年 2 月—2020 年 2 月 345 例成人阻塞性睡眠呼吸暂停低通气综合征(OSAHS)患者的中医四诊资料,采用系统聚类分析方法探讨 OSAHS 患者的中医证候分布情况。结果:共收集证候及舌脉象等四诊资料 75 份,总出现频率为 7 320 次,根据频数分析得出睡眠打鼾、张口呼吸、头晕头昏、头身困重、形体肥胖 5 个主要证候,其分布频率均大于 65.0%;根据频数分析得出的主要舌象为:舌胖大、舌边齿痕、苔腻、苔滑、舌黯;主要脉象为:脉滑、脉细、脉弦、脉涩。根据聚类分析得出气滞痰瘀证(32.2%)、痰湿内阻证(26.8%)、肺脾气虚证

(23.4%)、痰热内蕴证(10.3%)、肾阳亏虚证(7.3%)5 种中医证型。研究提示,OSAHS 主要以气滞痰瘀证、痰湿内阻证、肺脾气虚证为主,而且不同证型之间多有兼夹。刘江枫等运用 IBM SPSS Modeler 18 数据挖掘技术,归纳整理有关血管性认知功能障碍的中医证候文献的临床研究,对出现的证候进行频次分析、关联分析。结果:共纳入 69 篇文献,出现频率最高的前 10 种中医证候为神疲乏力、头晕、腰膝酸软、急躁易怒、记忆力减退、耳鸣低调、目涩、脉弦数、失眠、心悸。最核心的证候组合为神疲乏力-急躁易怒-头晕-腰膝酸软,神疲乏力-急躁易怒-头晕-耳鸣低调,神疲乏力-急躁易怒-头晕,神疲乏力-头晕-耳鸣低调,神疲乏力-头晕-腰膝酸软,耳鸣低调-头晕-腰膝酸软。研究提示,血管性认知障碍的病位在脑,与肾、肝、脾、心密切相关。常见的证候类型为脾气虚证、脾肾不足证、肝肾亏虚证、肝郁血虚、心肝火旺、心肾不交、血瘀证较多见或相互兼夹,其常见核心证型为肝肾亏虚。王伟杰等采用前瞻、多中心横断面观察研究方法,于北京、杭州两地收集 302 例类风湿关节炎(RA)患者,采用 EpiData 3.1 软件录入数据,用 SPSS 20.0 统计软件进行相关分析。结果:RA 的诱因以受凉和劳累最多,产后次之。比例最高的为湿热瘀阻证 39.4%(119/302),其余依次为痰瘀痹阻证 21.5%(65/302)、肝肾不足证 18.5%(56/302)、气血两虚证 9.6%(29/302)、寒湿痹阻证 6.0%(18/302)、风湿痹阻证 5.0%(15/302)。湿热瘀阻证 28 个关节的疾病活动评分(DAS28)水平最高。风湿痹阻证和寒湿痹阻证 CRP 水平低于其他证候。所调查的北京和杭州两地的 RA 患者中,杭州的肝肾不足证比例高于北京($P <$ 0.05)。研究提示,京杭两地的 RA 患者的中医证候规律既表现出 RA 病机的共性,湿、热、瘀,又表现出一定的地域差异性,提示在辨治时应注意共同病机与三因制宜相结合。王少丽等采用横断面研究方法,收集 402 例慢性萎缩性胃炎(CAG)患者的一般资料、中医证候及胃黏膜病理变化等信息资料,通过描述性统计、卡方检验及 Logistic 回归分析等统计

方法,分析患者的中医证候分布规律及与胃黏膜病理变化的相关性。结果:分布频次由高至低依次为脾胃虚弱证 60.0%(241/402)、肝胃气滞证 51.2%(206/402)、脾胃湿热证 47.8%(192/402)、胃络瘀阻证 40.3%(162/402)、肝胃郁热证 17.9%(72/402)和胃阴不足证 15.7%(63/402);胃络瘀阻证与腺体发生萎缩和肠上皮化生呈正相关(P<0.05),脾胃虚弱证、胃络瘀阻证与黏膜发生异型增生呈正相关(P<0.01)。林景峰等回顾性检查 9 439 例失眠患者的电子病历,使用 R 软件进行大数据分析,分析不同证候患者证型、证素的影响因素,并进行聚类分析和关联规则分析。结果:女性患者是男性患者的 1.52 倍,30~60 岁的失眠就诊人数占比为 71.9%(6 790/9 439)。证型分布以心脾两虚、心肾不交、肝郁脾虚为主,证素以脾虚、肝郁、血瘀、湿热、气虚为主,部分证型证素分布存在年龄、性别差异。聚类分析表明,失眠人群主要可分为以肝郁、脾虚类症候群为主和以湿热类症候群为主的两个群体。关联规则分析表明,头晕、乏力、口苦等为肝郁脾虚型失眠的核心症状体征,入睡困难、心烦、多梦等是心脾两虚型失眠的核心症状体征,多梦、舌红等是心肾不交型失眠的核心症状体征。

赵骞等按照儿童腹型过敏性紫癜(HSP)的疾病特征和流行病学调查规范,制作《儿童腹型过敏性紫癜临床调查表》,采集腹型 HSP 患儿的发病信息,共纳入 435 例,创建证素分析数据库,以因子分析方法分析儿童腹型 HSP 的中医证素。结果:通过因子分析法得出 6 个公因子:F1(气滞证素)、F2(血瘀证素)、F3(阳虚证素)、F4(阴虚证素)、F5(湿热证素)、F6(血虚证素)。上述 6 个证素的出现比例依次是:血瘀 54.7%(238/435)>气滞 46.4%(202/435)>湿热 42.5%(185/435)>阴虚 34.3%(149/435)>血虚 23.9%(104/435)>阳虚 15.4%(67/435)。研究提示,儿童腹型 HSP 的中医证素主要是血瘀、气滞、湿热;证素相兼以 2 个证素同时出现最多,以血瘀+气滞组合出现频次最高。王敏等收集并整理 171 例 HSP 患儿的临床资料,对比中医证型在不同性别、

年龄、病程、临床症状、诱因中的分布情况;总结 171 例 HSP 患儿中药的使用情况并结合相关文献分析。结果:171 例 HSP 患儿中风热伤络证 50.3%(86/171),血热妄行证 21.1%(36/171),湿热痹阻证 28.7%(49/171),此三证在男女性别中的分布差异不明显;在病程上均以 10~20 d 居多,总计 57.3%(98/171);在不同年龄段、临床症状中的分布存在差异;常用药可分为解表药、清热药、化湿药、利水渗湿药、止血药、活血化瘀药、补虚药、理气药等。马丙祥等对 200 例孤独症谱系障碍(ASD)患儿的中医四诊信息进行因子分析、聚类分析,并结合专家意见确定常见的中医证型。结果:心脾两虚证 22.5%(45/200)、心肝火旺证 22.0%(44/200)、肾精亏虚证 19.0%(38/200)、脾肾亏虚证 18.5%(37/200)、痰蒙心窍证 18.0%(36/200);不同年龄段患儿,证候分布存在显著差异(P<0.05)。研究提示,ASD 为本虚标实,虚实夹杂之证,病位在脑,与心、肝、脾、肾密切相关。

邱峰等选择 2014 年 1 月—2015 年 1 月 179 例老年性骨质疏松症患者,将相关证候进行系统变量聚类分析,再进行主成分分析,最后归纳出证型。结果:纳入研究的老年性骨质疏松症的证候条目共 53 条,其中腰膝酸软、腰背刺痛、神疲乏力、齿摇发脱、纳呆食少等出现频率较高,分别为 59.8%(107/179)、56.4%(101/179)、52.5%(94/179)、45.8%(82/179)、41.3%(74/179)。研究提示,无锡地区老年性骨质疏松症可分为脾肾阳虚证、气虚血瘀证、肝肾阴虚证及肾精不足证,病机以虚证、瘀证为主,病位在肾、脾、肝。

颜彦等对 2017 年 1 月—2019 年 12 月 4 298 例慢性鼻窦炎患者的临床资料进行回顾性分析,通过对不同证型患者的年龄、性别、发病季节、发病月份的分布情况比较,梳理该病在广州地区的证型特点。结果:4 298 例患者中,外邪袭肺证占 11.5%(496/4 298),肺经蕴热证 7.3%(313/4 298),胆腑郁热证 0.3%(12/4 298),脾胃湿热证 24.5%(1054/4 298),肺气虚寒证 8.1%(346/4 298),脾气虚弱证占比最

高 48.3%(2 077/4 298)。各证型分布情况有明显差异(P<0.05)。除了样本量较小的胆腑郁热证外,其余证型在年龄分布、性别分布、发病季节分布和发病月份分布上,均有显著差异(均 P<0.05)。其中,在年龄分布方面,脾气虚弱证和外邪袭肺证以 0～6 岁的婴幼儿为主,肺经蕴热证和脾胃湿热证以 18～45 岁的青年为主,而肺气虚寒证则以婴幼儿和少儿为主。在性别分布方面,均为男性患者占比高于女性患者。在发病季节方面,外邪袭肺证、肺经蕴热证、脾胃湿热证、脾气虚弱证均以冬季发病率最高,而肺气虚寒证患者,夏季与冬季发病率相近(分别为 30.1%和 28.9%)。在发病月份方面,肺经郁热证、脾胃湿热证、脾气虚弱证患者主要集中发病在 1 月,外邪袭肺证患者主要集中发病在 12 月和 1 月,而肺气虚寒证患者主要集中发病在 11 月。

王露等检索中国知网、万方数据知识平台、中国生物医学文献数据库和维普网中公开发表的非小细胞肺癌中医证候及症状相关文献,检索日期自建库至 2019 年 7 月 31 日;建立数据库并提取相关信息,进行统计、建模,以及关联规则分析。结果:纳入文献 385 篇,涉及 22 个证素,核心证素包括肺、气虚、阴虚等。证素组合形式以三证素及两证素为主,包括肺+气虚+阴虚、痰+湿+肺、痰+血瘀、阴虚+阳虚等。二元 Logistic 回归筛选出各核心证素中 OR 值>3 的症状,如气虚:少气懒言(17.626,OR 值,下同)、自汗(11.815)、脉细弱(10.526)、气短(4.587);阴虚:咽干(25.203)、盗汗(11.964)、痰量少(10.853)、舌苔少(6.128)、舌红(4.591)、发热(4.074)、气短(3.669)、痰中夹血(3.486)。关联规则分析显示强关联规则有 10 条,包括自汗+气短+神疲+咳嗽=气虚,盗汗+痰量少+舌红=阴虚等。研究提示,非小细胞肺癌病性证素分为虚实两端,实证病性证素为痰、血瘀、热和湿,虚证病性证素为气虚、阴虚、阳虚;病位证素主要在肺,其次是脾。证素组合形式以三证素组合和两证素组合为主:三证素组合主要为肺+气虚+阴虚、肺+痰+湿、肺+痰+热、肺+脾+气虚、脾+胃+气虚;两证素组合主要

为痰+血瘀、阴虚+阳虚。

(撰稿:鲍健欣　审阅:李俊莲)

【证候实质研究】

翟雪芹等应用基因芯片技术研究冠心病(CHD)痰浊痰阻证差异表达基因及其通路,从分子水平阐明 CHD 痰浊痰阻证的生物学特点。纳入 2015 年 2 月—2016 年 3 月诊断为 CHD 的患者 24 例,其中痰浊痰阻证组 12 例、非痰浊痰阻证组 12 例,另纳入经冠脉造影术排除 CHD 的 12 例受试者为对照组。采集外周血并提取总的 RNA,通过 Human GenomeU133Plus 2.0 芯片检测获取基因。结果:与对照组比较,CHD 患者共筛选出 184 个差异表达基因,其中 165 个差异基因表达上调,19 个差异基因表达下调。CHD 痰浊痰阻证组与非痰浊痰阻证组差异表达基因 42 个,其中 34 个差异基因表达上调,8 个差异基因表达下调,GO 和 KEGG 富集分析中,7 个模块显著富集了固有免疫调节、固有免疫正向调节、固有免疫的激活和 Fc 受体信号通路,模块基因参与了 MAPK、NF-κB、PI3K/Akt 等信号通路、1 型糖尿病相关通路、C-型凝集素受体信号通路、剪切应力与动脉粥样硬化相关通路等与 CHD 有密切关联的信号通路。研究提示,CHD 痰浊痰阻证与冠心病非痰浊痰阻证患者存在显著的差异表达基因,这些差异表达基因显著富集在与冠心病相关的多条功能通路中。卫靖靖等探讨了冠心病心力衰竭气虚血瘀证严重程度与心功能指标、能量代谢指标、凝血功能指标、炎性因子指标之间的相关性,为冠心病心力衰竭气虚血瘀证的生物学基础研究提供科学依据。连续收集 200 例冠心病心力衰竭气虚血瘀证患者作为研究组,根据气虚血瘀证评分划为轻、中、重 3 组,并纳入 40 例同期健康体检者作为对照组。结果:冠心病心力衰竭气虚血瘀证患者存在能量代谢、凝血功能、炎性因子及心功能相关指标的差异,气虚血瘀证轻、中、重 3 组间 N 末端 B 型利钠肽原(NT-ProBNP)、6 分钟步行试验(6MWT)、心肌

型-脂肪酸结合蛋白(H-FABP)、PT、APTT、TNF-α、NO 水平差异具有统计学意义;气虚血瘀证严重程度与 NT-proBNP($r = 0.144$)、PT($r = 0.173$)、APTT($r = 0.144$)水平呈正相关,与 6MWT($r = -0.287$)水平呈负相关;6 MWT[比值比(OR)=0.995,95% 置信区间(CI)0.991～0.998),$P < 0.01$]、APTT(OR=1.088,95% CI 1.021～1.157,$P < 0.01$)指标是冠心病心力衰竭气虚血瘀证严重程度的独立影响因素。研究提示,冠心病心力衰竭气虚血瘀证严重程度与 NT-ProBNP、6MWT、H-FABP、PT、APTT、TNF-α、NO 指标密切相关,且 6MWT、APTT 指标可作为独立影响因素,用于评估冠心病心力衰竭气虚血瘀证患者的严重程度。李琪等检测与分析了湿热型、寒湿型泄泻患者及健康人群舌面与肠道菌群特征。共采集了湿热型、寒湿型泄泻患者及健康志愿者舌苔、粪便样本各 12 例。结果:受试者舌、肠菌群丰富度改变不明显,但菌群结构改变明显,3 组样本的舌、肠菌群各自聚类;差异分析发现,泄泻患者舌、肠菌群的变化趋势具有一致性,均表现为拟杆菌丰度降低,湿热型低于寒湿型;变形菌、放线菌丰度升高,湿热型高于寒湿型,而厚壁菌门在寒湿型中最高,正常组次之。研究提示,变形菌、放线菌丰度的增加与泄泻的发生相关,而厚壁菌、拟杆菌是区别湿热型泄泻与寒湿性泄泻的主要菌种,舌、肠菌群的一致性变化可作为阐述中医"舌为脾之外候"理论的生物学基础。龙春莉等探讨了 Megsin 基因 C2093T 基因多态性与广西汉族人群 IgA 肾病(IgA N)患者中医证型的关系。将 IgA N 病例辨证分为脾肾气虚证、肝肾阴虚证、气阴两虚证、风湿热毒证 4 型。采用 PCR-RFLP 检测了 86 例 IgA N 组和 59 名正常组 Megsin 基因 C2093T 位点基因多态性,分析其基因型及等位基因在 IgA N 病不同中医证型中的分布规律。结果:Megsin 基因 C2093T 存在 3 种突变基因型,即 CC 型、CT 型、TT 型及 C、T 两种等位基因,IgA N 组和正常对照组 Megsin 基因 C2093T 基因型及等位基因频率均具有群体代表性;IgA N 组和正常组 3 种突变基因型之

间频率比较无显著差异,两组 C、T 两种等位基因频率分布差异具有统计学意义;IgA N 组中医证型分布规律:脾肾气虚证＞气阴两虚证＞肝肾阴虚证＞风湿热毒证;IgA N 脾肾气虚证组基因型中 CC 型占比例最大,脾肾气虚证组 Megsin 基因 C2093T 基因型与正常对照组比较差异有统计学意义;IgA N 各中医证型之间基因型及等位基因频率比较均无明显差异。研究提示,IgA N 患者中医证型以虚证为多,脾肾气虚证及气阴两虚证为其主要证型。Megsin 基因 C2093T 位点基因型 CC 型可能是 IgA N 脾肾气虚证发病的易感基因。刘国栋等通过研究 Wnt 信号通路在类风湿关节炎(RA)的作用机制,探讨 RA 及其中医证候与血清 Dkk-1 蛋白表达的相关性,以及不同中医证候与临床指标的相关性。收集 56 例 RA 患者作为试验组(其中风寒湿痹阻证亚组患者 34 例、风湿热痹阻证亚组患者 22 例),同期纳入正常体检人群 37 例作为对照组。分别收集两组人群外周血,用酶联免疫吸附(ELISA)法检测血清 Dkk-1 水平。同时收集试验组 RA 患者的一般资料、DAS28 评分、中医证候四诊资料及 RF、CCP、ESR、CRP、IgA、IgM、IgG、C3、C4 等指标。结果:①血清 DKK-1 蛋白在 RA 组中高表达,DKK-1 在 RA 组表达与在非 RA 组表达有统计学差异;②血清 DKK-1 蛋白在 RA 组两证型中的表达无统计学差异;③DKK-1 蛋白与 ESR、CRP、CCP、RF、DAS28、IgA、IgG、IgM、C3、C4 无相关性;④ESR、CRP、DAS28 在 RA 组两证型中有统计学差异;⑤CCP、RF、IgA、IgG、IgM、C3、C4 在 RA 组两证型中无统计学差异。研究提示,RA 组血清 DKK-1 异常增高,提示 Wnt 信号通路在 RA 中活化,血清 DKK-1 与疾病活动指标及诊断指标无明显相关,可能一定程度上参与了 RA 的发病机制。DKK-1 与 RA 中医证候无明显相关,RA 中医证候与 ESR、CRP、DAS28 密切相关,ESR、CRP、DAS28 等指标一定程度上可作为风湿热痹阻与风寒湿痹阻型 RA 客观化分型指标,其结果需与临床实际相结合。

唐雪勇等基于广泛靶向代谢组学技术研究寻常型银屑病血热证、血瘀证、血燥证患者唾液代谢组学，寻找寻常型银屑病不同证候唾液差异代谢物，探讨其证候物质基础。共招募寻常型银屑病血热证(21例)、血瘀证(13例)、血燥证(11例)患者为疾病组，以及同时期健康志愿者30例设为正常对照组。结果：75份唾液样本共检测到368个代谢物，与正常对照组比较，特征性差异代谢物血热证组有3-(3-羟基苯基)丙酸等9个，血瘀证组有环己基氨基磺酸等7个，血燥证组有月桂酸等4个。3个证型组组间两两比较，血热证组相比血瘀证组检测出10个差异代谢物，血热证组相比血燥证组检测出5个差异代谢物，血瘀证组相比血燥证组检测出17个差异代谢物。差异代谢物主要涉及脂类、有机酸、氨基酸、核苷酸及其衍生物等代谢类别，显著富集的代谢通路有甘油磷脂代谢通路等5条。研究提示，寻常型银屑病患者血热证、血瘀证、血燥证唾液代谢水平均存在显著差异，溶血卵磷脂酰胆碱、2-氨基己二酸、皮质醇等多个差异代谢物可能作为证候分型潜在的生物标志物，特异性代谢通路涉及甘油磷脂代谢通路等。

蔡明阳等应用甲基化芯片技术从DNA甲基化的层面初步阐释了过敏性紫癜(HSP)风热伤络证与血热妄行证间的DNA甲基化差异。选取2018年5月—2019年12月就诊的HSP辨证属风热伤络证、血热妄行证的患儿及健康儿童各5例，对受试者的全血进行全基因组DNA甲基化检测，筛选差异DNA甲基化位点并对其进行生物学信息分析。结果：HSP风热伤络证、血热妄行证患儿与健康儿之间存在DNA甲基化差异，与正常组相比，两证型分别有754和1397个差异甲基化位点。两证型之间有710个差异甲基化位点，可注释到457个基因。其中NOTCH1、SMAD3、MALT1、SELP、TGFBR2等甲基化差异基因，可能与风热伤络证与血热妄行证之间的差异有关。GO功能和KEGG信号通路富集分析显示，证型间差异基因主要富集在细胞间黏附、细胞间信号转导、Hippo信号通路等功能和通路上。

(撰稿：柏冬　审阅：陈小野)

【中医思维研究】

中医思维研究在热度逐渐降低的背景之下，整体水平未有提升，而模型化推理、隐喻思维研究则有所深化，以《中医模型化推理研究》《中医隐喻研究》《〈黄帝内经素问〉隐喻研究》三部专著的出版为标志。

1. 模型化推理研究

邢玉瑞《中医模型化推理研究》一书，在对当代模型化推理基本知识简介的基础上，通过对模型化推理与隐喻、类比、象思维、推类等方法关系的研究，首次提出了中医模型化推理的概念，即以模型特别是思维模型为中介或工具，由一个或几个前提推出结论的思维方法。若当某种模型上升到人们信仰的层面，成为认识事物的一种惯用模型或趋势时，即称为模式推理。系统阐述了模型化推理与中医藏象、经脉、病因病机理论建构的关系以及在中医临床诊治中的应用；论述了中医模式推理的原理，即天人合一、异级同构、同气相求与效应验证，以及常用的气、太极、阴阳、三才、四时阴阳、五行、九数等模式的形成、法则、应用等，分析了中医模型化推理的价值与存在问题。

张登本等探讨了《黄帝内经》"三阴三阳"思维模式形成的思想渊源，"三阴三阳"思维模型的基本特征，包括"模糊量化特征""标记符号特征""多层级结构特征""生物全息特征""模型排序多样性特征"等；以及"三阴三阳"经络模型的构建问题。

2. 隐喻思维研究

石勇《中医隐喻研究》一书，运用认知语言学的研究成果探讨中医隐喻思维，提出中医隐喻思维是以阴阳五行理论构建的体验观为哲学基础，以"天人相应"为逻辑原点，以取象比类为核心方法论，对人体、疾病、健康进行描述，进而寻求疾病辨证论治，指导养生之道的复杂认知活动。分析了取象比类与概念隐喻理论的异同,提出了取象比类结构特征的"鲜花原理",并由"鲜花原理"推导出归类型映射结构,对接阴阳五行思维,将自然和人体作阴阳五行归属,通过映射的方式认知人体结构和生理病理,这是中医隐喻思维在结构上的最大特征。分析了传统阴阳五行实体隐喻缺陷,阐述了过程隐喻的概念及在五行学说的应用,从隐喻网络的视角提出过程隐喻与实体隐喻互补结合,能够对中医思维进行完整而有效的阐释。阐述了中医隐喻思维的创生性、中医隐喻思维在《本草纲目》中的应用以及中医隐喻思维与经验思维、取象思维、逻辑思维、辩证思维、系统思维、直觉、灵感等的关系,中医隐喻的方法论特征与功能。陈战《〈黄帝内经素问〉隐喻研究》探讨了《素问》隐喻产生的认知、心理与语言原因,隐喻形成的观物、取象、比类、体道机制,隐喻的语义与文化特征以及隐喻的语言表达、修辞、认知功能;重点阐述了《素问》隐喻的表现类型及认知解读,具体分为空间隐喻、本体隐喻、结构隐喻、社会关系隐喻4类。但其对隐喻的分类不尽合理,如社会关系隐喻不宜单列,其中的官职隐喻当隶属于结构隐喻,母子隐喻为本体隐喻之一种等。

周文婕通过梳理当代语言学转喻理论与《黄帝内经》转喻语例,探讨中医转喻在中医典籍中的运用,并从中医转喻视角分析中医文化概念的形成过程。

3. 象思维研究

关于象思维本体的研究甚少,大多为象思维方法的应用研究。郭丙等认为取象比类的理论内涵包括了现代科学逻辑中的综合与类比等思维方法。从汉字、自然环境、人文环境三方面为例,探讨了中医理论构建的思维方法。李明珠等提出数据作为现代信息的载体,为"象"符号的现代表达提供了可能,中医学借助以数据为形式的计算机语言,可突破既往形而上的研究范式。沈家林等通过对中医传统象思维的归纳总结,认为象是说明道的工具,但并不能直接作用于事物,象思维是连接形而上与形而下的桥

梁。侯键提出中西医结合影像学可利用中医取象比类的方法,同时影像学也是解决中医取象比类论述疾病机制的重要手段之一。

王冕等借助象思维方法对《伤寒论》六经辨证体系进行动态解读,认为六经辨证体系的实质是以"象"为媒介,以象思维为基本方法的解决人体病理问题的方法论体系。而六经病则是以意象为基本元素的,阐释多种病理现象及其变化、联系和规律的多维度疾病模型。纪鑫毓等从"象思维"的角度认识《伤寒杂病论》中的六经辨证、方证对应的内涵,认为六经辨证的传变规律、方证对应、临床应用等方面具有"象思维"的动态整体性、象的流动与转化、时空性等特点。丁培娜等从象思维角度认识偏头痛的病因病机,概括为"风象""痰象""瘀象"。沈琳等将尿酸盐结石视之为"核",根据"取象比类"的理论采用"以核治核"的方法对其进行干预,组方四子代茶饮(莱菔子、荔枝核、王不留行、苏子)以化痰除湿、行气散结。林华城等将水之象类比于临床结直肠癌化疗所致周围神经毒性病变(CIPN)的病因病机及治疗,提出了"物由道生,毒蕴血中"为CIPN的病变之机,也是药毒存在的"自然"之道;"从道而治,血行毒消"则是其治疗之道;遵循"治毒不在毒而在血,治血可法治水"之理,将水之物象"春暖冰释""扬风助澜"和治水之法象"束水攻沙""疏川导滞",类比于CIPN的治疗,提出了温阳、益气、养阴、活血的治法。刘银格等讨论了取象比类法在皮肤病诊疗中的应用,体现在皮损描述、病症命名、病因病机及治法方药等方面。引入药象学理论,提出"以色治色、以皮治皮、以形治形、以毒攻毒、寓搔止瘙"的"直观论治五法"。韩莉等提出基于象思维视角从四气、五味、归经、升降浮沉角度分析中药的药性理论内涵,从"象-效"关系认识中药的功效特点,以掌握中药学药象、药性与功效三者之间的规律。

另外,王忠等以中医学象思维为基础,基于层结构模型方法,从医意的含义、层次、功能、特征、意境5个方面,构建医意的层次结构模型,分为意向、意力和意果3个层次,具有滤过、转化、生成、联动和重

塑的功能,其特征概括为整体性、层次性、动态性和个体性,是临床行为的逻辑式体现,具有明显的中医思维特征。王彦晖等认为象思维则是贯穿整个辨证论治过程的主要思维模式,象思维主客体不可分的特点,导致中医知识学习必须知行合一。要做到知行合一地掌握中医理法方药,主要通过临床实践和个人修炼两个途径实现。

4. 临床思维研究

中医临床思维研究是研究的热点,其中以临床诊疗模式的研究较多。纪鑫毓提出了"象-气-神"三位一体中医诊疗思维模式,认为"象"是"气""神"状态的展现,"气"是"象""神"的变化的动力,"神"是"象""气"的运动主宰,三者一起共同展现人体的状态。在中医诊疗思维模式中,医者通过对患者的"物象"的观察,经过思维的分析加工形成"意象",通过相对静止的"象"来认识人体中变化的"气""神"。在治疗过程中,需要通过调节人体"气""神"之偏颇,从而达到恢复人体之"象"的正常状态。陶方泽等介绍了"审症(抓主症)-辨人(体质)-诊病-识证(方证)"四位一体的多元思辨模式在咳嗽诊疗实践中的应用,首抓主症,次辨体质,明确诊断,从方证入手,谨守病机,遣方用药。袁颖超提出中医基于人的观察、实践和研究,形成以人为核心的理论体系和诊疗模式,"以人为本"是中医诊疗模式的显著特征。全周期、全过程、全科的个体化诊疗,融科学、人文与艺术特性相结合,是中医诊疗模式的优势。

朱梦鸷等通过分析《伤寒论》桂枝汤类方的药物加减、药量变化及所治证候,阐述张仲景辨病、辨脉、辨证"三辨一体"和"证变、法变、方变"的临证辨治思维方法。王凯悦等提出"五神-五脏-五病"辨证体系,将神、脏病变特点与癫痫发作特点对应,五脏精准定位,以整体观为核心,调节五神盛衰、五脏虚实,以求保障机体阴阳平衡。

另外,侯学思等探讨了"因时制宜"对针灸临床诊疗思维的指导意义,指出针灸临床中应充分理解"时"的内涵,把握四时、昼夜作用于人体而呈现出的

生理、病理上的时间性规律,基于气血阴阳的变化规律及邪正盛衰的进退规律,抓住时机,适时干预。赵连政等基于顺势思维探讨《黄帝内经》中痈疽的治疗,其中顺邪气外出之势包括顺病势轻重选择祛邪方式、顺病位所在选择祛邪通路、顺邪气性质选择祛邪手段,顺正气恢复之势包括扶助阳气和调补脾胃。

5. 辨证思维方法研究

张宇鹏对中医辨证思维框架的研究认为,中医诊疗疾病的思维过程划分为诊病-辨证-施治三步彼此紧密相关、不可分割,其中"辨证"为核心。从宏观的思维方式审视辨证理论体系,大致可以划分为方证相应、辨证分型与审察病机三类不同的层次。其中方证相应是辨证最底层的思维,也是中医辨证的基础,所有的治疗最终都可以还原为方证相应的表现形式。辨证分型的思维层次要比方证相应高级,因为其所面对的不仅是患者个人的临床表现,更须要对疾病全程的特征表现有全面的认识与综合的判断。病机则是对多个不同维度辨证分型结果的综合,"审察病机"为中医辨证最高级的思维形式。中医学对于疾病辨证的历史发展,即是从方证相应到辨证分型,再到审察病机,正是代表了中医学理论从疾病的个别现象走向普遍一般规律,从具体走向抽象的过程,代表了中医理论历史发展的必然趋势。程雅君对中医辨证思维特点的研究认为,阴阳学说是中医辨证思维的核心,"天人合一"是其基础,"气一元论"是其中一个基本要素,重视实践是其重要基石,以"五行学说"为代表的普遍联系的观点是辨证思维的重要内容。对传统中医辨证思维进行创造性转化、创新性发展,需要以马克思主义辩证法为指导;甄别代际属性并进行扬弃挖掘;做好"天人合一"与"天人相分""整体论"与"还原论""辩证逻辑"与"形式逻辑""道"与"术"四个方面的辩证统一。张磊等提出"气血精神辨证"体系,其中气分的病变主要指功能失调紊乱、形质结构未损坏的层面状态。血分的病变主要指出现血的生成、运行、功能等发生障碍的层面状态。精分的病变主要指出现组织实质损

坏、器质性结构性损坏、功能衰竭的层面状态。神分的病变主要指有严重的形质损坏影响到局部脏器所藏之神或全身的神的层面状态。

张建等提出以方确症思维,即在特定的疾病范畴内,以方剂作为理论与实践联系的基点,寻找使用该方剂治疗有确切效果患者的真实症状特点。认为以方确症思维以方剂作为理论与实践联系的基点,以病症-证型-方剂-疗效为逻辑链条,确定患者临床信息与证型的关联,对辨证论治的内容进行完善,使其产生校正机制,并能融合现代科学的诊断技术。

6. 中医思维的哲学基础研究

陈意认为,"和"为中医治法关键,"务虚求衡,执中致和"是最核心的中医思维观。其中"务虚求衡"为治疗之理念,以务虚之理论求得机体气血阴阳平衡;"执中致和"为用药之理念,包括不偏不倚谓之合适,有矢中的谓之有效,中病即止谓之有度。"和"为机体阴平阳秘之平和状态。卢雯溢等对《伤寒论》六病的时空思维探讨认为《伤寒论》的三阴三阳是"一分为二"的阴阳之道和"一分为三"的三极之道的有机统一,构建出天地人时空辨治体系,用以说明宇宙万物的时、位、性3种特性。《伤寒论》从病机辨识到气味治则均蕴含着丰富的时空思维。

黄建刚分析了《易经》的认知思维方式对中医理论及对中国医学发展的影响,认为《易经》和中医的认知方式的严重缺陷体现在对称性、认知偏差、过度概括以及因果联系的不必然性上,中医理论的发展首先应当寻求突破传统的认知思维方式。

7. 其他思维方法研究

陈红梅等讨论了《内经》有关"正名"的方法,分为"因形制名"和"约定俗成"两种,而以前者为主,包括解剖观察、以表知里、援物比类、概念的移植、嫁接、改造。"正名"的实践依据既来自医学内部——解剖与以表知里,又不局限于医学内部——援物比类与概念的移植、嫁接、改造。王磊讨论了直觉、灵感、想象、类比等或然性的非逻辑思维在中医研究中

的应用,认为非逻辑思维是创造性思维的重要来源,可以突破现有知识框架,指明研究的新方向。桂欣然等运用具身认知理论阐释中药知识概念域的形成及发展,以社会文化认知方法研究中药五味文化的知识系连方式,深度挖掘中药五味文化知识域的建构机制。认为从神农尝百草和原始的"滋味说"到《神农本草经》的五味理论,进而与五行理论相融合,在实践中利用经络、脏腑的"归经"理论指导临床应用,形成主体"人"与客体"环境"不断交互的文化认知过程,认识此种基于"味感"建立联想的知识,可以发现中医药知识的建构方式和本质,有利于中药现代化发展"守正创新"。

8. 研究展望

中医思维方法研究的展望方面,吴彤等首次提出了一个基于认知神经科学的五行推理研究工作假说:五行推理分为同行归类推理和五行生克推理,其本质是"推类",其认知过程是"个别-普遍-特殊",包含复杂的分类机制和类比机制。应用事件相关电位和功能性磁共振成像技术,测试大脑进行各类五行推理任务时产生的神经生理活动,揭示其时空变化,将五行推理的大脑神经生理活动转变为可视化存在,藉此揭示五行推理所蕴含的中医特异性思维机制。刘玉良提出现象学与中医思维结合研究,将现象学和先秦哲学相交融,运用对比分析的方法从中提炼总结出与中医思维方式相关联、相启发的素材,更为客观、深刻地探究中医学思维方式的起源、特点、优缺点,深化与完善中医思维方式理论的研究。

概念不清、逻辑混乱、牵强附会、贴标签现象,仍然是中医思维研究存在的较为严重的问题。

(撰稿:邢玉瑞 审阅:陈小野)

【体质学说研究】

中医体质学说继续在人群的体质分布、体质的生物学基础、体质与疾病危险因素的相关性、体质与证候的关系等研究方面取得进展。儿童中医体质标

准的制定和应用有新的积累。人群体质分布研究针对性更强、更加注重较"小"病种人群的探索。与以往比较，多个方面的研究均有所深入。

刘卓勋等认为，已有的儿童体质辨识量表由于缺乏地域特点，采用患儿自评模式等原因，实用性不甚理想。故通过家长访谈模式对 668 例广东各地区儿童进行体质辨识，以评价《广东地区儿童中医体质辨识量表》的信度（重侧、分半、内部一致性）和效度（内容效度、标准关联效度和结构效度等），结合岭南医学文献报道、自身长期的临床实践经验、专家咨询，同时参考心理健康测评的方法，制定了该量表。量表拟定了 7 种岭南地区儿童常见的体质类型，分别是平和质、阳虚质、阴虚质、痰湿质、湿热质、气虚质、气郁质。668 名儿童中男 357 例、女 311 例，最小年龄为 2 岁，最大年龄为 14 岁，平均年龄为 5.26±2.65 岁。结果：7 个亚量表的重侧系数（Kappa）在 0.508～0.889，校正后总量表的克朗巴赫 a 系数是 0.834，该量表的分半信度为 0.713～0.820，反映标准关联效度的 Kappa 系数在 0.697～0.899，因子分析提示 14 个因子与预想的结果较一致，累计贡献率为 61.84%。研究提示，该量表具有良好的信度和效度。

郑伟彬等对咳嗽变异型哮喘（CVA）与上气道咳嗽综合征（UACS）的中医体质进行比较。收集在福建省漳州市中医院肺病科门诊就诊的 CVA 患者和 UACS 患者各 121 例。CVA 患者男性 41 例、女性 80 例，平均年龄 46.07±13.37 岁。UACS 患者，男性 51 例、女性 70 例，平均年龄 41.46±12.09 岁。体质判定参照 2009 年的《中医体质分类与判定》标准。结果：121 例 CVA 患者中，单一体质 70 例（57.9%），兼夹体质 51 例（42.1%），其中两种体质兼夹 22 例（18.2%）、3 种及以上兼夹体质 29 例（24.0%）。121 例 UACS 患者中，单一体质 74 例（61.2%），兼夹体质 47 例（38.8%），其中两种体质兼夹 25 例（20.7%）、3 种及以上兼夹体质 22 例（18.2%）。CVA 和 UACS 患者均以偏颇体质为主。CVA 患者共出现主要体质类型 211 频次，以阳虚质、气虚质为

多，其次是特禀质、痰湿质，分别占 27.5%、24.6%、11.9%、10.9%。UACS 患者共出现主要体质类型 197 频次，以湿热质、痰湿质为多，其次是气郁质、气虚质、阴虚质、阳虚质，分别占 24.9%、20.3%、14.7%、14.2%、10.7%、10.2%。研究提示，CAV 患者在阳虚质、气虚质、特禀质分布频率上高于 UACS 患者，UACS 患者在湿热质、痰湿质、阴虚质分布频率上高于 CVA 患者。

梁峻尉等研究了 150 例胃息肉患者的中医体质与中医证候的相关性。其中男性 58 例，女性 92 例。年龄 21～75 岁，平均 47.29±12.00 岁。采用《中医体质分类与判定自测表》进行体质判定。结果：150 例患者中，阳虚质 47（31.3%）、气郁质 29 例（19.3%）、湿热质 23 例（15.3%）、痰湿质 19 例（12.7%）、气虚质 13 例（8.7%）、平和质 8 例（5.3%）、血瘀质 6 例（4.0%）、阴虚质 3 例（2.0%）、特禀质 2 例（1.3%）。脾虚湿盛证 34 例（22.7%）、肝郁脾虚证 29 例（19.3%）、湿热内蕴证 26 例（17.3%）、脾胃虚寒证 21 例（14.0%）、痰瘀互结证 14 例（9.3%）、肝胃不和证 11 例（7.3%）、肝胃郁热证 9 例（6.0%）、脾胃气虚证 4 例（2.7%），胃阴不足证 2 例（1.3%）。体质与证候的相关性方面，阳虚质中有 21 例脾胃虚寒证（44.7%）、12 例脾虚湿盛证（25.5%）、9 例肝郁脾虚证（19.1%）。气郁质中有 15 例肝郁脾虚证（51.7%）、6 例肝胃郁热证（20.7%）、3 例湿热内蕴证（10.3%）。湿热质中 20 例湿热内蕴证（87.0%）、2 例肝胃郁热证（8.7%）。相关性分析均有统计学意义（均 $P < 0.05$）。张璐鹏等研究了 163 例慢性乙肝肝硬化患者的中医体质及与相关病理特征的关联性。患者中男 85 例，女 78 例，平均年龄 37.84±10.41 岁。依据《中医体质分类判定标准》进行体质分型。结果：163 例患者中，占比前 3 位的体质依次是湿热质（24.6%）、气虚质（21.5%）、平和质（16.6%）。平和质、气虚质患者肝功能 Child-pugh 分级（评估肝脏储备功能）A 级占比最高，气虚质、阳虚质、痰湿质、血瘀质、特禀质 B 级占比最高，阴虚质、湿热质 C 级占

比最高。血瘀质 FS 值(反映肝硬化程度,其值越高表示肝硬化越严重)最高,特禀质 FS 值最低。B 淋巴细胞计数中,CD_5^+ 较高的中医体质包括湿热质、阴虚质、气郁质、特禀质,CD_5^- 较高的中医体质包括阳虚质、气虚质、血瘀质,CD19 较高的中医体质包括湿热质、特禀质、血瘀质。湿热质患者 HBV-DNA 病毒载量 $\geqslant 5 \times 10^6$ U/ml 占比最多,特禀质、阴虚质均无病毒载量 $\geqslant 5 \times 10^6$ U/ml 者。平和质肝脏纤维化分期 S0 期占比最高,阳虚质患者 S0 期、S1 期占比最高。气虚质患者 S1 期、S2 期占比最高,特禀质、痰湿质、湿热质、气郁质患者 S2 期占比最高,分别为 100.0%、62.5%、40.0%、31.6%,阴虚质患者 S3 期占比最高,血瘀质患者 S4 期占比最高。张春兰等研究偏头痛与中医体质的相关性。选择乌鲁木齐市米东区中医医院诊治的 200 例偏头痛患者为偏头痛组,同时选择 200 例在该院健康体检、无偏头痛的人群为对照组。偏头痛组男性 60 例、女性 140 例、平均年龄 47.02±12.31 岁。对照组男性 108 例、女性 92 例,平均年龄 47.12±12.38 岁。参照中华中医药学会《中医体质分类与判定》标准进行体质判定。采用 Logistic 回归分析偏头痛与中医体质的相关性。对偏头痛组参照王永炎、严世芸的《实用中医内科学》(2009 年版)进行辨证,分为肝阳上亢证、痰浊内阻证、瘀血阻络证、气血两虚证、肝肾亏虚证。结果:偏头痛组以女性患者为主,与对照组比较,偏头痛组具有更显著的偏头痛家族史,且体质量指数、尿酸及三酰甘油水平均升高(均 $P<0.05$)。偏头痛组以气郁质为主,对照组以平和质为主($P<0.05$)。以平和质作为参照,气郁质、阴虚质、痰湿质及瘀血质与偏头痛有独立的正向相关性(均 $P<0.05$);而湿热质、特禀质、气虚质及阳虚质与偏头痛则无显著相关性(均 $P>0.05$)。偏头痛组中,肝阳上亢证 83 例(41.5%)、瘀血证 33 例(16.5%)、痰浊证 57 例(28.5%)、肾虚证 12 例(6.0%)、血虚证 15 例(7.5%)。吴犀翎等观察了颞叶癫痫及合并认知障碍患者的中医体质。纳入颞叶癫痫患者 98 例,并设 30 例健康体检者作对照。进行蒙特利尔认知评估

量表(MoCA)评分,参照《中医体质分类与判定》(ZZYXH/T157-2009)进行体质判定。结果:98 例颞叶癫痫患者中平和质 12 例、偏颇体质 86 例,其中单纯偏颇体质 7 例、兼夹偏颇体质 79 例。30 例正常组中,平和质 14 例、偏颇体质 16 例,其中单纯偏颇体质 6 例、兼夹偏颇体质 10 例。颞叶癫痫组占比前 3 位的体质是气虚质(39 例)、湿热质(38 例)和气郁质(34 例)。正常组占比第 1 位的体质是平和质(14 例),其次气虚质、气郁质、湿热质、痰湿质、阴虚质占比均居第 2 位(各 5 例)。颞叶癫痫患者的 MoCA 评分总分和视空间执行力、注意力、语言能力、延迟记忆能力子项目评分低于正常组。颞叶癫痫认知障碍组的病程和发作频率高于认知正常组。认知正常组平和质(12 例)多于其他体质,平和质比率显著高于认知障碍组。认知障碍组气虚质(33 例)多于其他体质,气虚质比率显著高于认知正常组。

陈粮等调查了广州地区 300 例女性中医体质与自然绝经年龄的相关性。选取 2019 年 2 月—2020 年 2 月就诊的已绝经女性共 300 例,年龄 40～60 岁。采用自行设计的《一般情况问卷》《中医体质分类与判定表》进行调查。结果:随着文化水平提高、初潮时间推迟、分娩次数增加,女性的自然绝经时间越迟。中医体质方面,300 例女性中平和质人数最多,为 91 例,占 30.3%,其余从高到低依次为阴虚质 45 例(15.0%)、阳虚质 44 例(14.7%)、气郁质 33 例(11.0%)、气虚质 27 例(9.0%)、痰湿质 22 例(7.3%)、血瘀质 21 例(7.0%)、湿热质 10 例(3.3%)、特禀质 7 例(2.3%)。研究提示,中医体质与女性自然绝经年龄具有相关性,其中阴虚质、阳虚质、气虚质、气郁质的自然绝经时间较平和质女性提前。

梅杰等通过随机抽样方法,收集 200 例 2019 年 9 月—2020 年 10 月在南京医科大学眼科医院门诊就诊的干眼患者,探讨其中医体质分布特点。200 例患者中女性 114 例(57.0%)、男性 86 例(43.0%),年龄范围 15～80 岁、平均 50±15 岁,常

住地为南京及其周边地区。体质诊断标准参照《中医体质分类与判定》(ZYYXH/T157-2009)。结果:200 例患者中医体质以痰湿质、湿热质、阴虚质占比最大,其次分别为气虚质＞气郁质＞阳虚质＞平和质＞血瘀质＝特禀质。不同年龄的常见体质类型,青年人为痰湿质、阳虚质,中年人为湿热质、气郁质,老年人为气虚质最多。职员、设计师、教师等内勤职业人员体质类型以痰湿质最常见,安保、工人、外卖员等外勤职业人员体质类型以阴虚质最常见。不同体质类型泪膜破裂时间(BUT)水平差异有统计学意义($P<0.05$),气虚质、阳虚质、阴虚质的 BUT 水平较低。不同体质类型患者泪河高度(TM)、结膜充血程度、近距离用眼时间、睡眠时间的差异均无统计学意义($P>0.05$)。邵震等研究体质因素对儿童青少年视觉状态的影响,应用《7～14 岁儿童中医体质量表》,以山东省冠县在校 7～14 岁儿童青少年为研究对象,采用客观视光学检查与主观视疲劳问卷相结合的方式,探讨儿童青少年体质与视觉状态的关系。1 313 例儿童青少年中男性 741 例、女性 572 例,平均年龄 11.06±1.91 岁。结果:1 313 例中平和质 637 例(48.5%),偏颇体质中排名前四的分别是气郁质 277 例(21.1%)、气虚质 164 例(12.5%)、阳虚质 126 例(9.6%)、阴虚质 73 例(5.6%);近视者有 763 例(58.1%)。视疲劳问卷得分＜20 分的有 936 例(71.3%),有值得关注的视疲劳情况(20～＜25 分)的有 156 例(11.9%),出现严重视疲劳(≥25 分)的有 221 例(16.8%)。平均得分为(14.54±9.97)分。阳虚质、痰湿质、湿热质、血瘀质、气郁质、特禀质较平和质、气虚质和阴虚质的儿童青少年近视者占比高。不同体质中视疲劳问卷得分＜20 分的人群占比不同,占比高于平均水平的是血瘀质(85.7%)、平和质(82.9%)和气虚质(73.2%),其他偏颇体质占比均低于平均水平,其中痰湿质(20.0%)和湿热质(33.3%)占比低于 50%。视疲劳问卷得分与平和质转化分呈负相关,与偏颇体质转化分均呈正相关。徐蓓峥等调研突发性聋的相关危险因素及中医体质分布。选择 2018 年 1 月—12 月就诊的成人(＞18 岁)突发性聋患者 138 例,及 132 例无听力异常主诉的健康者作为对照组,应用逐步 logistic 回归分析,探寻突发性聋的相关因素,同时对两组人员参照 2009 年的《中医体质分类与判定》标准进行中医体质辨识和比较。结果:经常熬夜(OR=2.89)、自觉睡眠质量不佳(OR=4.81)、低盐饮食(OR=0.34)、中医体质偏颇(OR=14.01)、经常运动(OR=0.13)等 5 种因素与突发性聋密切相关。其中经常运动、低盐饮食为突发性聋的保护因素。而中医体质偏颇的 OR 值最高,达到了 14.01,说明中医体质偏颇者患突发性聋的概率是健康人群的 14 倍。与对照组比较,突发性聋患者中气虚质、湿热质的比例升高,平和质的比例降低(均 $P<0.05$)。研究提示,气虚质及湿热质者易于罹患突发性聋,可针对性地进行预防干预。

陈星等研究观察北京东直门医院门诊患者 38 例中医体质与基于经颅多普勒超声(TCD)血流动力学参数的相关性。38 例患者中男性 14 例、女性 24 例,平均年龄 52.53±16.30 岁。根据 2009 年中华中医药学会制定的中医体质量表进行体质评定。计算颅内 14 个血管部位的 S1 峰时流速(Ys1)和 S1 峰血流加速度(Ss1),分析不同中医体质与血流动力学参数的关系。结果:Ys1 右侧颈内动脉虹吸段(RCS)和痰湿质呈正相关,Ys1 左侧颈内动脉虹吸段(LCS)和痰湿质呈正相关,Ys1 左侧大脑后动脉(LPCA)和湿热质呈负相关,Ys1 右侧椎动脉(RVA)和阳虚质呈正相关。Ss1 RCS 和痰湿质呈正相关,Ss1 LCS 和痰湿质呈正相关,Ss1 右侧颈内动脉终末段(RICA)和湿热质呈正相关,Ss1 左侧大脑后动脉(LPCA)和气虚质呈负相关,Ss1 LPCA 和阳虚质呈负相关,Ss1 左侧椎动脉(LVA)和阳虚质呈负相关,Ss1 基底动脉近段(BA80)和阳虚质呈负相关。研究提示,颈内动脉虹吸段血流动力学变化与痰湿质关系密切,后循环血流 Ss1 可作为提示阳气虚衰等体质的敏感指标。相较于 Ys1,Ss1 可更加灵敏地辨识中医体质。

(撰稿:陈小野　审阅:李俊莲)

［附］ 参考文献

B

白云绮,李慧,宋珂,等.ApoE$^{-/-}$小鼠动脉粥样硬化模型的中医证型[J].世界中医药,2021,16(1):71

鲍婷婷,杨映映,黄飞剑,等.论寒湿疫之瘀热入营[J].中医杂志,2021,62(8):645

C

蔡明阳,苏杭,张博,等.基于甲基化芯片的儿童过敏性紫癜常见中医证型间甲基化差异分析[J].时珍国医国药,2021,32(7):1759

曹紫嫣,陈仁波,李佳佳,等.高血压病肝火亢盛证面部色诊客观化诊断的探索性研究[J].环球中医药,2021,1(2):193

陈粮,冯敏,李莉.广州地区300例女性中医体质与自然绝经年龄的相关性调查[J].广州中医药大学学报,2021,38(6):1092

陈星,史永梅,张文征,等.中医体质学与基于经颅多普勒血流动力学参数的相关性分析[J].中西医结合心脑血管病杂志,2021,19(20):3464

陈战.《黄帝内经素问》隐喻研究[M].北京:人民卫生出版社,2021.

陈红梅,李如辉.论《黄帝内经》的概念运作[J].浙江中医杂志,2021,56(8):547

陈震霖,张硕,任晓瑞,等.带状疱疹发病与六气主时的相关性研究[J].中国中医基础医学杂志,2021,27(4):617

程雅君.论中医辨证思维的特点及在新时代的守正开新[J].哲学研究,2021,(5):93

崔瑞,张星平,陈俊逾,等.肝不藏魂型与肾不藏志型失眠症血清褪黑素含量与PSQI评分研究[J].中华中医药杂志,2021,36(6):3710

崔人匀,刘寰宇,杨涛,等.从生长化收藏看五运六气理论[J].中医学报,2021,36(2):251

崔人匀,杨涛,刘寰宇,等.基于东汉四分历探讨《黄帝内经》中"五运上应五星"理论[J].中医学报,2021,36(8):1588

崔延飞,桑秀秀,余思邈,等.自身免疫性肝病患者中医体质分布及临床特点分析[J].世界科学技术(中医药现代化),2021,23(2):488

D

丁培娜,崔应麟,王雪可,等.从象思维角度认识偏头痛的病因病机[J].中医研究,2021,34(5):78

杜鑫康,张东晓,王彦晖.基于MobileNetV2特征的肝郁线智能诊断研究[J].中华中医药杂志,2021,36(7):4291

段巧,骆文青,胡长锋,等.基于多维质谱"鸟枪法"脂质组学技术研究"上火"患者血浆脂质组学[J].中华中医药杂志,2021,36(3):1623

F

樊经洋.论《黄帝内经素问》"运气七篇"的宇宙论思想[J].中华中医药杂志,2021,36(6):3111

G

高宇,胡亚男,吕佳颖.六气时行民病证治方组方用药特点探析[J].中国中医基础医学杂志,2021,27(5):734

桂欣然,申俊龙,魏鲁霞.具身认知视域下传统中药五味文化认知理论建构探析[J].中华中医药杂志,2021,36(7):3887

郭丙,邓奕辉,陈聪,等.基于取象比类探讨中医理论构建的思维方法[J].湖南中医药大学学报,2021,41(4):653

H

韩莉,王丽敏,毕鸿雁.象思维视角下的中药药性与功效[J].山东中医杂志,2021,40(7):699

韩鹏鹏,王天芳,吕宏蓬,等.《黄帝内经》面部形态望诊及其应用探讨[J].北京中医药大学学报,2021,44(2):177

郝彦伟,喻俊榕,殷凤,等.从精郁视角探析溃疡性结肠炎的浊毒病机观[J].辽宁中医杂志,2021,48(2):78

侯键.中医思维特征之取象比类与影像学[J].中国中西医结合影像学杂志,2021,19(6):511

侯学思,刘慧林,付渊博,等."因时制宜"对针灸临床诊

疗思维的指导意义[J].中国针灸,2021,41(3):331

黄建刚.《易经》与中医认知思维方式关系研究[J].大学,2021,(50):45

J

纪鑫毓,王燕平,范逸品,等.六经辨证中象思维的运用浅析[J].中华中医药杂志,2021,36(4):2145

纪鑫毓."象-气-神"三位一体中医诊疗思维模式的内涵与应用研究[D].北京:中国中医科学院,2021.

贾春华,吴彤,刘庆华,等.中医五行推理结构的图尔敏论证[J].北京中医药大学学报,2021,44(8):682

蒋凡,刘元献,黄廉鑫,等.345例阻塞性睡眠呼吸暂停低通气综合征患者中医证候分布规律研究[J].广州中医药大学学报,2021,38(8):1553

金锐.从五运六气的客主加临关系探讨瘟疫(温厉)实质[J].北京中医药,2021,40(8):861

K

孔柄坛,朱晓云,黄毅君,等.论"邪伏阴分"思想在内伤病诊疗中的应用[J].中国中医基础医学杂志,2021,27(8):1304

匡武,郭自强.基于运气学理论分析400例冠心病病人先天禀赋的运气学特点[J].中西医结合心脑血管病杂志,2021,19(1):27

L

雷洋,唐云.基于"阳化气、阴成形"理论探讨心胀的中医证治[J].中国中医基础医学杂志,2021,27(8):1310

李伶,岳婷婷,周艳霞,等.脑微出血患者阴阳证型的脑血流特点[J].广州中医药大学学报,2021,38(1):10

李琪,孙悦,丁成华,等.基于湿热型与寒湿型泄泻病证探究舌面与肠道菌群的生物学特征[J].中华中医药杂志,2021,36(7):3929

李青,杨亚伟,张达,等.中医面诊的发展与思考[J].世界科学技术(中医药现代化),2021,23(1):271

李选,刘勇,牛鑫,等.以运气病机"伏燥兼湿"论治新型冠状病毒肺炎经验浅析[J].中国民间疗法,2021,29(11):17

李明轩,李红典,匡武.五运六气禀赋与急性心肌梗死发病规律的关系[J].中西医结合心脑血管病杂志,2021,19(9):1547

李明珠,陈谦峰,任朝莹,等.大数据时代下基于象思维的中医状态辨识[J].中医杂志,2021,62(10):829

李思慧,应荣涛,吴巧凤.基于COVID-19探讨五运六气在中医防疫中的潜在价值[J].湖南中医杂志,2021,37(5):125

李雪梅,任奎羽,熊凡捷,等.基于肾损肝郁理论的创伤后应激障碍的病机的探讨[J].时珍国医国药,2021,32(1):152

李雅文,常丽萍,秘红英,等.基于脉络学说探析慢性冠脉综合征的病机及治疗[J].中国实验方剂学杂志,2021,27(1):196

梁丹,李晓红,唐耀平,等.食蟹猴急性酒精性脂肪肝脾胃湿热证模型的建立与评价初探[J].中华中医药杂志,2021,36(3):1374

梁峻尉,白文筠,王晓燕,等.胃息肉中医证候与中医体质相关性的研究[J].时珍国医国药,2021,32(7):1679

林华城,马华根,汪美君,等.顺自然致中和——水象思维视野下中医对结直肠癌化疗致周围神经毒性的思考[J].时珍国医国药,2021,32(2):397

林景峰,王振亦,奚润,等.深圳龙岗地区9349例失眠患者基本情况及中医证候规律的大数据研究[J].浙江中医药大学学报,2021,45(9):1005

刘宁,贾春华.中医阴阳的"天-地-人"体验哲学[J].北京中医药大学学报,2021,44(1):19

刘国栋,伍镝,照日格图.类风湿关节炎及其中医证候与血清DKK-1相关性研究[J].时珍国医国药,2021,32(1):129

刘江枫,李宝玲,卫治,等.基于数据挖掘技术探讨血管性认知障碍的中医证候规律[J].中西医结合心脑血管病杂志,2021,19(9):1480

刘银格,吴淑辉,魏露,等.象思维视域下的皮肤病直观论治[J].中华中医药杂志,2021,36(1):168

刘玉良.现象学与中医学思维方式结合研究的概况与思考[J].医学与哲学,2021,42(3):17

刘卓勋,杨京华,许尤佳,等.《广东地区儿童中医体质辨识量表》的信度和效度研究[J].世界科学技术(中医药现代化),2021,23(7):2492

龙春莉,谢永祥,史伟.Megsin基因C2093T基因多态性与广西汉族人群IgA肾病中医证型关系的研究[J].中华

中医药杂志,2021,36(1):111

卢明,刘文琛,黄燕,等.中风病"阴阳为纲、类证辨治"的临床思路探讨[J].中医杂志,2021,62(17):1492

卢雯滟,周惠芳.管窥《伤寒论》六病的时空思维[J].中华中医药杂志,2021,36(7):3904

芦瑞霞,凌桂华,朱晓星,等.五运六气视域下的691例高血压病患者先天禀赋研究[J].浙江中医药大学学报,2021,45(3):270

罗静,张丽宁,陈嘉琪,等.原发性干燥综合征中医证候特点及其与疾病活动指数的相关性[J].中国中西医结合杂志,2021,41(6):674

罗晓丹,林举择,黄丹,等.胃气定量评估在脓毒症肝衰竭/肝衰竭前期的预测效能研究[J].中国中医急症,2021,30(9):1554

M

马丙祥,牛曾,党伟利,等.孤独症谱系障碍的中医证候规律研究[J].中华中医药杂志,2021,36(7):4300

马海婷,仪凡,王丽霞,等.阴阳分治理论对改善"昼不精,夜不瞑"失眠状态的探讨[J].湖北中医药大学学报,2021,23(4):52

梅杰,何慧琴.200例南京地区干眼患者中医体质研究[J].亚太传统医药,2021,17(8):10

孟云,沈影,郭澄,等.基于中医"阳化气"理论探讨HIF-1与能量代谢在复发性卵巢癌治疗中的意义[J].中医药学报,2021,49(4):4

孟庆岩,杨柳,刘圆圆,等.先秦"天六地五"分类法与运气学说的发生[J].中国中医基础医学杂志,2021,27(6):893

N

牛晓敏,邱志伟,叶银燕,等.膝骨关节炎患者中医体质分布特点及相关性分析[J].亚太传统医药,2021,17(2):69

Q

钱莹,王淑燕,张迪,等.老年耐药菌肺炎扶正时机探析[J].中国中医急症,2021,30(9):1598

覃康,施庆武,战丽彬,等.中医古籍文献中"阴虚"之内涵探析[J].中国中医基础医学杂志,2021,27(6):888

秦楚峰,夏梦幻,杨丹倩,等.试从"七郁"病机论冠心病

的发病机制[J].中医杂志,2021,62(18):1594

邱峰,张贤,尹恒,等.老年性骨质疏松症中医证候分布规律研究[J].广州中医药大学学报,2021,38(4):651

R

任爽,刘妍彤,张杰."水、湿、痰、饮"实质及治疗原则探析[J].中国中医基础医学杂志,2021,27(1):13

S

邵震,胡媛媛,毕宏生.儿童青少年体质与视觉状态分析[J].中华中医药杂志,2021,36(7):4279

沈琳,魏丹霞,廖娟,等."象"思维在尿酸盐结石防治中的运用[J].中国民族民间医药,2021,30(19):82

沈家林,赵唯含.中医象思维与形而上形而下的关系浅析[J].陕西中医药大学学报,2021,44(5):46

石勇.中医隐喻研究[M].北京:中国社会科学出版社,2021.

孙瑜嫣,史鹏云,王梓安,等.基于大鼠唾液生化指标的肾虚、脾虚体质差异研究[J].中医学报,2021,36(10):2178

T

太宇星,刘明军,沈舁龙,等.基于古代数术、方位思想的"地支化六气"探原[J].中华中医药杂志,2021,36(5):3012

唐利,余佳蓓,李慧珊,等.《内经》《难经》"三阴""三阳"的指代和含义研究[J].世界科学技术(中医药现代化),2021,23(3):918

唐雪勇,刁庆春,李鑫,等.基于广泛靶向代谢组学技术的寻常型银屑病血热证、血瘀证、血燥证患者唾液代谢组学研究[J].中医杂志,2021,62(9):789

陶方泽,周小敏,张玲,等.多元思辨模式在咳嗽诊疗实践中的应用与体会[J].中华中医药杂志,2021,36(1):204

W

王磊.论创造性非逻辑思维方法在中医研究中的应用[J].医学与哲学,2021,42(15):63

王莉,吴波,郭良清,等.基于医疗大数据的五运六气禀赋与糖尿病相关性研究[J].山东中医药大学学报,2021,45(1):29

王露,冯贞贞,张东,等.基于数据挖掘的非小细胞肺癌

中医证素分布规律及其特征研究[J].时珍国医国药,2021,32(7):1772

王冕,邢玉瑞.象思维与《伤寒论》六经辨证体系的构建研究[J].医学争鸣,2021,12(5):39

王敏,张金虎.儿童过敏性紫癜中医证型分布规律及治疗方法[J].陕西中医,2021,42(8):1068

王忠,熊丽辉,张曦元,等.医意内涵与层次结构理论探索[J].中国中医基础医学杂志,2021,27(7):1049

王国为,徐世杰,杨威.三年化疫内涵辨析[J].中国中医基础医学杂志,2021,27(3):374

王加豪,张伟.浅论阳虚在间质性肺疾病中的作用[J].中华中医药杂志,2021,36(2):1126

王凯悦,董笑克,李中浩,等.基于五神脏理论探讨癫痫中医临证思维[J].现代中医临床,2021,28(2):65

王梦琪,王冉然,郑若韵,等.抑郁障碍患者六气禀赋分布特点研究[J].北京中医药大学学报,2021,44(2):165

王少丽,白宇宁,倪媛元,等.慢性萎缩性胃炎中医证候分布与胃黏膜病理变化的相关性研究[J].中国中医基础医学杂志,2021,27(4):603

王寺晶,宋雪阳,冯路,等.不同影像学性质肺结节患者的舌象参数特征分析[J].世界科学技术(中医药现代化),2021,23(1):276

王伟杰,唐晓颇,王新昌,等.京杭两地类风湿关节炎中医证候规律的研究[J].浙江中医药大学学报,2021,45(8):904

王文顺,李兰珍.六气"归化"理论考析[J].中国中医基础医学杂志,2021,27(11):1693

王晓梅,姜秀新,丁宁,等.中医学寒湿病因内涵探赜[J].中国中医基础医学杂志,2021,27(6):891

王彦晖,奚胜艳.中医象思维与知行合一[J].中华中医药杂志,2021,36(3):1221

王永炎.易理医理相通气运学说之渊薮——读《素问·六元正纪大论篇》的感悟[J].北京中医药大学学报,2021,44(11):965

卫靖靖,李彬,彭广操,等.冠心病心力衰竭气虚血瘀证严重程度与生物学指标的相关性[J].中国实验方剂学杂志,2021,27(19):97

吴杰,李京涛,刘永刚,等.基于五行转化理论探析慢性肝病的治肝五法[J].中华中医药杂志,2021,36(5):2799

吴彤,黄慧雯,贾春华.基于认知神经科学的五行推理

研究及工作假说——中医思维研究的新动态[J].中华中医药杂志,2021,36(10):5787

吴宏辉,张力,杨晓晖.从"微型癥瘕"理论认识糖尿病认知功能障碍[J].中华中医药杂志,2021,36(5):2575

吴犀翎,黄小波,刘爱华,等.颞叶癫痫及合并认知障碍患者的中医体质研究[J].现代中医临床,2021,28(5):24

X

邢玉瑞.中医模型化推理研究[M].北京:中国中医药出版社,2021.

熊航,马淑惠,李媛媛,等.慢性失眠德国患者125例中医证候分布特征分析及其与PSQI评分相关性研究[J].中华中医药杂志,2021,36(9):5541

熊为锋,郝宇,韩玲,等.出生时干支运气与胃癌罹患的关联性研究[J].中华中医药杂志,2021,36(6):3208

徐琬,许阳霞,郭睿,等.487例3种常见中医证候舌面信息特征分析研究[J].中华中医药杂志,2021,36(9):5537

徐鹏,孟虎彪.试论《黄帝内经》三阴三阳之开合枢[J].中医研究,2021,34(1):3

徐蓓峥,杨敏,庞宇峰.突发性聋相关危险因素筛查及中医体质辨识分析[J].中国中医药现代远程教育,2021,19(11):54

徐旻灏,龚卓之,杜炎远.五音疗法与五脏调养理论探析[J].中国中医基础医学杂志,2021,27(8):1228

徐艺连,付琨,徐方易,等.《运气商》五运六气医学思想及方药特点探析[J].中国中医基础医学杂志,2021,27(10):1551

许笑笑,王俏,杨辉,等.类风湿性关节炎患者舌象特征的临床研究[J].浙江中医药大学学报,2021,45(5):454

Y

颜彦,梁书廷,王思敏,等.广州地区慢性鼻窦炎的中医证型分布特点[J].广州中医药大学学报,2021,38(8):1541

杨帅,关茜,郭元成,等.脾阳虚证、肾阳虚证亚健康人群的舌诊图像特征分析[J].上海中医药大学学报,2021,35(2):38

杨帅,王立娟,徐莹,等.不同民族自然人群的面诊图像参数对比研究[J].中华中医药杂志,2021,36(7):4283

杨威,陈希成,王霜,等.《黄帝内经》"五郁"本义考释[J].中国中医基础医学杂志,2021,27(5):705

叶菁,黄宣,张庆乾.陈意"务虚求衡,执中致和"中医思维观探析[J].浙江中医杂志,2021,56(8):553

于然,娄彦妮,梁婉娴,等.基于食管癌高发区人群筛查探索反流性食管炎及 Barrett 食管的舌象转化规律[J].中医杂志,2021,62(9):782

袁善敏,李福凤.从卦象体用论中医舌诊[J].中华中医药杂志,2021,36(7):4345

袁颖超.基于中医生命与疾病认知方法的诊疗模式研究[D].哈尔滨:黑龙江中医药大学,2021.

Z

曾蕾,金婷,林欣仪,等.岭南罗氏妇科望诊法在多囊卵巢综合征望诊中的应用[J].中医杂志,2021,62(19):1740

翟甜,王德辰,李良松.基于阴阳五行疫病观探讨新冠肺炎[J].中医学报,2021,36(8):1583

翟雪芹,何义,高玉,等.应用基因芯片技术研究冠心病秽浊痰阻证差异表达基因及其通路[J].中国中西医结合杂志,2021,41(8):922

张建,周荣易,翟文生,等.以方确症思维对辨证论治的补充及校正作用[J]. 中华中医药杂志,2021,36(10):5792

张磊,刘立昌,王义成,等.内科疑难疾病从气血精神层次辨治的思维探讨[J].中医研究,2021,34(4):3

张勇,刘辉,陈海成,等.结合地区气候特点从"三年化疫"论新型冠状病毒肺炎[J].中西医结合研究,2021,13(1):51

张春兰,谢丽媛,孟驰.中医体质与偏头痛相关性分析[J].河南中医,2021,41(1):111

张登本,李翠娟,陈震霖.《黄帝内经》"三阴三阳"思维模型的基本特征[J].中医药通报,2021,20(5):1

张登本,李翠娟,陈震霖.论《黄帝内经》"三阴三阳"经络模型的构建[J]. 中医药通报,2021,20(6):1

张登本,李翠娟.《黄帝内经》"三阴三阳"思维模式溯源[J].中医药通报,2021,20(4):1

张登本.论"阴阳"概念严格规定性的意涵及其意义[J].中医药通报,2021,20(1):1

张久亮.从局部组织"神"病探讨恶性肿瘤的病因病机[J].中华中医药杂志,2021,36(2):807

张璐鹏,张开波,李英宵,等.慢性乙肝肝硬化患者中医体质分析及与相关病理特征关联性探究[J].中国中西医结合消化杂志,2021,29(8):550

张晓芳,吴波,陶国水.心房颤动发病与五运六气的相关性研究[J].中西医结合心脑血管病杂志,2021,19(14):2329

张宇鹏.中医辨证思维框架探析[J].中国中医基础医学杂志,2021,27(1):4

赵骞,何松蔚.435 例儿童腹型过敏性紫癜的中医证素分布特征分析[J].西部中医药,2021,34(7):76

赵连政,王小平.基于顺势思维探讨《黄帝内经》中痛疽的治疗[J].山东中医药大学学报,2021,45(3):317

赵洋洋,李彬."体用-阴阳"方法论及其在中医理论中的应用[J].医学与哲学,2021,42(9):37

郑清阁,赵竞业,杨菁华,等.肾阴虚至肾阳虚状态变化的实验研究[J].山东中医药大学学报,2021,45(5):666

郑伟彬,黄锦榕,洪春霖,等.咳嗽变异型哮喘与上气道咳嗽综合征中医体质的对比研究[J].福建中医药,2021,52(44):11

周超,张宁,何婷婷,等.乙型肝炎病毒相关慢加急性肝衰竭湿热瘀黄证与气虚瘀黄证的临床特征分析[J].中西医结合肝病杂志,2021,31(4):308

周文婕.中医转喻指称与转喻思维的认知探究[J].金华职业技术学院学报,2021,21(3):52

周小军,蓝倩.鼻咽癌主诉发病的运气特征[J].中华中医药杂志,2021,36(8):4587

朱俊秀,闻永毅,李亚军.五行演化及其推演应用[J].长春中医药大学学报,2021,37(3):481

朱梦鸯,张喜奎,林勇.桂枝汤类方证的临证思维探析[J].国医论坛,2021,36(1):4

（二）中药理论

【概述】

中药理论包括中药的药性、配伍、禁忌、炮制、效用等方面。2021年中药理论相关研究主要集中在药性、配伍、炮制等，且联合性研究多有报道。研究方法上既有传统的文献整理和理论探讨，也有利用现代方法的分析归纳，内容丰富而广泛。

搜索CNKI 2021年度收录论文情况，以"中药药性"为关键词，检出年度论文30篇，内容以具体中药药性研究和中药药性理论探讨为主；以"中药配伍"为关键词，检出年度论文32篇，以药对配伍作用机制为主，配伍与减毒联系较多；以"中药炮制"为关键词，检出年度论文68篇，以实验性研究为主，涉及成分变化、减毒效应、工艺研究内容较多，炮制法的历史沿革也多有报道；以"中药功效"为关键词，检出年度论文18篇，以具体中药功效研究为主，基于性效、量效、谱效关系的研究报道多见。

1. 药性理论研究

中药药性理论研究以中药药性物质基础和生物效应为主。随着系统生物学（包括代谢组学、蛋白组学、转录组学等）、网络药理学、超分子化学、数据挖掘、神经化学分析等技术发展，加快了中药的信息化，为药性研究提供了新方法、新视角。

（1）对气味的研究　刘晓燕等通过挖掘《黄帝内经》《医学启源》《辅行诀五脏用药法要》等，探讨了四气五味与脏腑补泻的关系，并系统总结了各种气味配伍对脏腑功能影响的规律。结果：同样的味与不同的气配伍，同样的气与不同的味配伍，都可以呈现出不同的功能效果。而每一种气味通常也都具有

对多个脏腑的补或泻的作用。中医四气五味的补泻理论与中医脏腑的生理特性是一脉贯通的。因此，对四气、五味影响脏腑气血阴阳、气机升降等的精确把握将有助于中医临床组方回归中医理论的本源思维，有助于临床疗效的提升。马晓萌等阐述了"薄滋味"的源流和发展，并总结了"薄滋味"理论在小儿哮喘防治以及预后的运用，认为薄味药质地轻清，性味平淡，能够宣通上焦；薄味药可合胃腑之秉性，助脾胃之运化；清淡平和之物的薄味饮食习惯有助于预防哮喘。历代医家关于"薄味药"的探讨对于现代治疗小儿哮喘有着重要的临床指导意义，值得深入研究。潘青云等对中药"淡"味的概念、功效内涵进行阐述，归纳和分析淡味药的四气分布、归经分布、升降浮沉特点。并总结淡味中药在儿科疾病的配伍运用，味淡之品与小儿生理特点及病理变化相应，可准确配伍淡味药以流通津液、渗灌气血、甘淡滋脾，在肾病综合征、反复呼吸道感染、泄泻、便秘等儿科常见病治疗中发挥重要作用。

（2）对归经的研究　刘诗聪等从药物的归经属性与特征、中药归经和归经分类法基本特征考辨、方剂归经分类基本特征考辨及方药归经分类法的完善与融合方面，探讨药物归经与方剂归经的关系，认为方剂归经作为中药归经的补充，长期被脏腑用药形式所掩盖，被复方归经复杂性和难操作性所忽视。而实际上，方剂的归经思想早已融入历代对方剂的理解、认识、分类和应用中，为脏腑经络辨证、疾病的脏腑定位、治疗提供了不可多得的参照系。陈定芳等通过梳理水光谱组学的历史沿革、研究方法及其应用现状，再结合中药归经的超分子属性和亟待解决的主要问题，阐明了水光谱组学可用于测定人体经络脏腑的超分子结构特征，揭示了具特殊基团"印

迹模板"的中药归经微观物质基础。因此认为,水光谱组学可以为中药归经理论的物质基础研究提供有效方法。

（3）对毒性的研究 "火毒"乃酷烈毒性之义,经由高温制炼而来的中药、方剂大多携有火毒之性,传统医著中记载了许多降低这种毒副作用的方法,这些方法称为"去火毒"。吴国英等查考了《本草纲目》之前的历代著名本草、方书中"火毒"的记载,对比分析"火毒"在《本草纲目》的60余处记载,发现《本草纲目》一书汇集了明以前"去火毒"的制备方法,把过往"去火毒"的有效实践升华为理论总结。同时,也明确把"去火毒"工艺纳入酒剂与膏剂的制备工艺流程,首次在理论层面,论述了"去火毒"工艺在熬煮药酒与制备外科硬膏工艺流程中的重要性。李长青等从扶正制毒法的提出、含义、作用及运用扶正的配伍减毒方法,阐述了有毒中药选用合理的复方配伍方法,减毒增效,扩大毒性中药的临床应用范围的可能性和实用性。刘舒等选取有代表性的古今医家应用虫类有毒中药重剂的经验案例,并对有毒虫类药的分类、重剂的使用标准与应用对象、剂量与疗效的关系、影响虫类有毒中药重剂使用的原因,以及重剂有毒虫类药的配伍、使用时的注意事项、中毒救治等方面加以阐述。结果:重剂有毒虫类药使用得当可取得良好的临床治疗效果,临床医师应在保证安全的前提下,灵活应用重剂有毒虫类药,使其在临床治疗中充分发挥功用。

（4）对升降浮沉的研究 杨曙光等从气机升降出入对人体生理、病理和治疗用药的影响、人体与自然界气机运动的协调统一、药物气味厚薄与阴阳升降的联系等方面,对《黄帝内经》中关于升降浮沉的内容进行了系统梳理和研究,认为《黄帝内经》奠定了气机升降理论的基本原理,阐述了气机升降出入是人体生理功能的基本表现形式,气机失调则会导致相应的病理病势趋向,提出了治疗用药时遵循平衡升降的原则,初步体现了药物气味厚薄与升降浮沉药性的密切联系。金雨静等梳理桂枝、芍药升降气机理论,提出桂枝升提、芍药通降中焦营卫理论,"三焦"为营卫输布、气化、代谢的主要场所,在传统"纵向三焦"基础上,提出"横向三焦"理论,结合"纵横三焦营卫"理论,构建了完整的营卫生成代谢闭环,运用桂枝主升提营卫、芍药主通降营卫的功效理论,完整、精确地阐释了桂枝汤及桂枝类方的组方原理及药物治疗作用。

2. 配伍理论研究

中药配伍理论体系包括:七情和合、配伍宜忌、君臣佐使以及中药配伍的药理学、药效学、毒理学等现代科学研究。

马宁等通过方剂中药物作用、性味、归经等属性关系建立多维度复杂网络模型,在此基础上围绕核心药物,采用复杂网络重叠社区发现算法,结合多维度属性,进行中药配伍组合的发现与分析。结果:基于《中药方剂大辞典》中131首治疗小儿脾疳方剂建立对应模型,得到具有代表性的药物组合20个,通过分析发现中医治疗小儿脾疳以清热降燥、消积理气、消疳杀虫药为主,可知数据挖掘结果从中医理论和实践角度均有支撑依据,可为分析中药配伍规律研究提供新的方法。张名奇等根据中医名家临床应用桂枝的用量与配伍经验,得出桂枝临床用量多为3～30 g,并根据疾病、证型、症状选择最佳用量与配伍。如取其发汗解肌、调和营卫的功效,常配伍麻黄、葛根、柴胡、白芍药、黄连等,治疗感冒、咳嗽、哮喘、支气管炎、汗证、泄泻、糖尿病、不寐、焦虑抑郁等,桂枝用量6～15 g;如取其温通经脉、散寒止痛功效,常配伍桃仁、牡丹皮、鸡血藤、附子等,治疗宫寒不孕、痛经、多囊卵巢综合征、痹证、腰腹痛等,桂枝用量9～15 g;如取其助阳化气、温阳复脉功效,常配伍甘草、黄芪、茯苓、白术等,治疗心悸、胸痹、痰饮、哮喘、慢性肾病、慢性胃炎、鼻炎等疾病,桂枝用量10～30 g;如取其通阳化气、平冲降气功效,常配伍煅龙骨、煅牡蛎、甘草、厚朴、杏仁等,治疗喘证、奔豚等,桂枝用量10～18 g。

3. 配伍禁忌研究

配伍禁忌指某些药物合用会产生剧烈的毒副作用或降低、破坏药效,在临床使用中应极力避免。比较公认的配伍禁忌是"十八反""十九畏"。另外,饮食禁忌也应在列。

王付认为临床选方用药不必囿于"十八反"配伍禁忌理论,并以鼻咽疾病、心血管疾病、消化系统、泌尿系统、结缔组织疾病、血液系统治疗验案为核心,阐述了"十八反"配伍在经方合方辨治疾病中的应用。宋美珍等对5种丹参类注射剂配伍禁忌的相关文献进行归类总结。结果:含有丹参的中药注射剂主要包括丹参注射液、丹参滴注液、注射用丹参(冻干)、注射用丹参多酚酸盐和注射用丹参多酚酸,其在临床应用中存在配伍禁忌,如配伍后发生理化性质的变化,与止血药、雄激素、阿托品等药物配伍会降低丹参类注射剂的疗效,与抗凝药配伍会导致出血等。

4. 炮制理论研究

中药炮制研究现多集中在实验研究中,另有专篇详论。本部分列有炮制理论、传统炮制法、炮制辅料及药物炮制历史沿革等方面。

耿爽等从炮制适度原则、炮制三类分类法、辅料作用理论方面总结陈嘉谟炮制理论。陈氏在《本草蒙筌》中提出药物炮制要适度,将炮制方法归纳为火制、水制、水火共制三大类,并指出了炮制辅料在炮制加工中对中药的性味、功效、作用趋势、归经和毒副作用方面所产生的作用,这对当代临床用药以及炮制原理研究有指导意义。孟江等以《历代中药炮制法汇典》一书为线索,核查本草原著,从蒸制方法、蒸制品种、蒸制工艺质量控制方法、蒸制目的方面对蒸法的历史沿革进行了整理与分析。结果:发现蒸法起源于春秋战国时期的清蒸法,到后来增加各种辅料蒸法等共56种蒸制方法;蒸制品种宋代记载最多,达104种,宋代新增品种也最多,有90种;南方各省市炮制规范中记载的蒸制品种较多,其中广东省有43种;蒸制工艺质量控制方法在唐代有蒸软、蒸熟、蒸极黑、蒸干、蒸制时间、蒸制次数,宋代增加蒸至气香味甘、蒸烂,明代增加毒性药物蒸至无舌麻感,到清代增加蒸润等;蒸制目的历代主要记载有增强补益作用、缓和药性、减少副作用、降低毒性、除去非药用部位、便于切制等,现代增加了保存药效、利于贮存等目的;从蒸制发展历史过程来看,春秋战国到汉代是蒸制发展的萌芽期,南北朝、唐、宋是蒸制发展的快速期,明、清是蒸制发展的繁荣期。于大猛等研究发现,古人在鹿茸的防腐、去毛、切制、酥炙、酒蒸、熬膏等方面积累了丰富的经验。在防腐方面,古人主要是用熏制与水焯,水焯法更容易掌握温度与火候;在去毛方面,烈焰灼毛主要是对马鹿茸而言,大火不但不会损伤茸皮,而且还有保护作用。灼毛的目的是为下一步火炙做准备;鹿茸的切制以"切得动,切得整"为要点,并随地域不同而切制方法各异;酥炙法是鹿茸的主流炮制方法;在酒蒸法方面,两次微蒸法较一次蒸熟法效果好;鹿茸熬膏要采用炙好的鹿茸,生鹿茸很难熬膏。

5. 效用理论研究

中药效用研究主要是通过文献整理、理论探讨、统计分析及实验研究等手段,对中药发挥作用的物质基础、作用机制开展性效、靶效、量效、谱效等相关研究。

於赵飈等提出,中医复方是由2味或2味以上药物组成,其功效通常不是各味中药功效的简单相加,而是在多方面因素影响下有机组合的整体,着眼于中药功效发挥的方向性和规律性,从药物的产地、炮制、配伍、剂量、剂型、煎服法6个方面,浅析控制中药功效发挥方向的因素,将各具特性的群药组合成一个新的有机整体,以提高临床疗效。葛开发等通过整理古籍文献记载及现代医家临床经验,总结不同炮制麦芽的临床应用及剂量有以下特点:生麦芽30 g以下入药,功效以疏肝为主,9～20 g以健脾消食、下乳为主,60～120 g以回乳为主。炒麦芽6.21～82.8 g入药偏于行气消食;60～300 g偏于回乳;焦麦芽 30 g 以下偏于消食化滞、止泻,并且配伍行气药偏于治疗肝气郁积;配伍健脾消食药偏于治疗脾虚食积;配伍活血类药回乳,小剂量单味或联合运用以下乳。临床应用应当根据疾病的病因、证型、症状,合理使用生麦芽、炒麦芽、焦麦芽入药以及调整剂量,使其发挥最大药效。

(撰稿:关洁 陈仁寿 审阅:司富春)

【中药药性规律研究】

中药的药性主要包括四气五味、升降浮沉、归经、毒性、禁忌等,对中药药性规律进行研究可以帮助现代临床更合理安全有效地使用中药。利用"药性""性味""归经""毒性"等关键词在 CNKI 数据库中检索 2021 年发表的相关论文,使用 NoteExpress 软件建立数据库并进行归纳整理分析,最终纳入83 篇论文。其中期刊论文 78 篇、学位论文 5 篇。依据论文内容分类,其中综述 13 篇(15.7%)、中药药性考证研究 10 篇(12.0%)、中药药性分析研究39 篇(47.0%)、中药药性研究思路与方法探讨 21 篇(25.3%)。

1. 中药药性考证研究

对于某一味中药药性的考证通常与其名称、基原、功效的考证密不可分,是中药本草学考证必不可少的一部分。

王凡一等通过查阅本草相关书籍资料,对曼陀罗的名称、分布、类种形态、功效主治及其毒性进行整理归纳。周去非在《岭外代答》中提到:"以置人饮食,使之醉闷,则掣篋而趋。"提出曼陀罗最初是盗贼用来制成蒙汗药用以抢劫,具有令人昏厥、麻醉的特性。后据《本草原始》记载,服用曼陀罗会令人神志不清,出现幻觉。而《本草便读》中的"至于服之令人癫狂",则体现了其能使人癫狂、心律失常的毒性。通过考证曼陀罗的功效,发现它对许多病症有极好的疗效,不仅超出古人对其传统药性的归纳,而且对现代药性、功用认知等产生了积极影响,如用于治疗

银屑病而具有寒热二性,用于治疗尿遗症时认为其入肾经等,对现代临床应用具有一定的启示作用。

何复华等对历代本草文献中关于芜荑的记载进行了挖掘、整理和分析研究。性味方面,芜荑最早记载于《神农本草经》中为味辛,孙思邈在《千金备急要方》中补充了芜荑"平、热、滑、无毒",《海药本草》记载芜荑"温",从秦汉最早记载以来,芜荑性味归经几无变化,均为"味辛、平,无毒",唐代甄权在《药性论》中指出,芜荑味苦、辛,表现出与其他各朝代截然不同的药性,然后世并未沿用芜荑味苦这一观点,因此对芜荑性味的确定还需进一步研究;归经方面,清代《增补药性雷公炮制》首次指出芜荑"入肺、脾二经"。杨洁等对历代本草典籍中有关土茯苓的记载进行了梳理,性味归经的考证表明其"味甘、淡,性平,无毒,归肝、胃经而兼乎他经"。《本草拾遗》最早记载土茯苓的功能主治,其后的本草典籍在此基础上逐步补充完善,本草古籍对土茯苓性味归经及功能主治的记载与现代基本相同。此外,古籍对土茯苓用药禁忌及品质也有相关描述,可为现代临床合理、安全用药提供指导。

程喜乐等查阅古今本草典籍,梳理并探讨黄精性味归经及功效应用的古今演变。对比分析发现:黄精性味的古今认识基本一致,黄精归经的主次及取舍古今有差异;南北朝《名医别录》是目前发现最早记载黄精性味的典籍,言其"味甘、平,无毒",未论述黄精的归经;后世本草文献也多论述黄精的性味为甘平,然明代《本草正》曰其"味甘微辛,性温",明代《雷公炮制药性解》最早记载黄精"入脾肺二经",清代本草大多记载黄精"入足太阴经""入足太阴脾、足阳明经",然而《本草求真》记载黄精归三经"专入脾,兼入肺肾",《本草再新》记载黄精"入心、脾、肺、肾四经",表明古代中医药学者对黄精的归经有不同见解;黄精性味归经论述数量以清代本草为最,按照经络或脏腑定位黄精归经,现代中药工具书按照脏腑定位黄精归经,表明古今表述黄精归经的定位理论有差异,黄精的性味归经在《中国药典》《中华本草》《中药大辞典》等现代中药著作中,均记载为"甘、

平。归脾、肺、肾经"。

孟祥松等通过本草梳理，发现自《孟子》伊始至民国初期，记载有58味"陈久类"中药，主要分为"六陈"类、发酵类、动物类、其他植物类4种，其中以"六陈类"最具盛名。历代本草记载"陈久"类药材的论述多集中于陈久与中药药性的变化，包括消辛燥之劣、减毒烈之弊、脱火毒之气、增强药物功能、增强炮制作用、去腥臭味与增香。根据传统经验认为，"陈久"现象与中药药效及质量优劣有关联，为中药材"陈久"的现代学研究提供了本草学依据。

2. 中药药性分析研究

中药药性的现代研究从本草学著作记载出发，运用现代方法进行科学研究，最后总结讨论，以证实或更新完善中药药性，为中药配伍及临床应用奠定理论基础。

王禅缔等选用CNKI、万方、维普、Web of Science、PubMed及Scopus数据库进行线叶金雀花药性相关文献检索分析，最终纳入264篇相关文献。推断线叶金雀花味甘，性平，归肾、脾、心经，功效为补肾益精、益气健脾、养阴生津、宁心安神，可用于腰酸神疲、性欲淡漠、倦怠乏力、肢体沉重、胃脘疼痛、津伤口渴、内热消渴、烦躁失眠、遇事善忘。可用水煎服（2～15 g），亦可作为茶直接泡水饮用。该研究确定了线叶金雀花的药性，为中医临床应用提供了理论基础。

李伟等基于数据挖掘方法查阅《中国药典》《中华本草》《中药大辞典》《安徽省中药饮片炮制规范》中29味主要含钙的中药，确定Ca^{2+}、阴离子含量，制成含钙中药原始数据库，并采用Clementine 12.0软件进行关联分析，SPSS 23.0软件进行聚类分析、主成分分析，探讨含钙中药的一般药性规律和主要成分。结果：含钙中药大多性寒，味咸，归肝经，主要功效平肝潜阳、安神镇惊，主要分为碳酸钙组、磷酸钙组、硫酸钙组，三者占含钙中药96.5%，主要成分为Ca^{2+}、CO_3^{2-}、PO_4^{3-}离子。并得到含钙中药对小儿高热惊厥、高血压有潜在治疗效果的结论。

赵海平等通过对芳香中药之"香"的探讨分析，从物质基础、药理活性及作用机制等方面印证了"香"的客观性。"香"既是对其辟、散、通、化等作用性质特点的高度概括，又与四气、五味等性能参照为用，综合指导其以"气（香）"用事的实践应用，丰富了其现代理论内涵，为中医香疗学的理论发展及现代研究提供了理论支撑。袁培培等通过对照实验，观察桑白皮合用典型寒、热中药对糖尿病模型小鼠各项指标的影响，探讨桑白皮药性改变对其药性偏向的影响，同时考察与无降糖功效的寒热中药青黛、高良姜合用，增强或降低其寒性，对其降糖功效的影响。结果：桑白皮合用青黛能显著改善糖尿病模型症状，且其作用效果优于桑白皮；桑白皮合用高良姜对糖尿病模型症状有一定程度改善，但其作用效果次于桑白皮，说明桑白皮的寒性有助于其降糖疗效的发挥。提示中药合用可以改变药性，并影响其疗效的发挥。

3. 中药药性研究思路与方法探讨

对于中药药性的研究方法和研究思路，很多学者提出了自己的看法。杨具洁等从物质、能量的范畴阐释中药的药性理论，为中药药性研究提供了新的思路。张冰等认为"药性"是中药的临床特色，中药药物警戒应考虑"药性"认知，体现中药"毒-效"应用特点，构建中药特色的药物警戒模式，促使药性理论更好地为临床合理用药服务，为开展中药药物警戒实践提供新思路。王盼盼等通过阐述、总结传统中药药性形成方法之口尝法的研究，分析该法的特点、价值与改进思考，以期客观地认识传统药性研究方法。在此基础上，结合现代科技手段，探索科学合理的中药药性现代化研究方法，丰富和完善中药药性理论。曹灿等通过对药性形成过程和现代药性认识方式的思考，提出"以效识性"观点，以此观点为核心，从四气、五味、归经3个方面，以"有其效而无其气""有其效而无其味"及"有其效而不归其经"为纲，对《中国药典》（2020年版）一部所载中药中存在"有其效而无其性"现象的中药的药性进行了再认识，并提出了基于"以效识性"观点的中药药性再认识的研究思路。"以效识性"观点为中药药性的再研究奠定基础,为新发现中药的药性认识提出科学方法。王雷从古代斗历历法天文学的角度,阐述了中医天人相应理论产生的古天文学背景,阐明中医五行理论思维的基本内涵,并以此为思维框架尝试动态解读中药四气、五味理论,揭示中医药理论的思维核心和中医原创性思维的优势,为科学理解中医提供新的思路。

(撰稿:马东瑞 陈仁寿 审阅:司富春)

【中药配伍效应研究】

2021年度,通过经方配伍、对药角药、特定疾病的中药配伍、中药配伍与毒性、基于数据挖掘等方式研究中药配伍效应等方面均有报道。以关键词"配伍"在CNKI检索,筛选"中药学"学科,显示2021年度收录相关论文699篇,其中经方配伍研究49篇、对药角药研究91篇、针对特定疾病配伍研究98篇、中药配伍与毒性相关研究49篇、基于数据挖掘对中药配伍的研究63篇。

1. 经方配伍研究

经方是指汉代以前经典医药著作中记载的方剂,尤以《伤寒杂病论》所载方剂为代表。李宇欣等结合历代本草之注解,归纳分析附子、白术二药之特性,总结提出附子配伍白术尤擅于治疗脾肾阳虚之风寒湿痹。田云远等基于运气司天相合理论,探讨方剂的组成与配伍,认为大小司天风热相合容易出现风热之证,故有白虎、承气等方与法;大小司天寒湿相合容易出现寒湿之证,故有四逆汤等方与法;司天不合又出现了大、小青龙汤等方法,这对张仲景的思想有更深层次的理解。

2. 对药角药研究

在组方配伍中,对药、角药的使用,即两味药或三味药一组配伍,针对一定的病因、病机,可提高临床疗效。

康伟聪等以脉按之无力或弦紧,症见寒象或虚阳外浮为运用附子的临床指征,通过分析李士懋教授运用附子角药的临床经验阐释其配伍规律:临证以附子-麻黄-桂枝角药温通玄府;附子-半夏-干姜角药温肺化饮;附子-熟地黄-当归角药甘温除热;附子-黄芩-黄连角药温清湿热;附子-干姜-肉桂角药温阳安神。赵嘉敏等讨论了开阖枢、犄角、合纵、连横、天人地五条基于术数"三"的角药配伍规律,对医者使用角药有一定启发。

3. 针对特定疾病配伍研究

倪清华等从中药复方中挖掘关键核心成分,并揭示成分之间的协同机制,为阐释麻黄与桂枝协同治疗支气管疾病的作用机制与临床应用提供科学依据。刘慧等基于网络药理学的方法探讨青蒿、川芎组合抗脑型疟配伍用药的合理性及其作用机制,证实了青蒿、川芎配伍组合治疗脑型疟的协同增效作用,为进一步的机制研究提供了依据,为脑型疟临床干预提供了新的可能。赖艳妮等基于网络药理学探究三叶汤治疗咳嗽的作用和配伍规律,发现三叶汤中君-臣-佐-使药有共同的作用靶点和信号通路,且各有偏重,三叶汤可能是通过调控松弛素、TNF、VEGF、细胞凋亡、低氧诱导因子-1、Ⅰ型跨膜蛋白质(Toll样受体)等信号通路,抑制气道炎症反应,减轻气道重塑,促进支气管内心血管的生成,减轻肺部损伤,从而治疗小细胞肺癌、结核、甲型流感、百日咳等肺部疾病。冯宜菡等基于网络药理学方法,探究"淫羊藿-熟地黄"药对治疗骨质疏松症的分子机制,得出"淫羊藿-熟地黄"配伍通过多途径、多靶点发挥治疗骨质疏松症的作用。

4. 中药配伍与毒性相关研究

宁青等利用斑马鱼在体快速评价的优势,实现基于体内过程的毒性评价,先从毒性明确的代表成分补骨脂素配伍快速锁定减毒药味及成分,利用RNA-seq技术可进一步分析其配伍减毒的机制,对其临床药味配伍减毒理论具有一定的意义。吴育等检索近年来以"补骨脂不良反应""补骨脂肝损伤""补骨脂信号通路"和"补骨脂药对减毒"等为主题词的临床不良反应报道、毒性及其机制研究、减毒研究,并进行归纳分类,分析探讨补骨脂引起毒性反应的特点及体内代谢过程,总结补骨脂不良反应发生特征及机制,分析炮制、配伍减毒增效规律,发现补骨脂雌激素样作用可能与肝毒性密切相关。刘小靖等研究食用槟榔和药用槟榔在加工、使用方法及毒性程度等方面的差异,以期在中医药思维下厘清辨明,为公众合理应用槟榔类产品提供参考,消除药用槟榔在中医药理论指导下合理使用的安全性质疑。

晏之谦探讨雷公藤配伍白芍肝脏减毒效应及其生物机制,采用MTT法分别测定雷公藤提取物、白芍提取物、雷公藤配伍白芍1∶1、1∶2、1∶3对L-02肝细胞生存率的影响;制备含雷公藤乳膏和雷公藤∶白芍(1∶1,1∶2,1∶3)乳膏,在体实验中,实验分为5组,各组按2 g/kg剂量经皮给药,1次/d,每日观察大鼠一般情况,给药14日后取血,取材;称量肝脏重量,计算肝脏系数;测定血清中ALT、ALP水平;HE染色观察肝脏病理变化;测定肝脏组织中SOD、MDA水平。结果:雷公藤白芍配伍可通过降低氧化应激水平减轻肝脏毒性,配伍最佳比例为1∶2。

5. 基于数据挖掘对中药配伍的研究

从大量数据中通过算法搜索隐藏于其中的信息。邢颖等基于2 843名2型糖尿病患者的门诊中药处方,利用关联规则、复杂网络和核心网络方法对组方、用药、配伍规律进行数据挖掘,发现2型糖尿病整体治疗手段以清热、补虚、活血为主。清热药以黄连为核心,存在多种黄连组合,形成辛开苦降、苦寒甘润、苦酸制甜不同配伍组方模式,扩大了黄连的临床使用范围,切中中医诊疗过程中糖尿病复杂多变的病机特点;补虚活血药以黄芪为主,黄芪系列方

剂在糖尿病并发症治疗中使用较为广泛。赵萱等收集《中医方剂大辞典》中含人参-附子药对的方剂,录入中医传承辅助平台软件(V2.5)建立数据库,分析其主治疾病频次和用药频次,并分析治疗4种高频疾病的方剂组方规律。发现利用数据挖掘方法探究含人参-附子药对方剂的组方规律,对其临床运用具有一定指导价值,为开展相关药物研发提供依据,也可为药对的组方规律研究提供方法参考。张瑾等通过查阅书籍和相关数据库收集关于中药鲜药应用于临床的数据,分析发现中药鲜药在应用时,具有以植物药为主、多用以煎煮内服、主治皮肤病和儿科疾病等特点。复方鲜药中最常见的配伍组合是地黄-藕和麦冬-玉竹;最常使用的中药鲜药为龙葵、地黄、艾叶、生姜和甘草。

6. 其他方法

于小庆等通过制备6种配比的黄芪-葛根-广陈皮药液,建立广陈皮与黄芪-葛根药对不同配比水煎液指纹图谱,对特征峰面积进行主成分分析,确定变量投影重要度(VIP)>1的差异变量(特征峰),并采用HPLC法对其进行含量测定。结果:广陈皮配伍黄芪-葛根药对有协同增效作用,黄芪、葛根、广陈皮的最佳配比为30∶10∶5。黄昱曦等采用基于层次分析-熵权法所建立的中药质量标志物量化辨识体系,以气血和胶囊不同功效为切入点,计算整合气血和胶囊化学成分在多重有效性(疏肝理气、活血化瘀和止痛)、可测性及专属性等项目下的评分,同时兼顾复方配伍关系,最终发现阿魏酸、槲皮素、咖啡酸、山柰酚、芦丁等15个活性成分为气血和胶囊综合评分靠前的质量标志物。这不仅为气血和胶囊质量标准提升及标准化深入研究提供了科学证据,同时也为多功效的中药复方质量标志物量化辨识研究提供了方法学参考。

(撰稿:倪圣懿 陈仁寿 审阅:司富春)

[附] 参考文献

C

曹灿,冯静,李玲玲,等.基于"以效识性"观点的中药药性再认识[J].中华中医药杂志,2021,36(2):648

陈定芳,吴月峰,桂卉,等.水光谱组学研究现状及对中药归经理论的特殊影响[J].湖南中医药大学学报,2021,41(12):1986

程喜乐,曲寿河,纪宏媛,等.黄精性味归经及功效应用的古今演变[J].中华中医药杂志,2021,36(5):2704

F

冯宜蓝,来积芳,董万涛,等.基于网络药理学的"淫羊藿-熟地黄"配伍治疗骨质疏松症作用机制研究[J].中国骨质疏松杂志,2021,27(6):875

G

葛开发,史光伟,毛慧芳,等.基于不同炮制方法对麦芽的临床应用及量效关系的文献分析[J].按摩与康复医学,2021,12(3):41

耿爽,江瑜,韩燕全,等.新安医药学家陈嘉谟的主要炮制理论及其现代研究[J].中医药临床杂志,2021,33(11):2080

H

何复华,包海鹰.菌物药芜荑的本草学研究[J].人参研究,2021,33(5):59

黄昱曦,陈艳琰,乐世俊,等.基于层次分析-熵权法的气血和胶囊质量标志物研究[J].中国中药杂志,2021,46(11):2710

J

金雨静,黄世敬.基于构建"纵横三焦营卫"探讨桂枝、芍药升降理论的应用[J].时珍国医国药,2021,32(4):933

K

康伟聪,焦云意,国文浩,等.李士懋运用附子角药配伍规律探析[J].中医杂志,2021,62(5):390

L

赖艳妮,詹少锋,刘小虹,等.基于网络药理学探究三叶汤治疗咳嗽的作用和配伍规律[J].中成药,2021,43(4):1072

李伟,蒋沙莎,欧美凤,等.基于数据挖掘探讨含钙中药药性规律[J].中成药,2021,43(7):1873

李长青,周学平.中药复方配伍扶正制毒法精微探要[J].中华中医药杂志,2021,36(12):7093

李宇欣,朱惠鉴,张晓轩,等.张仲景运用附子配伍白术治湿思想探讨[J].中国中医基础医学杂志,2021,27(3):383

刘慧,陈利娜,郑钟原,等.基于网络药理学的青蒿-川芎配伍治疗脑型疟作用分析[J].中国实验方剂学杂志,2021,27(6):159

刘舒,李抒凝,陈晶.虫类有毒中药重剂应用之浅见[J].时珍国医国药,2021,32(11):2732

刘诗聪,范颖,梁茂新.论方药归经的分类特征与融合[J].世界科学技术(中医药现代化),2021,23(3):778

刘小靖,王鹏龙,项嘉伟,等.以中医药思维理解"食用槟榔"与"药用槟榔"[J].中草药,2021,52(1):248

刘晓燕,崔亚东,田合禄.中医四气五味理论与脏腑补泻关系的探讨[J].世界中医药,2021,16(1):121

M

马宁,郝秀霞,邢俊凤,等.以小儿脾疳为例构建一种适用于中药配伍规律研究的多维复杂网络分析方法[J].中医药信息,2021,38(9):4

马晓萌,罗银河,伍晴,等.浅议"哮喘必用薄滋味,专主于痰"[J].中华中医药杂志,2021,36(9):5250

孟江,张英,曹晖,等.中药蒸法的历史沿革分析[J].中国实验方剂学杂志,2021,27(10):176

孟祥松,胡云飞,钱心悦,等."陈久"类药材的种类及其历史源流[J].中国现代应用药学,2021,38(18):2317

N

倪清华,李春晖,杨具洁,等.基于网络药理学研究麻

黄-桂枝药对治疗支气管炎的关键成分及协同作用机制[J].中成药,2021,43(1):246

宁青,刘中秋,韦英杰,等.基于斑马鱼在体模型高效筛选补骨脂配伍减毒研究[J].南京中医药大学学报,2021,37(1):54

P

潘青云,单祎文,吴嘉宝,等.淡味药内涵析议及在儿科疾病中的运用[J].长春中医药大学学报,2021,37(4):720

S

宋美珍,侯颖,吕欣,等.5种丹参类注射剂临床配伍禁忌文献研究[J].药物评价研究,2021,44(11):2343

T

田云远,粟栗.基于运气司天相合理论的经方配伍研究[J].中国中医基础医学杂志,2021,27(8):1232

W

王付."十八反"配伍在经方合方辨治心血管疾病中的运用验案举隅[J].中医药通报,2021,20(1):4

王付."十八反"配伍在经方合方辨治鼻咽疾病中的运用[J].中医药通报,2021,20(2):4

王付."十八反"配伍在经方合方辨治消化系疾病中的运用[J].中医药通报,2021,20(3):5

王付."十八反"配伍在经方合方辨治泌尿系疾病中的运用[J].中医药通报,2021,20(4):6

王付."十八反"配伍在经方合方辨治血液疾病中的运用[J].中医药通报,2021,20(5):10

王付."十八反"配伍在经方合方辨治结缔组织疾病中的运用[J].中医药通报,2021,20(6):6

王雷.基于古代斗历天文学对中药四气五味理论的动态解析[J].中华中医药杂志,2021,36(1):530

王禅缔,侯新娟,赵凡,等.线叶金雀花文献研究及中药药性探讨[J].中国中医杂志,2021,46(8):1960

王凡一,张婷婷,许亮,等.曼陀罗的本草考证[J].中药材,2021(3):1

王盼盼,凌霄,马静,等.口尝法在中药药性研究中的作用与改进思考[J].中华中医药杂志,2021,36(1):126

吴育,许妍,吴丽,等.补骨脂临床不良反应报道、毒性研究及减毒思考[J].中药药理与临床,2021,37(6):207

吴国英,石东平,曹丽娟,等.《本草纲目》"去火毒"制法源流[J].时珍国医国药,2021,32(10):2532

X

邢颖,何雄,张润顺,等.基于2843例2型糖尿病患者中医门诊处方的核心方药规律分析[J].世界科学技术(中医药现代化),2020,22(9):3241

Y

晏之谦,张妮,肖芳,等.雷公藤配伍白芍调控氧化应激水平的肝脏减毒效应研究[J].时珍国医国药,2021,32(5):1042

杨洁,乔娟娟,陆耕宇,等.土茯苓的本草考证[J].现代中药研究与实践,2021,35(4):98

杨曙光,王鹏.从《黄帝内经》气机升降出入学说谈升降沉浮药性理论之渊薮[J].中华中医药杂志,2021,36(2):698

于大猛,周一奇.鹿茸传统炮制刍议[J].中华中医药杂志,2021,36(8):4547

于小庆,曾威,黄可儿,等.指纹图谱结合化学计量法研究广陈皮对黄芪-葛根药对化学成分的影响[J].中药新药与临床药理,2021,32(1):109

於赵鳃,黄双伍,杨子维,等.中药功效发挥方向的控制因素分析[J].临床合理用药杂志,2021,14(3):173

袁培培,张奇,克迎迎,等.桑白皮药性改变对其降糖功效的影响[J].中药药理与临床,2021,37(2):80

Z

张冰,吕锦涛,张晓朦,等.基于"药性"的中药"毒-效"认知与药物警戒思考[J].中国药物警戒,2021,18(5):411

张瑾,李秀敏,苗明三.基于数据挖掘的中药鲜药临床应用特点分析[J].中药药理与临床,2021,37(6):181

张名奇,朱林平.桂枝的量效与配伍关系研究[J].河北中医,2021,43(9):1571

赵萱,陈云慧,郑明月,等.基于数据挖掘的含人参-附子药对方剂的组方规律分析[J].中草药,2021,52(4):1083

赵海平,康林之,罗云,等.芳香中药"以气(香)用事"探析[J].中医杂志,2021,62(9):743

赵嘉敏,许桐,王宁,等.基于术数"三"探讨角药的配伍规律[J].中华中医药杂志,2021,36(9):5448

二、临床各科

（一）名医经验

【夏桂成】

夏桂成，国医大师，南京中医药大学教授，主任中医师，博士生导师，全国老中医药专家学术经验继承首批指导老师，江苏省名中医，享受国务院特殊津贴专家。历任江苏省中医院妇科主任、南京中医药大学妇科教研室主任、中华中医药学会妇科分会常务委员、江苏省中医药学会妇科专业委员会终身名誉主任委员。先后获得"全国卫生系统先进个人"、中华中医药学会"全国中医妇科名师"、江苏省"百名医德医风标兵"、"我最喜爱的健康卫士"等荣誉称号。夏氏坚持临床、教学、科研一线60余年，揭示了女性月经周期圆运动的阴阳消长转化规律，将周期节律的变化与生殖节律、生命节律紧密相连，其创立的"中医妇科调周理论体系"，被业界称为当代中医妇科的里程碑。

夏氏参与全国高等医药院校教材《中医妇科学》一、二、五版等的编写工作，他提出"经间期生殖生理的理论"和"经间期出血"病证被编入全国统编教材，填补了中医妇科学对月经周期认识的空白。主编《胎产病辑要》《简明中医妇科学》《简明中医妇科手册》《中医妇科学及护理》《中医临床妇科学》《实用妇科方剂学》《月经病的中医诊治》《不孕不育与月经周期调治法》《中医妇科理论与实践》《妇科临证用药十五讲》《夏桂成实用中医妇科学》等妇科专著。

夏氏勤于临床，善于总结，形成了调经Ⅰ号及Ⅱ号方、滋阴抑抗汤、滋肾清心汤、助孕合剂、安子合剂等经验方及"中药调整月经周期"特色疗法，开展助孕合剂治疗黄体功能不全性不孕症、滋阴抑抗汤治疗免疫性不孕症、中药调整月经周期法（滋阴/助阳方、调经Ⅰ号/Ⅱ号方序贯）治疗多囊卵巢综合征、滋肾清心汤治疗更年期综合征等课题研究达14项，其中国家级课题3项、省部级课题11项，获国家发明专利3项，研制院内制剂2项。2011年，夏桂成教授及其团队"中医女性生殖节律创新理论及临床应用"的研究成果，获得江苏省科技进步一等奖。

1. 学术理论创新

（1）月经周期节律时钟理论 夏氏受《周易》阴阳、八卦、太极理论的启发，将太极理论作为分析月经周期节律的内基，又以后天八卦推导月经周期的阴阳消长，再参稽阴阳时辰理论，三者结合，用以系统阐述月经周期的生物钟节律。夏氏月经节律时钟理论包含三个方面内容：①太极阴阳钟。夏氏认为，解释月经周期的周而复始规律时，须运用太极阴阳鱼图的消长转化来阐明。太极图中黑鱼属阴，白鱼属阳，鱼代表一种恒动的状态。月经周期演变中，经后期以阴长为主，但阴静只是相对的静。如经后初期和经后中期，阴长缓慢，似乎静止，但若真正静止，则月经周期将始终处于经后期而发生闭经。肾主生殖，天癸之阴阳在治疗学上落实到肾之阴阳。太极阴阳鱼图中所标示的黑白鱼眼，反映了主宰生殖发育的内核。阴中阳基，阳中阴基，互相消长转化，往复循环，周而复始，形成女性的月经周期节律性演变。②后天八卦钟。夏氏根据《周易》的后天八卦理论,运用易学中的太极八卦图模式展现女性月经周期的阴阳消长情况,揭示女性月经周期生物钟节律所蕴含的深刻哲理与时数规律。常以坎、离为轴心进行推导分析,认为离者为心属火,坎者为肾属水,只有坎离既济,即心肾相交,阴阳消长转化活动才能正常进行,从而维持正常的月经节律、生殖节律。这也是夏氏提出"心-肾-子宫轴"学说的主要理论依据。③阴阳时辰钟。夏氏认为女性月经周期始终遵循圆运动生物钟节律,阴阳时辰钟理论旨在调整阴阳以达到机体阴阳消长的相对平衡。根据子午流注理论及运气学说,阐明天地阴阳及日、月、年时辰变化与体内生物钟节律的生理病理关系,认为时辰钟与月经周期及生殖节律具有一定的关联性。

(2)月经周期分期调理理论　夏氏根据月经周期节律实为阴阳消长转化而进行分期论治,首先判断患者所处月经周期的分期,再从阴阳辨证论治以治本。从月经后到经间期,是阴液(阴气)渐生渐长,重阴必阳,到了排卵之后,就是阳气渐长渐旺,重阳必阴,月经即来潮。故经后期用滋阴养血法,经前期用补肾助阳法,月经期用调血泻下法。此理论体系统领整个妇科,很多复杂的疑难重症都可纳入此法治疗,不仅解决不孕、流产、崩漏、慢性炎症等疑难病的诊治,还适合于器质性的疾病。王静总结,该理论具备三大特点:①月经周期分七期。即行经期、经后初期、经后中期、经后末期、经间排卵期、经前前半期、经前后半期。月经后期和闭经多发生在经后期,因肾阴虚衰,癸水不足,精卵发育成熟受阻,长期或一直停留在经后期,不能实现"重阴至阳"的转化,破坏了月经周期节律而发病。而且即使均处于经后期,但不同患者或同一患者在不同时点,阴阳转化的程度及形式也存在差异。为了更精准有效地进行辨证论治,夏氏把经后期再分为初、中、末三期。同理,经前期也再分为前、后二期。②月经周期是整体。夏氏认为,月经周期是作为一个整体,周而复始,是阴阳消长转化的序贯过程,行经期只是其中一个阶段。因此,临床上治疗以行经期血气活动异常为主要表现的月经病,如月经后期、闭经、崩漏、痛经等,

不能仅着眼于行经期治疗,仅调理气血,而要着眼于整个月经周期的阴阳异常变化,如月经后期和闭经主要病在经后期,因此要有整体观,从阴阳论治,应调理整个月经周期。整体观包含两大方面:一是整个周期的一体化;二是"天人相应",人与自然界密切相关。③重在经后期及经间期调治。夏氏认为月经周期节律形成的关键在于经间期阴长至重,顺利实现重阴至阳的转化排出卵子,进入经前期,从而保证月经周期节律正常。经间期阴长至重,经后期是关键。如果经后期阴不能生长至重,则会一直停滞在此期,出现经后期的延长,临床表现为月经后期或闭经等疾病。

(3)月经间期生理病理认知　夏氏通过对《妇人大全良方》《景岳全书妇人规》《女科证治准绳》《傅青主女科》《辨证奇闻》等著作进行大量溯源性研究,提出"经间期学说"。夏氏认为经间排卵期是整个月经周期中阴阳的分界处,是重阴必阳的重要转化时期。临床见到锦丝状带下,观测到基础体温升高 $0.3\sim0.5$ ℃,即可判定有排卵。根据夏氏的"3、5、7"奇数律:3 数律者,行经期 3 d,则经间期锦丝带下 3 d;5 数律者,经间期锦丝带下维持 5 d;7 数律者,经间期锦丝带下需维持 7 d,才算正常。临床上,经间排卵期是个非常短暂的时期,却具有"动、升、泻"的生理特点,这一时期气血处于动态,阴阳转化以阳为主。这一时点的干预可起到加强气血的积累并更好地促进排卵功能的作用,为经前期、行经期生理变化打下良好的基础,是治疗生殖障碍、疼痛等病症的良好时机。排卵失常是经间排卵期最主要的病理特点,夏氏认为,排卵困难主要与重阴不足,血气活动欠佳有关。治疗主要是围绕促进顺利排卵进行,必须建立在调节"心-肾-子宫轴"的前提下,以活血通络促排卵为要法,促使卵泡破裂,有助于卵子从卵巢突破排出。

2. 临床经验总结

(1)崩漏　夏氏治疗崩漏,主张立足心(脑)-肾-肝-脾-子宫轴,顺应自然,坚持天、地、人相应的整体

观。在整体观念指导下,灵活运用调周法,并以心(脑)为主导,同时重视锦丝状带下,重在益肾填精,增加癸水之阴,并结合生活调摄,进行综合调治。罗倩倩总结,夏氏治疗崩漏有以下三个特点:①急则塞流,不唯止血。夏氏认为:围绝经期崩漏应首先排除子宫内膜恶性病变,先行诊刮以明确诊断;出血时间较长,应考虑夹有血瘀,则需化瘀止血,常选方加味失笑散(炒当归、赤芍药、制香附、五灵脂、炒蒲黄、益母草);偏阴血虚者,则需滋阴止血,补益肝肾,方选加减二至地黄汤(药用女贞子、墨旱莲、生地黄、怀山药、山萸肉、牡丹皮炭、茯苓等)合加味失笑散。②调周立论,重锦丝带。夏氏根据"经间期学说",提出分"期"论治主张:行经期重在活血调经,方药五味调经汤加减(当归、丹参、赤芍药、五灵脂、桃仁、红花等);经后期重在滋阴养血,方药二甲地黄汤加减(制龟板、炙鳖甲、怀山药、山萸肉、熟地黄、赤芍药等);经间期重在重阴转阳,选方补肾促排卵汤加减(丹参、赤芍药、白芍药、怀山药、山萸肉、茯苓等);经前期重在补肾助阳,选方毓麟珠加减(炒当归、赤芍药、白芍药、怀山药、山萸肉、紫丹参等)。同时,夏氏根据经后期带下的多少制定策略:经后初期阴血不足,癸水之阴处于低水平,重在恢复癸阴;经后中期开始出现色白质稀带下,卵泡开始发育,阴长已达一定水平;经后末期,带下明显增多,甚则出现少许锦丝状带下。③整体观,心(脑)为主导:根据女性生殖生理轴的圆运动生物钟节律,提出"心(脑)-肾-子宫"调节轴,并将其运用于临床。

(2) 子宫内膜异位症合并不孕症 夏氏认为子宫内膜异位症辨证属肾阳偏虚,心肝气郁夹有血瘀痰浊,阳气推行不畅,结为癥瘕。肾阳虚是本,血瘀是标。该病以阳虚瘀结为病理特点,运用调周疗法治疗时重在经间排卵期和经前期,注重温阳化浊,理气止痛,活血化瘀消癥。经前期,夏氏喜用验方"补阳消癥汤"(丹参、赤芍药、白芍药、山药、丹皮、茯苓等)。经间排卵期从治未病的角度常常加入天山雪莲5 g,而经期则喜用肉桂3~5 g补火助阳,散寒止痛,活血通经。经期重在温阳化瘀,解痉止痛,夏氏常用内异止痛汤加减(钩藤、牡丹皮、紫贝齿、丹参、赤芍药、续断等)对症治疗。

(3) 早发性卵巢功能不全 夏氏认为,该病主因是肾阴亏虚和阴水不足,病不仅在肾,更在心,是心肾失于交合,心-肾-子宫轴功能发生紊乱,导致阴阳消长转化失常所致。夏氏在临床治疗中以"心火"症状为主,根据心-肾-子宫轴学说,以治心为主,清心为要,方用清心滋肾汤与养阴清心汤。①病情轻时,以滋肾为主,养阴为要。用清心滋肾汤(钩藤、莲子心、黄连、紫贝齿、怀山药、山萸肉等)心肾合治,清滋同用,以莲子心为主药,重在清心火。②心火亢盛之证,用养阴清心汤(水牛角、生地黄、麦冬、炙龟板、莲子心、紫贝齿等)。

(4) 多囊卵巢综合征 夏氏认为多囊卵巢综合征主要病因病机是心肾阴阳失衡,即心-肾-子宫轴功能紊乱,临床表现为肾虚痰湿蕴阻,以肾阴虚为主,癸水不足,卵子不能发育成熟,卵巢呈多囊样改变。王静等介绍,夏氏诊治该病的临证经验可概括为以动静观为指导,以治心为要。①经后初期,在"静能生水"前提下,可以不用或少用化痰湿药物,如郁金、陈皮、茯苓等,若用则用量要轻。此外,根据肾阴癸水亏虚之程度,可适当加入当归、赤芍药、炙鳖甲、怀牛膝等阴动之品,在静的基础上缓缓推动周期的演变。②经后中期,阴长为"静中有动"时期,应滋阴与促动相结合。促动,首先要助阳,加入续断、菟丝子、肉苁蓉,不仅助阳促动,而且阳生阴长,有助提高阴长之运动水平;其次注重疏肝解郁,推动气机运动,不仅可疏解临床常见的气郁痰阻之证,亦可促进阴长,可加入柴胡、郁金、荆芥等品;再者给予小剂量活血药,不仅有助于阴血滋长,更可推动阴长运动,可加入赤芍药、山楂、红花等,用量宜轻,但若患者阴虚明显,则尽量不用此类药物。③经后末期,阴长已达较高水平,时间短暂,很快即进入排卵期,否则又返回经后中期或初期,此时治疗须阴阳并重,不仅在于阴长之动较强的需要,也是近高水平阴的需要,更可控制和祛除因阴虚及阳、阳不足所致痰湿脂肪,从而顺利进入经间期。

（5）子宫肌瘤　夏氏认为，子宫肌瘤乃妇科"癥瘕"，其病机本质是阳虚（本虚）阴瘀内结（标实，痰浊瘀血内结）。李晓平等总结，夏氏对子宫肌瘤的治疗有以下几个特点：①以调周法为基础选方。经后期，常选用归芍地黄汤、滋肾生肝饮、补天种玉汤等，此时应勿使阴长太过，注意阴中求阳；经间期，常选用补肾促排卵汤，并注意保持阴阳平衡，此期是助阳扶阳的起点时期，特别注意防止阳虚的出现；经前期，常选用毓麟珠、右归饮等加味，加强助阳防止阳长不及，同时配以化瘀消散阴邪。行经期，常选用五味调经散、益肾通经汤加减，以加强活血化瘀消癥之力。②结合脏腑辨证选方。脾肾阳虚、水湿内停者，常选用苓桂术甘汤、参苓白术散、资生健脾丸等方；（肾）阳虚气郁、肝郁气滞血瘀者，常选用逍遥散、桂枝茯苓丸等方。③根据不同的阴瘀（病理产物）选方。水湿停滞者，苓桂术甘汤、实脾散等；痰湿重者，二陈汤、苍附导痰汤等；气郁者，越鞠丸、大七气汤等；血瘀者，桃红四物汤、香棱丸等。

（6）排卵障碍性不孕　排卵障碍是女性不孕症最为常见的病因，夏氏认为无排卵或排卵障碍性不孕多因肾阴不足，癸水不充，肾中精（卵）无以充养，故发育受阻。①阴虚证者，方选归芍地黄汤加减，阴虚较重者加入太子参、制黄精以增养阴之功，或入生牡蛎以潜降入肾。经净后水煎服。另外，亦有肾阴阳两虚偏阳虚者，若阳不足，则阴更难恢复，故治疗上应滋阴助阳，血中养精。②月经后期，经量偏少者，方选补天五子种玉丹加味（熟地黄、山茱萸、当归身、枸杞子、女贞子、覆盆子等）。③肾阴虚者临床易兼夹他证，常见的有心肝郁火证，宜滋阴养血、清肝解郁宁心，取滋肾生肝饮加减，常用药取牡丹皮、柴胡、绿萼梅以主疏肝之功；或有兼气滞血瘀证者，用柴胡疏肝散合归芍地黄汤加减来理气疏肝、活血化瘀；亦有痰湿脂浊证者方选归芍地黄汤合越鞠二陈汤以行滋阴养血、燥湿化痰之功，常用苍术、香附以行气化浊。

（7）经间期出血　经间期出血是指月经周期基本正常的前提下，在两次月经中间氤氲之时，出现周期性的阴道出血。其对应于西医的排卵期出血。夏氏认为其发病机理为氤氲期元精充实，阳气内动，加以肾阴不足、湿热内蕴或瘀血内留等因素动血，便可致阴道出血。康晴总结，夏氏将经间期出血辨为：①阴虚证，治则以滋阴益肾为主，如有火旺可用滋阴清热法，方选六味地黄丸合二至丸，或选用乌鸡白凤丸加减，如阴虚夹有湿浊者需加用利湿药，如薏苡仁、萆薢等。出血时间较长者，在补阴的同时要加补阳之药，以促使体内阴阳物化。②阳虚证，治则以益肾温阳为主，稍加滋阴活血之品，选方用健固汤加鹿角霜等。③湿热证，治则以清利湿热为主，湿热去血自止，方选清肝止淋汤。湿热偏重者酌加清利药物，如瞿麦、木通、猪苓等，或加入大蓟、小蓟等，具有清利、止血的双重作用。④血瘀证，方选逐瘀止血汤，常用药为当归、赤芍药、红藤、败酱草、穿山甲、薏苡仁、生山楂、延胡索、海藻、茯苓、牛膝等。

（撰稿：叶明花　审阅：司复春）

【张磊】

张磊，国医大师，河南中医药大学第三附属医院教授，主任医师，第二批全国老中医药专家学术经验继承指导老师。历任河南中医药大学《内经》教研室主任，医教部副主任，教务处副处长、处长，河南省卫生厅副厅长，河南中医学会会长，河南中药学会会长，《河南中医》编委，《中医研究》顾问，河南省中药新药评审委员会委员。先后荣获中华中医药学会中医学传承特别贡献奖，河南中医药事业终身成就奖，注释《产鉴》，著有《张磊临证心得集》《张磊医案医话集》《张磊医馀诗集》和《张磊医馀诗集续编》。其临床经验分别收录于《河南省名老中医经验集锦》《河南省当代名医内科学术精华》等著作中。

张氏在近七十年的教学和临床工作中，形成了"辨证思维六要"及"动、和、平"的学术思想，创立了独具特色的"临证八法"，临床中擅长治疗内、外、妇、儿等疑难杂病。

1. 学术理论创新

（1）辨证思维六要　张氏根据八纲辨证、六经辨证、脏腑辨证等，结合个人长期临床实践，形成了特有的辨证思维模式，即辨证思维的六个要点：辨证中之证与证外之证，注意其杂；辨静态之证与动态之证，注意其变；辨有症状之证与无症状之证，注意其隐；辨宏观之证与微观之证，注意其因；辨顺易之证与险恶之证，注意其逆；辨正治之证与误治之证，注意其伤。此"六要"互参互辨，条分缕析，才能做到"谨守病机，各司其属，有者求之，无者求之"。邓伟总结张氏辨证思想有以下两个特点：①中医的核心是审证求机，即在于抓住疾病发生发展的病理变化。例如在治疗肝病过程中，单纯按照西医的思维去治疗，一味地泄肝、疏肝、柔肝、养肝，难获良效。肝病的中医机理往往与脾胃密切相关，即"治肝不应，求之阳明"，此实出自《内经》"厥阴不治，求之阳明"。其机理为脾气不升，则肝气不升，胃气不降则胆气不降，和张仲景的"见肝之病，知肝传脾，当先实脾"同出一辙。故运用培补脾胃的方法治疗，可获良效。②中医的思维是动态辨证。疾病是人体生命活动过程中的一种异常运动形式，任何疾病总是处于变化中，复诊是认识这种变化的手段，对于掌握疾病发展变化的规律就显得尤为重要。因个体不同，四时阴阳变化，病证本身也发生变化，故临床诊治也应注重个体化。

（2）"动、和、平"学术思想　张氏主张"动、和、平"的学术思想，即和态下的运动发展观、和态失常的疾病发展观、病证变化的动态观、动态的和平辨证观、动态的求本治本观及临床用药的动、和、平观。周淑娟介绍其"动、和、平"学术思想的临床运用。"动"即动态的、变化的、发展的，贯穿人体生理、病理、治疗及疾病转归的始终。同一个病，不同的人因阴阳正邪的盛衰而证候表现不尽相同；同一个患者的证候在用药治疗前后也在变化。"和"即和态的、和谐的、和平的，治病的过程即调和的过程，用中药的偏性纠正机体的阴阳寒热之偏。"平"即平衡的、

协调的、运动的，是治疗的特色与目的。《黄帝内经》就有"阴平阳秘，精神乃治；阴阳离决，精神乃绝"之说。疾病是由于机体原有的平衡被打破，导致机体失去了和态平衡所致。治病就是纠偏，即重新建立新的和平动态。张氏将这种思想应用于临床，分别以《素问》《灵枢》《难经》《伤寒论》《金匮要略》《神农本草经》等经典为理论依据，援以经典条文，随录治验案例，并加按语揭示经典理论的临床指导价值，以"一理应万变"起到了提纲挈领的作用。

（3）"临证八法"学术思想　张氏提出了"临证八法"。冯静克等介绍其内科杂病治疗八法。即针对风热之邪伤于头部的"轻清法"；针对三焦湿热的"涤浊法"；针对水气互阻、经络郁滞的"疏利法"；针对脾胃纳化、升降失调的"运通法"；针对郁结痞滞、凝结不通的"达郁法"；在疾病发生、变化、治疗、康复过程中恢复平衡的"燮理法"；助正祛邪的"灵动法"；既病防变、扶正抗邪的"固元法"，处处体现出重视调理、平衡、恢复脏腑功能的立法原则。以上八法，随证施治，可单用、合用，可交替使用、灵活运用。

2. 临证经验

（1）痛证　陈召起等介绍张氏治疗痛证经验。张氏认为应首辨气血病机，重辨寒热确病性，兼辨脏腑经络定病位。

一辨气血虚实：①气滞致痛。张氏认为此痛病在气分，治疗上但行其气，或疏肝理气，或燥湿行气，或化痰行气等，注意不能病轻药重，攻动其血。辨治多从肝脾着手，选用逍遥散、越鞠丸、郁达汤等。②瘀血致痛。张氏认为此痛病在血分，须以活血化瘀或破血消瘀为主，兼乎气滞，需佐以行气，常用验方：血竭、儿茶、制乳香、制没药、生麦芽、麻黄各15 g，红花（另包）45 g。③气滞血瘀致痛。气滞血瘀在临床上多见胀满疼痛，属于气血同病，治疗上通其气，散其血则痛自止。多选血府逐瘀汤、经验方丹百汤等治之。④气虚血瘀致痛。此证多由久病气虚，血瘀内停而渐致，虚中夹实，疼痛多见于胸胁部、肢体的一侧，治疗当以活血化瘀之法，更应辨其不同的

病因而并用补气之法,寓通于补。⑤气血虚弱致痛,气血不足,脏腑经脉、四肢百骸失于濡润温养而引发疼痛。气血虚弱致痛,有气虚与血虚不同,以血虚不荣则痛多见。张氏认为此痛多见久病或病后期,癌症患者尤多见,并创荣血止痛方(生白芍药、熟地黄、生黄芪各30 g,当归、醋延胡索、生甘草各10 g),用于治疗气血虚弱、失于濡养之癌痛。

二辨寒热虚实:①因寒致痛。张氏认为寒凝致痛,往往痛势剧烈,发病急骤,当以辛散温通为法,急则治其标,不可滥用温补之药。其治胃痛的经验方良香饮,多用高良姜、香附、丁香、沉香、木香、檀香等辛散温通之药,对于寒邪所伤的胃痛甚效。②因热致痛。张氏多以苦寒辛通为法,自拟黄香饮,药用大黄、黄连、瓜蒌、川楝子、延胡索、枳实、厚朴。③阳虚致痛。张氏认为当以温里补虚,缓急止痛为法,不可过用辛散温通之品,损耗阳气。④阴虚致痛。张氏辨治以滋阴补虚为主,少佐温热之品。

三辨脏腑经络:对于脏病腹痛与腑病腹痛,虽都用"通"法,但用药上却有明显的不同:腑病腹痛,以通阳泻浊为主,用吴茱萸汤、四七汤及五磨饮等;脏病腹痛,多认为是郁伤肝脾,营血瘀滞,多以辛润通血为法,忌用攻下,用桃仁、当归须之类药及下瘀血汤等。

(2)痛风　罗珊珊等介绍张氏治疗痛风经验。张氏认为,痛风多见诸多浊阻之病证,故立涤浊之法,同时又根据浊邪阻滞的脏腑不同,选方用药亦有不同。"涤"是用方之要点,即用《千金》二陈、四妙汤,以荡涤肺、脾、肾、三焦之浊邪。三焦具有能运行人体之元气、水谷及水液的重要作用,三焦不通百病生。故张氏在临证中选用可清热、化痰、逐瘀的《千金》苇茎汤,通调上焦之浊邪;选用可理气导滞、排湿化痰的二陈汤以治疗中焦不通,上下焦阻隔;选用可化瘀泄浊、通利经脉的四妙散以清利下焦湿热,通络止痛。

(3)颤证　李琰等总结张氏治疗颤证经验。张氏运用燮理法治疗颤证,特点有三:①肝肾同治,燮理阴阳。治肝乃治颤之大法,治肝之时应顺肝之刚烈之性,不可填塞峻补过猛,亦不可行气活血、通利息风过峻。常选药物有白芍药、珍珠母、僵蚕、葛根、川芎、钩藤、当归、黄芪、牡丹皮、山茱萸、牛膝、木瓜等。肝肾同源,肝藏血,肾藏精,精血同源,若肾精不足就会影响肝血的生成,肝血不足,阴不制阳,水不涵木,就会导致肝阳上亢。肝肾息息相关,治疗时亦要兼顾肾脏,肝肾同治。常选药物有山药、熟地黄、枸杞子、首乌、龟甲、麦冬、玄参、龙骨、牡蛎、鳖甲等。临证注意补而不腻,柔肝息风。②健脾益气,燮和湿浊。脾为五脏六腑气机升降之枢纽,脾气健旺,灌溉四旁,生心血,养肺气,柔肝血,滋肾精。脾为生痰之源,脾气健旺,则痰无以生。脾气健运,气血运行得畅,故瘀祛络通。肝脾同居于中焦,肝所藏血,有赖于脾胃资生,脾胃健旺,水谷精微不断化生,肝阴充足,肝阳潜藏。方药常选用半夏、陈皮、薏苡仁、黄芪、党参、茯苓、石菖蒲、远志、胆南星、六神曲、焦山楂等。③活血化瘀,燮调百脉。"治风先治血,血行风自灭"。因此,欲要治疗内风,必先治疗血病,血液得宁,血脉畅行,才能达到治风的目的。常选用桃仁、红花、当归、川芎、赤芍药、柴胡、枳壳、香附、益母草、丹参、地龙等。瘀结日久,病邪深痼者,可再增加蜈蚣、䗪虫、乌梢蛇、全蝎、水蛭等虫毒类药物,取其搜风通络、行瘀化瘀之性,是络脉畅达、气机调畅。

(4)痹证　李艳艳介绍张氏治疗痹证经验。具有以下五个特点:①疼痛剧烈者,善用乌附。张氏用药多宗经方,结合先贤经验,善用乌头、附子。痹证以风邪偏胜为主者,用药可加入防风、麻黄、川芎等药物疏散风邪;寒邪偏胜者,疼痛往往剧烈,常以乌头、附子同用散寒止痛;湿邪偏胜者,应用时要加用化湿之品,如防己。在应用乌头、附子治疗痹证时,需配伍应用芍药、甘草,认为可利用芍药酸收,甘草缓急止痛,且调和诸药以制约乌头、附子之毒性,同时酸甘化阴可制约热燥。②痹证勿忘除湿。张氏认为应用祛风散寒药物同时要兼顾湿邪,常用二妙散、三妙散、四妙散等为主方进行加减。患者长期服用各种药物后出现脾胃功能受损会产生内湿,祛湿药物要使用清轻宣化之品为主,常用药物川草薢,因肝主筋属风,川草薢入肝经以祛湿理风,故能治疗因风湿所致的腰腿疼痛。③顾护中焦,健脾和胃。张氏在治疗痹证时重视顾护中焦脾胃,常用药物有炒谷芽、炒麦芽、生麦芽、生谷芽、炒鸡内金、炒山药等,用以健脾和胃消积。因治疗痹证药物多辛燥,易耗伤胃阴,用药时要辨明正邪强弱,兼顾气血阴阳变化,勿犯"虚虚实实"之弊,常选用药物有生地黄、黄精、黄芪等。④久病入络,必用虫药。张氏认为风、寒、湿、热、痰、瘀诸邪深伏于络,胶痼难去,需借助虫类药入络搜剔之性以开凝通滞,虫类药有"追拔沉混气血之邪"的独特疗效。治疗上常在基础方上加用虫类药,蜈蚣、全蝎、穿山甲、䗪虫化瘀,地龙、露蜂房等以搜风剔络。⑤滋补肝肾,填补精髓。痹证日久多出现关节肿胀变形,不用则发生肌肉萎缩、身体羸弱,伤及肝肾,出现精血亏虚,骨失濡养。张氏治疗上常用杜仲、仙茅、淫羊藿、熟地黄、枸杞子等滋补肝肾药物,同时认为非血肉有情之品难以有功,阳不足者常加入鹿角胶、鹿角霜,阴精不足常加入猪脊髓、阿胶等。

(5)胸痹心痛　陈召起总结张氏辨治胸痹心痛病思路,有以下特点:①注重祛邪为先,祛邪与扶正兼顾。张氏针对胸痹心痛病"阳微阴弦"这一病机特点,对于寒凝血瘀者,以散寒通脉为先;气滞血瘀者,以行气活血为先;痰凝血瘀者,以化痰通脉为先,祛邪务尽,邪去正自安。胸痹心痛的病理基础在于正虚为本,邪实为标。临证时若正虚明显者,要以扶正为主,佐以祛邪通络,如此邪正兼顾,方能有的放矢。②善用通法,以平为期。张氏治疗胸痹心痛病,无论虚实,治疗上当以"通"法为主,总以活血通脉贯穿始终,最终达到气血和畅,以平为期。这也是张氏"动、和、平"学术思想的体现。③顺应脏腑之性,注意养与活之关系。张氏治疗心脏疾病,用药上多注意养与活的关系。所谓养,即养心血养心气;所谓活,即活心血活心气。从生理上讲,心主血脉,宜养宜活宜行,故张氏多根据病情有所侧重,或以养为主,或以活为主,或以行为主,多喜用丹参。丹参既能养血,又能活血,为血中之气药,正合心的功能特点。

(6)大肠疾病　杨会举等介绍张氏治疗大肠疾病的经验为:①以"肠垢"论治大肠疾病。认为肠垢属体内浊邪范畴,内浊为人体具有黏滞重着特性的病理产物,多与痰、湿、瘀、毒等并存,其产生与脾胃、肺关系密切。脾胃和肺的生理功能正常与否决定着饮食之食气和饮食代谢是否正常,脾胃运化正常,大肠湿热无产生之源及途径,则无肠垢产生。反之,则有肠垢产生。另一方面,肺与大肠相表里,肺中产生的浊气排泄受阻循经下注大肠也会产生肠垢。②临床治疗,先以葛根芩连汤为基础方随症加减,清涤肠垢;后根据临床症状四诊合参,辨证论治,分清主次,序贯治疗,进一步治病求本。

(7)慢性萎缩性胃炎　张勤生等总结张氏治疗慢性萎缩性胃炎经验。张氏遵循《黄帝内经》相关经典理论,以四逆散、达原饮、越鞠丸为基础化裁而成达郁汤(柴胡、枳实、白芍药、甘草、黄芩、草果等)。该方具有疏达肝脾、清散郁热之功效,针对病机肝脾两郁,重在畅达肝脾之郁,肝脾之郁化解后,则邪去而正安,脏和气顺病消,属于"和法"范畴。该方主治范围涉及消化系统、神经系统等多种疾病,凡辨证属肝脾两郁、郁而化热者均可应用。如患者情志失调,肝郁气滞,肝气横犯脾胃,木土壅滞,脾胃运化失司,脏腑功能失调,气郁可兼夹痰浊、湿热等病理变化,日久发为慢性萎缩性胃炎,辨证属肝脾两郁之证者,给予达郁汤加减治疗,是针对病机而治之举,故常可获显著疗效。另外,临证运用该方,贵在加减变通。若伴见内热烦渴,可加知母以滋阴润燥;若心经有热心烦者,加竹叶、灯心草清心除烦;若食滞不化而纳呆者,加炒麦芽、神曲消食开胃;若肠燥便干,加决明子润肠通便;若脾虚湿滞便溏者,加炒白术、炒白扁豆健脾化湿,去栀子;若胃气不和呕逆者,加半夏、陈皮和胃止呕。

(8)反流性食管炎　耿锰行等总结张氏治疗反流性食管炎经验,张氏认为其病位在胃,与肝、脾、肺相关。辨证时以五脏气机升降为准绳,分为肝胃不和证、寒热错杂证、痰湿阻滞证、脾胃虚弱(阳虚)证。①肝胃不和证:临床常用柴胡桂枝龙骨牡蛎汤加减治疗。②寒热错杂：临床常用半夏泻心汤加减治疗。③痰湿阻滞：临床以苍白二陈汤（半夏、陈皮、茯苓、苍术、白术）加减治疗。④脾胃虚弱（阳虚）：以砂半

理中汤（砂仁、半夏、干姜、人参、白术、甘草）加减治疗。

（撰稿：叶明花　审阅：司复春）

［附］　参考文献

C

陈召起,高青,王永霞.国医大师张磊治疗胸痹心痛经验介绍[J].新中医,2021,53(20):4

陈召起,高青,王永霞.国医大师张磊辨治痛证经验撷要[J].中医学报,2021,36(11):4

D

邓伟.张磊教授学术思想浅谈[J].河南中医,2010,30(2):133

F

范欢欢,任青玲,夏桂成,等.夏桂成经间排卵期临床用药经验探析[J].中医药导报,2020,26(12):181

范欢欢,谈勇,夏桂成.国医大师夏桂成教授调理经后初期用方探析[J].中国中西医结合杂志,2017,37(6):3

范欢欢.夏桂成教授"经间排卵期"理论及诊治不孕症临床经验研究[D].南京中医药大学,2017

冯静克.张磊.张磊教授内科杂病治疗八法[J].光明中医,2006,21(10):31

G

耿锰行,孙玉信.张磊治疗反流性食管炎经验[J].中国民间疗法,2021,29(19):3

郭倩,谈勇.夏桂成心肾观在妇科临床的应用[J].中医杂志,2019,60(17):1456

H

韩捷.张磊表里虚实辨治内科杂病八法探析[J].中国中医基础医学杂志,2016,22(4):494

郝允海.夏桂成"补肾调周法"之临床运用[J].光明中医,2012,27(3):588

何华.张磊杂病证治思路与方法探析[J].中华中医药杂志,2012,27(1):132

何延忠.张磊教授涤浊法的临床应用[J].中医学报,2011,26(4):4

胡荣魁,谈勇.妇科名中医夏桂成学术思想继承方法探析[J].陕西中医学院学报,2007,30(2):13

胡荣魁,谈勇.论《傅青主女科》对夏桂成教授妇科学术思想形成之影响[J].时珍国医国药,2014,25(4):1025

胡荣魁.国医大师夏桂成教授"心-肾-子宫轴"理论及临床应用研究[D].南京中医药大学,2015

J

蒋莉.夏桂成教授调周法在妇科临床运用初探[J].四川中医,2011,29(2):8

K

康晴.夏桂成老师谈经间期出血症[J].陕西中医,1990,11(4):147

L

李琰,岳姣姣,郑晓玲.国医大师张磊燮理法治疗颤证经验探析[J].辽宁中医杂志,2021,48(7):29

李健美.夏桂成教授心(脑)-肾-子宫生殖轴学说及其临床运用[J].四川中医,2013,31(7):1

李晓平,夏桂成.夏桂成治疗子宫肌瘤的新理论新思路[J].江苏中医药,2011,43(5):12

李彦杰,冯晓东.张磊灵动法治疗杂病经验[J].中医杂志,2011(9):735

林彧骏.夏桂成教授补肾调周法学术思想的研究[D].南京中医药大学,2011

陆晓溢,于红娟.国医大师夏桂成辨治不孕症学术经验[J].天津中医药,2019,36(4):328

罗倩倩,夏桂成,谈勇,等.国医大师夏桂成治疗崩漏经验[J].中华中医药杂志,2020,35(8):3915

罗珊珊,刘文礼,辛凯,等.国医大师张磊教授"涤浊法"为主治疗痛风80例[J].河南中医,2021,41(1):4

罗永康,谈勇.夏桂成经间排卵期从"心"论治浅谈[J].北京中医药,2012,31(5):337

Q

钱菁.夏桂成"补肾调周"法中的治未病思想[J].辽宁中医杂志,2010,37(8):1443

R

任青玲,谈勇.夏桂成教授阴阳太极八卦图与月经周期演变规律诠释[J].浙江中医药大学学报,2006,30(4):331

T

谈勇.中国百年百名中医临床家丛书·夏桂成[M].北京:中国中医药出版社,2001

W

王静,方晓红,李丰,等.夏桂成学术思想及诊疗经验的文献研究[J].中医药导报,2016,22(17):66

王静,夏桂成.夏桂成从"心-肾-子宫轴"学说论治早发性卵巢功能不全经验[J].中医杂志,2018,59(7):554

王静.夏桂成教授从心论治闭经的学术思想探讨[J].南京中医药大学学报,2015,31(5):401

X

夏桂成,殷燕云.从太极八卦时辰钟结合图探析生殖节律[J].南京中医药大学学报,2006,22(4):250

夏桂成.从太极八卦时辰钟结合图探析生殖节律(续1)[J].南京中医药大学学报,2006,22(5):277

夏桂成.从太极八卦时辰钟结合图探析生殖节律(续2)[J].南京中医药大学学报,2007,23(1):1

夏桂成.从太极八卦时辰钟结合图探析生殖节律(续3)[J].南京中医药大学学报,2007,23(3):137

夏桂成.补肾调周法治疗不孕症[J].南京中医学院学报,1990,7(1):1

夏桂成.经间排卵期是妇科未病论治的最佳时期[J].南京中医药大学学报,2010,26(3):161

夏桂成.论经间排卵期的生理、病理及治疗特点(一)——总论[J].江苏中医药,2009,41(1):3

夏桂成.论经间排卵期的生理病理治疗特点(二)——经间排卵期的生理特点·絪缊状活动排出精卵[J].江苏中医药,2009,41(1):20

夏桂成.论经间排卵期生理病理治疗特点(三)——经间排卵期的生理特点·重阴必阳,入夜排卵[J].江苏中医药,2009,41(3):2

夏桂成.论经间排卵期生理病理治疗特点(四)——经间排卵期的生理特点·絪缊状动态中动静升降藏泻的再分析[J].江苏中医药,2009,41(4):18

夏桂成.论经间排卵期生理病理治疗特点(五)——经间排卵期的生理特点·7、5、3奇数律在排卵转化中的特异性[J].江苏中医药,2009,41(5):21

夏桂成.论经间排卵期的生理病理治疗特点(六)——经间排卵期的病理特点·排卵失常之一[J].江苏中医药,2009,41(6):2

夏桂成.论经间排卵期的生理病理治疗特点(七)——经间排卵期的病理特点·排卵失常之二[J].江苏中医药,2009,41(7):15

夏桂成.论经间排卵期的生理病理治疗特点(八)——经间排卵期的病理特点·五大干扰因素[J].江苏中医药,2009,41(8):15

夏桂成.论经间排卵期的生理病理治疗特点(九)——经间排卵期的病理特点·三大矛盾病变[J].江苏中医药,2009,41(9):2

夏桂成.论经间排卵期的生理病理治疗特点(十)——经间排卵期的治疗特点·调节心肾子宫轴以促排卵[J].江苏中医药,2009,41(10):2

夏桂成.论经间排卵期生理病理治疗特点(十一)——经间排卵期的治疗特点·五大兼证的处理[J].江苏中医药,2009,41(11):2

夏桂成.论经间排卵期生理病理治疗特点(十二)——经间排卵期的治疗特点·三大矛盾的处理[J].江苏中医药,2009,41(12):3

夏桂成.我对子午流注阴阳盛衰转换的认识[J].南京中医药大学学报,2003,19(4):206

夏桂成.月经周期与调周法[J].南京中医药大学学报,1998,14(3):3

夏桂成.月经周期与调周法(续1)[J].南京中医药大学

学报,1998,14(4):4

夏桂成.月经周期与调周法(续 2)[J].南京中医药大学学报,1998,14(5):4

夏桂成.月经周期与调周法(续 3)[J].南京中医药大学学报,1998,14(6):4

夏桂成.月经周期与调周法(续 4)[J].南京中医药大学学报,1999,15(1):2

夏桂成.月经周期与调周法(续 5)[J].南京中医药大学学报,1999,15(2):4

夏桂成.月经周期与调周法(续 6)[J].南京中医药大学学报,1999,15(3):3

夏桂成.月经周期与调周法(续 7)[J].南京中医药大学学报,1999,15(4):203

Y

杨会举,孙玉信,高青,等.国医大师张磊以肠垢论治大肠疾病经验介绍[J].新中医,2021,53(1):4

Z

张磊.辨证思维六要[J].河南中医学院学报,2008,23(2):1

张勤生,吴明阳.国医大师张磊运用达郁汤治疗慢性萎缩性胃炎经验[J].中医研究,2021,34(11):3

张社峰.国医大师张磊运用逍遥散经验拾萃[J].新中医,2021,53(8):5

赵可宁.夏桂成妇科"治未病"医学思想探微[J].中华中医药学刊,2008,26(9):2040

赵文霞,张丽慧,刘晓彦.张磊运用涤浊法论治非酒精性脂肪性肝病经验[J].中医杂志,2019,60(23):1993

周淑娟.名老中医张磊"动、和、平"学术思想的临床运用[J].中医研究,2011,24(7):2

朱彦婷,张传伟,王育良.阴阳时辰钟理论运用的新探讨[J].中医药导报,2019,25(11):10

（二）传染科

【概述】

2021年度公开发表在学术期刊上与中医药治疗传染性疾病有关的学术论文共5 000余篇，主要涉及理论探讨、临床研究、实验研究及文献研究。

1. 理论探讨

流行性感冒的发病规律方面，郝宇等从国家人口与健康科学数据共享平台网站的公共卫生科学数据中心，收集2004年至2016年黑龙江、河南、广东、甘肃、上海五个省市的流行性感冒发病资料。结果：甘肃、广东两省流感发病率相对较高；流行性感冒的发生与六气主气密切相关，黑龙江、甘肃、河南、上海四省市流感发病率最高时段为终之气-太阳寒水时段，且四省市流感在初之气、二之气、五之气中几个时位相对高发，广东省流感发病率以二之气高发，完善了中医对流感发病规律的认识。

新冠肺炎的发病规律研究见专条。

黄臻等从中医六经辨证角度分析登革热病例，认为登革热病位多在三阳，以少阳阳明合病居多，其次少阳病及阳明病；病机上存在虚实夹杂，水火互兼，表里合病的状态。

邓家琳等认为，水痘病机有4个不同阶段病机：邪伤肺卫，病在浅表；邪炽气营，热入于里；邪入营血，迫血妄行；邪尽阴伤，余邪留伏。治疗可疏风清热，解表透疹；清气凉营，解毒化湿；清营凉血，祛瘀化浊；养阴生津，顾护中焦。

艾滋病、新冠肺炎的病因病机见专条。

2. 临床研究

在证候规律研究方面，王珏云等对502例流感病例进行分析，发现甲型流感患者风寒束表证兼气虚最多，乙型流感患者表寒里热证兼气虚最多。徐慧聪等对852例广州及周边地区流感患者进行临床特点及中医辨证分型研究，结果发现流感患者的辨证分型以风热犯卫证和表寒里热证为主，甲型流感患者湿热互结证多于乙型流感患者。乙型流感患者太阳病多于甲型流感患者，甲型流感患者气分证多于乙型流感患者。

新冠肺炎的临床特征研究见专条。

关于中医治疗流感，贺丹将80例流行性感冒患者为受试对象，按照入院顺序随机分为研究组与对照组各40例。对照组予以常规治疗即口服复方氨酚烷胺胶囊，研究组在其基础上给予疏风解毒胶囊。结果：研究组不同时间段体温恢复人数以及治疗3 d后咳嗽、咽痛、头痛、流涕、全身酸痛症状消失人数均高于对照组。刘静茹等将流行性感冒患儿分为3组各80例，对照组予帕拉米韦氯化钠注射液治疗，观察组1在此基础上加用小儿热速清颗粒，观察组2在观察组1基础上联合穴位贴敷。结果：小儿热速清颗粒联合穴位贴敷可以有效改善患儿流行性感冒的临床症状，并可提高血清TGF-β_1水平、增强免疫功能、改善血清炎症因子水平、加速肺部炎症的吸收。

其他传染病方面，徐克菲等观察中西医结合治疗小儿邪犯肺胃型手足口病疗效。结果：相对于单纯使用干扰素喷雾剂，使用金银花口服液联合干扰素喷雾剂治疗，口腔溃疡消失、咽痛消失、体温恢复正常和皮疹消退所需时间更短。李宏云等观察抗感颗粒(儿童装)对轻症型手足口病儿童免疫功能及炎性因子的影响,结果:加用抗感颗粒治疗的患儿IL-6和IL-10水平都有显著下降,机体炎症反应减轻,病情好转较快。

张波等观察常规疗法联合柴石解毒颗粒治疗登革热。结果:在发热、头痛、全身痛、腹泻、皮疹等症状体征复常时间上,联合治疗者较单纯使用常规疗法者有所缩短,且加用柴石解毒颗粒后患者白细胞计数、血小板计数高于常规治疗组患者。研究提示,柴石解毒颗粒可以有效缓解登革热患者症状并可改善血象。

孙晓旭等观察中西医结合治疗儿童EB病毒相关传染性单核细胞增多症,设两组各35例,均给予更昔洛韦注射液治疗,治疗组联合四妙清瘟败毒饮(石膏、知母、桔梗、金银花、玄参、水牛角等)治疗1周。结果:治疗组患儿发热、咽峡炎、颈部淋巴结、肝脾肿大好转等时间短于对照组。研究提示,四妙清瘟败毒饮加减治疗儿童EB病毒相关传染性单核细胞增多症,可以提高患儿获得性免疫应答反应,改善中医证候,缩短临床症状缓解时间。

石海莎发现,白虎汤加减联合西医常规治疗乙型脑炎,可缩短患者体温恢复时间,改善各项指标。

丁慧敏发现自拟参黄汤(苦参、黄柏、大黄、白鲜皮、马齿苋)外洗配合伐昔洛韦可缩短水痘患儿退热时间、皮疹结痂时间,提高临床总有效率。

艾滋病、肺结核、新冠肺炎、乙肝的辨证论治研究见专条。

乙肝、艾滋病的体质分型研究见专条。

3. 实验研究

岳冬辉等研究发现,甘露消毒丹能延长甲型H1N1病毒感染小鼠生命,抑制肺损伤,降低肺指数和肺组织病毒滴度。

乙肝、艾滋病的实验研究见专条。

4. 文献研究

在中药治疗流感的文献研究方面,李苗苗等检索中国知网、万方数据服务平台、维普数据库2000—2020年中医药治疗流感的文献,构建方药数据库,利用Microsoft Excel 2010进行频次分析,通过SPSS Modeler 18.0、SPSS Statistics 22.0对处方药物进行关联规则,系统聚类,主成分因子及决策树模型分析。结果:中药治疗流感药物以清热药、解表药、化痰药为主,多以辛凉透表、清热解毒、清肺平喘、理气化痰、补益肺脾为主。

肺结核、新冠肺炎、乙肝的文献研究见专条。

(撰稿:张玮 审阅:徐列明)

【新型冠状病毒肺炎的中医诊疗研究】

2021年度公开发表在学术期刊上与新冠肺炎有关的学术论文3 000余篇,涉及病因病机、临床诊疗及文献研究。

1. 病因病机

王丽华等对40例轻型、普通型新冠肺炎患者临床治疗期及恢复期进行中医辨证论治。结果:新冠肺炎中医病因为湿毒疫邪,病位在肺、脾,可涉及胃、大肠,湿毒郁肺为基本病机。

贾维刚等对161例新冠肺炎北方患者中医病证特点及病因病机进行分析,发现新冠肺炎为湿毒疫疠之邪兼挟时令燥邪侵袭机体,与体内素有浊毒相互胶结,闭阻孔窍、化燥伤阴,属"湿毒疫"。

2. 临床诊疗

李宇栋等收集了105例普通型新冠肺炎患者。结果:其中3例无症状;102例患者首发症状以发热、咳嗽、咳痰、乏力等多见,包括1例咳嗽、咳痰和101例发热。其中绝大部分发热患者伴随其他症状,39例伴咳嗽、37例伴乏力、26例伴咳痰、25例伴咽痛、15例伴腹泻、14例伴嗅觉改变、9例伴味觉改变。

秦泠曦等对605例湖北地区重型、危重型新冠肺炎患者的临床特点进行分析,发现咳嗽、乏力、发热、咳痰、呼吸困难与纳差为入院时出现率最高的症状,咽痛、鼻塞、流涕等上呼吸道感染症状少见。

黄超群等分析湖北省定点医院的 2 132 例新冠肺炎患者临床资料。结果:47.8%患者有密切接触史;重型患者平均年龄大于普通型;患者合并的基础疾病主要为高血压病、糖尿病、冠心病、慢性肾病、有手术史、慢性胃肠道疾病,且有基础疾病者咳痰、憋闷或喘促占比高于无基础疾病者。认为高龄、合并基础疾病可能是病情加重危险因素,合并基础疾病者易演变为危重症,故应重视基础疾病诊治,尤其是心血管疾病。

原丹等分析 2021 年福建莆田学院附属医院收治的新冠病毒 Delta 株感染住院患儿 87 例的中医证候分布规律。结果:其证候主要为湿热证,主要病机为湿热阻滞、热重于湿。

余德海等纳入武汉、绵阳两地新冠肺炎患者 40 例。结果:绵阳和武汉患者中医证候存在差异性,其中武汉患者痰湿证较多,绵阳患者肺气闭郁证较多。

何丽云等用真实世界诊疗数据,观察肺炎 1 号方(生麻黄、生石膏、杏仁、羌活、葶苈子、贯众等,又称为武汉抗疫 1 号方)治疗 532 例新冠肺炎隔离状态人群发热者的疗效。结果:肺炎 1 号方的疗效优于非纯中药组,1 d 可以看到明显的退热效果;其具有"通用方"的特性,不仅对确诊病例有效,也适合疑似病例、密切接触者的防治。

3. 文献研究

杨广等分析常规西医治疗联合中药注射剂治疗新冠肺炎的随机对照试验,纳入 7 篇文献,共涉及 520 例患者。结果:对于重型患者,清热类中药注射剂组的临床疗效、淋巴细胞计数、CRP、IL-6、CT 吸收率、APACHE-Ⅱ 评分明显好转,核酸转阴时间、住院时间缩短,与常规西医治疗组比较 $P < 0.05$,但对于普通型患者无统计学差异($P > 0.05$)。

刘令令等分析采用透解祛瘟颗粒、清肺排毒汤、麻杏宣肺解毒汤、金银花口服液、金花清感颗粒、清

肺透邪扶正方、肺炎 1 号颗粒治疗新冠肺炎的 7 篇文献。结果:中西医结合治疗新冠肺炎在总有效率、治疗前后中医证候量表积分、临床症状消失率、CT 好转率、转(危)重率、不良反应率方面的效果均优于实施单纯西医药治疗的对照组。

(撰稿:李莹 叶思雯 审阅:张玮)

【肺结核的中医诊疗研究】

戴磊等纳入佛山市高明区 265 例肺结核病患者,对其症状分证型进行聚类分析。结果:痰浊阻肺证 60 例,肺气阴虚挟湿证 119 例,肺脾两虚挟湿证 86 例。认为该地区肺结核病辨证分型均为实证,且多挟湿。

曾红萍等将气阴两虚型患者分为两组,均给予常规抗结核治疗。观察组 37 例在此基础上联合隔蒜灸治疗,取百劳(双)、肺俞(双)、膏肓(双)、太溪(双)、中府(双)、膻中等穴。20 min/次,1 次/3 d,2 个月为 1 个疗程。结果:两组患者治疗后中医证候积分均低于本组治疗前,且观察组治疗后低于对照组治疗后($P < 0.05$)。对照组有效率为 69.4%(25/36),观察组有效率为 94.6%(35/37),$P < 0.05$。治疗 1 个月后,观察组痰菌转阴及肺部病灶吸收例数高于对照组($P < 0.05$)。两组患者治疗后健康调查简表评分高于本组治疗前,且观察组治疗后高于对照组治疗后(均 $P < 0.05$)。

张瑞霞等将 62 例肺阴虚证患者分为两组各 31 例,对照组患者采用 HRZE 方案治疗,观察组患者采用 HRZE 方案联合参麦注射液治疗。治疗后,观察组患者干扰素 7(IFN-7)、超氧化物歧化酶(SOD)水平高于对照组,肿瘤坏死因子-α、降钙素原、黄嘌呤氧化酶、β-胡萝卜素、基质金属蛋白酶-9、HNPl-3、VEGF 水平低于对照组(均 $P < 0.05$)。

王光辉等将初治肺结核患者分为两组,对照组 44 例采用 2HREZ/4HR 抗结核方案治疗;联合组 45 例加用扶正抗痨方(黄精、枸杞子、白及、半枝莲、猫爪草、仙鹤草等)加减。两组均连续治疗 6 个月。

结果:治疗前,两组症状评分差异无统计学意义,具有可比性;治疗后,联合组症状评分(3.58±0.39)分,显著低于对照组的(6.14±0.46)分($t=12.389$,$P<0.05$)。治疗后,两组免疫功能指标较前改善,且联合组改善优于对照组($P<0.05$)。治疗后,两组 IL-1β、IL-1Ra 较前改善,且联合组改善优于对照组($P<0.05$)。联合组总有效率91.1%(41/45),显著高于对照组的 77.3%(34/44)($Z=1.982$,$P<0.05$)。联合组不良反应发生率低于对照组($\chi^2=4.686$,$P<0.05$)。

Xu YH 等将近三十年来抗结核的中药配方与古代方剂进行比较研究。结果:现代和古代配方中的草药组合差异虽然很大,但这两类出现率最高的30种中药中仍有半数重合,这种重合的核心草药有助于改进结核病的治疗处方。

(撰稿:李莹 杜汇 审阅:张玮)

【艾滋病的中医诊疗研究】

杨玉琪等对接受 HAART 治疗满 1 年的老年(≥50 岁)艾滋病患者进行中医体质判定,并对其中医体质类型分布进行分析。结果:729 例患者中,平和质 503 例(69.0%),偏颇体质 226 例(31.0%),偏颇体质中频数由高到低依次为阳虚质、气虚质、气郁质、阴虚质、痰湿质、湿热质、血瘀质及特禀质;单因素分析患者性别、职业、可能感染途径对体质影响显著(均 $P<0.05$),民族、年龄、婚姻状况、文化程度、HAART 治疗时长等对体质影响不明显;平和质、阳虚质、气虚质 3 种主要体质类型的老年艾滋病患者 HAART 治疗后 CD_4^+ T 淋巴细胞计数较治疗前均显著增加(均 $P<0.01$)。

张焕霞等将 80 例艾滋病相关腹泻患者辨证分型为脾气虚弱组 19 例、肝郁气滞组 16 例、脾虚湿盛组 10 例、气阴两虚组 14 例及脾肾阳虚组 21 例;根据患者腹泻程度分为重度组 11 例、中度组 50 例和轻度组 19 例。流式细胞术检测 CD_4^+、CD_8^+ T 淋巴细胞水平,并分析其与中医证候及腹泻程度的关系。

结果:脾肾阳虚组和气阴两虚组 CD_4^+ T 淋巴细胞计数水平均显著低于脾虚湿盛组、肝郁气滞组及脾气虚弱组,脾虚湿盛组和肝郁气滞组 CD_4^+ T 淋巴细胞计数水平均显著低于脾气虚弱组(均 $P<0.05$)。脾肾阳虚组和气阴两虚组 CD_8^+ T 淋巴细胞计数水平均显著高于脾虚湿盛组、肝郁气滞组及脾气虚弱组,脾虚湿盛组和肝郁气滞组 CD_8^+ T 淋巴细胞计数水平均显著高于脾气虚弱组(均 $P<0.05$)。重度组 CD_4^+ T 淋巴细胞计数水平显著低于中度组和轻度组,中度组 CD_4^+ T 淋巴细胞计数水平显著低于轻度组($P<0.05$)。重度组 CD_8^+ 淋巴细胞计数水平显著高于中度组和轻度组,中度组 CD_8^+ T 淋巴细胞计数水平显著高于轻度组($P<0.05$)。轻度艾滋病相关腹泻患者脾气虚弱型最多,中度患者脾肾阳虚型最多,重度患者气阴两虚型和脾肾阳虚型最多。CD_4^+、CD_8^+ T 淋巴细胞计数检查结果:CD_4^+ T 淋巴细胞<200 个/μl 共 33 例(41.3%),200～500 个/μl 共 37 例(46.3%),>500 个/μl 共 10 例(12.5%);CD_8^+ T 淋巴细胞<500 个/μl 共 28 例(35.0%),500～800 个/μl 共 39 例(48.8%),>800 个/μl 共 13 例(16.3%)。

王兴等收集云南临沧 150 例艾滋病患者的临床数据,采取潜在类别模型的分析手段研究症状和证型之间的内部关联程度。结果:排在前 20 位的主要症状依次为腻苔、白苔、乏力、健忘、沉脉、腰膝酸软等。其证型包括脾肾气虚证(71 例,47.3%)、脾虚痰湿证(70 例,46.7%)、脾肾两虚证(9 例,6.0%)三类。

宋春荣等将 60 例无症状期患者分为两组各 30 例,均予 HAART 治疗。治疗组联合中药健脾益肾方(黄芪、党参、炒白术、当归、防风、肉苁蓉等)煎服,12 个月为 1 个疗程。结果:与本组治疗前比较,治疗组治疗后中医证候积分降低,两组 CD_4^+ T 淋巴细胞数增加($P<0.01$,$P<0.05$)。与对照组比较,治疗组治疗后中医证候积分降低,CD_4^+ T 淋巴细胞数增加($P<0.01$)。同时治疗组中医证候改善的总有效率[100.0%(30/30)]高于对照组的 46.7%

$(14/30)(\chi^2=25.577,P=0.000)$。

孙俊等选取"云南省中医药治疗艾滋病试点项目数据库"中接受中医药治疗达12个月,治疗前后均行 CD_4^+ T淋巴细胞、CD_8^+ T淋巴细胞检测,人口学数据完整的847例患者,采用Logistic回归分析法分析 CD_4^+/CD_8^+ 变化的影响因素。研究提示,尽早对患者采用中医药联合 HAART 的治疗方案有助于患者 CD_4^+/CD_8^+ 的恢复,对存在不利因素的患者,应针对性地给予治疗,以提高疗效。

王莉等将506例ⅡA期艾滋病患者分为两组,对照组104例未给予治疗,治疗组402例给予康爱保生丸(紫花地丁、黄芩、人参等)口服,3 g/次,4次/d。24个月后,治疗组临床症状体征积分、HIV病载、临床结局评价量表(PRO)评分均较治疗前明显降低($P<0.05$,$P<0.01$)。治疗组临床症状体征积分、HIV病载、PRO评分均明显低于对照组(均$P<0.05$)。治疗组 CD_4^+ T淋巴细胞数均高于对照组;治疗组ⅡA期进入ⅡB期时间较对照组延长3.2月。

马秀霞等将72例艾滋病肺部感染痰热壅肺证患者分为两组各36例,均给予西医基础治疗。治疗组加用清肺培元颗粒(人参、黄芩、地龙、穿山龙、瓜蒌皮、浙贝母等),对照组加用清肺培元颗粒模拟剂,治疗观察14 d,检测患者的免疫功能,Th1、Th2相关细胞因子。结果:治疗后,与对照组比较,清肺培元颗粒有提高患者免疫功能的趋势,Th1相关细胞因子IL-2、Th2相关细胞因子IL-6表达均显著提高(均$P<0.05$),Th2相关细胞因子IL-12、IFN-γ、TNF-α、IL-4、IL-10表达均显著降低(均$P<0.05$)。

(撰稿:李莹 杜汇 审阅:张玮)

【乙型肝炎的中医诊疗研究】

张璐鹏等统计分析不同中医体质类型患者肝功能 Child-pugh 分级、FibroScan值(FS)、B淋巴细胞计数(CD_5^+、CD_5^-、CD_{19})、乙肝病毒载量(HBV-DNA)、肝脏纤维化分期。结果:观察的163例慢性乙肝肝硬化患者的体质分型占比最高前3位依次是湿热质(24.5%)、气虚质(21.4%)、平和质(16.6%);平和质、气虚质患者肝功能 Child-pugh 分级 A 级占比最高,气虚质、阳虚质、痰湿质、血瘀质、特禀质患者 B 级占比最高,阴虚质、湿热质 C 级占比最高;血瘀质患者 FS 值最高,特禀质患者 FS 值最低;CD_5^+ 较高的中医体质包括湿热质、阴虚质、气郁质、特禀质,CD_5^- 较高的中医体质包括阳虚质、气虚质、血瘀质,CD_{19} 较高的中医体质包括湿热质、特禀质、血瘀质;湿热质患者 HBV-DNA 病毒载量≥5×10^6 U/ml者占比最多,为70.0%,特禀质、阴虚质均无病毒载量≥5×10^6 U/ml者;平和质患者肝脏纤维化分期 S0 期占比最高,为51.9%,阳虚质患者 S0 期、S1 期占比最高,均为36.4%,气虚质患者 S1 期、S2 期占比最高,均为37.1%,特禀质、痰湿质、湿热质、气郁质患者 S2 期占比最高,分别为100.0%、62.5%、40.0%、31.7%,阴虚质患者 S3 期占比最高,为66.7%,血瘀质患者 S4 期占比最高、为41.7%。

孙静云等采用调查问卷与实验室检测相结合的方式对研究对象进行问卷调查,比较 HBV 携带者中医体质分布、肝功能指标、乙肝病毒基因(HBV-DNA)分布、乙肝类型分布及 SAS、SDS 评分情况。结果:185例 HBV 携带者中体质分布从高到低分别为平和质、气虚质、气郁质、痰湿质、湿热质、阳虚质、阴虚质及血瘀质。不同体质类型 HBV 携带者肝功能指标、乙肝类型分布及 HBV-DNA 定量分布比较差异无统计学意义。湿热质 SAS 评分显著高于平和质、气虚质、气郁质、痰湿质及其他体质($P<0.05$);气郁质、气虚质 SDS 评分均高于平和质、痰湿质、湿热质及其他体质($P<0.05$),痰湿质 SDS 评分显著高于平和质($P<0.05$),气郁质 SDS 评分明显高于气虚质($P<0.05$)。

邢宇锋等将400例慢性 HBV 携带者分为两组各200例。治疗组患者采用补肾健脾解毒方(苦味叶下珠、淫羊藿、杜仲、怀牛膝、黄芪、枸杞子等)治疗,对照组患者予以安慰剂治疗。结果:治疗48、

96 周后,治疗组患者 HBV DNA 定量值下降均优于对照组($P<0.05$),治疗 96 周后 HBV DNA 定量值≤10^4 U/ml 患者占 20.9%(38/182);治疗 48、96 周后,治疗组患者血清 HBsAg 水平下降均优于对照组($P<0.05$);治疗 48、96 周后,治疗组与对照组患者 HBsAg 阴转率 $P>0.05$;治疗 48、96 周后,治疗组患者 HBeAg 血清转换/阴转率升高均优于对照组($P<0.05$),治疗 96 周后 HBeAg 血清阴转率达 16.5%(30/182)。研究过程中,各组均未发生任何严重不良事件。

宋杰等将 80 例慢乙肝肝硬化瘀血阻络证患者分为两组各 40 例,均予恩替卡韦片口服。观察组加服扶正化瘀胶囊(丹参、虫草菌丝、五味子、松花粉、桃仁、绞股蓝)。共治疗 48 周后,观察组总有效率为 88.6%(31/35),对照组为 73.0%(27/37),$P<0.05$。与治疗前比较,治疗 24 周、48 周两组患者的中医证候积分、肝功能、肝纤维化指标、细胞免疫功能、炎症因子各项指标均显著改善(均 $P<0.05$);治疗 48 周后两组患者凝血功能显著改善(均 $P<0.05$)。与对照组比较,治疗 48 周观察组患者中医证候积分、肝功能、肝纤维化指标、细胞免疫功能、凝血功能、炎症因子各项指标均显著改善(均 $P<0.05$)。

陈月桥等将 80 例乙型肝炎相关性慢加急性肝衰竭患者分为两组各 40 例,对照组患者予西医综合治疗,治疗组患者在西医综合治疗基础上联合应用茵陈术附汤(茵陈、麸炒白术、炮附片、干姜、肉桂、甘草等)加减治疗,疗程为 4 周。观察比较治疗前后两组患者中医证候积分、肝功能(TBIL、ALT、ALB),并评价疗效。结果:治疗组患者中医证候疗效优于对照组($P<0.05$);治疗后两组患者中医证候积分均较治疗前降低(均 $P<0.05$),且治疗组患者治疗后中医证候积分低于对照组($P<0.05$)。治疗组患者临床疗效优于对照组($P<0.05$);治疗后两组患者 TBIL、ALT 均低于治疗前(均 $P<0.05$),ALB 高于治疗前($P<0.05$),且治疗组患者治疗后 TBIL、ALT 均低于对照组(均 $P<0.05$),ALB 高于对照组($P<0.05$)。

马丽等通过多维度观察 CHB 脾胃湿热证与肝郁脾虚证的 DNA 甲基化水平表达,初步证实 DNA 甲基化可能是 CHB 中医证候形成的表观遗传机制之一。

马庆亮等通过油酸处理 HepG2.2.15 细胞建立 CHB 合并 NAFLD 的细胞模型,发现化痰祛湿活血方(泽泻、丹参、海藻、郁金、山楂、水飞蓟等)可能通过调控脂代谢相关基因表达影响肝细胞内脂肪合成,从而增强恩替卡韦的临床疗效。

(撰稿:李莹 杜汇 审阅:张玮)

[附] 参考文献

C

陈月桥,吴凤兰,覃秀容,等.茵陈术附汤加减治疗乙型肝炎相关性慢加急性肝衰竭阴阳黄证的疗效观察[J].中医药导报,2021,27(6):91

D

戴磊,黎伟林,黎志刚,等.基于证素辨证的佛山市高明区肺结核病中医证候分布特征[J].中医药临床杂志,2021,33(6):1151

邓家琳,王俊宏.基于卫气营血理论浅析水痘常证的中医动态辨证诊疗思维[J].中国中医急症,2021,30(2):289

丁慧敏.中药外洗治疗小儿水痘临床观察[J].中国中医药现代远程教育,2021,19(4):112

H

郝宇,汤巧玲,郑若韵,等.基于主气理论的五省市流行性感冒发病规律分析[J].中华中医药杂志,2021,36(8):4878

何丽云,李凌香,张小平,等.武汉抗疫 1 号方治疗社区

隔离人群发热的疗效分析[J].吉林中医药,2021,41(3):281

贺丹.疏风解毒胶囊对成人流行性感冒患者临床症状的改善效果及安全性分析[J].中华中医药杂志,2021,36(5):3059

黄臻,颜芳,覃小兰,等.六经辨证理论治疗登革热疫病证候及病机分析[J].辽宁中医杂志,2021,48(2):100

黄超群,吕文亮,李昊,等.基于湖北省定点医院2 132例临床资料分析2019冠状病毒病发生相关因素[J].中华中医药杂志,36(1):93

J

贾维刚,周泉宇,塔娜,等.161例北方新型冠状病毒肺炎中医病证特点及病因病机分析[J].中国中医急症,2021,30(8):1333

L

李宏云,胡榕,汪明辉,等.抗感颗粒(儿童装)对普通型手足口病患儿免疫功能及炎性因子的影响[J].西部中医药,2021,34(4):1

李苗苗,杨勤军,童佳兵,等.中药治疗流行性感冒组方用药规律研究[J].辽宁中医药大学学报,2021,23(9):172

李宇栋,温博,郭玉红,等.105例新型冠状病毒肺炎普通型患者中医临床特征分析[J].北京中医药,2021,40(3):221

刘静茹,谢琛,刘艳红,等.小儿热速清颗粒联合穴位贴敷治疗儿童流行性感冒的疗效观察[J].中医药导报,2021,27(8):81

刘令令,段飞,杜巧婷,等.中西医结合治疗新型冠状病毒肺炎临床疗效及安全性系统评价与Meta分析[J].中医临床研究,2021,13(5):24

M

马丽,郑秀丽,杨宇,等.慢性乙型肝炎脾胃湿热证与肝郁脾虚证DNA甲基化的初步研究[J].时珍国医国药,2021,32(7):1671

马庆亮,张丽慧,刘鸣昊,等.化痰祛湿活血方含药血清对HepG 2.2.15细胞乙型肝炎病毒复制能力及脂肪代谢相关基因表达的影响[J].中医杂志,2021,62(7):622

马秀霞,桑锋,崔伟锋,等.清肺培元颗粒对艾滋病合并肺部感染痰热壅肺证患者Th1/Th2的影响[J].中华中医药杂志,2021,36(6):3721

Q

秦泠曦,吕文亮,杨旻,等.605例湖北地区重型、危重型新型冠状病毒肺炎患者的临床特点、药物治疗与预后的多中心回顾性队列研究[J].中华中医药学刊,2021,39(3):89

S

石海莎.中西医结合治疗小儿流行性乙型脑炎疗效观察[J].实用中医药杂志,2021,37(6):1022

宋杰,文玲,雷力民,等.扶正化瘀胶囊联合恩替卡韦片治疗慢乙肝肝硬化瘀血阻络证者临床观察[J].时珍国医国药,2021,32(5):1169

宋春荣,刘永刚,南然,等.高效抗逆转录病毒治疗联合健脾益肾方对无症状期艾滋病患者中医症候积分及CD$_4^+$ T细胞数量的影响[J].中国中西医结合杂志,2021,41(1):46

孙俊,王莉,杨玉琪,等.接受中医药治疗的艾滋病患者CD$_4^+$/CD$_8^+$影响因素的回归性分析[J].湖南中医杂志,2021,37(8):12

孙静云,何婷婷,顾赛红.185例乙型肝炎病毒携带者的中医体质分布及临床特征分析[J].当代医学,2021,27(18):26

孙晓旭,李向峰,马淑霞.四妙清瘟败毒饮加减治疗儿童EB病毒相关传染性单核细胞增多症临床研究[J].河南中医,2021,41(8):1210

W

王莉,和丽生,杨玉琪,等.康爱保生丸治疗艾滋病402例临床观察[J].辽宁中医杂志,2021,48(10):99

王兴,周青,李钦,等.基于潜在类别模型的云南临沧艾滋病中医证候分布研究[J].中国医药导报,2021,18(28):139

王光辉,张红霞,许俊丽.扶正抗痨方联合抗结核治疗对初治肺结核患者免疫功能及IL-1β、IL-1Rα的影响[J].新中医,2021,53(10):37

王珏云,李晨浩,李云,等.2019年冬季502例流行性感冒中医证候特征分析[J].中医杂志,2021,62(8):696

王丽华,石林波,丁兆辉,等.分期治疗40例新冠肺炎的中医临床研究与思考[J].江西中医药大学学报,2021,

33(5):34

X

Xu YH, Dai GM, Tang SH, et al. Changes of anti-tuberculosis herbs formula during past three decades in contrast to ancient ones[J]. Chinese Journal of Integrative Medicine, 2021, 27(5):388

邢宇锋,许林艺,冯楝,等.补肾健脾解毒方治疗慢性乙型肝炎病毒携带者的临床研究[J].中西医结合肝病杂志,2021,31(7):586

徐慧聪,欧爱华,邓屹琪,等.852例广州及周边地区流感患者临床特点及中医辨证分型研究[J].中医药导报,2021,27(1):182

徐克菲,邓丽华,毛志海,等.金银花口服液联合干扰素喷雾剂治疗邪犯肺脾型小儿手足口病40例临床观察[J].中医杂志,2021,62(8):687

Y

杨广,赵云红,郑伯俊,等.清热类中药注射剂治疗新型冠状病毒肺炎患者疗效的Meta分析[J].时珍国医国药,2021,32(12):3031

杨玉琪,孙俊,瞿广城,等.云南省接受HAART治疗的老年艾滋病患者中医体质研究[J].云南中医中药杂志,2021,42(9):25

余德海,沈其霖.武汉绵阳两地新型冠状病毒肺炎患者中医症候差异讨论[J].四川中医,2020,38(9):4

原丹,郑泽宇,庄森,等.2021年福建莆田新冠Delta株感染患儿中医证候及诊治规律初探[J].福建中医药,2021,52(10):1

岳冬辉,魏丹丹,崔迪,等.甘露消毒丹抗甲型H1N1流感病毒感染体内外作用评价[J].中华中医药杂志,2021,36(5):2503

Z

曾红萍,朱琦,陈新,等.隔蒜灸联合化疗治疗气阴两虚型肺结核临床研究[J].河南中医,2020,40(10):1598

张波,王军文,谭行华,等.柴石解毒颗粒治疗登革热临床观察[J].西部中医药,2021,34(7):91

张焕霞,刘春礼,孙晓明,等.艾滋病相关腹泻患者CD_4^+、CD_8^+ T淋巴细胞水平变化与中医证候特征的关系[J].光明中医,2021,36(15):2468

张璐鹏,张开波,李英宵,等.慢性乙肝肝硬化患者中医体质分析及与相关病理特征关联性探究[J].中国中西医结合消化杂志,2021,29(8):550

张瑞霞,陈瑞锋,邓巧娟.参麦注射液联合HRZE方案治疗肺结核的效果及对XOD、MMP-9水平的影响[J].中华中医药学刊,2021,39(5):70

（三）肿瘤科

【概述】

纵观2021年中医治疗恶性肿瘤文献显示了三大特点：第一，能有效地防范恶性肿瘤发生与发展。众所周知，从致癌物质参与人体代谢，癌基因启动，细胞恶变到恶性肿瘤形成是一个较长的生物演化过程。在这个过程中，癌前病变是恶性肿瘤形成的必需步骤，如萎缩性胃炎、慢性肝炎与肝硬化等是胃癌、肝癌发生的基础。因而，中医药防治恶性肿瘤具有充分空间和机会，我们可以用"治未病"和"已病防变"的中医理论去应对防治。第二，中医药治疗恶性肿瘤可提高手术成功率，减少相关并发症，配合放化疗具有减毒增效，改善机体整体功能状态，恢复或调整机体免疫力等综合效果。同时，在恶性肿瘤维持治疗以及预防复发或转移等方面可以发挥积极作用。第三，中医药也可以直接参与一些恶性肿瘤的治疗，如复发或转移的中晚期恶性肿瘤、老年性肿瘤以及耐药难治肿瘤等，可以稳定肿瘤病灶，控制或改善患者临床症状，延长患者生存时间。

通过对文献分析发现，其主要亮点在于：①构建了"毒邪"致病理论体系。在2020年文献研究基础上，对"毒邪"致病理论体系进行进一步完善。2021年共有107篇文献分别从毒邪特性、致病特点以及临床应用等方面进行了论述。对"毒邪"性质、致病特点进行了理论与临床实践扩展。除诠释了缘于自身癌毒如何导致恶性肿瘤发生与进展外，还将某些西医治疗方法归于"毒"的范畴，如：化疗（药毒）、放疗（热毒）、免疫或靶向治疗（湿毒）均可引发相应的并发症，化疗后骨髓抑制；放射性肺炎、放射性肠炎；免疫或靶向治疗引起的皮肤损害（皮疹）等。

相应而言，用"以毒攻毒"或解毒药物治疗恶性肿瘤或治疗相关并发症也成为2021年临床应用研究最多的话题。同时，毒邪也常常与瘀血、痰湿相互为伍或联合致病，构成了以"毒"为主，毒、痰、瘀、虚相互交织，互为因果的整合病因病机理论与诊疗体系。②完善了肿瘤相关病症新诊疗模式。从2021年具有相关疾病新诊疗模式的代表性文献分析，在血液系统肿瘤诊疗方面，明确将白血病前期病变骨髓增生异常综合征、难治或复发急性白血病（耐药白血病）以及老年性急性白血病、急性白血病相关并发症进行整合诊疗，建立和完善了"中医药防治急性髓系白血病一体化研究"模式。主要内容包括：强化导致急性髓系白血病前期疾病骨髓增生异常综合征的治疗，以阻止或延缓疾病向急性髓系白血病转化；治疗复发难治或耐药急性髓系白血病，提高临床完全缓解率；控制急性髓系白血病相关症状或并发症，促进疾病康复。在实体瘤诊疗方面，提出了"恶性肿瘤中医药维持治疗"概念。阐明中医维持治疗内涵定义、思维模式与治疗方法。重点强调中医维持治疗要在"道法自然"核心理论指导下，把"以人为本、致力中和""坚守内功、修护元气"以及"调畅情志、天人合一"等理念贯穿维持治疗全过程，并通过最高境界的"养心"法则保持恶性肿瘤患者身心处于最佳状态，重视"辨证施治""整体观念""平衡状态""固本清源""中药靶向归经治疗""治未病"等理论灵活运用。明确提出恶性肿瘤中医药维持治疗应包括肿瘤疾病维持治疗、肿瘤相关症状维持治疗、肿瘤及其治疗相关并发病症维持治疗三位一体的多维度系统概念。将治疗目标定位于临床证候（症状）控制与提高患者生存质量与肿瘤无进展生存期和总生存期重点指标，实现了宏观表征的控制向微观指标的转化，使得更多的恶性肿瘤患者在维持治疗中获益。③制定了多学科交叉的综合康复方案。自从 2006 年世界卫生组织公布恶性肿瘤作为一种慢性疾病以来,随着新诊疗方案的临床应用,恶性肿瘤 5 年生存期的标杆已经明显前移,部分患者已迈进或迈过了 10 年生存期的第二个标杆。因此,手术、放化疗或靶向、免疫治疗后患者康复治疗非常必要。长期以来,当手术、化疗、放疗或靶向、免疫治疗后,现代医学的康复治疗只是患者自然康复规程,并没有实质性干预措施。而中医在恶性肿瘤康复过程中,始终以整体观念为指导,强调"天人合一""形神合一"等中医理念,制定了包括辨证施治、调畅情志、针灸推拿、体育训练、药膳药浴、内病外治等综合措施,以应对肿瘤患者康复过程中可能出现最痛苦的表象治疗,如肿瘤相关抑郁、疲劳、失眠等。通过这些治疗,明显加快了肿瘤患者的康复进程,提高了患者的生存质量。

（撰稿:陈信义　审阅:孟静岩）

【恶性肿瘤中医维持研究】

中晚期恶性肿瘤的治疗,多采取包括中医、西医和中西医结合在内的综合治疗措施。实际上有超过 80% 的恶性肿瘤患者或多或少地接受了中医药治疗,说明中医药在恶性肿瘤的治疗中具有不可替代的位置和重要性。因此,如何弘扬中医药治疗恶性肿瘤特色和优势,挖掘具有中国元素的恶性肿瘤治疗新模式是国人应当探究的重大临床课题。

安娜等将 60 例急性淋巴细胞白血病维持期患儿随机分为两组,对照组采用常规化疗,治疗组在此基础上联合服用槐杞黄颗粒,疗程为 6 个月;另收集同期进行健康体检的儿童 30 人作为正常组,观察急性淋巴细胞白血病儿童维持阶段细胞免疫功能情况。结果:治疗组患儿重症感染发生率为 20.0% (6/30),低于对照组的 46.7%(14/30),$P<0.05$;急性淋巴细胞白血病儿童维持期 T 细胞亚群 CD_3^+、CD_4^+、CD_4^+/CD_8^+ 低于正常组,CD_8^+ 高于正常组(均 $P<0.05$);治疗组患儿 CD_3^+、CD_4^+、CD_4^+/CD_8^+ 显著

高于对照组。表明槐杞黄颗粒可改善急性淋巴细胞白血病儿童维持期的细胞免疫功能,减少重症感染发生率。

王田田等进行中医药维持治疗肺癌临床研究的 Meta 分析,共纳入 44 个随机对照试验(RCT),3 042 例肺癌患者,该分析使用中医药维持治疗组与未使用中医药维持治疗组对比。通过研究显示,中医药维持治疗组在 Karnofsky 活动状态(KPS)无进展生存期(PFS)、实体瘤稳定率(DCR)以及实体瘤有效率(RR)方面更有优势,均 $P<0.05$。

李西双将 67 例晚期非小细胞肺癌随机分为两组,对照组 34 例接受常规维持治疗,观察组 33 例接受中医药联合治疗,治疗 8 周后,分析中医药在晚期非小细胞肺癌维持治疗中的作用影响。结果:治疗后,观察组认知功能(15.25 ± 2.56)、躯体功能(15.19 ± 2.75)、总体健康(4.26 ± 0.45)、KPS(73.51±4.92)评分,高于对照组认知功能(13.35±2.52)、躯体功能(13.54±2.68)、总体健康(3.59±0.39)、KPS(68.02±4.54)评分,均 $P<0.05$。从疗效来看,观察组中医药联合治疗更为显著。

邢向荣等将 48 例Ⅲ—Ⅳ期非小细胞肺癌经一线化疗后进入维持治疗阶段的带瘤患者随机分为两组,对照组给予单药维持化疗,观察组在维持化疗基础上联合保肺膏治疗,治疗后每 2 个月按照实体瘤的疗效评价 RECIST 标准进行病灶疗效评价。结果:两组治疗后中医症状积分较治疗前明显下降($P<0.05$),且观察组显著低于对照组($P<0.05$),两组治疗后患者外周血 T 淋巴细胞亚群中,CD_3^+、CD_4^+ 的细胞计数及 CD_4^+/CD_8^+ 值较治疗前明显升高(均 $P<0.05$),且观察组上述指标显著高于对照组(均 $P<0.05$);T 淋巴细胞亚群中 CD_8^+ 的细胞计数虽较治疗前稍有升高,但组间差异无统计学意义($P>0.05$),对照组Ⅲ—Ⅳ度粒细胞减少和恶心呕吐发生率高于观察组(均 $P<0.05$),对照组治疗后 DCR 率稍低于观察组($P>0.05$),观察组的 KPS 评分、体重变化总改善率高于对照组(均 $P<0.05$)。

苏思新等运用回顾性分析的方法,将 110 例晚

期结直肠癌患者随机分为两组,对照组采用常规药物治疗方法,试验组采用中医辨证维持治疗方法,疗程为 2 月至 5 月。结果:经过药物治疗后,试验组总有效率 87.3％(48/55),对照组总有效率 60.0％(33/55),$P<0.05$;试验组患者在结束治疗后各项免疫指标也明显优于对照组,试验组患者的中位无疾病进展时间明显优于对照组(均 $P<0.05$)。

赵耀等采用回顾性分析的方法,将 75 例乳腺癌患者随机分为两组,对照组(36 例)患者接受常规维持治疗,观察组(39 例)患者在维持治疗的同时口服自拟扶正消瘤汤,疗程为 3 个月。结果:治疗后,观察组有效率 74.4％(29/39),44.4％(16/36),$P<0.05$;观察组生存质量评分(生理状况、社会家庭状况、情感情况、功能状况)的评分,高于对照组($P<0.05$);另外观察组患者 ki67 阳性率及血清乳酸脱氢酶水平,低于对照组。表明维持治疗联合自拟扶正消瘤汤,效果更为显著。

陈信义等总结目前的维持治疗多采用回顾性分析的方法,缺少大规模、多中心、前瞻性、随机对照的临床研究报告。维持治疗的终点应为发生疾病进展或因无法耐受的副反应,恶性肿瘤的中医维持治疗文献中,其相关概念、适应症、时间点划分比较模糊,涉及中医药特色的维持治疗理论文献较少。因此,提出具有中医特色的肿瘤中医药维持治疗概念、内容、方法非常关键,基于肿瘤中医维持治疗是多维度的系统工程概念,需要通过中西医专家对话,相关碰撞以及规范的临床实践,才能获得可供临床推广应用的专家共识或应用指南。

周彤等研究侯炜教授中医维持治疗鼻咽癌的用药规律与组方特色,筛选 218 首方剂,录入中医传承辅助平台(V2.5),采用频数分析、关联规则、复杂系统熵聚类分析等处理方法,总结其治疗鼻咽癌辨治规律。结果:用药频数较多的有白花蛇舌草、甘草、牛蒡子、苦地丁、半枝莲,挖掘强关联的药物组合 20 条,新处方"白芷-延胡索-补骨脂-细辛-独活""麦冬-北沙参-太子参-玉竹-天冬"等 6 首;并在此基础上确立了侯氏"阴虚毒蕴"的核心病机,以及"益气养

阴以求其本,清热化痰散瘀兼顾其标"的治疗思路。

(撰稿:董青　审阅:陈信义)

【癌因性疲乏中医药治疗研究】

癌因性疲乏(CRF)是肿瘤患者最常见的症状之一,与肿瘤本身和治疗相关,具有发生快、持续时间长、程度重和不可预知等特点,严重影响肿瘤患者生存质量。由于 CRF 严重影响肿瘤患者的生活质量,其逐渐引起国内外医护工作者的广泛关注。因 CRF 的发生机制尚不明确,西医治疗措施有限且效果欠佳。中医在治疗和改善 CRF 方面有着独特优势和显著疗效。

1. 中药汤剂

根据顾刚寿、赵芳、李烨等学者研究显示,改善临床症状是中医治疗的优势所在,依据中医理论,结合患者的证候、体质、年龄等内在因素,以及地理位置、天气、时节等外部因素进行加减,在遣方用药中具有灵活性、方便快捷、疗效明确、副作用少等诸多优势;CRF 多病及脾肾肝三脏,证型以脾肾两亏、肝郁气滞为主,众多医家针对其不同证型对病、对证治之,或益气健脾、温肾散寒,或扶正化痰祛瘀,或健脾和胃、化浊解毒,或活血化瘀、理气健脾等,既能明显改善患者的疲劳症状,也能提高患者的生活质量及免疫力。结果:中药汤剂对 CRF 的治疗疗效显著,既可以明显减轻患者疲乏程度,改善生活质量,增强免疫功能,还可以抑制肿瘤生长及防止复发。

2. 中成药

根据 2020 年中成药治疗癌因性疲乏临床应用指南中推荐,参芪扶正注射液、康艾注射液、艾迪注射液、贞芪扶正颗粒可用于治疗不同证型的肺癌、胃癌、鼻咽癌、大肠癌相关 CRF。

李普阳等研究血速升颗粒治疗 CRF 的疗效评价和机制,将 118 例患者随机分为两组,对照组口服阿胶黄芪口服液,10～20 ml/次,2 次/d;观察组口服

血速升颗粒,10 g/次,3次/d,疗程均为8周。结果:治疗后,观察组 CFS 量表各因子评分低于对照组(均 $P<0.01$);观察组 CD_3^+,CD_4^+ 水平和 CD_4^+/CD_8^+ 水平,高于对照组(均 $P<0.01$)。通过提高 CD_3^+、CD_4^+ 水平和 CD_4^+/CD_8^+ 水平,调节 IL-1、CD_8^+、IL-6、IL-8 和 TNF-α 炎症因子水平,以减轻疲乏症状和疲乏程度,提高患者的生活质量。

3. 针灸治疗

针灸是中医传统疗法之一,具有疗效显著、操作简便及经济安全等优点。

黄双燕等研究显示,针刺疗法可以通过刺激人体腧穴,促进气血调和,达到治疗 CRF 的目的;艾灸疗法具有温寒、扶阳、通瘀、解郁、抑邪扶正的作用,可驱散疲乏、恢复元气,能有效改善肿瘤患者的疲乏程度,而用艾灸疗法治疗 CRF 也体现了"虚则补之"的治疗原则;而经皮穴位电刺激是通过使用电极,刺激特定穴,以缓解症状,促进康复,减轻疲乏症状。季尹霞等根据中医子午流注理论及辨证施治思想,发现温和灸联合补中益气汤可以有效降低脾气虚型胃肠道恶性肿瘤患者的 Piper 疲乏调查量表评分及程度评级,明显提高 CRF 治疗的有效率。王力等研究显示,雷火灸能明显改善气虚型乳腺癌术后放化疗 CRF 患者的临床症状和生存质量,疗效显著,集灸、中药于一体,具有药效强、火力猛、渗透力深的优点。车文文等检索了建库至 2018 年 5 月 CNKI、CSPD、CCD、中国生物文献、Pubmed、EMBASE、Cochrane Library 等数据库,根据检索策略,检索到相关文献共 233 篇,纳入 14 篇文献,结果:针刺、艾灸、经皮穴位电刺激、电针等疗法治疗 CRF 有效,针灸疗法治疗 CRF 最常使用的穴位为足三里、三阴交、关元、气海、太溪、合谷等。该研究为临床治疗选择针刺疗法提供理论依据,也为针刺治疗 CRF 的有效性、安全性提供了证据。

4. 其他中医非药物疗法

除上述治疗方法外,改善 CRF 的传统中医疗法还包括穴位贴敷、耳穴压丸、超声药物透入、食疗、八段锦或太极拳锻炼等。

王晓燕、朱梦婷、栾燕芬等研究显示,通过中药膏或药籽等对穴位的刺激,可激发机体经气运行,以达到疏通经络气血、调节阴阳、调和脏腑等目的,显著改善 CRF 患者的临床症状,且操作方便、经济价廉、安全性高。蒋妍等应用超声药物透入联合耳穴压丸治疗化疗后出现 CRF 的乳腺癌患者,发现此法能够促进气血运行,经气顺畅,达到改善脏腑功能的作用,有助于缓解患者的疲乏程度,提高生活质量。李月等研究显示,补脾益气黄芪粥能改善 NSCLC 化疗伴 CRF 患者焦虑、抑郁等负性情绪,提高睡眠质量,改善疲倦、疼痛、气促等症状,进而提高生活质量。刘珊珊、林其等研究显示,锻炼八段锦、太极拳能够提升中枢神经系统反应性和机体耐受力,促进血液循环,增强免疫力,从而改善 CRF 患者的疲乏症状,且对肿瘤的预防和治疗具有重要作用。

(撰稿:高宠　审阅:陈信义)

【肿瘤相关抑郁中医药研究】

肿瘤相关抑郁是指在恶性肿瘤诊断与治疗过程中出现的病理性情绪反应,并非精神病性抑郁。症状表现主要为情绪低落、兴趣减退、精力不足、体力缺乏、悲观伤感、自罪观念与自杀倾向等。

1. 理论研究

胡玉星等总结了常见肿瘤相关心身症状的诊疗要点:第一,重视焦虑、抑郁的高发病率可以提高临床疗效;第二,了解肿瘤相关心身症状的产生机制有利于识别临床症状;第三,早期识别焦虑、抑郁的临床表现;第四,肿瘤相关抑郁证应从"郁证"论治,临床选方用药:气郁化火证-丹栀逍遥散,肝气郁结证-柴胡疏肝散,心脾两虚证-半夏厚朴汤,心神失养证-归脾汤,心神失养证-甘麦大枣汤,心肾阴虚证-天王补心丹合六味地黄丸等。黄琬晴等认为,肿瘤诊治过程可致使患者产生抑郁情绪,情绪障碍则会进一步影响肿瘤的发展和预后,其影响因素较多,与肿瘤分期、治疗手段、对疾病复发的担忧、恐惧等因素关系密切。朱广辉等认为中医药治疗在扶正抑瘤、改善患者心理健康状况方面具有一定特色和优势,中医"和法"不仅对改善恶性肿瘤患者情志异常具有独特的优势,并且具有抗肿瘤效果,可发挥双重作用;中医"和法"尤其擅长治疗肿瘤患者常出现情志异常多因气血、阴阳、气机失和等症状,多从调和气血、调和阴阳、调和肝脾等方面辨治肿瘤患者情志异常。

2. 临床研究

熊伟等观察甘麦大枣汤加减联合西医常规疗法治疗恶性肿瘤抑郁患者的疗效,将 92 例患者随机分为两组,对照组给予常规化疗治疗,观察组在此基础上加用甘麦大枣汤(枳壳、当归、柴胡、酸枣仁、大枣、甘草等)加减口服治疗,疗程为 2 周。结果:观察组 SDS 评分(50.18 ± 7.99)、HAMD 评分(20.99 ± 2.44),低于对照组 SDS 评分(73.17 ± 7.68)、HAMD 评分(34.89 ± 5.83),均 $P < 0.05$;观察组 IgA、IgG、IgM 水平,高于对照组(均 $P < 0.05$);观察组 CD_4^+ 及 CD_8^+ 降低,但 CD_4^+ 高于对照组,CD_8^+ 低于对照组(均 $P < 0.05$)。表明常规化疗联合柴芍解郁汤治疗,疗效更为显著。

王秀珍等研究疏肝理脾汤对大肠癌术后抑郁患者的疗效,将 96 例大肠癌患者随机分为对照组(50 例)和观察组(46 例),对照组采取常规化疗,观察组在此基础上加以疏肝理脾汤(白芍药、柴胡、陈皮、党参、白术、当归等)治疗,疗程为 8 周。结果:观察组 HAMA 评分(8.95 ± 1.42)、HAMD 评分(7.62 ± 1.25)低于对照组 HAMA 评分(12.38 ± 1.93)、HAMD 评分(10.07 ± 1.83),均 $P < 0.05$;两组 CD_3^+、CD_4^+、CD_4^+/CD_8^+、NK 细胞及 IgA、IgG、IgM 水平均明显升高,观察组疗效更为显著(均 $P < 0.05$)。

胡鸣旭等研究柴芍解郁汤中柴胡、白芍药调整剂量后对治疗大肠癌术后抑郁的疗效影响,将

108 例大肠癌术后患者随机分为 4 组:柴芍解郁汤调整剂量(枳实、郁金、远志、蒺藜、白术、陈皮等)的低、中、高剂量组及对照组(每组 27 例),对照组患者接受蒙脱石散口服,低、中、高剂量组在柴芍解郁汤基础上分别给予不同比例柴胡白芍配伍(6 g∶10 g;10 g∶15 g;15 g∶20 g),疗程为 2 个月。结果:治疗后,各组腹泻症状治疗总有效率,对照组 66.7%(18/27)、低剂量组 33.3%(9/27)、中剂量组 55.6%(15/27)、高剂量组 88.9%(24/27),均 $P < 0.05$;HAMD 评分比较,低剂量组($t = 0.726$)、中剂量组($t = 5.218$)、高剂量组($t = 13.256$)、对照组($t = 0.786$),均 $P < 0.05$。表明相较于对照组蒙脱石散治疗,柴芍解郁汤疗效更为显著。

单静怡等应用柴麦汤治疗甲状腺癌术后肝郁患者,将 123 例甲状腺癌术后辨证为肝郁痰湿证的患者随机分为两组,对照组(61 例)给予左甲状腺素钠片常规治疗,治疗组(62 例)在对照组基础上配合柴麦汤(柴胡、枳实、白芍药、炙甘草、川芎、香附等)治疗,疗程为 3 个月。结果:治疗后,治疗组总有效率为 90.3%(56/62),对照组总有效率为 67.2%(41/61),均 $P < 0.05$;两组间比较,治疗组的中医证候(如颈部不适、情志抑郁、心悸、肢体倦怠、失眠多梦等方面)疗效更为显著(均 $P < 0.05$)。

彭植强等将 58 例恶性肿瘤相关性抑郁焦虑患者随机分为两组,对照组给予常规镇痛加口服帕罗西汀进行治疗,治疗组在对此基础上联合使用加味酸枣仁汤(酸枣仁、川芎、茯苓、知母、炙甘草、五味子等)及耳穴贴压治疗,疗程为 28 d。结果:治疗后,治疗组的 SAS 评分(64.07 ± 1.93)、SDS 评分(65.35 ± 1.99)低于对照组的 SAS 评分(66.17 ± 1.77)、SDS 评分(68.55 ± 2.67),均 $P < 0.05$。表明恶性肿瘤相关性抑郁焦虑患者的治疗,加味酸枣仁汤联合耳穴贴压疗效更为显著。

连建伦等将 120 例癌症相关性抑郁肝气郁结证患者随机分为两组,对照组予盐酸舍曲林片口服,治疗组在此基础上联合调督解郁法针刺治疗,疗程为 6 周。结果:治疗后,两组 SDS、HAMD 评分均降低

（$P<0.05$），两组 CD_3^+、CD_4^+、CD_4^+/CD_8^+ 水平升高（均 $P<0.05$），且治疗组 CD_3^+、CD_4^+、CD_4^+ 水平，高于对照组（均 $P<0.05$）；组间比较，治疗组疗效更为显著。

（撰稿：贾玫 冯圳蕾 审阅：陈信义）

【恶性肿瘤基础实验研究】

与临床实践相对比，中医药抗肿瘤方面的基础研究略显不足，通过基础研究明确中医药治疗的靶点和机制，有助于阐明中医药理论的科学内涵和物质基础。

1. 凋亡

凋亡是最早发现的，同时也是最为重要的程序性死亡，在临床抗肿瘤治疗尤其内科治疗中发挥着关键性作用。诱导肿瘤细胞发生凋亡是绝大多数抗肿瘤药物的主要治疗目标，也是中医药抗肿瘤治疗领域的研究重点之一。

李嘉等研究显示，健脾活血祛湿方（五爪龙、白术、白背叶根、猪苓、田基黄、茜草等）浓度和时间依赖地抑制小鼠肝癌细胞 H22 增殖，上调 AQP9、BAX 蛋白的转录和表达，促进其通过线粒体途径凋亡。霍炳杰等运用蛋白组学的方法发现华盖散通过下调抑制 ING3 和 PAWR，上调 UHRF1 和 CRYAB，抑制肺癌细胞 H1688 和 A549 增殖，诱导凋亡。李军等研究显示，葛花解醒方（莲花青皮、木香、橘皮、人参、猪苓、白茯苓等）含药血清在较高浓度下可以抑制 HepG2 肝癌细胞的增殖并促进其凋亡。王常松等研究显示，参灵抗癌方（人参、绞股蓝、灵芝、白花蛇舌草、半枝莲、连翘等）通过抑制 PI3K/AKT 通路下降 Bim 从而逆转胃癌细胞 SGC-7901 失巢凋亡抵抗。叶兴涛等发现冬凌草甲素浓度依赖性地抑制 mTOR/P70S6K 通路，进而抑制肝癌细胞 SMMC-7721 活力并促进凋亡。

2. 其他程序性死亡

随着对细胞死亡的研究，越来越多新的程序性死亡类型得到了确认，常见包括自噬性死亡、铁死亡、细胞焦亡、程序性坏死等。自噬性死亡是指自噬在细胞死亡的过程中发挥了促进和放大细胞死亡的作用，是较为常见的程序性死亡类型。

潘一鸣等观察丹参酮Ⅱa对急性髓系白血病细胞 HL-60 的凋亡与自噬的影响，结果：丹参酮Ⅱa 浓度依赖地激活 AMPK/mTOR 通路诱导 HL-60 发生凋亡及自噬性死亡。司海龙等研究显示，培元抗癌汤（西洋参、郁金、黄芪、白术、莪术、白花蛇舌草等）能抑制 PI3K/AKT/mTOR 通路，促进 Lewis 肺癌荷瘤小鼠肿瘤组织自噬性死亡，抑制肿瘤生长及转移，改善小鼠生存。张秉丽等研究显示，重楼皂苷Ⅰ可促进胃癌细胞 SGC-7901 发生细胞线粒体自噬，引发酸性自噬溶酶体囊泡过度累积，Bax、Caspase-3等促凋亡蛋白上升，使 SGC-7901 发生自噬依赖性的死亡。钟春蕾等研究显示，牡荆葡基黄酮可以上调自噬相关蛋白，诱导人非小细胞肺癌 A549 细胞发生自噬性死亡，进而抑制瘤体生产延长荷瘤小鼠的生存时间。

3. 逆转肿瘤耐药

耐药是导致抗肿瘤治疗失败的重要原因，开展逆转肿瘤耐药的研究具有十分重要的临床意义。

钱艺伟等研究显示，至真方（黄芪、女贞子、薏苡仁、石见穿、藤梨根、野葡萄藤等）通过调控 M2 型巨噬细胞的外泌体，下调人结肠癌 HCT116 细胞 ABCB1、ABCG2 的表达，上调 Bax 从而抑制肿瘤细胞增殖，可促进肿瘤细胞凋亡并降低对 5-FU 的耐药性。张铃等使用半枝莲的氯仿极性部位提取物处理人结肠癌细胞株 HCT-8 和耐 5-FU 的 HCT-8/5-FU 细胞，结果：半枝莲的氯仿极性部位提取物能显著下调 linc01843 的表达，促进 HCT-8 和耐 5-FU 的 HCT-8/5-FU 细胞凋亡，进而逆转结肠癌细胞对化疗药物的耐药性。潘云翠等发现白花蛇舌草和半枝莲的乙醇提取物均能有效地抑制耐阿霉素肝细胞癌 HepG2/ADM 的增殖，减弱其克隆形成能力，下调 Ki-67、Bcl-2 并促进癌细胞凋亡，进而发挥抗肝癌作用。赵明智等研究显示大蒜的活性物质大蒜素使顺铂耐药的人乳腺癌 MCF-7/DDP 的 Bax 表达升高，Bcl-2、CyclinD1、CDK2、CDK4、CDK6 表达降低，抑制细胞周期促进凋亡，进而增加 MCF-7/DDP 对顺铂的敏感性逆转耐药。

4. 转移和侵袭

转移和侵袭导致肿瘤细胞从原发部位通过浸润性生长，或经淋巴道、血管或体腔，到达其他部位继续生长，是导致肿瘤进展的重要原因。

关汉卿等研究显示，黄芪-莪术-重楼配伍可以下调人结肠癌 HCT116 细胞侵袭性伪足前体核心蛋白 Tks5、p-Cortactin，以及侵袭性伪足成熟相关蛋白 Cdc42、Nck1、F-actin、MT1-MMP 蛋白的表达，进而减少肿瘤侵袭性伪足的形成及成熟，从而抑制结肠癌的生长与转移。简小兰等研究显示，健脾消癌方（人参、薏苡仁、重楼、半枝莲、郁金、莪术）含药血清能显著地降低结肠癌细胞 HCT116 的 MMP-2、MMP-9 表达，抑制 HCT116 迁移、侵袭进而发挥抗肿瘤作用。马霜等研究显示，南蛇藤乙酸乙酯提取物能抑制人胃癌 MKN45 细胞增殖、侵袭与转移，其机制可能与下调 MMP2、MMP9 蛋白水平，抑制 ERK/MAPK 信号通路有关。刘丽丽等研究显示，小檗胺通过减少 OTUB1、MDM2 的表达，上调 p53 和 cleaved-Caspase-3 表达，调控 OTUB1 和 MDM2-p53 信号通路抑制人肺癌 A549 细胞增殖与侵袭转移。易良波等研究显示，使用白芍总苷处理人胰腺癌细胞 ASPC-1 细胞后发现，ASPC-1 的增殖能力、克隆形成能力均明显降低，PCNA、MMP-2、MMP-9 的转录和翻译均减少，进而抑制其增殖、迁移和侵袭的能力。刘德果等研究显示，益肾通癃汤（补骨脂、熟地黄、黄芪、三棱、莪术）载高、中、低剂量下均可显著抑制人前列腺癌 PC-3 细胞增殖、凋亡、侵袭及迁移的能力，其作用机制可能与调控 Ras/ERK 信号通路有关。

5. 免疫、肿瘤微环境

肿瘤的生长依赖于特定的微环境，且肿瘤微环境还有助于肿瘤细胞免于免疫系统的攻击，研究解除肿瘤细胞赖以生长的微环境，激活自身免疫系统发挥抗肿瘤作用都是目前研究的热点。

李素素等使用三物白散（巴豆、桔梗、贝母）干预肝癌原位移植瘤小鼠后发现，三物白散使 Th1 细胞因子 IL-2、TNF-α 和 IFN-γ 水平升高，Th2 细胞因子 IL-4 和 IL-10 水平降低，回肠组织 FXR 表达降低，肠道中梭状芽孢杆菌丰度降低，表明三物白散可能通过调节肠道菌群结构，下调回肠组织 FXR 的表达，逆转 Th1/Th2 漂移，发挥抗肝癌免疫应答作用。王敏等研究显示，黄芪皂苷 II 上调肝癌荷瘤小鼠体内 Th1 细胞因子（IL-2 和 IFN-γ）和 Th2 细胞因子表达，激活 CD45PTPas，诱导 Th1 细胞反应，发挥增强抗肿瘤免疫作用。王松等研究显示，灵芝三萜可以增加人鼻咽癌荷瘤小鼠的胸腺指数、脾脏指数，提高血清 IgA、血清 IgG、血清 IgM 的水平，降低 IL-10、TGF-β 水平，进而可改善鼻咽癌小鼠免疫功能发挥抗肿瘤作用。刘康等使用扶正解毒散结方（党参、黄芪、海藻、蜈蚣、白芍、白花蛇舌草等）治疗原发性肝癌后发现，扶正解毒散结方通过降低炎性细胞因子、氧化应激和血管新生等方式破坏肿瘤微环境，改善免疫反应，进而提升了患者对肝动脉化疗栓塞术治疗的反应。司海龙等研究显示，培元抗癌汤（西洋参、郁金、黄芪、白术、莪术、白花蛇舌草等）可以干预肿瘤微环境中成纤维细胞，减少其对基质金属蛋白酶 MMP2、MMP9 与趋化因子 CXCL1、CXCL2 的分泌，进而改善肿瘤微环境发挥抗瘤增效的作用。

6. 细胞代谢

肿瘤细胞的代谢模式有别于正常细胞，即使是在有氧条件下依然倾向于使用糖酵解获取能量，即所谓的"Warburg effect"，干预肿瘤细胞的特有代谢模型可以抑制肿瘤生长，促使其死亡。

李佳萍等研究显示,清燥救肺汤(桑叶、生石膏、阿胶、炙甘草、枇杷叶、党参等)可以抑制氧化磷酸化能量代谢途径关键限速酶COXⅣ的表达,降低线粒体膜电位,抑制ATP 5B活性,减少ATP生成进而抑制肿瘤细胞的生长。徐婷婷等通过代谢组学方法分析了健脾养正消癥方(黄芪、党参、白术、茯苓、山药、薏苡仁等)抗胃癌的作用机制,结果:健脾养正消癥方可以提高花生四烯酸水平激活α-亚麻酸、亚油酸代谢和花生四烯酸代谢通路,改善机体的能量代谢和免疫机能,进而抑制瘤体的生长。吕雅鑫等利用代谢组学的方法对淫羊藿苷抗非小细胞肺癌作用进行分析,发现淫羊藿苷可以调控荷瘤小鼠的三羧酸循环、氨基酸、乙醛酸、二元酸酯、丙酮酸代谢,发挥抗非小细胞肺癌生长的作用。

(撰稿:潘一鸣　审阅:陈信义)

【胰腺癌中医药研究】

胰腺癌是恶性程度很高的消化道肿瘤,起病隐匿,进展快,临床确诊患者以晚期者居多。晚期胰腺癌多以内科治疗为主,目前中医综合治疗在减轻患者局部症状方面疗效较为显著,并广泛受到患者及临床医生的关注。

1. 理论研究及医家经验

刘华等基于"阳化气,阴成形"理论探讨其对中医辨治胰腺癌的重要指导意义,认为阳化气不足是胰腺癌发病的重要原因,而胰腺癌的形成是阴凝成形由量变发展为质变的结果。故提出在胰腺癌的中医临床诊疗过程中,应首重辨别人体阴阳属性,根据其化气与成形的能力,有针对性地扶阳为先,兼顾消阴,固本清源,直达病所。陈慧芳等认为正虚是胰腺癌发病的根本原因,气机升降失调是胰腺癌的基本病机,胰腺癌治疗应当在调理气机的基础上,攻补适宜。胡陵静认为正虚邪实是胰腺癌发病的基础,肝郁气滞、脾虚湿困是胰腺癌的主要病机,病位主要责之肝脾两脏;主张从肝脾论治本病,尤其强调固护中

焦的作用,临床常采用疏肝理气,健脾利湿为大法,取得显著疗效。陈月等认为胰腺癌的病因病机多外感六淫、饮食不调、情志失调而致使脾胃失调,肝胆失泄,湿热、瘀、毒、虚等交积,日久形成本病,其病位在胰腺(脾),与肝胆脾胃肾相关;治疗上重视健脾祛湿,清热解毒;强调疏肝利胆,清热祛湿,调畅情志;善用虫类药以毒攻毒,攻坚散结。张燕娜等基于数据挖掘,总结王沛治疗胰腺癌用药经验,主要包括:重视补虚,调肝健脾补肾;宽胸散结,行气利水;寒温并用,阴阳同调;善用生半夏,取其化痰散结、止呕之效。路洁等认为临床诊治胰腺癌时,应注重辨证施治,以补益脾胃为根本,在处方用药时注重预防胰腺癌患者可能出现的呕吐、呃逆、腹胀腹痛、黄疸等症状,可明显改善患者生活质量。

2. 中医药治疗胰腺癌临床研究

王震将72例局部进展期或转移性胰腺癌患者随机分为两组,对照组给予常规化疗,治疗组给予盐酸吉西他滨联合膈下逐瘀汤(黄芪、桃仁、当归、乌药、白术、香附等)治疗,疗程为12周。结果:治疗组临床总有效率为80.6%(29/36),对照组临床总有效率为58.3%(21/36),$P<0.05$;常规化疗联合膈下逐瘀汤可有效改善胰腺癌患者临床症状,增强免疫功能,降低血清CEA、CA199水平($P<0.05$)。唐晓丽等将96例胰腺癌患者随机分为两组,对照组采用GEMOX方案化疗,观察组在此基础上联合复方苦参注射液治疗,疗程为56 d。结果:观察组临床收益率为79.2%(38/48),对照组临床收益率为60.4%(29/48),均$P<0.05$。表明复方苦参注射液联合GEMOX方案可明显缩小患者CT可测量病灶,提高生存质量,改善体质量,减少消化道反应、肝功能异常、外周神经毒性、白细胞下降、血红蛋白下降等副反应发生率($P<0.05$)。黄虹超等将62例胰腺癌患者随机分为两组,对照组采用吉西他滨化疗,观察组在此基础上联合加味扶正抑瘤汤(黄芪、半枝莲、白花蛇舌草、当归、薏苡仁、茯苓等)治疗,疗程为8周。结果:治疗8周后,观察组总缓解率显著高于

对照组,观察组生命质量(QLQ-PAN-26 评分)评分低于对照组,观察组 CD_3^+、CD_4^+、CD_4^+/CD_8^+ 均高于对照组(均 $P<0.05$)。研究显示,加味扶正抑瘤汤辅助化疗有助于胰腺癌患者症候改善及调节免疫功能,并有效减少化疗不良反应。

刘二委等将 94 例晚期胰腺癌患者随机分为两组,对照组采用 GEMOX 方案化疗,治疗组在此基础上联合益气活血解毒方(黄芪、白术、山药、枸杞子、女贞子、青皮等),疗程为 8 周。结果:治疗组缓解率为 30.4%(14/46),对照组缓解率为 11.6%(5/43),均 $P<0.05$。治疗组血清 CA19-9、CA242、CEA 含量和中医证候积分均低于对照组,KPS 评分高于对照组($P<0.05$, $P<0.01$)。研究显示,益气活血解毒方联合化疗治疗晚期胰腺癌能显著提高患者生存率,延长生存期,提升生活质量。

3. 中医药治疗胰腺癌实验研究

夏天等构建 AsPC-1 胰腺癌移植瘤模型,研究显示与对照组比较,重楼皂苷 Ⅶ 低、中、高剂量组和 5-FU 组移植瘤体积、质量显著降低,TUNEL 阳性表达细胞比例显著升高,移植瘤组织 Caspase-3、Bax 蛋白水平显著升高,Bcl-2 蛋白水平显著降低($P<0.01$),说明重楼皂苷 Ⅶ 可有效抑制胰腺癌裸鼠移植瘤生长,其机制可能与抑制肿瘤细胞凋亡有关。卢丹等通过实验研究显示高良姜素可通过活化 MAPK 促进胰腺癌 PCNA-1 细胞凋亡和自噬,并抑制移植瘤生长($P<0.01$)。胡立娟等用不同浓度大黄酸处理人胰腺癌 MiaPaCa-2 细胞,研究显示大黄酸能抑制其增殖和迁移($P<0.05$),其抑制作用可能与抑制 MiaPaCa-2 细胞中 HIF-1α 的表达有关。贺忠宁等利用中医药整合药理学研究平台(TCMIP)预测血府逐瘀汤治疗胰腺癌血瘀证的潜在活性成分并探讨其分子机制,研究显示血府逐瘀汤可能通过多种成分发挥治疗胰腺癌血瘀证的作用,通过影响 MAPK3、CALM1、AKT1、HSP90AA1、CREB1 等靶点,进一步影响肿瘤相关、代谢相关、免疫系统等通路。

(撰稿:田劭丹　审阅:陈信义)

[附]　参考文献

A

安娜,张古英,刘艳辉,等.槐杞黄颗粒对急性淋巴细胞白血病儿童维持期细胞免疫功能及重症感染的影响[J].中医药导报,2021,27(4):58

安娜,张古英,赵宜乐,等.基于数据挖掘的中医药治疗急性白血病化疗后骨髓抑制期的临床用药规律研究[J].中国医院用药评价与分析,2021,21(10):1250

C

车文文,杨静雯,夏小军,等.针灸防治癌因性疲乏临床实践指南研究[J].世界中医药,2021,16(10):1594

陈月,邓宏,黄杰,等.刘伟胜教授辨治胰腺癌临证思路[J].天津中医药,2021,38(2):180

陈慧芳,曾柏荣.从气机升降理论论治胰腺癌[J].中国民族民间医药,2021,30(10):77

陈信义,董青,田劭丹,等.恶性肿瘤中医药维持治疗临床价值与述评[J].北京中医药大学学报,2021,44(9):777

程海波,周仲瑛.癌毒病机科学内涵的现代诠释[J].南京中医药大学学报,2021,37(5):637

D

邓天好,曾普华,刘珍,等.基于“瘀、毒、虚”理论探析潘敏求论治肝癌的学术思想[J].中医肿瘤学杂志,2021,3(6):62

F

冯全管,杨承玉,胡慧平.扶正解毒方对白血病干细胞多药耐药的影响研究[J].中国药物与临床,2021,21(1):138

G

顾刚寿,崔淑娟,李成彪,等.自拟补中益肾汤治疗消化道肿瘤癌因性疲乏的临床研究[J].中医临床研究,2021,13(22):108

关汉卿,刘甜甜,梁研,等.黄芪-莪术-重楼配伍对结肠癌原位移植瘤模型裸鼠肿瘤及癌旁组织中侵袭性伪足相关蛋白表达的影响[J].中医杂志,2021,62(16):1427

H

贺忠宁,陈鸿,杜霞,等.基于中医药整合药理学研究平台分析血府逐瘀汤治疗胰腺癌血瘀证的潜在活性成分及其作用机制[J].上海中医药杂志,2021,55(6):5

胡立娟,王丰.大黄酸对胰腺癌细胞增殖和迁移的影响及机制研究[J].中国中西医结合外科杂志,2021,27(2):171

胡鸣旭,徐俏俏,张洪财.柴胡白芍药对改善大肠癌术后患者抑郁及腹泻状态的量效关系研究[J].中国中西医结合外科杂志,2021,27(3):458

胡玉星,冯婷,周庆鸿,等.常见肿瘤相关心身症状的诊疗要点[J].中国临床医生杂志,2021,49(10):1147

黄虹超,兰小容.加味扶正抑瘤汤辅助化疗对胰腺癌免疫功能、血清肿瘤标志物和不良反应的影响[J].中国中西医结合消化杂志,2021,29(10):720

黄双燕,杨柳,韩琼,等.灸法对癌因性疲乏患者疗效及安全性的 Meta 分析[J].中国当代医药,2021,28(1):4

黄琬晴,郑轶枫,王能,等.基于情志致病理论的肿瘤病机与中医药干预研究[J].中华中医药杂志,2021,36(9):5441

霍炳杰,宋彦茹,张洁,等.基于 TMT 蛋白质组学探讨华盖散对 H1688 和 A549 肺癌细胞增殖、凋亡影响的作用机制研究[J].中医杂志,2021,62(16):1434

J

季尹霞,孙波,施适,等.子午流注下经络循行温和灸联合补中益气汤在改善脾气虚型胃肠道恶性肿瘤患者癌因性疲乏的临床观察[J].四川中医,2021,39(4):199

简小兰,曾普华,杜佳,等.健脾消癌方对结肠癌 HCT116 细胞迁移、侵袭的影响研究[J].中医学报,2021,36(1):132

蒋妍,郑凯曦,靳玉源.超声药物透入联合耳穴压豆对乳腺癌患者化疗后癌因性疲乏症状及生活质量的影响[J].浙江中西医结合杂志,2021,31(1):33

L

李嘉,高玲,杨孝芳,等.基于 AQP9 和线粒体细胞凋亡途径相关性探讨健脾活血祛湿方对体外培养 H22 肝癌细胞的影响[J].中国中医基础医学杂志,2021,27(2):234

李军,何金秀,王艳丽,等.葛花解醒方对 HepG2 肝癌细胞增殖和凋亡的影响[J].辽宁中医杂志,2021,48(8):229

李月,王芳,易静,等.补脾益气黄芪粥对肺癌化疗癌因性疲乏患者生活质量的影响[J].新中医,2021,53(24):165

李冬云,许晶,侯丽,等.中医药抗肿瘤多药耐药领域的守正创新研究[J].医学研究杂志,2021,50(11):1

李佳萍,余功,谢斌.清燥救肺汤对 Lewis 肺癌荷瘤小鼠肺癌组织氧化磷酸化能量代谢的影响[J].中医杂志,2021,62(5):439

李普阳,付增彬,李月牛,等.血速升颗粒对癌因性疲乏患者的疗效评价及机制[J].中国实验方剂学杂志,2021,27(17):118

李蕊白,潘一鸣,吴洁雅,等.益髓颗粒对低危、中危Ⅰ型骨髓增生异常综合征患者贫血及相关症状的改善作用[J].北京中医药,2021,40(5):456

李素素,濮文渊,凌云,等.三物白散通过影响 FXR 表达逆转 Th1/Th2 漂移发挥抗肝癌免疫应答作用[J].中医学报,2021,36(5):1021

李西双.中医药在晚期非小细胞肺癌维持治疗中作用分析[J].中国保健营养,2021,31(16):13

连建伦,张晓梅,王艳君,等.调督解郁法针刺对癌症相关性抑郁肝气郁结证患者 T 淋巴细胞亚群的影响[J].河北中医,2021,43(2):316

林其,翁燕蓉,陈惠玉,等.太极拳对子宫颈癌同步放化疗患者癌因性疲乏影响的研究[J].中外医学研究,2021,19(27):102

凌仕良,崔丽花,董婷,等.百合固金汤加减维持治疗放化疗后小细胞肺癌验案 1 则[J].湖南中医杂志,2021,37(11):91

刘康,范小宇,彭力.基于 TGF-β1/Smad 信号通路探讨扶正解毒散结方对原发性肝癌患者细胞免疫状态、肿瘤微

环境的影响[J].中国中西医结合消化杂志,2021,29(5):330

刘德果,李姿蓉,陈其华,等.基于 Ras/ERK 信号通路益肾通癃汤对人前列腺癌 PC-3 细胞增殖、凋亡、侵袭及迁移的影响[J].中国中医药信息杂志,2021,28(7):60

刘二委,郑功泽,丁世芹.益气活血解毒方联合 GEMOX 方案治疗晚期胰腺癌 46 例[J].中医研究,2021,34(4):32

刘丽丽,徐志英,严佳栋,等.小檗胺通过 OTUB1 和 MDM2-p53 通路调控肺癌 A549 细胞的增殖、凋亡和侵袭转移[J].中医药导报,2021,27(5):34

刘珊珊,吁佳,杨菊莲,等.八段锦养生操锻炼对肺癌化疗患者癌因性疲乏及生活质量的影响[J].云南中医中药杂志,2021,42(8):99

卢丹,彭小兰,熊珊,等.高良姜素促进胰腺癌 PCNA-1 细胞凋亡和自噬并抑制移植瘤生长[J].广州中医药大学学报,2021,38(9):1963

路洁,杜小艳.杜小艳治疗胰腺癌验案 1 则[J].湖南中医杂志,2021,37(7):83

栾燕芬,张玉萍,潘建丽,等.疏调解郁安神方穴位贴敷改善肝气郁结型乳腺癌患者癌因性疲乏的临床观察[J].云南中医中药杂志,2021,42(9):62

罗颖,胡陵静.胡陵静从肝脾论治胰腺癌验案 2 则[J].中医临床研究,2021,13(15):71

吕雅鑫,陈龙,蒋义鑫,等.淫羊藿苷抑制非小细胞肺癌生长的代谢组学研究[J].上海中医药杂志,2021,55(6):84

M

马霜,向亮亮,文佩宇,等.南蛇藤提取物对 ERK/MAPK 通路介导的人胃癌 MKN45 细胞侵袭转移的研究[J].中医学报,2021,36(6):1241

孟小莎,孙铜林,刘华.基于"阳化气,阴成形"理论初探胰腺癌的中医论治[J].中国民族民间医药,2021,30(14):89

P

潘一鸣,李蕊白,黄子明,等.丹参酮Ⅱa 通过 AMPK/mTOR 通路调节自噬促进急性白血病细胞凋亡作用机制研究[J].中国中医急症,2021,30(3):415

潘云翠,王倩,胡爱艳,等.白花蛇舌草和半枝莲乙醇提取物逆转耐阿霉素肝细胞癌的耐药机制研究[J].上海中医药杂志,2021,55(10):52

彭植强,苏林,杨琦,等.加味酸枣仁汤联合耳穴贴压对恶性肿瘤相关性抑郁焦虑患者疼痛和生活质量的影响[J].中外医学研究,2021,19(21):20

Q

钱艺伟,隋华,韩惠杰,等.至真方调控 M2 巨噬细胞来源外泌体逆转大肠癌细胞耐药的机制研究[J].中国中西医结合消化杂志,2021,29(3):193

S

单静怡,朱凌宇,顾贤.柴麦汤治疗甲状腺癌术后肝郁痰湿证的疗效观察[J].广州中医药大学学报,2021,38(7):1320

司海龙,陈玉,苟涛,等.培元抗癌汤通过 PI3K-AKT-mTOR 信号通路调节 Lewis 肺癌自噬抑制肿瘤生长和转移的实验研究[J].北京中医药大学学报,2021,44(8):722

司海龙,张洁,马一鸣,等.培元抗癌汤联合替加氟对肝癌肺转移肿瘤微环境中 MMP2、MMP9 及 CXCL1、CXCL2 调节的实验研究[J].辽宁中医杂志,2021,48(4):184

苏思新,黄利媛.中医辨证维持治疗晚期结直肠癌的临床研究[J].中医临床研究,2021,13(9):82

T

谭慧红,范洪桥,周亮,等.从"伏毒-痰瘀-正虚理论刍议""治未病"思想在乳腺癌前病变中的应用[J].中外医学研究,2021,19(10):194

唐晓丽,刘真君,周鹏,等.复方苦参注射液联合 GEMOX 方案治疗中晚期胰腺癌临床疗效及对肿瘤标志物指标的影响[J].湖北中医药大学学报,2021,23(2):56

W

王力,张寅斌,杨荔,等.雷火灸治疗乳腺癌术后放化疗患者的气虚型癌因性疲乏的临床观察[J].世界临床药物,2021,42(10):873

王敏,郑喜,普晓佳,等.黄芪皂苷Ⅱ调控 CD45 PTPase 诱导抗肿瘤免疫效应的研究[J].云南中医学院学报,2021,44(2):1

王松,王玲玲,依恒·曲库尔汗.灵芝三萜对鼻咽癌小鼠免疫功能及T细胞亚群分化的影响[J].中医药导报,2021,27(9):6

王震.膈下逐瘀汤对胰腺癌患者免疫功能及血清水平的影响[J].实用中西医结合临床,2021,21(6):39

王常松,沈建英,张凌媛,等.参灵抗癌方经PI3K/AKT通路调控Bim表达逆转胃癌细胞失巢凋亡抵抗的作用及机制[J].中国中西医结合杂志,2021,41(4):472

王田田,刘文琴,张刘凡,等.中医药维持治疗肺癌临床研究的Meta分析[J].中国民族民间医药,2021,30(7):54

王雯珺,周红光,桑天庆.基于癌毒理论的肠癌患者舌诊特点探讨[J].时珍国医国药,2021,32(5):1204

王晓燕,徐雅丽.穴位敷贴联合针灸对晚期食管癌患者吞咽功能、癌因性疲乏的影响[J].中华现代护理杂志,2021,27(13):1784

王秀珍,郭琳,柳越冬.疏肝理脾汤对大肠癌术后肝郁脾虚证患者心理状态及免疫功能影响[J].辽宁中医药大学学报,2021,23(2):66

X

夏天,韩海霞,冯伟,等.重楼皂苷Ⅶ对裸鼠胰腺癌的治疗作用及机制研究[J].广州中医药大学学报,2021,38(4):785

向婷婷,王丹.复方浙贝颗粒治疗难治性白血病化疗后骨髓抑制的效果观察[J].医药前沿,2021,11(27):103

谢忠丽,杨堃,廖文娟.益血生胶囊治疗儿童急性白血病化疗后骨髓抑制临床研究[J].中国中医药现代远程教育,2021,19(20):91

邢向荣,高宏,李康,等.保肺膏维持治疗中晚期非小细胞肺癌的临床疗效和安全性分析[J].现代生物医学进展,2021,21(4):714

熊伟,王清溪,王心东.甘麦大枣汤加减联合西医常规疗法治疗恶性肿瘤抑郁临床研究[J].新中医,2021,53(12):140

徐婷婷,熊玥,张婷,等.基于液质联用技术的健脾养正消癥方治疗胃癌小鼠血清代谢组学分析[J].南京中医药大学学报,2021,37(2):237

Y

姚靓,丁皓,曾清,等.再造生血胶囊对骨髓增生异常综合征低危患者外周血象的影响[J].中国中医药信息杂志,2021,28(1):118

叶兴涛,史国军,陆宁,等.冬凌草甲素对肝癌细胞增殖、凋亡及mTOR/P70S6K信号通路的影响[J].新中医,2021,53(13):131

易良波,杨菲菲,易忠禄.白芍总苷对胰腺癌细胞增殖、迁移和侵袭的作用研究[J].中医药导报,2021,27(6):68

Z

张铃,方翌,林久茂,等.半枝莲氯仿极性部位提取物调控linc01843逆转大肠癌5-FU耐药研究[J].福建中医药,2021,52(1):23

张振,曾普华,郜文辉,等.基于虚毒瘀病机理论探讨细胞焦亡与肝癌关系[J].中国中医基础医学杂志,2021,27(5):818

张秉丽,霍成英,李有连.重楼皂苷Ⅰ对胃癌SGC-7901细胞线粒体自噬的作用及对LC3-Ⅱ、LC3-Ⅰ、Caspase-3表达的影响[J].中医药导报,2021,27(9):31

张小亮,曲慧,江涛,等.八珍汤联合地西他滨、CAG化疗方案治疗老年急性髓系白血病的临床研究[J].上海中医药杂志,2021,55(4):55

张燕娜,左明焕,王子卿,等.基于数据挖掘探讨王沛治疗胰腺癌的用药规律[J].世界中医药,2021,16(6):924

赵芳,王振强,张庆江,等.肺瘤消积方对痰瘀互结型非小细胞肺癌患者癌因性疲乏的防治作用研究[J].河北中医,2021,43(6):922

赵耀,闫小飞.维持治疗联合扶正消瘤汤治疗乳腺癌的效果评价及对血清ki67、乳酸脱氢酶水平的影响[J].中医药信息,2021,38(6):68

赵明智,李雪.大蒜素逆转人乳腺癌MCF-7细胞顺铂耐药性的研究[J].天津中医药,2021,38(1):119

郑巧,姚德蛟,蔡懿.活血复元汤对肺癌患者重度癌因性疲乏及血清CRP、IL-6、ACTH及皮质醇水平的影响[J].四川中医,2021,39(4):61

钟佳,刘华,王理槐.基于"癌毒传舍"理论防治肺癌转移[J].湖南中医药大学学报,2021,41(12):1950

钟春蕾,黄国涛,张志强.牡荆葡基黄酮抑制自噬诱导非小细胞肺癌A549细胞凋亡及对移植瘤裸鼠存活的影响[J].新中医,2021,53(17):141

周骏,王红星,韩树堂,等.周仲瑛教授运用抗癌解毒法

辨治胆囊癌的学术思想浅探[J].中医药学报,2021,49
(3):50

周彤,姚子昂,胡帅航,等.基于中医传承辅助平台探讨
侯炜教授中医维持治疗鼻咽癌的用药规律[J].中医药导
报,2021,27(6):137

朱广辉,李杰,王新苗.基于和法辨治肿瘤患者情志异
常[J].中医杂志,2021,62(9):821

朱梦婷,储真真,黄江,等.十全大补加味方脐敷联合耳
穴压丸治疗癌因性疲乏临床疗效观察[J].现代中医临床,
2021,28(1):1

（四）内　科

【概述】

2021 年,公开发表的中医药治疗内科疾病的期刊论文 5 821 篇(基金支持项目论文 430 余篇)。其中:消化系统约占 20.3％、神经系统约占 12.3％、循环系统约占 11.9％、呼吸系统约占 11.9％、新陈代谢约占 11.6％、精神系统约占 9.3％;其余依次为泌尿系统(7.5％)、结缔组织免疫系统(3.0％)、内分泌系统(2.4％)、中医急症(1.6％)、血液系统(1.3％)等,内容涵盖了中医临床研究、中西医结合治疗与研究、实验研究及经验总结等。

1. 中医急症

文献共 90 余篇,研究主要集中在脓毒症(约 63.7％),其余依次为急性呼吸窘迫综合征、多器官功能障碍综合征等。各类基金项目论文 6 篇。

金源源等将 120 例脓毒症致急性胃肠损伤(AGI)腑实营热证患者随机分为两组,均予脓毒症 3.0 指南常规治疗,治疗组加用炎调方(生大黄、芒硝、桃仁、赤芍药、玄参、当归等),对照组加用安慰剂,疗程均为 7 d。结果:治疗组总显效率为 85.0％(51/60),对照组为 48.3％(29/60),$P<0.05$。与对照组比较,治疗组 WBC、CRP、PCT、D-La、TNF-α、IL-8、中医证候总积分、序贯器官衰竭(SOFA)评分、腹内压、腹围等指标均降低,第 3 d 及第 7 d 的胃动素(GAS)、胃泌素水平(MTL)均升高(均 $P<0.05$)。

张云海等将 80 例脓毒性脑病(SE)血瘀证患者随机分为两组,均按 2016 年脓毒症指南西医常规治疗,观察组加用通窍活血方。疗程均为 7d。结果:

观察组总有效率为 87.5％(35/40),对照组为 27.5％(33/40),$P<0.05$。与对照组比较,观察组活化部分凝血酶原时间(APTT)、D-二聚体(DD)水平下降,PLT 数量升高,格拉斯哥昏迷评分(GCS 评分)升高,急性生理与慢性健康(APACHEII)评分下降,ICU 住院时间缩短(均 $P<0.05$),28 天病死率则无明显差异($P>0.05$)。

2. 呼吸系统

文献约 690 篇,其中涉及阻塞性肺疾病约占 23.6％、哮喘(支气管哮喘、咳嗽变异性哮喘)约占 18.3％、慢性咳嗽约占 14.6％、肺炎约占 15.1％,其余为支气管扩张、肺间质纤维化、肺心病等疾病。各类基金项目论文 75 篇。

胡晓宇等将 110 例感染后咳嗽(PIC)风寒犯肺证患者随机分为两组,均口服复方甲氧那明胶囊,观察组则加服温阳抗寒汤(麻黄、附子、细辛、桃仁、虎耳草、黄芩),疗程均为 14 d。结果:观察组总有效率为 92.7％(51/55),对照组为 83.6％(46/55),$P<0.05$。与对照组比较,观察组咳嗽积分、咳嗽程度、证候总积分以及 TNF、CRP、IL-6、IL-8 水平均降低(均 $P<0.05$)。

刘畅等将 100 例多重耐药菌感染的医院获得性肺炎(HAP)伏邪内蕴、化毒闭肺证的患者随机分为两组各 50 例,均予抗感染、化痰等基础及支持治疗,治疗组另加服新加达原散(青黛、赤芍药、生石膏、草果、乳香、白芷等),疗程均为 7 d。结果:除观察组脱落 1 例、对照组脱落 2 例外,两组体温与炎症指标 WBC、NEUT％均下降,与对照组比较,治疗组体温及 WBC 下降更为明显(均 $P<0.05$)。治疗组体温复常率为 26.5％(13/49),对照组为 16.7％(8/48),

$P<0.05$。

袁沙沙等将 72 例铜绿假单胞菌(PA)定植支气管扩张症肺脾气虚、痰热蕴肺证的患者随机分为两组,均进行健康教育及体位排痰。观察组口服补脾清肺汤颗粒剂(党参、炙黄芪、柴胡、前胡、黄连、乌梅等),联合服用阿奇霉素片模拟片;对照组口服阿奇霉素片,联合口服补脾清肺汤颗粒剂模拟剂。疗程均为 24 周,随访 24 周。结果:除失访、退出病例外,观察组完成 31 例,对照组完成 29 例。治疗 12 周后,观察组中医证候疗效总有效率为 64.5%(20/31),对照组为 31.0%(9/29),$P<0.05$。与对照组比较,观察组治疗后 24 周及随访 24 周后的急性加重次数降低,治疗 12 周及 24 周后咳嗽、咳痰、乏力、纳呆、自汗、腹胀、便溏等症状得分下降($P<0.05$)。

有关支气管哮喘、慢性阻塞性肺疾病的治疗与研究详见专条。

3. 循环系统

文献约 1 100 篇,其中涉及心力衰竭约占 28.2%、冠心病约占 25.6%、高血压病约占 18.6%、心绞痛约占 16.1%,其余为动脉粥样硬化、心肌梗死、心律失常、心肌病、慢性心衰等。各类基金项目论文 73 篇。

葛媛将 120 例急性冠状动脉综合征气虚血瘀证患者随机分为两组,均予西医常规疗法,观察组再予补阳还五汤加味(黄芪、当归、赤芍药、地龙、川芎、红花等)治疗,均治疗 14 d。结果:观察组总有效率为 91.7%(55/60),对照组为 78.3%(47/60),$P<0.05$。与对照组比较,观察组证候(身倦乏力、胸部刺痛、面色淡暗、心悸不宁、唇舌淡暗)积分、中医血瘀证评分、炎性指标(hs-CRP、TNF-α、IL-6)均明显降低,纽约心功能分级(NYHA)明显改善,心功能相关指标(SV、CO、CI 及 EF)均明显增高(均 $P<0.05$)。

徐攀高等将 64 例室性期前收缩肝郁化火证患者随机分为两组,均口服琥珀酸美托洛尔缓释片,试验组加服调肝定悸颗粒(丹皮、栀子、柴胡、当归、白

芍药、薄荷等)。疗程均为 4 周。结果:试验组中医证候疗效总有效率为 87.5%(28/32),对照组为 62.5%(20/32);试验组 24 h 动态心电图疗效总有效率为 84.4%(27/32),对照组为 59.4%(19/32),$P<0.05$。与对照组比较,试验组心率变异性指标:全部正常窦性 R-R 间期标准差(SDNN)、全程相邻 R-R 间期差的均方根(rMSSD)均升高(均 $P<0.05$)。

有关急性心肌梗死、高血压病研究及治疗等详见专条。

4. 消化系统

文献约 1 180 篇,其中涉及消化性溃疡约占 19.8%、胃炎约占 19.6%、肠炎约占 15.4%、便秘约占 11.5%,其余为慢性肠易激综合征、脂肪肝、功能性消化不良、肝纤维化、幽门螺杆菌感染等。各类基金项目论文 99 篇。

陈超锋等将 120 例溃疡性结肠炎(UC)湿热内蕴证患者随机分为两组,均口服美沙拉嗪缓释片,观察组再予加味白头翁汤(白头翁、黄柏、秦皮、黄连、白术、当归等),并随症加减,疗程均为 30 d,并于 3 个月后随访。结果:观察组总有效率为 93.3%(56/60),对照组为 76.7%(46/60),$P<0.05$。与对照组比较,观察组生活质量 IBDQ 中的肠道症状、全身症状、情感能力和社会能力等各维度评分均提高(均 $P<0.05$),CD_4^+/CD_8^+ 比值和 NK^+ 水平均明显升高,血清 IL-1β、半乳糖凝集素 9(Gal-9)水平明显降低(均 $P<0.01$)。朱磊等将 119 例 5-氨基水杨酸治疗至少 4 周后仍为中度活动期的 UC 大肠湿热证患者随机分为两组,均口服美沙拉嗪缓释颗粒剂,试验组加服清肠化湿颗粒(黄连、黄芩、败酱草、炒当归、炒白芍药、地榆等),对照组加服清肠化湿颗粒(低剂量:药物与试验组相同,但药物含量仅为试验组的 1/40)口服,疗程均为 12 周。结果:除脱落、剔除的病例外,试验组完成 54 例,对照组完成 48 例。治疗 12 周后,试验组中医证候疗效为 96.3%(52/54),对照组为 87.5%(42/48),$P<0.05$。与对照组比

较,试验组症状总积分及主要症状(脓血便、腹泻和腹痛)积分均降低(均 $P < 0.05$)。

睢岩等将 120 例阿片类药物相关性便秘(OIC)患者随机分为两组,对照组予乳果糖口服溶液,治疗组予增液润肠汤(火麻仁、大黄、厚朴、枳实、玄参)并随证加减。治疗 7 d,随访 7 d。结果:治疗组总有效率为 95.0%(57/60),对照组为 83.3%(50/60),$P < 0.05$。与对照组比较,治疗组血浆胃动素(MTL)水平升高,血管活性肠肽(VIP)水平降低(均 $P < 0.05$)。

有关慢性萎缩性胃炎、肠易激综合征、非酒精性脂肪肝、肝纤维化、肝硬化腹水的治疗与研究等详见专条。

5. 泌尿系统

文献约 430 篇,其中涉及肾炎约占 17.7%、肾衰竭约占 11.7%、肾病综合征约占 12.4%,其余为 IgA 肾病、尿路感染等。各类基金项目论文 4 篇。

宋丹丹等将 90 例 IgA 肾病患者气阴两虚证随机分为两组,均接受西医常规对症治疗,治疗组加服益气固本、滋肾调免方剂(黄芪、丹参、太子参、生地黄、当归、小蓟等)并随证加减。疗程均为 16 周。结果:治疗组总有效率为 71.1%(32/45),对照组为 88.9%(40/45),$P < 0.05$。与对照组比较,治疗组尿沉渣红细胞计数、24 小时尿蛋白定量、尿素氮、肌酐水平均降低,血清 IgA 水平降低,IgG、C3 水平升高(均 $P < 0.05$)。申玥等结合近年来肠道黏膜与 IgA 肾病关系的相关研究,认为肠道黏膜免疫与 IgA 肾病发病密切,提出肠道"伏风"与 IgA 肾病发病相关,可以招引外风、引动肝风、化热直入少阴三种途径袭扰肾络。结合当代名家论述,基于肠道"伏风"理论,提出逆流挽舟法外托肠道气分"伏风"、清营转气法透转肠道营分"伏风"、活血解毒法内消肠道血分"伏风"三种 IgA 肾病治疗思路。

张强等介绍彭培初运用镇肝息风法治疗膀胱过度活动症的经验。基于《内经》相关论述,以及明代孙一奎《赤水玄珠》中最早提出"肝主小便"之理论,提出肝风内动是膀胱过度活动症发病的基本病机,

镇肝息风为基本治法,方用镇肝熄风汤加减治疗。并常结合甘麦大枣汤调畅情志,以自拟黏膜方(柴胡、黄芩、知母、连翘、玄参、制大黄等)顾护脾胃,以酸枣仁汤调理睡眠。

有关慢性肾小球肾炎、慢性肾衰竭的治疗与研究详见专条。

6. 血液系统

文献约 70 篇,其中涉及贫血约占 46.0%、紫癜约占 43.2%,血小板增多或减少症约占 37.8%,其余为白细胞减少、骨髓增生异常综合征等。各类基金项目论文 6 篇。

王琰等将 IPSS-R 低危骨髓增生异常综合征(MDS)脾肾两虚、毒瘀阻滞证患者 60 例随机分为两组,均予支持治疗,观察组加服芪莲益髓清毒颗粒(黄芪、生地黄、半枝莲、太子参、黄精、天冬等),疗程均为 6 个月。结果:治疗组总有效率为 63.3%(19/30),对照组为 46.6%(14/30),$P < 0.05$。

武昊明等介绍甘欣锦辨治原发性血小板增多症经验。甘氏认为其病理因素不离"毒""肿""瘀"。感受热毒,燔灼肝脉者,治宜清肝泻火、息风解毒,佐以疏肝,常用水牛角、生地黄、芍药、青黛、白花蛇舌草、蛇莓、山豆根、牡丹皮、香附、柴胡等;脾土虚弱,毒与湿结者,宜散结消肿、利湿解毒,佐以健脾,常用柴胡、芍药、香附、白术、六神曲、麦芽、陈皮、山楂、半夏、河白草、白花蛇舌草、绞股蓝、积雪草、预知子、薜荔果等;肝脾不足,血溢脉外者,宜凉血化瘀、止血解毒,佐以补养肝脾,常用牡丹皮、预知子、薜荔果、茜草、女贞子、牛膝、柴胡、茯苓、砂仁、白花蛇舌草、河白草、绞股蓝、积雪草、六神曲、麦芽、白术等。用药时注重归经,一药多效,尽量避免使用攻伐力量太过的药物,以免伤及正气,而用药力较为平和之虫类药(如干蟾皮、地龙、僵蚕等)。治疗多用有利水功效之药以使邪有出路,并适当益津养阴(常用河白草、白花蛇舌草、绞股蓝、积雪草、地黄、芦根、葛根等)。

关于再生障碍性贫血、原发免疫性血小板减少

症、过敏性紫癜的治疗与研究等详见专条。

7. 内分泌系统

文献约130篇，研究主要集在甲状腺相关疾病（约占81.29%）、肥胖（约占22.30%），其余为特发性水肿等。各类基金项目论文8篇。

山峰等将82例桥本甲状腺炎肝郁脾虚证患者随机分为两组，均予常规西药治疗，治疗组加用疏肝健脾方（柴胡、炒白术、黄芪、白芍药、夏枯草、三棱等），均治疗4周。结果：治疗组总有效率为95.1%（39/41），对照组为70.7%（29/41），$P<0.05$。与对照组比较，治疗组 FT_3、FT_4 均升高，TSH、TGAb 及 TPOAb 均降低，IL-6、IL-8、IFN-γ、TNF-α 亦均降低（均 $P<0.05$）。

张丹等将60例腹型肥胖气虚证患者随机分为两组，在饮食、运动治疗及维持原有降糖方案的基础上，治疗组加用芪贞颗粒（黄芪、灵芝、女贞子、乌梅），对照组加用与芪贞颗粒外观、口味相似的颗粒制剂（以芪贞颗粒组成药物的1/10剂量，加调味剂和赋形剂），疗程均为12周。结果：与对照组比较，治疗组气虚证候积分下降，TG、TC、LDL-C、hs-CRP 水平显著下降（均 $P<0.05$）。

8. 新陈代谢系统

文献约670篇，研究主要集中在糖尿病及并发症（约占73.2%）、痛风及并发症（约占16.3%），其余为高尿酸血症、高脂血症等。各类基金项目论文71篇。

张塱等将94例糖尿病早期微血管并发症痰热瘀阻证患者随机分为两组，均予常规西药治疗，观察组再加服周氏调本通络方（黄芪、山茱萸、丹参、大黄、泽兰、炙僵蚕等），均治疗12周。结果：与对照组比较，观察组 UAER 值、CRP、IL-2、TNF-α 及 MDA 水平降低，SOD 及 TAC 水平升高，低切全血黏度、高切全血黏度及血沉水平降低（均 $P<0.05$）。马运涛等以"温润通"立法分期辨治痛性糖尿病周围神经病变。以"温润通"立法，即"温经散寒，濡润导阳，通络止痛"，按照病变进程分期辨治。早期治以温经养血、化痰通络为主，予黄芪桂枝五物汤合指迷茯苓丸化裁，或再合用自拟四藤五草汤（鸡血藤、青风藤、海风藤、络石藤、老鹳草、豨莶草等）；中期治以散寒止痛、温经通络为主，予当归四逆汤合乌头桂枝汤化裁；后期治以濡润益气、导阳通络为主，以补阳还五汤化裁，生黄芪多从60 g起，可逐渐增量至120～240 g，佐以陈皮，以防壅滞。对于顽固性疼痛，酌情选用川乌头、草乌头等辛温之品以温通经络、散寒止痛；久病入络者可加白芥子、白附子、白僵蚕、地龙等，以化瘀通络、涤痰剔络。

张曾等将90例代谢综合征患者随机分为两组，均予基础治疗，研究组加用益气化聚方（黄芪、蒲黄、黄连、泽泻、茵陈），对照组加用安慰剂，疗程均为12周。结果：与对照组比较，研究组 FPG、2hPPG、HbA1c、HOMA-IR、腰围、臀围、腰臀比、SBP、DBP、MAP 水平均下降，CRP、TNF-α、IL-6、PAI-1 均降低，组织型纤溶酶原激活物（t-PA）水平升高（均 $P<0.05$）。研究提示，益气化聚方可明显减轻代谢综合征患者的腹型肥胖，控制血糖、血压，改善胰岛素抵抗，调节心脑血管疾病高危因子，减轻炎症反应、改善纤溶活性。

有关2型糖尿病、糖尿病肾病、痛风性关节炎的治疗与研究详见专条。

9. 神经系统

文献约710篇，其中涉及中风约占35.84%、眩晕约占11.71%，帕金森病约占7.94%，其余为头痛、癫痫、面神经麻痹、运动神经元病变等。各类基金项目论文55篇。

白钰等将108例眩晕上热下寒证患者随机分为两组，西医疗法组口服倍他司汀，疏通中焦组予桂枝法合小柴胡汤加减（桂枝、法半夏、党参、生姜、黄芩、红枣等），疗程均为1个月。结果：6个月后随访，疏通中焦组的总有效率及复发率分别为96.3%（52/54）、1.9%（1/54）；西医疗法组则分别为74.1%（40/54）、13.0%（7/54），$P<0.05$。与西医

疗法组比较,疏通中焦组的中医证候积分、炎性因子(CRP、TNF-α、IL-6)水平降低(均 $P<0.05$)。

张佳佳等将 120 例周围神经病变风热湿痹证患者随机分为宣通汤治疗组(连翘、防己、薏苡仁、海桐皮、姜黄、川芎等)与甲钴胺对照组各 60 例,疗程均为 3 个月。结果:治疗组总有效率为 86.7%(52/60),对照组为 63.3%(38/60),$P<0.05$。与对照组比较,中医证候积分、TCSS 评分下降,肌电图电生理数值升高,且随时间延长而递增(均 $P<0.05$)。

有关帕金森病、急性缺血性中风的治疗与研究详见专条。

10. 结缔组织免疫系统

文献约 170 篇,研究主要集中在类风湿关节炎(约占 53.14%),其余为强直性脊柱炎、系统性红斑狼疮、重症肌无力等。各类基金项目论文 11 篇。

魏根红等选取 144 例强直性脊柱炎(AS)肾虚督寒证患者随机分为两组,均口服柳氮磺吡啶,观察组加用甘草附子汤并随症加减治疗。疗程 4 周。结果:观察组腰椎功能优良率为 90.3%(65/72),对照组为 76.4%(55/72),$P<0.05$。与对照组比较,观察组中医证候积分、枕墙距下降,晨僵时间缩短;ESR、CRP、TNF-α、TGF-β$_1$ 及 DKK-1 水平均降低,SPARC 水平升高(均 $P<0.05$)。

何浩等将 109 例系统性红斑狼疮(SLE)热毒炽盛证患者随机分为两组,对照组口服醋酸泼尼松片及硫唑嘌呤,观察组在此基础上加用青蒿扶正解毒汤(青蒿、半边莲、当归、茯苓、半枝莲、白英等),均治疗 2 个月。结果:除脱落病例外,观察组总有效率为 92.5%(49/53),对照组为 73.6%(39/53);观察组 ANA、ds-DNA 转阴率分别为 35.8%(19/53)、49.1%(26/53),对照组分别为 9.4%(5/53)、22.6%(12/53),$P<0.05$。与对照组比较,观察组 IgG、IgA、IgM 水平,血清 ANA、ds-DNA 滴度均降低,补体 C3、C4 水平均上升(均 $P<0.05$)。黄勤等将 140 例 SLE 肾阴亏虚证患者随机分为两组,对照组口服醋酸泼尼松及硫酸羟氯喹片,中医组在此基础

上加服三黄固本汤(黄芪、骨碎补、桑葚子、黄精、熟地黄、枸杞子等)并随症加减。均持续治疗 12 周。结果:中药组总有效率为 91.4%(64/70),对照组为 78.6%(55/70),$P<0.05$。与对照组比较,中医组 SLEDAI 评分降低,Th17 占 CD$_4^+$ T 细胞比例降低,Treg 占 CD$_4^+$ T 细胞比例升高(均 $P<0.05$)。

有关类风湿关节炎的治疗与研究详见专条。

11. 精神系统

文献约 530 篇,其中涉及失眠约占 36.55%、抑郁症约占 25.88%,其余为痴呆、焦虑症、精神分裂症等。各类基金项目论文 20 篇。

凌蕴玉等将 72 例不寐伴记忆力减退肝郁痰热证患者随机分为两组,治疗组口服平肝豁痰方(柴胡、煅牡蛎、半夏、陈皮、丹参、百合等),对照组口服舒肝解郁胶囊,疗程均为 8 周。结果:除脱落病例外,治疗组总有效率为 88.2%(30/34),对照组 63.6%(21/33),$P<0.05$。随着治疗时间的延长,两组中医证候积分、改良 SPIEGEL 自评量表评分均逐渐降低($P<0.001$);治疗 4 周、6 周、8 周后,与对照组比较,治疗组中医证候积分、改良 SPIEGEL 自评量表评分均降低(均 $P<0.05$)。

张达等基于亢害承制理论从血舍神角度论治焦虑症。认为心肝邪热亢盛,血不养神是焦虑症发生的主要病机。若在病理条件下,多种病因导致“我”“我之子”“鬼贼”三者之间的动态平衡被破坏,则会出现“本化”或兼有“鬼贼之化”的现象。他脏的亢害会影响心肝二脏的生理功能,影响人体情志活动的表达。若肝之本化兼有肺气不宣,除选用龙胆泻肝汤、丹栀逍遥散等疏肝行气、清泻肝火,还应依据亢害承制的规律,兼用桑叶、菊花、桔梗药等宣肺化痰;脾之本化兼有肝郁气滞,以调和肝脾为主,用香附、柴胡等疏肝行气解郁,化火则可以加菊花、夏枯草等清肝泻火;心之本化兼有肾阳虚,可选用交泰丸加减,肾阳虚损明显可用附子、干姜、肉桂等温肾助阳,心火亢盛明显可加黄芩、栀子等清心泻火;肺之本化兼有心火亢盛,选方百合知母汤加减,可加用栀子、

牡丹皮、木通、丹参等清心降火。

有关抑郁症、血管性痴呆的治疗与研究详见专条。

（撰稿：余小萍 吴欢 审阅：周永明）

【支气管哮喘的治疗与研究】

袁琛等基于黄元御"一气周流，土枢四象"理论探讨哮喘的诊治。认为其根本病机为中土虚损，升降失常，兼及他脏，故治疗首重中气的恢复，脾胃气机的流转，"降肺胃以助金水之收藏，升肝脾以益木火之生长"，治疗可选黄芽汤（以四君子汤为基础，将白术易为干姜而成）；病情迁延日久，出现痰瘀气阻，治痰化瘀当以调气为先，故肃肺调肝，气机调达，全身水液得以正常输布代谢，津液四布，血无瘀滞，可选用柴苏姜苓汤、达郁汤；后期多出现畏寒肢冷，易感风寒等气阳虚弱、卫外无权的症状，可选用天魂汤治疗。李冀等认为肥胖是导致或加重支气管哮喘的危险因素之一，哮喘病的宿根为伏痰在内，基于"肥人多痰湿"理论分析，痰湿质可增加肥胖型哮喘的发病机率，当从"痰湿"论治。肥胖型哮喘的病机可概括为：外邪伤肺，津液凝聚；脾肺气虚，内生痰热；肺肾两虚，摄纳失常。应通过健脾益气、燥湿化痰之法改变肥胖"痰湿"体质，降低发病率。发作期在于祛邪，以疏散外邪、燥湿豁痰、清火降逆为主；缓解期在于扶正，以固表补虚、行气化痰为要。用药时宜化痰而不宜利痰，且应选药性较为平和之品。

左茹等将 76 例轻中度急性发作湿热证患者随机分为两组，对照组予临床常规治疗，观察组在此基础上加服麻黄连翘赤小豆汤加减（生薏苡仁、赤小豆、金荞麦、连翘、车前子、炒枳壳等）并随症加味，疗程均为 2 周。结果：观察组总有效率为 97.4%（37/38），对照组为 84.2%（32/38），$P < 0.05$。与对照组比较，观察组中医症状积分及血清 IL-4、IL-8、TNF-α、CRP 水平均降低，PEF 及血清 IFN-γ 水平均增高（均 $P < 0.05$）。张丽娟等将 60 例患者随机分为两组，对照组予布地奈德福莫特罗粉吸入剂，治疗组在此基础上加服宣肺解痉方（防风、荆芥、蝉蜕、僵蚕、地龙、陈皮等）并随证加减治疗，均持续治疗 4 周。结果：治疗组总有效率为 93.3%（28/30），对照组为 70.0%（21/30），$P < 0.05$。与对照组比较，治疗组症状体征评分、SGRQ 评分降低，ACT 评分升高；FEV1、FEV1/FVC 升高，PEF 变异率减低；血清 EOS、IgE 水平均降低；血清 TGF-β_1、MMP-9、TNF-α 水平均降低（均 $P < 0.05$）。宿英豪等将 144 例支气管哮喘慢性持续期痰哮证患者随机分为两组，对照组予沙美特罗替卡松粉吸入剂与宣肺平喘化痰通络方模拟颗粒，观察组予沙美特罗替卡松粉吸入剂和宣肺平喘化痰通络方配方颗粒（瓜蒌、鱼腥草、茯苓、陈皮、浙贝母、姜半夏等），均连续治疗 4 周。结果：除失访、剔除病例外，观察组总有效率为 97.0%（65/67），对照组为 76.9%（50/65），$P < 0.01$。与对照组比较，观察组 FEV1 和 FEV1 占预计值明显升高，PEF 变异率降低；痰液中 EOS、IL-4 水平显著下降，IL-10 水平明显升高；血清中 ECP、IgE 及外周血 EOS 比例水平明显降低；痰哮证积分及 FeNO 水平均降低（均 $P < 0.01$）。

伍林泽等通过清热润燥口服液干预卵清蛋白（OVA）致敏的哮喘小鼠，观察其对哮喘小鼠 II 型固有淋巴细胞（ILC2s）数量及其上下游细胞因子的影响。将 40 只 BALB/c 小鼠分为空白对照组、模型对照组、地塞米松组，及清热润燥口服液（桑叶、苦杏仁、浙贝母、南沙参、麦冬、芦根等）高、低（8.6、4.3 g·kg^{-1}·d^{-1}）剂量组，灌胃 7 d。结果：与空白对照组比较，模型对照组出现肺组织炎性细胞浸润和支气管壁增厚的病理变化，BALF 中 ILC2s 上下游细胞因子 Eotaxin、IL-25、IL-33、TSLP、IL-4、IL-5 及 IL-6 的含量均升高，肺组织中 ILC2s 上下游细胞因子 IL-33 及 IL-5 的表达均升高、ILC2s 的数量及生成增多（均 $P < 0.01$）。与模型对照组比较，清热润燥口服液高、低剂量组肺组织病理损伤明显改善，BALF 中 ILC2s 上下游细胞因子表达降低、肺组织中 ILC2s 上下游细胞因子 IL-33 及 IL-5 的表达降低，ILC2s 的数量及生成减少（$P < 0.05$，$P <$

0.01)。研究提示,清热润燥口服液可降低 OVA 诱导的哮喘小鼠 ILC2s 的数量及其上下游细胞因子,以及下调肺组织中 IL-33 及 IL-5 的表达,进而起到防治哮喘的作用。

(撰稿:吴欢　审阅:余小萍)

【慢性阻塞性肺疾病的治疗及临床研究】

王新茹等将 60 例将急诊科 ICU 收治的 AEC-POD 痰热壅肺证患者随机分为两组,均予西医内科基础治疗,治疗组口服金喘嗽方颗粒剂(金银花、金荞麦、太子参、茯苓、京半夏、化橘红等),对照组口服清肺化痰丸,疗程均为 14 d。结果:治疗组总有效率为 96.7%(29/30),对照组为 80.0%(24/30),$P<$ 0.05。与对照组比较,治疗组中医证候积分下降,FEV1 所占比值升高,动脉血气分析指标 PaO_2、SaO_2 均升高(均 $P<0.05$)。黄辉等将 60 例肥胖型 AECOPD 痰热壅肺证患者随机分为两组,对照组予西医基础治疗,观察组在此基础上联用三仁汤加味(杏仁、浙贝母、桑白皮、白豆蔻、滑石、薏苡仁等)治疗。疗程均为 2 周。结果:与对照组比较,观察组 FEV1、FEV1%、FEV1/FVC 值均升高,中医证候积分(均 $P<0.05$)。方翔宇等将 86 例老年 AECOPD 患者随机分为两组,对照组给予西医抗感染、平喘等对症常规治疗,治疗组在此基础上加服苓甘五味姜辛汤(茯苓、甘草、干姜、细辛、五味子)并随症加减,两组疗程均为 2 周。结果:治疗组总有效率为 95.4%(41/43),对照组为 79.1%(34/43),$P<$ 0.05。与对照组比较,治疗组肺功能 FEV1、FVC 及 FEV1/FVC 水平均提高,炎性因子 TNF-α、IL-6 及 IL-8 水平均降低(均 $P<0.05$)。

李炬明等将 COPD 稳定期肺肾两虚证患者 115 例随机分为两组,对照组(54 例)患者采用沙美特罗替卡松粉吸入治疗,观察组(61 例)在此基础上加服养肺固肾汤(黄芪、黄精、白术、紫苏子、丹参、防风等)。两组均治疗 3 个月。结果:观察组总有效率为 90.2%(55/61),对照组为 75.9%(41/54),$P<$ 0.05。与对照组比较,观察组咳嗽、咯痰、气喘、哮鸣、腰膝酸软、易感冒及自汗乏力等中医证候积分降低,肺功能指标 FVC、FEV1 和 FEV1/FVC 均升高,6 min 步行距离(6MWD)延长、肺康复评定指数(BODE)评分、血清 CRP、PCT 水平下降(均 $P<$ 0.05)。樊长征等将 240 例 COPD 稳定期肺肾气虚、痰热郁肺证患者随机分为两组。两组在接受西医治疗方案基础上,治疗组加服黄龙咳喘胶囊(黄芪、淫羊藿、山楂、地龙、麻黄、桔梗等),对照组加服黄龙咳喘胶囊模拟剂,均治疗 3 个月。结果:治疗组中医证候疗效总有效率为 81.6%(129/158),对照组为 41.3%(33/80),$P<0.05$。与对照组比较,治疗组治疗 1 个月及 3 个月时咳嗽、咯痰、喘息气短、乏力、自汗、恶风、易感冒、腰膝酸软、耳鸣头昏症状积分、CAT 评分、mMRC 评分、急性发作频次均降低,FEV1、6MWD 均提高(均 $P<0.05$)。李修元等将 60 例 CPOD 患者随机分为两组,对照组吸入布地奈德福莫特罗粉吸入剂,观察组在此基础上加服复方红景参丸(红景天、人参、麦冬、石斛、丹参),连续治疗 28 d。结果:观察组患者 28 d 内 COPD 急性加重次数为(0.27±0.45)次,对照组为(0.67±0.82)次,$P<0.05$。与对照组比较,观察组 CAT 评分、中医症状积分降低,FEV1 所占比值升高,PaO_2 均升高(均 $P<0.05$)。

(撰稿:吴欢　审阅:余小萍)

【急性心肌梗死的治疗与研究】

兰真真等将 68 例急性心肌梗死 PCI 术后阳虚血瘀证患者随机分为两组。对照组给予常规西药治疗,治疗组在此基础上加用鹿红方(鹿角、红花、山茱萸、淫羊藿、补骨脂、沉香等)口服,疗程均为 12 周。结果:除脱落病例外,治疗组中医证候疗效总有效率为 90.6%(29/32),对照组为 63.3%(19/30),$P<$ 0.05。与对照组比较,治疗组左心室收缩末期容积(LVESV)、左心室舒张末期容积(LVEDV)均降低,左心室射血分数(LVEF)均升高;心绞痛发病例数减

少;心肌灌注成像的总负荷评分(SSS)降低;血清血管内皮生长因子(VEGF)水平升高(均 $P < 0.05$)。曹春晖等纳入将170例急性心肌梗死(AMI)患者随机分为两组,对照组口服阿司匹林及氯吡格雷,观察组在此基础上服用愈梗通瘀汤(生晒参、黄芪、广藿香、佩兰、紫丹参、陈皮等)并随症加减,疗程均为2周。结果:观察组总有效率为88.6%(62/70),对照组为74.3%(52/70), $P < 0.05$。与对照组比较,观察组的新型脂肪酸结合蛋白(H-FABP)、hs-CRP、肌钙蛋白 T(cTnT)水平均降低,全血高切黏度(PSV)、血浆黏度(HSV)及纤维蛋白原(Fib)水平均降低,每搏输出量(SV)升高,左心室舒张末期内径(LVEDD)及左室重量指数(LVMI)均降低(均 $P < 0.05$)。

翟梦婷等采用冠状动脉结扎法复制 AMI 大鼠模型,将模型大鼠随机分别为模型组,苓桂术甘汤(茯苓、桂枝、白术、甘草)低、中、高剂量(2.1、4.2、8.4 g/kg)组,另设假手术组,连续处理4周。结果:与假手术组比较,模型组大鼠心脏出现明显的心肌损伤及炎症细胞浸润,回肠组织发生肠黏膜脱落,绒毛和腺体稀疏,炎症细胞浸润等病理学变化,血浆 D-乳酸、LPS 含量升高,回肠组织闭合蛋白(Occludin)及带状闭合蛋白(ZO-1)及其 mRNA 表达水平下调,回肠组织 TNF-α、IL-6、IL-1β 及心脏组织 TNF-α 含量增加(均 $P < 0.05$)。与模型组比较,苓桂术甘汤各剂量组心肌及肠道组织损伤减轻,D-乳酸及 LPS 含量降低,肠组织 Occludin 及 ZO-1 及其 mRNA 表达水平上调,回肠组织 TNF-α、IL-6、IL-1β 及心脏组织 TNF-α 的含量降低(均 $P < 0.05$)。研究提示,苓桂术甘汤改善 AMI 后大鼠肠黏膜屏障的损伤可能与其调节肠道通透性、降低肠道炎症反应有关。龚厚文等将72只 SPF 级 SD 大鼠随机分为对照组12只与造模组60只。造模组采用冠状动脉左前降支结扎法建立 AMI 模型,将成模大鼠随机分为模型组、麝香保心丸组及益气活血方(人参、黄芪、丹参、川芎,比例为3∶2∶2∶1)高、中、低浓度(0.4 g/ml、0.2 g/ml、0.1 g/ml)组,均给药

4周。结果:与对照组比较,模型组心肌细胞水肿、变性,排列不规则,细胞间质宽度增加,存在大量炎性细胞浸润,梗死区域出现纤维化改变。与模型组比较,各给药组血清 LDH、CK-MB、MDA 水平较低,心肌组织磷酸化 P38 丝裂原活化蛋白酶(p-P38MAPK)、磷酸化 c-Jun 氨基端蛋白激酶(p-JNK)表达水平较低,且益气活血方低浓度组>益气活血方中浓度组>益气活血方高浓度组及麝香保心丸组;SOD、GSH-PX 水平较高,心肌组织磷酸化细胞外信号相关蛋白激酶1(p-ERK1)表达水平较高,且益气活血方低浓度组<益气活血方中浓度组<益气活血方高浓度组及麝香保心丸组(均 $P < 0.05$)。研究提示,益气活血方可剂量依赖性地减轻急性心肌梗死大鼠心肌损伤,清除氧自由基,其作用可能与调控心肌组织 MAPKs 信号通路活性有关。

(撰稿:刘霖 审稿:余小萍)

【高血压病的治疗与研究】

李兰心等将120例痰湿壅盛证患者随机分为两组,均口服富马酸比索洛尔片,对照组加服半夏天麻丸,观察组加服温胆汤合血压平方(天麻、酸枣仁、法半夏、陈皮、防己、竹茹等)并随症加减。疗程均12周。结果:除了脱落病例外,观察组血压达标率为94.7%(54/57),对照组为80.7%(46/57), $P < 0.05$。与对照组比较,观察组血压变异性指标:24 h 收缩压标准差(24 h SSD)、24 h 舒张压标准差(24 h DSD)、收缩压变异系数(nSCV)、舒张压变异系数(nDCV)均降低,痰湿壅盛证积分降低(均 $P < 0.01$);UA、TC、TG、LDL-C、HOMA-IR 均降低,HDL-C 升高(均 $P < 0.05$);Hcy、CysC、Ang Ⅱ、NF-κB 水平均降低(均 $P < 0.01$)。孙阳等将80例高血压病1级湿热血瘀证患者随机分为两组,在健康教育的基础上,治疗组口服复方鬼针草颗粒剂(鬼针草、茵陈、夏枯草、丹参、玉米须、大黄),对照组口服复方鬼针草颗粒模拟剂,疗程均为4周。结果:除脱落病例外,治疗组中医证候积分总有效率为

51.4%（18/35），对照组为 28.6%（10/35）；治疗组24 h动态血压监测（ABPM）夜间血压的总有效率为57.1%（20/35），对照组为 28.6%（10/35），$P<$0.05；日间血压及24 h血压治疗组总有效率有升高趋势，但无明显差异（$P>0.05$）。与对照组比较，治疗组血管紧张素Ⅱ（AngⅡ），内皮素-1（ET-1），同型半胱氨酸（Hcy）水平均显著降低（$P<0.01$）。

张磊等首先将30只自发性高血压（SHR）大鼠纳入治疗组（A组），30只Wistar-Kyoto（WKY）大鼠纳入对照组（D组）；并将两组随机分为5个亚组，每组6只大鼠，根据指标观测时间点的不同依次命名为：A1、A2、A3、A4、A5，D1、D2、D3、D4、D5。记录各组大鼠的收缩压及舒张压水平；另采用超高效液相色谱-四级杆-静电场轨道阱高分辨质谱联用技术对比观察益肾降压方（黄芪、黄精、女贞子、淫羊藿、牛膝、槲寄生等）对不同周龄SHR内源性代谢模式的影响，确定益肾降压方干预老龄SHR的最佳周龄区间。结果：各周龄段的SHR经益肾降压方干预后收缩压及舒张压皆出现显著下降（$P<0.05$，$P<0.01$），且50至58周龄段降压幅度最大；经益肾降压方干预后的不同周龄SHR血浆样本的内源性代谢模式呈现出明显的分类趋势，分类效果良好，其中50至58周龄区间的SHR和WKY样本散点图的距离更近，可以进一步聚为一类。随着周龄的不断增大，SHR伴随着血压的不断升高会出现相应的代谢趋势变化，老龄SHR可能存在肾气亏虚的病理机制。研究提示，益肾降压方则通过补益肾气的方法实现对SHR内源性代谢模式的调控，进而发挥降压效应。孙梦佳将42只SHR大鼠随机分为模型组、阳性药组（缬沙坦）及清血八味片（寒水石、紫草、土木香、人工牛黄、栀子、瞿麦等）高、中、低剂量（452、301、151 mg/kg）组，WKY大鼠为正常组，1次/d。给药4周。结果：与正常组比较，模型组的磷酸丝氨酸、牛磺酸、尿素、天冬氨酸、苏氨酸、甘氨酸、丙氨酸、缬氨酸、半胱氨酸、亮氨酸、苯丙氨酸、鸟氨酸、赖氨酸、精氨酸、脯氨酸水平均升高（均$P<$0.05）。与模型组比较，清血八味片各剂量组的收缩

压、舒张压以及血清内皮素、血管紧张素Ⅱ、肾素水平均降低（均$P<0.05$）。清血八味片的高、中、低剂量组氨基酸代谢均有不同程度改变，与模型组比较，高剂量组除酪氨酸、组氨酸，其余氨基酸均降低；中剂量组除酪氨酸、苯丙氨酸、组氨酸、精氨酸，其余氨基酸均降低；低剂量组除酪氨酸、苯丙氨酸、组氨酸，其余氨基酸均降低（均$P<0.05$）。研究提示，清血八味片可通过干预肾素-血管紧张素-醛固酮系统发挥血压调节作用；结合血清氨基酸的含量结果，提示高血压大鼠存在明显的氨基酸代谢异常，清血八味片对氨基酸代谢异常具有一定的调节作用。李华妮等将40只SHR大鼠随机分为模型组、莱菔子组（20 g/kg）、蒺藜组（20 g/kg）、莱菔子配伍蒺藜组（莱菔子、蒺藜各10 g/kg）、马来酸依那普利组，8只同周龄WKY大鼠作为空白对照组，连续给药4周。结果：与模型组比较，莱菔子组、蒺藜组、莱菔子配伍蒺藜组收缩压均降低，血清中ET-1、AngⅡ、ALD含量均下降，血清中NO含量均升高（$P<0.05$，$P<0.01$）。上述变化均以莱菔子配伍蒺藜组最为明显。研究提示，莱菔子配伍蒺藜能干预血压的升高，对胸主动脉和心肌组织有保护作用。

（撰稿：刘霖　审阅：余小萍）

【慢性萎缩性胃炎的治疗与研究】

陈周燕等结合古代医家对于三焦理论的认识，提出三焦为行气、水、谷、火的通道，与脾胃联系密切，并认为慢性萎缩性胃炎（CAG）病机为三焦之四道的失常，临证上可三焦并治，治以四道同调之法，根据上、中、下三焦的不同特点施以不同方药。通上焦可选用香苏饮、三仁汤等加减；调中焦可选用保和丸、半夏泻心汤、旋覆代赭汤、补中益气汤、平胃散等加减；利下焦可选用四神丸、胃苓汤、甘草干姜茯苓白术汤等加减。并结合脏腑功能，酌情加入疏肝、健脾、调肺、补肾之品。鲁军等运用数据挖掘对各个数据库收集的中医药治疗CAG随机对照试验中有效的方剂进行分析。结果：高频药物有33味，以补气

学术进展

理气、解毒化瘀药物为多见；有补阴、益气、补血、化痰、疏肝等多个药物组合；主要以白术、白芍药为核心药物；以甘草、白芍药、白术、黄芪、丹参、当归、半夏、党参8味为共同药物。研究提示"调气和阴、祛瘀解毒"在CAG治疗中占有重要地位。

白桦等将120例CAG肝郁脾虚证患者随机分为两组，观察组予王新佩经验方安神和胃汤（清半夏、柴胡、桂枝、生黄芪、焦山楂、焦神曲等）治疗并随症加减，对照组予柴胡疏肝散加减治疗，以4周为1个疗程。结果：治疗组的中医整体症状疗效总有效率为93.3%（56/60），对照组为81.7%（49/60），$P<0.05$。与对照组比较，观察组的萎缩、肠化、病理总分组明显下降（均$P<0.05$）。戴海东等将80例CAG患者随机分为两组，两组均接受保护胃黏膜、促进胃肠动力等常规治疗，对照组（38例）口服胃复春片，观察组（42例）予半夏泻心汤合乌贝散（法半夏、黄芩、柴胡、浙贝母、石菖蒲、郁金等）治疗并随症加减，连续治疗3个月。结果：观察组总有效率为90.5%（38/42），对照组为76.3%（29/38），$P<0.05$。与对照组比较，治疗组血清PGI、PGII明显下降、PGI/PGII比值上升（均$P<0.05$）。刘长发等将50例气虚血瘀证患者分为两组，对照组采用常规西药治疗（口服维酶素片、泮托拉唑片、克拉霉素分散片、甲硝唑片），观察组在此基础上口服丹芪祛瘀止痛颗粒（丹参、黄芪、莪术、三七、乌药、柴胡等），疗程均为3个月。结果：两组的中医证候评分、胃黏膜组织病理评分、血清炎性因子水平均下降，胃黏膜尾侧型同源转录因子1（CDX1）、尾侧型同源转录因子2（CDX2）阳性率均降低，且观察组更为明显（均$P<0.05$）。严子兴等将72例脾虚湿热血瘀证患者随机分为两组，观察组予抗萎平异汤（黄芪、天花粉、白术、麸炒枳壳、木蝴蝶、白花蛇舌草等）治疗，对照组口服胃复春片，连续治疗12周。结果：观察组的综合疗效总有效率、病理疗效总有效率、Hp转阴率分别为86.1%（31/36）、88.9%（32/36）、80.0%（16/20），对照组分别为63.9%（23/36）、66.7%（24/36）、53.3%（8/15），$P<0.05$。

马慧娟等将66只SD大鼠随机分为正常组，模型组，胃复春组及养阴活胃合剂（芦根、海螵蛸、旋覆花、麸炒白术、茯苓、炒鸡内金等）高、中、低剂量（2.5、1.7、0.8 g·kg^{-1}·d^{-1}）组。采用综合法（氨水+脱氧胆酸钠+不同浓度乙醇+饥饱失常法）复制CAG模型，造模12周，灌胃8周。结果：与正常组比较，模型组胃液总酸度降低，血清PGI水平和胃蛋白酶原比值（PGR）降低，PGII、胃组织水通道蛋白（AQP）1mRNA表达水平升高（均$P<0.05$）。与模型组比较，各给药组胃液总酸度升高，血清PGI水平、PGR升高，PGII、AQP1mRNA表达水平降低；养阴活胃合剂中、低剂量组与胃复春组AQP3mRNA表达水平明显升高，养阴活胃合剂高、中剂量组与胃复春组AQP4mRNA表达水平显著升高（均$P<0.05$）。研究提示，养阴活胃合剂可通过升高血清PGI水平和PGR，上调AQP3、AQP4mRNA表达水平，降低PGII水平和下调AQP1mRNA表达水平改善CAG大鼠的胃酸分泌。

（撰稿：王瑞珍 刘芳 审阅：孟静岩）

【腹泻型肠易激综合征的治疗与研究】

韩增银等基于"通调五脏"的诊疗思路，提出调脾祛湿固其本、调肝理气止痛泻、调肺宣发升清阳、调心安神祛诱因、调肾温煦护其根五法治疗腹泻型肠易激综合征（IBS-D），以促进机体五脏安和，阴平阳秘。潘雨烟等以脑肠互动紊乱为切入点，以"调枢通胃"理论为指导，提出"脑肠同调"诊疗IBS-D的思路。脑与肠通过气机升降出入互相影响，大肠通降，传导糟粕则浊气出，清阳上输于脑，则精藏于脑，神机转运，如此气机调畅，神乃正常。大肠的传导糟粕功能又受脑功能的控制，脑功能正常，则大肠传导正常，魄门开合有度。若肠腑通降不利，或脑神转运失常，则会影响另一者的功能，出现情志症状或胃肠病症。可运用温肾健脾调枢、养心健脾安神、疏肝健脾调神等治法治疗。

何锦轶等将60例IBS-D肝郁脾虚证患者随机

分为两组。治疗组予经方柴胡桂枝干姜汤口服,对照组口服匹维溴铵片,疗程均为4周。结果:治疗组总有效率为93.3%(28/30),对照组为60.0%(18/30),$P<0.05$;与对照组比较,治疗组中医症状总积分、临床症状严重程度(IBS-SSS)、生活质量改善(IBS-QOL)评分方面显著升高,汉密尔顿焦虑量表(HA-MA)、汉密尔顿抑郁量表(HAMD)、血浆降钙素基因相关肽(CGRP)和血管活性肠肽(VIP)明显降低(均$P<0.05$)。杨芳等将60例肝郁脾虚证患者随机分为两组,对照组口服地衣芽孢杆菌活菌,治疗组在此基础上加服加味交泰丸(黄连、肉桂、柴胡、白术、白芍药、陈皮等)免煎颗粒,均持续治疗28 d。结果:治疗组总有效率为93.3%(28/30),对照组为70.0%(21/30),$P<0.05$。与对照组比较,治疗组各项症状(腹痛、大便性状、大便次数)恢复正常时间缩短,证候积分降低;治疗组血清炎症因子(IL-6、IL-8、TNF-α)水平、IBS症状严重程度量表(IBS-SSS)、生活质量(IBS-QOL)评分均降低(均$P<0.05$)。王耀彩等将48例脾虚湿阻证患者随机分为两组,对照组口服西医常规治疗药物(马来酸曲美布汀片、双歧杆菌三联活菌胶囊),观察组加用自拟中药(丁香、肉桂、醋香附、白芷、薤白、山柰等)溻渍温敷联合红外线照射,疗程均为1个月。结果:观察组总有效率为95.8%(23/24),对照组为75.0%(18/24),$P<0.05$。与对照组比较,观察组主症症状积分、焦虑SAS、SDS评分均显著下降(均$P<0.05$)。赵平等将120例脾胃湿热证患者随机分为两组,对照组口服匹维溴铵片,治疗组在此基础上加清化止泻方(凤尾草、地锦草、补骨脂、黄连、煨木香、炮姜等)口服,疗程均为4周。结果:治疗组总有效率为93.3%(56/60),对照组为80.0%(48/60),$P<0.05$。治疗后观察组中医证候各项评分及总评分、焦虑自评量表(SAS)评分、抑郁自评量表(SDS)评分均低于对照组,$P<0.05$。血清炎症细胞因子(IL-1β、IL-6、TNF-α)水平、及TLR4/MyD88/NF-κB信号通路相关蛋白表达水平明显下降,$P<0.05$。研究提示,清化止泻方可通过调控血清TLR4、MyD88、NF-κB p65表达,降低血清IL-1β、IL-6、TNF-α水平来改善IBS-D脾胃湿热证患者的临床症状,缓解焦虑、抑郁状态。

马祥雪等将50只大鼠采用新生母子分离叠加多重应激建立IBS-D大鼠模型,随机分为模型组、肠安Ⅰ号方(黄芪、炒白术、炒白芍药、防风、黄连、炮姜炭等)高、中、低剂量(4.6、2.3、1.2 g/kg)组,得舒特组,另设空白组10只,各给药组连续灌胃14 d,空白组予等体积蒸馏水灌胃。结果:与空白组比较,模型组粪便含水量增加,背根神经节PAR-2 mRNA及TRPV1 mRNA均升高($P<0.05$)。与模型组比较,各给药组粪便含水量减少,肠安Ⅰ号方中剂量组粪便含水量少于得舒特组;肠安Ⅰ号方高、中剂量组大鼠内脏敏感性降低,肠安Ⅰ号方各剂量组腰骶段背根神经节相关蛋白(PAR-2、TRPV1、SP、RP)表达及PAR-2 mRNA水平均降低,且肠安Ⅰ号方高剂量组TRPV1 mRNA水平低于得舒特组(均$P<0.05$)。研究提示,肠安Ⅰ号方可改善大鼠腹泻及内脏高敏感,其与下调大鼠DRG中PAR-2、TRPV1、SP、RP及CGRP蛋白表达,降低DRG中PAR-2 mRNA和TRPV mRNA水平有关。

(撰稿:王瑞珍 刘芳 审阅:孟静岩)

【非酒精性脂肪肝的治疗与研究】

张佳等对盛国光治疗非酒精性脂肪肝(NAFLD)的339首处方经过规范化处理。结果:频次前6的药物为丹参、枸杞子、山楂、茯苓、荷叶、决明子,常用药物多为性微寒、温、平之品,药味以甘味药和苦味药为主,其次是辛味药,多归肝、脾经,其次归肺、胃经。支持度较高的药对有:丹参-泽泻-枸杞子、丹参-泽泻-山楂、山楂-决明子-荷叶等。研究提示,盛氏基于"毒痰瘀虚"辨治NAFLD,用药以疏肝健脾、清热燥湿、活血化瘀药物为主,性味多为微寒、温、平之品。蔡虹等介绍康良石运用"浊脂"理论辨治NAFLD经验。康氏认为"浊脂"先伏而后行,阻遏气机、郁滞三焦,既是脂肪肝的致病因素,又是其病变过程中的病理产物。辨证分为隐证(无临床症状)、湿热蕴结证、虚滞夹杂证,确立了以柔肝行气(药用柴胡、白芍药、决明子、陈皮、枳实、山楂等)、祛浊净脂(茯苓、泽泻、荷叶、赤小豆、薏苡仁等)的治疗方法,并且要审证求因、病证结合,在隐证阶段予合理饮食、适当运动配合泡茶方(茯苓、荷叶、山楂、玉米须、决明子);湿热蕴结证选用薏苡仁、赤小豆、山楂、荷叶、陈皮、玉米须、菊花为主药,并酌加茵陈、车前草、石菖蒲、竹叶等;虚滞夹杂证选用茯苓、黄芪、芡实、山楂、荷叶、陈皮、丹参、泽泻等为主药。

赵书刚将 135 例肾虚痰阻证患者随机分为益肾化痰法(山茱萸、补骨脂、炒白术、怀山药、红曲等)治疗组(67 例)与复方二氯醋酸二异丙胺片对照组(68 例),均治疗 2 个月。结果:治疗组总有效率为 88.1%(59/67),对照组为 73.5%(50/68),$P<0.05$。两组 ALT、AST、TC、TG、视黄醇结合蛋白-4(RBP-4)、固醇调节元件结合蛋白-1C(SREBP-1C)水平均降低,其中治疗组 RBP-4、SREBP-1C 下降更为明显(均 $P<0.05$)。孙建强等将 90 例 NAFLD 患者随机分为两组,对照组口服复方益肝灵片,治疗组服用白金丸加味汤药(白矾、郁金、炒白术、云茯苓、猪苓、泽泻等)并随症加减,疗程均为 12 周。结果:治疗组总有效率为 88.9%(40/45),对照组为 64.4%(29/45);B 超改善情况的总有效率则分别为 91.1%(41/45)、66.7%(30/45),$P<0.05$。吴希等将 110 例 NAFLD 患者随机分为两组,均予综合治疗(控制饮食,适当运动、减轻体重、口服维生素 E 丸)。治疗组加服二黄祛脂颗粒(姜黄、大黄、僵蚕、绞股蓝、白术、葛根等),对照组加服多烯磷脂酰胆碱胶囊。疗程均为 3 个月。结果:治疗组总有效率为 90.9%(50/55),对照组为 65.5%(36/55),$P<0.05$。两组 ALT、AST 和 GGT 活性,以及 TG、TC 和 LDL-C 水平均降低,HDL-C 水平升高,各项指标以治疗组的改善程度更为显著(均 $P<0.05$)。

杨家耀等采用脂肪乳剂培养肝细胞建立 NAFLD 细胞模型,并以附子理中汤高、中、低剂量

(1.5、1、0.5 g/ml)及易善复干预 48 h。结果:与模型组比较,附子理中汤各剂量组细胞活力,以及 INF-α、INF-β、IL-10、TRIF 相关的接头分子(TRAM)、肿瘤坏死因子受体相关因子 3(TRAF3)及干扰素调节因子 3(IRF3)水平均显著增加,脂肪沉积能力与 ALT 和 AST 活性、TG 及 Toll 样受体 4(TLR4)水平均显著降低($P<0.05$,$P<0.01$)。研究提示,附子理中汤可降低 NAFLD 模型细胞的脂肪沉积能力,这可能与附子理中汤对 TLR4/TRAM/TRAF3 信号通路的有效调节密切相关。

(撰稿:奚骏 审阅:徐列明)

【肝纤维化的治疗与研究】

蒋淑等将 90 例慢性乙型肝炎肝郁脾虚证患者随机分为两组,对照组口服恩替卡韦,治疗组在此基础上加用柴芍六君汤(白芍药、人参、柴胡、白术、茯苓、陈皮等),疗程均为 24 周。结果:治疗组总有效率 93.3%(42/45),对照组 75.6%(34/45),$P<0.05$。与对照组比较,治疗组腹胀、胁肋疼痛、便溏、倦怠乏力及纳食减少的证候评分均下降;血清 ALT、GGT、AST、LN、PCⅢ、Ⅳ-C、HA、CD_8^+、Th17 细胞、Treg 细胞及 Treg/Th17 比值均下降;血清 CD_3^+、CD_4^+、CD_4^+/CD_8^+ 水平均升高(均 $P<0.05$)。马云峰等将 91 例慢性乙型肝炎肝肾阴虚、湿浊内蕴证老年患者随机分为两组,均予饮食干预及抗炎保肝等常规治疗,对照组 45 例口服阿德福韦酯,观察组 46 例在此基础上再加服柔肝化浊补肾方(当归、白芍药、党参、川楝子、延胡索、蛇莓等),疗程均为 6 个月。结果:观察组总有效率为 87.0%(40/46),对照组为 62.2%(28/45),$P<0.05$。与对照组比较,治疗组瘦素及 TGF-β1 水平显著降低,CD_4^+、CD_4^+/CD_8^+ 比值及 NK 细胞活性均升高(均 $P<0.05$)。钟培玲等将 90 例慢性乙型肝炎进展性气虚血瘀夹湿热证患者随机分为两组,其中对照组 30 例口服恩替卡韦片剂,治疗组 60 例口服恩替卡韦片剂与中药软肝颗粒(叶下珠、黄芪、生地黄、当归、

五味子、丹参等),疗程均为 96 周。结果:两组肝组织病理学 Knodel 评分、Ishak 评分、LSM 及肝脾超声积分,血清及肝组织低氧诱导因子 1α(HIF-1α)、血管 VEGF 水平,肝组织的微血管密度(MVD)表达水平均下降,且以上指标均以治疗组下降幅度更为明显(均 $P < 0.05$)。杨小洁等将 80 例慢性乙型肝炎肝纤维化患者随机分为两组,对照组口服恩替卡韦,观察组再加服参灵肝康胶囊(田基黄、半边莲、龙胆草、溪黄草、熊胆、山豆根等),疗程均为 48 d。结果:观察组 HBV DNA 转阴率为 92.5%(37/40),对照组为 75.0%(30/40),$P < 0.05$。与对照组比较,观察组 TBil、AST、ALT 均降低,ALB 水平升高;LN、HA、Ⅳ-C、PCⅢ 水平均降低(均 $P < 0.05$)。

施美等将 50 只雌雄各半的 HBV 转基因小鼠随机分为空白对照组、模型组、恩替卡韦组、软肝饮(丹参、黄芪、醋鳖甲、赤芍药、莪术、柴胡等)高、中、低剂量(0.4、0.2、0.1 g)组,3 组小鼠每日灌胃容积均为 0.2 ml。分别连续灌胃 4 周。结果:与空白对照组比较,模型组血清 LN、HA、Ⅳ-C、PCⅢ 表达水平升高;IL-2、IL-10、IFN-γ 水平降低,IL-4 水平升高(均 $P < 0.05$)。与模型组比较,各给药组血清及肝组织中 HBV-DNA 表达水平明显降低,软肝饮呈明显的剂量依赖性;软肝饮高剂量组与恩替卡韦组 LN、HA、Ⅳ-C、PCⅢ 表达水平显著降低,软肝饮降低血清 LN、HA、Ⅳ-C 的作用呈剂量依赖性($P < 0.05$)。软肝饮高、中剂量组与恩替卡韦组 IL-4 水平显著降低($P < 0.05$),IL-2、IL-10、IFN-γ 水平显著升高($P < 0.05$);与软肝饮低剂量组比较,软肝饮高、中剂量组 IL-4 水平显著降低($P < 0.05$),IL-10 水平显著升高($P < 0.05$)。研究提示,软肝饮发挥抗病毒、抗纤维化作用机制可能与其调控炎症细胞因子水平有关。

(撰稿:奚骏　审阅:徐列明)

【肝硬化腹水的治疗与研究】

周晓玲等提出“少阳太阴合病”是肝硬化腹水的病机关键,而瘀血、水停是少阳太阴合病进展形成的标症。当以和解少阳,温补太阴治本,养血活血利水治标。可运用经典经方柴胡桂枝干姜汤加当归、芍药、川芎、醋鳖甲、三七粉养血活血;加党参、白术、茯苓、泽泻益气健脾利水渗湿。石磊等介绍杨震治疗肝病。杨氏认为肝肾阴虚往往为肝硬化晚期的发展趋势,瘀毒互结,相火灼伤阴精,阴虚内热、水瘀互结是主要病机,也是变生他证的中心环节。把肝病所产生的局部内生火热按“病理相火”这一理论去研究,补充对肝病的病机认识思路。辨证为阴虚相火者,予自拟方兰豆枫楮汤(黑豆、楮实子、泽兰、路路通)、甲苓饮(龟甲、鳖甲、泽泻、牡蛎、阿胶、猪苓等)合圣愈汤加减治疗。李薇薇等介绍张国海治疗肝硬化腹水气虚湿滞证之临床经验,张氏认为肝硬化腹水之病机为肝、脾、肾三脏受病,气、血、水淤积腹内,肝郁脾虚,气血瘀滞,水湿内停,以致腹部日渐胀大而成臌胀。宜疏肝健脾、理气祛湿,通过培补人体正气、调整脏腑升降平衡及气血津液代谢来达到标本兼治的目的。运用李氏三合汤(《金匮要略》之当归芍药散、防己黄芪汤及《证治准绳》之鸡鸣散三方加减合成)治疗。

阮博文等将 113 例乙肝肝硬化腹水少阳太阴合病证患者随机分为两组,对照组 56 例采用西医常规治疗,治疗组 57 例在此基础上加服柴胡当归散(柴胡、黄芩、桂枝、干姜、天花粉、牡蛎等),疗程均为 1 个月。结果:治疗组总有效率为 96.5%(55/57),对照组总有效率 80.4%(45/56),$P < 0.01$。与对照组比较,治疗组中医证候积分下降、腹胀缓解时间缩短、SF-36 评分上升($P < 0.05$,$P < 0.01$)。石磊等将 90 例肝硬化腹水气阴两虚证患者随机分为两组,对照组予西医常规治疗,观察组在此基础上联合甲苓饮加减,均连续治疗 15 d。结果:观察组总有效率为 93.3%(42/45),明显高于对照组的 75.6%(34/45),$P < 0.05$。与对照组比较,观察组患者的腹围、体质量均下降,24 h 尿量增多($P < 0.05$);观察组患者的血清 AST 和 ALT 活性、TBil 水平均降低、ALB 水平升高(均 $P < 0.05$)。朱沪敏等将 60 例乙型肝炎肝硬化腹水肝肾阴虚水停证随机分为两组,对照组

予常规西医治疗(口服呋塞米片、螺内酯片等),治疗组在此基础上服用育阴利水膏方(熟地黄、泽泻、柴胡、白术、茯苓、白芍药等),疗程均为 4 周。结果:治疗组总有效率为 93.3%(28/30),对照组为 83.3%(25/30),$P<0.05$。与对照组比较,治疗组腹腔积液深度、腹围、体质量均下降(均 $P<0.05$)。

管佳畅等采用改良的 CCl_4-乙醇综合法制备肝硬化腹水大鼠模型,探讨复肝春 3 号方(醋鳖甲、生牡蛎、赤芍药、蜜紫菀、泽兰、防己等)对肝硬化腹水大鼠血管活性物质、水通道蛋白的影响。将 75 只雄性 Wistar 大鼠随机分为空白对照组(N 组),模型组(M 组),复肝春 3 号方(FGC-3)高、中、低剂量(52、26、16.3 g/kg)组(G、Z、D 组),复方鳖甲软肝片组(F 组),均灌胃 4 周。结果:与 N 组比较,M 组出现明显的腹部胀大、精神萎靡、易惊、活动减少、皮毛干枯毛躁泛黄易脱落、饮食减少、尿量减少、大便灰白、体重先减轻后增加。与 M 组比较,G、Z、D、F 组大鼠上述情况均有不同程度改善,体重增加;血清血管活性物质(NO、ET-1)水平降低、水通道蛋白 AQP8 水平升高,其中 G 组大鼠改善最为明显(均 $P<0.05$)。研究提示,复肝春 3 号方可明显改善肝硬化腹水大鼠的一般情况,减少腹腔积液量,可能通过降低血清 NO、ET-1 水平,提高 AQP8 的表达量而发挥利水作用。

(撰稿:奚骏 审阅:徐列明)

【慢性肾小球肾炎的治疗与研究】

宋静莹将 120 例脾肾气虚血瘀证患者随机分为两组,均口服缬沙坦胶囊、双嘧达莫片,对照组加服无比山药丸,观察组则加服益肾通络汤(制附子、巴戟天、山药、黄芪、麸炒白术、茯苓等),均连续治疗 4 个月。结果:观察组总有效率为 88.3%(53/60),对照组为 73.3%(44/60),$P<0.05$。与对照组比较,观察组 24 h Upro、SCr、BUN、Cys-C 水平均降低,证候评分下降,TNF-α、IL-6、IL-17、IFN-γ 水平均降低,TGF-β$_1$、CTGF、TMP-1、HIF-1α 水平

均降低,MMP-9 水平升高(均 $P<0.01$)。罗寅亮等将 90 例新月体性肾小球肾炎脾肾气虚证患者随机分为两组,对照组给予饮食指导,并口服阿托伐他汀钙片,观察组在此基础上予清热降浊、益气活血中药(生黄芪、西洋参、柴胡、桔梗、丹参、川芎等)治疗,均治疗 50 d。结果:两组 TC、TG、LDL、BUN、Scr 及 24 h Upro 均降低,且观察组的 TC、Scr、BUN 及 24 h 尿蛋白定量水平的降低更为显著(均 $P<0.05$)。沈姣姣等将 128 例患者随机分为两组,对照组口服肾炎康复片,实验组服用益气固本调免方(黄芪、党参、山药、桂枝、白芍药、炙甘草等)免煎颗粒,疗程均为 4 个月。结果:实验组总有效率为 87.5%(56/64),对照组为 71.9%(46/64),$P<0.05$。与对照组比较,实验组 CD$_4$ 显著升高,CD$_8$ 显著降低,CD$_4$/CD$_8$ 比值显著上升(均 $P<0.01$)。赵琳娜等将 100 例慢性肾小球肾炎患者随机分为两组,均予常规基础治疗,对照组口服来氟米特片,观察组在此基础上加服昆仙胶囊(昆明山海棠、淫羊藿、枸杞子、菟丝子)治疗 6 个月。结果:观察组总有效率为 94.0%(47/50),对照组为 78.0%(39/50),$P<0.05$。与对照组比较,观察组 24 h Upro、Scr 水平降低、Alb 及 IgA、IgG、IgM 水平升高(均 $P<0.05$)。

段丽萍将 30 只健康雄性大鼠随机分为对照组、模型组及苦豆子提取物高、中、低(1、2、4 g/kg)剂量组,除对照组外,其余各组采用尾静脉注射给予大鼠兔抗肾小球基底膜(GBM)血清的方法造模,均连续灌胃 21 d。结果:与对照组比较,模型组 24 h 尿量减少、24 h Upro 升高,SCr、BUN 水平均升高(均 $P<0.05$)。与模型组比较,苦豆子各剂量组 24 h 尿量显著增加(均 $P<0.05$),24 h Upro、SCr、BUN 及其血浆 TNF-α、IL-6 及 IL-1β 水平、肾组织 JNK 及 p-JNK 水平、c-Jun 及 AP-1 mRNA 水平均显著降低(均 $P<0.05$),肾组织病理学明显改善。研究提示,苦豆子能够改善抗 GBM 肾炎大鼠的疾病状态,其作用机制可能与调节大鼠体内 JNK 信号通路有关。龚一萌以腹腔注射兔抗 FX1A 抗原血清法建模,将 25 只 C57 小鼠随机分为正常对照组,模型组,苏木

提取物高、中、低剂量（35、25、15 mg·kg^{-1}·d^{-1}）组，灌胃 21 d。结果：与正常对照组比较，模型组 24 h Upro、SCr 均不同程度升高，血清白蛋白不同程度降低；光镜下可见肾组织明显分布不均匀，肾小球明显增大，系膜区显著增宽；模型组肾小球毛细血管祥 C5b-9 沉积明显增强；模型组肾组织 P62 表达明显降低，ATG5、LC3Ⅱ表达均明显升高（均 $P < 0.05$）。与模型组相比，苏木提取物各剂量组 24 h Upro、SCr 均不同程度降低，血清白蛋白不同程度升高；肾组织排列较不规范，部分肾小球出现增大；肾小球毛细血管祥 C5b-9 的沉积有所减少，肾组织 P62 表达明显升高，ATG5、LC3Ⅱ表达均明显降低（均 $P < 0.05$）。研究提示，苏木提取物对肾炎小鼠具有肾保护作用，其部分机制可能通过调控自噬进而实现保护和修复足细胞。

（撰稿：麻志恒 何立群　审阅：周永明）

【慢性肾脏病的治疗与研究】

程亚清等总结吕仁和治疗慢性肾脏病的核心药物及常用药对、药物组合规律，探究肾络癥瘕辨证方法的实质。检索国家人口健康科学数据库共享平台提供相关中药复方，建立中药复方数据库，进行频数、频率分析、因子分析、聚类分析及关联规则分析，结果：共纳入 233 首中药复方，涉及中药 187 味，丹参、猪苓、甘草、川牛膝、黄芪、当归为常用药物；清热药、补虚药、活血化瘀药及解表药较为常用；狗脊、川续断、杜仲、牛膝及荆芥、防风、蝉蜕、栀子为常用药物组合；当归配伍黄芪，川续断配伍狗脊、川牛膝、杜仲为核心药对及药组。研究提示，吕氏认为，肾络癥瘕是慢性肾脏病发生发展的关键环节，肾本虚是癥瘕形成的基础，当以培补肾元之法贯穿始终，同时配合清热、活血化瘀、祛风解表等药物以消除癥瘕，保护肾功能，延缓疾病进展。

沈金峰将 60 例慢性肾脏病（CKD）4 期脾肾气虚、湿浊内蕴证患者随机分为两组，对照组采用常规治疗，观察组在此基础上采用健脾益肾解毒法（生黄芪、党参、白术、六月雪、白花蛇舌草、蒲公英等），均治疗 12 周。结果：观察组临床总有效率为 83.3%（25/30），对照组为 63.3%（19/30），$P < 0.05$。与对照组比较，治疗组 Scr、BUN、UA、P$^+$、iPTH 和 CD$_8^+$ 水平均降低，Ca^{2+}、CD$_4^+$、CD$_4^+$/CD$_8^+$ 比值均提高（均 $P < 0.05$）。王安妮等将 80 例 CKD2～4 期气虚夹瘀证患者随机分为两组，对照组仅予基础治疗，治疗组在此基础上加服中药汤剂消瘀泄浊饮（生黄芪、牛膝、桃仁、地龙、制大黄、车前草等）并随症加减，均治疗 12 周。结果：与对照组比较，治疗组的维甲酸相关孤儿受 γt(RORγt)mRNA 相对表达量下降，叉头框转录因子 p3(Foxp3) mRNA 相对表达量升高；hs-CRP、Scr、BUN 水平均下降（均 $P < 0.05$）。雷芷晗等将 CKD3～5 期患者 64 例随机分为两组，均予西医常规基础治疗，对照组 31 例予肾康注射液静脉滴注，治疗组 33 例在此基础上联合降氮煎剂（大黄、炮附片、白头翁、红花等）保留灌肠，均治 14 日。结果：治疗组总有效率与总稳定率分别为 81.8%（27/33）、93.9%（31/33），对照组相应为 61.3%（19/31）、80.7%（25/31），$P < 0.05$。与对照组比较，治疗组 Scr、BUN、中医症状积分均下降，肾小球滤过率（eGFR）上升（均 $P < 0.05$）。席永春等将 CKD3～4 期患者 113 例随机分为对照组、结肠透析组及益肾汤结肠透析组。对照组以对症治疗为主，结肠透析组在对照组治疗基础上联合结肠透析，益肾汤结肠透析组在结肠透析组治疗基础上联合益肾汤（黄芪、大黄、泽泻、当归、芡实、红景天）保留灌肠，均治疗 4 周。结果：与对照组比较，结肠透析组、益肾汤结肠透析组 BUN、Scr、UA 水平降低，肠源性尿毒症毒素硫酸吲哚酚（IS）、硫酸对甲酚（PCS）均降低；与结肠透析组比较，益肾汤结肠透析组上述指标降低更为明显（均 $P < 0.05$）。刘洪等将 76 例 CKD5 期透析合并慢性肾脏病-矿物质与骨异常骨痛之脾肾两虚兼毒瘀证患者随机分为两组，对照组予对症治疗（口服骨化三醇胶丸、醋酸钙胶囊、西那卡塞），并维持性血液透析。试验组在此基础上加服培元消癥方（熟地黄、白芍药、鸡血藤、海藻、重

楼、猪苓等),均治疗 12 周。结果:除退出的病例外,试验组总有效率为 90.9%(40/44),对照组为 60.7%(17/28),$P<0.05$。与对照组比较,试验组中医证候积分下降($P<0.05$,$P<0.01$),骨痛 VAS 评分下降,矿物质骨代谢指标 Ca 均上升,血清 P、BAP、iPTH 均下降(均 $P<0.05$)。

黄笛等将 90 只 SD 大鼠随机分为假手术组、模型组,芪蛭真武汤(炮附子、白术、白芍药、茯苓、黄芪、水蛭等)高、低剂量(22.2、11.1 g/kg)组,厄贝沙坦组。模型组及各治疗组行左侧输尿管结扎,假手术组不结扎输尿管,仅分离输尿管后关闭腹腔。均灌胃 21 d。结果:与假手术组比较,模型组 Scr、BUN、胶原容积分数(CVF)及 α-SMA、Ⅰ型胶原蛋白(Col-Ⅰ)、FN 的表达均增高($P<0.01$,$P<0.05$)。与模型组比较,中药高剂量组及厄贝沙坦组 Scr、BUN、CVF 值均降低,各治疗组 α-SMA、Col-Ⅰ、FN 的阳性表达均减少(均 $P<0.05$)。研究提示,芪蛭真武汤能够有效抑制肾间质纤维化,保护肾脏功能,延缓慢性肾脏病的进展。

(撰稿:麻志恒 何立群 审阅:周永明)

【再生障碍性贫血的治疗及临床研究】

刘美等介绍卢云治疗慢性再生障碍性贫血(CAA)经验。卢氏提出其病机在于"阳虚寒毒",治疗关键在于"温阳托毒",运用大辛大热之川乌、雄黄以毒攻毒、托毒外出,同时辅以龟鹿二仙胶补肾益精填髓。彭丽燕等从络病角度阐释再生障碍性贫血(AA)的基本病机为脾肾亏虚、髓络瘀阻,认为脾肾亏虚是发病基础,痰浊、瘀血、毒邪等致络脉瘀阻是重要的致病因素,及时运用通络法清除病理因素,可使正气来复,进而有利于骨髓造血功能的恢复。治以补肾健脾通络、活血化痰通络、解毒通络之法。韩惠杰等从中医学理论认识和现代医学实验研究方面分析 CAA"阳虚易治,阴虚难调"的原因,并对肾阴虚证型临床难治的特点表现及宜用方药进行总结。肾阴虚证者在造血微环境、细胞凋亡、免疫方面的异常程度较肾阳虚证更为严重,阴虚易火动难治,要注意选用清凉滋阴而又不寒凉苦泻之剂;阴虚易致瘀难愈,选用活血药时一般不用三棱、莪术、水蛭等破血之品,而多选用丹参、鸡血藤、牡丹皮、生地黄等以活血养血;龟甲、鳖甲、三七、茜草等以滋阴消瘀,使得化瘀不伤正,止血不留瘀。

李子伦将 210 例 CAA 肾虚证患者随机分为两组,均行常规治疗及雄激素治疗,观察组加用益肾补血汤(黄芪、茯苓、白术、木香、人参、地黄等)治疗,疗程均为 6 个月。结果:观察组总有效率为 97.1%(102/105),对照组为 83.8%(88/105),$P<0.05$。与对照组比较,观察组 MVD、VEGF 水平均升高,CD_3^+ 和 CD_4^+ 升高、CD_8^+ 降低,TNF-α、IFN-γ、IL-6 水平下降,ALT、TBIL 水平下降(均 $P<0.05$)。李苗苗将 64 例 CAA 输血依赖患者随机分为两组,对照组予以十一酸睾酮+环孢素软胶囊+重组人粒细胞集落刺激因子治疗,观察组在此基础上联合愈障生血汤(补骨脂、淫羊藿、龟板胶、鹿角胶、黄精、鸡血藤等)治疗,疗程均为 6 个月。结果:观察组总有效率为 93.8%(30/32),对照组为 75.0%(24/32),$P<0.05$。与对照组比较,观察组中医证候积分降低;治疗后两组 FGF-1、VEGF 均升高,且观察组更为显著(均 $P<0.05$)。张伟锋等选取 30 例重型再生障碍性贫血(SAA)患者随机分为两组,对照组给予 ATG 联合环孢菌素 A,治疗组在此基础上加服补肾化痰活血法中药复方(熟地黄、何首乌、菟丝子、补骨脂、山慈菇、浙贝母等)。结果:治疗组总有效率、中医证候总有效率、肝肾功能异常发生率及 1 年复发率分别为 86.7%(13/15)、93.3%(14/15)、33.3%(5/15)、6.7%(1/15),对照组则分别为 73.3%(11/15)、80.0%(12/15)、53.3%(8/15)、20.0%(3/15),均 $P<0.05$。与对照组比较,治疗组 CD_4^+、CD_4^+/CD_8^+ 水平均升高,CD_8^+ 水平降低(均 $P<0.05$)。

(撰稿:马小淋 周永明 审阅:陈信义)

【原发免疫性血小板减少症的治疗及临床研究】

徐皓等基于数据挖掘技术,检索中国知网、万方、CBM、中文科技期刊数据库,筛选近30年中医药治疗ITP相关文献,对所提取的439首处方运用关联规则和系统聚类分析等数据挖掘技术进行分析。结果:频次＞50的药物有生地黄、当归、仙鹤草、黄芪、牡丹皮等32味;药物类别分布以补虚药、清热药、止血药和活血化瘀药为主;药性以寒、温、平性为主,药味以甘、苦、辛味为主,归经以归肝经药物最多,其次为归肾、心、肺、脾经;二项关联规则分析表明,常用药对有生地黄-牡丹皮及黄芪配伍党参、白术、茯苓、当归,三项关联分析表明治疗ITP常配伍使用黄芪、党参、当归、白术和茯苓,以及牡丹皮、生地黄、赤芍药等。聚类分析确立3组基本方,即归脾汤、犀角地黄汤和二至丸。付中学等基于数据挖掘技术,收集整理麻柔运用中医药治疗ITP的处方,对纳入的248首处方运用描述性统计方法、聚类分析、关联规则分析等数据挖掘方法进行统计分析。结果:麻柔治疗ITP用药寒温并用并偏重温性,药味以甘、苦、辛为主;药物归经以肺、脾、肾为主;用药频次最高的有炙甘草、萆薢、穿山龙、桂枝、生姜等;药对频次较高的有炙甘草与大枣、穿山龙与大枣、穿山龙与萆薢、桂枝与炙甘草等;核心药物组合有炙甘草-桂枝-山萸肉、蒲公英-土茯苓-清半夏、蒲公英-土茯苓-党参-黄连等;提取出的新方有炙甘草-桂枝-山萸肉-生地黄、蒲公英-土茯苓-清半夏-太子参和蒲公英-土茯苓-党参-黄连-太子参等。

李朗等介绍周郁鸿从营卫论治ITP经验。周氏认为其病机为"卫强营弱,营卫不和","营卫俱损"为致病之本,贯穿于ITP病程的始终,同时针对外感、内伤、先天禀赋三大病因,审因论治。感受风寒之邪诱发者,祛邪与扶正并用,益气与滋阴同施,运用黄芪、防风、大青叶、板蓝根、玄参、麦冬、阳春砂等。若出血严重或血小板计数低于30×10^{12}/L,则常运用水牛角、紫草、蒲黄、板蓝根、白术、防风、黄芪、连翘等凉血止血。情志内伤者,在前药加入夜交藤、益智仁、远志、酸枣仁、茯神、合欢皮等养血安神;劳倦内伤者,则常配伍当归、党参、白术、黄芪、桂枝、阿胶等;饮食内伤者,常配伍金银花、连翘、生地黄、水牛角、紫草等。先天禀赋异常,精不化血者,常运用淫羊藿、菟丝子、肉苁蓉、石斛、杜仲、黄精、党参等。管媛媛等介绍吴深涛临证经验。吴氏认为ITP病机关键为热毒内伏营血,脾肾为主要病变脏腑,其发病与"内毒"密切相关。机体内毒久蓄,多以浊毒形式发病,治疗要注重"浊毒"存在的特征,适时运用化浊解毒法,断其毒源是关键,并总结出"识—化—断—扶"(即识病机,抓主症——化其浊,解其毒——断毒源,防复发——扶"生生之气",固肾健脾)的阶梯式治疗模式。以甘露消毒丹、清营汤或当归六黄汤,化浊清热解毒;以佩兰、藿香、石菖蒲配沙参、玉竹,或甘松、苏梗配炒枳壳、陈皮,或苏叶、竹茹配煅瓦楞子、焦神曲,升清降浊,恢复机体气血运行;用醋龟甲、黄精、狗脊等补肾壮骨,广藿香、炒薏苡仁等芳香醒脾,复其"生生之气"。杨思航等探析刘松山辨证经验及用方。刘氏认为慢性ITP主要病理因素为热、瘀、虚、湿,而阴虚、气阴两虚,甚至脾肾阳虚为本虚的基本特征,瘀血贯穿始终,自拟经验方(生黄芪、生白术、制首乌、牡丹皮、麦冬、茯苓等)治疗,此八药共奏滋阴凉血、化瘀除湿、健脾补肾之功效,各型侧重不一,随证加减。

李清梅将112例气阴两虚夹瘀证患者随机分为两组,对照组给予泼尼松治疗,研究组在此基础上加服益气滋阴摄血汤(炙黄芪、仙鹤草、熟地黄、鹿角片、当归、羊蹄根等)治疗,疗程均为2个月。结果:研究组总有效率为83.9%(47/56)对照组为67.9%(38/56),$P < 0.05$。与对照组比较,研究组中医证候积分、出血评分均降低;PLT、IL-10水平升高,IL-17水平降低(均$P < 0.05$)。

(撰稿:李晓靖 周永明 审阅:陈信义)

【过敏性紫癜的治疗及临床研究】

李翠等介绍朱明芳对过敏性紫癜（HSP）的辨治经验。朱氏认为其发病与"风、热、湿、瘀、虚"密切相关，可分初期、发展期及恢复期三期进行辨证论治。以"清"凉血消斑：外感风热湿邪者常用银翘散加减，配合经验药对升麻、葛根；外邪入里化热或湿热灼伤血络者选用侧柏叶、地榆、地锦草、生地黄、仙鹤草、荷叶炭、乌梅炭、大青叶、四季青、栀子等。以"消"祛瘀除湿化斑：常用赤芍药、牡丹皮、茜草、紫草、泽兰、丹参、当归等，酌情选用经验药芡实、玉米须、石菖蒲、茯苓或佩兰、泽兰，对并善用花类药物，如白扁豆花、凌霄花、月季花、槐花等治瘀。以"补"扶正止血退斑，常用参苓白术散加减。蔺莉等介绍韩世荣以温阳法治疗腹型 HSP 经验。韩氏认为 HSP 多由血热或气虚所致，而腹型 HSP 以脾肾阳虚为主要病机，即使兼有热象亦为阳虚所致浮热，善用黄土汤化裁（生地黄炭、生白术、附子、黄芩炭、阿胶、炙甘草等），且以赤石脂代替伏龙肝，以达温阳摄血不伤阴，养阴补血不碍脾之效。

陈国光等将 100 例 HSP 患者随机分为两组，对照组予常规治疗（口服维生素 E、C，西咪替丁等），观察组在此基础上加服丹参银翘饮（丹参、金银花、连翘、当归、川芎、生地黄等），疗程均为 2 周。结果：观察组总有效率为 96.0%（48/50），对照组为 86.0%（43/50），$P < 0.05$。与对照组比较，观察组皮疹消失时间及住院时间均缩短（均 $P < 0.05$）。张凤丽将 71 例 HSP 患者随机分为两组，对照组 35 例予常规西医治疗，观察组 36 例在此基础上加服紫癜汤（生地黄、当归、白芍药、白茅根、丹皮、仙鹤草等），并随症加减，均连续治疗 15 d。结果：与对照组比较，观察组后微循环状态（流态积分、形态积分、管周积分均降低）改善明显，免疫球蛋白水平（IgA、IgM、IgG）均低于对照组（均 $P < 0.05$）。

（撰稿：李捷凯 周永明 审阅：陈信义）

【2 型糖尿病的治疗与研究】

悦桂阳等阐述了基于五行圆运动探讨加味桃核承气汤防治 2 型糖尿病（T2DM）的机理。T2DM 病机为"瘀热互结、气阴两伤"，属于"消渴"范畴。消渴发病，始于中轴脾胃，终及五脏。早期，中轴受损，表现为胰岛素抵抗、血糖不升高或轻度升高；中期，中轴失运，枢转无力，滞而为瘀，郁而为热，瘀热搏结，气阴受伤，表现为血糖明显升高；后期，中轴不运，四维倒作，瘀阻血络，病及五脏，出现各种变证。加味桃核承气汤以桃核承气汤为基础，加入黄芪、葛根、生地黄、山药、玄参、麦门冬等，旨在疏导泄热、逐瘀散滞、益气养阴，行脾胃中轴之滞，补脾胃中轴之本，以轴带轮，轮轴并治，从而恢复人体阳气正常的圆运动状态。于吉超等通过研究吴门医派治疗消渴的用药规律，发现其用药物特点以补虚药最多，尤以益气养阴药为主，同时重用清热药，辅以利水渗湿药。药味以甘、苦为多，善用辛味药；药性方面寒温并用，偏重寒凉药；归经主要为肺、脾、胃、肾经。研究提示，吴门医派对于消渴的病因病机综合考量了苏州地区地理、人文环境，除阴虚热胜外，还有湿邪这一重要病理因素。因此，在传统的滋阴清热方法基础上，因地制宜，以苦寒清火坚阴，以甘凉补虚养阴，以辛温开郁化湿，灵活运用辛开苦降法。

郝永蕾等将 100 例初诊脾虚湿瘀证患者随机分为两组，对照组予胰岛素强化治疗，治疗组在此基础上加用消糖组方（生黄芪、党参、茯苓、焦白术、独活、羌活等）。疗程均为 3 周。结果：治疗组总有效率为 92.0%（46/50），对照组为 72.0%（36/50），$P < 0.05$。与对照组比较，治疗组 FPG、2hPG、TG、hs-CRP、TNF-α、GC、FINS、HOMA-IR 水平均降低，HOMA-β 水平升高（均 $P < 0.05$）。王辉等将 62 例气阴两虚证患者随机分为两组，对照组口服格列齐特，观察组在此基础上加服健脾益气生津汤（黄芪、生地黄、苍术、玄参、丹参、葛根等），疗程均为 3 周。结果：观察组总有效率为 96.8%（30/31），对照组有

效率为 80.6%（25/31），$P<0.05$。与对照组比较，观察组中医证候积分均下降，FBG、2hPG、HbA1c、HOMA-IR 水平均降低，FIns、2h FIns、胰高血糖素释放肽-1 水平均明显升高（均 $P<0.05$）。蔡舒婷等将 62 例 T2DM 痰瘀证患者随机分为两组，对照组给予门冬胰岛素治疗，观察组在此基础上加服金麦温胆汤（半夏、枳实、竹茹、郁金、麦门冬、瓜蒌实等）。疗程均为 12 周。结果：观察组总有效率为 93.5%（29/31），对照组为 71.0%（22/31），$P<0.05$。与对照组比较，观察组 FPG、2h PG、HbA1c、TNF-α、hs-CRP 水平均降低；厚壁杆菌、肠球菌数目均下降，双歧杆菌数目升高（均 $P<0.05$）。李秀铭等将 90 例 T2DM 伴黎明现象（清晨空腹血糖明显升高）患者随机分为健脾渗湿方（党参、苍术、炒山楂、荷叶、黄连）研究组与二甲双胍对照组各 45 例，疗程均为 3 周。结果：与对照组比较，研究组 FBG、2h PG、睡前血糖、血糖变异系数（CV）、HbA1c、HOMA-IR 均显著降低，HOMA-β 显著升高（均 $P<0.05$）。卢昉等将 100 例初发 T2DM 患者随机分为两组，对照组口服那格列奈，治疗组在此基础上加用清热益气降糖方（天花粉、知母、麦门冬、地骨皮、黄芩、生地黄等），疗程均为 6 周。治疗组总有效率为 98.0%（49/50），对照组为 86.0%（43/50），$P<0.05$。两组治疗后 FIns、餐后半小时 FIns、1 h FIns、2h FIns、3h FIns、胰岛素敏感指数均明显增加，以治疗组更为显著（均 $P<0.05$）。王桂娟等将 70 例 T2DM 合并抑郁状态且辨证为少阳郁火证的患者随机分为两组，对照组予西医常规治疗，试验组在此基础上加服柴胡加龙骨牡蛎汤（柴胡、法半夏、党参、黄芩、茯苓、大黄等），疗程均为 12 周。结果：两组各有 5 例患者脱落，试验组总有效率为 86.7%（26/30），对照组为 40.0%（12/30），$P<0.01$；试验组中医证候疗效为 90.0%（27/30），对照组为 43.3%（13/30），$P<0.01$。与对照组比较，试验组 FBG、2hPG、HbA1c、FINS、HOMA-IR 均显著降低，脑源性神经营养因子（BDNF）明显升高，汉密尔顿（HAMD）积分明显减低（均 $P<0.01$）。研究提示，柴胡加龙骨牡蛎汤可改善少阳郁火型 T2DM 合并抑郁状态患者的糖代谢和胰岛素抵抗，其机制可能与上调血清 BDNF 水平有关。

邹跃等采用高脂饲养联合链尿佐菌素诱导 DM 小鼠模型，并随机分为正常组、模型组、二甲双胍组、复方消渴乳膏组（葛根、天花粉、玄参、生地黄、苍术、桑叶等）。复方消渴乳膏组涂抹给药，二甲双胍组灌胃给药，均 12 周。结果：与模型组比较，两组 FBG、糖耐量、HbA1c、HOMA-IR、TC、TG、TNF-α、IL-1β、IL-6 均降低（$P<0.01$，$P<0.001$），FINS 水平升高（$P<0.05$），超氧化物歧化酶及谷胱甘肽过氧化物酶活性增强（$P<0.05$，$P<0.001$），以复方消渴乳膏组更为显著。研究提示，复方消渴乳膏能调节高脂联合 STZ 诱导的糖尿病小鼠的糖脂代谢紊乱、减轻炎症反应和氧化应激。

（撰稿：黄陈招　审阅：周永明）

【糖尿病肾病的治疗与研究】

肖遥等在继承吕仁和学术思想的基础上，结合临床经验，提出早期糖尿病肾病"癥瘕致虚、虚实相因"理论及"微型癥瘕"病机学说，在用药方面将"益气活血、散结消癥"治法贯穿始终，注重养血和血，治疗总以络脉通畅为目标，以生黄芪、鬼箭羽、葛根组成治疗糖尿病肾病"微型癥瘕"的核心药串。常常配伍赤芍药、白芍药、当归、川芎、丹参等，以养血和血，改善肾体血流量。多采用疏肝、柔肝、平肝、清肝等之品，常用柴胡、香附等疏肝，黄芩、夏枯草等清肝，桑叶、菊花等平肝，白芍药、当归等养肝柔肝。并配合健脾、温脾、实脾之品的使用，如茯苓、白术等。宣肺之品，如桑叶、生桑白皮、黄芩、地骨皮、知母、牛蒡子、玄参等。

张文吉等将 112 例老年糖尿病肾病（DN）气阴两虚兼血瘀证患者随机分为两组，均给予基础治疗，研究组加服滋脾益肾汤（生黄芪、芡实、土茯苓、葛根、生地黄、山茱萸等），疗程为 3 个月。结果：研究组总有效率为 89.3%（50/56），对照组为 75.0%

（42/56），$P<0.05$。与对照组比较，研究组 FBG、2hPG、HbA1c 水平均下降，24 h 尿蛋白量降低，血黏度、体内外周血 NOD 样受体蛋白 3（NLRP3）炎性小体及 VEGF 水平均下降（均 $P<0.05$）。张蕊等将 98 例气虚湿阻证患者随机分为两组，对照组采用常规西药治疗，治疗组在此基础上服用加味防己黄芪汤（粉防己、丹参、麸炒白术、黄芪、西洋参、砂仁等）并随症加减，疗程均为 12 周。结果：治疗组总有效率为 87.7%（43/49），对照组为 71.4%（35/49），$P<0.05$。两组气虚湿阻证中医症状评分、FBG、HbA1c、TG、LDL-C、ET、BUN、Scr、24h Upr、MDA 水平均降低，SOD 水平均升高（均 $P<0.05$）。

邓丹芳等将 40 只 SPF 级 db/db 小鼠随机分为模型组与肾元颗粒（黄芪、淫羊藿、酒大黄）高、中、低剂量（6.0、3.0、$1.5\ g\cdot kg^{-1}\cdot d^{-1}$）组，每组 10 只，10 只同系背景野生型（WT）小鼠作为对照组。模型组、肾元颗粒各剂量组予以高磷饲料，对照组予以普通饲料，均灌胃 12 周。结果：与对照组比较，模型组平滑肌细胞呈合成型，线粒体结构肿胀，空泡变，线粒体基质熔解，嵴消失，血管壁可见明显钙盐沉积。与模型组比较，肾元颗粒各剂量组血 P、CREA、UREA 水平显著下降（$P<0.01$，$P<0.05$），血 Ca 水平显著升高（$P<0.01$）。肾元颗粒中、高剂量组胸主动脉成骨细胞特异性转录因子（Osterix）、Bax、半胱氨酸天冬氨酸蛋白酶（Caspase）-3、Caspase-9、Cyt-C 表达显著降低，α-平滑肌蛋白（α-SMA）、Bcl-2 表达显著升高（$P<0.01$，$P<0.05$）。研究提示，肾元颗粒可改善糖尿病肾病 db/db 模型小鼠的肾功能及血管钙化程度，其机制可能与改善线粒体介导的血管平滑肌凋亡有关。夏青松等采用高糖高脂饮食和尾静脉小剂量链脲佐菌素（STZ）的方法建立大鼠糖尿病肾病模型，并随机分为模型组、胡芦巴组、补骨脂组、胡芦巴丸（胡芦巴、补骨脂）组、卡托普利组，另设正常对照组，给予相应药物灌胃治疗 16 周。结果：与正常组比较，模型组在空腹、1 h、2 h 各时间点血糖明显升高，且曲线下面积明显增大；血脂呈现紊乱，血清 TG、TC、LDL-C 明显升高（$P<0.01$）；

HE 染色显示出肾小管上皮细胞坏死脱落，少数区见有糖原沉着，肾小管上皮细胞透亮，肾小球体积增大；电镜下显示肾小球足突节段性融合，灶状纤维增生。与模型组比较，胡芦巴组、补骨脂组、胡芦巴丸组血糖水平下降，血脂紊乱改善，24 h 尿总蛋白及白蛋白水平均明显下降（$P<0.01$），上述肾脏病理学改变明显减轻；肾组织 DHE 染色荧光强度明显降低，肾组织烟酰胺腺嘌呤二核苷酸磷酸（NADPH）氧化酶活性、磷酸化蛋白激酶 C-α（PKC-α）、NADPH 氧化酶 p47^{phox} 亚基、纤黏蛋白均明显降低，p47^{phox}、PKC-α 的 mRNA 表达水平降低（均 $P<0.01$）。研究提示，胡芦巴丸及其单味药（胡芦巴、补骨脂）可通过抑制 PKC-α/NADPH 通路抗氧化应激以治疗糖尿病肾病，且复方组在抗氧化应激，改善肾小球纤维化，降低血脂血糖优于单味药。

（撰稿：刘霖　审阅：周永明）

【痛风性关节炎的治疗】

瞿晶田等介绍张洪鹏治疗痛风性关节炎经验。张氏认为阳气亏虚，恣食肥甘厚味，寒湿内生，邪气痹阻经络关节，久则郁而化热，不通则痛是急性痛风性关节炎的病机本质，治疗上采用温阳祛湿散结通络之法，常用药物为黑顺片、制川乌、薏苡仁、泽泻、山慈菇、土茯苓、全蝎、蜈蚣、川牛膝、甘草等。张义方等介绍陈纪藩治疗该病经验。陈氏认为痛风的发病以湿热瘀阻关节筋脉为本，湿、热、痰、瘀为标，与脾、肝、肾相关，与脾关系尤为密切，以湿热蕴结证最为多见，治以健脾祛湿泄浊，方选五苓散。湿热蕴结证兼予祛风消肿，方选五苓散加味；痰瘀互结证兼予化痰散结、化瘀利水，方选五苓散合导痰汤加减；肝肾不足证兼予补益肝肾、强筋健骨，方选五苓散合独活寄生汤加减；阴阳两虚证兼予平调阴阳，方选五苓散合金匮肾气丸或六味地黄丸加减。郭晋良等检索近 5 年中医药治疗痛风性关节炎的相关文献，对高频药物聚类及关联规则等进行分析。结果：组方主要以清热药、祛风湿药及利水渗湿药相互配伍，治疗以清热解毒、祛湿通络、活血消肿为主。从药物功效角度分析,治疗痛风的功效以清热药、补虚药、祛风湿药为主,用以清热解毒、调和脏腑气血、通经活络。其中使用频次最高的药物依次为:土茯苓、薏苡仁、黄柏、苍术、牛膝、泽泻、威灵仙、当归、赤芍药、丹参、山慈菇、知母、防己、虎杖。

王鹏程等将150例急性痛风性关节炎湿热蕴结证患者随机分为两组,对照组口服秋水仙碱片,观察组予当归拈痛汤合宣痹汤(羌活、甘草、酒炒茵陈、防己、杏仁、滑石等),连续服用7 d。结果:观察组总有效率94.7%(71/75),对照组80.0%(60/75),$P<0.05$。与对照组比较,观察组关节疼痛视觉模拟评分法(VAS)评分、关节肿胀与关节活动评分、炎症因子水平均降低(均$P<0.05$)。陈佳等将60例急性痛风性关节炎湿热痹证患者随机分为两组,均予住院常规治疗合中药汤剂。对照组在此基础上加服依托考昔片,治疗组则加用自制热痹散(姜黄、黄柏、苍术、陈皮、厚朴、醋乳香等)外敷。均治疗10 d。结果:治疗组总有效率为93.3%(28/30),对照组为66.7%(20/30),$P<0.05$。与对照组比较,治疗组关节止痛时间缩短、VAS评分明显下降(均$P<0.01$)。姚志城等将90例痛风性关节炎患者随机分为两组,对照组47例予非布司他片、洛索洛芬钠分散片治疗,试验组43例采用萆薢威薏汤(土茯苓、萆薢、薏苡仁、威灵仙、百合、车前子等)内服联合三黄膏(黄连、黄柏、大黄、制天南星、冰片、栀子)外敷治疗,连续治14 d。结果:试验组治疗总有效率为88.4%(38/43),对照组为76.6%(36/47),$P<0.05$。与对照组比较,试验组肿胀度评分、VAS评分均明显偏低(均$P<0.05$)。

(撰稿:周志强 李俊莲 审阅:周永明)

【急性缺血性中风的治疗与研究】

孙丽华等介绍方邦江以"急性虚证"理论指导治疗急性缺血性中风。方氏认为急性缺血性中风被风、火、痰、气、瘀、毒诱导所发,恰逢机体正虚不足,肝肾阴虚,邪气猛烈侵袭,则中风发生,具备发病突然、暴起、急骤、迅速的特点,病本为虚,急性发作,属于"急性虚证"范畴。治疗急性缺血性中风,宜采取扶持元气为主,佐以逐瘀化痰、泄热息风、醒脑开窍之法。当复元为主,在大剂量人参(30~60 g)、生黄芪(120~150 g)中,伍少量地龙、水蛭、当归尾、川芎、赤芍药、桃仁、红花等。

吴林等将57例急性缺血性中风阳虚证患者随机分为两组,对照组28例常规西医基础治疗,治疗组29例在此基础上给予温阳次第疗法,即给予"桂枝法"之阳化汤(桂枝尖、陈皮、三七、苍术、茯苓、南山楂等)治疗8 d,"四逆法"之扶阳方(白附片、龙骨、牡蛎、丹参、龟甲、淫羊藿等)治疗20 d,共治疗28 d。结果:治疗组总有效率为93.1%(27/29),对照组为82.1%(23/28),$P<0.05$。与对照组比较,中医证候总积分、mRS评分、NIHSS及血浆神经肽Y(NPY)水平均下降,ADL评分升高(均$P<0.05$)。苏钰等治疗60例急性缺血性中风风火痰瘀证患者随机分为两组,均接受西医常规治疗,治疗组加用息风清火活血化痰汤(天麻、钩藤、石决明、龙骨、牡蛎、牡丹皮等)颗粒剂,疗程均为10d。结果:除脱落病例外,治疗组总有效率为88.9%(24/27),对照组为70.4%(19/27),$P<0.05$。与对照组比较,治疗组神经功能评分NIHSS、改良rankin量表(mRS)评分、BI指数均下降,血清IL-17A、TNF-α水平降低(均$P<0.05$)。张文涛等将200例缺血性中风急性期气虚血瘀证患者随机分两组,对照组给予常规治疗(基础治疗、抗血小板凝集、调脂、清除氧自由基、降低颅内压等),观察组在此基础上加用康益胶囊(红参、三七、丹参、地鳖虫、水蛭、大黄),疗程均为2周。结果:最终观察组纳入97例、对照组纳入92例。观察组总有效率为92.8%(90/97),对照组为79.3%(73/92),$P<0.05$。两组中医证候评分、美国国立卫生研究院卒中量表(NIHSS)评分均降低,日常生活活动能力(ADL)评分、血清脑源性神经营养因子(BDNF)、神经生长因子(NGF)、血管内皮生长因子(VEGF)均升高,以观察组更为明显(均

$P<0.05$)。

徐颖琦等提取 2021 年 2 月以前的所有以扶阳法治疗急性缺血性中风的临床研究文献中的中药组方内容,用 Excel 2016 创建药物组方数据库,用 SPSS26 统计学软件对所有中药运用频数进行统计分析和聚类分析,用 IBM SPSS Modeler 18.0 对药物进行关联分析。结果:最终纳入 261 篇合格文献,药物共 212 味,患者共计 13 346 例,其中活血化瘀药、补虚药、平肝息风药、清热药最常与扶阳药配伍。与扶阳药配伍常见的药对为桂枝-川芎、桂枝-当归、桂枝-地龙、桂枝-赤芍药、桂枝-桃仁;补阳还五汤加桂枝、丹参,二陈汤合小续命汤加减为扶阳法治疗急性缺血性中风常用方。扶阳药与活血化瘀药、补虚药、平肝熄风药、清热药配伍可增强防治急性缺血性中风的临床效果。

(撰稿:刘霖 审阅:余小萍)

【帕金森病的研究】

马琳等从湿热毒邪角度探析湿热、毒邪与早期帕金森病(PD)的关系。认为早期 PD 湿热毒邪为患,会出现诸如如头屑垢积、面尘脱色,甚则面微有尘的临床表现。在论治思路上应固本祛邪兼顾,即培本固元、补益肝肾与清热解毒、利湿泄浊并施,方药以四土汤(土茯苓、土大黄、土贝母、土牛膝)化裁。

缪晓路等将 60 例 PD 脾虚腑实证患者随机分为两组,对照组 28 例予美多芭片联合泰舒达治疗,试验组 32 例在此基础上再加服术虎合剂(白术、虎杖),两组均以 1 个月为 1 个疗程,共治疗 3 个疗程。结果:与对照组比较,试验组 PD 自主神经症状量表(SPOCA-AUT)积分中消化系统、心血管系统评分,以及 PD 统一评定量表(UPDRS)Ⅲ评分均下降(均 $P<0.05$)。

张兴博等将 60 只 SD 大鼠随机分为正常组、模型组、中药组,除正常组外以按时颈部、背部交替皮下注射鱼藤酮葵花油乳化液造模。中药组予加味五虎追风散(蝉蜕、天南星、天麻、全蝎、僵蚕、大地棕

根)灌胃,正常组及模型组予等体积蒸馏水灌胃。4 周后,与正常组比较,模型组大鼠 α-突触核蛋白(α-syn)、泛素结合蛋白 P62(P62)表达量明显增加,微管相关膜蛋白轻链 3Ⅱ(LC3Ⅱ)轻微增加(由于自噬流受阻导致自噬体降解障碍产生堆积所致),酪氨酸羟化酶(TH)表达量减少($P<0.05$,$P<0.01$)。与模型组比较,中药组大鼠转录因子 EB、LC3Ⅱ、TH 表达量均明显增加,P62、α-syn 表达量明显减少($P<0.05$,$P<0.01$)。研究提示,加味五虎追风散可能通过 TFEB、LC3-Ⅱ 及 P62 促进 α-syn 的自噬性清除来保护鱼藤酮所致的多巴胺能神经元损伤。黄佩珍等将 45 只 SD 大鼠随机分成正常组、模型组、苁蓉舒痉颗粒(肉苁蓉、丹参、制黄精、赤芍药、牡丹皮)组,除正常组外,其余大鼠采用颈背部皮下注射鱼藤酮葵花油乳化液制备 PD 模型,连续给予相应的药物 14 d。结果:与模型组比较,苁蓉舒痉颗粒组脑黑质 TH 阳性细胞数明显增加,脑额叶 p-IRE1α/IRE1α、p-JNK/JNK 水平明显降低(均 $P<0.05$)。研究提示,苁蓉舒痉颗粒可通过增加大鼠脑黑质 TH 阳性细胞数,降低脑额叶 p-IRE1α/IRE1α、p-JNK/JNK 水平来保护神经细胞,可能与 IRE1α/JNK 通路有关。

(撰稿:胡菲 审阅:孟静岩)

【类风湿关节炎的治疗与研究】

史云佳等认为类风湿关节炎(RA)急性期以"肝阴不足,风阳上扰,经络阻滞,不通则痛"为发病的重要机制,治疗以"攻补兼施,滋阴潜阳,平肝熄风"为主,可选用柴芍龙牡汤(柴胡、白芍药、龙骨、牡蛎、玉竹、茯苓等)加减。欧阳奕瑜从肺主治节出发,认为肺具有负责稳定关节、调节人体节律与自然节律相应的作用。RA 在病因病机、临床表现、病情发展等各方面与肺脏有着密切的联系。RA 早期可用微汗法开腠发汗,宣散肺卫,选用麻黄加术汤或麻杏苡甘汤;晚期则可调理肺机,治以桂枝芍药知母汤,方由麻黄汤、桂枝汤、甘草附子汤等诸方化裁而成。刘敏

莹等介绍林昌松的辨治经验。林氏认为 RA 的主要病机为"风湿瘀阻,肝肾不足,筋伤骨损",与"湿""瘀""虚"有关;治疗当辨活动期与缓解期。活动期以"祛风湿"为主,多选用桂枝芍药知母汤加减,旨在祛风除湿,通络止痛;缓解期以"通血脉,强筋骨"为主,选用断藤益母汤(昆明山海棠、续断、益母草)加减治疗,在祛风湿的基础上,加强通利血脉。曹晔文等介绍曹炜从"痰瘀同治"辨治 RA 伴脂代谢异常。曹氏认为 RA 伴脂代谢异常与痰瘀互结息息相关,治疗当注重"痰瘀同治",祛痰而不加重瘀血,活血而重气运行,不留痰涩。常用治疗原则为:清热活血,祛风通络;疏肝行气,祛痰化瘀;滋肾益脾,养阴固本。常用药对为:半夏配伍厚朴;青风藤配伍络石藤;牛膝配伍黄柏。曹晶等介绍金实认为 RA 的病理因素紧扣风、寒、湿、热、痰、瘀六端,病理性质总属本虚标实,本虚主要为肝肾不足,气血亏虚,标实以风寒湿邪为主。认为本病病程较长,病久入络,易形成久痹、顽痹,宜用虫类药搜剔病邪,剔络和络、通络止痛。自拟经验方痹痛方(防风、白芷、威灵仙、蜈蚣、甘草)治疗。

陈如平等将 120 例 RA 湿热痹阻证患者随机分为两组,对照组予常规西药口服,观察组在此基础上加用四妙勇安汤合白虎汤加味口服(豨莶草、白芍药、金银花、黄芪、当归、萆薢等)。疗程均为 12 周。结果:两组均脱落 4 例。观察组总有效率为 94.6%(53/56),对照组为 78.6%(44/56),$P < 0.05$。与对照组比较,治疗组治疗 8 周、12 周后中医证候积分均降低,DAS28 评分、VAS 评分及 RF、ESR、sTREM-1、IL-32、GPI 水平均降低(均 $P < 0.05$)。刘培建等将 150 例 RA 湿热痹阻证患者随机分为两组各 75 例。对照组口服甲氨蝶呤片及塞来昔布胶囊治疗,治疗组在此基础上加用平乐筋骨痛消膏(丹参、桃仁、醋香附、乌药、延胡索、川牛膝等)贴敷双手及腕关节,每次 10 h,每日换药 1 次,两组均连续治疗 12 周。治疗过程中,治疗组有 3 例失访,对照组有 5 例失访。结果:治疗组缓解 20% 受试者例数(ACR20)为 66 例,缓解 50% 受试者例数(ACR50)为 55 例,缓解 70% 受试者例数(ACR70)为 25 例,对照组分别为 49 例、25 例、13 例,$P < 0.05$。与对照组比较,治疗组 DAS28 评分、关节症状总积分、VAS 评分、ESR、CRP 水平均降低(均 $P < 0.05$)。

(撰稿:周志强 李俊莲 审阅:孟静岩)

【抑郁症的治疗与研究】

何盈等介绍高敏基于浊毒理论,以通论治抑郁症的经验,认为现代医学命名的抑郁症即是"郁"狭义和广义二者的结合,浊毒为抑郁症产生的主要致病因素。浊毒无形,流窜周身,蒙蔽清阳,清阳不升,气机失调,浊毒蓄积,因而致郁,以发汗(桂枝、白芍药、大枣、生姜、紫苏、杏仁等)、利水(泽泻、桂枝、络石藤、茯苓、猪苓、白术等)、通便(厚朴、枳实、麻子仁、郁李仁、柏子仁、酸枣仁等)等通利的方法,驱散体内浊毒,使清阳得其所处,气机调和。赵嗣程等介绍王平从培调元气论治郁证的经验,认为郁证与元气密切相关,体现在元气亏虚时,机体对情志病因的耐受能力下降,对气血津液的推动能力与病理产物的清除能力减退,对气血阴阳、脏腑功能的激发作用低下。元气生于先天,与先天之精肾精互通,故补益元气首需温肾补肾,多选取桑寄生、枸杞子、菟丝子等温和之品。郁证初起,病变以气滞为主,常兼血瘀、化火、痰结、食滞,元气在激发推动、温养等活动中不断消耗,需后天之气不断充养而维系充盈状态,故选用白术、焦三仙、砂仁等药物消补兼施,健脾运,充元气。郁证病久易由实转虚,形成心、脾、肝、肾亏虚的不同病变,对此需情志调摄与培调元气激发脏腑功能相结合,选用桂枝、肉桂等激发肝肾气化,栀子、香附等通达三焦,葛根、升麻等助元升清,使元气升降出入畅行无阻,推动气血津液运行,祛逐痰瘀邪气外出。

徐莉等将 200 例抑郁症患者随机分为两组,均采用常规治疗方法,观察组在此基础上加服疏肝解郁安神汤(栀子、远志、石菖蒲、甘草、柴胡、白芍药等)并随症加减,疗程均为 40 d。结果:观察组总有效率为 92.0%(92/100),对照组总有效率为 74.0%(74/100),$P<0.05$。与对照组比较,观察组匹兹堡睡眠指数量表(PSQI)、汉密尔顿抑郁量表(HAMD)评分均下降,神经递质(5-TH、NE、DA、GABA)水平均上升(均 $P<0.05$)。李阳等将 61 例抑郁症肝郁脾虚证患者随机分为两组,对照组予中药安慰剂(醒脾解郁颗粒模拟剂),试验组给予醒脾解郁方配方颗粒(西洋参、石菖蒲、郁金、贯叶金丝桃),共治疗 6 周。结果:与对照组,试验组 HAMD-24 总分数降低,焦虑/躯体化、睡眠障碍、阻滞分数显著降低,中医证候要素分数(气虚、气滞、痰湿分数)降低,外周血 ATP 含量升高、ADP 含量降低($P<0.01$,$P<0.05$)。

郑若韵等将 30 只 SD 大鼠随机分为空白组、模型组、氟西汀组、柴芩温胆汤组、静顺汤(白茯苓、木瓜干、炮附子、怀牛膝、防风、炙甘草等)组。除空白组外,其余各组大鼠进行孤养,并接受 CUMS 刺激方式造模。造模同时给药,42 d 后进行相关检测。结果:与模型组比较,各给药组的糖水偏好指数均明显升高,静顺汤组海马 NE、5-HT 含量明显升高(均 $P<0.01$)。研究提示,静顺汤能改善抑郁模型大鼠抑郁样行为,其发挥抗抑郁作用可能与升高海马NE、5-HT 有关。

(撰稿:徐光耀　审阅:孟静岩)

【血管性痴呆的治疗与研究】

谢沛俊等以《黄帝内经》"寒气生浊"立论,通过溯源"寒气生浊"理论内涵,探讨痴呆的疾病衍变及诊疗策略。认为痴呆存在着有序的证候级联衍变,初始于阳气渐衰、寒气内生,进展于浊邪阻滞、清窍不利,恶化于浊邪久郁、变生他患。其诊治宜抓住浊邪未郁的关键时期,以"温阳化浊"为治疗大法,温通、温补、温化扶助阳气,化痰、化瘀、通络以化浊邪,标本兼治,截断浊郁,防治痴呆。刘姝伶等从热毒论治血管性痴呆。从病因病机、病理机制、临床应用和现代研究等多方面阐述血管性痴呆与热毒的关系,

并认为在血管性痴呆的波动期和下滑期,适时使用清热解毒法,分泄浊毒,可延缓痴呆的进展。吕熙庭等总结伍大华治疗血管性痴呆经验。伍氏提出脑髓阴阳理论,将其辨证为肾阴虚血瘀证与肾阳虚血瘀证,治疗上重视阴阳之道,在补肾活血的基础上分阴阳论治,拟定滋肾活血汤(制何首乌、熟地黄、益智仁、龟甲、五味子、丹参等)与温肾活血汤(淫羊藿、沙苑子、黄芪、女贞子、丹参、葛根等)加减治疗。

李艳艳将 60 例老年血管性痴呆肾虚痰浊证患者随机分为两组,对照组口服盐酸多奈哌齐,观察组在此基础上加服固脑益智汤(党参、川芎、丹参、熟地黄、枸杞子、红景天等),均治疗 3 个月。结果:与对照组比较,观察组 MDA、NO 含量降低,SOD 活性升高;血浆黏度、全血高切黏度、红细胞沉降率均降低(均 $P<0.05$)。徐雪怡等将 88 例血管性痴呆瘀血内阻证患者随机分为两组,对照组口服奥拉西坦胶囊,联合组患者再加服九味益脑颗粒(人参、丹参、制何首乌、补骨脂、茯苓、赤芍药等)。连续治疗 8 周。结果:联合组总有效率为 93.2%(41/44),对照组为 72.7%(32/44),$P<0.05$。两组 MMSE、ADL 评分,血清 SOD、BDNF、NGB 水平均明显升高;Vs、Vm 均明显升高,PI 明显降低,且上述各指标的改善均以联合组为优(均 $P<0.05$)。肖志娟等将 100 例血管性痴呆患者随机分为两组,对照组口服盐酸多奈哌齐片,观察组在此基础上加服活血益智方(西洋参、酸枣仁、甘草、川芎、益智仁、天麻等)并配合康复疗法,均治疗 3 个月。结果:观察组总有效率为 94%(47/50),对照组为 84%(42/50),$P<0.05$。与对照组比较,治疗组 MMSE 评分、ADL 评分均明显升高,SDSVD 评分明显降低,双侧大脑中动脉血流速度明显加快(均 $P<0.05$)。

李欧等将 45 只 Wistar 大鼠随机分为假手术组、模型组、中药组,除假手术组外以两血管阻断法建立血管性痴呆大鼠模型。中药组予香萱益神方(香附、石菖蒲、焦山栀、远志、萱草花、肉桂等)灌胃治疗 6 周,分别于造模后、中药喂养 6 周后进行 Morris 水迷宫行为学检测;于水迷宫最后 1 日检测

后,麻醉处死大鼠,及时分离出脑组织,检测其海马组织脑源性神经营养因子(BDNF)表达水平的变化;利用 HE 染色观察大鼠海马组织形态。结果:8～11 d 假手术组寻找到平台的时间不断缩短,模型组则不断延长;模型组大鼠逃逸平台进入次数、第 3 象限滞留时间、运动距离和进入次数均低于假手术组(均 $P<0.05$);假手术组无明显脑梗死组织,模型组脑内多为白色组织,可见少量玫瑰红色组织;模型组与假手术组外周血血清、海马组织中 BDNF 含量均不同程度下降。与模型组比较,中药组寻找到平台

的时间明显缩短;逃逸平台进入次数、第 3 象限滞留时间、运动距离和进入次数均增加(均 $P<0.05$);脑内白色面积明显减少;海马组织中 BDNF 含量升高($P<0.05$)。研究提示,在疏肝益志理论指导下运用香萱益神方治疗血管性痴呆大鼠,可改善血管性痴呆大鼠模型认知行为功能的障碍情况,起到减少海马神经元细胞凋亡,诱导海马神经元细胞修复的作用。其可能通过激活 BDNF 相关通路而起到保护海马神经元的作用。

(撰稿:姜丽莉　审阅:余小萍)

〔附〕 参考文献

B

白桦,李树斌,吴雪梅,等.安神和胃汤辨治慢性萎缩性胃炎肝郁脾虚证 60 例疗效观察[J].北京中医药,2021,40(9):1011

白钰,肖亮亮,吕书勤.桂枝法合小柴胡汤加减治疗眩晕(上热下寒型)的疗效及作用机制[J].辽宁中医药大学学报,2021,24(1):97

C

蔡虹,曹永龙,张如棉,等.康良石基于"浊脂"理论辨治脂肪肝经验撷英[J].上海中医药杂志,2021,55(7):25

蔡舒婷,周强,熊红萍.金麦温胆汤对 2 型糖尿病患者的降糖疗效及肠道菌群的影响[J].深圳中西医结合杂志,2021,16(31):9

曹晶,杨帆.金实教授运用虫类药治疗类风湿关节炎经验[J].陕西中医,2021,42(6):770

曹春晖,王蓉,高登峰,等.愈梗通瘀汤联合西药治疗急性心肌梗死疗效及对患者血液流变学指标和心功能的影响[J].陕西中医,2021,42(10):1382

曹晔文,曹炜,王欣妍,等.曹炜从"痰瘀同治"辨治类风湿关节炎伴脂代谢异常[J].中国中医基础医学杂志,2021,27(5):846

陈佳,范家英,刘磊.热痹散外敷联合中药内服治疗急性痛风性关节炎 30 例[J].中医研究,2021,34(7):19

陈超锋,林小燕.白头翁汤加减对溃疡性结肠炎患者疗效及半乳糖凝集素 9 和白细胞介素 1β 表达水平的影响[J].广州中医药大学学报,2021,38(9):1815

陈国光,牛晨媛,张进珍.丹参银翘饮治疗过敏性紫癜临床疗效[J].中国药物与临床,2021,21(11):1882

陈如平,吴华杰.四妙勇安汤合白虎汤加味辨治类风湿关节炎湿热痹阻证疗效及对血清 sTREM-1、IL-32、GPI 水平的影响[J].新中医,2021,53(11):36

陈召起,高青,王永霞.国医大师张磊治疗胸痹心痛经验介绍[J].新中医,2021,53(20):4

陈召起,高青,王永霞.国医大师张磊辨治痛证经验撷要[J].中医学报,2021,36(11):4

陈周燕,杨晋翔.从三焦辨治慢性萎缩性胃炎[J].中医药导报,2021,27(11):171

程亚清,李靖,曲海顺,等.吕仁和教授治疗慢性肾脏病用药经验研究[J].世界中医药,2021,16(22):3377

D

戴海东,陈青绿.半夏泻心汤合乌贝散加减治疗慢性萎缩性胃炎 42 例疗效观察[J].浙江中医杂志,2021,56(10):722

邓丹芳,孙龙,林腊梅,等.肾元颗粒通过线粒体介导平滑肌细胞凋亡对糖尿病肾病模型小鼠血管钙化的改善作用[J].中华中医药杂志,2021,36(5):2641

段丽萍,乔霞,乔璐璐,等.苦豆子调节 JNK 信号通路对

抗 GBM 肾炎大鼠的作用研究[J].中国中西医结合肾病杂志,2021,22(1):7

F

樊长征,苗青,付建华,等.黄龙咳喘胶囊治疗慢性阻塞性肺疾病稳定期肺肾气虚、痰热郁肺证 160 例——一项多中心随机、双盲、安慰剂对照临床研究[J].中医杂志,2021,62(14):1231

方翔宇,吉贞料,王高岸.苓甘五味姜辛汤对老年急性加重期 COPD 患者肺功能及炎性因子的影响分析[J/OL].中华中医药学刊,2021[2022-04-05].https://kns.cnki.net/kcms/detail/21.1546.R.20211104.0945.002.html

付中学,麻柔.基于数据挖掘麻柔辨治原发免疫性血小板减少症的用药经验[J].世界中西医结合杂志,2021,16(6):1008

G

葛媛,王贺,周亚滨,等.补阳还五汤加减对急性冠状动脉综合征(气虚血瘀证)患者的中医证候及炎症指标的影响[J].中国中医急症,2021,30(10):1735

龚厚文,许锋成,余朝萍,等.益气活血方干预急性心肌梗死 MAPKs 信号通路的实验研究[J].中华中医药学刊,2021,39(10):74

龚一萌,郑佳新,叶方泽,等.基于肾脏足细胞自噬探讨苏木提取物对 Heymann 肾炎模型小鼠的肾保护作用[J].中国中医药科技,2021,28(5):712

管佳畅,张志威,毛宇湘.复肝春 3 号方对肝硬化腹水大鼠血管活性物质、水通道蛋白的影响[J].中西医结合肝病杂志,2021,31(10):901

管媛媛,吴深涛.基于"内毒论"探讨原发免疫性血小板减少症临证体会[J].湖北中医药大学学报,2021,23(1):115

郭晋良,冯玛莉.中医药治疗痛风性关节炎用药经验探析[J].光明中医,2021,36(10):1543

H

韩惠杰,刘巧丽,陆瑛瑛,等.慢性再生障碍性贫血"阳虚易治,阴虚难调"理论探讨[J].陕西中医,2021,42(3):347

韩增银,王盼,刘文静,等.基于"通调五脏"论治腹泻型肠易激综合征[J].环球中医药,2021,14(3):451

郝永蕾,徐江红,吴雪红,等.消糖组方对初诊 2 型糖尿病脾虚湿瘀型患者血糖、血脂、炎性因子及胰岛 β 细胞功能的影响[J].现代中西医结合杂志,2021,30(26):2915

何浩,杨惠琴,邹荣.青蒿扶正解毒汤治疗系统性红斑狼疮临床疗效观察[J].中国实验方剂学杂志,2021,27(21):138

何盈,高敏,李秋宇,等.高敏名中医基于浊毒理论以通论治抑郁症经验[J].陕西中医,2021,42(4):514

何锦轶,黄适,周尧红,等.柴胡桂枝干姜汤治疗腹泻型肠易激综合征(肝郁脾虚证)临床研究[J].中国中医急症,2021,30(4):645

胡晓宇,赵玉红,蔡浦玉,等.温阳抗寒汤治疗风寒犯肺型感染后咳嗽的效果观察[J].实用临床医药杂志,2021,25(18):24

黄笛,张晓文,谭颖颖.芪蛭真武汤改善单侧输尿管结扎模型大鼠肾间质纤维化的实验研究[J].辽宁中医杂志,2021,48(8):217

黄晖,刘忠达,李权,等.三仁汤加味对肥胖型慢性阻塞性肺疾病急性加重期痰热壅肺证患者临床疗效及肺功能的影响[J].浙江中医杂志,2021,56(8):572

黄勤,尚正玲.三黄固本汤加减治疗系统性红斑狼疮临床效果及对 Th17/Treg 的调节作用研究[J].中华中医药学刊,2021,39(9):185

黄佩珍,唐岚芳,刘婷,等.基于 IRE1α/JNK 通路研究苁蓉舒痉颗粒对帕金森病模型大鼠的影响[J].中医学报,2021,36(9):1959

J

蒋淑,谭善忠,文剑.柴芍六君汤治疗慢性乙型肝炎肝纤维化疗效及对患者血清 Treg/Th17 的影响[J].陕西中医,2021,42(9):1229

金源源,施荣,凌琪华,等.炎调方治疗脓毒症致急性胃肠损伤(腑实营热证)的临床研究[J].中国中医急症,2021,30(9):1586

睢岩,袁彬,吴文安,等.增液润肠汤加减治疗阿片类药物相关性便秘的临床效果[J].临床医学研究与实践,2021,6(25):121

L

兰真真,瞿惠燕,戎靖枫,等.鹿红方对急性心肌梗死

学术进展

PCI术后患者冠状动脉微循环的影响[J].上海中医药大学学报,2021,35(3):12

雷芷晗,吕静.降氮煎剂联合肾康注射液治疗慢性肾脏病3～5期临床观察[J].山西中医,2021,37(11):22

李翠,朱明芳,朱明芳.运用清消补三法论治过敏性紫癜经验[J].湖南中医杂志,2021,37(6):44

李冀,邓夏烨,胡晓阳.基于"肥人多痰湿"理论探讨肥胖型哮喘的辨治特点[J].中医药学报,2021,49(5):61

李朗,俞繁华,俞庆宏,等.周郁鸿从营卫论治免疫性血小板减少症经验[J].中医杂志,2021,62(14):1210

李欧,张洁,徐健.香萱益神方对血管性痴呆模型大鼠神经元凋亡机制研究[J].陕西中医,2021,42(6):687

李阳,郭蓉娟,赵钟辉,等.醒脾解郁方对轻中度抑郁症肝郁脾虚证患者的临床疗效研究[J].北京中医药大学学报,2021,44(1):83

李华妮,郑连营,王艳艳,等.莱菔子配伍蒺藜对自发性高血压大鼠的降压作用及机制研究[J].中国中医基础医学杂志,2021,27(5):756

李炬明,肖鹏云.养肺固肾汤治疗慢性阻塞性肺疾病的临床疗效及对肺功能和运动耐力的影响[J/OL].辽宁中医杂志,2021［2022-04-05］.https://kns.cnki.net/kcms/detail/21.1128.R.20211020.1414.064.html

李兰心,陈新宇,蔡虎志.温胆汤合血压平方加减治疗中青年高血压痰湿壅盛证的临床观察[J].中国实验方剂学杂志,2021,27(9):106

李苗苗.愈障生血汤辅助治疗慢性再生障碍性贫血输血依赖患者的疗效评价[J].实用中西医结合临床,2021,21(17):27

李清梅.益气滋阴摄血汤对原发免疫性血小板减少症患者血清IL-10、IL-17含量的影响[J].四川中医,2021,39(9):70

李薇薇,刘先洋,刘磊.张国海运用李氏三合汤治疗气虚湿滞型肝硬化腹水的经验[J].广西中医药,2021,44(3):38

李修元,张馨月,曾锐,等.复方红景参丸治疗慢性阻塞性肺疾病临床研究[J].中西医结合研究,2021,13(4):217

李秀铭,范英.健脾渗湿方对2型糖尿病黎明现象患者胰岛β细胞功能的影响[J].中国医药导报,2021,30(18):88

李艳艳.固脑益智汤对老年血管性痴呆患者氧化应激

反应及血液流变学指标的影响[J].湖北中医杂志,2021,43(2):6

李子伦.益肾补血汤联合雄激素治疗慢性再生障碍性贫血临床观察[J].实用中医药杂志,2021,37(3):436

蔺莉,闫小宁,陈璐,等.韩世荣温阳法治疗腹型过敏性紫癜经验撷粹[J].亚太传统医药,2021,17(7):129

凌蕴玉,许良.平肝豁痰方治疗肝郁痰热型不寐伴记忆力减退的临床观察[J].上海中医药杂志,2021,55(8):71

刘畅,马石征,远庚,等.新加达原散治疗多重耐药菌感染医院获得性肺炎的随机对照研究[J].中国中医急症,2021,30(10):1773

刘洪,熊维建,罗浩轩,等.培元消癥方治疗慢性肾脏病5期透析合并CKD-MBD骨痛临床疗效研究[J].北京中医药大学学报,2021,44(7):650

刘美,卢云,焦旭.基于"阳虚寒毒"理论温阳托毒治疗再生障碍性贫血[J].中国中西医结合急救杂志,2021,28(3):366

刘长发,袁星星,杨磊,等.丹芪祛瘀止痛颗粒治疗气虚血瘀型慢性萎缩性胃炎[J].长春中医药大学学报,2021,37(5):1022

刘敏莹,徐强,刘小宝,等.林昌松运用"祛风湿,通血脉,强筋骨"之法辨治类风湿关节炎经验[J].广州中医药大学学报,2021,38(1):178

刘培建,李无阴,郑旭霞,等.平乐筋骨痛消膏外用联合西药口服治疗类风湿关节炎湿热痹阻证72例临床观察[J].中医杂志,2021,62(1):57

刘姝伶,程发峰,李磊,等.浅议从热毒论治血管性痴呆[J].中国中医药信息,2021,38(12):13

卢昉,刘晓霞,梁佩玲,等.清热益气降糖方对2型糖尿病患者胰岛α、β细胞功能的影响[J].陕西中医,2021,10(42):1400

鲁军,杜仲燕,赵正奇,等.论"调气和阴,祛瘀解毒"在慢性萎缩性胃炎治疗中的重要作用[J].浙江中医药大学学报,2021,45(11):1213

罗寅亮,束永兵,郑昌志,等.清热降浊、益气活血法治疗慢性肾小球肾炎的临床疗效[J].世界中医药,2021,16(17):2622

吕熙庭,伍大华,范建虎,等.伍大华教授基于脑髓阴阳理论辨治血管性痴呆[J].亚太中医药,2021,17(4):91

M

马琳,毕海洋,韩亚鹏,等.从湿热毒邪辨治早期帕金森病[J].吉林中医药,2021,41(1):12

马慧娟,谢姗珊,曙阿克·哈尔恒,等.养阴活胃合剂对慢性萎缩性胃炎大鼠血清胃蛋白酶原和胃组织水通道蛋白的影响[J].安徽中医药大学学报,2021,40(4):69

马祥雪,吕林,杨斌,等.肠安Ⅰ号方对肝郁脾虚型腹泻型肠易激综合征模型大鼠内脏高敏感的影响[J].中国中西医结合杂志,2021,41(3):343

马云峰,杨俊恩.柔肝化浊补肾方治疗老年慢性乙型肝炎肝纤维化疗效及机制[J].中国老年学杂志,2021,41(18):3959

马运涛,吴深涛.以"温润通"立法分期辨治痛性糖尿病周围神经病变[J].天津中医药,2021,38(1):51

缪晓路,黎高安,钟伟森,等.益脾通腑法对帕金森病病人自主神经功能的影响[J].中西医结合心脑血管病杂志,2021,19(19):3403

O

欧阳奕瑜,储永良.肺主治节与类风湿关节炎[J].新中医,2021,53(13):212

P

潘雨烟,毛心勇,刘倩,等.基于"脑肠同调"治疗腹泻型肠易激综合征[J].中医杂志,2021,62(13):1130

彭丽燕,钟晓燕,陈凤.浅析络病理论指导下再生障碍性贫血的治疗[J].内蒙古中医药,2021,40(7):150

Q

瞿晶田,刘芳,王玉明,等.张洪鹏治疗急性痛风性关节炎经验[J].内蒙古中医药,2021,40(9):12

R

阮博文,周晓玲,覃凤传,等.柴胡当归散治疗少阳太阴合病证乙肝肝硬化腹水[J].中国临床研究,2021,34(1):102

S

山峰,邓翠,韩涛.疏肝健脾方对桥本甲状腺炎患者甲状腺功能和免疫炎性反应的影响[J].实用药物与临床,2021,24(8):692

申玥,王耀献,周静威,等.基于"肠道伏风"论治免疫球蛋白A肾病[J].环球中医药,2021,14(12):2197

沈姣姣,徐飞鹏,沈沛成,等.益气固本调免方治疗慢性肾炎的临床研究[J].中国中西医结合肾病杂志,2021,22(6):495

沈金峰,胡芳,晏子友,等.健脾益肾解毒法对慢性肾脏病4期患者钙磷代谢和T淋巴细胞水平的影响[J].中医药信息,2021,38(9):65

施美,侯勇,周灏,等.软肝饮对HBV转基因小鼠HBV-DNA、肝纤维化四项指标及炎症细胞因子表达的影响[J].安徽中医药大学学报,2021,40(4):74

石磊,郝建梅,杭嘉敏,等.甲苓饮加减治疗气阴两虚型肝硬化腹水的效果及对患者血清相关炎性细胞因子水平的影响[J].海南医学,2021,32(11):1405

石磊,郝建梅,袁超,等.杨震教授运用"相火学说"治疗阴虚相火肝硬化腹水临床经验[J].陕西中医药大学学报,2021,44(3):26

史云佳,李延萍."攻补兼施"法治疗类风湿关节炎(急性期)探析[J].中国中医急症,2021,30(3):543

宋丹丹,程艳.益气固本、滋肾调免方剂对气阴两虚型IgA肾病患者的疗效[J].河南医学研究,2021,30(33):6285

宋静莹,吕彦辉,王春杰,等.益肾通络汤治疗慢性肾小球肾炎脾肾气虚血瘀证的临床疗效[J].中国实验方剂学杂志,2021,27(14):93

苏钰,朱文浩,刘宝殊,等.熄风清火活血化痰汤对急性缺血性中风(风火痰瘀证)患者血清IL-1β、IL-5、IL-17、TNF-α水平的影响[J].中国中医急症,2021,30(12):2166

宿英豪,耿立梅,谷红霞,等.宣肺平喘化痰通络方治疗支气管哮喘慢性持续期(痰哮证)的临床研究[J].中药新药与临床药理,2021,32(7):1037

孙阳,朱明军,李彬,等.复方鬼针草颗粒治疗1级高血压病湿热血瘀证患者的临床疗效[J].中国实验方剂学杂志,2021,27(22):100

孙建强,顾佳琳,夏正,等.白金丸加味治疗非酒精性脂肪肝45例临床观察[J].实用中医内科杂志,2021,35(9):107

孙丽华,邓冬,贾丽阳,等."急性虚证"理论在急性缺血

性中风中的临床应用[J].中国中医急症,2021,30(2):348

孙梦佳,史岗斌,徐凯勇,等.清血八味片对自发性高血压大鼠的降血压作用[J].中成药,2021,43(5):1311

W

王辉,郑霞,付美霞,等.健脾益气生津汤治疗气阴两虚型老年糖尿病疗效观察[J].广西中医药,2021,4(44):18

王琰,李亭亭,沈明月,等.芪莲益髓清毒颗粒对低危骨髓增生异常综合征的疗效及其对 TET2 和 IDH1 基因的作用[J].中国病理生理杂志,2021,37(9):1636

王安妮,鲁科达,夏璁,等.消瘀泄浊饮对 CKD2~4 期患者免疫调节功能及微炎症状态的影响[J].浙江中医药大学学报,2021,45(1):51

王桂娟,刘福晓,龚丽,等.柴胡加龙骨牡蛎汤治疗少阳郁火型消渴郁证的疗效观察[J].广州中医药大学学报,2021,12(38):2577

王鹏程,舒建国,花宇琪.当归拈痛汤合宣痹汤治疗急性痛风性关节炎湿热蕴结证 75 例[J].浙江中医杂志,2021,56(4):274

王新茹,周楠,王银萍,等.双金喘嗽方治疗慢性阻塞性肺疾病急性加重期(痰热壅肺证)的临床观察[J].中国中医急症,2021,30(10):1767

王耀彩,姜璐,张新,等.中医外治法治疗泄泻型肠易激的临床观察[J].中医外治杂志,2021,30(1):22

魏根红,王立川.甘草附子汤对强直性脊柱炎(肾虚督寒型)血清 SPARC、DKK-1 的影响[J].新中医,2021,53(17):27

吴林,劳祎林,陈炜,等.温阳次第疗法治疗急性缺血性脑卒中阳虚证临床观察[J].中华中医药杂志,2021,36(5):3042

吴希,袁明,何念善,等.二黄祛脂颗粒对非酒精性脂肪性肝病患者肝功能及血脂的影响[J].中医杂志,2021,62(14):1263

伍林泽,胡旭红,傅榕冰,等.清热润燥口服液对哮喘小鼠 ILC2s 上下游细胞因子的影响[J].中国比较医学杂志,2021,31(9):1

武昊明,甘欣锦.甘欣锦辨治原发性血小板增多症经验简介[J].山西中医,2021,37(3):11

X

席永春,李慧,张紫媛,等.益肾汤结肠透析对慢性肾脏

病 3~4 期患者 IS、PCS 的影响[J].中国中西医结合肾病杂志,2021,22(12):1072

夏青松,周俪珊,吴凡,等.胡芦巴丸调控氧化应激通路改善大鼠糖尿病肾病的实验研究[J].世界中医药,2021,16(19):2831

肖遥,黄为钧,赵进喜.从"癥瘕致病、虚实相因"探讨早期糖尿病肾病的治疗[J].环球中医药,2021,14(12):2184

肖志娟,陈兰英,赵鹏,等.活血益智方联合康复疗法治疗血管性痴呆疗效观察[J].现代中西医结合杂志,2021,30(21):2321

谢沛俊,郝彦伟,郭静,等.基于"寒气生浊"理论探讨温阳化浊法防治痴呆[J].中国中医基础医学杂志,2021,27(5):726

徐皓,陈伟,鲍计章,等.中医药治疗原发免疫性血小板减少症用药规律数据挖掘研究[J].中国中医药信息杂志,2021,28(4):41

徐莉,吴云,夏乐宏.疏肝解郁安神汤治疗抑郁症临床研究及对睡眠质量、神经递质的影响[J].新中医,2021,53(4):69

徐攀高,刘佳丽,王昱琪,等.调肝定悸颗粒治疗肝郁化火型室性期前收缩的临床观察[J].中西医结合心脑血管病杂志,2021,19(15):2608

徐雪怡,黎顺成,杨进,等.九味益脑颗粒联合奥拉西坦治疗血管性痴呆临床观察及对血清脑红蛋白的影响[J].湖北中医药大学学报,2021,23(5):65

徐颖绮,苏萍萍,蒋栩敏,等.扶阳法治疗急性缺血性中风临床用药规律[J].新中医,2021,53(24):6

Y

严子兴,林蔚然,刘幼妹,等.抗萎平异汤治疗脾虚湿热血瘀型慢性萎缩性胃炎临床观察[J].光明中医,2021,36(17):2940

杨芳,严晶,刘丽娜,等.加味交泰丸联合地衣芽孢杆菌活菌治疗腹泻型肠易激综合征临床疗效及对血清 IL-6、IL-8、TNF-α 水平影响[J].中华中医药学刊,2021,39(10):155

杨家耀,易宏锋,廖艳,等.附子理中汤对非酒精性脂肪肝细胞模型脂肪沉积的影响与相关机制研究[J].中国中医基础医学杂志,2021,27(1):96

杨思航,曾艳,赵冰洁,等.刘松山教授治疗慢性免疫性

血小板减少症经验探析[J].四川中医,2021,39(6):7

杨小洁,古训东.参灵肝康治疗慢性乙型肝炎患者肝纤维化的疗效以及对肝功能的影响[J].中国社区医师,2021,37(31):102

姚志城,徐培青,扈自然.苓薢威薏汤内服联合三黄膏外敷对痛风性关节炎患者血尿酸水平与炎症指标的影响[J].内蒙古中医药,2021,40(4):3

于吉超,欧文,崔永健,等.吴门医派治疗消渴用药规律研究[J].河南中医2021,3(41):406

袁琛,朱振刚.从"一气周流,土枢四象"理论探讨哮喘的诊治[J].天津中医药,2021,38(5):601

袁沙沙,王宁,苗青.补脾清肺汤治疗铜绿假单胞菌定植支气管扩张症患者的临床疗效[J].中国实验方剂学杂志,2021,27(24):118

悦桂阳,谢欣颖,杨小红.基于五行圆运动探讨加味桃核承气汤防治2型糖尿病机理[J].河南中医,2021,5(41):661

Z

翟梦婷,葛瑞瑞,王翔,等.苓桂术甘汤对急性心肌梗死后大鼠肠黏膜屏障损伤的保护作用研究[J].安徽中医药大学学报,2021,40(2):66

张曾,杨宏杰,傅晓东,等.益气化聚方对代谢综合征患者临床指标和心脑血管疾病高危因子的影响[J].海南医学,2021,32(20):2618

张达,赵燕,李青,等.基于亢害承制理论从血舍神角度论治焦虑症[J].世界中医药,2021,16(22):3355

张丹,范朝华,张曾,等.芪贞颗粒对腹型肥胖患者脂代谢及血清超敏C反应蛋白、同型半胱氨酸的影响[J].吉林中医药,2021,41(8):1038

张佳,李晓东,盛国光,等.基于数据挖掘的盛国光教授治疗非酒精性脂肪性肝病用药规律分析[J].中西医结合肝病杂志,2021,31(2):125

张磊,刘迎迎,于杰,等.益肾降压方对不同周龄自发性高血压大鼠内源性代谢模式的影响[J].中华中医药杂志,2021,36(7):4196

张强,贾默然,朱文静,等.彭培初运用镇肝熄风法治疗膀胱过度活动症的经验[J].上海中医药杂志,2021,55(2):9

张蕊,王子承,蒋荣莉,等.防己黄芪汤加味治疗糖尿病肾病疗效及对患者糖脂代谢、氧化应激的影响[J].陕西中医,2021,42(8):1049

张翠,李莲.周氏调本通络方治疗痰热瘀阻型糖尿病早期微血管并发症临床研究[J].四川中医,2021,39(8):98

张凤丽.中西医结合治疗过敏性紫癜36例临床观察[J].中国民族民间医药,2021,30(12):116

张佳佳,朱晓东,陈红霞.蒋氏宣通汤治疗周围神经病变患者多伦多评分及神经电生理分析[J].中国实验方剂学杂志,2021,27(22):125

张丽娟,任苓苓,杨真卿,等.宣肺解痉方治疗支气管哮喘的临床疗效及对血清 $TGF-\beta_1$、MMP-9、$TNF-\alpha$ 水平的影响[J/OL].辽宁中医杂志,2021[2022-04-05]. https://kns. cnki. net/kcms/detail/21. 1128. R. 20211122.0912.004. html

张伟锋,高宏,杨向东,等.补肾化痰活血法联合 ATG 治疗重型再生障碍性贫血临床研究[J].辽宁中医杂志,2021,48(6):150

张文吉,赵瑛瑛,张宛哲,等.滋膵益肾汤对老年糖尿病肾病疗效及外周血 NOD 样受体蛋白3炎性小体和血管内皮生长因子的影响[J].广州中医药大学学报,2021,38(11):2329

张文涛,崔应麟,郑伟锋,等.康益胶囊联合常规治疗对缺血性中风急性期患者的临床疗效[J].中成药,2021,43(6):1676

张兴博,梁健芬,陈炜,等.加味五虎追风散通过调控 TFEB 介导的自噬干预帕金森病发病的实验研究[J].中西医结合心脑血管病杂志,2021,19(5):758

张义方,杨冰,黄文广,等.陈纪藩教授治疗痛风性关节炎经验[J].时珍国医国药,2021,32(1):197

张云海,邓梦华,马明远.通窍活血方治疗血瘀型脓毒性脑病患者的临床疗效观察[J].中医临床研究,2021,13(7):63

赵平,严晶,季利江.清化止泻方治疗脾胃湿热型腹泻型肠易激综合征的疗效及对患者血清炎症因子和 TLR4/MyD88/NF-κB 信号通路相关蛋白的影响[J].河北中医,2021,43(3):375

赵琳娜,刘丽,李洪艳,等.昆仙胶囊治疗慢性肾炎的疗效及免疫机制研究[J]中国中西医结合肾病杂志[J].2021,22(4):332

赵书刚.益肾化痰法治疗非酒精性脂肪性肝病的疗效

观察及对 RBP-4、SREBP-1C 的影响[J].中国中医药科技，2021，28(6):870

赵嗣程，王平.王平从培调元气论治郁证经验撷要[J].中华中医药杂志，2021，36(1):227

赵毅锦，张彧，喻斌，等.基于脑肠互动从肝肺论治肠易激综合征作用机制[J].辽宁中医药大学学报，2021，23(10):126

郑若韵，贺娟，熊为锋，等.静顺汤对抑郁模型大鼠行为学及海马单胺神经递质水平的影响[J].中医药导报，2021，27(1):42

钟培玲，陈英杰，柳臻，等.软肝颗粒抑制血管新生的抗肝纤维化作用机制研究[J].中西医结合肝病杂志，2021，31(1):30

周晓凤，王晓妍，曹志群.基于脑-肠轴探析肠易激综合征发病机制[J].山东中医药大学学报，2021，45(1):68

周晓玲，阮博文，冯丽娟，等.从"六经辨证"浅析肝硬化腹水的治疗[J].时珍国医国药，2021，32(1):150

朱磊，沈洪，张声生，等.清热祛湿、凉血化瘀法治疗中度活动期溃疡性结肠炎大肠湿热证多中心、随机对照、双盲的临床研究[J].中国中西医结合消化杂志，2021，29(10):681

朱沪敏，刘旭东，吴铁雄，等.育阴利水膏治疗乙肝肝硬化腹水临床观察[J].光明中医，2021，36(7):1061

邹跃，王卉，马南行，等.复方消渴乳膏对糖尿病小鼠糖脂代谢和炎症因子、氧化应激的影响[J].中国中医药科技，2021，4(28):543

左茹，祖国友，刘凤云，等.麻黄连翘赤小豆汤加减治疗湿热型支气管哮喘急性发作疗效及对炎症相关因子的影响[J].现代中西医结合杂志，2021，30(31):3436

（五）妇　科

【概述】

2021年新冠疫情的防控呈常态化，中医妇科学界的学术交流活动在严格疫情防控的前提下有序开展，采取线上线下混合式或线上交流为主的交流形式。2021年10月8日—10日，中华中医药学会妇科专业委员会第21次学术年会在杭州召开，围绕中医妇科经、带、胎、产、杂病的前沿问题进行了学术报告和互动交流。2021年10月29日—30日，高等学校中医学类专业核心课程"中医妇科学"课程联盟成立大会暨青年教师教学能力培训班在广州召开，来自全国35所高校的中医妇科学专家和老师参与了线上线下会议，就中医妇科学课程建设、教材建设、教师培养以及课程思政建设等方面展开交流与讨论。

在学术成果和人才培养方面，2021年中医妇科学界亦取得喜人成绩，北京中医药大学赵瑞华教授"解郁活血法治疗子宫内膜异位症不孕的临床应用与机制研究"获中国中西医结合学会科学技术一等奖，南京中医药大学谈勇教授、黑龙江中医药大学冯晓玲教授获评2021年岐黄学者。

在学术研究上，重视对中医基础理论的梳理和挖掘，重视中医药在生殖领域的作用机制探讨。

夏桂成等从易学理论中寻根溯源，基于月周律理论提出"精阴""精阳"的概念，并论述其物质基础、在月周律中的作用。阐述调控"精阴""精阳"的相关脏腑，并对调控其在周期康复中的作用和用方用药经验进行总结，强调平衡的重要性。

李佩双等通过对"任脉通，太冲脉盛"相关古今文献及临床实践梳理，提出相关客观指征的辨析，指出"任脉通"包含着精血津液相互转换之路通畅和任脉所司之津液在全身流动通畅双重含义，认为口中津液和带下阴液的表现是"任脉通"的客观辨析指征，阐述"太冲脉盛"以肾气盛、气血充盛为基础，选定肾气盛和全身气血盛的表现作为"太冲脉盛"的客观辨析指征。

黄羚等通过文献挖掘探讨胞宫、胞脉、胞络的形态功能及生理病理机制，提出胞宫、胞脉、胞络与心、肾共同参与子宫内膜容受性的构建理论，并探索该理论指导子宫内膜容受性低下的诊治，阐述子宫内膜周期性变化则正是胞脉、胞络功能体现的具体形式。

周亚红等基于"开阖枢"气化时相理论阐述女性生殖周期规律特点，参考三阴三阳"开阖枢"理论阐述卵泡发育生、长、化、收、藏气化过程的理论，提出新的中医生殖分期，即月经期、经后期、氤氲期、备化期、经前期，阐述备化期理论的依据与临床价值，"开阖枢"气化时相理论在诊治月经病的临床意义，强调治疗中注重调节少阴、少阳两个枢机的重要性。

谈勇总结其20余年中医药应用于辅助生殖的临床经验，认为中医药在不同治疗阶段使用不同的辅助生殖方案的患者上的应用都是不同的。其一，各类促排卵方案中的应用：①长方案。降调节阶段辅助治疗的原则是固摄肾气、潜降相火、宁心安神，中药可以选用二甲复脉汤，如有其他证候可再随症加减；卵泡期长方案多用于子宫内膜异位症的患者，可用散结镇痛胶囊、丹莪妇康煎、内异停。当启用Gn制剂时，可以采用养阴填精之品随症加减。②GnRH拮抗剂方案。分为灵活方案和固定方案，固定方案中注意益肾健脾，常用方剂为补天种玉丹合参苓白术散加减；灵活方案一般选择归芍地黄汤合参苓白术散加减。③微刺激方案。治疗以滋阴潜阳、清肝降火,常用固阴煎方。④高孕激素方案。中医药治疗以燮理阴阳、调和气血为基本治疗原则。其二,在胚胎移植后的应用:黄体支持期,中医药治疗以益气温阳、温肾健脾、固摄助孕、改善子宫内膜容受性为主,促进孕卵着床,方取毓麟珠合寿胎丸。

罗密密等通过对 6 个中英文数据库中时间自建库至 2019 年 6 月公开发表的关于体外受精-胚胎移植(IVF-ET)长方案联合中医药治疗的随机对照试验的检索,纳入 28 篇文献,共 2 775 例不孕症患者并进行 Meta 分析。纳入标准:试验组给予中医药(方式不限:如中药复方、针灸、耳穴等)+西药联合使用,对照组采用单纯西药或联合安慰剂。结果:试验组在提高临床妊娠率、受精率、优胚率、胚胎种植率,以及降低 Gn 使用量、早期流产率、OHSS 发生率、生化妊娠率疗效优于对照组;与对照组相比,试验组在降低周期取消率、增加子宫内膜厚度方面无明显优势。目前中医药对 IVF-ET 长方案具有良好的干预效果,且未发现明显不良反应,未来需要高质量的临床研究和文献进一步证实其结论。

林倍倍等从近 15 年的研究中综述了肠道菌群与胰岛素抵抗、高雄激素血症相关研究及其与多囊卵巢综合征(PCOS)中医理论的相关性的研究进展。提出中药单体、复方、针灸等中医药治疗手段可基于肠道菌群干预 PCOS,但是目前的证据较局限,需要大量临床及实验研究提供证据。

夏佳等综述了中药复方、中药单体及成分、针灸从调节肠道菌群防治 PCOS 相关性研究。中药复方包括四君子汤、补中益气汤、大柴胡汤、参苓白术散、葛根芩连汤;中药单体及成分包括黄芩、丹参、白术、黄连、百合、灵芝水提物、小檗碱、多糖。提出中药复方、中药单体、针灸可通过改善肠道菌群结构、修复肠黏膜、改善血脂水平或影响炎症因子释放等多个角度防治 PCOS。

张庆蔚等从三焦角度探讨 PCOS 病因病机以及临床表现的辨证分析,认为三焦不利是病机关键,其与肺失宣降、脾失运化、肝失疏泄等密切相关,但根本在于肾阳的虚损,气化不及,故宜以温肾助气、通调三焦为主治疗 PCOS。

(撰稿:曹蕾 黄煦格 黄晨 审阅:罗颂平)

【复发性外阴阴道假丝酵母菌病的治疗】

复发性外阴阴道假丝酵母菌病(RVVC)在近年成为临床研究热点。中医认为其病机具有以下特点:其一,湿为表象,脏腑失调为本质;其二,肝、脾、肾三脏失调生内湿,湿热生虫邪。临床中常见虚实错杂、寒热并存等复杂病情。

梁玉燕等对完带汤化裁联合西药治疗 RVVC 的疗效进行系统评价,以提供循证医学证据。通过检索 CNKI、Sinomed、WanFang、VIP、PubMed、Embase、Cochrane Library 等数据库,筛选对照组为常规西药治疗,试验组为完带汤化裁(党参、山药、陈皮、苍术、柴胡、白芍药等)联合常规西药治疗的临床随机对照研究。共纳入 10 个研究(1 075 例 RVVC 患者),用 RevMan5.3 软件进行数据分析,结果:治疗后试验组总有效率、改善阴道微生态效果方面显著高于对照组($P<0.05$),试验组复发率显著低于对照组($P<0.05$),阴道症状评分及不良反应方面,两组差异无统计学意义($P>0.05$)。

刘曼等为探究丹栀逍遥散联合四妙丸加减治疗肝郁湿热型 RVVC 的临床疗效,将 120 例肝郁湿热型患者随机分为对照组和观察组各 60 例。对照组给予西医常规治疗(克霉唑阴道片),观察组在对照组基础上配合丹栀逍遥散联合四妙丸加减方(牡丹皮、栀子、柴胡、炒白芍药、当归、茯苓等)治疗,疗程为 6 个月。结果:观察组治疗有效率为 93.3%(56/60),显著高于对照组的 80.0%(48/60)($P<0.05$),而观察组的复发率 5.0%(3/60)显著低于对照组的 21.7%(13/60)($P<0.05$);观察组阴道微生态指标、阴道健康评分、血清炎症因子水平与对照组比较均有明显优势(均 $P<0.05$)。

王超选取 70 例 RVVC 患者随机分为对照组和观察组各 35 例。对照组给予常规治疗(口服酮康唑胶囊＋外用制霉菌素阴道栓），观察组在对照组基础上加用加味桂芍四妙汤（桂枝、黄柏、白芍药、茯苓、苍术、牛膝等）内服，配合中药外洗（黄柏、甘草、百部、苦参、蛇床子、白鲜皮），疗程为 30 d。结果：治疗后观察组总有效率为 91.4%（32/35），显著高于对照组的 71.4%（25/35）（$P<0.05$）；观察组复发率为 5.7%（2/35），显著低于对照组的 22.9%（8/35），症状评分显著低于对照组（$P<0.05$）。

姜晶晶探讨了加味桂芍四妙汤联合苦黄洗剂治疗 RVVC 的临床效果。选取 80 例患者随机分为对照组和观察组各 40 例，对照组采用硝呋太尔制霉素阴道软胶囊治疗，观察组采用加味桂芍四妙汤（桂枝、黄柏、苍术、茯苓、牛膝、薏苡仁等）联合苦黄洗剂（黄柏、防风、苦参、蛇床子），6 d 为 1 个疗程，连续治疗 3 个疗程，经期停药。结果：观察组的痊愈率和总有效率分别为 77.5%（31/40）、95.0%（38/40），均高于对照组的 37.5%（15/40）、77.5%（31/40）（均 $P<0.05$），观察组治疗后 3、6、12 个月复发率分别为 2.5%（1/40）、5.0%（2/40）、7.5%（3/40），均低于对照组的 10%（10/40）、15.0%（6/40）、22.5%（9/40）（均 $P<0.05$）。

宋宾以加味桂芍四妙汤联合中药外洗治疗 RVVC。将 88 例患者随机分为两组各 44 例，Ⅰ组采用加味桂芍四妙汤（黄柏、桂枝、白芍药、牛膝、泽泻、茯苓等）联合中药（甘草、百部、黄柏、白鲜皮、蛇床子、苦参）外洗，Ⅱ组采用常规西医治疗（内服酮康唑胶囊以及外用霉菌素阴道栓），1 个月为 1 个疗程。结果：治疗有效率Ⅰ组为 97.7%（43/44），高于Ⅱ组的 84.1%（37/44）（$P<0.05$）；Ⅰ组治疗后 3 个月、6 个月、1 年内的复发率分别为 2.3%（1/44）、4.5%（2/44）、6.8%（3/44），低于Ⅱ组的 9.1%（4/44）、18.2%（8/44）、25.0%（11/44）（均 $P<0.05$）。

康建华等探析苦参黄柏汤与外洗方联合应用于 RVVC 的临床疗效。将 80 例患者随机分成观察组和对照组各 40 例。对照组予以西药与外洗治疗，观察组予以苦参黄柏汤（苦参、黄柏、知母、黄芩、金银花、龙胆草等）与外洗方（百部、甘草、地肤子、白鲜皮、桃仁、苦参等）联合治疗，疗程 30 d。结果：观察组临床总有效率为 97.5%（39/40），高于对照组的 82.5%（33/40）（$P<0.05$）；观察组患者黏膜充血、白带改善、阴道疼痛、阴道瘙痒等症状消失时间均短于对照组（均 $P<0.05$）。

（撰稿：陈漫双 金珊米 审阅：罗颂平）

【子宫腺肌病的治疗及实验研究】

子宫腺肌病是指子宫内膜腺体和间质侵入子宫肌层生长而产生的弥漫性或局限性病变，临床症状主要表现为月经过多、经期延长、痛经和不孕。中医学认为本病病位在下焦胞中，多因感受外邪、情志内伤或手术损伤等因素导致脏腑功能失常、气血失和、冲任失调，经血不循常道，留于下腹而为瘀，阻滞冲任、胞宫、胞脉、胞络而发病。

辨证论治是中医药治疗的核心，制定合理、规范的中医诊疗流程是确保疗效的前提。师伟等以临床问题为导向，将生育要求作为患者诊疗分流的一级节点，无生育要求者予以活血化瘀消癥法，并以月经过多、经期延长和痛经作为诊疗分流的二级节点；有生育要求者以不孕诊断作为诊疗分流的二级节点，需要兼顾缓解临床症状与子宫腺肌病相关生育力下降的调治，应顺应月经周期不同阶段施治。以此诊疗分流方法纳入 60 例患者，以通脉化癥汤（桂枝、茯苓、牡丹皮、赤芍药、炒桃仁、重楼等）口服＋散结片（夏枯草、牡蛎、土贝母、山慈菇、猫爪草、海藻等）口服＋康妇消炎栓直肠用药＋艾叶足浴为基础方案辨证治疗，同时根据各组（痛经组、月经异常组、备孕组）特点进行适当加减，连续用药 3 个月，经期不停药。结果：治疗后各组患者视觉模拟评分（VAS）、月经量及血清 CA125 水平较治疗前均有效改善（$P<0.05$），并能有效助孕。

单海萍等认为治疗子宫腺肌病的关键是化瘀消浊，瘀浊为阴邪，得阳则消，得阴则长，故瘀浊会随着女性月经周期阴阳消长而动态变化。经间期是重阴转阳的关键时期，若转阳不利，则助长瘀浊凝结，故尤其重视在经间期这一阶段治疗,常运用生黄芪、桂枝、川芎鼓舞阳气,以助阴阳转化。

石雅馨等认为子宫腺肌病多因"离经之血"瘀阻络脉,或气滞、寒凝、热结、痰湿之邪客于络脉,与血互结,相互瘀滞,易滞易瘀这一病理特点与络病相同,且子宫腺肌病往往病程缠绵,易于入络。故认为运用活血通络法治疗子宫腺肌病能更有针对性地治疗瘀血阻滞络脉的病理特点,使瘀血得去,新血得生;当疾病发展至虚实夹杂状态时,在活血通络的基础上寓通于补,祛瘀而不伤正、补虚不留邪,对于病程日久、络脉虚损的子宫腺肌病患者较为适用。

韩晓琳等认为寒凝络瘀是本病的基本病机,以温经通络为治则,临床以温经汤与虫、藤类通络药物化裁加减,临证中根据实际症状和月经周期进行适当加减。

部分学者认为子宫腺肌病以血瘀为标,以肾虚为本,故在治疗中强调祛邪兼顾扶正。王鑫等以消癥补肾汤(桂枝、茯苓、牡丹皮、赤芍药、甘草、黄芪等)治疗肾虚血瘀型子宫腺肌病 35 例,以宫瘤消胶囊治疗 35 例为对照组。治疗 3 个月后,对照组肾虚血瘀症候评分与治疗前比较差异无统计学意义($P > 0.05$),月经量评分、痛经评分、子宫体积及子宫内膜厚度均较治疗前改善(均 $P < 0.05$);治疗组各指标均较治疗前明显改善,且较对照组改善更明显($P < 0.05$)。

陈华群将 80 例子宫腺肌病患者随机分为研究组和常规组各 40 例,研究组采用通络固冲汤加减方(醋柴胡、制香附、当归、赤芍药、牡丹皮、橘络等)治疗,常规组采用米非司酮治疗。治疗 3 个月后,两组患者的月经量、CA125 水平、FSH 水平、LH 水平及 P 水平均明显下降,且研究组低于常规组($P < 0.05$)。研究组治疗总有效率为 97.5%(39/40),明显高于常规组 85.0%(34/40)($P < 0.05$)。

近年来,中西医结合治疗子宫腺肌病显示出良好疗效。陈燕等自拟行气化瘀消癥汤(黄芪、党参、香附、柴胡、川芎、莪术等)联合孕三烯酮治疗气滞血瘀型子宫腺肌病 43 例,对照组采用单纯孕三烯酮治疗 43 例,治疗 3 个月后,两组患者痛经 VAS 评分、月经量、血清 CA125 水平均降低(均 $P < 0.05$),但联合用药组疗效更佳。

范丽以宫瘤消胶囊(牡蛎、香附、三棱、莪术、土鳖虫、仙鹤草等)联合醋酸亮丙瑞林治疗子宫腺肌病 49 例,以左炔诺孕酮联合醋酸亮丙瑞林治疗 49 例为对照组,治疗 3 个月经周期后,观察组子宫体积更小,血清 CA125 水平、痛经程度评分及不良反应发生率均更低(均 $P < 0.05$)。

张茜等观察了清热化瘀中药对子宫腺肌病患者高强度聚焦超声(HIFU)术后炎症的影响。选取 60 例行高强度聚焦超声(HIFU)治疗术后的子宫腺肌病患者,并将其随机分为两组各 30 例,对照组在 HIFU 术后第 1 d 给予 GnRH-α 皮下注射,治疗组在此基础上加服清热化瘀中药(大黄、川芎、金银花、五灵脂、当归、玄参等),治疗 7 d。结果:两组患者的中医证候总积分均明显下降,且治疗组的中医证候疗效为 96.7%(29/30),优于对照组的 83.3%(25/30)($P < 0.05$);两组患者的 VEGF、sVCAM-1、IL-6、PGE2 水平均明显降低,且治疗组患者的 VEGF、sVCAM-1 水平低于对照组($P < 0.05$)。

有学者认为 GnRH-α 治疗子宫腺肌症后半年内是备孕的关键"窗口期"。潘丽贞等在此阶段应用化瘀消癥方(三棱、莪术、菟丝子、龟甲、丹参、枳壳等)治疗,配合促排卵治疗,发现治疗 3 个月经周期后,患者子宫体积、内膜厚度、子宫动脉搏动指数(PI)、阻力指数(RI)、收缩期血流速度峰值(PSV)均较治疗前改善,且相比于单纯促排卵治疗,联合化瘀消癥方疗效更佳($P < 0.05$);治疗组妊娠率为 60.0%(18/30),高于对照组的 33.3%(10/30)($P < 0.05$)。

刘雨昕等为探究桂枝茯苓丸(桂枝、茯苓、赤芍药、桃仁、牡丹皮)治疗子宫腺肌病的药理机制,将雌性 ICR 乳鼠随机分为空白对照组、模型组和桂枝茯苓丸低、中、高剂量组。以他莫昔芬滴喂造模,桂枝茯苓丸低、中、高剂量组分别予以桂枝茯苓丸低、中、高剂量(生药 2.16、4.32、8.64 g·kg^{-1}·d^{-1})灌胃治疗1个月。结果:桂枝茯苓丸高、中剂量组小鼠子宫内膜浸润程度分级明显高于空白对照组($P<$0.05),桂枝茯苓丸高、低剂量组小鼠子宫组织中RhoA和ROCK1 mRNA相对表达量,以及p-MLC蛋白表达明显低于模型组($P<0.05$);桂枝茯苓丸高剂量组小鼠子宫组织中RhoA和ROCK2 mRNA相对表达量明显低于桂枝茯苓丸低剂量组($P<0.01$)。

(撰稿:曾丽华 张惠敏 王芳 审阅:罗颂平)

【卵巢储备功能减退(DOR)的治疗及实验研究】

卵巢储备功能减退(DOR)是指卵巢产生卵母细胞的数量减少,质量下降,伴有月经异常、排卵障碍、不孕、雌激素低下有关的生殖器官和全身系统的功能减退等症状。中医认为卵巢储备功能减退的重要病机为肾精不充,肾气不盛,中医药在改善卵巢功能,提高卵子质量,促进卵子排出等方面具有一定疗效。

王如芯等总结谈勇对卵巢储备功能减退的病因病机认识及治疗思路。谈勇认为卵巢储备功能减退的病机之本为肾水不足,兼见心肾不交、肝失疏泄、脾失健运,而血瘀、湿滞等为重要的病理因素。在治疗中,以滋阴补阳,序贯治疗的方法为核心,结合疏肝健脾、活血调经,并强调心理疏导及顺应天时,中西结合,助孕种子。

刘小莉等认为DOR以肾虚为主要病机,通过验案分析补肾填精之经典方左归丸联合激素替代治疗卵巢储备功能下降性月经过少的疗效,认为补肾中药联合西药激素替代疗法治疗卵巢储备功能下降的月经过少,能通过调节激素水平,促进子宫内膜生长转化和子宫发育。

许思佳总结章勤从心肾论治DOR的经验。临证根据月经周期阴阳消长规律循期用药的同时,加用交通心肾药物,提出"补肾填精,养心清肝"的DOR治则。对于DOR轻症,喜用养心清肝育麟方。该方由何氏育麟方及天王补心丹加减化裁而成,药物组成包括当归、白芍药、太子参、淫羊藿、菟丝子、肉苁蓉、山茱萸、葛根、柏子仁、绿梅花、酸枣仁、莲子心、茯神。对于DOR重症,喜用清心调肝方。该方由何氏养血清肝方及养阴清心汤加减化裁而成,其主要药物组成包括当归、白芍药、浮小麦、炙甘草、石决明、白芍药、枸杞子、绿梅花、桑叶、稽豆衣、青龙齿、龙骨、煅牡蛎、制远志、龟甲、淫羊藿、肉苁蓉、山茱萸、生地黄、山药。此外,章氏重视心理干预,认为心理干预是清泻心火的有效途径。

金婷等总结周士源运用归芍地黄汤合五子衍宗丸(当归、白芍药、熟地黄、山茱萸、牡丹皮、山药等)治疗卵巢储备功能低下的经验,认为卵巢储备功能低下主要病因在于肾虚,并与肝脾两脏关系密切。周氏在应用西药来曲唑诱发排卵的情况下加上归芍地黄汤合五子衍宗丸,中西医结合治疗卵巢储备功能低下,以提高受孕率。同时结合患者体质辨证论治,并对患者进行心理疏导。

刘恭雪等系统评价了中药复方治疗DOR的临床疗效。研究通过中国知网、维普、万方、中国生物医学文献数据库及PubMed等数据库,检索以中药复方作为主要干预措施治疗DOR的临床随机对照试验,共纳入RCT文献21篇,共1 400例患者。结果:与对照组相比,试验组能显著降低FSH($P=$0.000 3)及LH水平($P=0.000 8$),提高AMH($P=$0.03)及窦卵泡数($P=0.006$),并能改善临床症状积分($P<0.000 01$)。

李伟等采用回顾性病例对照的方法观察了2017年3月至2020年3月收治的80例卵巢储备功能下降患者,对照组38例患者接受复方戊酸雌二醇片治疗,治疗组42例患者在此基础上加用补肾活血方(菟丝子、枸杞子、女贞子、炒白术、太子参、当归等)治疗,7 d为1个疗程,连续治疗4个疗程。结果:治疗组总有效率为95.2%(40/42),优于对照组的76.3%(29/38)($P<0.05$);两组患者窦卵泡数均较治疗前增多、双侧平均卵巢体积均较治疗前增大、血清E_2水平均较升高,血清FSH、LH水平较治疗前下降,且治疗组均优于对照组(均$P<0.05$)。

孙艳敏研究补肾养肝膏方对 DOR 患者的临床疗效,并观察对抗苗勒管激素基因和脆性 X 智力障碍基因(FMRI)表达的作用。将 90 例患者随机分为两组各 45 例,治疗组予补肾养肝膏方(生地黄、熟地黄、山药、山萸肉、茯苓、川续断等)联合克龄蒙治疗,对照组予克龄蒙治疗,月经周期第 5 d 开始口服,21 d 为 1 个疗程,共治疗 3 个疗程。结果:治疗组的总有效率为 84.4%(38/45),优于对照组的 64.4%(29/45)($P<0.05$),改良 Kupperman 评分低于对照组($P<0.05$);与对照组相比,治疗组 AMH 基因突变位点基因型以及等位基因频率存在明显差异($P<0.05$);对照组 FMR1 基因突变的 CCG 序列重复次数要高于治疗组($P<0.05$)。补肾养肝膏方联合克龄蒙干预后,观察组 CGG 重复序列出现次数明显高于对照组($P<0.05$)。

梁韵茹等观察当归调经养血合剂治疗气血两虚型卵巢储备功能下降的疗效。将 60 例患者随机分为两组各 30 例,对照组行人工周期激素疗法,观察组自月经第 5 d 开始口服当归调经养血合剂(熟地黄、山药、杜仲、黄芪、山茱萸、枸杞子等)至下次月经来潮第 1 d 停药。两组患者均接受 3 个月经周期的治疗。治疗后,两组总有效率差异无统计学意义($P>0.05$)。观察组较对照组月经量明显增多,中医证候积分明显降低($P<0.05$)。与治疗前相比,治疗后两组 FSH、LH 水平均明显降低($P<0.01$),AMH 水平明显升高、卵巢面积明显增大、AFC 明显增多($P<0.01$)。

夏馨观察分期中药定向透药联合育肾方治疗 DOR 的临床疗效。将 80 例患者随机分为两组各 40 例,观察组予分期定向透药联合育肾方(丹参、当归、生地黄、熟地黄、香附、鳖甲等)治疗,对照组予育肾方治疗,连续治疗 3 个月。结果:治疗后观察组中医证候评分、FSH 水平降低的程度大于对照组($P<0.05$),观察组第 2~4 d AFC 的数量升高且高于对照组($P<0.05$)。观察组随访前后血清 FSH、LH、FSH/LH、E_2 水平变化不明显,对照组随访后的 FSH、FSH/LH 较随访前升高($P<0.05$),观察组 FSH、FSH/LH 水平低于对照组($P<0.05$)。

曾根等分析加减温经汤对肾虚血瘀型 DOR 患者的疗效及对 T 淋巴细胞亚群水平的影响。将 94 例患者随机分为两组各 47 例,对照组给予戊酸雌二醇/雌二醇环丙孕酮片治疗,连服 21 d,观察组在对照组基础上给予加减温经汤(半夏、甘草、生姜、牡丹皮、阿胶、桂枝等)治疗,均治疗 3 个月经周期。结果:治疗后观察组患者总有效率为 93.6%(44/47),高于对照组的 76.6%(36/47)($P<0.05$);两组患者中医症状评分较治疗前显著降低,且观察组优于对照组($P<0.05$);两组患者 E_2 水平较治疗前明显提高,FSH 和 LH 水平显著降低($P<0.05$),且观察组调节性激素水平优于对照组($P<0.05$)。两组患者治疗后血清 CD_3^+ 和 CD_4^+ T 细胞水平明显升高,CD_8^+ T 细胞水平显著降低($P<0.05$);且观察组患者 CD_3^+ 和 CD_4^+ T 细胞水平均高于对照组,CD_8^+ T 细胞水平低于对照组($P<0.05$)。

邱美江等分析加味四物二仙汤治疗 DOR 的疗效。将 80 例患者随机分为两组各 40 例,对照组口服坤泰胶囊,观察组采用加味四物二仙汤加减(仙茅、淫羊藿、当归、巴戟天、鹿角霜、白芍药等)治疗,共治疗 3 个月经周期。结果:观察组在治疗后月经后期患者数量及月经量减少的患者数量均较治疗前降低($P<0.05$),且优于对照组($P<0.05$);两组患者治疗后中医症状积分均下降,且观察组积分低于对照组($P<0.05$);治疗后两组 FSH 均下降,观察组水平低于对照组($P<0.05$);治疗后两组的 PSV 和 EDV 均上升,且观察组高于对照组($P<0.05$);治疗后观察组双侧卵巢动脉 RI 指数低于同期对照组、卵巢窦状卵泡数量高于同期对照组(均 $P<0.05$)。

郑桂华等研究了调经汤对肾阴虚型卵巢储备功能下降(DOR)患者血清性激素、GDF-9 及 BMP-10 水平的影响。将 86 例患者随机分为两组各 43 例,对照组予地屈孕酮片口服,研究组加用调经汤(泽兰、益母草、菟丝子、茯苓、山茱萸、川牛膝等)治疗,均持续用药 28 d。结果:研究组治疗总有效率为 95.4%(41/43),高于对照组的 79.1%

(34/43)($P<0.05$);治疗后,研究组 FSH、LH 水平均低于对照组,E_2、GDF-9 及 BMP-10 水平均高于对照组(均 $P<0.05$)。

郝培芹等将 100 例卵巢储备功能低下患者随机分为两组各 50 例,对照组采用激素替代疗法,试验组运用心肾合治序贯疗法,经期补肾宁心、活血通经,取柏子仁丸+益肾通经汤加减(柏子仁、远志、当归、泽兰、续断、熟地黄等);经后期(卵泡期)宁心补肾、滋阴养血稍佐助阳,以酸枣仁汤加养阴奠基汤(夜交藤、川芎、菟丝子、续断、熟地黄、山药等)为主;经间期以补肾宁心、养血助阳,以促排卵汤(远志、合欢皮、菟丝子、续断、当归、茯苓等)加减;经前期以潜心安神、补肾温阳为主,用张景岳毓麟珠(钩藤、续断、菟丝子、熟地黄、当归、白芍药、党参等)加减。连续治疗 3 个月经周期。结果:治疗组总有效率为 98.0%(49/50),优于对照组的 46.0%(23/50);试验组治疗后 FSH、FSH/LH 值较治疗前降低、窦卵泡数及卵巢体积均较治疗前改善(均 $P<0.01$),对照组治疗前后上述指标均无明显变化($P>0.05$)。

常珍珍等将 60 例肾虚肝郁型卵巢储备功能下降患者随机分为两组各 30 例,对照组采用雌二醇片/雌二醇地屈孕酮片治疗,试验组运用养精毓麟颗粒加减(熟地黄、山萸肉、当归、白芍药、白术、巴戟天等)治疗,治疗 3 个月经周期。结果:两组患者治疗后中医证候积分均较治疗前改善($P<0.05$),且治疗组优于对照组($P<0.05$);两组患者治疗后 FSH、FSH/LH 均较治疗前下降、窦卵泡数及子宫内膜厚度均较治疗前增加($P<0.05$),且治疗组优于对照组($P<0.05$)。

徐新亚观察益肾解郁方联合穴位贴敷法改善肾虚肝郁型 DOR 患者临床症状及卵巢储备功能等方面的作用。将 180 例患者随机分为 3 组各 60 例,观察组(脱落 2 例)予中药益肾解郁方(熟地黄、菟丝子、葛根、淫羊藿、肉苁蓉、石楠叶等)联合中药穴位贴敷(桑寄生、桑寄生、当归、炒白芍药、柴胡、香附等),中药组(脱落 1 例)予中药益肾解郁方治疗,西药组予补佳乐联合达芙通治疗,治疗 3 个月。结果:

观察组总有效率为 91.4%(53/58),明显高于中药组的 74.6%(44/59)和西药组的 73.3%(44/60)($P<0.05$),中药组与西药组无统计学意义($P>0.05$)。治疗后中药组和观察组的中医肾虚肝郁证候评分均有下降,观察组肾虚肝郁证候评分降低较中药、西药对照组明显($P<0.05$);治疗后 3 组患者 FSH 水平、FSH/LH 明显下降,E_2、AMH 水平升高,AFC 升高,观察组 FSH 水平与 FSH/LH 降低、AMH 水平升高和 AFC 增加均明显优于中药、西药对照组(均 $P<0.05$);观察组卵巢体积较治疗前明显增加($P<0.05$)。

马堃等观察补肾活血促卵方对肾虚血瘀型 DOR 所致不孕的临床疗效,将 100 例患者随机分为两组各 50 例,试验组予以补肾活血促卵方(女贞子、菟丝子、淫羊藿、巴戟天、丹参、当归等)治疗,月经第 5 d 起服用,连服 14 d,对照组予西药人工周期治疗。两组患者均接受 3 个月经周期治疗,治疗结束后随访患者 2 年。结果:试验组总有效率为 92.0%(46/50),高于对照组的 72.0%(36/50)($P<0.01$)。试验组妊娠率为 56.0%(28/50)、妊娠成功率为 89.3%(25/28),均高于对照组的 22.0%(11/50)、36.4%(4/11)(均 $P<0.01$);与治疗前相比,两组治疗后血清激素(FSH、LH、E_2、AMH)水平、超声指标及 AFC 数量差异均有统计学意义(均 $P<0.01$),试验组在改善 FSH 和 AMH 水平方面优于对照组($P<0.01$);两组治疗后与治疗前相比中医证候积分均有显著差异,且试验组显著优于对照组($P<0.01$)。

张玛等认为脾肾阳虚是导致卵巢储备功能下降的重要原因,故研究温肾健脾方对脾肾阳虚型卵巢储备功能下降(DOR)且行 IVF-ET 患者妊娠结局的影响。将 46 例脾肾阳虚型 DOR 患者作为治疗组,IVF-ET 之前采用温肾健脾方(菟丝子、生黄芪、鹿角霜、肉苁蓉、巴戟天、枸杞子等),治疗至少 2 个月;40 例未接受中药治疗的设置为对照组。结果:治疗组自然妊娠 6 例,对照组无自然妊娠;治疗组平均获卵数、平均优胚数、临床妊娠率均高于对照组(均

$P<0.05$）；治疗组中，治疗时间≥2月组在临床妊娠率及持续妊娠率方面，高于治疗时间＜2月组（$P<0.05$）；年龄≤35岁层中，治疗组比对照组临床妊娠率及持续妊娠率升高（$P<0.01$）。

李艳华等探讨补肾疏肝方（当归、熟地黄、赤芍药、川芎、党参、炒白术等）联合五行音乐对卵巢储备功能减退大鼠的干预作用，运用慢性不可预见性应激法联合雷公藤多苷片灌胃建立卵巢储备功能减退模型，对模型 SD 大鼠进行补肾疏肝方联合五行音乐角调及羽调治疗，结果显示该疗法能提高模型组大鼠血清 E_2 水平，降低 FSH、LH 水平。

朱芳芳等研究具有补肾填精、益气养血功效的麒麟丸（菟丝子、桑葚、枸杞子、覆盆子、锁阳、淫羊藿等）对卵巢储备功能减退小鼠生育能力的影响。将36 只 C57BL/6 雌性小鼠随机分为空白组（0.5％羧甲基纤维素钠）、模型组（0.5％羧甲基纤维素钠＋环磷酰胺）、麒麟丸组（麒麟丸＋环磷酰胺）各12 只。结果：与空白组相比，模型组雌鼠动情周期紊乱，受孕时间显著延长，吸收胎数量显著增加（$P<0.05$），卵巢组织 HIF-1α、Bnip3、Beclin1 蛋白表达显著升高（$P<0.01$）；与模型组相比，麒麟丸能改善卵巢储备功能小鼠动情周期，缩短受孕时间（$P<0.05$）。麒麟丸能显著降低卵巢组织 HIF-1α、Bnip3、Beclin1 蛋白表达（$P<0.01$）。故认为麒麟丸对 DOR 模型小鼠动情周期有调节作用，其可能通过抑制 HIF-1α/Bnip3/Beclin1 信号通路保护卵巢组织从而提高生育力。

（撰稿：谢宝珍 黄娴 李经纬
王冬盈 审阅：罗颂平）

【宫腔粘连的治疗】

宫腔粘连引起的宫腔结构以及子宫内膜功能的异常，不仅会影响自然妊娠的胚胎着床，还会限制辅助生殖胚胎移植，因此，宫腔粘连的治疗是目前生殖领域的重要研究内容。西医对于宫腔粘连的治疗方法主要是行宫腔镜下宫腔粘连分离术（TCRA）以及

术后运用人工周期治疗，但 TCRA 术只能优化宫腔结构形态，无法改善子宫内膜功能，术后使用人工周期治疗对于中、重度粘连以及对雌激素不敏感的患者，疗效也十分有限。因此，研究中医药对宫腔粘连的治疗作用是非常重要的临床课题。

马本玲等观察了补肾活血汤用于中重度宫腔粘连（IUA）宫腔镜下宫腔粘连分离术（TCRA）后恢复的效果及对纤维化因子的影响。观察组（55 例）和对照组（55 例）均行 TCRA 治疗，术后给予戊酸雌二醇片＋黄体酮胶囊。对照组口服金凤丸，观察组予以补肾活血汤（菟丝子、淫羊藿、枸杞子、覆盆子、鸡血藤、大血藤等）辨证治疗，连续治疗 3 个月。结果：观察组临床总有效率为 96.4％（53/55），高于对照组的 83.6％（46/55）（$P<0.05$），月经量、经期和周期的恢复率高于对照组（$P<0.05$，$P<0.01$），宫腔再粘连率低于对照组（$P<0.05$），妊娠率高于对照组（$P<0.05$），肾虚血瘀证评分和 IUA 评分均低于对照组（$P<0.01$），子宫内膜厚度、宫腔容积和 FI 多于对照组，RI、PI 低于对照组（$P<0.01$），TGF-β1、CTGF、PDGF、IGF-1、TIMP-1 水平低于对照组（$P<0.01$），MMP-9 水平高于对照组（$P<0.01$）。

林雪寒等观察归肾丸加减联合人工周期治疗预防对宫腔粘连术后再粘连的临床疗效。将 76 例肾虚血瘀型中、重度宫腔粘连患者随机分为两组各38 例，每组患者均给予宫腔镜下宫腔粘连分离术（TCRA）治疗，对照组在 TCRA 术后给予单纯人工周期治疗，观察组在对照组基础上给予补肾活血中药归肾丸（山茱萸、山药、熟地黄、当归、茯苓、菟丝子等）加减，连续治疗 3 个月经周期。结果：观察组总有效率为 89.5％（34/38），优于对照组的 78.9％（30/38）（$P<0.05$），观察组对中医证候积分的降低作用明显优于对照组（$P<0.05$），治疗后两组的子宫内膜厚度、宫腔粘连评分（AFS）较治疗前均明显降低（$P<0.05$），观察组对子宫内膜厚度的增厚作用及对宫腔粘连评分的降低作用均明显优于对照组（均$P<0.05$）。

汪玲莉等分析改良宫腔镜手术联合中药对中重

度宫腔粘连肾虚血瘀证疗效及对血管内皮生长因子(VEGF)、整合素 αvβ3、基质金属蛋白酶(MMP-9)表达的影响。将 80 例中重度宫腔粘连患者随机分为两组各 40 例,观察组在宫腔镜下微型剪刀分离术并联合中药(覆盆子、菟丝子、枸杞子、熟地黄、杜仲、山茱萸等)治疗,对照组仅行宫腔镜下分离术,经期停药,连续治疗 3 个月经周期。结果:观察组治疗后总有效率为 92.5%(37/40),高于对照组的 75.0%(30/40)($P<0.05$),治疗后整合素 αvβ3、MMP-9、VEGF 水平高于对照组($P<0.05$),治疗后 1 个月、3 个月观察组 AFS 评分及月经评分均低于对照组,内膜厚度高于对照组(均 $P<0.05$)。

代林莉等总结姜丽娟的临证经验,探讨"和畅子宫络脉法"防治宫腔粘连分离术后再粘连的临床应用。主张基于"子宫络脉理论",从子宫内膜血流变化为切入点,结合彩色多普勒超声辅助技术,找准宫腔粘连分离术后子宫内膜损伤症结——"膜-肌结合带"异常,运用自拟调肾和血畅膜方为基础方,联合适宜电生理技术-仿生物低频神经电刺激,内外合治、精准干预,以期为 TCRA 后宫腔再粘连的防治探索新方案。

(撰稿:崔世超　审阅:罗颂平)

[附] 参考文献

C

常珍珍,张文静,高艳梅,等.养精毓麟颗粒治疗肾虚肝郁型卵巢储备功能下降的临床研究[J].中医临床研究,2021,13(11):10

陈燕,石家振,赵霞.行气化瘀消癥汤联合孕三烯酮治疗子宫腺肌病的临床观察[J].中国中医药科技,2021,28(5):830

陈华群,王灵俊,朱慧民,等.通络调冲汤治疗子宫腺肌病致月经异常临床研究[J].新中医,2021,53(7):69

D

代林莉,王敏江,田甜,等.探讨"和畅子宫络脉法"防治宫腔粘连分离术后再粘连临床应用[J].辽宁中医杂志,2021,48(7):73

F

范丽.宫瘤消胶囊联合醋酸亮丙瑞林治疗子宫腺肌症的效果[J].实用中西医结合临床,2021,21(16):40

H

黄羚,顾元烨,江媚.胞宫胞脉胞络理论与子宫内膜容受性关系探析[J].吉林中医药,2021,41(7):854

韩晓琳,王鑫,李明,等.基于络病理论辨治子宫腺肌病[J].山东中医杂志,2021,40(6):563

郝培芹,蒋莉,高仁美,等.心肾合治序贯治疗卵巢储备功能下降临床观察[J].中医药临床杂志,2021,33(7):1361

J

金婷,钟惠玲,罗娟珍.周士源运用归芍地黄汤合五子衍宗丸治疗卵巢储备功能低下经验初探[J].江西中医药,2021,52(3):30

姜晶晶.加味桂芍四妙汤联合苦黄洗剂治疗复发性霉菌性阴道炎临床观察[J].内蒙古中医药,2021,40(1):38

K

康建华,夏琴琴,童娟娟.苦参黄柏汤联合外洗方治疗复发性霉菌性阴道炎临床观察[J].中国中医药现代远程教育,2021,19(7):113

L

李伟,刘雷,王颖.补肾活血方辅助治疗对卵巢储备功能下降患者血清 FSH、LH、E_2 水平影响[J].光明中医,2021,36(7):1084

李佩双,徐红梅,彭佳华,等.女性"任脉通""太冲脉盛"客观指征辨析[J].江西中医药,2021,52(9):12

李艳华,姜威,刘君,等.补肾疏肝方联合五行音乐对卵巢储备功能减退大鼠的实验研究[J].天津中医药,2021,

38(5):648

梁玉燕,陈锦红,吴涢婷,等.完带汤化裁联合西药治疗复发性外阴阴道假丝酵母菌病的 Meta 分析[J].中医药通报,2021,20(4):50

梁韵茹,李孔益,李妙华,等.当归调经养血合剂治疗卵巢储备功能下降临床研究[J].新中医,2021,53(3):90

林倍倍,黄宏丽,夏艳秋,等.基于肠道菌群探讨中医药干预多囊卵巢综合征[J].中医学报,2021,36(1):89

林雪寒,黄光荣,王雪莲,等.归肾丸加减联合人工周期治疗宫腔粘连术后再粘连的临床疗效观察[J].广州中医药大学学报,2021,38(10):215

刘曼,毕超.丹栀逍遥联合四妙丸加减治疗肝郁湿热型复发性霉菌性阴道炎的临床疗效分析[J].北京中医药,2021,40(3):304

刘恭雪,曹焕泽,蔡平平.中药复方治疗卵巢储备功能减退 Meta 分析[J].河南中医,2021,41(11):1703

刘小莉,李春瑶,赵粉琴.左归丸联合激素替代治疗卵巢储备功能下降的经验总结[J].中医临床研究,2021,13(11):12

刘雨昕,王国华.桂枝茯苓丸对子宫腺肌病小鼠RhoA/ROCK 信号通路相关分子的影响[J].中医药导报,2021,27(6):25

陆怡衡,裴霞,张水艳."和"法思维治疗复发性念珠菌性阴道炎[J].中医药导报,2021,27(3):193

罗密密,白俊,黄委委,等.中医药干预体外受精-胚胎移植妊娠结局的系统评价[J].中医学报,2021,36(1):218

M

马堃,吴静娴,张会仙,等.补肾活血促卵方治疗肾虚血瘀型卵巢储备功能低下所致不孕的临床研究[J].中国中药杂志,2021,46(11):2644

马本玲,张晓红,李琳,等.补肾活血汤治疗中重度宫腔粘连 TCRA 术后患者及对纤维化因子的影响[J].中国实验方剂学杂志,2021,27(6):62

P

潘丽贞,王英,陈弦.化瘀消癥方在子宫腺肌病合并不孕患者 GnRH-a 治疗后窗口期应用的临床研究[J].中医药导报,2021,27(2):68

Q

郑桂华,谢秀梅.加味四物二仙汤治疗卵巢储备功能减退临床研究[J].陕西中医,2021,42(7):860

S

单海萍,许小凤.许小凤从"经间期"论治子宫腺肌病经验[J].湖南中医杂志,2021,37(8):37

师伟,陈思儒,刘志勇.中医综合方案治疗子宫腺肌病临床诊疗流程优化研究[J].山东中医杂志,2021,40(3):221

石雅馨,郁悦,师伟.基于络病理论探析通络法在子宫腺肌病中的应用[J].中国中医基础医学杂志,2021,27(8):1216

宋宾.加味桂芍四妙汤联合中药外洗治疗复发性霉菌性阴道炎的疗效分析[J].新疆中医药,2021,39(1):30

孙艳敏,胡俊攀,刘杉杉,等.补肾养肝膏方对卵巢储备功能减退患者激素水平及临床症状的影响[J].时珍国医国药,2021,32(7):1668

T

谈勇.中西医结合方法在体外受精-胚胎移植中的应用与思考[J].中国中西医结合杂志,2021,41(2):167

W

汪玲莉,陈捷,王小红.宫腔镜手术联合中药对中重度宫腔粘连肾虚血瘀证疗效及对 VEGF、整合素 αvβ3、MMP-9 表达的影响[J].山西中医药大学学报,2021,22(4):279

王超.中西药合用治疗复发性霉菌性阴道炎临床观察[J].实用中医药杂志,2021,37(4):633

王鑫,王玮瑾,于帮国,等.消癥补肾汤治疗子宫腺肌症临床观察[J].实用中医药杂志,2021,37(5):760

王如芯,谈勇,胡溢清.谈勇治疗卵巢储备功能减退经验探析[J].中医药临床杂志,2021,33(6):1060

X

夏佳,钟敏,张新霞.基于肠道菌群探讨多囊卵巢综合征的中医药治疗[J].湖北中医杂志,2021,43(4):62

夏馨,许江虹,唐文婕,等.分期中药定向透药联合育肾方治疗卵巢储备功能下降的临床疗效[J].湖北中医杂志,

2021,43(8):3

夏桂成,谈勇.基于月周律中精阴精阳的盛衰规律调治妇科疾病思路探赜[J].南京中医药大学学报,2021,37(3):321

徐新亚,汪丽丹,章勤.益肾解郁方联合穴位贴敷治疗肾虚肝郁型卵巢储备功能下降的临床观察[J].中国中医药科技,2021,28(5):762

许思佳,张来,章勤.章勤从心肾论治卵巢储备功能下降经验[J].浙江中医杂志,2021,56(7):530

Y

杨文文,杨琪,崔楠,等.补肾法治疗卵巢储备功能下降随机对照研究文献的系统评价[J].中国中医基础医学杂志,2021,27(6):978

Z

曾根,王韫琪,戴海青.加减温经汤治疗肾虚血瘀型卵巢储备功能减退患者的疗效观察及对T淋巴细胞亚群水平的影响[J].中药新药与临床药理,2021,32(8):1206

张茜,林彬,马娟娟,等.清热化瘀中药对子宫腺肌病患者高强度聚焦超声术后炎症的影响[J].上海中医药杂志,2021,55(5):58

张玙,宋佳怡,夏天.温肾健脾方对脾肾阳虚型卵巢储备功能下降患者IVF/ICSI-ET妊娠结局的影响[J].中国中西医结合杂志,2021,41(2):184

张庆蔚,赵旭涛.从三焦论治多囊卵巢综合征理论探析[J].山东中医药大学学报,2021,45(2):195

郑桂华.调经汤对肾阴虚型卵巢储备功能下降患者血清性激素及GDF-9、BMP-10水平的影响[J].实用中西医结合临床,2021,21(17):131

周亚红,陶国水,顾植山.基于"开阖枢"理论探析女性生殖节律及其临床价值[J].中华中医药杂志,2021,36(2):787

朱芳芳,邓高丕,陈春林,等.麒麟丸对卵巢储备功能减退模型小鼠生育能力及卵巢组织HIF-1/Bnip3/Beclin1信号通路的影响[J].中医杂志,2021,62(17):1540

（六）儿　科

【概述】

2021 年度公开发表的中医儿科相关学术论文1 800 余篇,内容涉及基础理论、临床治疗、名医经验、实验研究和预防保健等方面。

1. 急重症、传染病及新生儿疾病的治疗

（1）急重症的中医治疗　继续彰显良好的态势,小儿脓毒症、感染性喉炎、难治性支原体炎、重症脑炎、重症肺炎、川崎病、急性胆囊炎等均有报道,注重对急危重症合并症的治疗,而且不断探索更多、更快捷的治疗方式。①小儿脓毒症　邢静等以清开灵注射液稀释后静脉滴注治疗本病毒热证 40 例,与对照组均予液体复苏、抗感染、抗炎、抗凝、血管活性药物及重要器官功能保护等综合治疗措施,疗程 5 d。结果:治疗组治疗后 APACHE Ⅱ、qSOFA、PCIS 评分和 PCT、SAA、HBP、TNF-α、hs-CRP、IL-6、IL-10 水平以及 NT-proBNP、hs-cTnT、cTnI、CK-MB、D-D、FIB、AT-Ⅲ 水平均优于对照组（$P<0.05$，$P<0.01$）。②急性感染性喉炎　陈金旺等以银翘散加减（连翘、金银花、薄荷、生甘草、竹叶、苦桔梗等）治疗本病 43 例,与对照组均常规西医治疗。结果:治疗组有效率为 97.7%（42/43）,高于对照组的 83.7%（36/43）（$P<0.05$）;治疗组中医临床症状消失时间短于对照组（$P<0.05$）;治疗组 IL-6、TNF-α 水平低于对照组（$P<0.05$）。③难治性支原体肺炎　徐巧等以清肺化痰祛瘀法（麻黄、杏仁、黄芩、葶苈子、前胡、百部等,热甚加知母、石膏,便秘加熟大黄、瓜蒌仁,痉挛性咳嗽加蝉蜕、僵蚕,咳嗽剧烈加川贝母、桔梗,瘀血明显加川芎、当归）结合丙种球

蛋白静滴治疗本病 52 例,对照组予阿奇霉素口服、甲泼尼松龙静滴,治疗 4 周。结果:两组治疗后血清 IL-6、TNF-α、IL-10、CD_3^+、CD_4^+、CD_4^+/CD_8^+、IgG、IgM 水平均改善（均 $P<0.05$）,且治疗组更显著（均 $P<0.05$）;治疗组咳嗽缓解、退热、肺部啰音消失、胸片阴影消失、住院时间均显著低于对照组（$P<0.05$）。杨会荣等以清热解毒方（炙麻黄、苦杏仁、生石膏、桔梗、连翘、蒲公英等,咳重、痰多黄稠、舌苔黄腻加瓜蒌、天竺黄、鲜竹沥,便秘、口气重者加酒大黄、炒莱菔子、焦山楂、焦神曲、焦麦芽,高热炽盛、喘憋、舌红芒刺加黄连、水牛角,面唇青紫、舌有瘀点加丹参、桃仁）治疗本病 60 例,与对照组均予阿奇霉素抗菌、糖皮质激素抗炎、支气管镜灌洗等治疗,疗程 5 d。结果:治疗组退热例数和退热、咳嗽明显减轻时间以及血清 IL-6 水改善程度,均优于对照组（均 $P<0.05$）。刘丽莉等以清热润肺贴（柴胡、制杏仁、百部、制白术、黄芩、制紫菀等）定向透药疗法治疗本病 51 例,与对照组均予常规治疗,疗程 3 周。结果:治疗组总有效率为 96.1%（49/51）,高于对照组的 84.3%（43/51）（$P<0.05$）;两组治疗后中医证候评分和退热、咳嗽消失、肺部阴影消失、住院时间以及血清 CRP、TNF-α 水平均改善（均 $P<0.05$）,且治疗组更明显（$P<0.05$）。④急性脑动脉炎　张亚以补阳还五汤加减（黄芪、当归尾、赤芍药、地龙、川芎、红花等）、低频脉冲及运动功能训练治疗本病 48 例,与对照组均予常规西医治疗,疗程 2 周。结果:治疗组总有效率为 95.8%（46/48）、复发率为 2.1%（1/48）,优于对照组的 77.1%（37/48）、10.4%（5/48）（均 $P<0.05$）;治疗组肌力恢复正常 35 例、肌力提高 3~4 级 12 例,优于对照组的 28 例、15 例（$P<0.05$）。⑤重症脑炎　韩亮以中药（太子参、黄

芪、赤芍药、川芎、石菖蒲、茯苓等)联合早期康复介入治疗本病51例,与对照组均予西医常规治疗,疗程1个月。结果:治疗组有效率为96.1%(49/51),优于对照组的78.4%(40/51)(P<0.05);两组治疗后脑电图、脑干听觉诱发电位评分和FMA、NIHSS评分以及血清NSE、MBP、S100B蛋白和NGF含量均明显改善(均P<0.05),且治疗组更显著(P<0.05);治疗组致残率为5.9%(3/51),优于对照组的27.5%(14/51)(P<0.05)。⑥川崎病 沙帮武等以黄连解毒汤合白虎汤加减(生石膏、玄参、赤芍药、栀子、知母、连翘等)治疗本病气营两燔证41例,与对照组均予静注人免疫球蛋白联合阿司匹林治疗,疗程14 d。结果:治疗组总有效率为92.7%(38/41),高于对照组的73.2%(30/41)(P<0.05);两组治疗后发热、眼结膜充血、口腔黏膜变化、皮疹、四肢变化、淋巴结肿大评分以及血清NT-proBNP、PCT、CRP水平均明显下降(P<0.01),且治疗组更明显(P<0.01);治疗组冠脉损伤发生率为4.9%(2/41),低于对照组的19.5%(8/41)(P<0.05)。周钊鹤以清瘟败毒饮(生石膏、水牛角、黄芩、牡丹皮、连翘、玄参等,便秘加生大黄,腹痛腹泻加黄连、苍术)治疗本病34例,与对照组均予静脉注射丙种球蛋白、口服阿司匹林片、潘生丁片治疗,疗程1周。结果:治疗组总有效率为94.1%(32/34),优于对照组的73.5%(25/34)(P<0.05);两组发热、咽红、目赤、皮疹、四肢硬肿证候积分和血小板计数均改善(均P<0.05),且治疗组更明显(P<0.05)。⑦急性胆囊炎 李猛以疏肝利胆汤(广木香、柴胡、陈皮、槟榔、枳壳、赤芍药等)联合腹腔镜手术治疗本病42例,与对照组均予常规西药治疗,疗程4周。结果:治疗组总有效率为95.2%(40/42),优于对照组的81.0%(34/42)(P<0.05);治疗组治疗后中医证候积分和血CRP、TNF-α、IL-6水平均低于对照组(均P<0.05)。⑧危重症早产儿胃肠功能障碍 何晨曦等早期鼻饲生大黄粉(生后24 h内组与生后24 h后组均给予生大黄粉每次0.2 g/kg,每8 h给药1次,连用3 d)治疗本病48例,与对照组24例均予

西医常规治疗。结果:治疗组入院后开奶、胎粪排空、奶量达到20 ml·kg⁻¹·d⁻¹、住院时间均优于对照组(均P<0.05)。⑨新生儿窒息后心肌损伤 王丹等以安宫牛黄丸治疗本病68例,与对照组均予磷酸肌酸钠治疗,疗程1周。结果:治疗组总有效率为92.6%(63/68),优于对照组的77.9%(53/68)(P<0.05);治疗组治疗后血清心肌损伤标志物水平改善明显优于对照组(P<0.05);治疗组临床症状消失时间、心电图恢复正常时间以及心肌酶谱恢复正常时间均明显短于对照组(均P<0.05)。⑩儿童原发性肾病综合征合并急性肾损伤 张沛等以加味升降散(白僵蚕、蝉蜕、姜黄、生大黄、虎杖)治疗本病气滞血瘀证21例,与对照组均予常规治疗,疗程14 d。结果:治疗7 d后,治疗组CCr、BUN、乳酸脱氢酶、尿N-乙酰-β-D-葡萄糖苷酶、尿视黄醇结合蛋白、尿中性粒细胞明胶酶相关脂质运载蛋白显著低于对照组(P<0.05,P<0.01);治疗组估算肾小球滤过率显著高于对照组(P<0.01);治疗14 d后,治疗组血肌酐、尿酸、尿N-乙酰-β-D-葡萄糖苷酶显著低于对照组(P<0.05,P<0.01)。治疗14 d后,治疗组有效率高于对照组(P<0.01);两组共有9例进入终末期肾脏疾病(治疗组3例,对照组6例),1例对照组患儿死亡,死亡原因为肺部感染。

(2) 新生儿疾病的治疗 本年度有关这方面的报道更多涉猎新生儿黄疸、早产儿发育、胃肠功能紊乱等。①新生儿黄疸 徐楠等以中医综合疗法(穴位按摩:合谷、足三里、上巨虚、中脘、胆俞、阴陵泉等;中药方外洗:柴胡、炒黄芩、焦山栀、茵陈、大黄、金钱草等;小儿推拿:清肝经、清补脾经、清大肠经、清天河水)治疗本病60例,与对照组60例均蓝光照射,疗程5 d。结果:治疗组总有效率为93.3%(56/60),优于对照组的78.3%(47/60)(P<0.05);治疗组黄疸消退、首次排便、胎粪转黄时间均优于对照组(均P<0.05)。张维维等以中药熏洗(茵陈、栀子、郁金、金钱草)治疗本病60例,与对照组60例均予光照疗法、服用枯草杆菌二联活菌颗粒治疗,疗程3 d。结果:治疗组总有效率为98.3%(59/60),高于对照组

的 80.0%（48/60）（$P<0.01$）；两组治疗后血清 TBil、TBA 水平和 TCB 值以及 NBNA 评分均改善（$P<0.05$），且治疗组更显著（$P<0.05$）。高创自拟茵陈蒿汤（茵陈蒿、栀子、野菊花、桑叶、鸡内金、枳壳等）泡浴治疗 ABO 溶血性黄疸 41 例，对照组 41 例予蓝光照射＋静注人免疫球蛋白注射液，疗程 5 d。结果：治疗组光疗时间明显低于对照组（$P<0.05$）；治疗组显效 26 例、有效 24 例、无效 1 例，优于对照组的 17 例、21 例、3 例（$P<0.05$）；治疗 3、5 d 时，治疗组血清 TBIL 低于对照组（$P<0.05$）；治疗 5 d 后，两组中医证候积分、NBNA 评分和外周血 RBC、Hb、PA 均改善（$P<0.05$），且治疗组更明显（$P<0.05$）。②早产儿发育　王艺等以中医五行音乐疗法（正调式中国传统五行音乐）治疗早产儿 173 例，对照组播放莫扎特《D 大调双钢琴奏鸣曲第一乐章》，疗程 14 d。结果：治疗组治疗后身高、体质量及头围增长量均大于对照组（均 $P<0.01$）；治疗组行为能力、主动肌张力、被动肌张力、原始反射、一般情况评分及 NBNA 总分均高于对照组（均 $P<0.01$）。③新生儿胃肠功能紊乱　王品品等以四磨汤口服液（乌药、木香、槟榔、枳壳）治疗新生儿腹胀 80 例，与对照组 80 例均予西医常规疗法，疗程 2 周。结果：治疗组治疗期间体质量平均增长速度高于对照组（$P<0.05$）；治疗组总有效率为 98.8%（79/80），优于对照组的 88.8%（71/80）（$P<0.05$）；两组治疗后肠杆菌、乳杆菌水平和 MTL、P 物质水平均改善（均 $P<0.05$），且治疗组更显著（$P<0.05$）。张海霞等以吴茱萸中药封包治疗 41 例，与对照组 40 例均予妈咪爱治疗，疗程 1 周。结果：治疗组总有效率为 92.7%（38/41），高于对照组的 72.5%（29/40）；治疗组症状消失时间、中医证候积分均优于对照组（均 $P<0.05$）。

（3）急性传染病的研究　更多在传染性单核细胞增多症、水痘等的治疗上，充分体现中医治疗的优势。①传染性单核细胞增多症　陈长见等以清解散结汤（鲜芦根、金银花、黄芩、钩藤、牡丹皮、生地黄等，淋巴结肿大明显加浙贝母、生牡蛎，高热加石膏、

咽痛重加桔梗、僵蚕，大便干燥加瓜蒌，舌苔厚腻加土茯苓、薏苡仁，低热加青蒿，纳差加焦神曲）治疗本病 40 例，与对照组 40 例均常规西医治疗，疗程 14 d。结果：两组治疗后中医证候积分和血 ALT、AST、CD_3^+、CD_8^+ 水平均改善（均 $P<0.001$），且治疗组更显著（$P<0.001$）；治疗组完全热退、颈部淋巴结肿大消退、咽峡炎消失、肝肿大消退、脾肿大消退、异常淋巴细胞恢复时间短于对照组（$P<0.001$）；治疗组总有效率为 85.0%（34/40），EBV-DNA 转阴率为 60.0%（24/40），高于对照组的 62.50%（25/40）、37.5%（15/40）（$P<0.05$）。②水痘　丁慧敏以中药（苦参、黄柏、大黄、白鲜皮、马齿苋）外洗治疗本病 30 例，与对照组 30 例均予伐昔洛韦，疗程 5 d。结果：治疗组患儿退热、皮疹结痂时间和临床总有效率均优于对照组（均 $P<0.01$）。张文聪等以中药外洗方（白芷、苍术、地肤子、忍冬藤、浮萍、蝉蜕等）治疗本病邪犯肺卫证 30 例，与对照组 30 例均口服阿昔洛韦及清水坐浴，疗程 5 d。结果：治疗组总有效率为 86.7%（26/30），优于对照组的 56.7%（17/30）（$P<0.05$）；治疗组皮疹消退、热退、止痒、住院时间和中医证候总积分以及 HAMA 评分均优于对照组（$P<0.01$，$P<0.05$）。

2. 常见病、多发病的治疗

（1）肺系疾病的治疗　仍是今年研究总结的重点，对小儿外感发热、支气管肺炎、咳嗽变异性哮喘、哮喘等进行了深入的研究。①小儿外感发热　徐春燕以柴胡桂枝汤加减（柴胡、黄芩、桂枝、半夏、白芍药、甘草等，咳嗽有痰加紫菀、百部，呕吐加紫苏叶，头身疼痛明显加白芷、葛根，纳差食少加麦芽、神曲，热盛加大青叶、板蓝根、蒲公英，大便干结加熟大黄、火麻仁）口服联合穴位贴敷（栀子、吴茱萸）治疗本病风寒证 30 例，设立小儿氨酚黄那敏颗粒对照组 30 例，疗程 5 d。结果：治疗组总有效率为 93.3%（28/30），优于对照组的 70.0%（21/30）（$P<0.05$）；治疗组发热、咳嗽、流涕及全身不适消失时间显著短于对照组（$P<0.05$）。②反复呼吸道感染　伊文霞

等以宣肺补脾汤(陈皮、桑白皮、炒麦芽、杏仁、炒白术、苏子等,纳食少加木瓜,鼻塞流涕严重加辛夷花,咳嗽严重加桔梗,脾胃运化不足加木香,自汗多加浮小麦)结合维生素 AD 滴丸治疗本病 150 例,与对照组 150 例均予抗感染、抗病毒和匹多莫德口服液治疗,疗程 2 个月。结果:治疗组总有效率为 91.3%(137/150),优于对照组的 82.7%(124/150)(P<0.05);治疗组治疗后中医证候积分和咳嗽咳痰、鼻涕鼻塞、咽喉充血、肺部啰音症状消失时间以及免疫功能指标 CD_3^+、CD_4^+ 和 CD_4^+/CD_8^+ 水平均优于对照组(均 P<0.05)。王桂玲等以三九贴(白芥子、细辛、玄胡、白芷、炙麻黄等,取穴肺俞、脾俞、肾俞、足三里等)联合健儿康膏方(炙黄芪、太子参、炒麦芽、茯苓、炒白术、炒谷芽等)治疗本病非急性发作期 61 例,设立脾氨肽口服冻干粉对照组 61 例,疗程 4 周。结果:两组均各纳入 60 例,治疗组总有效率为 88.3%(53/60),高于对照组的 75.0%(45/60)(P<0.05);两组治疗后发作次数、病情分级和血清 IgG、IgA、IgM、IL-2、IL-4、CD_4^+/CD_8^+、IFN-γ 水平均改善(均 P<0.05),且治疗组更显著(P<0.05)。③急性毛细支气管炎 陈欣欣以清肺化痰健脾方(麻黄、苦杏仁、石膏、炙甘草、黄芩、紫苏子等)治疗本病 60 例,与对照组 60 例均予西医常规治疗,对照组加用麻杏石甘汤加减(麻黄、苦杏仁、炙甘草、石膏、黄芩、紫苏子等)治疗,疗程 5 d。结果:治疗组纳入 58 例,对照组纳入 57 例;治疗组总有效率为 94.8%(55/58),优于对照组的 82.5%(47/57)(P<0.05);治疗组发热、咳嗽、气喘、哮鸣音、水泡音消失时间均明显短于对照组(均 P<0.05);两组治疗后达峰时间比、达峰容积比、吸呼比、每千克体质量重潮气量均改善(均 P<0.05),且治疗组更显著(P<0.05)。徐丽以温肺化瘀定喘汤(黄芩、细辛、半夏、瓜蒌、桃仁、杏仁等)治疗本病 40 例,与对照组 40 例均予干扰素治疗,疗程 1 周。结果:治疗组总有效率为 95.0%(38/40),高于对照组的 77.5%(31/40)(P<0.05);治疗组临床症状、体征消失时间、住院时长均短于对照组(均 P<0.05)。④咳嗽变异性哮

喘 万军等以二陈汤合三子养亲汤加减(清半夏、化橘红、白术、茯苓、紫苏子、白芥子等)治疗本病痰邪蕴肺证 58 例,设立安慰剂颗粒对照组 58 例,两组均予孟鲁司特钠,疗程 6 周。结果:治疗组总有效率为 96.6%(56/58),高于对照组的 82.8%(48/58)(P<0.05);两组治疗后不同时点咳嗽症状、痰邪蕴肺证积分均逐渐下降(均 P<0.01),且治疗组更显著(P<0.01);治疗组咳嗽缓解、咳嗽消失时间短于对照组(P<0.01);24 周内治疗组复发率为 69.0%(40/58),低于对照组的 84.5%(49/58)(P<0.05),治疗组治疗后平均复发次数少于对照组(P<0.01);治疗组治疗后 LCQ、各维度评分和血清 EOS、IL-4、IL-5、IL-13、IL-12 以及 FeNO、PD20 优于对照组(P<0.01)。褚美娜等以温阳平喘方(炙麻黄、苦杏仁、紫苏子、花椒、桃仁、炙甘草等)联合辅舒酮吸入治疗本病阳虚证 35 例,设立单用中药对照组 27 例、单用西医组 30 例,疗程 3 个月。结果:治疗组临床疗效、中医证候积分、肺功能指标均明显优于其他两组(均 P<0.05),中医组和西医组之间差别无统计学意义(P>0.05)。吴玄珠以滋阴清嗓汤(北沙参、麦冬、芦根、金莲花、知母、黄芩等,痰多伴咳嗽加橘红、苦杏仁)治疗本病 49 例,与对照组 47 例均常规对症处理和布地奈德雾化吸入,疗程 15 d。结果:治疗组总有效率为 91.8%(45/49),优于对照组的 72.3%(34/47)(P<0.05);两组治疗后日间咳嗽、夜间咳嗽评分、PSQI 评分和 FEV1、FVC、PEFR 水平以及血清 IL-5、CRP、EOS%、IL-10 水平均改善(P<0.05),且治疗组更显著(P<0.05);治疗组不良反应发生率为 8.2%(4/49),优于对照组的 23.4%(11/47)(P<0.05)。⑤闭塞性支气管炎 张霞以补肺健脾、化痰祛瘀法(生黄芪、太子参或党参、茯苓、山药、陈皮、法半夏等,偏热痰加竹茹、胆南星、瓜蒌、浙贝母,偏燥痰加川贝母、炙枇杷叶,祛顽痰加青礞石、海浮石,活血祛瘀加川芎、三棱、莪术,止咳加杏仁、百部、紫菀、款冬花,平喘加射干、炙麻黄、白果、紫苏子、葶苈子,清热解毒加鱼腥草、金荞麦、败酱草、金银花、连翘,养阴加石斛、麦冬、生地黄、南沙

参、北沙参、黄精)治疗轻中度小儿闭塞性细支气管炎33例(纳入30例),设立布地奈德吸入、阿奇霉素和小儿清肺颗粒口服作为对照组(纳入30例),疗程6个月。结果:治疗组总有效率为86.7%(26/30),优于对照组的66.7%(20/30)($P<0.05$);两组治疗后临床观察表总评分、临床症状(咳嗽、喘息、痰量)及血氧饱和度评分、肺功能指标、胸部HRCT评分均明显改善(均$P<0.05$),且治疗组更显著($P<0.05$)。⑥支气管肺炎 王升强等以麻杏二三汤加减(炙麻黄、半夏、杏仁、炒苏子、茯苓、陈皮等,喘息严重加葶苈子、地龙,恶寒发热加金银花、柴胡、连翘,咽喉疼痛加射干、牛蒡子,咳嗽严重加防风、苏叶,痰稠色黄加黄芩、鱼腥草)治疗本病痰湿蕴肺证50例,与对照组均予常规西医治疗,疗程10d。结果:治疗组总有效率为94.0%(47/50),高于对照组的78.0%(39/50)($P<0.05$);两组治疗后主症、次症积分、SGR评分、MRC评分和1秒用力呼气容积、最大气流量均改善,且治疗组更显著($P<0.05$,$P<0.01$)。宋占杰以柴葛芩连汤(柴胡、葛根、黄芩、黄连、甘草)治疗本病37例,与对照组35例均予PIP/TAZ治疗,疗程10d。结果:治疗组总有效率为91.9%(34/37),高于对照组的71.4%(25/35)($P<0.05$);治疗组咳嗽消失、退热、肺啰音消失时间短于对照组($P<0.05$);两组治疗后TNF-α、IL-6水平均下降(均$P<0.05$),且治疗组更显著($P<0.05$)。⑦病毒性肺炎 李娟等以麻杏石甘汤加减(麻黄、杏仁、甘草、石膏、苇茎、竹茹等)治疗本病风热郁肺证50例,与对照组均予常规西医治疗,疗程1周。结果:治疗组总有效率为96.0%(48/50),高于对照组的82.0%(41/50)($P<0.05$);两组治疗后中医症状积分及FVC、FEV1、PEF水平均改善(均$P<0.05$),且治疗组更显著($P<0.05$);治疗组发热、咳嗽、喘息消失时间及住院时间均短于对照组(均$P<0.05$)。李楠等以宣肺止咳方加减(炙麻黄、生石膏、黄芩、浙贝母、金银花、鱼腥草等)治疗本病痰热闭肺证60例,设立热毒宁注射液静脉滴注对照组60例,两组均予常规西医治疗,疗程7d。结果:

治疗组总有效率为93.3%(56/60),高于对照组的73.3%(44/60)($P<0.05$);两组治疗后症状、体征评分和PEF、FVC、FEV1、FEV1/FVC水平以及血清CD_3^+、CD_4^+、CD_4^+/CD_8^+水平均改善(均$P<0.05$),且治疗组更显著($P<0.05$)。⑧细菌性肺炎 曹霞等以加味六君子汤(党参、白术、茯苓、法半夏、陈皮、紫菀等)治疗本病41例,与对照组41例均予常规西药治疗,疗程5d。结果:治疗组总有效率为92.7%(38/41),高于对照组的78.0%(32/41)($P<0.05$);治疗组治疗后中医证候积分、肺部感染评分和咳嗽、咳痰、肺啰音、喘息消失时间及住院时间以及血IL-6、hs-CRP、PCT、CD_4^+、CD_4^+/CD_8^+均优于对照组(均$P<0.05$)。⑨大叶性肺炎 杨明航等以泻肺涤痰汤(马鞭草、麻黄、石膏、芦根、葶苈子、桃仁等)治疗本病痰热闭肺证35例,与对照组35例均予西医常规治疗,疗程2周。结果:治疗组总有效率为97.1%(34/35),高于对照组的88.6%(31/35)(均$P<0.05$);治疗组发热、咳嗽、肺部啰音消失时间、影像恢复正常时间及住院治疗天数明显缩短,治疗组血清降钙素原下降水平明显优于对照组($P<0.05$)。李高峰等以中药敷贴(白芥子、白芷、细辛、麻黄、甘遂等,取穴定喘、肺俞、膏肓)、离子导入联合清肺化瘀汤(鱼腥草、虎杖、黄芩、桃仁、红花、浙贝母等)治疗本病100例,设立阿奇霉素静滴对照组100例,疗程10d。结果:治疗组有效率为92.0%(92/100),显著高于对照组的73.0%(73/100)($P<0.05$);两组治疗后肺部感染评分和血CysLTs、ECP、IL-6、IL-8、IgA、IgG、IgM水平均改善(均$P<0.05$),且治疗组更明显($P<0.05$)。⑩支原体肺炎 李西云等以麻黄附子细辛汤(麻黄、附子、细辛)治疗54例,与对照组均西医常规治疗,疗程5d。结果:治疗组治疗后发热消失、咳嗽消失、肺部干湿啰音消失时间优于对照组($P<0.05$);治疗组治疗后肺泡灌洗液支原体病菌量低于对照组($P<0.05$);治疗组治疗5d、10d后MDA水平低于对照组,SOD水平高于对照组($P<0.05$)。黄争光等以清宣通络方(蜜麻黄、苦杏仁、生石膏、连翘、金银花、郁金

等)治疗本病肺炎风热闭肺证52例,设立银翘散合麻杏甘石汤加减治疗对照组54例,两组均阿奇霉素抗感染治疗,疗程14 d。结果:治疗组有效率为94.2%(49/52),与对照组90.7%(49/54)相当($P>0.05$),治疗组主要症状消失时间优于对照组($P<0.05$);两组治疗后肺功能指标、CARDSTX水平均改善(均$P<0.05$),且治疗组更显著($P<0.05$)。张会欣等以肺力咳合剂(梧桐根、红花龙胆、红管药、前胡、百部、黄芩等)治疗重症支原体肺炎51例,与对照组51例均予阿奇霉素为主的西医常规方案,疗程21 d。结果:治疗组体温升高、气喘、咳嗽、肺部啰音的持续时间均短于对照组(均$P<0.05$);两组治疗后CRP、TNF-α均降低,IL-10均增高,且观察组改善更显著(均$P<0.05$)。

(2)脾系疾病的治疗　消化系统疾病的研究颇多突破,脾系急、重症的研究逐步涉猎,较多功能性腹痛、肠系膜淋巴炎的治疗都很具特色,从辨证、治法、用药、给药途径等各个方面进行突破。①功能性腹痛　陈欣欣等以清胃增液方(青蒿、大黄、生地黄、麦冬、玄参、木香等)治疗本病胃肠结热证临40例,设立益生菌、复方颠茄合剂对照组40例,疗程14 d。结果:治疗组总有效率为95.0%(38/40),优于对照组的57.5%(23/40)($P<0.05$);治疗组中医证候积分改善优于对照组($P<0.05$)。龚海蓉等以醒脾养儿颗粒(山栀茶、蜘蛛香、一点红、毛大丁草等)治疗本病43例,与对照组43例均予双歧杆菌四联活菌,疗程2周。结果:治疗组总有效率为79.1%(34/43),明显高于对照组的51.2%(22/43)($P<0.05$)。②小儿肠系膜淋巴结炎　郭堃等以健脾止痛贴(炒鸡内金、莱菔子、延胡索、川楝子、陈皮、枳壳等,取穴神阙、天枢)治疗本病乳食积滞证30例,与对照组30例均予保和颗粒,疗程1周。结果:治疗组总有效率为93.3%(28/30),优于对照组的80.0%(24/30)($P<0.05$);两组中医证候总评分、主症、次症评分和腹部淋巴结长径、短径均改善(均$P<0.05$),且治疗组更显著($P<0.05$);停药1月后,对照组复发率为58.3%(14/24),高于治疗组的21.4%(6/28)($P<$

0.05)。南丽娟等以桂芍止痛散(桂枝、炒白芍药、陈皮、山药、木香、炒苍术等)敷脐治疗本病31例,与对照组27例均常规西医治疗,疗程7 d。结果:治疗组总有效率为96.8%(30/31),优于对照组的92.6%(25/27)($P<0.05$);两组治疗后主症积分、次症积分均减少(均$P<0.05$);治疗组改善次症食欲食量、恶心呕吐、大便异常方面,均优于对照组(均$P<0.05$)。③慢性腹泻　曹卉等以桂枝汤加减(桂枝、炒白芍药、黄芪、白术、枳实、干姜等)治疗本病32例,设立思密达对照组32例,疗程5 d。结果:治疗组总有效率为96.9%(31/32),优于对照组的78.1%(25/32)($P<0.05$),治疗组中医证候积分改善优于对照组($P<0.05$)。沈国方等以运脾止泻汤(北沙参、炒白术、茯苓、陈皮、炒谷芽、炒麦芽等)治疗本病51例,与对照组51例均予常规西药治疗,疗程2周。结果:治疗组总有效率为94.1%(48/51),高于对照组的80.4%(41/51)($P<0.05$);两组治疗后中医证候积分和血清Treg、IgA、IgG、IgM、Th17、尿D-木糖排泄率、唾液淀粉酶、血锌值水平以及肠球菌、肠杆菌、乳酸杆菌、双歧杆菌数目均改善(均$P<0.05$),且治疗组更显著($P<0.05$)。

(3)心系疾病的治疗　今年重点研究了病毒性心肌炎、慢性心力衰竭的治疗,内容不算太多,但有不少闪光点。①病毒性心肌炎　边洪昌以桂枝龙骨牡蛎汤加味(桂枝、牡蛎、五味子、白芍药、麦冬、人参等)治疗本病42例,与对照组42例均予常规西医治疗,疗程1个月。结果:治疗组总有效率为97.6%(41/42),高于对照组的83.3%(35/42)($P<0.05$);两组治疗后血清cTnI、CK-MB水平均改善($P<0.05$),且治疗组更显著($P<0.05$)。②慢性心力衰竭　樊明等以温阳利水汤(生黄芪、桂枝、赤芍药、川芎、白术、茯苓等)治疗本病气虚血瘀兼痰饮证63例,与对照组62例均西医常规治疗,疗程15 d。结果:治疗组总有效率为92.1%(58/63),高于对照组的77.4%(48/62);治疗组心功能疗效、中医证候疗效均优于对照组($P<0.05$,$P<0.01$),Lee氏心衰、中医证候、MLHFQ量表评分和6 min步行距离以及NTproBNP

水平均优于对照组（*P*<0.05，*P*<0.01）。

（4）肾系疾病的治疗　急性肾小球肾炎、难治性肾病、遗尿等仍是今年研究的重点。紫癜性肾炎研究见专条。①急性肾小球肾炎　于乃裕以补脾益肾扶正固本方（大黄、黄芪、丹参、法半夏、薏苡仁、川牛膝等，血尿甚加大小蓟，蛋白尿甚加萆薢，浮肿加车前子）治疗本病水湿浸渍证50例，与对照组47例均予泼尼松治疗，疗程4周。结果：治疗组总有效率为92.0%（46/50），高于对照组的74.5%（35/47）（*P*<0.05）；治疗组水肿消退、血尿消退、血沉恢复、尿常规恢复时间均短于对照组（均*P*<0.05）；两组治疗后BUN、Scr、24 h Upro、1 h URBCer指标和IgA、IgG水平较均明显改善（均*P*<0.05），且治疗组更显著（*P*<0.05）。②难治性肾病综合征　黄佳等以知柏地黄丸合五苓散加减（熟地黄、太子参、茯苓、山茱萸、黄精、知母等，面色潮红、五心烦热等加女贞子、地骨皮，浮肿明显加大腹皮、粉防己、益母草，久病瘀血阻络加川芎、红花）治疗本病肝肾阴虚证54例，与对照组54例均予醋酸泼尼松片、他克莫司胶囊治疗，疗程6个月。结果：治疗组24h-UTP、ALB、TC、TG、LDL、FIB、DD、TNF-a、IL-10、IL-6、IL-17、CD_4^+、Treg、CD_4^+/CD_8^+、Th17/Treg水平优于对照组（*P*<0.01，*P*<0.05）；治疗组综合疗效、中医证候疗效高于对照组（*P*<0.05）。③紫癜性肾炎　叶怀宇等以芪蓟肾康颗粒（黄芪、小蓟、丹参、牡丹皮、白花蛇舌草、仙鹤草等）治疗本病热毒血瘀证44例，与对照组44例均予西医常规治疗，疗程3个月。结果：治疗组完成40例，对照组完成39例；治疗组蛋白尿消失率优于对照组（*P*<0.05），两组治疗后24 h-UP、mAlb、β2-MG、IgA1、IgG、IgM、IL-17、TNF-α、IL-21、TGF-β1水平和热毒血瘀证积分均改善（均*P*<0.01），且治疗组更显著（*P*<0.01）；治疗组血尿和蛋白尿消失时间短于对照组（*P*<0.05）。张翼等以肾炎灵颗粒（旱莲草、女贞子、地黄、山药、当归、川芎等）治疗本病72例，与对照组64例均泼尼松治疗，疗程6～9个月。结果：治疗组临床总有效率为91.7%（66/72），高于对照组的71.9%（46/64）（*P*<0.05）；治疗组水肿消退、尿蛋白转阴时间及感染发生率均低于对照组（均*P*<0.05）；两组治疗后外周血Scr、BUN、β2-MG、IL-21、IFN-γ及尿KIM-1、L-FABP均改善（均*P*<0.05），且治疗组更显著（*P*<0.05）。董建华等以紫癜汤加减（生地黄、白茅根、牡丹皮、赤芍药、仙鹤草、栀子等，血尿明显加茜草、旱莲草，咽痛加连翘、牛蒡子，高热加石膏、知母，紫癜多、鲜红加丹参、紫草，关节痛加肿节风）治疗本病血热妄行证64例，与对照组61例均予西医综合治疗，对照组加服血尿安胶囊，疗程2个月。结果：治疗组完成59例，对照组完成57例；治疗1个月后治疗组紫癜消失率高于对照组（*P*<0.05）；治疗后1、2个月和随访1个月观察组血尿和蛋白尿消失率均高于对照组（*P*<0.05）；治疗后1、2个月和随访1个月治疗组24 hUp和mAlb、β2-MG、CysC、IgA1、IgG、C3、CD_4^+、Treg、IL10、IL17、IL21、TGF-β1水平以及血热妄行证积分均优于对照组（均*P*<0.01）。④遗尿　杭东辉以益气活血方（生黄芪、党参、炒白术、茯苓、益智仁、桑螵蛸等）治疗小儿难治性遗尿症伴隐性脊柱裂30例，设立去氨加压素对照组30例，疗程4周。结果：治疗组总有效率为86.7%（26/30），优于对照组的53.3%（16/30）（*P*<0.05）；两组治疗后每周遗尿次数均减少（均*P*<0.05），且治疗组更显著（*P*<0.05）。⑤神经性尿频　吴飞等以健脾益肾缩尿汤（熟地黄、黄芪、芡实、郁金、粉萆薢、金樱子等）治疗本病脾肾气虚证40例，与对照组40例均口服谷维素、维生素B_1，疗程1个月。结果：治疗组总有效率为95.0%（38/40），优于对照组的75.0%（30/40）（*P*<0.05）。⑥下尿路感染　张新瑶等以清热利湿方（黄芩、茵陈、滑石、白豆蔻、厚朴、薏苡仁等）治疗本病膀胱湿热证40例，设立八正散口服对照，疗程2周。结果：治疗组临床有效率、病原学疗效分别为92.5%（37/40）、87.5%（35/40），优于对照组的65.0%（26/40）、60.0%（24/40）（均*P*<0.01）；两组治疗后中医证候评分均改善（均*P*<0.05），且治疗组更显著（*P*<0.05）。

（5）神经系疾病的治疗　今年的研究更加广

泛,小儿多发性抽动症、自闭症的研究取得了较大进展。①注意缺陷多动障碍 刘会杰等以归脾汤(生龙骨、黄芪、茯苓、白术、党参、龙眼肉等,肾虚加补骨脂、菟丝子,虚火亢盛加钩藤、山药,痰热加竹茹、黄连)治疗本病 51 例,与对照组均予常规西医治疗,疗程 2 个月。结果:治疗组总有效率为 88.2%(45/51),高于对照组的 70.6%(36/51)($P<0.05$);两组治疗后 PSQ、WISC-CR 评分均改善(均 $P<0.05$),且治疗组更显著($P<0.05$)。②脑瘫 李玉秀等以中药塌渍(黄芪、当归、白芍药、杜仲、牛膝、桑寄生等)配合蜡疗治疗本病痉挛型 30 例,与对照组 30 例均康复、推拿、针刺等综合治疗,3 周为 1 个疗程,疗程间隔 2 周,共治疗 3 个疗程。结果:两组治疗后上肢 MAS 评分和 FMQ、ADL 评分均改善($P<0.05$),且治疗组更显著($P<0.01$, $P<0.05$)。③自闭症 赖慈爱等以培元固本散(紫河车、鹿茸片、红参、五灵脂、三七、琥珀)治疗本病心脾两虚证 30 例,与对照组 30 例均常规康复训练,疗程 8 周。结果:治疗组完成 29 例,对照组完成 28 例;治疗组总有效率为 93.1%(27/29),高于对照组的 57.1%(16/28)($P<0.05$);治疗组治疗后 CARS、ATEC 量表优于对照组($P<0.05$)。④不寐 周君等以天王补心汤(酸枣仁、合欢皮、合欢花、生地黄、麦冬、五味子等,脾胃不和去麦冬,加神曲、焦山楂、炒麦芽,心肾不交加黄连、连翘、肉桂,肝火扰心加珍珠母、龙齿、栀子,心脾两虚加党参、白术、茯苓、炒扁豆)配合心理疗法治疗本病 68 例,总有效率为 100%。陈莉等自拟滋阴宁神汤(熟地黄、山药、枸杞子、白术、酸枣仁、白芍药等)治疗本病 27 例,与对照组 27 例均予谷维素,疗程 4 周。结果:治疗组总有效率为 96.3%(26/27),优于对照组 74.1%(20/27)($P<0.05$)。

(6)血液系统疾病的治疗 过敏性紫癜、慢性血小板减少的治疗是热点。①血小板减少症 胡淼等以扶正解毒方(炙黄芪、白花蛇舌草、当归、盐菟丝子、生地黄、牡丹皮等)治疗持续性或慢性免疫性血小板减少症气不摄血证 60 例,与对照组 60 例(完成 38 例)均多维片、复方芦丁片治疗,疗程 6 个月。结果:治疗组临床疗效总有效率、中医证候有效率、出血状况总改善率分别为 63.3%(38/60)、96.7%(58/60)、98.3%(59/60),优于对照组的 13.2%(5/38)、50.0%(19/38)、55.3%(21/38)(均 $P<0.01$);治疗组治疗 1、3、6 个月后血小板计数均升高(均 $P<0.01$)。②过敏性紫癜 何松蔚等以清热利湿、活血解毒中药(青黛、紫草、白及、虎杖、茵陈、生薏苡仁等,伴严重皮肤紫癜加苦参、白鲜皮、地肤子,伴关节肿痛加忍冬藤、威灵仙,毒热壅盛加土茯苓、白花蛇舌草)治疗本病 44 例,与对照组 44 例均常规西医治疗,疗程 2 周。结果:治疗组总有效率为 86.4%(38/44),优于对照组的 59.1%(26/44)($P<0.01$);治疗组 6 个月复发率为 13.6%(6/44),低于对照组的 38.6%(17/44)($P<0.05$)。关艳楠等以犀角地黄汤(牡丹皮、水牛角、赤芍药、生地黄)治疗本病血热妄行证 70 例,与对照组 70 例均常规西医治疗,疗程 14 d。结果:治疗组临床有效率为 85.7%(60/70),高于对照组的 70.0%(49/70)($P<0.05$);两组治疗后中医证候积分与血清 IgA、IgM、IgG、CD_4^+、CD_4^+/CD_8^+、TNF-α、TGF-β1 水平较前均改善(均 $P<0.05$),且治疗组更显著($P<0.05$)。刘俊朝等以六味地黄丸和水陆二仙丹、二至丸化裁(生地黄、赤芍药、茯苓、山萸肉、山药、牡丹皮等)联合西医常规治疗本病调节肾型 46 例,疗程 6 个月。结果:完全缓解患儿在治疗后 $CD19^+$ B 淋巴细胞绝对计数及百分比均显著降低($P<0.01$),完全缓解、部分缓解血 IgA 显著降低($P<0.01$, $P<0.05$),部分缓解 IgM 显著降低($P<0.05$)。

(7)耳鼻喉、眼系疾病的治疗 眼耳鼻喉系疾病的研究日益成熟,内治、外用等综合疗法形成规模,更有不少不同治疗法则在慢性鼻、鼻窦、腺样体疾病中的运用。①急性化脓性扁桃体炎 万能以甘露消毒丹加减(茵陈、黄芩、石菖蒲、连翘、神曲、白豆蔻等,声音嘶哑加牛蒡子,小便黄少加淡竹叶)治疗本病 60 例,设立头孢曲松钠(或阿奇霉素)对照组 60 例,疗程 5 d。结果:治疗组总有效率为 98.3%(59/60),优于对照组的 85.0%(51/60)($P<0.05$);

治疗组退热、渗出物消失、扁桃体缩小、充血缓解时间均优于对照组(均 $P<0.05$)。施海江等以驱火散热汤(生石膏、芦根、天花粉、炒知母、浙贝母、射干等)治疗本病 52 例,与对照组 52 例均阿莫西林克拉维酸钾干混悬剂治疗,疗程 3 d。结果:治疗组总有效率为 92.3%(48/52),优于对照组的 76.9%(40/52)($P<0.05$)。周文生以透脓解毒法(金银花、连翘、桔梗、牛蒡子、白茅根、红藤等,痰液黄稠加杏仁、淋巴结肿大加浙贝母、胃腑积热加大黄)治疗本病肺胃热盛证 75 例,与对照组 75 例均阿莫西林克拉维酸钾静滴,疗程 7 d。结果:治疗组总有效率为 97.3%(73/75),高于对照组的 85.3%(64/75)($P<0.05$);治疗组中医症状积分和咽痛好转、脓性分泌物消失、体温恢复正常时间以及血 WBC、降钙素原、CRP 水平均优于对照组(均 $P<0.05$)。②急性鼻窦炎　艾建伟等以二旦青龙汤加减(麻黄、桂枝、生石膏、炒甘草、黄芩、白芍药等)熏鼻联合口服治疗本病 60 例,设立置换疗法＋西药治疗对照组 60 例。疗程 2 周。结果:治疗组总有效率为 93.3%(56/60),优于对照组的 90.0%(54/60)($P<0.05$);两组治疗后 Lund-Kennedy、VAS 评分均前改善(均 $P<0.05$),且治疗组更显著($P<0.05$)。③变应性鼻炎　张敏霞等以鼻鼽汤(辛夷、蝉蜕、苍耳子、九节菖蒲、煅牡蛎、白芷等)联合丙酸氟替卡松气雾剂治疗本病 68 例,设立单用中药、单用西药对照组各 68 例,疗程 1 个月。结果:治疗组总有效率为 95.6%(65/68),优于中药组的 88.2%(60/68)、西药组的 55.9%(38/68)($P<0.05$);三组症状评分和血清 IgE、IL-17、IL-10 水平均改善(均 $P<0.05$),治疗组最明显($P<0.05$),单纯中药组优于西药组($P<0.05$)。陈慧等以温肺通窍方(炒苍耳子、辛夷、薄荷、白芷、石菖蒲、蜜麻黄等)治疗本病虚寒证 42 例,设立氯雷他定对照组 42 例,疗程 7 d。结果:治疗组完成 40 例,对照组完成 38 例;治疗组总有效率为 95.0%(38/40),优于对照组的 76.3%(29/38)($P<0.05$);两组治疗后 FeNO、sIgA 浓度均较前改善(均 $P<0.01$),且治疗组更显著($P<0.05$,$P<0.01$)。

(8)其他　①肥胖症　黄莉莉以加味温胆汤(大枣、生姜、甘草、泽泻、竹茹、清半夏等,水肿加猪苓、冬瓜皮,纳差加白术、党参)治疗本病 60 例,与对照 60 例均常规治疗,疗程 14 d。结果:治疗组总有效率为 98.3%(59/60),高于对照组的 88.3%(53/60)($P<0.05$);治疗组治疗后 FINS、HOMA-IR 水平和 TG、TC、LDL-C、HDL-C 水平均优于对照组($P<0.001$,$P<0.05$);治疗组疗效分级优于对照组($P<0.05$)。②矮小症　石星磊以辨证论治(先天性不足选用补肾地黄丸加减,气血生化不足选用四君子汤加味,肝阴虚选用加味六味地黄丸,心血虚选用天王补心丹加减)联合重组人生长激素治疗本病 41 例,设立常规治疗对照组 41 例,疗程 1 年。结果:治疗组生长速率及骨龄增加速率均高于对照组(均 $P<0.05$),治疗组并发症发生率低于对照组($P<0.05$)。吴丽琴等以开胃健脾贴(苍术、木香、麦芽、肉桂、炒莱菔子)治疗本病 118 例,与对照组 118 例均予营养指导、运动体操、睡眠管理、穴位按摩等治疗,疗程 6 个月。结果:两组治疗后身高、体质量和 GV、BA 以及血清 IGFBP-3、IGF-1 水平均较前改善(均 $P<0.05$),且治疗组更显著($P<0.05$)。③阴道炎　曾巧钱等以黄芩清热利湿合剂(黄芩、茯苓、藿香、薏苡仁、陈皮、生栀子)治疗本病湿热下注证 100 例,与对照组 100 例均常规西医治疗,最后均完成 99 例,疗程 2 周。结果:治疗组总有效率为 93.9%(93/99),优于对照组的 76.8%(76/99)($P<0.01$)。

回顾过去一年,中医儿科的临床研究仍有较大的突破空间,传统治疗的多样性、中医治疗的临证应用和中医儿科基础理论研究,有待进一步提高。

(撰稿:高修安　审阅:朱锦善)

【婴儿胆汁淤积性肝病的治疗】

陈红玲以活血退黄汤加减(丹参、赤芍药、当归、茵陈、泽兰、蒲公英等)治疗婴儿胆汁淤积性肝病 47 例,与对照组 47 例均予常规西药治疗,疗程 10 d。

结果:治疗组总有效率为91.5%(43/47),高于对照组的76.6%(36/47)($P<0.05$);治疗后两组中医证候积分和TBA、DBil、TBil、IL-6、TNF-α水平均较治疗前下降,肝脏、脾脏均较治疗前缩小(均$P<0.05$),且治疗组更明显($P<0.05$)。

丘燕燕等以利胆合剂(茵陈、连翘、何首乌、熟大黄、赤芍药、桂枝等)治疗婴儿胆汁淤积性肝病136例,与对照组140例均予常规治疗,疗程8周。结果:两组治疗后在病证结合量化主症积分、次症积分、总积分,以及TBIL、DBIL、ALT、GGT、ALP、TBA水平均较治疗前明显降低,且治疗组更明显($P<0.01$,$P<0.05$);治疗2、4、6、8周后,治疗组治愈率分别为4.4%(6/136)、11.8%(16/136)、41.2%(56/136)、71.3%(97/136),总有效率分别为43.4%(59/136)、64.7%(88/136)、80.9%(110/136)、94.1%(128/136),优于对照组的2.1%(3/140)、5.0%(7/140)、13.6%(19/140)、17.9%(25/140)和31.4%(44/140)、32.1%(45/140)、55.7%(78/140)、65.7%(92/140)(均$P<0.05$)。认为常规西医疗法与利胆合剂联合常规疗法对婴儿胆汁淤积性肝病均有临床疗效,而利胆合剂联合常规疗法的临床疗效优于常规西医治疗;治疗4周为疗效差异时间节点,继续服用利胆合剂,更有利于预后。

(撰稿:刘瑜 高修安 审阅:朱锦善)

【小儿支气管哮喘的治疗】

刘蕊等以祛风蠲饮汤(炙麻黄、葶苈子、紫苏子、莱菔子、僵蚕、地龙等,偏于风寒加桂枝、细辛、干姜,偏于风热加石膏、黄芩、胆南星)治疗小儿支气管哮喘发作期风痰阻肺证65例(最后完成63例),与对照组65例(最后完成61例)均予布地奈德雾化吸入,重度加用硫酸特布他林气雾、口服苏黄止咳胶囊,疗程7 d。结果:治疗组总疗效、中医证候疗效总有效率分别96.8%(61/63)、98.4%(62/63),优于对照组的85.2%(52/61)、86.9%(53/61)(均$P<0.05$);治疗组哮喘起效、缓解时间和PEF日变异

率、FEV1%、FEV1/FVC、FeNO指标以及血清Th17、Th17/Treg、IL-17、IL-6、IL-22、IL-10、IL-35水平改善均优于对照组($P<0.01$,$P<0.05$)。李霞等以清肺平喘汤(生石膏、厚朴、紫菀、生甘草、金银花、地龙等)治疗本病32例,与对照组32例均吸入沙美特罗替卡松,疗程14 d。结果:治疗组总有效率为93.8%(30/32),高于对照组的75.0%(24/32)($P<0.05$);两组治疗后FEV1、FEV1/FVC、PEF值和血清IL-6、TNF-α、CRP、CD_3^+、CD_4^+、CD_4^+/CD_8^+水平以及咳嗽、喘息、胸闷、咳痰等证候评分均改善(均$P<0.05$),且治疗组更明显($P<0.05$)。庄秋风等以清宣止咳颗粒(桑叶、薄荷、苦杏仁、桔梗、白芍药、紫菀等)治疗本病55例,与对照组55例均予硫酸特布他林雾化吸入,疗程1个月。结果:治疗组治疗后FEV1、FVC、PEF指标和血清TNF-α、IL-4、ICAM-1水平以及咳嗽改善、喘息改善、气促改善时间均优于对照组(均$P<0.05$)。李莎以小儿肺热咳喘颗粒(麻黄、苦杏仁、石膏、甘草、金银花、连翘等)治疗本病55例,与对照组55例均予丙酸氟替卡松,疗程4周。结果:治疗组总有效率为96.4%(53/55),高于对照组的85.5%(47/55)($P<0.05$);治疗组治疗后肺部哮鸣音、喘憋消失时间低于对照组($P<0.05$);两组治疗后喘息、咳嗽、哮鸣音、咳痰、C-ACT评分和FEV1、PEF和FEV1/FVC、$PaCO_2$、PaO_2指标以及IL-6、IL-8、TNF-α水平均改善(均$P<0.05$),且治疗组更明显($P<0.05$)。周静以寒喘祖帕颗粒(神香草、铁线蕨、甘草浸膏、小茴香、芹菜子、胡芦巴等)治疗本病50例,与对照组48例均予万托林雾化吸入,治疗7 d。结果:治疗组总有效率为86.0%(43/50),优于对照组的66.7%(32/48)($P<0.05$);治疗组咳嗽、喘息、哮鸣音、呼吸困难消失时间均短于对照组($P<0.05$);两组治疗后血清IL-4、TNF-α水平和FVC、PEF、FEV1/FVC均改善(均$P<0.05$),且治疗组更显著($P<0.05$)。万军等以小青龙汤加味(麻黄、细辛、桂枝、地龙、甘草、桔梗等,咽痒加蝉蜕,热象明显加石膏,痰多加茯苓、陈皮)治疗本病外寒内

饮证 40 例(最后纳入 39 例),与对照组 40 例(最后纳入 38 例)均予常规西药治疗,疗程 1 周。结果:治疗组总有效率为 92.3%(36/39),高于对照组的 71.0%(27/38)($P<0.05$);治疗组中医证候总积分、肺功能、FeNO 体积分数、儿童哮喘控制测试均优于对照组($P<0.01$)。饶正良以活血定喘汤(丹参、瓜蒌、红花、麻黄、郁金、柴胡等)治疗本病 42 例,与对照组 42 例均予以常规西医治疗,疗程 7 d。结果:两组治疗后中医症状积分和 FeNO、EOS%、TNF-α、IL-8、IL-17 水平均改善($P<0.05$),且治疗组更显著($P<0.05$)。刘敏等以六君子汤(人参、茯苓、白术、半夏、陈皮、甘草)治疗本病肺脾气虚证 60 例,与对照组 60 例均予孟鲁司特钠,疗程 3 个月。结果:治疗组总有效率为 95.0%(57/60),高于对照组的 73.3%(44/60)($P<0.05$);治疗组治疗后中医证候积分和 FEV1、PEF 指标以及血清 IFN-γ、IL-10、IL-4 水平均优于对照组(均 $P<0.05$)。王琼等以益肺养阴平喘汤(太子参、百合、熟地黄、麦冬、玉竹、苏子等)治疗本病 35 例,与对照组 34 例均予布地奈德吸入,疗程 12 周。结果:治疗组总有效率为 85.7%(30/35),高于对照组的 67.6%(23/34)($P<0.05$);两组治疗后 FVC、FEV1、FEV1%、PEF 指标和血清 LTB4、IgE、IL-2 水平均改善(均 $P<0.05$),且治疗组更显著($P<0.05$)。

孙伟伟以润肺健脾益肾汤(人参、茯苓、北沙参、熟地黄、乌梅、旋覆花等)治疗难治性本病 41 例,与对照组 42 例均予西药常规治疗,疗程 14 d。结果:治疗组总有效率 95.1%(39/41),高于对照组的 78.6%(33/42)($P<0.05$);两组治疗后血清 IgA、IgG、IgM 水平和 FEV1、FVC、FEV/FVC 指标均改善(均 $P<0.05$),且治疗组更显著($P<0.05$)。贾雪等以哮喘补益膏加减(黄芪、太子参、茯苓、炒白术)内服、三伏贴(冰片、丁香、白芥子、乳香、没药、肉桂等)穴位敷贴(大椎穴及双侧肺俞穴、定喘穴、膏肓穴)治疗本病缓解期 36 例(脱落 6 例),设立 34 例(脱落 4 例)吸入布地奈德、口服孟鲁司特钠对照组,疗程 3 个月。结果:治疗组总有效率为 96.7%

(29/30),高于对照组的 43.3%(13/30)($P<0.05$);治疗组治疗后中医症状积分低于对照组($P<0.05$);两组治疗后最大呼气流速峰值均改善($P<0.05$),但组间比较差异无统计学意义($P>0.05$)。李焱等以滋肾润肺平喘汤(山药、熟地黄、山萸肉、车前子、炙杷叶、党参等,恶寒、发热加荆芥、防风、羌活,咳痰黏稠、色黄加鱼腥草、芦根、冬瓜子、黄芩,咳痰难出加海浮石、桑白皮,便秘难解加莱菔子、火麻仁、杏仁)治疗本病缓解期 43 例,设立 43 例布地奈德福莫特罗粉吸入对照组,疗程 3 个月。结果:两组主、次症积分和 FEV1、FEV1/VC、PEF 指标以及血清 Th17、Treg、Th17/Treg、IL-17、TGF-β 水平均改善(均 $P<0.05$),且治疗组更显著($P<0.05$);随访 6 个月,两组哮喘发作频率、每次发作时间均减少(均 $P<0.05$),且治疗组更显著($P<0.05$)。

(撰稿:高修安 刘瑜 审阅:朱锦善)

【小儿厌食的治疗】

黄艳波以启脾增食汤(茯苓、苍术、炒山楂、麦芽、莱菔子、砂仁等,便秘加火麻仁、制大黄,手足心热加连翘、芦根,舌苔白腻加佩兰,恶心呕吐加姜半夏,气短懒言加麦冬、五味子,贫血较重加黄芪、大枣)治疗小儿厌食症 44 例,与对照组 44 例均予乳酸菌素片,疗程 15 d。结果:治疗组总有效率为 95.5%(42/44),高于对照组的 84.1%(37/44)($P<0.05$);两组治疗后中医证候积分和体质量、体质量指数以及食欲调节因子、神经肽 Y、血红蛋白指标均改善(均 $P<0.05$),且治疗组更显著($P<0.05$)。卢雪琴等以清肠开胃汤(栀子、淡豆豉、姜厚朴、寒水石、石膏、琥珀等)治疗本病太阴阳明证 30 例,设立健胃消食片对照组 30 例,疗程 4 周。结果:治疗组总有效率为 90.0%(27/30),高于对照组的 73.3%(22/30)($P<0.05$);两组治疗后中医证候积分均改善,且治疗组更显著($P<0.05$)。袁彬等以养胃增液汤(北沙参、玉竹、石斛、白芍药、乌梅、焦三仙等)治疗本病 54 例,与对照组均予枯草杆菌二联活菌颗粒治疗,疗

程4周。结果:治疗组总有效率为96.3%(52/54),高于对照组的85.2%(46/54)($P<0.05$);治疗组治疗后中医症状积分和胃动素、胃泌素、生长抑素水平以及血清Ca^{2+}、Zn^{2+}水平均优于对照组(均$P<0.05$);治疗后3个月,治疗组复发率为3.8%(2/52),低于对照组的17.4%(8/46)($P<0.05$)。叶灵兰等以倪宣化经验方(太子参、西瓜翠衣、荷梗、石斛、麦冬、知母等)治疗本病脾胃阴虚证40例,设立健胃消食口服液对照组37例,疗程1周。结果:治疗组优良率为100%,高于对照组的86.5%(32/37)($P<0.05$);治疗组中医症状积分和血锌、铁、钙指标以及血细胞、血红蛋白、唾液淀粉酶指标均优于对照组(均$P<0.05$)。

王艳等以小儿复方鸡内金咀嚼片(鸡内金、六神曲)治疗本病120例,设立小儿脾醒颗粒(一点红、毛大丁草、山栀茶、蜘蛛香)+小儿复方鸡内金咀嚼片模拟剂作为对照组120例,疗程21d。结果:两组治疗后食欲不振、食量减少总体复常率分别为31.4%(37/118)、25.6%(30/117),疗效相当($P>0.05$);治疗组食量减少症状有效率为75.4%(89/118),优于对照组的57.3%(67/117)($P<0.05$);两组进食时间、体质量均改善($P<0.05$),但组间治疗前后减分值均值比较差异无统计学意义($P>0.05$)。该试验证实小儿复方鸡内金咀嚼片治疗小儿厌食症(脾胃不和证)的疗效及安全性不劣效于儿脾醒颗粒,临床应用安全可靠。并且针对以食量减少为主要表现的厌食患儿,小儿复方鸡内金咀嚼片为更优选择,同时咀嚼片剂相较颗粒剂在临床上服用亦更为方便。因此,小儿复方鸡内金咀嚼片是治疗小儿厌食症(脾胃不和证)安全可靠且使用更为方便的药物。但该试验样本量较少,疗效结果只出现一个趋势,建议进一步开展大样本的临床研究,明确小儿复方鸡内金咀嚼片的临床优势。

黄艳艳等自拟疏肝健脾汤(党参、炒麦芽、茯苓、白芍药、白术、苦杏仁等)治疗本病36例,与对照组36例均予葡萄糖酸锌口服液、妈咪爱治疗,疗程4周。结果:治疗组总有效率为94.4%(34/36),优于对照组的77.8%(28/36)($P<0.05$);两组治疗后中医证候积分和血清钙、铁、锌水平均改善($P<0.05$,$P<0.01$),且治疗组更显著($P<0.05$)。李瑞丽以扶正健脾汤(白术、人参、茯苓、柴胡、炒山楂、木香等)治疗本病脾胃虚弱证41例,设立健胃消食片联合复合维生素B片对照组41例,疗程21d。结果:治疗组总有效率为97.6%(40/41),优于对照组的78.0%(32/41)($P<0.05$);治疗组中医证候积分改善优于对照组($P<0.05$)。

范亚丽等以冯氏捏脊治疗本病脾胃气虚证61例,与对照组45例均予五味异功散加减(太子参、白术、茯苓、陈皮、炙甘草、藿香等)。苔腻、大便稀去白术,加苍术、薏苡仁;大便溏薄加炮姜、肉蔻、益智仁;饮食不化加焦山楂、六神曲、鸡内金;汗多加黄芪、牡蛎、浮小麦;情志抑郁加柴胡、佛手)治疗,疗程2周。结果:治疗组总好转率为93.4%(57/61),高于对照组的80.0%(36/45)($P<0.05$);两组主症、次症积分和血锌、血钙含量均明显改善(均$P<0.05$),且治疗组更显著($P<0.05$)。刘秀君以醒脾肥儿膏(焦六神曲、炒麦芽、焦山楂、广山药、茯苓、陈皮等)联合推拿(推脾经、顺运内八卦、揉板门、掐四横纹、推三关、开旋玑、顺逆时针摩腹、捏脊、按揉脾胃俞、按揉足三里)治疗本病脾失健运证42例,设立2‰硫酸锌口服液、布拉氏酵母菌散对照42例,疗程2周。结果:治疗组总有效率为92.9%(39/42),明显高于对照组的64.3%(27/42)($P<0.05$);治疗组体质量和血锌、血红蛋白水平均优于对照组(均$P<0.05$)。闻思齐等以醒脾消食汤(太子参、茯苓、葫芦茶、布渣叶、陈皮、炒鸡内金等)联合刺四缝穴治疗本病30例,设立口服五维赖氨酸颗粒对照,疗程1个月。结果:治疗组总有效率为96.7%(29/30),优于对照组的70.0%(21/30)($P<0.05$);两组中医证候积分和血清瘦素水平、增食欲素水平均改善(均$P<0.05$),且治疗组更显著($P<0.05$)。韩淑莉等以运脾方(苍术、陈皮、枳壳、藿香、焦山楂、神曲等)治疗本病脾失健运证80例,与对照组80例均予刺四缝治疗,疗程4周。结果:治疗组总有效率为90.0%

(72/80)，高于对照组的 78.8%(63/80)($P<0.05$)；两组血清胃泌素、血红蛋白、血锌、血铁水平均改善（均 $P<0.05$)，且治疗组更显著($P<0.05$)。

（撰稿：高修安　刘瑜　审阅：朱锦善）

【小儿便秘的治疗】

韩红霞等以加味麻子仁汤（麻子仁、杏仁、芍药、枳实、牡丹皮、连翘等，腹胀或痛者加醋胡索、木香，面赤身热加黄芩、葛根，口干或臭加玄参、焦山楂、炒莱菔子)治疗小儿便秘燥热证 30 例，设立 30 例乳果糖口服液对照，疗程 2 周。结果：治疗组总有效率、愈显率分别为 93.3%(28/30)、73.3%(22/30)，优于对照组的 86.7%(26/30)、36.7%(11/30)（均 $P<0.05$)；治疗组治疗后症状积分明显低于对照组($P<0.05$)。

李娜以黄芪白术汤（炙黄芪、白术、蜂蜜、通草、桃仁)治疗本病 50 例，设立 50 例双歧三联活菌胶囊＋乳果糖对照，疗程 1 个月。结果：治疗组总有效率为 92.0%(46/50)，高于对照组的 74.0%(37/50)($P<0.05$)；两组治疗后排便时间、排便困难积分、Bristol 粪便积分和右半结肠、左半结肠、乙状结肠直肠、全结肠传输时间均改善（均 $P<0.05$)，MLT、GAS、SP、SS 水平均改善（均 $P<0.05$)，且治疗组更加明显($P<0.05$)。

宋保华以黄芪白术汤加减（黄芪、白术、陈皮、焦神曲、当归、苍术等，气滞加木香、莱菔子，阴虚肠燥加用麦冬、生地黄，脾肾阳虚加用附片、干姜)治疗本病 74 例，设立 74 例口服乳果糖对照，疗程 8 周。结果：治疗组总有效率为 95.9%(71/74)，高于对照组的 78.4%(58/74)($P<0.05$)；治疗组治疗后结肠排空时间短于对照组($P<0.05$)；两组治疗后外周血 CD_8^+、CD_3^+、CD_4^+、CD_4^+/CD_8^+ 水平均较治疗前好转，且治疗组优于对照组($P<0.05$)。

关向阳等以麻仁软胶囊（火麻仁、苦杏仁、大黄、枳实、厚朴等)治疗本病 40 例，与对照组 40 例均予聚乙二醇 4 000 散治疗，设立两单独用药对照组（各

40 例)，疗程 2 周。结果治疗组第 1 次排便距离服药时间、总有效率和治疗后各胃肠激素水平改善均优于对照组（均 $P<0.05$)。

杨殿兴等以小儿通便口腔速溶散（黄芪、北沙参、麦冬、生地黄、生决明、生白术等)治疗本病 30 例，设立小儿通便汤（同样配方的中药汤剂）颗粒、安慰剂干预两组（各 30 例)对照，疗程 4 周。结果：治疗组有效率为 86.7%(26/30)，与颗粒剂组的 90.0%(27/30)相当($P>0.05$)，均优于安慰剂组的 26.7%(8/30)($P<0.05$)；治疗组与颗粒剂组对改善大便性状、减缓排便费力及减轻排便腹胀均有疗效（均 $P<0.05$)，且与治疗时间正相关，对减少单次排便时间均无明显效果($P>0.05$)。

王慧熠以黄芪汤加减（黄芪、炒白术、陈皮、麻子仁、制何首乌、冰片)醋调敷脐法治疗本病脾虚气弱证 60 例，与对照组 60 例均予以基础治疗并口服乳果糖，疗程 10 d。结果：治疗组愈显率为 78.3%(47/60)，高于对照组的 36.7%(22/60)($P<0.05$)；治疗组治疗后排便次数、大便时间、大便性状、排便难等症状积分和 CD_8^+、CD_3^+、CD_4^+、CD_4^+/CD_8^+ 水平均优于对照组（均 $P<0.05$)。

（撰稿：高修安　刘瑜　审阅：朱锦善）

【小儿急性腹泻的治疗】

李敏等以小儿泄泻停颗粒（苍术、羌活、车前子、大黄、甘草、川乌等)治疗小儿急性腹泻 50 例，与对照组 50 例均予布拉氏酵母菌治疗。结果治疗组总有效率为 96.0%(48/50)，优于对照组的 80.0%(40/50)($P<0.05$)；治疗组腹泻、恶心、发热及呕吐缓解时间、治愈时间、治疗费用支出等相关指标均低于对照组（均 $P<0.05$)；两组治疗后大便性状评分、大便频次和血清 IgG、IgM、IgA、CD_4^+、CD_8^+、CD_4^+/CD_8^+ 水平均改善（均 $P<0.05$)，治疗组更显著($P<0.05$)。

李响等以葛根芩连汤（黄连、泽泻、黄芩、茯苓、车前草、葛根等)治疗 56 例，与对照组 56 例均予蒙

脱石散治疗,疗程7 d。结果:两组治疗后大便泄泻、大便色黄秽臭、小便短黄症状评分、胃肠功能指标GAS、MOT水平,以及血清IL-6、TNF-α水平均降低(均$P<0.05$),且治疗组更显著($P<0.05$)。

甄会等以扁蕾颗粒(湿生扁蕾)治疗感染性腹泻湿热泻144例,设立小儿泻速停颗粒(地锦草、儿茶、乌梅、山楂、茯苓、白芍药等)对照组(144例),疗程5 d。结果:287例纳入FAS分析集,治疗组中医证候总有效率为97.9%(141/144),与对照组的99.3%(142/143)相当($P=0.6224$);治疗组大便次数、大便性状复常率为79.9%(115/144),与对照组的79.0%(113/143)相当($P>0.05$);两组中位止泻时间均4.00(4.00,5.00)d。认为扁蕾颗粒对小儿急性感染性腹泻治疗效果与小儿泻速停颗粒相当,且安全性良好。

邹情以保和丸加减(焦山楂、炒六神曲、制半夏、茯苓、陈皮、连翘等,腹痛加木香、延胡索、白芍药、甘草,呕吐加广藿香、生姜,哭闹加钩藤、珍珠母,腹胀加厚朴)联合中药封包(乌药、桂枝、小茴香、吴茱萸)治疗本病伤食证34例,与对照组34例均予常规西医治疗,疗程5 d。结果:治疗组痊愈22例、显效8例、有效3例、无效1例、总有效率为97.1%(33/34),优于对照组的12、9、7、6例和82.4%(28/34)($P<0.05$);治疗组治疗后止泻时间、大便次数均少于对照组(均$P<0.05$)。

宋保华等以黄芪建中汤加减(黄芪、党参、白芍药、葛根、白术、茯苓等,反酸加瓦楞子,泛吐清水加法半夏,疼痛剧烈加延胡索、川楝子)治疗本病40例,设立思密达对照组(40例),疗程2周。结果:治疗组大便形状正常、次数恢复正常时间优于对照组($P<0.05$);两组治疗后血清IgA、IgG、IgM、IL-6、IL-17、TNF-α水平均改善(均$P<0.05$),且治疗组更显著($P<0.05$)。

闫永彬等以参苓健脾胃颗粒(北沙参、茯苓、白术、山药、扁豆、莲子等)治疗本病(脾虚泻)119例,设立口服儿宝颗粒(太子参、北沙参、茯苓、山药、炒麦芽、陈皮等)对照组(119例),疗程10 d。结果:治疗

组总有效率在FAS、PPS中分别为99.1%(109/110)、99.1%(107/108),与对照组的98.2%(111/113)、98.1%(104/106)比较,差异无统计学意义($P>0.05$);治疗组中医证候痊愈率、大便复常率在FAS、PPS中均与对照组相当($P>0.05$);两组中位止泻时间均6.00 d。认为参苓健脾胃颗粒治疗小儿腹泻病(脾虚泻)疗效确切,与儿宝颗粒疗效相当,且安全性较好。

(撰稿:刘瑜 高修安 审阅:朱锦善)

【小儿腺样体肥大的治疗】

何程铭等以化核消腺汤(夏枯草、浙贝母、山慈菇、玄参、川芎、白芷等,鼻塞加苍耳、薄荷、路路通,浊涕重加鱼腥草、胆南星,咽痛加蒲公英、射干)治疗儿童腺样体肥大痰热互结证40例(脱落2例),设立40例孟鲁司特钠咀嚼片对照(脱落5例),疗程8周。结果:治疗组总有效率和中医证候疗效愈显率分别为81.6%(31/38)、97.4%(37/38),优于对照组的60.0%(21/35)、74.3%(26/35)(均$P<0.05$);治疗组打鼾消失率为81.6%(31/38),优于对照组的40.0%(14/35)($P<0.01$),治疗组打鼾平均起效、消失时间均优于对照组($P<0.05$,$P<0.01$)。

钟民以运脾化痰通窍方(苍术、薏苡仁、黄芩、牡蛎、贝母、夏枯草等)治疗本病35例,与对照组35例均予服孟鲁斯特钠片口服、糠酸莫米松鼻喷剂喷鼻,疗程3个月。结果:治疗组显效71.4%(25/35)、有效22.9%(8/35)、无效5.7%(20/35)、总有效率为94.3%(33/35),优于对照组的48.6%(17/35)、28.6%(10/35)、22.9%(8/35)和77.1%(27/35)($P<0.05$);治疗组治疗后临床症状积分和A/N值均优于对照组(均$P<0.05$)。

纪然等以通窍化痰方(桑白皮、葶苈子、大枣、辛夷、苍耳子、桔梗等)治疗本病35例,与对照组35例均予内舒拿喷雾剂治疗,疗程3个月。结果:治疗组总有效率为94.3%(33/35),高于对照组的74.3%(26/35)($P<0.05$);两组治疗后中医证候、主要症状

积分均有下降(均 $P<0.05$),且治疗组更明显($P<0.05$);治疗组复发率为 2.9%(1/35),低于对照组的 20.0%(7/35)($P<0.05$)。

高加胜以紫正地黄汤(牡丹皮、生地黄、玄参、紫荆皮、防风、茜草等,痰多加半夏、陈皮、桔梗,流脓涕明显加败酱草、白芷,热重加石膏、黄芩,阴虚内热加地骨皮、麦冬、北沙参,阳气虚寒加炒白术、党参、附子,平素易感冒者加白术、黄芪,纳差加麦芽、谷芽)治疗本病 50 例,与对照组 50 例均孟鲁司特钠治疗,疗程 4 个月。结果:治疗组总有效率为 96.0%(48/50),高于对照组的 74.0%(37/50)($P<0.05$);治疗组治疗后 EOS、ECP 及 SIgE 水平低于对照组($P<0.05$),ACTH、hsCRP、PCT 低于对照组($P<0.05$)。

刘俊俊以散结化痰缩腺方(陈皮、浙贝母、莪术、山慈菇、鹅不食草、白芷等)联用穴位按摩(双手食指指肚置于鼻翼两旁的迎香穴,鼻吸口呼,吸气时向外、向上揉搓,呼气时向里、向下揉搓,后食指指肚,顺时针、逆时针各连做 8 次;捏脊 10 次,擦脊背"工"字形 100 次)治疗儿童腺样体肥大 30 例,设立单用孟鲁司特钠、散结化痰缩腺方两组(各 30 例)对照,疗程 2 个月。结果:内外合治组疾病总疗效、中医证候疗效均为 100%,明显优于中医内治组的 90.0%(27/30)、93.3%(28/30),对照组的 76.7%(23/30)、76.7%(23/30)($P<0.05$,$P<0.01$)。

(撰稿:高修安 刘瑜 审阅:朱锦善)

【小儿肾病综合征的治疗与研究】

张承杰等以当归芍药散加减(当归、白芍药、赤芍药、茯苓、白术、泽泻等,水肿伴胸腹水加葶苈子、枳实、厚朴,湿热明显加黄芩、茵陈,伴尿血加三七、茅根、小蓟、茜草)治疗小儿肾病综合征 36 例,与对照组 36 例均予常规西药治疗。结果:治疗组在血浆白蛋白水平、尿蛋白转阴时间、气阴两虚积分均优于对照组(均 $P<0.05$)。

雷颖以防己黄芪汤(防己、黄芪、甘草、白术)治疗本病 30 例,与对照组 30 例均口服泼尼松、对症处理,疗程 3 个月。结果:治疗组总有效率为 90.0%(27/30),高于对照组的 80.0%(24/30)($P<0.05$);两组治疗后 24 hUP、CCr、BUN、CA、尿微量白蛋白和 TG、TC 水平均下降(均 $P<0.05$),治疗组更显著($P<0.05$);两组治疗后均出现少量皮下瘀斑、纳差等不良症状,治疗组总不良反应率低于对照组,但两组差异无统计学意义($P>0.05$)。

梁山玉等以桂枝茯苓汤(茯苓、党参、独活、桃仁、炙甘草、香附等)治疗本病 30 例,与对照组 30 均予醋酸泼尼松片口服,疗程 1 年。结果:治疗组总有效率为 93.3%(28/30),高于对照组的 73.3%(22/30)($P<0.05$);两组治疗后 ALB 水平高于干预前,24 h UP 水平低于干预前,IL-6、Hs-CRP 水平均低于干预前(均 $P<0.05$),且治疗组更显著($P<0.05$)。

高旭光等以益气化瘀清热方(黄芪、党参、蒲公英、黄芩、丹参、水蛭)治疗本病激素敏感型 32 例,与对照组 32 例均予糖皮质激素治疗,疗程 36 周。结果:疗程 2 周时,治疗组完全缓解 15 例、部分缓解 17 例、未缓解 0 例,优于对照组的 6、28、3 例($P<0.05$);疗程 8 周后治疗组汗出、烦躁积分低于对照组($P<0.05$);36 周后治疗组复发率为 12.5%(4/32),感染发生率为 31.3%(10/32),均显著低于对照组的 35.1%(13/37)、59.5%(22/37)(均 $P<0.05$)。

王海以加味清心莲子饮(莲子、黄芪、太子参、麦冬、生地黄、地骨皮等)治疗本病激素撤减期 35 例(最后纳入 32 例),与对照组 35 例(最后纳入 30 例)均常规激素减量,对照组联合槐杞黄颗粒治疗,疗程 8 周,随访 6 个月。结果:治疗组中医证候积分、复发率、副反应发生率、患儿身高增量均优于对照组(均 $P<0.05$);治疗组总有效率为 90.6%(29/32),高于对照组的 60.0%(18/30)($P<0.05$)。

卢书芳等以黄母二白汤(生黄芪、白茅根、桑白皮、白术、茯苓、猪苓等)治疗本病伴水肿 42 例,与对照组 42 例均予常规西医治疗,疗程 1 个月。结果:治疗组总有效率为 97.6%(41/42),高于对照组的 85.7%(36/42)($P<0.05$);两组治疗后中医证候积

分和血清 DD、FIB、SC、BUN、APTT、PT、CCr 水平以及 24 hUP 均改善(均 $P<0.05$),且治疗组更显著($P<0.05$);治疗及随访期间治疗组并发症发生率、水肿复发率均优于对照组(均 $P<0.05$)。

张亚茹等评价百令胶囊(发酵的冬虫夏草菌粉)辅助治疗儿童原发性肾病综合征有效性与安全性的 Meta 分析。最终纳入研究 12 项,涉及患者 988 例,试验组 493 例,对照组 495 例。Meta 分析结果显示,与对照组相比,试验组能显著提高儿童原发性肾病综合征的临床有效率和血浆白蛋白水平、降低 24 hUP、TC 和 FIB 水平,且未发生任何不良反应。亚组分析显示,联合用药不同可能与 24 h 尿蛋白水平改变有关,相关结局指标的 GRADE 证据质量评级为中、低级。

(撰稿:高修安 刘瑜 审阅:朱锦善)

【儿童性早熟的治疗】

郭丽华等以知柏地黄汤联合丹栀逍遥散加减(知母、黄柏、生地黄、山药、山萸肉、茯苓等)治疗特发性性早熟肝郁证 35 例,设立健康女童 35 例对照,疗程 3 个月。结果:治疗组治疗后肝郁积分显著降低($P<0.01$),肝郁证占比下降($P<0.05$);FSH、LH、E_2下降,T 上升,但以 LH、E_2下降显著($P<0.01$);乳核直径、子宫容积、卵巢容积均下降,但以乳核直径下降显著($P<0.01$)。

怀叶琴等以知柏地黄汤加减(知母、黄柏、熟地黄、山萸肉、牡丹皮、茯苓等)治疗本病阴虚火旺证 50 例,与对照组 50 例均予曲普瑞林肌肉注射,疗程

6 个月。结果:治疗组总有效率为 90.0%(45/50),优于对照组的 72.0%(36/50)($P<0.05$);两组治疗后 $\Delta BA/\Delta CA$ 和子宫、卵巢容积、卵泡直径以及 FSH、LH、E_2水平均明显改善(均 $P<0.05$),且治疗组更显著($P<0.05$)。

刘栋等以滋阴泻火方(生地黄、黄柏、知母、牡丹皮、玄参、夏枯草等,烦躁、易怒加醋柴胡、川芎、生麦芽,有阴道分泌物加椿根皮、龙胆草,体型肥胖加陈皮、法半夏)治疗本病 45 例,设立 35 例 GnRHa 对照,疗程 6 个月。结果:治疗组总有效率为 80.0%(36/45),与对照组的 85.7%(30/35)相当($P>0.05$);两组治疗后 tPINP、BGP、β-CTX 均改善(均 $P<0.05$),治疗组治疗后 IGF-1、25(OH)D3 水平亦改善($P<0.05$),但 ALP 水平治疗前后相当($P>0.05$)。赵雨芳等以大补阴丸(知母、黄柏、制龟甲、猪骨髓)治疗本病 40 例,与对照组均予曲普瑞林治疗,疗程 3 个月。结果:治疗组总有效率为 95.0%(38/40),高于对照组的 80.0%(32/40)($P<0.05$);两组治疗后乳核直径、子宫容积、卵巢大小及血清 FSH、LH、E_2水平均降低(均 $P<0.05$),且治疗组更显著($P<0.05$)。

刘瑾等以大补阴丸(知母、黄柏、制龟甲、猪骨髓)治疗本病阴虚火旺证 42 例,与对照组均予生活方式的调整,疗程 6 个月。结果:治疗组总有效率为 92.9%(39/42),显著高于对照组的 66.7%(28/42)($P<0.05$);治疗组干预后乳房发育、卵巢容积、阴道分泌物主症的评分和乳核直径、子宫大小、卵巢大小、骨龄均显著小于对照组(均 $P<0.05$)。

(撰稿:高修安 刘瑜 审阅:朱锦善)

[附] 参考文献

A

艾建伟,王俊阁,王曼,等.二旦青龙汤加减熏鼻联合口服治疗儿童急性鼻窦炎的临床研究[J].中医药导报,2021,27(7):82

B

边洪昌.桂枝龙骨牡蛎汤加味佐治小儿心肌炎 42 例疗

效观察[J].国医论坛,2021,36(5):45

C

曹卉,姚虹.桂枝汤加减治疗小儿迁延性腹泻脾虚泻32例疗效观察[J].中国民族民间医药,2021,30(11):100

曹霞,李娟,贾六金.加味六君子汤治疗小儿细菌性肺炎的疗效观察[J].中药材,2021,44(8):2000

常江.桂枝茯苓汤联合泼尼松片治疗小儿原发性肾病综合征临床观察[J].光明中医,2021,36(13):2236

陈慧,郭素香,李晓丹.温肺通窍方对儿童肺气虚寒型过敏性鼻炎黏膜免疫影响的临床研究[J].广州中医药大学学报,2021,38(3):464

陈莉,郦江英.滋阴宁神汤治疗儿童不寐的临床观察[J].中国中医药科技,2021,28(2):288

陈红玲.活血退黄汤加减治疗婴儿胆汁淤积性肝病临床研究[J].新中医,2021,53(12):121

陈金旺,关丽卿,曾修明,等.银翘散加减治疗小儿轻中度急性感染性喉炎的临床疗效[J].内蒙古中医药,2021,40(3):51

陈欣欣,袁敬敬.清肺化痰健脾方治疗小儿毛细支气管炎的临床研究[J].实用中西医结合临床,2021,21(6):4

陈欣欣,张欣,孙俐俐.清胃增液方治疗儿童功能性腹痛胃肠结热证临床研究[J].中医临床研究,2021,13(9):142

陈长见,乔静,徐辉甫.清解散结汤辨证辅助治疗儿童传染性单核细胞增多症的临床研究[J].中华中医药学刊,2021,39(10):67

褚美娜,张皓,蒋梦慈,等.温阳平喘方治疗阳虚型小儿咳嗽变异性哮喘临床疗效观察[J].辽宁中医药大学学报,2021,23(6):120

D

丁慧敏.中药外洗治疗小儿水痘临床观察[J].中国中医药现代远程教育,2021,19(4):112

董建华,王祖亮,夏永光,等.紫癜汤加减对儿童紫癜性肾炎免疫炎症因子的调节作用[J].中国实验方剂学杂志,2021,27(2):104

F

樊明,李红霞.温阳利水汤辅助治疗慢性心力衰竭气虚

血瘀兼痰饮证的临床研究[J].中医临床研究,2021,13(4):16

范亚丽,陈涓涓.冯氏捏脊联合五味异功散加减治疗小儿厌食脾胃气虚证临床研究[J].辽宁中医杂志,2021,48(1):131

G

高创.自拟茵陈蒿汤泡浴在新生儿ABO溶血性黄疸中的应用[J].四川中医,2021,39(3):17

高加胜,鲁建,钱雅琴,等.紫正地黄汤联合孟鲁司特钠治疗儿童腺样体肥大疗效及对患儿血清变态反应指标、氧化应激的影响[J].陕西中医,2021,42(9):1247

高旭光,杨濛,张茂华,等.益气化瘀清热方治疗小儿激素敏感型肾病综合征疗效评价分析[J].中国中西医结合儿科学,2021,13(4):358

龚海蓉,韩爱民.中西医结合治疗小儿功能性再发性腹痛43例疗效观察[J].中国民族民间医药,2021,30(11):107

关向阳,李彩霞.聚乙二醇4000散联合麻仁软胶囊治疗儿童便秘疗效分析[J].实用中医药杂志,2021,37(5):811

关艳楠,张晓霞.犀角地黄汤治疗儿童过敏性紫癜血热妄行证临床疗效及对免疫功能影响[J].辽宁中医药大学学报,2021,23(5):96

郭堃,吴九思,赵红霞,等.健脾止痛贴联合保和颗粒治疗小儿肠系膜淋巴结炎(乳食积滞证)的临床观察[J].中国中医急症,2021,30(5):843

郭丽华,艾斯,王菊霞,等.知柏地黄汤联合丹栀逍遥散加减方对特发性性早熟患儿肝郁病理的影响[J].中华中医药杂志,2021,36(8):5097

H

韩亮,高超.中药联合早期康复介入对重症脑炎患儿脑电图、运动功能及神经功能的影响[J].河南中医,2021,41(4):566

韩红霞,郭闪闪.加味麻子仁汤治疗小儿燥热型便秘临床观察[J].山西中医,2021,37(8):42

韩淑莉,林少侨.运脾方联合刺四缝对小儿厌食脾失健运证患者血清胃泌素的影响[J].西部中医药,2021,34(8):139

杭东辉."益气活血方"治疗小儿难治性遗尿症伴隐性脊柱裂 30 例临床研究[J].江苏中医药,2021,53(6):53

何晨曦,张卉,谢秀春,等.早期鼻饲生大黄粉防治危重症早产儿胃肠功能障碍临床研究[J].吉林中医药,2021,41(10):1325

何程铭,胡淑萍,刘虹,等.化核消腺汤治疗儿童腺样体肥大痰热互结证 38 例临床观察[J].湖南中医杂志,2021,37(9):57

何松蔚,王俊宏,赵骞,等.清热利湿、活血解毒中药治疗儿童过敏性紫癜临床疗效观察及复发特点分析[J].中医药学报,2021,49(4):47

胡淼,余惠平,徐悠,等.扶正解毒方治疗持续性或慢性免疫性血小板减少症气不摄血证患儿临床疗效研究[J].北京中医药大学学报,2021,44(7):641

怀叶琴,赵西斌,肖崎,等.中西医结合治疗女童特发性中枢性性早熟阴虚火旺证 50 例临床观察[J].中医儿科杂志,2021,17(1):60

黄佳,王峥.知柏地黄丸合五苓散加减辅助治疗儿童难治性肾病综合征的临床疗效[J].中国实验方剂学杂志,2021,27(10):70

黄莉莉,吴亚楠.加味温胆汤治疗儿童单纯性肥胖症的疗效及对胰岛素抵抗、脂代谢的影响[J].中国中医药现代远程教育,2021,19(5):92

黄艳波.启脾增食汤联合乳酸菌素片治疗小儿厌食症临床观察[J].实用中医药杂志,2021,37(4):657

黄艳艳,姚奏英.疏肝健脾汤联合西医疗法治疗儿童厌食症临床研究[J].新中医,2021,53(17):123

黄争光,李新民,孙丹,等.清宣通络方治疗儿童肺炎支原体肺炎风热闭肺证临床疗效及对社区获得性呼吸窘迫综合征毒素的影响[J].河南中医,2021,41(9):1362

J

纪然,黄俭仪,刘锋,等.通窍化痰方治疗小儿腺样体肥大对打鼾症状及张口呼吸症状积分的影响[J].内蒙古中医药,2021,40(2):54

贾雪,金云姣,赵琼,等.哮喘补益膏加减联合三伏贴治疗儿童哮喘缓解期临床观察[J].中国中西医结合儿科学,2021,13(2):173

L

赖慈爱,苏艳红,杨震,等.培元固本散治疗心脾两虚型自闭症的疗效观察[J].中药材,2021,44(3):713

雷颖.防己黄芪汤联合西医对症治疗肾病综合征患儿的效果[J].中医临床研究,2021,13(10):81

李娟,周珊珊,杜艳平,等.麻杏石甘汤加减治疗小儿病毒性肺炎风热郁肺证对症状积分及肺功能的影响[J].中华中医药学刊,2021,39(4):49

李猛.疏肝利胆汤联合腹腔镜手术治疗急性胆囊炎 42 例的疗效观察[J].黑龙江中医药,2021,50(1):56

李敏,胡海平.小儿泄泻停颗粒联合布拉氏酵母菌治疗小儿急性腹泻[J].长春中医药大学学报,2021,37(4):803

李娜.黄芪白术汤治疗小儿功能性便秘临床观察[J].中国中医药现代远程教育,2021,19(6):44

李楠,张英博,王曼莉,等.宣肺止咳方加减治疗小儿病毒性肺炎痰热闭肺证疗效观察[J].河北中医,2021,43(3):395

李莎,舒秀兰.小儿肺热咳喘颗粒联合丙酸氟替卡松治疗小儿支气管哮喘疗效及对 IL-6、IL-8 及 TNF-α 水平的影响[J].中华中医药学刊,2021,39(3):237

李霞,李啟红,宋丽丽,等.清肺平喘汤联合沙美特罗替卡松治疗小儿支气管哮喘的疗效及对免疫功能影响[J].中华中医药学刊,2021,39(10):239

李响,孟菲.葛根芩连汤联合蒙脱石散对腹泻患儿血清 IL-6、TNF-α 及胃肠功能的影响[J].光明中医,2021,36(3):337

李焱,管磊,袁道勇,等.滋肾润肺平喘汤治疗哮喘缓解期疗效及对儿童 Th17/Treg 影响研究[J].陕西中医,2021,42(2):204

李高峰,袁霞,刘婉春.中药敷贴、离子导入联合清肺化瘀汤治疗儿童大叶性肺炎疗效观察[J].河南中医,2021,41(8):1239

李瑞丽.扶正健脾汤辅助治疗厌食症脾胃虚弱型患儿的疗效分析[J].实用中西医结合临床,2021,21(10):93

李西云,陈恒.麻黄附子细辛汤治疗小儿支原体肺炎对肺泡灌洗液中支原体病菌含量和氧化应激水平影响[J].中华中医药学刊,2021,39(9):76

李玉秀,严晓岚,蔺静平,等.中药塌渍配合蜡疗治疗小儿痉挛型脑瘫 30 例临床观察[J].中医儿科杂志,2021,17(2):54

梁山玉,贾实磊,高丹.桂枝茯苓汤联合醋酸泼尼松片治疗原发性肾病综合征患儿的效果及对其 ALB 水平的影

响[J].内蒙古中医药,2021,40(1):24

刘栋,李小玲,杨珂,等.滋阴泻火方对性早熟女童骨代谢影响的临床研究[J].天津中医药大学学报,2021,40(2):205

刘瑾,李卫芹.大补阴丸口服联合生活方式干预治疗女童性早熟临床研究[J].光明中医,2021,36(6):923

刘敏,卢田甜.六君子汤联合白三烯受体拮抗剂对肺脾气虚型儿童哮喘临床预后及IFN-γ、IL-4、IL-10表达的影响[J].中华中医药学刊,2021,39(1):86

刘蕊,万思琪,余瑶,等.祛风蠲饮汤对发作期小儿支气管哮喘风痰阻肺证临床疗效的影响[J].中国实验方剂学杂志,2021,27(6):88

刘会杰,谢晓书,王培培,等.归脾汤治疗注意力缺陷多动障碍患儿临床研究[J].新中医,2021,53(9):6

刘俊朝,徐虹,沈茜,等.中西医联合治疗调节肾型过敏性紫癜患儿CD19+B淋巴细胞研究[J].中华中医药杂志,2021,36(4):2429

刘俊俊,刘南萍,王少明.中药联用外治法治疗儿童腺样体肥大临床疗效[J].中医药临床杂志,2021,33(2):377

刘丽莉,杨恺,李克泉,等.清热润肺贴定向透药疗法联合常规治疗对小儿难治性支原体肺炎患者的临床疗效[J].中成药,2021,43(1):85

刘秀君.醒脾肥儿膏联合推拿治疗脾失健运型小儿厌食症的临床疗效观察[J].中医临床研究,2021,13(8):102

卢书芳,赵丹,王宏磊,等.黄母二白汤对肾病综合征伴水肿症状患儿临床症状及血生化、尿生化指标水平的影响[J].新中医,2021,53(15):56

卢雪琴,袁旺新,陈伟彬,等.清肠开胃汤治疗太阴阳明证小儿厌食病临床观察[J].光明中医,2021,36(6):905

N

南丽娟,李莲嘉.桂芍止痛散外敷治疗小儿肠系膜淋巴结炎临床观察[J].光明中医,2021,36(16):2745

聂凤艳.寒喘祖帕颗粒辅助治疗小儿哮喘发作期临床研究[J].新中医,2021,53(2):69

Q

丘燕燕,汤建桥,江治霞,等.利胆合剂联合常规疗法治疗婴儿胆汁淤积性肝病回顾性队列研究[J].中国中西医结合杂志,2021,41(5):554

R

饶正良.活血定喘汤联合布地奈德、沙丁胺醇治疗小儿支气管哮喘对患儿诱导痰液嗜酸性粒细胞占比及血清IL-17水平的影响[J].四川中医,2021,39(9):90

S

沙帮武,赵鼎铭.黄连解毒汤合白虎汤加减治疗小儿川崎病(气营两燔证)的疗效观察及对患儿外周血NT-proBNP、PCT、CRP水平的影响[J].中国中医急症,2021,30(3):524

沈国方,游其君,朱红.运脾止泻汤治疗小儿脾胃虚弱型慢性腹泻临床研究[J].新中医,2021,53(17):118

施海江,黄剑,陈凯.驱火散热汤治疗小儿急性化脓性扁桃体炎的疗效观察及对血清CRP、SAA水平的影响[J].中国中医药科技,2021,28(4):631

石星磊.辨证论治联合重组人生长激素治疗矮小症临床研究[J].新中医,2021,53(1):98

宋保华.黄芪白术汤加减对便秘患儿结肠传输功能及T淋巴细胞亚群的影响[J].光明中医,2021,36(14):2287

宋保华.黄芪建中汤加减对腹泻患儿免疫功能及血清IL-6、IL-17、TNF-α水平的影响[J].光明中医,2021,36(7):1087

宋占杰.柴葛芩连汤联合哌拉西林钠他唑巴坦钠治疗小儿支气管肺炎临床观察[J].实用中医药杂志,2021,37(6):1013

孙伟伟.润肺健脾益肾汤结合西药治疗小儿难治性哮喘41例[J].福建中医药,2021,52(4):56

W

万军,于宙,孙梦甜,等.二陈汤合三子养亲汤加减治疗痰邪蕴肺型儿童咳嗽变异性哮喘的临床观察[J].中国实验方剂学杂志,2021,27(10):58

万军,于宙,谭映辉,等.小青龙汤加味治疗急性发作期外寒内饮型小儿支气管哮喘的临床研究[J].中国中西医结合儿科学,2021,13(4):353

万能.甘露消毒丹加减治疗儿童急性化脓性扁桃体炎临床观察[J].内蒙古中医药,2021,40(5):49

王丹,张国安,苏艳琦,等.安宫牛黄丸联合磷酸肌酸钠治疗新生儿窒息后心肌损伤疗效及对相关指标影响[J].辽

宁中医药大学学报,2021,23(10):146

王海,武明月,张永政.加味清心莲子饮治疗肾病综合征激素撤减期临床研究[J].中国中西医结合儿科学,2021,13(1):76

王琼,陈静,张苗.益肺养阴平喘汤联合布地奈德治疗小儿支气管哮喘的疗效观察及其对 LTB4、IL-2、IgE 和肺功能的影响[J].中国中医药科技,2021,28(2):236

王艳,仲丹丹,冀晓华,等.小儿复方鸡内金咀嚼片治疗小儿厌食症(脾胃不和证)多中心随机双盲对照研究[J].中国中药杂志,2021,46(9):2298

王艺,王新华,雷瑞瑞.中医五行音乐疗法对早产儿体格及行为神经发育的影响[J].新中医,2021,53(5):124

王桂玲,王媛媛,耿雨作,等.三九贴联合健儿康膏方对非急性发作期反复呼吸道感染患儿内分泌及免疫调节的影响[J].中国中西医结合杂志,2021,41(5):567

王慧熠.黄芪汤加减敷脐法辅治小儿便秘脾虚气弱证临床观察[J].实用中医药杂志,2021,37(2):237

王品品,常晶,王广州,等.四磨汤口服液联合常规疗法治疗新生儿腹胀临床研究[J].新中医,2021,53(19):49

王升强,李薇,陈蔼平.中医辨证论治痰湿蕴肺型小儿肺炎喘嗽的疗效及其证治探讨[J].中华中医药学刊,2021,39(8):212

闻思齐,傅伟,李维军.醒脾消食汤合刺四缝治疗小儿厌食症的临床疗效观察[J].广州中医药大学学报,2021,38(2):273

吴飞,夏晓娜.健脾益肾缩尿汤治疗小儿神经性尿频脾肾气虚证 40 例[J].浙江中医杂志,2021,56(4):277

吴丽琴,赵明,傅乐乐,等.开胃健脾贴对特发性矮小症患儿生长及血清 IGFBP-3、IGF-1 水平的影响[J].中国中医药科技,2021,28(2):191

吴玄珠.滋阴清嗓汤联合布地奈德雾化混悬液治疗咳嗽变异性哮喘患儿临床研究[J].新中医,2021,53(2):78

X

邢静,卢艳辉,王艳飞,等.清开灵注射液辅助治疗小儿脓毒症毒热证的临床疗效[J].中国实验方剂学杂志,2021,27(13):78

徐丽.温肺化瘀定喘法联合干扰素治疗小儿呼吸道合胞病毒毛细支气管炎的临床疗效观察[J].实用中西医结合临床,2021,21(16):44

徐楠,张玉慧,汪一帆.中医综合疗法治疗新生儿黄疸60 例[J].浙江中医杂志,2021,56(5):340

徐巧,顾承萍,李超,等.清肺化痰祛瘀法结合丙种球蛋白治疗小儿难治性支原体肺炎疗效及对免疫功能的影响[J].浙江中医杂志,2021,56(1):14

徐春燕.柴胡桂枝汤加减口服联合穴位贴敷治疗小儿感冒风寒证 30 例临床观察[J].中医儿科杂志,2021,17(1):54

Y

闫永彬,丁樱,郑海涛,等.参苓健脾胃颗粒治疗小儿腹泻病(脾虚泻)119 例多中心随机对照双盲临床研究[J].中医杂志,2021,62(8):677

杨殿兴,李磊,崔笛,等.小儿通便口腔速溶散对儿童功能性便秘（FC）临床疗效观察[J].四川中医,2021,39(2):80

杨会荣,刘建华,张培红,等.清热解毒方治疗儿童难治性肺炎支原体肺炎的临床疗效及其肺泡灌洗液细胞因子的变化[J].中华中医药杂志,2021,36(9):5645

杨明航,蔡倩,赵慧林,等.泻肺涤痰汤治疗儿童大叶性肺炎痰热闭肺证[J].吉林中医药,2021,41(5):618

叶怀宇,宋奇,许枥,等.芪蓟肾康颗粒治疗小儿紫癜性肾炎热毒血瘀证的临床研究[J].中药新药与临床药理,2021,32(9):1391

叶灵兰,李传芬,刘建材.应用倪宣化经验治疗脾胃阴虚型小儿厌食临床观察[J].中医临床研究,2021,13(17):128

伊文霞,张静,孙蓉蓉,等.宣肺补脾法结合维生素 AD滴丸对小儿反复呼吸道感染的治疗效果及对免疫力的影响研究[J].中华中医药学刊,2021,39(8):204

于乃裕.补脾益肾扶正固本方联合泼尼松治疗儿童急性肾小球肾炎对肾功能、免疫功能的影响[J].中医临床研究,2021,13(1):60

袁彬,罗莉娟,胡燕.养胃增液汤联合枯草杆菌二联活菌颗粒治疗小儿厌食症效果及对患儿症状、生长抑素的影响[J].陕西中医,2021,42(4):459

Z

曾巧钱,杜琳麟,汪永红,等.中西医结合治疗湿热下注型儿童阴道炎的临床观察[J].中华中医药杂志,2021,36

(1):548

张沛,何旭,姚俊,等.加味升降散治疗气滞血瘀型儿童原发性肾病综合征合并急性肾损伤的临床疗效观察[J].中华中医药杂志,2021,36(9):5640

张霞,金在艳,李国勤,等.补肺健脾、化痰祛瘀法治疗轻中度小儿闭塞性细支气管炎临床观察[J].中国中西医结合杂志,2021,41(3):318

张亚.中西医结合治疗小儿急性脑动脉炎临床观察[J].实用中医药杂志,2021,37(1):91

张翼,李志辉,丁云峰,等.肾炎灵颗粒联合泼尼松对PNS儿童肾损伤和免疫功能的影响[J].中国中西医结合肾病杂志,2021,22(6):502

张承杰,秦曼.当归芍药散加减治疗小儿肾病综合征的临床研究[J].黑龙江中医药,2021,50(2):424

张海霞,刘爱娟,邓慕贞.吴茱萸中药封包联合妈咪爱治疗新生儿胃肠功能紊乱临床研究[J].实用中医药杂志,2021,37(5):852

张会欣,贺新建,李红艳,等.肺力咳合剂联合阿奇霉素治疗儿童重症支原体肺炎效果评估[J].中华中医药学刊,2021,39(7):243

张敏霞,陈耀华,朱富华,等.鼻鼽汤治疗儿童变应性鼻炎临床研究[J].陕西中医,2021,42(8):1088

张维维,杨高杰,刘云凤,等.中药熏洗联合蓝光照射、枯草杆菌二联活菌颗粒治疗新生儿病理性黄疸临床研究[J].新中医,2021,53(8):89

张文聪,周春焕.中药外洗方联合西药治疗小儿邪犯肺卫型水痘临床观察[J].中国中医药现代远程教育,2021,19(15):87

张新瑶,刘健,纪宁,等.清热利湿方治疗小儿急性细菌性下尿路感染膀胱湿热证的疗效及机制[J].中国实验方剂学杂志,2021,27(10):51

张亚茹,卫靖靖,张蒙蒙,等.百令胶囊辅助治疗儿童原发性肾病综合征有效性与安全性的Meta分析[J].中药新药与临床药理,2021,32(3):419

赵雨芳,高海红,王侃,等.大补阴丸联合曲普瑞林治疗女童性早熟临床研究[J].新中医,2021,53(16):31

甄会,周少明,黄晓利,等.扁蕾颗粒治疗小儿急性感染性腹泻多中心随机双盲临床研究[J].中国中西医结合杂志,2021,41(5):560

钟民.中西药合用治疗儿童腺样体肥大临床观察[J].实用中医药杂志,2021,37(8):1368

周静.寒喘祖帕颗粒联合常规西药治疗儿童支气管哮喘临床研究[J].新中医,2021,53(7):93

周君,刘佳齐.天王补心汤配合心理疗法治疗青少年失眠68例[J].实用中医药杂志,2021,37(9):1497

周文生,谢萍,陈相旭.透脓解毒法治疗小儿急性化脓性扁桃体炎(肺胃热盛证)的疗效观察[J].中国中医急症,2021,30(1):134

周钏鹤.解毒化瘀法辅治川崎病临床观察[J].实用中医药杂志,2021,37(1):61

庄秋凤.清宣止咳颗粒联合特布他林治疗小儿支气管哮喘的效果观察[J].中医临床研究,2021,13(8):23

邹情.保和丸加减联合中药封包治疗小儿泄泻伤食证的临床观察[J].中医外治杂志,2021,30(1):51

（七）外　科

【概述】

2021 年有关中医外科的文献约 1 900 篇,内容广泛,以临床报道为主,实验研究主要集中在慢性皮肤溃疡、糖尿病足、混合痔、乳腺增生病、前列腺炎及胆囊炎等。治疗方法包括中药内服、外用及特色手术、针灸推拿等。

1. 疮疡

临床治疗的文献以慢性皮肤溃疡居多,其次为皮肤丹毒、褥疮、化脓性疾病、虫蛇咬伤等,实验研究则集中在慢性皮肤溃疡。

王婷婷等将 100 例慢性皮肤溃疡患者随机分为两组各 50 例,均予常规基础治疗(抗感染,清创消毒等)。在此基础上,对照组外用贝复新,治疗组予温阳生肌膏(丁香、肉桂、乳香、没药)治疗,每日换药 1 次均治疗 28 d。结果:治疗组总有效率为 96.0%(48/50),高于对照组的 78.0%(39/50)(P<0.05);治疗组愈合率为 76.0%(38/50),明显高于对照组的 30.0%(15/50)(P<0.01);随访 1 年,治疗组复发率为 0,对照组为 8.0%(4/50)(P<0.05)。

王凌等将 74 例湿热内蕴型丹毒患者随机分为两组各 37 例,在常规抗感染治疗的基础上,治疗组采用中药(土荆皮、苦参、蛇床子、白矾、南五味子、乌梅等)擦洗(药液约 400 ml,温度 40~45 ℃为宜,用毛巾短距离往复摩擦患处及周边),对照组采用 50% 硫酸镁湿敷,两组均每次治疗30 min,1 次/d,疗程2 周。结果:治疗组治愈率为 86.5%(32/37),对照组治愈率为 75.7%(28/37),差异无统计学意义(P>0.05);治疗 1、2 周后中药擦洗组在肤色、肤温、水肿积分方面均低于同时间点的硫酸镁湿敷组(均 P<0.05);两组炎症指标白细胞、中性粒细胞、C-反应蛋白(CRP)治疗 1 周后,组间比较均具有统计学差异(均 P<0.05)。

谈宇政等将 78 例Ⅲ期褥疮患者随机分为两组各 39 例,对照组予呋喃西林溶液湿敷创面,观察组予金银花水煎液(浓度 250 mg/ml)湿敷 30 min 后,再以 50% 葡萄糖注射液继续湿敷,两组均每日换药 1~2 次,治疗 4 周。结果:观察组总有效率为 92.3%(36/39),高于对照组的 64.1%(25/39)(P<0.05)。

张董晓等总结赵炳南治疗阴证疮疡的经验,认为阴证疮疡的病机在于虚、瘀并存,由瘀致虚,或由虚致瘀,虚瘀致寒,寒重瘀重虚重。临诊使用引血疗法(即通常所说的刺络放血疗法),体现其"呼脓去腐""煨脓长肉""回阳化腐生肌"学术思想,中医机理在于变瘀为通、变静为动、祛瘀通络、温阳生新,从而瘀去新生、阳气得复。

吴斐等总结归纳王万春治疗毒蛇咬伤的经验,其认为治疗时需中西医结合,最先宜注射足量的抗蛇毒血清,同时根据患者情况辨证施治,善用膏药散剂等。临证多选用金银花、野菊花、蒲公英、紫花地丁、车前草、牡丹皮等中药。对于蛇伤后肢体的肿胀疼痛,则予蛇伤外敷散(蚤休、明矾、五灵脂等)及金黄膏外敷。

陈丽等将 48 只糖尿病溃疡模型大鼠随机分为模型对照组和仙藕乳蒲方组,仙藕乳蒲方组敷以仙藕乳蒲方(仙鹤草、藕节、乳香、蒲黄)粉末,模型对照组不予处理。造模后第 3、7、14 d 进行检测。结果:造模后第 7、14 d 仙藕乳蒲方组创面愈合率均高于模型对照组,分别为(69.38±9.36)%和(45.83±

11.59)%、(93.70±3.64)%和(85.95±6.49)%(均 $P<0.05$)。在透射电镜下观察造模后第3、7、14 d 创面组织块,与模型对照组相比,仙藕乳蒲方组的创面组织成纤维细胞中线粒体破坏程度均更轻,结构完整的线粒体更丰富。酶联免疫吸附测定(ELISA)结果显示第7、14 d,仙藕乳蒲方组创面皮肤组织三磷酸腺苷(ATP)含量均高于模型对照组(均 $P<0.05$),活性氧分子(ROS)含量均低于模型对照组(均 $P<0.05$)。

2. 皮肤病

相关文献仍居中医外科之首,约占35%。主要是对带状疱疹、湿疹、银屑病、痤疮、湿疹、黄褐斑、荨麻疹、手足癣、扁平疣、白癜风等的临床治疗,也有皮肤瘙痒症、尖锐湿疣、特应性皮炎、脱发等报道。

有关带状疱疹、黄褐斑、银屑病的治疗与研究详见专条。

3. 乳腺病

以急性乳腺炎、乳腺增生病、非哺乳期乳腺炎、乳腺癌为主,也可见乳房异常发育、乳头溢液等病症的临床治疗,实验研究主要集中在乳腺增生病。

董兰蔚等采用"切扩-拖线-熏洗-垫棉"四联法结合中药内服综合治疗60例肉芽肿性乳腺炎患者,均行切开扩创术,存在窦道或瘘管者联合拖线法,术后分阶段每日换药。提脓祛腐阶段:生理盐水冲洗后,中性油纱+九一丹填塞疮腔,约7~10 d;生肌收口阶段:同法冲洗后,清凉涂剂(院内制剂)和康复新液交替外用,并配合中药熏洗,约2~4周;再以纱布或棉垫盖于皮肤表面,绷带加压绑缚。术后第2 d起口服中药,提脓祛腐期予柴胡清肝汤加减(柴胡、黄芩、蒲公英、金银花、生地黄、赤芍药等),生肌收口期予托里消毒散加减(黄芪、炒白术、党参、茯苓、当归、川芎等)。结果:治愈57例,好转1例,未愈2例,有效率为96.7%(58/60),60例患者疮腔愈合时间最短37 d,最长96 d,平均56.72 d。术后3周比较治疗前后炎症细胞因子表达水平,IL-6、可溶性白细胞介素-2受体(sIL-2R)较治疗前降低($P<0.05$),而 IL-2、IL-4、γ-干扰素(IFN-γ)、转化生长因子β(TGF-β)水平较治疗前无明显变化($P>0.05$),sIL-2R/IL-2 比值较治疗前减小($P<0.05$),TGF-β/IL-6、IL-2/IL-6 比值较治疗前增大($P<0.05$)。

李逸梅等将100例气滞热壅型早期急性乳腺炎患者随机分为两组各50例,治疗组采用口服乳痈消方(柴胡、蒲公英、炒黄芩、栀子、金银花等)联合芙黄膏(芙蓉叶、大黄、赤小豆等)外敷治疗,对照组予以青霉素静滴。1周后治疗组中医证候总有效率为94.0%(47/50),优于对照组的74.0%(37/50)($P<0.05$)。组内比较,治疗后两组患者中性粒细胞比率(N%)、CRP、IL-6、肿瘤坏死因子(TNF)-α水平及中医证候积分均明显低于治疗前($P<0.01$)。治疗后组间比较,治疗组炎症因子水平(CRP、IL-6、TGF-β)以及中医证候总积分(9.38±6.61)和(15.96±7.98)均明显低于对照组(均 $P<0.01$)。

沈君敏等将肾虚痰凝型男性乳房异常发育症患者64例随机分为两组各32例,对照组予枸橼酸他莫昔芬片,治疗组予补肾化痰中药(鹿角、淫羊藿、锁阳、熟地黄、山药、浙贝母等),疗程3个月。结果:治疗组总有效率为93.8%(30/32),优于对照组的75.0%(24/32)($P<0.05$)。组内比较,治疗后乳房肿块最大直径均较治疗前明显减小(均 $P<0.05$);治疗后组间比较,治疗组乳房肿块最大直径(1.49±0.42)(cm)小于对照组(1.94±0.35)(cm)($P<0.05$)。

徐艳琳等总结何若苹采用清疏养三法治疗急性乳腺炎的经验。后者认为急性乳腺炎多与产后女性多虚多瘀的体质有关,与肝、脾胃、肾、冲任等脏腑经络功能失调亦密切相关,其病因病机为营虚受邪、虚热蕴蒸,乳汁淤积、排乳不畅,肝郁脾虚、冲任失调。临诊根据疾病发展阶段,详审病因病机,分别用清、疏、养三法分步辨治:乳痈初期清热透表、通乳消肿,中期疏调营血、散结通络,后期养胃健脾、澄本清源。

非哺乳期乳腺炎的治疗与研究,乳腺增生病的治疗及实验研究详见专条。有关中医药治疗乳腺癌的临床和实验研究见"肿瘤科"。

4. 肛肠病

集中在对痔疮、肛周脓肿和肛瘘、肛裂等的治疗和研究报道,肛门湿疹、瘙痒及脱肛等也有报道。

汤灵娇等将 95 例肛周脓肿患者随机分为两组,对照组 48 例采用常规外科换药,试验组 47 例使用复方黄柏液对脓腔冲洗消毒,术后第 2 d 开始换药,1 次/d,直至创面完全愈合。结果:试验组和对照组的有效率分别为 100.0%、97.9%(47/48)(P>0.05)。试验组痊愈率为 74.5%(35/47),高于对照组的 52.1%(25/48)(P<0.05)。试验组创面愈合时间为(26.32±4.98)d,低于对照组的(31.25±5.03)d,P<0.05。组间比较,在术后第 3、7、14 d 的肉芽生长评分、创面水肿评分、创面疼痛评分、创面渗出评分试验组均低于对照组(均 P<0.05)。

刘娟等将 264 例肛瘘术后患者随机分为两组,观察组 117 例术后 1 h 始予中药(大黄、川椒、没药、红花、白芷、乳香等)粉末烫熨神阙、气海、关元、中极,2 次/d,每次 30 min。对照组 147 例术前日起予耳穴贴压,穴位选取神门、皮质下、心、耳迷根、大肠、膀胱。按压 3～5 次/d,每次每穴 0.5～2 min。结果:至术后第 4 d,观察组术后首次排尿、导尿率、排便时间均明显优于对照组(均 P<0.05);观察组导尿率 5.1%(6/117),明显低于对照组的 12.2%(18/147)(P<0.05)。

赵诚等将 120 例肛裂术后患者随机分为紫草油组、凡士林组和湿润烧伤膏组,每组各 40 例。于肛裂术后第 1 d 起至创面修复,分别给予紫草油、湿润烧伤膏、凡士林外用。3 组分别于第 1、7、14、21 d 取材检测。结果:紫草油组愈合时间(19.20±2.86)d,优于湿润烧伤膏组的(21.58±3.88)d 及凡士林组的(26.55±3.64)d,P<0.05;Real-time PCR 结果显示,术后第 21 d 紫草油组中的 TGF-β1 和血管内皮生长因子(VEGF)的 mRNA 分别为(1.934±0.030)ng/L 及(2.001±0.028)ng/L,均高于凡士林组的(1.458±0.033、1.574±0.015)ng/L

及湿润烧伤膏组的(1.048±0.041、1.042±0.034)ng/L(P<0.05);Western blot 结果显示,紫草油组的 TGF-β1 和 VEGF 蛋白表达量分别为(0.869±0.019)ng/L 及(0.879±0.017)ng/L 均高于其他两组(均 P<0.05)。

李晓燕等将 200 例湿热下注型肛周湿疹患者随机分为两组各 100 例,对照组采用依巴斯汀片口服与曲安奈德益康唑乳膏外用,观察组予祛风止痒汤(地肤子、白鲜皮、蛇床子、防风、荆芥、当归等)内服,药物残渣研末外敷,疗程 14 d。结果:观察组总有效率为 98.0%(98/100),高于对照组的 85.0%(85/100)(P<0.05);治疗后组间比较,在瘙痒程度评分、湿疹面积及严重度指数(EASI)评分、皮肤病生活质量指数(DLQI)评分方面观察组分别为(0.74±0.16)、(2.41±1.17)、(4.38±0.53),均低于对照组的(1.24±0.28)、(3.73±1.52)、(6.46±0.79)(均 P<0.05)。

混合痔的治疗详见专条。

5. 男性泌尿性疾病

以前列腺炎、前列腺增生和男性不育症的文献为多,也可见附睾炎、男性更年期综合征的临床报道。

何冠蘩等将 150 例肾阳亏虚型良性前列腺增生患者随机分为西药组、中药组和中药联合穴位贴敷组,每组各 50 例。西药组予非那雄胺片口服。中药组予金匮肾气丸加味方(地黄、山药、附子、山萸肉、茯苓、桂枝等)内服。中药联合穴位贴敷组在内服金匮肾气丸加味方的基础上配合穴位贴敷(艾叶、泽泻、透骨草、葱白、肉桂、赤芍药、路路通、茯苓皮调制成丸;穴位选择:①气海、关元、归来、肾俞、次髎、三阴交;②天枢、水道、中极、膀胱俞、腰阳关、太溪。以上两方交替使用,每次贴敷 4 h,1 次/d)。所有患者均治疗 2 个月。结果:组内比较,治疗后三组患者的国际前列腺症状评分(IPSS)、生活质量评分(QOL)、膀胱过度活动症症状评分(OABSS)、最大尿流率(Qmax)与膀胱残余尿量(RUV)指标均有改善($P<0.05$),且中药联合穴位贴敷组的各项评分和指标改善程度均优于西药组和中药组($P<0.05$);中药联合穴位贴敷组的显效率为48.0%(24/50),高于西药组的24.0%(12/50)和中药组的26.0%(13/50),且起效时间为18 d,短于西药组42 d、中药组39 d($P<0.05$)。

赵蔚波等总结王琦"主病主方"论治尿频经验。认为良性前列腺增生属中医"癃闭"范畴,病理因素为瘀血、痰浊、湿热,表现为本虚标实。临诊时注重辨病与辨证相结合,善用经方、名方,常把具有活血化瘀、消癥作用的桂枝茯苓丸改为汤剂作为治疗本病的主方,同时配合水蛭活血散结、地龙通络利尿,共奏散瘀血、通水道之效,改善尿频、尿急、尿等待诸症。

杨朝旭等将90例男性不育症患者随机分为聚精丸组、冬虫夏草组、冬虫夏草联合聚精丸组(联合组),每组30例。聚精丸组口服聚精丸(熟地黄、何首乌、紫河车、制黄精、枸杞子、沙苑子等),冬虫夏草组(最终纳入28例)口服冬虫夏草纯粉胶囊,联合组(最终纳入28例)口服聚精丸+冬虫夏草纯粉胶囊,治疗12周。采用患者前后自身对照,结果:治疗后联合组总有效率为96.4%(27/28),明显高于冬虫夏草组的78.6%(22/28)和聚精丸组的63.3%(19/30)($P<0.05$)。治疗后3组前向运动精子百分率(PR%)、正常形态精子百分率、精子DNA碎片指数(DFI)均得到显著改善($P<0.05$);治疗后联合组PR%[(30.05±10.24)%]显著高于聚精丸组[(24.74±11.24)%]和冬虫夏草组[(22.71±13.60)%]($P<0.01$);正常形态精子百分率联合组[(4.16±2.86)%],显著高于聚精丸组[(2.73±1.86)%]($P<0.05$),但低于冬虫夏草组[(5.03±2.99)%]($P<0.05$);精子DFI联合组[(15.26±6.93)%]显著低于冬虫夏草组[(15.90±7.39)%]和聚精丸组[(16.85±8.52)%]($P<0.05$)。

王希涛等将50只雄性SD大鼠随机分为空白组、前列腺增生模型组、非那雄胺组及桂枝茯苓胶囊高、低剂量组,每组10只。采用大鼠去势后皮下注射丙酸睾酮($0.5\ mg \cdot kg^{-1} \cdot d^{-1}$),连续28 d建立大鼠前列腺增生模型。造模同时,空白组及模型组予以生理盐水,桂枝茯苓胶囊高剂量组($0.5\ g \cdot kg^{-1} \cdot d^{-1}$)、桂枝茯苓胶囊低剂量组($0.25\ g \cdot kg^{-1} \cdot d^{-1}$)、非那雄胺组($1\ mg \cdot kg^{-1} \cdot d^{-1}$)予相应药物,均连续灌胃28 d,灌胃量为$10\ ml \cdot kg^{-1} \cdot d^{-1}$。造模结束后处死取材。结果:治疗后组间比较,在前列腺湿重(g)及前列腺指数(mg/g)方面,模型组明显高于空白组(1 009.31±56.97)和(431.09±11.28)、(2.27±0.14)和(1.00±0.03)($P<0.01$);各治疗组则明显低于模型组($P<0.01$);其中桂枝茯苓胶囊高剂量组较低剂量组下降更明显(650.55±19.66)和(1 009.31±56.97)、(1.49±0.05)和(2.27±0.14)($P<0.01$)。ELISA检测血清和前列腺组织中的双氢睾酮(DHT),模型组高于空白组($P<0.01$),各治疗组均低于模型组(均$P<0.01$),其中非那雄胺组降低最明显($P<0.01$)。PCR法检测前列腺组织VEGF、TGF-β1表达,与空白组相比,模型组VEGF表达升高、TGF-β1表达降低($P<0.05$);各治疗组与模型组相比,TGF-β1表达明显增高、VEGF表达明显减少($P<0.05$)。

6. 周围血管疾病

以糖尿病足、下肢深静脉血栓、动脉粥样硬化闭塞症为主,也有静脉炎、动脉炎等的治疗。

李朋等将90例膝关节置换术(TKA)后患者随机分为两组各45例,两组术后均予抗感染、镇痛、抗凝等基础干预。中药组术后第1 d开始口服益气活血通脉方(黄芪、党参、独活、牛膝、丹参、泽泻等)治疗;利伐沙班组术后12 h开始口服利伐沙班片,疗程14 d。结果:治疗后中药组和利伐沙班组的下肢深静脉血栓(DVT)发生率分别为15.6%(7/45)、20.0%(9/45)($P>0.05$)。治疗后中药组术后皮下瘀斑、皮下浅表感染发生率分别为6.7%(3/45)、4.4%(2/45),明显低于利伐沙班组的22.2%(10/45)、20.0%(9/45)($P<0.05$);中药组中医证候评分明显低于利伐沙班组(2.30±0.17)和(3.69±

0.43)($P<0.01$);组间比较术后 14 d,中药组患者的血浆 D-二聚体水平和关节疼痛 VAS 评分(2.04±0.11)和(3.12±0.53)、(2.42±0.15)和(3.50±0.37),均明显低于对照组(均 $P<0.05$)。

方豫东等将 100 例下肢动脉硬化闭塞症患者随机均分为两组各 50 例,对照组予口服贝前列素钠片、阿司匹林、瑞舒伐他汀钙片常规治疗,治疗组加服四逆汤治疗(附子、干姜、甘草),疗程为 28 d。结果:最终完成试验者治疗组 48 例,对照组 47 例;治疗组总有效率为 79.2%(38/48),优于对照组的 57.4%(27/47)($P<0.05$);治疗后组内比较两组患者在皮肤温度感、皮肤色泽、疼痛、踝肱指数(ABI)、间歇性跛行距离及间歇性跛行缓解时间评分,差异均有统计学意义($P<0.05$);组间治疗后比较皮肤温度感、皮肤色泽、疼痛和 ABI 评分,差异均有统计学意义($P<0.05$)。

王琨等将 68 例血栓性浅静脉炎(STP)患者随机分为两组各 34 例,对照组予皮下注射低分子量肝素钙及口服阿司匹林治疗,观察组在此基础上予以口服脉络舒通颗粒(黄柏、苍术、黄芪、金银花、薏苡仁、白芍药等),疗程为 2 周。结果:观察组总有效率为 91.2%(31/34),高于对照组的 70.6%(24/34)($P<0.05$)。观察组治疗后症状(发热、疼痛、肿胀感、下肢条索或结节)评分低于对照组($P<0.05$);观察组治疗后内皮素-1(ET-1)、血栓素 B2(TXB2)、IL-1、IL-1β、CRP 均低于对照组(均 $P<0.05$)。

糖尿病足的治疗及实验研究详见专条。

7. 其他外科疾病

有关急性胰腺炎、阑尾炎、胆囊炎、胆石症、肠梗阻、脓毒症的临床报道较多,也可见烧伤、冻疮等报道。实验研究则集中在急性胰腺炎。

巩子星等将 100 例急性阑尾炎患者随机分为两组各 50 例,均行阑尾切除术,术后对照组予以常规抗感染、补液等治疗,观察组在此基础上予以黄藤通腑汤(黄藤、蒲公英、桃仁、厚朴、陈皮、当归等)内服,术后 6 h 服用,水煎取 300 ml 早晚温服,服用 3 d;联合阑尾穴中药贴敷(大黄、芒硝、牡蛎、蚤休等),6 h 更换 1 次,至出院。比较术后恢复及并发症发生情况,结果:术后 5 d,观察组总有效率为 96.0%(48/50),高于对照组的 80.0%(40/50)($P<0.05$)。术后肠鸣音恢复时间、排便时间、肛门排气时间、下地活动时间方面观察组(10.61±2.19、19.61±3.19、13.61±3.19、8.11±2.47)h,优于对照组的(14.78±4.21、22.78±3.21、18.78±4.21、17.71±5.45)h($P<0.05$)。观察组并发症发生率为 2.0%(1/50),明显低于对照组的 14.0%(7/50)($P<0.05$)。术后 6 h、12 h 及 24 h 观察组 VAS 评分均低于对照组(均 $P<0.05$)。术后 72 h 观察组 IL-1β 及 IL-6 水平均低于对照组(均 $P<0.05$)。

王骐等将老年急性肠梗阻患者 60 例随机分为两组各 30 例。两组均予常规禁食水、胃肠减压、肥皂水灌肠或开塞露治疗。在此基础上观察组加用新加黄龙汤加减(生地黄、生甘草、党参、生大黄、芒硝、玄参等),1 剂/d,100 ml/袋,第 0～3 d 每日 8:00、11:00、14:00、17:00 各口服 100 ml;第 4 d 起,每日 8:00、18:00 各口服 100 ml。如出现大便≥3 次/d,则停服中药及停止灌肠或开塞露治疗。观察组及对照组分别脱落 5 例和 4 例。结果:首次排气、排便时间观察组(47.4±16.2、87.2±12.6)h 均早于对照组的(56.3±14.0、97.1±12.8)h($P<0.05$);治疗后第 2、3 d 观察组腹痛 NRS 评分低于对照组(2.6±1.0)和(4.2±1.9)、(1.5±0.8)和(2.9±1.2)($P<0.05$)。

陈羽等将 120 例脓毒症胃肠功能障碍患者随机分为两组各 60 例,对照组采用抗感染、营养支持等常规西医治疗,治疗组在此基础上加用加味桃核承气汤(桃仁、桂枝、酒大黄、芒硝、甘草、枳实等)加减。2 次/d,治疗 7 d。结果:治疗组总有效率为 96.7%(58/60),优于对照组的 76.7%(46/60)($P<0.05$)。治疗 7 d 后,治疗组在肠鸣音[(2.03±0.37)和(2.82±0.45)(次/min)]、腹围[(96.54±2.53)和(92.65±2.21)(cm)]及腹内压指标[(14.53±2.50)和(12.73±2.20)(mmHg)]方面均优于对照组

（均 $P<0.05$）；治疗 7 d 后两组患者序贯器官功能衰竭量表（SOFA）及急性生理和慢性健康量表（APACHE Ⅱ）评分与治疗前比较均降低（均 $P<0.05$），且治疗组明显低于对照组（$P<0.05$）；治疗组治疗 3、7 d 后炎症指标（CRP、IL-6、降钙素原、淀粉样蛋白 A）及胃肠功能指标（胃泌素-17、胃蛋白酶原）均明显低于对照组同期水平（均 $P<0.05$）。

陈淮臣等将 48 只大鼠随机分为空白组、模型组、全方组、大黄组、桃仁组、甘草组、桂枝组、芒硝组，每组 6 只。各组以 10 ml/kg 给药,连续 7 d 间隔 24 h 灌胃,正常组与模型组予等量蒸馏水。余各组剂量分别为：桃核承气汤全方 17.27 g/kg、大黄组 6.29 g/kg、桃仁组 1.57 g/kg、甘草组 3.14 g/kg、桂枝组 3.14 g/kg、芒硝组 3.14 g/kg。给药 7 d 后,采用腹腔注射 L-精氨酸法构建急性胰腺炎模型,造模结束,所有大鼠禁食不禁水 24 h,ELISA 法测定血清中淀粉酶（AMS）、脂肪酶（LPS）、TNF-α、IL-10 和 NO 水平。治疗后组间比较,与正常组相比,模型组中以上各项指标均显著升高（均 $P<0.05$）；与模型组比较,各给药组大鼠血清中 AMS、LPS、TNF-α、NO 水平均明显降低（均 $P<0.05$）,其中 AMS 在各组中具体水平为全方组（185.82±7.70）U/L＜芒硝组（203.53±12.50）＜大黄组（210.13±14.40）＜甘草组（211.23±11.53）＜桃仁组（222.50±11.93）＜桂枝组（233.86±15.52）＜模型组（270.98±12.55）；与模型组比较,全方组、大黄组、甘草组、芒硝组大鼠血清 IL-10 水平显著升高（$P<0.05$）；桃仁组和桂枝组血清 IL-10 水平与模型组比较无显著性差异（$P>0.05$）。

胆囊炎的治疗及实验研究详见专条。

（撰稿：孟畑 褚美玲 审阅：李斌）

【白癜风的治疗与研究】

1. 医家经验

王芳等总结杨志波根据疏风和营、行气活血、健脾补肾三种治法治疗白癜风的常用药对经验,以供皮肤病专科临床用药借鉴。疏风和营类,常用荆芥-防风、浮萍-薄荷、柴胡-黄芩；行气活血类,常用桃仁-红花、川芎-秦艽、丹参-赤芍药；健脾补肾类,常用山药-薏苡仁、紫河车-补骨脂、女贞子-墨旱莲。

张家豪等探讨陈明岭辨治白癜风心得。其立足整体,紧抓疾病特点,结合四川多湿易碍脾气,对白癜风的诊疗提出了"标本兼治、不忘肺脾、调血贯通、寒者热之"的原则。治疗白癜风,辨其标本缓急,祛邪与扶正相辅相成,调补肝肾、培补肺脾、调理气血贯穿始终,适当运用温通之药,多思路、多角度、多维度、多方法辨治白癜风,可获良效。

胡文韬等总结贾敏治疗白癜风的临床经验。其根据中医基本理论和白癜风的发病机理,结合个人治疗心得,提出以"补肾法"治疗白癜风的基本原则和思路,自拟补肾消白方（补骨脂、骨碎补、当归、川芎、黑芝麻、制何首乌等）治疗白癜风,以补益肾阳、益精养血为治法,在补肾阳的同时配以滋补肾阴药物,滋肾水并养肝木,从而达到阴阳双补平衡,精血互生,使黑色素代谢趋于正常,取得了满意疗效。

2. 临床治疗

张新荣等认为,白癜风血虚证患者的病因病机可归纳为气滞血虚、血虚精亏、血虚致瘀,基于精血同源理论,可从补肾填精为论治,兼以疏肝理气、调营养血、活血化瘀,使全身气血和畅条达,肌表郁滞解除,皮肤得以恢复。①气滞血虚证,以白斑散在片状分布为特征,治以疏肝理气、补肾养血,方用逍遥散合二至丸化裁（女贞子、墨旱莲、当归、白芍药、柴胡、茯苓等）；②血虚精亏证,白斑以局限或泛发为主要特征,治以补肾填精、调营养血,方以六味地黄丸加减（熟地黄、山茱萸、女贞子、墨旱莲、补骨脂、鹿角胶等）；③血虚致瘀证,以局限白斑为特征,治以养血调精、益肾活血,方以通窍活血汤为基础化裁（熟地黄、生地黄、赤芍药、川芎、桃仁、红花等）。

刘晓玉将 80 例患者随机分为两组各 40 例,均予 308 nm 准分子激光照射常规治疗,对照组在此基础口服驱白巴布期片,观察组则加用消斑愈白汤（熟地黄、当归、何首乌、白芍药、补骨脂、菟丝子等），3个月为1个疗程，连续治疗2个疗程。结果：治疗3个月、6个月后，两组患者的皮损面积、色素积分均较治疗前改善（均 $P<0.05$），且观察组治疗6个月后的皮损面积、色素积分优于对照组（$P<0.05$）；观察组总有效率为87.5%（35/40），高于对照组的75.0%（30/40）（$P<0.05$）。

王远红等观察扫白茴风丸对白癜风阳虚血瘀证患者的临床疗效及对外周血Th17、Treg细胞的影响。将120例患者随机分为两组各60例，治疗组予以扫白茴风丸（熟地黄、炙麻黄、桂枝、荆芥、防风、小茴香等），对照组予以白癜风丸，另设正常组30例（体检健康者）作对照。4个月疗程结束后，比较治疗组与对照组皮损面积、临床疗效、中医证候评分、DLQI评分的变化及3组外周血Th17、Treg细胞比例变化。结果：治疗4个月后，与对照组相比，治疗组在减少白斑面积与临床疗效方面改善明显（$P<0.05$）。治疗组和对照组外周血Treg细胞比例有所上升，Th17细胞比例有所下降，两组均趋向于正常组，且治疗组较对照组改善明显（$P<0.01$）；治疗组治疗前后外周血Th17、Treg细胞比例比较，均有显著性差异（均 $P<0.01$）。提示扫白茴风丸可减少阳虚血瘀型白癜风皮损面积，有助于调节患者自身免疫，使外周血Th17、Treg水平趋向正常。

毛秋霞等观察白癜风丸联合308 nm准分子光治疗进展期局限型白癜风的临床疗效，将86例患者随机分为两组各43例，对照组仅采用308 nm准分子光进行治疗，每周1～2次，治疗组在对照组基础上同时口服白癜风丸（补骨脂、旱莲草、川芎、白芷、地肤子、刺蒺藜等），疗程为12周。结果：治疗组显效率为79.1%（34/43），有效率为95.3%（41/43），均优于对照组的62.8%（27/43）、79.1%（34/43）（均 $P<0.05$）。治疗组不良反应发生率为4.7%（2/43），低于对照组的16.3%（7/43）（$P<0.05$）。

3. 基础研究

何婷等通过网络药理学及分子对接的方法筛选、验证青龙衣治疗白癜风的关键活性成分、关键作用靶点，探索其可能的作用机制。结果得到21个关键活性成分及27个关键靶点。对与白癜风密切相关的6个关键活性成分及6个关键靶点进行分子对接验证，表明1,3-二羟基-2-甲氧基蒽醌和1,3-二羟基蒽醌可能作用于ESR1和Bcl2靶点；1-甲基-3,8-二羟基-6-甲氧基蒽醌可能作用于ESR1靶点；2,3-二甲基-5-羟基-1,4-萘醌可能作用于MAOA靶点；2,3-二氢-5-羟基-1,4-萘醌可能作用于PTPN22靶点；胡桃醌可能作用于MAOA和BCL2靶点。

田硕等利用网络药理学方法研究白芷治疗白癜风的作用机制，发现潜在作用靶点参与了细胞凋亡、肽酰丝氨酸磷酸化、丝裂原活化蛋白激酶的激活等多种生物过程；涉及细胞凋亡、肿瘤坏死因子信号通路、FOXO信号通路、HIF-1信号通路等多条信号通路。

（撰稿：张淼 周蜜 审阅：陈红风）

【痤疮的治疗及实验研究】

1. 临床经验

高凡总结朱明芳运用外治法治疗痤疮的经验。临证强调中医整体观，遵循"外治之理即内治之理"的原则，善用火针针刺、中药水面膜之"丹润"、中药抗痘香皂和含桉叶制剂等多种外治法治疗痤疮，并配合中药或西药口服治疗。临床强调辨证施治，内外兼治，中西医结合，故每获良效。

李默等总结李家庚治疗女性痤疮的经验。其认为女性痤疮虽发于皮肤表面，但与机体卫气营血、经络脏腑息息相关，不仅与火、热、毒、瘀等病理因素有关，更与女性冲任失调有重要联系。其总结的基本治疗原则为实证以清热解毒、凉血散瘀为主，虚证以调和肝脾、滋补肾阴为主。①清热解毒，凉血散瘀，多以五味消毒饮为基本方化裁;②女性肝气郁结、冲任失调型痤疮,多用四逆散和当归芍药散加减化裁;③女性阴虚火旺,冲任失调,多以六味地黄丸为基本方加减治疗。

梁永瑞等总结李应存运用敦煌大泻肝汤(枳实、芍药、炙甘草、黄芩、大黄、生姜)治疗寻常痤疮的经验。此方主要用于治肝气郁结、郁而化火之证,载于《辅行诀脏腑用药法要》,原卷藏于敦煌藏经洞,已佚,历代未见著录。李应存在治疗寻常痤疮时,常以泻肝调气血法为原则,以敦煌大泻肝汤为基础方,加入马齿苋、连翘、蒲公英等清热解毒药,重用生地以清热凉血,在清泻实火的时候,加入川芎、当归等药行气活血,调理气血的运行,处方中清热、凉血、行气、疏肝均有体现,使机体的气血得以运行畅通,湿热病邪排出体外,痤疮自然会好转。

2. 临床治疗

赵东瑞等将 150 例肺经风热型轻中度寻常痤疮患者随机分为 5 组各 30 例,中药组予愈痤汤口服(黄芩、连翘、泽泻、虎杖、栀子、薏苡仁等),光电组予 Elos 治疗,西药组予常规西药(米诺环素胶囊、夫西地酸软膏)治疗,中药联合光电组予中药内服愈痤汤联合 Elos 治疗,西药联合光电组予常规西药联合 Elos 治疗,观察各组患者治疗前、治疗 4 周后的临床疗效、综合评分、中医证候评分及疗效等。结果:在临床治疗总有效率方面,中药联合光电组为 96.7%(29/30),优于中药组 83.3%(25/30)、光电组 70.0%(21/30)、西药组 76.7%(23/30)、西药联合光电组 80.0%(24/30)(均 $P<0.05$)。与治疗前比较,5 组治疗后痤疮综合分级系统(GAGS)评分、中医证候评分均显著降低($P<0.01$)。在皮疹改善程度方面,中药联合光电组均优于其他 4 组(均 $P<0.05$);在中医证候改善方面,中药联合光电组皮疹痒痛、颜面潮红、口渴喜饮、舌苔证候均明显优于其他 4 组(均 $P<0.05$)。

唐清体等将 212 例面部轻、中度寻常痤疮患者随机分为两组各 106 例,治疗组采取珍黄片(黄芩、牛黄、猪胆汁、珍珠、薄荷)口服联合阿达帕林凝胶外用,对照组仅给予阿达帕林凝胶外用,均连续治疗 8 周。结果:治疗中两组各有 6 例脱落。治疗 8 周,治疗组有效率为 81.0%(81/100),优于对照组的 62.0%(62/100)($P<0.05$)。治疗后两组患者的皮损个数均较治疗前减少,且治疗组皮损个数少于对照组,皮损减少率大于对照组($P<0.05$)。

平瑞月将 283 例轻中度寻常痤疮患者随机方法分为两组,对照组 142 例采用西医常规外治法,治疗组 141 例采用杞玉祛痘茶(枸杞子、玉竹、桑叶、菊花等)联合英茜清痘面膜(蒲公英、马齿苋、白芷、杏仁、黄精、甘草提取物)治疗。两组均治疗 8 周,并在停药后 4 周随访。结果:治疗组总有效率为 63.8%(90/141),优于对照组的 51.4%(73/142)($P<0.05$)。治疗后两组 GAGS 评分均较本组治疗前降低($P<0.05$),且治疗组低于对照组($P<0.05$);随访时两组 GAGS 评分均较本组治疗后降低($P<0.05$),但两组间比较差异无统计学意义($P>0.05$)。治疗前治疗组卡迪夫痤疮伤残指数(CADI)评分高于对照组($P<0.05$),治疗后及随访时两组 CADI 评分均较本组治疗前降低(均 $P<0.05$),治疗后 CADI 评分组间比较差异无统计学意义($P>0.05$),随访时治疗组 CADI 评分高于对照组($P<0.05$)。

游嵘等将 78 例痤疮患者随机分为两组各 39 例。对照组予赖氨葡锌颗粒治疗,治疗组予清心肝火中药汤剂(龙胆草、皂角刺、黄芩、大血藤、败酱草、半枝莲等)口服;两组患者同时外涂他扎罗汀凝胶。疗程 4 周。结果:治疗组总有效率为 94.9%(37/39),优于对照组的 79.5%(31/39)($P<0.05$);治疗后两组患者的皮肤生理指标均显著改善,且治疗组显著优于对照组($P<0.05$);治疗结束后 3 个月,治疗组复发率为 2.7%(1/37),显著低于对照组的 22.6%(7/31)($P<0.05$)。

向雨等搜集整理《中医方剂大辞典》《中药成方制剂》中外用治疗痤疮的方药,筛选并利用 Excel 建立数据库,运用频数统计、关联分析、聚类分析等方法进行数据挖掘。结果:筛选得到处方 60 首,涉及中药 174 味,分析使用频次≥5 的中药 25 味,包括白芷、白及、白蔹、甘松、杏仁等,药性温性、寒性均有,药味为辛、苦、甘,主要归肺、胃二经,基于关联规则,得出核心药对为白芷-天花粉、白芷-甘松、白及-甘松等;聚类分析主要得出三类药物,其中白及、白丁香、楮实子、升麻、绿豆、皂角刺、白蔹、僵蚕、白芷、附子、天花粉、零陵香、藁本、细辛、甘松为一类,杏仁、樟脑为一类,硫磺、雄黄、密陀僧、轻粉、麝香为一类。

3. 实验研究

黄青等将 120 例湿热体质寻常型痤疮患者随机分为空白组、观察组与对照组各 40 例,对照组采用异维 A 酸胶囊治疗,观察组采用温清饮加减(当归、白芍药、熟地黄、川芎、黄连、黄芩等)治疗,均治疗 42 d。比较 3 组患者治疗前、治疗结束后 1 d 与治疗结束后 90 d 的 GAGS、CADI、HADS 及湿热体质积分,Toll 样受体 2(TLR2)表达及各项炎症因子水平。结果:治疗结束后 1 d、90 d,观察组 TLR2 及各炎症因子水平均显著降低(均 $P<0.05$),GAGS、CADI、HADS 及湿热体质评分均显著降低(均 $P<0.05$),且观察组均低于对照组(均 $P<0.05$)。观察组近、远期疗效总有效率为 90.0%(36/40)、82.5%(33/40),分别高于对照组的 85.0%(34/40)、67.5%(27/40)(均 $P<0.05$)。

牛凡琪等将 60 只 6～8 周 Wistar 大鼠随机分为 6 组:空白组和模型组、阳性对照组以及三黄凝胶的低浓度、中浓度和高浓度组,每组 10 只大鼠,除空白组外,剩余各组在鼠的右侧耳郭开口处涂抹 100% 油酸来制作粉刺模型,持续涂药 3 周,在肉眼、病理学观察提示造模成功后开始外用药物。不使用药物于空白组和模型组,不同浓度的三黄凝胶(黄芩、黄连、黄柏、丹参、当归、凡士林等)则分别外抹于三黄凝胶低浓度、中浓度、高浓度组(生药 0.02 g、0.04 g、0.08 g·kg^{-1}·d^{-1}),使用 0.025% 浓度的维 A 酸乳膏外抹于阳性对照组,持续使用药物 4 周后,以酶联免疫吸附测定(ELISA)法检测每组 NF-κB 和抗炎细胞因子 IL-37 活性表达水平。结果:所有治疗组的 NF-κB 和抗炎细胞因子 IL-37 活性表达水平都比模型组的表达水平低很多($P<0.05$);黄凝胶的低浓度、中浓度组和阳性对照组比较差异无统计学意义($P>0.05$);三黄凝胶高浓度组和阳性对照组比较差异有统计学意义($P<0.05$)。提示黄凝胶在治疗痤疮中的作用机制与降低 NF-κB 和抗炎细胞因子 IL-37 活性表达水平密切相关。

薛兵等将 40 只大鼠随机分为空白组、模型组、西药组和中药组各 10 只,采用大鼠右耳郭注射痤疮丙酸杆菌方法复制痤疮模型。中药组给予枇杷清肺饮加减(枇杷叶、桑白皮、黄芩、黄连、栀子、连翘等)方,西药组给予异维 A 酸胶囊灌胃,其他两组给予等剂量生理盐水灌胃,连续给药 21 d 后观察大鼠耳外观及形态变化,测量大鼠耳廓厚度,计算大鼠耳郭组织肿胀率,ELISA 检测大鼠血清中 TNF-α、IFN-γ 含量,免疫组化和蛋白质印迹检测大鼠病灶组织中的 TLR-2、NF-κB P65 蛋白表达。结果:与空白组比较,模型组大鼠耳郭厚度及肿胀率显著增高,血清 TNF-α 升高,IFN-γ 降低,大鼠耳郭组织中 TLR-2、NF-κB 的表达明显增加($P<0.05$);与模型组比较,西药组和中药组大鼠耳郭组织厚度及肿胀率、血清 TNF-α、IFN-γ 表达水平与大鼠耳郭组织 TLR-2、NF-κB 的表达水平均有所改善(均 $P<0.05$),且中药组的改善效果稍好于西药组($P<0.05$)。提示清消法能有效地改善大鼠痤疮局部炎症反应,其机制可能通过调节 TLR-2/NF-KB 来抑制 TNF-α 表达、促进 IFN-γ 表达。

(撰稿:杨丹 周蜜 审阅:陈红风)

【带状疱疹的治疗与研究】

刘汉山等将 68 例患者随机分为两组各 34 例,对照组采用西医抗病毒、对症止痛、抗炎、防治并发症等治疗,并配合炉甘石洗剂外涂;治疗组采用中医综合疗法即刺络拔罐、针刺、艾灸及中药龙胆泻肝汤合补阳还五汤加醋延胡索(醋延胡索、龙胆草、栀子、黄芩、柴胡、生地黄等)内服,并配合抗病毒、抗炎药物静滴治疗。结果:治疗组脱落 2 例,对照组脱落 3 例;治疗组总有效率为 93.8%(30/32),明显高于对照组的 80.7%(25/31)($P<0.05$);治疗组止疱时间、结痂时间、疼痛缓解时间均明显短于对照组(均 $P<0.01$);治疗组无患者遗留后遗症,对照组有 7 例。

王芳将 60 例患者随机分为两组各 30 例,均用伐昔洛韦颗粒并外用重组人干扰素 α2b 凝胶治疗,试验组加用乳没行气止痛汤加减(乳香、没药、延胡索、郁金、川芎、当归等),疗程 10 d。结果:试验组总有效率为 90.0%(27/30),优于对照组的 73.0%(22/30)($P<0.05$);试验组皮损消退时间短于对照组($P<0.05$),疼痛缓解亦优于对照组($P<0.05$)。

禹建春等将 66 例患者随机分为两组各 33 例,对照组口服阿昔洛韦分散片、甲钴胺及阿昔洛韦软膏外敷于疱疹处,观察组在口服阿昔洛韦分散片、甲钴胺基础上,将阿昔洛韦软膏改用自制木豆叶浸膏外敷,疗程 7 d。结果:观察组总有效率为 93.9%(31/33),明显高于对照组的 75.8%(25/33)($P<0.05$);观察组疼痛程度评分、疱疹皮损评分明显低于对照组($P<0.05$)。

陈笑将 72 例患者随机分为两组各 36 例,均采用更昔洛韦钠静脉滴入、口服腺苷钴胺片对症治疗,水疱给予清创处理后,观察组外敷复方紫草油,对照组使用呋喃西林溶液湿敷,疗程 7 d。结果:观察组总有效率为 94.4%(34/36),优于对照组的 86.1%(31/36)($P<0.05$);观察组平均结痂时间、皮损消退时间和住院时间均显著短于对照组(均 $P<0.05$)。

董明智等将 96 例患者随机分成两组各 48 例,均予阿昔洛韦静脉滴注,治疗组加用银翘解毒汤(金银花、蒲公英、白菊花、连翘、浙贝母、生地黄等)治疗,疗程 10 d。结果:治疗组有效率为 70.8%(34/48),高于对照组的 62.5%(30/48)($P<0.05$);治疗组治疗后结痂时间、脱痂时间及疼痛缓解时间均显著缩短(均 $P<0.05$),症状积分、睡眠质量评分、血清炎性因子 IL-1β、TNF-α 均显著降低,明显优于对照组(均 $P<0.05$)。

钟华等将 80 例患者随机分为两组各 40 例,对照组予泛昔洛韦片西药治疗,观察组在对照组的基础上口服龙胆泻肝汤(生地黄、泽泻、龙胆草、栀子、金银花、车前子等)和外敷中药"三黄散"(大黄、黄连、黄柏、覆盆叶)治疗,疗程 14 d。结果:观察组总有效率为 97.5%(39/40),明显高于对照组的 87.5%(35/40)($P<0.05$);观察组疼痛缓解时间、皮疹干涸结痂时间及水泡消退时间均明显少于对照组(均 $P<0.05$)。

王定远等观察清热祛湿方(茵陈、黄柏、丹参、牡丹皮、薏苡仁、白茅根等)治疗 2 型糖尿病合并急性带状疱疹的临床疗效。将 60 例患者随机分为两组各 30 例,对照组予以盐酸二甲双胍肠溶胶囊及阿昔洛韦缓释片,两组患者均予以 TDP 神灯照射;治疗组在对照组的基础上加用清热祛湿方,持续治疗并观察 1 个月。结果:治疗组总有效率为 86.7%(26/30),明显优于对照组的 66.7%(20/30)($P<0.05$);两组治疗后 FPG、2hPG、HbAlc 水平均较治疗前下降,且治疗组优于对照组($P<0.05$);治疗组水疱消退时间、结痂时间以及疼痛减轻时间均明显短于对照组(均 $P<0.05$)。

王洁研究六神丸配合湿敷对带状疱疹后遗神经痛患者的干预效果。将 80 例患者随机分为两组各 40 例,对照组予阿昔洛韦及甲钴胺分散片治疗,观察组在对照组的基础上予六神丸配合中药湿敷(当归、黄芪、升麻、苏木、赤芍药、红花等)治疗,疗程 3 周。结果:观察组治疗总有效率为 92.5%(37/40),高于对照组的 75.0%(30/40)($P<0.05$);治疗后两组疼痛评分、睡眠质量评分及情绪状态评分均较治疗前明显降低,且观察组低于对照组($P<0.05$)。

邓鑫等以伏邪立论,在综合文献研究材料与临床资料数据分析的基础上,从带状疱疹的病变特点以及疹前期、出疹期、疹后期的临床变化出发,提出少阴(精原不藏)-肌腠(伏毒外发)-膜原(邪退伏中)的病位病理变化过程,为带状疱疹的中医临床辨证诊治提供新的思路。

高彦沁等总结王邦才诊疗带状疱疹的经验。基于对带状疱疹的认识，以气血、脏腑作为辨证基础，阐述了肝脾肺、气血与带状疱疹的内在联系，提出了正气不足、湿热火毒阻滞经络是带状疱疹的基本病机。治疗上把肝脾肺、气血作为其关键因素，以祛邪解毒、化瘀通络、益气养阴作为治疗主旨，同时提倡"祛邪不伤正，养阴不留邪"，并总结出以"外透毒邪，内养正气"为核心的治疗法则。临证将升降散（僵蚕、片姜黄、生大黄、蝉蜕）用作治疗带状疱疹及其后遗神经痛的主方。初期，治以辛凉透表、苦寒清火解毒，方用银翘散合升降散加减；中期，治疗上总以透邪为要，以升降散为基本方，同时灵活运用疏肝、健脾、清热、解毒等法；后期，诊治应辨明虚实，以达渐除瘀血、缓图正气的目的。

曹畅等总结年莉运用"年氏三联中医综合疗法"治疗头面带状疱疹的临证经验。认为头面带状疱疹的病机是湿、热、火毒客于经络，气滞血瘀，阻遏经络而致病，分为肝经郁热型、脾虚湿蕴型、痰瘀阻络型，分别予以龙胆泻肝汤清泻肝胆湿热，平胃散健脾化湿，年氏化痰通络汤化痰祛瘀通络。其认为邪毒浸淫与气血失衡是发病的重要原因，故在各证型中注意顾护正气与调和气血，方能事半功倍。"年氏三联中医综合疗法"通过方药内服，顾护正气，驱邪外出；结合针刺放血使热毒随血而泻，通络止痛；再以三黄二香散（黄连、黄柏、大黄、乳香、没药）局部湿敷，清热解毒、活血止痛，保护创面，促进愈合。

（撰稿：张展　周蜜　审阅：陈红风）

【湿疹的治疗及实验研究】

1. 临床治疗

胡慧营等将 90 例急性湿疹（湿热证）随机分为两组各 45 例，对照组予盐酸西替利嗪片治疗，观察组在对照组基础上予清热去湿汤（首乌藤、白鲜皮、防风、荆芥、苍术、蒲公英等）治疗，疗程 10 d。结果：观察组总有效率为 93.3%（42/45），明显高于对照组的 75.6%（34/45）（$P<0.05$）；治疗组单项症状积分（皮损面积、瘙痒程度、皮损形态、皮损颜色）、湿疹面积和严重程度指数评分（EASI）、瘙痒程度（VAS 评分）、IL-4 水平、IL-5 水平均显著低于对照组（均 $P<0.05$），IL-2、IFN-γ 水平均显著高于对照组（均 $P<0.05$）。

吴俊华等将 82 例慢性湿疹患者随机分为两组各 41 例，对照组予糠酸莫米松乳膏治疗，观察组在对照组的基础上加用养血止痒汤（白蒺藜、牡丹皮、蝉蜕、荆芥、麦冬、熟地黄等），疗程 4 周。结果：观察组总有效率为 95.1%（39/41），高于对照组的 73.2%（30/41）（$P<0.05$）；观察组治疗后症状改善评分低于对照组（$P<0.05$），血清中 ICAM-1、VCAM-1 含量亦低于对照组（$P<0.05$）。

李娜将 68 例慢性湿疹患者随机分为两组各 34 例，均予依巴斯汀片及干扰素凝胶治疗，观察组加服和血除湿汤（丹参、鸡血藤、白芍药、当归、生地黄、海桐皮等），疗程 14 d。结果：观察组临床总有效率为 100%，明显优于对照组的 82.4%（28/34）（$P<0.05$）；观察组瘙痒程度评分低于对照组，血清 IL-4 水平低于对照组，IFN-γ 水平高于对照组（均 $P<0.05$）。

杜军兴等将 100 例脾虚湿阻型湿疹患者随机分为两组各 50 例。对照组予氯雷他定片及复方甘草酸苷胶囊口服，复方樟脑乳膏外用；观察组予除湿胃苓汤加减（苍术、白术、陈皮、厚朴、猪苓、茯苓等）口服联合艾炷灸及复方樟脑乳膏外用治疗。7 d 为 1 个疗程，共治疗 8 个疗程。结果：治疗组临床总有效率为 96.0%（48/50），明显高于对照组的 76.0%（38/50）（$P<0.01$）；治疗后两组 DLQI 评分及中医证候评分均较治疗前降低，且观察组评分均低于对照组（均 $P<0.01$）。

楼丹灵将 72 例慢性湿疹患者随机分为两组各 36 例，对照组予常规西药治疗，观察组在对照组基础上给予苦参汤（苦参、地肤子、野菊花、金银花、白芷、炒黄柏等）药浴治疗，疗程均为 10 d。结果：观察组总有效率为 86.1%（31/36），优于对照组的 63.9%（23/36）（$P<0.05$）；治疗后两组 CD_4^+、CD_4^+/CD_8^+ 较治疗前升高，且观察组高于对照组（$P<$

0.05);两组 CD_8^+ 较治疗前降低,且观察组低于对照组($P<0.05$);两组 IL-2、IFN-γ 水平较治疗前降低,且观察组低于对照组($P<0.05$)。

2. 经验总结

都国文等分析了"脾应长夏"理论的内涵,认为"脾应长夏"的本质是脾胃功能协同合作的自稳时间调控系统,平时呈现"脾虚胃强"的生理状态,在长夏季湿邪盛的气候状态下多发表实里虚的相关性疾病,同时指出从"脾应长夏"理论探讨湿疹的季节性发病机制的必要性和可行性。在现代医学对湿疹多样化研究的趋势下,提出中医"天人相应"思想对湿疹发病机理的重要性与指导性及与"脾应长夏-褪黑素-辅助 T 细胞 1/辅助 T 细胞 2-湿疹"免疫内分泌调节机制的相关性。褪黑素作为中医"天人相应"理论的中介,将中医宏观季节气候变化与西医微观免疫紊乱所致湿疹样病变相联系,从而引发对湿疹发病和季节节律性的思考,指出正确理解"脾应长夏"的本质内涵对认识湿疹的发病规律、症状缓解的病理机制及开展有效的治疗与预防都具有重要指导意义。

胡紫腾等认为除风、湿、热等因素,燥邪也是湿疹发病的重要原因。临证需从内燥、外燥两方面着手,主要治法可为祛除外燥、滋润内燥及内外燥兼治。外燥致病者,法当以益气固表、祛除外燥为主,方用麻黄连翘赤小豆汤合当归贝母苦参丸;内燥致病者,多见于慢性湿疹,可用清燥润肤饮养阴生津、润肺养肤,以改善皮肤肥厚、皲裂、干燥、瘙痒、起屑等;内外燥相兼致病者,既要祛除外燥,亦需滋润内燥,并根据内外燥邪之偏重,用药须有所侧重。若燥与他邪相兼致病,则应于治燥基础上辅以祛除他邪之药。临床需辨证施治,灵活用药,不可固执一端。

王晓翠等总结牛阳的治疗经验。认为风湿热久积体内、蕴毒触发引发"气血壅遏"是急性湿疹的病因病机,具体表现为风湿热蕴结三焦气分和湿热毒郁于营血分。本病属于标本俱实之证,气血壅遏、阴阳失调是为本,风、湿、热、毒、瘀、燥诸邪客于肌腠是

为标,故临证主张重在祛邪,常用祛风燥湿、清热解毒之法,在此基础上辅以宣通气血,以调气为主、气血同治,其中调气旨在使用辛温发散、轻苦微辛的流动之品以通阳、宣肺、疏利三焦气机,治血意为使用辛温质润、凉血散瘀、通利二便的血分药以清除营血分湿热、热毒而通其瘀滞、透热转气。总体用药燥润相济、寒温同施、刚柔并进,使气血和则阴阳和,邪气无所隐藏而病愈。

黄小英等总结岳仁宋的治疗经验。从"脾与皮玄府"论治糖尿病慢性湿疹,认为消渴湿疮发病多因过食肥甘厚味,内生湿浊,困厄脾之玄府,玄府不通,湿浊蕴积化热羁留,湿热浸渍,于肌肤之表闭塞皮之玄府,消渴湿疮由生。故治疗上以风药开玄府为总纲,以理气胜湿、理气散热、理气调血为治疗大法,使气机得畅,消渴湿疮得治。

毛钟莹等基于玄府理论,认为玄府郁闭,气血渗灌失司,肌肤失于荣养是慢性湿疹发生的病机。因此,开通玄府,使气血津液正常运行是慢性湿疹的治疗关键。分别从辛散风湿、辛温通阳、辛香醒脾三个方面,探讨辛润法在慢性湿疹治疗中的运用。

3. 实验研究

邓晶晶等应用瑶浴清消方(熊胆木、三叉苦、苦李根、九里明、杨梅皮、穿心莲等)干预 2,4-二硝基氯苯丙酮诱导的急性湿疹小鼠模型。结果:瑶浴清消方能有效缓解急性湿疹造成的小鼠耳郭皮肤损伤及肿胀度,减轻湿疹急性期炎症症状;能有效降低急性湿疹模型血清中升高的 IL-4 与 TNFα 的含量,升高急性湿疹模型血清中降低的 INF-γ 的含量。提示明瑶浴清消方治疗急性湿疹的作用机制或是通过降低 TNF-α、IL-4 表达含量,升高 IFN-γ 表达含量,从而恢复 Th1/Th2 细胞平衡状态,达到治疗急性湿疹的目的。

程凤霞等研究马齿苋提取物对急性湿疹模型大鼠皮肤屏障功能及炎症因子和免疫因子表达的影响。应用马齿苋提取物干预 2,4-二硝基氯苯诱导的急性湿疹大鼠模型。结果:干预 9 d 后,不同剂量

的马齿苋均能明显减轻大鼠右背部皮肤红肿、丘疹、水疱及糜烂等症状,减少渗出液,改善皮损程度,经皮水分丢失量也显著降低。高、中、低剂量(生药含量分别为 2、1、0.5 g/ml)马齿苋均能降低 IL-4、TNFα 的表达,升高模型大鼠血清中 IFN-γ 的表达,降低 IgE 的表达。提示马齿苋作用机制可能与抑制 TNF-α、IL-4 和 IgE 的表达,提高 IFN-γ 的表达,并恢复皮肤屏障功能有关。

尹璐等基于 TLR4/MyD88/NF-κB 信号通路探讨加贞芪扶正胶囊对二硝基氯苯丙酮诱导的慢性湿疹小鼠炎症反应的抑制作用。结果:贞芪扶正胶囊(黄芪、女贞子)可以显著改善小鼠双耳肿胀程度,降低小鼠双耳变应评分,减轻小鼠皮肤炎症浸润并降低血浆及皮肤中 TNF-α、IL-6 及 IL-1β 蛋白与 mRNA 表达,同时还可显著下调小鼠皮肤组织中 TLR4、MyD88、NF-κB 蛋白与 mRNA 表达。提示贞芪扶正胶囊调节免疫系统及抑制炎性反应治疗慢性湿疹的作用机制可能与调控 TLR4/MyD88/NF-κB 信号通路有关。

戴雅琴等应用黄柏胶囊联合盐酸奥洛他定干预 2,4-二硝基氯苯诱导的湿疹小鼠模型。结果:黄柏胶囊组、盐酸奥洛他定能显著改善小鼠皮肤肿胀程度,降低湿疹度评分。通过检测小鼠血清和皮肤组织,发现黄柏胶囊组、盐酸奥洛他定干预后血清中炎症因子 IFN-γ、IL-4 和 TNF-α 含量显著降低,皮肤组织中 ICAM-1 和 VCAM-1 蛋白及 mRNA 表达含量也显著降低。提示黄柏胶囊联合盐酸奥洛他定治疗湿疹的作用机制可能与下调炎症因子和 ICAM-1、VCAM-1 蛋白及 mRNA 表达,减轻炎症反应有关。

朱雨晴等应用柏蛇湿疹膏(黄柏、蛇床子、马齿苋、金银花)干预 2,4-二硝基氯苯诱导的急性、慢性湿疹大鼠模型。在治疗 5 周后,小鼠皮肤苔藓化、红斑、丘疹症状积分均显著降低,血清中 IL-4、IL-10 水平均显著低于模型组,IFN-γ 水平均显著高于模型组。提示柏蛇湿疹膏可有效改善慢性、急性湿疹模型大鼠皮损,降低大鼠血清中 IL-4、IL-10 水平,提升 IFN-γ 含量,其湿疹治疗效果与细胞因子密

切相关。

(撰稿:王娇 周蜜 审阅:陈红风)

【慢性荨麻疹的治疗及实验研究】

1. 学术理论

李菲等总结陈达灿的治疗经验。陈氏认为荨麻疹病因虽复杂,探其根本,离不开"风""虚"二因,即平素体虚卫表不固,风邪趁虚侵袭,客于肌表,致营卫失和而发病。李菲等从四个方面总结其诊治经验:①顺应地域,天人合一;②妇幼老壮,量法存异;③经方辨治,融汇古今;④特色草药,事半功倍。临床多选用玉屏风散合四君子汤补益脾肺,使藩篱兼顾以治本,而不可求风邪速去。只有抓住祛邪与扶正的最佳时机,才能达治愈疾病的目的。

杨中阳等从寒冷性荨麻疹的临床病机出发,浅析胡希恕-冯世纶经方医学理论体系运用桂枝汤加味在治疗寒冷性荨麻疹中的应用体会。冯氏强调经方辨证施治,主要依据症状反应,经方诊治皮肤病,亦不出六经。临床治疗当遵循先辨六经再辨方证之原则,具体就是先辨病位即病位在表、在里或半表半里,再辨病性即病情属阴或属阳。确定六经归属后,根据方证对应之原则选取适宜方剂。桂枝汤是仲景汗法代表方,功在安中养液、发汗解肌、调和营卫,治疗太阳中风,也是治疗皮肤病的基础方。无论是荨麻疹、湿疹、结节性红斑,还是过敏性紫癜、银屑病、痤疮,只要症状反应为太阳病表虚证,就可以运用桂枝汤化裁治疗,常可获得满意疗效。

王斑等总结王道坤从"风血相关"论治慢性荨麻疹的治疗经验。王氏依经之法,提倡"辨证与辨体质"相结合,在把握患者整体状态的同时,准确辨证,灵活加减。提出"血荣则风灭"的学术观点,认为气血相和可安五脏,血随气行,但唯有血荣才可鼓邪外出。强调从"风血相关"论治荨麻疹,调补气血,使气得血而盛,血得气而荣,气血充盈,故病不得生。同时,认为应发挥中医特长优势,针药并用,内服外洗,为患者提供多种治疗手段,快速缓解疾病症状,并在

经济方面减轻患者的诊疗压力。

周停停等总结了慢性荨麻疹的病因病机与玄府开窍法之间的联系,结合部分著名医家的实际案例进行阐释。玄府作为机体极为精微的组织结构,对于"风邪"等疏布起着重要的控制调节作用。选用玄府开窍的中医治疗方法,调节腠理,恢复皮肤屏障功能,进而控制慢性荨麻疹的进展,不仅体现了标本兼治的原则,其治疗简便,收效显著也更容易被患者接受。

2. 临床研究

邓艳芬等将 92 例慢性荨麻疹患者随机分为两组各 46 例,所有患者均予氯雷他定联合匹多莫德治疗,观察组在此基础上联合中药(透骨草、毛桃树叶、苍耳各 300 g,白蒿 200 g)洗涤治疗,3~5 d 为 1 个疗程,治疗 4 个疗程。结果:治疗 5 d,观察组总有效率为 93.5%(43/46),显著高于对照组的 78.3%(36/46)($P<0.05$);观察组 3 个月、6 个月内复发率分别为 4.3%(2/46)、10.9%(5/46),均低于对照组的 17.4%(8/46)、30.4%(14/46)(均 $P<0.05$)。

王寻知等观察健脾祛风止痒汤对的临床疗效。将 116 例荨麻疹脾虚湿蕴证患者随机分为两组各 58 例,对照组口服盐酸西替利嗪片和氯雷他定片联合治疗,治疗组在对照组的基础上加服健脾祛风止痒汤(黄芪、陈皮、茯苓、乌梅、柴胡、徐长卿等),7 d 为 1 个疗程,共治疗 4 个疗程。结果:治疗组总有效率为 89.7%(52/58),高于对照组的 69.0%(40/58)($P<0.05$);两组治疗后皮肤瘙痒、神疲乏力和自汗的中医症候积分、风团个数、发作频率和持续时间均低于治疗前,且治疗组优于对照组(均 $P<0.05$);治疗组治疗后血清总 IgE 水平低于对照组($P<0.05$);治疗组复发率为 24.1%(14/58),低于对照组的 56.9%(33/58)($P<0.05$)。

郭樱等研究乌梅防风四物汤治疗慢性荨麻疹的疗效和安全性。将 80 例慢性荨麻疹患者随机分为两组各 40 例,治疗组予以乌梅防风四物汤加减(乌梅、防风、五味子、生地黄、当归、白芍药等)治疗,对

照组予口服盐酸左西替利嗪片,疗程为 8 周。治疗结束后对比两组患者荨麻疹活动性评分(UAS),治疗组平均值为(1.95±1.218),对照组为(4.65±0.949),$P=0.001$,两组比较差异具有显著意义。对比两组患者疗效,治疗组总有效率为 87.5%(35/40),对照组总有效率为 50.0%(20/40)($P=0.003$)。第 12 周对患者进行随访,治疗组复发 6 例,对照组复发 14 例($P=0.039$)。

朱启辉等探讨加味黄连解毒汤对慢性荨麻疹血热症患者的临床疗效。将 108 例患者随机分为两组各 54 例,对照组予以氯雷他定片治疗,观察组给予加味黄连解毒汤(黄连、黄芩、黄柏、生地黄、牡丹皮、水牛角丝等)治疗。疗程为 4 周,必要时延长至 3~6 个月。结果:观察组总有效率为 94.4%(51/54),高于对照组的 81.5%(44/54)($P<0.05$);治疗后两组 IL-4、IgE 水平降低,IFN-γ 水平升高,且观察组 IL-4、IgE 水平低于对照组,IFN-γ 高于对照组(均 $P<0.05$)。

刘星显等观察升阳益胃汤加减治疗慢性荨麻疹脾肺气虚证的临床效果。将 80 例患者随机分为两组各 40 例,对照组予口服盐酸西替利嗪治疗,观察组在对照组的基础上予以升阳益胃汤加减(黄芪、党参、白术、柴胡、防风、茯苓等)治疗,疗程为 4 周。结果:观察组愈显率和总有效率分别为 72.5%(29/40)、87.5%(35/40),优于对照组的 32.5%(13/40)、52.5%(21/40)(均 $P<0.05$)。治疗后两组患者的风团数量、风团大小、瘙痒程度、每周发作次数等症状体征评分均较治疗前明显降低(均 $P<0.05$),且观察组的降低作用明显优于对照组($P<0.05$)。治疗结束 1 个月后,观察组复发率为 10.3%(3/29),明显低于对照组的 53.8%(7/13)($P<0.05$)。

王薇等研究依巴斯汀联合金水宝胶囊递减疗法治疗慢性荨麻疹的临床效果。将 90 例患者随机分为 3 组各 30 例。对照组予以依巴斯汀片治疗;连续组在对照组基础上加服金水宝胶囊(成分:发酵虫草菌粉);递减组予以依巴斯汀第 1、2、3 周予 10 mg/d,第 4、5、6 周予 7.5 mg/d,7、8、9 周予

5 mg/d,第 10、11、12 周予 2.5 mg/d,第 13 周停药,同时加服金水宝胶囊。结果:治疗 12 周后递减组有效率为 90.0%(27/30),连续组为 83.3%(25/30),对照组为 13.3%(4/30);停药后 4 周递减组有效率为 83.3%(25/30),连续组为 56.6%(17/30),对照组为 13.3%(4/30)。组间比较,递减组和连续组均优于对照组(均 $P<0.05$)。与本组治疗前比较,3 组治疗 12 周后及停药后 4 周 UAS 评分均下降,其中连续组治疗 12 周后 UAS 评分下降情况优于停药后 4 周($P<0.05$),对照组及递减组前后比较则差异无统计学意义($P>0.05$);与对照组同期比较,递减组和连续组治疗 12 周后及停药后 4 周 UAS 评分均下降,差异有统计学意义($P<0.05$),停药后 4 周,与连续组同期比较,递减组 UAS 评分下降更明显($P<0.05$)。研究发现,治疗 12 周后及停药后 4 周,联合用药的疗效及荨麻疹活动性评分(UAS)改善均著优于单一用药,递减疗法在疗效及 UAS 改善方面显著优于连续组,提示递减疗法可使患者有一个逐步的耐受过程,减少用药,提高了依从性。

金李慧等自拟中药益气养血润燥祛风汤联合地氯雷他定片治疗慢性荨麻疹。将 60 例患者随机分为两组各 30 例,均予地氯雷他定片治疗,观察组在此基础上联合益气养血润燥祛风汤(生地黄、当归、制首乌、白芍药、赤芍药、荆芥等)治疗,疗程为 8 周。结果:观察组愈显率为 93.3%(28/30),优于对照组的 66.7%(20/30)($P<0.05$)。两组治疗后临床症状评分和生活质量 DLQI 评分均较治疗前改善,且治疗组较照组明显降低($P<0.05$)。

3. 实验研究

孙昂远等探究养血祛风汤治疗血虚风热型慢性自发性荨麻疹的临床疗效及对免疫因子水平的影响。将 96 例患者随机分成两组各 48 例,治疗组口服中药养血祛风汤(当归、川芎、丹参、蒺藜、防风、赤芍药等),对照组口服奥洛他定片治疗。结果:两组治疗后 4 周、8 周 UAS 评分较治疗前均有所降低(均 $P<0.05$),治疗组 UAS 评分均高于对照组(均

$P<0.05$);治疗 8 周后,治疗组患者血清 IgE、IL-4 及 LT 水平降低幅度明显优于对照组,血清 IFNγ 水平升高幅度亦明显优于对照组($P<0.05$)。治疗 4 周、8 周后,两组有效率比较差异均无统计学意义(均 $P>0.05$)。12 周(停止治疗后 4 周)随访时,治疗组复发率为 12.0%(3/25),明显低于对照组的 71.4%(20/28)($P<0.05$)。

张莉等探讨防风通圣颗粒联合抗组胺药物治疗荨麻疹疗效及对自身免疫影响。将 80 例患者随机分为两组各 40 例,均予抗组胺治疗,研究组联合防风通圣颗粒(防风、荆芥穗、薄荷、麻黄、大黄、栀子等)治疗,疗程为 6 周。结果:研究组总有效率为 95.0%(38/40),优于对照组的 75.0%(30/40)($P<0.05$);治疗后两组患者 IgE、TNF-α、IFN-γ 均有改善,且研究组各项指标值明显优于对照组($P<0.05$);两组患者治疗后 CD_3^+、CD_4^+、CD_8^+、CD_4^+/CD_8^+ 各项细胞免疫功能指标均有所改善,且研究组均明显优于对照组(均 $P<0.05$)。

王栩芮等探讨当归饮子联合西替利嗪治疗慢性荨麻疹患者的疗效及对免疫炎症因子的影响。将 112 例血虚风燥证患者随机分为两组各 56 例,对照组口服盐酸西替利嗪片,观察组在对照组的基础上加用当归饮子(当归、川芎、白芍药、生地黄、荆芥、防风等)治疗,疗程为 4 周。结果:两组治疗后症状及体征评分、UAS、SSRI 评分均较治疗前降低(均 $P<0.05$),且观察组降低程度更明显($P<0.05$)。

苏孟等观察活血祛风汤联合放血疗法对慢性荨麻疹患者外周血 T 细胞细胞因子表达的影响。将 68 例患者随机分为两组各 34 例,对照组采用活血祛风汤(红花、桃仁、白鲜皮、苦参、生地黄、赤芍药等)治疗,研究组采用活血祛风汤联合放血疗法治疗,疗程 4 周。结果:研究组总有效率为 97.1%(33/34),优于对照组的 73.5%(25/34)($P<0.05$);研究组不良反应率为 5.9%(2/34),低于对照组的 26.5%(9/34)($P<0.05$)。治疗后研究组 IL-4 水平高于对照组($P<0.05$),IL-2、IFN-γ 水平低于对照

组（$P<0.05$）。

（撰稿：蔡晓册 周蜜 审阅：陈红风）

【混合痔的治疗及实验研究】

单苏圆总结陈民藩的治疗经验。认为对于有症状的痔，需消除或减轻症状，而非根治痔病；对于无症状的痔，只需做好日常防护，不必进行处理。提出"辨证论治、内外并重、药术同施、存体寡损"的治疗总则。在中医内治方面，主张"因地制宜""因人制宜"；在中医外治方面，其根据"酸敛收涩"理论研制了紫白膏（紫草、大黄、白及、冰片、煅石膏）、消痔洗剂（大黄、马齿苋、芒硝、白矾、威灵仙等）等外用制剂，以达收缩痔体、缓解痔核肿胀等疗效。在手术方面强调减少损伤、维护肛门术后功能。

孙慧通过回顾性分析研究外剥内扎术联合中药坐浴熏洗对混合痔患者的临床疗效。将70例患者随机分为两组各35例，所有患者均接受外剥内扎手术，观察组术后予敛湿活血止痛汤（芒硝、蒲公英、黄芩、黄柏、五倍子、大黄等）熏洗坐浴，对照组术后予高锰酸钾溶液熏蒸、坐浴。两组坐浴熏蒸时间均为10～20 min/次，每日2次，疗程7 d。结果：治疗后观察组患者创面愈合时间显著短于对照组（6.13±0.72）d和（17.94±3.43）d（$P<0.05$），术后肛缘疼痛视觉模拟疼痛评分法（VAS）评分（1.21±0.20）分和（2.05±0.35）分及水肿程度评分（0.32±0.07）分和（1.03±0.19）分均低于对照组（均$P<0.05$）。

黄义等研究槐花康痔丸对混合痔的临床疗效。将90例患者随机分为两组各45例，对照组予地奥司明片口服，观察组加用槐花康痔丸（槐花、卷柏、地榆、虎杖、黄芩、赤芍药等）口服，疗程7 d。结果：试验组总有效率为95.6%（43/45），显著高于对照组的80.0%（36/45）（$P<0.05$）；试验组便血、肛缘水肿、肛门疼痛等症状评分均显著低于对照组（均$P<0.05$）。

张天鹏等将京万红软膏、加减地榆槐角丸联合应用于痔术后患者。试验组60例术后予加减地榆槐角丸（槐角、地榆、土茯苓、黄芩、当归、赤芍药等）早晚分服，第3煎坐浴，坐浴后取适量京万红软膏于肛门内外涂擦，2次/d；对照组60例术后予碘伏油纱条＋止痛栓换药。疗程为1周。结果：试验组总有效率为96.7%（58/60），显著高于对照组的83.3%（50/60）（$P<0.05$）；试验组创面疼痛消失时间（8.24±1.67）d，水肿消失时间（10.56±2.21）d、创面愈合时间（9.58±1.96）d，显著短于对照组的（12.58±2.01）d、（15.21±2.84）d及（13.74±2.32）d（均$P<0.05$）。

党红民等将60例Ⅲ—Ⅳ度环状混合痔患者随机分为两组各30例，观察组采用吻合器痔上黏膜环切术联合外剥内扎手术治疗，对照组仅采用外剥内扎手术治疗。结果：观察组总有效率为96.7%（29/30），显著高于对照组的80.0%（24/30）（$P<0.05$）；住院时间（6.7±1.7）d和（9.4±2.3）d、创面愈合时间（7.3±1.8）d和（12.4±1.5）d、术后疼痛评分（0.5±0.2）分和（2.3±0.2）分、术后并发症发生率（10.0%和40.0%）均显著低于对照组（$P<0.05$）。

魏小龙采用回顾性分析研究改良式痔上黏膜环切术对混合痔患者临床疗效及相关肛肠动力学指标的影响，观察组35例采用改良式PPH术，对照组33例采用外剥内扎术。结果：观察组总有效率为97.1%（34/35），显著高于对照组的90.9%（30/33）（$P<0.05$）；术中出血量、愈合时间、住院时间及术后3 d时VAS评分均显著低于对照组（均$P<0.05$）。

黎爽等将195例痔疮患者随机分为两组，均接受手术治疗。对照组97例术后予以黄连膏（黄连、当归尾、地黄、姜黄、黄柏）外敷创面，2～3次/d，至创面完全愈合；联合组98例术后在对照组基础上给予止痛如神汤（皂角刺、秦艽、桃仁、泽泻、防风、苍术等）口服，疗程3周。结果：联合组总有效率为96.9%（95/98），显著高于对照组的87.6%（85/97）（$P<0.05$）。

李洪超等将120例混合痔术后便秘患者随机分为两组各60例，治疗组予益气宣肺活血方（白术、黄芪、杏仁、桔梗、川芎、当归等）水煎浓缩取汁，术后第

3 d 开始早晚 2 次温服,对照组术后 3 d 开始予迈之灵片、当归龙荟胶囊口服,疗程 14 d,停药后随访 2 周。结果:治疗组总有效率为 90.0%(54/60),显著高于对照组的 80.0%(48/60)(P<0.05);治疗组伤口愈合时间(14.77±4.19)d,明显短于对照组的(16.53±4.49)d(P<0.05)。

上官海琴等将 108 例湿热下注型混合痔术后患者随机分为两组各 54 例,均行混合痔外切内扎术。观察组术后予穴位贴敷、按摩联合中药熏洗坐浴。其中穴位贴敷采用姜汁+醋敷贴神阙穴、热罨包+四子散敷中极穴,每次 30 min,1 次/d;穴位按摩选取大肠+天枢+支沟+上巨虚+合谷穴,每次 20~30 min,1 次/d;中药熏洗坐浴选用止痛如神汤加减(当归、黄柏、泽泻、秦艽、槟榔、皂角刺等),每次 10~15 min,1 次/d。对照组术后仅采用中药熏洗坐浴治疗,方法同治疗组。疗程为 7 d。结果:观察组总有效率为 94.4%(51/54),高于对照组的 81.5%(44/54)(P<0.05)。

林巧娟等研究肛愈散对大鼠痔术后创面及血清炎症因子的影响。以 75% 冰醋酸于大鼠肛周注射建立痔术后模型。造模成功后,肛愈散(大黄、虎杖、延胡索、五倍子、薄荷、冰片)高、中、低剂量组各 10 只,分别予相应浓度药物(生药含量 0.3 g/ml、0.6 g/ml、1.2 g/ml)局部熏洗;空白组与模型对照组各 10 只予高压灭菌水熏洗;痔疾洗液组给予痔疾洗液熏洗;每次 15 min,1 次/d,疗程 10 d。结果:与模型对照组比较,肛愈散和痔疾洗液可明显降低大鼠创面组织 IL-6、TNF-αmRNA 表达及血清中炎症因子 IL-6、TNF-α 含量(P<0.05);创面组织中 COL1、COL3 蛋白表达明显增加(P<0.05),且以肛愈散高剂量组增加最为显著。

(撰稿:代秋颖　审阅:李斌)

【胆囊炎的治疗与研究】

栾晓峰等将 110 例慢性胆囊炎患者随机分为两组各 55 例,对照组口服消炎利胆片,观察组口服大柴胡汤(黄疸者加茵陈等,胁痛较甚者加川楝子等;伴有结石者加金钱草等),疗程为 2 周。结果:观察组总有效率为 90.9%(50/55),高于对照组的 76.4%(42/55);6 个月后复发率为 3.6%(2/55),低于对照组的 20.0%(11/55)(均 P<0.05)。观察组患者右上腹痛缓解时间(3.25±0.57)d、右上腹压痛缓解时间(4.05±0.86)d、发热缓解时间(4.51±0.92)d,短于对照组的(4.52±0.98)d、(5.51±1.14)d、(7.21±1.63)d(均 P<0.05)。观察组治疗后 IL-2、IL-8 水平高于对照组,IL-1β、β-内咖肽(β-EP)、瘦素(LEP)水平低于对照组(P<0.05)。

胡霜霜等选取 92 例慢性胆囊炎患者随机分为两组各 46 例,对照组口服熊去氧胆酸片,观察组在对照组基础上加服清肝利胆方(柴胡、枳实、郁金、炒白术、鸡内金、金钱草等),疗程 4 周。结果:观察组总有效率为 93.5%(43/46),高于对照组的 78.3%(36/46)(P<0.05);治疗组胆囊壁厚度、胆囊体积小于对照组(P<0.05);治疗后两组 TBA、TC、IL-1β、TNF-α 水平均较治疗前降低(均 P<0.05),且观察组低于对照组(P<0.05)。

曹海芳等将 120 例肝胆气滞型慢性胆囊炎胆石症患者随机分为两组各 60 例,均予生活方式干预、口服熊去氧胆酸片治疗,对照组加服胰胆舒胶囊,观察组口服柴胡疏肝散加减(金钱草、茵陈、北柴胡、白芍药、川芎、香附等),疗程 3 个月。结果:观察组中医证候疗效、慢性胆囊炎彩色超声疗效和胆石症影像学疗效均明显优于对照组(均 P<0.05),观察组胆囊壁厚度和胆囊容积小于对照组(P<0.01),胆囊收缩功能高于对照组(P<0.01);观察组 IL-6、IL-8、TNF-α 和 NF-κB 均低于对照组(均 P<0.01)。

王怡群等将 88 例原发性胆汁性胆管炎患者随机分为两组,对照组 43 例口服熊去氧胆酸,治疗组 45 例在对照组的基础上加服中药复方煎剂(小柴胡汤合芍药甘草汤化裁,柴胡、黄芩、姜半夏、党参、炒白芍药、垂盆草等),疗程 24 周。结果:治疗组有效率为 77.8%(35/45),高于对照组的 69.8%(30/43)(P<0.05);治疗组 ALT、AST、γ-谷氨酰胺转移酶

（γ-GT）和碱性磷酸（AKP）水平的降低程度均优于对照组（均 $P<0.05$）。

张兆宏等观察清热利胆汤联合内镜逆行胰胆管造影术（ERCP）治疗急性梗阻性化脓性胆管炎的临床疗效。将 72 例患者随机分为两组各 36 例，对照组行内镜逆行胰胆管造影术，术后静滴头孢他啶 2.0 g，甘草酸二铵 150 mg，1 次/d，治疗组加服消炎利胆汤（大黄、柴胡、丹参、茵陈、黄芩、赤芍药等），疗程 7 d。结果：治疗组有效率为 97.2%（35/36），高于对照组的 75.0%（27/36）（$P<0.01$）；ALT、AST、谷氨酰转肽酶的降低程度较对照组高（$P<0.01$）。

易纪杰等对美国国立医学图书馆 PubMed、荷兰医学文摘 Embase、中国知网（CNKI）、万方等数据库自建库至 2020 年 4 月发表的应用茵陈蒿汤加减治疗急性重症胆管炎胆道减压引流术后疗效的随机对照试验进行系统评价，共纳入 6 项研究，累计 373 例患者（对照组 184 例予以单纯常规西医治疗，试验组 189 例在常规西医治疗基础上联合茵陈蒿汤加减治疗）。结果：与对照组相比，试验组可降低总胆红素、直接胆红素、ALT 和 AST 水平（均 $P<0.01$），缩短患者的住院时间（MD＝－6.85，95%CI 为－7.98～－5.73，$P<0.01$），提高临床有效率（OR＝3.46，95%CI 为 1.21～9.89，P＝0.02）。

戚璐等基于网络药理及分子对接技术分析得出茵陈五苓散对原发性胆汁性胆管炎的干预作用的潜在机制可能是槲皮素、异鼠李素、β-谷甾醇、阿特匹林 A、猪毛蒿等活性化合物，与法尼醇 X 受体结合作用于 AKT1、JUN、MAPK1、RELA、IL6 等靶点调节多条信号通路而发挥作用。

但文超等对干预慢性胆囊炎的中药复方专利进行数据挖掘，发现其治疗胆囊炎以疏肝利胆、清热利湿、活血止痛、利胆通腑为主，高频药物有郁金、柴胡、金钱草等，常用药对有郁金-柴胡、柴胡-白芍药、柴胡-黄芩等，角药组合有川楝子-金钱草-郁金、白芍药-甘草-柴胡、川楝子-柴胡-郁金等，新处方有"柴胡、白芍药、川楝子、郁金、金钱草、木香、枳壳、延胡索、黄芩、茵陈、大黄、枳实"等，潜在处方有"鹰不泊、马绊草、过山枫、寒莓根、槐角、小白撑、草问荆"等。

王宇新总结童光东基于"肝郁络阻"论治胆胀的经验。其认为疏肝利胆应贯彻执行于治疗胆胀的任何一个阶段，提出胆病治肝，疏肝利胆以治本，常用药物有柴胡、白芍药、瓜蒌、丝瓜络、橘络、青皮等；不通则痛，活血通络以治标，喜用旋覆花汤、叶桂桃仁牡蛎方等化瘀通络止痛；已病防传，治疗常须理脾和胃，常以平和之药取效；中西汇通，病证结合灵活加减。

周才英总结常占杰的治疗经验。其提出阴虚夹湿和瘀血阻滞肝脏分别为原发性胆汁性胆管炎病情缠绵和病情演进的主要因素，临床治疗以健脾疏肝为先，养阴化湿时强调以审查舌象和脉象为侧重点，活血化瘀与益气化瘀相结合。

安夏葵总结卢秉久从女性生理特点论治原发性胆汁性胆管炎的经验。其认为原发性胆汁性胆管炎多发于女性的发病机制是肝肾渐虚、精血易亏，治以二至丸合五子衍宗丸加减补肝益肾，逍遥散合柴胡疏肝散加减疏肝解郁，真武汤合桂附地黄丸加减助阳益气，配合调整作息、改善居处、心理疏导等辅助治疗。

张燕洁等认为卫气郁滞胆汁络是原发性胆汁性胆管炎的独立病机和全程推进因素。强调早期即以大剂量风药配合活血通络、利胆通腑药物进行治疗；新病直起于胆汁络是该病的病位特点，胆汁络郁热日久成瘀是该病的重要局部病理特点之一；而胆毒内损胆汁络是该病进展期的关键病机，降低淤滞胆汁的毒性及促进胆毒的排出是这一环节治疗的两大思路。

（撰稿：金岚　审阅：李斌）

【非哺乳期乳腺炎的治疗】

黄蕾等将 90 例浆细胞性乳腺炎患者随机分为两组各 45 例，对照组采用西医常规治疗，研究组在对照组基础上加用疏肝解郁浆乳方（郁金、龙葵、栀子、柴胡、虎杖、黄芩等），疗程2周。结果：研究组治疗后3、7、14 d临床症状积分低于对照组（$P<0.05$），研究组总有效率为97.8%（44/45），高于对照组的82.2%（37/45）（$P<0.05$）。

张允申等将100例浆细胞性乳腺炎患者随机分为两组各50例，对照组采用西医治疗（口服醋酸泼尼松片，视乳房症状逐渐减量至停药，急性肿块期未成脓者予头孢尼西钠静滴，肿块成脓者进行抽吸/切开引流术）+局部芙黄膏外敷，试验组在对照组基础上予疏肝解毒汤（醋柴胡、丹参、醋香附、没药、牡蛎、僵蚕等）口服，疗程2个月。结果：试验组总有效率为96.0%（48/50），高于对照组的82.0%（41/50）（$P<0.05$）；试验组CRP、TNF-α、IL-6低于对照组（$P<0.05$），IgG、IgM、IgA、C3、C4水平较治疗前显著降低且低于对照组（$P<0.05$）。治疗后6个月试验组复发率为4.2%（2/48），低于对照组19.5%（8/41）（$P<0.05$）。

何俊俊将90例浆细胞性乳腺炎患者随机分为两组各45例，均进行乳头整形术及常规术后护理，观察组术后加用透脓托毒汤（黄芪、当归、皂角刺、人参、白术、穿山甲等）治疗。结果：治疗后1、3个月两组VAS评分及泌乳素水平均较前降低（$P<0.05$），治疗后3个月观察组改善程度优于对照组（$P<0.05$）。治疗后6个月，观察组总有效率为91.1%（41/45），高于对照组的73.3%（33/45）（$P<0.05$）；观察组复发率6.7%（3/45），低于对照组22.2%（10/45）（$P<0.05$）。

李幸运将79例非哺乳期乳腺炎患者随机分为两组，对照组39例采用强的松治疗，观察组40例在对照组基础上予以消痈散结汤（蒲公英、赤芍药、金银花、皂角刺、连翘、瓜蒌等），疗程为10 d。结果：治疗后观察组总有效率为95.0%（38/40），高于对照组的79.5%（31/39）（$P<0.05$）；观察组TNF-α、CRP、IL-6、WBC、CD_4^+、IgA、IgG较对照组降低更明显（$P<0.05$），CD_8^+较对照组升高更明显（$P<0.05$）。治疗后3个月观察组总复发率为10.0%（4/40），低于对照组的28.2%（11/39）（$P<0.05$）。

宁伟等将108例非哺乳期乳腺炎患者随机分为两组各54例，两组均采用抗生素治疗，观察组在此基础上加服乳癖散结方（夏枯草、蒲公英、牛蒡子、天花粉、栀子、连翘等），疗程为4周。结果：治疗后观察组总有效率为94.4%（51/54），高于对照组的70.4%（38/54）（$P<0.05$）；治疗后观察组症状积分（肿块、脓腐性质、疼痛、红肿）、炎症水平（IL-2、TNF-α、IL-6、IL-4）及VEGF均低于对照组（均$P<0.05$）。

潘志欣等将70例肉芽肿性乳腺炎患者随机分为两组各35例，两组均采用常规中医外科治疗（包括切开法、拖线法、祛腐生肌法），治疗组在此基础上加用健脾利湿法（四君子汤加减）治疗，疗程60 d。结果：治疗组总有效率为97.1%（34/35），高于对照组的88.6%（31/35）（$P<0.05$）；治疗组复发率为2.9%（1/35），低于对照组的17.1%（6/35）（$P<0.05$）。治疗组乳房外形、疼痛评分优于对照组，乳房瘢痕面积小于对照组（$P<0.05$）。

孟畑等回顾120例粉刺性乳痈住院患者的临床诊治资料，其中既往经历多次手术治疗未愈者占85.0%（102/120），病变范围在2个象限及以上者占71.7%（86/120），均采用顾氏外科综合外治法，其中手术外治法包括切开扩创术、乳头矫形术、拖线疗法，药物外治法包括九一丹提脓祛腐法、中药熏洗法、生肌收口法，另有冲洗灌注疗法、垫棉加压绑缚法，内治法辨证使用柴胡清肝汤（肝经郁热证）或托里消毒散（余毒未清证）。总结治愈率为100.0%，复发率为3.3%（4/120），平均愈合时间为（42.72±9.22）d。本法术后第1、14 d疮口面积均小于疮腔面积（疮腔注入生理盐水测容积，将疮腔近似成球体后换算成疮腔体表面积，再减去疮口面积）（$P<0.05$），且术前皮损面积>10 cm²的患者，手术时尽量在原皮损处做疮口保留正常皮肤，术后疮口面积小于术前破损面积（$P<0.05$）。

（撰稿：殷玉莲 程一凡 审阅：李斌）

【乳腺增生病的治疗及实验研究】

1. 医家经验

张潞等总结郭诚杰的治疗经验。其认为乳癖的基本病因为肝气郁结或冲任不调,病变主要影响肝脾肾三脏,本虚标实,虚实夹杂为其病因病机的关键。因此,针对乳癖的治疗应采用理气化痰,健脾疏肝,补血活血的治疗原则,主张从"肝"论治,以"疏、通、调、补"治疗乳癖病。陈依依等总结易晓雷的治疗经验,认为"阳微阴弦"是乳癖的根本病机,阳微者胸中阳虚,阴弦者邪之壅阻,乳络闭塞,不通则痛,并由此提出"温通法"的治疗大法。阳虚者,以温为补;邪实者,以祛邪为通,邪去则阳通;主张以瓜蒌薤白半夏汤为基本方,并在临床取得显著疗效。

2. 临床治疗

周成勇将96例患者随机分为两组各48例,对照组以三苯氧胺口服治疗,实验组加服消癖散结汤(丝瓜络、僵蚕、黄芩、莪术、三棱、赤芍药等)随证加减治疗,疗程为3个月。结果:治疗后两组血清 E_2 水平均下降、P 水平均上升,且实验组 E_2、P 值下降、上升水平均高于对照组(均 $P < 0.05$);两组肿块积分均下降,且实验组肿块总积分明显低于对照组($P < 0.05$);不良反应发生率为 8.3%(4/48),明显低于对照组的 33.3%(16/48)($P < 0.05$)。

梁健等将88例患者随机分为两组各44例,对照组口服他莫昔芬,观察组加服柴香宁神汤(龙骨、麦冬、珍珠壳、磁石、牡蛎、百合等),疗程为3个月经周期。结果:两组中医症状积分均有所下降,且观察组低于对照组($P < 0.05$);观察组总有效率为 90.9%(40/44),高于对照组的 77.3%(34/44);不良反应发生率观察组为 11.4%(5/44),明显低于对照组的 27.3%(12/44)($P < 0.05$)。治疗组两组 LH 和 P 水平均有所升高,且观察组高于对照组($P < 0.05$);两组 E_2 和 PRL 水平均有所降低,且观察组低于对照组($P < 0.05$)。

桑晓旻将96例患者随机分为两组各48例,对照组口服三苯氧胺,研究组加服红金散结胶囊(三七、香附、八角莲、鼠妇虫、黑蚂蚁、五香虫、血藤等),治疗3个月。结果:研究组总有效率为 93.8%(45/48),高于对照组的 77.1%(37/48)($P < 0.05$);治疗后两组乳房肿块直径水平均有所下降,且研究组水平低于对照组($P < 0.05$)。

谢向丽等将126例患者随机分为两组各63例,对照组予小金片治疗,观察组加服消乳散结胶囊(柴胡、玄参、当归、炒白芍药、丹参、醋香附等),治疗1个月,月经期间停药。结果:观察组总有效率为 93.7%(59/63),高于对照组的 81.0%(51/63)($P < 0.05$);观察组治疗后输乳管内径、乳腺腺体层厚度、低回声区直径和肿块直径均低于对照组(均 $P < 0.05$);观察组治疗后 P 水平高于对照组,E_2、PRL 水平低于对照组(均 $P < 0.05$)。

王婷将80例患者随机分为两组各40例,对照组予小金丸治疗,观察组加服疏肝解郁消癖汤治疗(赤芍药、瓜蒌、柴胡、丹参、延胡索、郁金等),疗程为3个月。结果:观察组总有效率为 97.5%(39/40),高于对照组的 80.0%(32/40)($P < 0.05$);观察组治疗后乳房疼痛评分、乳房肿块最大径均低于对照组(均 $P < 0.05$)。

王峰等将82例患者随机分为两组各41例,对照组予他莫昔芬片治疗,观察组加服柴胡疏肝散加减(熟地黄、柴胡、白芍药、川芎、桃仁、枳壳等),疗程3个月。结果:观察组总有效率为 95.1%(39/41),高于对照组的 78.0%(32/41)($P < 0.05$);停药3个月后,观察组复发率为 6.7%(1/15),低于对照组的 36.4%(4/11)($P < 0.05$);治疗组不良反应发生率为 9.8%(4/41),明显低于对照组的 34.1%(14/41)($P < 0.05$)。两组治疗后乳腺疼痛、乳腺肿块、乳头溢液及全身伴随症状积分,乳腺腺体厚度和乳腺导管最粗管径,血清 E_2、PRL 水平均明显降低($P < 0.05$),且观察组各项指标均明显低于对照组(均 $P < 0.05$);两组治疗后 P 水平均明显升高(均 $P < 0.05$),且观察组明显高于对照组($P < 0.05$)。

仇丽娟等将 86 例肝郁痰凝型乳腺增生病患者随机分为两组各 43 例,对照组予枸橼酸托瑞米芬治疗,观察组加服乳宁颗粒(柴胡、青皮、香附、白芍药、当归、黄芪等),疗程 2 个月,月经期间停止用药。结果:观察组总有效率为 97.7%(42/43),高于对照组的 79.1%(34/43)($P<0.05$);观察组不良反应发生率为 7.0%(3/43),低于对照组的 25.6%(11/43)($P<0.05$)。两组治疗肝郁痰凝证症状(失眠多梦、胸闷不舒、善郁易怒、口苦咽干)评分均较治疗前显著降低,且观察组明显低于对照组($P<0.05$);观察组较对照组 MDA 指标明显降低,SOD、GSH-Px、T-AOC 指标明显升高($P<0.05$)。

3. 实验研究

辛悦等探讨舒肝颗粒(当归、酒炙白芍药、炒白术、醋香附、醋炙柴胡、茯苓等)对肝郁气滞型乳腺增生症小鼠的治疗效果及作用机制。将小鼠分为空白组、模型组、中药组、西药组 4 组,空白组不干预,其他 3 组给予慢性复合应激 10 周。实验第 11~14 周,空白组、模型组给予蒸馏水灌胃,中药组、西药组分别予舒肝颗粒、他莫昔芬灌胃。于造模前、实验第 10、第 14 周后分别观察并记录小鼠生物表征变化。第 14 周处死小鼠,检测神经递质及血清激素,观察小鼠乳腺及其周围皮肤病理。结果:第 10 周造模结束后,除空白组外,其余 3 组均出现倦怠、脱毛、体质量减轻、不动时间延长及不同程度的乳腺增生改变。药物干预 4 周后,中药组与模型组、西药组比较,乳腺增生程度降低($P<0.05$);下丘脑神经递质去甲肾上腺素(NE)、5-羟色胺(5-HT)含量更低($P<0.05$);血清激素促性腺激素释放激素(GnRH)、促肾上腺皮质激素释放激素(CRH)、促肾上腺皮质激素(ACTH)、E_2、P 含量升高($P<0.05$)。认为中药舒肝颗粒能通过调节神经内分泌系统,有效减轻肝郁气滞型乳腺增生症小鼠乳腺增生程度。

(撰稿:吴晶晶 谭旻劼 审阅:李斌)

【前列腺炎的治疗及实验研究】

1. 医家经验

陈豪特等总结高瞻运用"益气活血托毒"法治疗慢性非细菌性前列腺炎的经验。其认为慢性非细菌性前列腺炎的病机为"不荣不通""气虚不荣""血瘀不通",结合中医外科学"内痈"理论,以"益气活血托毒"为治则,采取益气健脾、活血消瘀、托毒消痈,对疾病进行辨证分期论治。在迁延期、缓解期,症状不明显,重在益气补虚,减少发作;在急性发作时,疼痛及排尿症状突出,重在活血化瘀,缓解症状,提高生活质量。

章天明等总结李应存运用泻肝调气血法治疗慢性前列腺炎的经验。其认为慢性前列腺炎主要病机为肝经郁结,气血不畅,临床以气滞血瘀型多见,故强调泻肝调气血为治法,善用敦煌大泻肝汤合疗风虚瘦弱方加减,多以芍药、枳实、黄芩、大黄、当归、黄芪、川芎入药,随症加减。

王镜宇等总结张永臣的治疗经验。其认为前列腺属于奇恒之腑,是精室的一部分,具有藏精与化精的功能;慢性前列腺炎主要病理因素为湿、虚、瘀,且往往正虚夹杂;治疗时既要祛邪又应扶正,重视五腧穴,取肾经的腧穴太溪与经穴复溜配伍肾俞、命门等穴位来滋补肾经,取脾经的合穴阴陵泉以健脾祛湿配伍胃经的荥穴内庭与脾经的荥穴大都清热通淋。

2. 临床治疗

陈智等将 130 例ⅢA 型慢性前列腺炎湿热瘀滞证患者随机分为两组,观察组 64 例(脱落 1 例)予臭氧蜂蜡栓纳肛治疗,对照组 65 例予前列安栓纳肛治疗,疗程 30 d。结果:治疗后两组前列腺液中白细胞计数均较治疗前降低($P<0.05$),且观察组显著低于对照组(12.56±3.28 个/HP 和 18.32±4.14 个/HP)($P<0.05$);中医证候评分,观察组显著低于对照组(11.78±1.65 分和 15.14±3.36 分)($P<0.05$)。

王晨等将 110 例湿热瘀阻型ⅢA 型慢性前列腺炎患者随机分为两组各 55 例,治疗组予以二草汤(马鞭草、凤尾草、蒲黄、延胡索、菟丝子、肉桂等)直肠滴注,对照组予以前列闭尔通栓 1 粒肛塞,并配合口服药物盐酸莫西沙星片。治疗 4 周后,治疗组 NIH-CPSI 评分、中医症状积分、前列腺卵磷脂小体、白细胞计数的改善均优于对照组(均 $P<0.05$)。治疗组总有效率为 90.9%(50/55),显著优于对照组的 83.6%(46/55)($P<0.05$)。

李振伟等将 134 例慢性前列腺炎患者随机分为两组,对照组 65 例予盐酸阿夫唑嗪片口服,治疗组 69 例加服枸橘汤加味(枸橘李、赤芍药、青皮、陈皮、白芍药、泽泻等)并临证加减,疗程 4 周。结果:治疗组总有效率为 89.9%(62/69),高于对照组的 76.9%(50/65)($P<0.05$);治疗组最大尿流率(MFR)及平均尿流率(AFR)高于对照组($P<0.05$)。

宁克勤等采用随机、对照、安慰剂平行对照试验评价银花泌炎灵片(金银花、半枝莲、川木通、车前子、萹蓄、瞿麦等)治疗Ⅲ型前列腺炎湿热下注证的有效性和安全性。将 6 个平行中心的 216 例患者随机分为低剂量组 66 例、高剂量组 65 例和安慰剂组 65 例。低、高剂量组分别予银花泌炎灵片 2 片/次、4 片/次,均 3 次/d;安慰剂组予银花泌炎灵模拟片,4 片/次,3 次/d。疗程为 8 周。结果:银花泌炎灵片低高剂量组 CPPS 临床疗效优于安慰剂组,且高剂量组优于低剂量组($P<0.05$);银花泌炎灵片低高剂量组中医证候疗效均优于安慰剂组($P<0.05$)。前列腺质地评分及差值低高剂量组相当,均高于安慰剂组($P<0.05$);低高剂量组前列腺压痛评分相当($P>0.05$),评分差值高剂量组优于低剂量组,均优于安慰剂组($P<0.05$)。

张莎莎等将 64 例ⅢA 型前列腺炎湿热瘀滞证患者随机分为两组各 32 例,对照组予口服左氧氟沙星片、盐酸坦洛新缓释片,研究组在对照组基础上予加味四妙丸(薏苡仁、苍术、黄柏、川牛膝、莪术、三棱等),连续治疗 4 周。结果:研究组总有效率为 87.5%(28/32),高于对照组的 65.6%(21/32)($P<$

0.05)。治疗后两组 NIH-CPSI 总分、炎症程度及前列腺液中 IL-1β、TNF-α、COX-2 水平均较治疗前下降,以研究组更优(均 $P<0.05$)。

吴波等将 96 例慢性细菌性前列腺炎患者随机分为两组各 48 例,对照组采用抗生素阿奇霉素、左氧氟沙星治疗,观察组在对照组基础上口服宁泌泰胶囊(四季红、白茅根、大风藤、三颗针、仙鹤草、连翘),疗程 8 周。结果:两组在治疗后的 NIH-CPSI 评分、血清炎症介质水平、前列腺液 WBC 均降低,且观察组低于对照组(均 $P<0.05$)。

3. 实验研究

王那钦等研究益气通络排浊颗粒(桂枝、茯苓、桃仁、赤芍药、牡丹皮、五灵脂等)对慢性非细菌性前列腺炎(CNP)大鼠 TXB2、6-K-PGF1α 的影响。采用角叉菜胶法制备大鼠慢性非细菌性前列腺炎(CNP)模型(将大鼠麻醉后切开暴露前列腺,在前列腺背侧叶分别注射 1% 角叉菜胶溶液 0.1 ml,术后第 21 d 可见大鼠前列腺上皮细胞形态破坏,间质水肿,明显血管充血及炎性细胞浸润造模成功)。将 56 只大鼠随机等分为空白组、模型组、中药对照组(前列解毒胶囊)、西药对照组(西乐葆),及益气通络排浊颗粒高、中、低剂量观察组各 8 只。将各药物配置成混悬液后以 10 ml/kg 灌胃给药,各组大鼠于术后 21 d 开始给药,空白组、模型组予生理盐水,连续给药 3 周后,检测大鼠血浆 TXB2、6-K-PGF1α 及两者比值 T/K,病理学观察前列腺组织。结果:与模型组相比,各治疗组大鼠前列腺腺体间质充血、水肿、炎细胞浸润等均有不同程度减轻($P<0.05$)。益气通络排浊颗粒高、中、低剂量组分别与模型组相比,大鼠血清 TXB2 水平明显下降,差异均有统计学意义;中剂量组 6-K-PGF1α 水平的上升优于各对照组($P<0.05$)。

董德刚等从线粒体角度探讨 CNP 大鼠发病机制及治疗靶点。将 40 只大鼠等分为假手术组、模型组、阳性药组(前列康片)以及解毒活血汤组;以角叉菜胶法诱导 CNP 大鼠模型,造模成功后检测其线粒体超氧化物歧化酶(SOD)、MDA、谷胱甘肽过氧化物酶(GSH-PX)水平及钠-钾-ATP 酶(Na^+-K^+-ATPase)活性。模型组与其他各组比较,前列腺组织 SOD、GSH-PX、Na^+-K^+-ATPase 活性均降低,MDA 含量显著升高,模型组较各组比较存在线粒体功能障碍,有统计学差异($P<0.05$)。造模第 2 d 开始阳性药组、解毒活血汤组予以灌胃给药,假手术组、模型组灌胃蒸馏水,给药 30 d 后,观察解毒活血汤组较模型组显著升高前列腺组织 SOD、GSH-PX、Na^+-K^+-ATPase 活性,差异有统计学意义($P<0.05$),且 MDA 含量显著降低($P<0.01$)。

(撰稿:仲芜沅 范奕伟 审阅:李斌)

【糖尿病足的治疗及实验研究】

1. 临床治疗

赵泽阳等从古今中医名家相关论述中探讨糖尿病高危足的病因、病机和治疗。认为此病属于消渴病变证范围,其病机不离虚、痰、瘀、毒。本病大多脉络不通,不通则痛,故适当辅以虫类药。

王御震总结曹烨民的治疗经验,其认为本病主要病机为外感湿热、瘀血阻络、气阴亏虚。急性发作期中药内治法以清热、利湿、解毒为主,方选黄连解毒汤合茵陈蒿汤加减,联合基础治疗(控制血糖、控制感染及中药药膳改善低白蛋白血症)及祛腐清筋术外治;好转恢复期治疗上以"养"为主,气阴两虚证治以益气滋阴法,方选生脉饮合六味地黄汤加减,气血两虚证治以益气养血法,方选八珍汤加减,联合蚕食清创术外治。

赵莉娟等将 98 例糖尿病足溃疡患者随机分为两组各 49 例,对照组予黄马酊湿敷治疗(按照创面渗出及肉芽生长情况决定换药次数),观察组加服三黄消炎方(黄芩、黄连、黄柏、虎杖、大黄、栀子等),疗程 4 周。结果:观察组总有效率为 95.9%(47/49),高于对照组的 81.6%(40/49)($P<0.05$);观察组创面愈合率高于对照组($P<0.05$)。两组治疗后溃疡面积较治疗前减少($P<0.05$),且观察组小于对照组

($P<0.05$);两组治疗后血清 TNF-α、IL-1 和 ICAM-1 水平较治疗前降低($P<0.05$),且观察组各指标水平低于对照组($P<0.05$);两组治疗后血清 VEGF 和 TIMP-1 水平较治疗前升高,血清 MMP-2 水平较治疗前降低($P<0.05$),且观察组各指标优于对照组($P<0.05$)。

宋珊珊等将 108 例糖尿病足溃疡患者随机分为两组各 54 例,均予基础治疗,对照组予康复新液外用治疗,治疗组予一效膏外用治疗(朱砂、煅炉甘石、冰片、滑石粉),疗程 14 d。结果:治疗组总有效率为 94.4%(51/54),高于对照组的 77.8%(42/54)($P<0.05$)。治疗组创面缩小率评分、肉芽组织填充率评分、坏死组织附着率评分、疼痛程度评分均低于对照组(均 $P<0.05$)。

冯海霞等将 100 例糖尿病足溃疡患者随机分成两组各 50 例,对照组采用水凝胶和银离子敷料治疗,每周换药 2 次。观察组加服阳和汤加减(熟地黄、白芥子、麻黄、甘草、肉桂、鹿角胶等)治疗,疗程为 3 个月。结果:观察组总有效率为 90.0%(45/50),高于对照组的 72.0%(36/50)($P<0.05$);观察组患足溃疡面肉芽组织出现时间、溃疡愈合时间均短于对照组(均 $P<0.05$);观察组 VEGF 及 HIF-1α 水平、血流量、管腔内径、搏动指数水平高于对照组,ES 水平低于对照组(均 $P<0.05$)。

孙波等将 70 例糖尿病足患者随机分为两组各 35 例,对照组用凡士林外敷治疗,治疗组用生肌愈疡膏(黄芪、党参、当归、白术、地龙、紫草等)外敷治疗,疗程 14 d。结果:治疗组总有效率为 94.3%(33/35),高于对照组的 77.1%(27/35)($P<0.05$)。治疗组在治疗后第 7、14 d 创面面积与治疗前比较均显著缩小,TIMP-1 浓度及 TGF-β 蛋白表达水平显著升高($P<0.05$),MMP-9 浓度下降;对照组治疗后第 7、14 d 创面组织中 MMP-9 浓度显著下降($P<0.05$),治疗后 7 d 创面组织中 TIMP-1 浓度及 TGF-β 蛋白表达水平显著升高($P<0.05$);治疗组在治疗后 7、14 d 创面组织中时 MMP-9 浓度较对照组显著下降($P<0.05$),TIMP-1 浓度及 TGF-β 蛋

白表达水平较对照组显著升高（$P<0.05$）。

杜娟娇等将 60 例糖尿病足患者随机分为两组各 30 例，对照组行负压封闭引流治疗，研究组加用拔毒生肌膏（白芷、槐枝、大黄、硼砂、轻粉、宫粉等）纱布外敷，疗程为 4 周。结果：研究组肉芽组织生长厚度、创面肉芽组织覆盖率、细菌清除率均高于负压封闭引流组（均 $P<0.05$）。

鲁玉州等将 58 例糖尿病足患者随机分为两组，均行胫骨横向搬移术。对照组 28 例术后单纯给予降血糖药物治疗（阿卡波糖片、盐酸二甲双胍缓释片），中药组 30 例术后第 3 d 起加服活血通脉颗粒（丹参、当归、川芎、赤芍药、黄芪、红花），疗程为 3 个月。结果：中药组溃疡创面愈合时间（47.37±8.56）d，较对照组的（57.86±7.34）d 短（$P<0.05$）；两组治疗 3、6 个月时的疼痛 VAS 评分、踝肱指数、患足皮肤温度、10 g 尼龙丝检查评分均较术前明显改善（均 $P<0.05$），且中药组较对照组各项指标改善明显（$P<0.05$）。

曹梅等将 90 例糖尿病足患者分为 A、B、C 三组各 30 例，A 组以低剂量血塞通静滴联合自体富血小板凝胶外用治疗，B 组以高剂量血塞通静滴联合自体富血小板凝胶外用治疗，对照为 C 组仅自体富血小板凝胶外用治疗。治疗后三组空腹血糖、餐后 2 h 血糖等降低，创面肉芽组织覆盖率、肉芽组织生长厚度、创面清除率增加，溃疡面修复时间减少（均 $P<0.05$）；与 C 组相比，A、B 组以上指标治疗前后变化差异更显著（$P<0.05$）。

2. 实验研究

吴黎等将 45 只大鼠随机分为正常组、模型组、实验组 3 组各 15 只，模型组及实验组造模方法：一次性腹腔注射 STZ 溶液 60 mg/kg，并于注射 STZ 后 3 d、7 d 测定大鼠随机血糖，随机血糖浓度 > 16.7 mmol/L 时提示造模成功，将大鼠麻醉后制备 1.8 cm×1.8 cm 全层皮肤切除伤口并埋置塑料环用手术线缝合固定，注射激素维持其低免疫状态。造模当日开始给药，正常组和模型组予凡士林纱条，实验组予回阳生肌膏（肉桂、炮姜、人参、黄芪、川芎、当归等）纱条，1 次/d。结果与模型组比较，实验组中的 VEGF 表达量较高（$P<0.05$）。第 3、14 d，与正常组比较，模型组中 TNF-α 的表达量较低（$P<0.05$）。

（撰稿：周悦 屠思远 审阅：李斌）

[附] 参考文献

A

安夏葵,卢秉久.卢秉久从女性生理特点论治原发性胆汁性胆管炎经验[J].湖南中医杂志,2021,37(3):33

C

曹畅,张静宇,张力文,等.年莉教授"年氏三联中医综合疗法"治疗头面部带状疱疹经验总结[J].天津中医药大学学报,2021,40(2):164

曹梅,李伟,段志胜,等.不同剂量血塞通联合自体富血小板凝胶治疗糖尿病足的临床效果观察[J].广西医学,2020,42(20):2625

曹海芳,张瑜,魏胜泰,等.柴胡疏肝散加减治疗慢性胆囊炎胆石症及胆囊功能和炎症因子的影响[J].中国实验方剂学杂志,2021,27(15):63

陈丽,王霄霜,周忠志,等.仙藕乳蒲方对糖尿病大鼠皮肤溃疡创面愈合及线粒体的影响[J].天津中医药,2021,38(1):93

陈笑.复方紫草油外敷为主对急性期带状疱疹皮损愈合和预后作用的观察[J].浙江中医杂志,2021,56(4):273

陈羽,申建国,王健.加味桃核承气汤治疗脓毒症胃肠功能障碍的临床观察[J].世界中西医结合杂志,2021,16(6):1073

陈智,许洪明.臭氧蜂蜡栓治疗ⅢA型前列腺炎湿热瘀

滞证的临床研究[J].湖南中医药大学学报,2021,41(6):924

陈豪特,高瞻,等.高瞻运用"益气活血托毒"法治疗慢性非细菌性前列腺炎经验[J].中医药导报,2021,27(5):190

陈淮臣,刘文,何利,等.桃核承气汤及其单味药对急性胰腺炎大鼠 AMS、LPS、TNF-α、IL-10 和 NO 水平的影响[J].时珍国医国药,2021,32(9):2095

陈依依,易晓雷.基于"阳微阴弦"病机理论探讨温通法在乳癖治疗中的应用[J].四川中医,2021,39(6):30

程凤霞,苗莉,孟宪忠.马齿苋提取物对急性湿疹模型大鼠皮肤屏障功能及炎症因子和免疫因子表达的影响[J].临床和实验医学杂志,2021,20(20):2149

D

戴雅琴,杜崇民,谢惠平.黄柏胶囊联合盐酸奥洛他定对急性湿疹模型大鼠的干预作用及抗过敏机制探讨[J].现代中西医结合杂志,2021,30(9):926

但文超,刘子彰,何庆勇,等.基于国家专利的中药复方干预慢性胆囊炎的数据挖掘研究[J].世界科学技术(中医药现代化),2021,23(6):2043

党红民,负丹,陈波.吻合器痔上黏膜环切术联合外剥内扎手术治疗Ⅲ—Ⅳ度环状混合痔的临床效果[J].结直肠肛门外科,2021,27(S2):6

邓鑫,冯全生,王倩,等.基于伏邪病机理论探讨带状疱疹诊疗思路[J].中国中医基础医学杂志,2021,27(8):1332

邓晶晶,李彤,包富龙,等.瑶浴清消方对急性湿疹小鼠模型 Th1/Th2 调节平衡的作用[J].中国皮肤性病学杂志,2021,35(9):1044

邓艳芬,黄伟坚,黄志英.中药洗剂对慢性荨麻疹患者的应用效果观察[J].云南中医中药杂志,2021,42(1):96

董德刚,宋梅,易军,等.慢性非细菌性前列腺炎大鼠前列腺线粒体损伤及解毒活血汤干预作用研究[J].中华男科学杂志,2021,27(6):483

董兰蕾,叶媚娜,殷玉莲,等.中医药内外合治对肉芽肿性乳腺炎的影响及作用机制研究[J].山东中医杂志,2021,40(12):1326

董明智,鞠明妍.银翘解毒汤辅助治疗带状疱疹的疗效观察[J].中医临床研究,2021,13(5):127

都国文,刘雷蕾,朱佩,等.从"脾应长夏"理论探讨湿疹的季节性发病机制[J].环球中医药,2021,14(4):686

杜娟娇,徐张杰,黄新,等.拔毒生肌膏联合负压封闭引流治疗糖尿病足的疗效观察[J].中医外治杂志,2021,30(2):8

杜军兴,方诺.除湿胃苓汤加减方联合灸法及复方樟脑乳膏治疗脾虚湿阻型湿疹临床研究[J].新中医,2021,53(7):42

F

方豫东,刘哲,范雨心,等.四逆汤联合西药治疗下肢动脉硬化闭塞症的临床研究[J].上海中医药杂志,2021,55(6):50

冯海霞,彭新宇,董峰.阳和汤加减联合银离子敷料治疗糖尿病足溃疡临床研究[J].陕西中医,2021,42(7):900

G

高凡,朱明芳,张娟娟,等.朱明芳运用外治法治疗痤疮经验[J].湖南中医杂志,2021,37(5):50

高彦沁,章页,王邦才.王邦才三期辨治带状疱疹经验介绍[J].新中医,2021,53(5):212

巩子星,刘远,张明明,等.黄藤通腑汤联合阑尾穴中药贴敷促进腹腔镜阑尾切除术后恢复的临床研究[J].中华中医药学刊,2021,39(7):81

郭樱,杨玉峰,胡文娟,等.乌梅防风四物汤治疗慢性荨麻疹的临床研究[J].河北中医药学报,2021,36(3):21

H

何婷,王亚楠,王银洁,等.基于网络药理学和分子对接探讨青龙衣治疗白癜风的物质基础及作用机制[J].亚太传统医药,2021,17(12):182

何冠蔷,郑婕,赖新生.金匮肾气丸加味方联合穴位贴敷治疗肾阳虚型良性前列腺增生的临床观察[J].中药材,2021(10):2469

何俊俊.透脓托毒汤在浆细胞性乳腺炎乳头整形术后的效果观察[J].实用中西医结合临床,2021,21(9):74

胡慧营,程广杰,梁庆伟,等.清热去湿汤对急性湿疹(湿热证)患者外周血 Th1/Th2 细胞因子水平的影响[J].中国中医急症,2021,30(7):1285

胡霜霜,梁红霞,李琛,等.清肝利胆方联合熊去氧胆酸片治疗慢性胆囊炎临床研究[J].新中医,2021,53(22):82

胡文韬,吴然,贾敏.贾敏教授补肾法治疗白癜风临床经验[J].现代中医药,2021,41(1):63

胡紫腾,王斯曼,杨正钊,等.从燥辨治湿疹[J].中国中医药信息杂志,2021,28(10):137

黄蕾,顾佳美,杨有胜,等.疏肝解瘀浆乳方治疗急性浆细胞性乳腺炎疗效分析[J].中国中医急症,2021,30(7):1208

黄青,翁家俊,黄港,等.基于TLR2介导的炎症通路探讨温清饮对湿热体质寻常性痤疮的疗效及作用机制[J].中华中医药杂志,2021,36(9):5677

黄义,钟腾芳,李尼亚.槐花康痔丸治疗混合痔的临床效果[J].内蒙古中医药,2021,40(12):57

黄小英,岳仁宋.从"脾与皮玄府"认识糖尿病慢性湿疹病机及"风药开玄"治疗思路[J].四川中医,2021,39(8):25

J

金李慧,王婷婷,邵金彪.益气养血润燥祛风汤联合西药治疗慢性荨麻疹的疗效观察[J].中国中医药科技,2021,28(3):502

L

黎爽,彭明沙,李剑,等.黄连膏外敷联合止痛如神汤内服对中青年痔疮患者术后疼痛水肿、创面愈合及炎症指标的影响[J].现代中西医结合杂志,2021,30(28):3134

李菲,莫秀梅,刘俊峰,等.陈达灿治疗荨麻疹学术思想总结[J].中华中医药杂志,2021,36(5):2769

李默,蒋跃文.李家庚教授辨治女性痤疮经验[J].亚太传统医药,2021,17(2):87

李娜.中西药合用治疗慢性湿疹临床观察[J].实用中医药杂志,2021,37(6):957

李朋,廖荣臻,罗天,等.益气活血通脉方预防膝关节置换术后深静脉血栓的临床研究[J].中药新药与临床药理,2021,32(2):268

李洪超,刘妍妍,郭立芳,等.益气宣肺活血方对混合痔术后便秘临床疗效影响的研究[J].河北中医药学报,2021,36(6):37

李晓燕,李月英,王良,等.祛风止痒汤对湿热下注型肛周湿疹患者Treg/Th17免疫平衡的影响研究[J].中国免疫学杂志,2021,37(4):492

李幸运.消痈散结汤加减联合强的松治疗非哺乳期乳腺炎(NPM)肿块期的临床效果[J].内蒙古中医药,2021,40(3):8

李逸梅,龚旭初,陈海东,等."乳痈消方"联合芙黄膏外敷治疗气滞热壅型早期急性乳腺炎50例临床研究[J].江苏中医药,2021,53(7):41

李振伟,王瑞敏.枸橘汤加味对慢性前列腺炎患者血清IL-10、IL-1β及尿动力学指标的影响[J].四川中医,2021,39(5):123

梁健,罗明,徐丹.柴香宁神汤联合他莫昔芬治疗对乳腺增生患者性激素水平的影响[J].内蒙古中医药,2021,40(6):40

梁永瑞,李应存,李鑫浩.李应存教授运用敦煌大泻肝汤治疗寻常痤疮临证经验[J].亚太传统医药,2021,17(7):104

林巧娟,林晖.肛愈散对大鼠痔术后创面愈合、血清炎症因子及胶原蛋白表达影响的实验研究[J].上海中医药杂志,2021,55(4):66

刘娟,彭洪,舒子龙,等.肛瘘术后应用中药烫熨与耳穴压豆的疗效对比观察[J].四川中医,2021,39(10):205

刘汉山,丁鹏,李强,等.中医综合疗法治疗急性期带状疱疹的疗效观察[J].中国中医急症,2021,30(9):1651

刘晓玉.自拟消斑愈白汤治疗白癜风的临床疗效及不良反应分析[J].按摩与康复医学,2021,12(19):35

刘星显,程旭阳,宋文英.升阳益胃汤加减治疗脾肺气虚型慢性荨麻疹的临床观察[J].广州中医药大学学报,2021,38(6):1154

楼丹灵.苦参汤配合西医常规治疗慢性湿疹临床研究[J].新中医,2021,53(9):89

鲁玉州,吴亚东,吴成强,等.活血通脉颗粒联合胫骨横向骨搬移术治疗糖尿病足的临床疗效[J].中国中西医结合外科杂志,2021,27(5):748

栾晓峰,王磊,盖雪峰.大柴胡汤辅助治疗慢性胆囊炎对炎症因子、β-EP的变化研究[J].中华中医药学刊,2021,39(3):14

M

毛秋霞,李静波,吴红婷,等.研究白癜风丸联合308 nm准分子光治疗进展期局限型白癜风的临床疗效[J].黑龙江医药,2021,34(4):802

毛钟莹,柴铁劬.基于玄府理论探析辛润法在慢性湿疹

治疗中的运用[J].环球中医药,2021,14(6):1123

孟畑,程亦勤,仇闻群,等.顾氏外科综合外治法治疗120例粉刺性乳痈的临床研究[J].中华中医药杂志,2021,36(6):3728

N

宁伟,海艺贝.乳癖散结方应用于非哺乳期乳腺炎患者的效果观察[J].实用中西医结合临床,2021,21(5):80

宁克勤,陈磊,欧阳斌,等.银花泌炎灵片治疗Ⅲ型前列腺炎湿热下注证随机、双盲、安慰剂平行对照、多中心临床试验[J].中华中医药学刊,2021,39(10):187

牛凡琪,郭斐斐,牛凡红,等.三黄凝胶对大鼠耳廓痤疮模型核因子-κB和白细胞介素-37的影响[J].中国中西医结合皮肤性病学杂志,2021,20(4):370

P

潘志欣,程旭锋,郭琪,等.健脾利湿法在肉芽肿性乳腺炎治疗中的应用观察[J].中医药临床杂志,2021,33(6):1193

平瑞月,梁海莹,陈遑凡,等.杞玉祛痘茶联合英苡清痘面膜治疗轻中度寻常痤疮疗效观察[J].河北中医,2021,43(3):380

Q

戚璐,徐俊,许杰,等.基于网络药理及分子对接探讨茵陈五苓散治疗原发性胆汁性胆管炎的作用机制[J].世界中医药,2021,16(2):206

仇丽娟,戴娜娜,张小艳,等.乳宁颗粒治疗乳腺增生症临床疗效观察及其抗氧化作用机制的探讨[J].江西中医药,2021,52(2):43

S

桑晓旻.红金消结胶囊联合三苯氧胺治疗乳腺增生效果[J].内蒙古中医药,2021,40(12):24

单苏圆.陈民藩教授治痔经验[J].中国中医药现代远程教育,2021,19(18):153

上官海琴,李二兰.穴位贴敷、按摩联合中药熏洗坐浴对湿热下注型混合痔术后排便情况及生活质量的临床研究[J].按摩与康复医学,2021,12(14):22

沈君敏,杨毅沁,徐笑飞.补肾化痰中药治疗肾虚痰凝

型男性乳房异常发育症的临床研究[J].河北中医,2021,43(1):69

宋珊珊,李大勇,李鑫,等.一效膏治疗糖尿病足临床研究[J].陕西中医,2021,42(9):1236

苏孟,王彤.活血祛风汤联合放血疗法对慢性荨麻疹患者外周血T细胞中细胞因子表达的影响[J].湖北中医药大学学报,2021,23(1):74

孙波,王万春,张乃忻,等.愈疡生肌膏治疗Wagner 1～2级糖尿病足临床疗效观察[J].中华中医药杂志,2021,36(5):3053

孙慧.外剥内扎术联合中药坐浴熏洗治疗混合痔的临床价值研究[J].河南外科学杂志,2021,27(5):140

孙昂远,李铁男,孙晓冬,等.养血祛风汤治疗血虚风热型慢性荨麻疹疗效及对免疫因子水平的影响[J].中医药学报,2021,49(3):80

T

谈宇政,林晓怡,伍瑞娟.金银花水煎液联合50%葡萄糖注射液对Ⅲ期褥疮的疗效观察研究[J].实用中西医结合临床,2021,21(17):127

汤灵娇,何羽,姚齐贤.复方黄柏液对肛周脓肿术后创面愈合的临床研究[J].中国临床药理学杂志,2021,37(6):668

唐清体,王东,吕欣桐.珍黄片联合阿达帕林凝胶治疗轻中度寻常痤疮疗效观察[J].按摩与康复医学,2021,12(12):56

田硕,武晏屹,白明,等.白芷治疗白癜风作用机制的网络药理学分析[J].中药新药与临床药理,2021,32(8):1147

W

王斑,段永强,齐菁,等.王道坤从"风血相关"论治慢性荨麻疹经验探析[J].中华中医药杂志,2021,36(9):5301

王晨,王祖龙,等.二草汤直肠滴注治疗湿热瘀阻型ⅢA型慢性前列腺炎的临床观察[J].中华中医药杂志,2021,36(3):1773

王芳,杨志波.杨志波教授运用药对治疗白癜风经验[J].亚太传统医药,2021,17(3):123

王芳.乳没行气止痛汤辅治带状疱疹急性期临床观察[J].实用中医药杂志,2021,37(8):1390

王峰,王宝凯,曲更宝,等.柴胡疏肝散加减对乳腺增生

患者局部症状及血清性激素水平的影响[J].陕西中医,
2021,42(7):853

王洁.六神丸配合湿敷对带状疱疹后遗神经痛患者的
干预效果[J].实用中西医结合临床,2021,21(15):105

王琨,侯国欣,刘磊,等.脉络舒通颗粒联合西药对血栓
性浅静脉炎的治疗及 ET-1、TXB2 表达情况[J].中华中医
药学刊,2021,39(2):26

王凌,胡啸明,王丽翔,等.中药擦洗术治疗湿热内蕴型
丹毒临床观察[J].辽宁中医杂志,2021,48(4):89

王骐,孙语男.益气养阴辅助通下法治疗老年急性单纯
性肠梗阻疗效观察[J].北京中医药,2021,40(9):1015

王婷.疏肝解郁消癖汤联合小金丸治疗乳腺增生疗效
观察[J].实用中医药杂志,2021,37(9):1495

王薇,伍振飞,欧伟洪.依巴斯汀联合金水宝胶囊递减
疗法治疗慢性荨麻疹的临床观察[J].中国中西医结合杂
志,2021,41(7):881

王定远,赵丽,王勇,等.清热祛湿法治疗 2 型糖尿病合
并急性带状疱疹临床疗效观察[J].中医药临床杂志,2021,
33(1):134

王镜宇,贾红玲,等.张永臣教授治疗慢性前列腺炎经
验探析[J].四川中医,2021,39(1):3

王那钦,宫傲磊,严倩琳,等.益气通络排浊颗粒对慢性
非细菌性前列腺炎大鼠 TXB-2、6-K-PGF-(1α) 的影响
[J].辽宁中医杂志,2021,48(8):232

王婷婷,陈丽,兰宏伟,等.温阳生肌膏治疗慢性皮肤溃
疡 50 例临床观察[J].甘肃中医药大学学报,2021,38
(2):46

王希涛,郝林,周祥举,等.桂枝茯苓胶囊对前列腺增生
模型大鼠的作用效果和机制研究[J].中国男科学杂志,
2021,35(2):31

王晓翠,牛阳."宣通气血法"治疗急性湿疹的临床
经验[J].中国中医基础医学杂志,2021,27(5):853

王栩芮,傅文斌,孙弋淇,等.当归饮子联合西替利嗪治
疗慢性荨麻疹患者的疗效及对免疫炎症因子的影响[J].中
国中西医结合杂志,2021,41(7):877

王寻知,马莉.健脾祛风止痒汤对脾虚湿蕴型荨麻疹患
者的临床疗效观察[J].中国中西医结合皮肤性病学杂志,
2021,20(1):41

王怡群,张玮,叶敏超,等.中药复方联合熊去氧胆酸治
疗原发性胆汁性胆管炎患者的临床研究[J].中西医结合肝
病杂志,2021,31(5):398

王宇新,童光东,邢宇锋,等.童光东教授基于"肝郁络
阻"论治胆胀经验[J].中西医结合肝病杂志,2021,31
(8):752

王御震,宋飞,赵诚,等.曹烨民治疗糖尿病足坏疽(筋
疽型)经验撷菁[J].上海中医药杂志,2021,55(3):35

王远红,董晓仪,李慧.基于外周血 Th17 和 Treg 细胞
探讨扫白茵风丸治疗阳虚血瘀型白癜风的作用机制[J].中
医药学报,2021,49(9):62

魏小龙.改良式痔上黏膜环切术对混合痔患者肛肠动
力学指标的影响[J].中外医疗,2021,40(19):52

吴波,刁建军,陈亮,等.宁泌泰胶囊治疗慢性细菌性前
列腺炎的疗效[J].世界中医药,2021,16(10):1584

吴斐,孙波,江鑫,等.王万春治疗特殊类型毒蛇咬伤经
验[J].江西中医药大学学报,2021,33(4):24

吴黎,郭卉,杨易森,等.回阳生肌膏治疗糖尿病足溃疡
的作用机制探讨[J].北京中医药,2021,40(9):956

吴俊华,潘锡伟,张靓.养血止痒汤对慢性湿疹患者症
状改善及 ICAM-1、VCAM-1 水平的影响[J].云南中医中
药杂志,2021,42(1):38

X

向雨,石全.基于数据挖掘分析中医外治法治疗痤疮的
用药规律[J].山西中医,2021,37(9):51

谢向丽,林锐填,方泽伟.消乳散结胶囊联合小金片对
乳腺增生患者乳腺超声指标及激素水平的影响[J].中国药
物经济学,2021,16(7):97

辛悦,于博文,郭鱼波,等.舒肝颗粒对肝郁气滞型乳腺
增生症小鼠的治疗作用及机制研究[J].北京中医药,2021,
40(10):1077

徐艳琳,韩诗筠,黄硕,等.何若苹清疏养三法治疗急性
乳腺炎经验[J].浙江中医药大学学报,2021,45(5):493

薛兵,赵一霈,成秀梅,等.清消法通过调节 TLR-2/NF-
κB 通路对大鼠痤疮局部炎症反应的改善作用研究[J].中国
中医基础医学杂志,2021,27(8):1275

Y

杨朝旭,陈赟,薛建国,等.冬虫夏草联合聚精丸治疗男
性不育症的临床研究[J].中华男科学杂志,2021,27(1):50

杨中阳,徐庆武,姚颖玉,等.桂枝汤加味治疗寒冷性荨

麻疹体会[J].中华中医药杂志,2021,36(6):3404

易纪杰,胡仕祥,赵哲,等.茵陈蒿汤加减治疗急性重症胆管炎胆道减压引流术后疗效的 Meta 分析[J].中国中西医结合急救杂志,2021,28(2):178

尹璐,訾绍霞,李怡文,等.贞芪扶正胶囊介导 TLR4/MyD88/NF-κB 信号通路抑制慢性湿疹小鼠炎症反应[J].解剖科学进展,2021,27(3):265

游嵘,陈四清.中西医结合治疗痤疮疗效观察[J].山西中医,2021,37(5):32

禹建春,罗向华,吴昌枝,等.自制木豆叶浸膏外敷治疗蛇串疮的临床观察[J].中国中医药科技,2021,28(3):480

Z

张莉,陈小艳,张妍.防风通圣颗粒联合抗组胺药物治疗荨麻疹疗效及对自身免疫影响[J].中国中西医结合皮肤性病学杂志,2021,20(4):350

张潞,郭新荣,王卫刚,等.国医大师郭诚杰运用乳乐方治疗乳腺增生病经验[J].陕西中医,2021,42(2):232

张董晓,高畅,东浩,等.赵炳南引血疗法治疗阴证疮疡思路探讨[J].北京中医药,2021,40(5):486

张家豪,黄慧敏,陈明岭.陈明岭教授辨治白癜风临证心得[J].亚太传统医药,2021,17(2):112

张莎莎,张旭,等.加味四妙丸联合西药治疗湿热瘀滞证ⅢA 型前列腺炎临床研究[J].新中医,2021,53(17):62

张天鹏,徐文轩,杨杰.京万红软膏联合加减地榆槐角丸用于痔疮手术术后的效果[J].中国中西医结合外科杂志,2021,27(6):872

张新荣,徐国梅,袁姣姣,等.基于"精血同源"理论探讨血虚型白癜风的证治[J].江苏中医药,2021,53(10):44

张燕洁,孔海霞,李悦,等.原发性胆汁性胆管炎微观病机探析[J].天津中医药,2021,38(4):460

张允申,刘海红,方勇,等.疏肝解毒汤治疗浆细胞乳腺炎疗效及对炎症因子和免疫功能的影响[J].中华中医药杂志,2021,36(6):3732

张兆宏,刘翔,王兆阳,等.清热利胆汤联合内镜逆行胰胆管造影术治疗急性梗阻性化脓性胆管炎 36 例[J].中医研究,2021,34(4):9

章天明,陈旭,季文达,等.李应存运用泻肝调气血法治疗慢性前列腺炎经验[J].中医药通报,2021,20(4):22

赵诚,单苏圆,王未娟.基于转化生长因子 β1 和血管内皮生长因子研究紫草油促进肛裂术后创面修复的作用及其机制[J].中华实验外科杂志,2021,38(6):1137

赵东瑞,史华洁,蒋越,等.愈痤汤联合光电协同技术治疗肺经风热型轻中度寻常痤疮的临床疗效及安全性观察[J].浙江中医药大学学报,2021,45(9):949

赵莉娟,周莎,冷静,等.黄马酊联合三黄消炎方对糖尿病足溃疡创面修复的作用分析[J].中华中医药学刊,2021,39(10):159

赵蔚波,白明华,王雅琦,等.国医大师王琦"主病主方"论治尿频经验[J].中华中医药杂志,2021,36(1):183

赵泽阳,杨宇峰,石岩.糖尿病高危足中医病因病机及内治法探析[J].辽宁中医药大学学报,2021,23(3):143

钟华,周耀湘,邱瑰君,等.中西医结合治疗带状疱疹的临床效果[J].内蒙古中医药,2021,40(1):69

周才英,李京涛,刘永刚,等.常占杰教授从虚瘀论治原发性胆汁性胆管炎经验[J].中西医结合肝病杂志,2021,31(9):848

周成勇.自拟"消癖散结汤"对乳腺增生患者肿块情况、血清雌二醇(E_2)及孕酮(P)的影响[J].内蒙古中医药,2021,40(4):62

周停停,赵艳霞.玄府开窍法治疗慢性荨麻疹的临床应用[J].中国中西医结合皮肤性病学杂志,2021,20(1):88

朱启辉,杨锐彬,徐海波.加味黄连解毒汤治疗慢性荨麻疹血热证的临床研究[J].中医药临床杂志,2021,33(7):1365

朱雨晴,俞彩霞,朱杰,等.柏蛇湿疹膏对急性、慢性湿疹大鼠皮肤及炎症因子的影响[J].中国地方病防治,2021,36(1):16

（八）骨伤科

【概述】

2021年度,中医骨伤学科发表学术论文1 500余篇,内容涵盖了基础理论、临床治疗、名医经验、实验研究与预防保健等方面,体现了中医骨伤学理论指导下骨伤科学在疾病诊断、治疗、研究等方面取得的成果。骨伤科常见疾病如骨关节炎、颈椎病、骨质疏松性骨折和腰椎间盘突出症是2021年的研究热点,将分专条介绍。

1. 基础研究

激素性股骨头坏死治疗困难且进展速度快,尤其是塌陷后难以逆转,及早干预非常关键。中医药早期干预可改善股骨头病理损伤并促进骨形成,具有较高的有效率。补肾活血汤(熟地黄、山茱萸、骨碎补、补骨脂、淫羊藿、肉苁蓉等)出自《伤科大成》,具有补肾壮筋、活血止痛之功效,是治疗股骨头坏死颇具代表性的方药。黄季红等通过激素性股骨头坏死模型大鼠研究补肾活血汤治疗激素性股骨头坏死的作用机制。结果:补肾活血方组明显减轻关节病理损伤,抑制了骨小梁稀疏、破坏,空骨陷窝和脂肪空泡,抑制了大鼠下丘脑NPY、Y2R含量及蛋白表达升高,疗效机制可能与其抑制下丘脑NPY、Y2R和增加骨组织中NPY表达,提高骨组织抗凋亡能力有关。

类风湿关节炎是以慢性对称性关节炎症和关节进行性损伤、骨质侵蚀为主要特征的一类系统性自身免疫性疾病。T细胞介导的免疫反应异常是RA的主要病理机制之一。研究表明,辅助性T细胞17(Th17)/调节性T细胞(Treg)的失衡在RA中起

着关键作用。小乌桂汤方(麻黄、桂枝、当归、党参、石膏、干姜等)具有疏风通络、散寒除湿、益气养血的功效,主治风寒湿痹证。单文君等利用胶原诱导性关节炎模型小鼠研究小乌桂汤方治疗类风湿关节炎的疗效机制。结果:小乌桂汤治疗后,关节炎指数评分,发病足厚度,脾脏Th17细胞水平,血浆TNF-α、IL-6、IL-17、IL-1β水平,关节病理总评分,血管翳及骨破坏评分均显著降低,Treg细胞水平均显著升高,Th17/Treg值、滑膜炎评分显著降低。明确了小乌桂汤对CIA小鼠具有抗炎及免疫调节作用,其作用机制可能与调节Th17/Treg的平衡,抑制TNF-α、IL-6、IL-17、IL-1β炎症因子的表达相关。

防己黄芪汤(防己、黄芪、白术、甘草)出自《金匮要略·痉湿暍病脉证治》,具有显著改善RA患者的关节炎症状的抗炎效果。高玉亭等利用胶原诱导性关节炎模型大鼠研究防己黄芪汤治疗类风湿关节炎的疗效机制。结果:防己黄芪汤干预后RA大鼠关节滑膜增生、炎性细胞浸润、关节翳形成和关节间隙变窄显著缓解,关节组织病理改善情况良好,关节炎评分降低,血清细胞因子TNF-α、IL-6和IFN-γ水平显著降低,关节组织Notch2 mRNA表达升高,DLL1 mRNA表达降低($P<0.01$)。认为防己黄芪汤治疗RA可能与调控DLL1信号通路、调节自身免疫功能、降低促炎细胞因子的表达有关。

2. 临床研究

膝骨关节炎(KOA)是中老年人常见的慢性关节疾病,可引起关节疼痛及功能障碍,严重影响患者的日常生活,其发病机制复杂,病理变化涉及滑膜、肌肉、肌腱、血管、软骨、骨膜、骨等多重组织结构,主要表现是关节表面软骨发生退行性、继发性改变,致

使软骨降解流失、关节边缘骨赘形成,出现关节囊及滑膜炎症表现等。随着我国老龄化趋势上升,该病目前已呈现高发病率、高致残率的特点。目前,治疗KOA药物的不良反应较多,可适用人群有限,且不能长期服用。陇中骨刺膏(生草乌、生川乌、当归、川芎、马钱子、木瓜等)是外用制剂,使用方便,疗效确切。陈志伟等通过开展临床对照试验评价陇中骨刺膏治疗KOA的有效性和安全性,阳性对照药用奇正消痛膏,结局指标选用患者血清中COMP、MMP-13含量及膝关节功能变化。结果:陇中骨刺膏组患者治疗后2、4周两组血清COMP、MMP-13含量较本组治疗前均显著降低,关节功能明显改善,治疗组患者血清COMP在治疗后2、4周显著低于对照组($P<0.05$)。

骨质疏松症是以骨量减少、微结构破坏及骨折风险增加为主要特征的全身性骨代谢疾病。老年性骨质疏松最为常见。据统计至2016年,60岁以上SOP人群约为2.1亿,OP的患病率为36.0%。随着我国人口老龄化加速,患病人数呈上升趋势。该病严重影响患者的日常生活能力和质量,给患者、家庭和社会造成了很大的负担。左归丸(熟地黄、山药、枸杞子、山茱萸、川牛膝、菟丝子等)是治疗肾阴虚证的代表方剂,其能作用于骨代谢的多条通路,可直接抑制RANKL、成骨细胞IL-1、IL-6和前列腺素E_2的分泌,促进成骨细胞分泌骨保护素使之与RANKL的结合增多,使破骨细胞活性降低,维持骨量,防治骨质疏松症。张宁等通过开展临床对照试验评价左归丸联合钙尔奇D治疗骨质疏松症的有效性和安全性,对照组为单用钙尔奇D,结局指标选用了VAS评分,骨密度血清羟维生素D_3[25(OH)D_3]、甲状旁腺素(PTH)、I型胶原羧基端肽β特殊序列(β-CTX)和中医证候积分。结果:治疗后左归丸组较对照组能显著改善患者BMD,减轻患者疼痛VAS积分及中医证候积分,提高血清25(OH)D_3含量及治疗总有效率,降低血清PTH含量,而血清β-CTX无明显变化。因此,左归丸联合碳酸钙D_3片治疗肾阴虚型老年性骨质疏松临床疗效好,安全性高,值得

推荐。

股骨头坏死是骨科较常见的一种疾病,其主要临床表现为患者髋关节出现疼痛、活动受到限制等。临床上股骨头坏死分为创伤性和非创伤性两种。其中,非创伤性股骨头坏死主要是由于酗酒及使用大量糖皮质激素所导致。该疾病多发于中青年人群中,并对患者的工作及日常生活造成严重影响。然而,非创伤性股骨头坏死较为难治,常用治疗方法单独使用临床疗效不十分理想。骨蚀再造丸(当归、丹参、杜仲、五加皮、木瓜、穿山甲等)具有补肾强骨、活血化瘀止痛、舒筋通络的功效。杨磊通过开展临床对照试验评价骨蚀再造丸联合多孔钽棒植入治疗股骨头坏死的有效性和安全性,将86例患者随机分为两组各43例,对照组单独给予多孔钽棒植入治疗,术后给予常规抗生素预防感染,治疗组在对照组的基础上于术后第2d给予骨蚀再造丸,连续服用1个月。结果:治疗组总有效率为93.0%(40/43),优于对照组的72.1%(31/43)($P<0.01$);在Harris髋关节评分、视觉模拟评分法评分(VAS)、基质细胞衍生因子-1、趋化因子受体4水平方面比较,治疗组治疗后优于对照组($P<0.01$)。

3. 名医经验

国医大师韦贵康秉承传统古法,融汇现代医理。根据股骨头缺血性坏死的发病特点,以"通"为用为治疗根本,内外兼顾,提出"顺生理、反病理"的治则,根据姿态失衡论提出骨盆调衡手法,再配合中药内服、外敷治疗股骨头缺血性坏死疾病。韦氏认为,肝肾亏虚、先天禀赋不足是股骨头缺血性坏死的发病原因。肾为先天之本,主骨生髓,髓满则骨实。肝主筋藏血,与肾同源,两脏荣辱与共,肝血不足,失于疏泄,则筋骨不利发为"骨蚀"。姿态失衡也是导致病因之一。临证注重对患者姿态的评估分析,日常生活工作中患者需要保持正确的姿态,才能获得健康、协调的身体;而不正确的姿态则会引起脊柱相关疾病,甚至导致股骨头缺血性坏死。在治疗方面,韦氏从内因和外因着手,筋骨并重,内外兼治,对股骨头

缺血性坏死采用早期诊断、早期治疗的策略。充分发挥传统中医技术与现代医学相结合的优势，建议早、中期采用保守治疗。在临床治疗中，遵循"顺生理、反病理"的治则，主要体现在中药内服和手法治疗两个方面。中药内服方面，"顺生理"即顺应人体的生理变化、气机升降，根据患者的体质和证候特点灵活用药，从而促进机体向好的方向发展；"反病理"，即根据致病特点和致病因素，见热清热、见湿祛湿、见瘀化瘀等。手法治疗方面，"顺生理"即治疗时手法作用的位置、推按的走向应顺应人体正常的解剖结构，在安全范围内操作；"反病理"即手法的作用位置、推按的方向与其病理相反。通过骨盆调衡手法，恢复骨盆正常结构，共奏"理筋、调骨、对症"之功，起到"骨正、筋顺、症除"的治疗效果。在内治上，补益肝肾、填精补髓、化痰祛瘀药物持之使用，结合功能锻炼，达到内外兼顾、标本兼治的治疗效果。

国医大师周仲瑛基于叶天士的络病理论探讨骨关节炎的发病机制，认为骨关节炎的病程较长，缠绵难愈，临床表现以关节沉重、疼痛、肿胀、变形，甚至拘挛屈曲为主要特征，具有络病"久、痛、顽、杂"的病理特点。骨关节炎患者多为中老年人，天癸渐衰，肾中精气逐渐虚损，肾失荣养，其脏更衰，如此循环往复，日久肾虚更甚。肾主纳气，又主封藏，若肾虚则气虚精亏，一则气能生血，二则精血同源，故肾虚日久则必致血亏。筋骨关节为四末之络所结，络中之血可供其荣养。故络脉荣，则筋骨强。血充盈络脉，则可濡养皮腠，渗灌诸节，筋骨关节得养而活动得利。若络脉空虚，一则无血以滋养筋骨，二则易感外邪，日久均可发而为痹。周氏认为骨关节炎的发生有因虚而滞和络虚感邪两方面。一方面，络中血亏，血为气之母，久亏及气，气血两虚，血得气则行，气虚则血行缓慢，易壅滞于络脉之中，血若凝滞，则经络不通，血气不行则络脉受阻。另一方面，络虚则腠理疏松，其人易于感邪。外邪侵袭后，又因络虚，致络中气血不足而无力鼓邪外出，正所谓"络脉空虚，贼邪不泄"。络脉痹阻乃络中壅滞所致之络脉实证，故

必可见络脉显露结滞之象，在四末筋络表现为筋骨关节的疼痛、肿胀、变形，甚至出现关节弹响。因此，肾虚血亏、络脉空虚为发病基础，因虚而滞，或因风寒湿诸邪乘虚客于经络，二者循环往复恶性循环，最终络脉之中气血运行失畅，日久风湿痰瘀痹阻络脉，凝滞于筋脉骨节，发为骨痹，此乃致病关键。

（撰稿：施杞 徐浩　审阅：王拥军）

【骨关节炎的治疗与研究】

1. 基础研究

针对"肾虚髓痿"的病因病机，吴从兹等就髓与干细胞的相似性以及沈自尹等提出肾的物质基础为下丘脑-垂体-靶腺（HPT）轴推测而言，HPT 轴对骨代谢中干细胞的行为具有潜在的影响，HPT 轴可能通过 Wnt/β-catenin、ephrinB2/EphB4、Janus 激酶/信号转导与转录激活子、转化生长因子-β（TGF-β）等信号通路，调控干细胞-骨系细胞的生物学联系，对下游的骨细胞发挥调节作用。通过外源性与内源性补髓法治疗 KOA 是未来诠释中医"肾主骨生髓"理论内涵的新方向。

软骨细胞凋亡在骨关节炎（OA）发病中起到重要作用，阻止或减缓软骨细胞凋亡是防治 KOA 的关键，研究表明，细胞凋亡相关因子在 OA 的发生发展过程中发挥重要作用，其能够促进软骨细胞基质金属蛋白酶的表达，抑制胶原蛋白和蛋白多糖的合成与分泌，导致关节软骨损伤，加速 OA 的进程，因此抑制软骨细胞的凋亡进程对于防治 OA 具有重要意义。王会含等通过 OA 软骨细胞模型建立与川芎嗪干预方法发现，随着川芎嗪浓度增加，OA 软骨细胞凋亡率下降、活力提高，4 组软骨细胞凋亡率比较，川芎嗪低、中、高浓度组（浓度分别为 25、50、100 μg/ml）软骨细胞凋亡率均低于对照组川芎嗪中、高浓度组软骨细胞凋亡率均低于川芎嗪低浓度组、川芎嗪高浓度组软骨细胞凋亡率低于川芎嗪中浓度组，差异有统计学意义〔（25.10±0.47）%、（22.08±0.25）%、（19.37±0.36）%、（16.05±

0.58)%，$F=13.776$，$P=0.000$]；4组软骨细胞活力比较，川芎嗪低、中、高浓度组软骨细胞活力均高于对照组，川芎嗪中、高浓度组软骨细胞活力均高于川芎嗪低浓度组，川芎嗪高浓度组软骨细胞活力高于川芎嗪中浓度组，差异有统计学意义（吸光度值：0.25 ± 0.04、0.41 ± 0.02、0.54 ± 0.02、0.60 ± 0.01，$F=131.875$，$P=0.000$）。提示川芎嗪能够抑制人软骨细胞凋亡、提高细胞活力，且该作用在一定浓度范围内呈浓度依赖性。

高伟华等在应用加味阳和汤（熟地黄、肉桂、鹿角胶、海风藤、鸡血藤、麻黄等）治疗 OA 大鼠时发现，BMP2 与骨性关节炎的严重程度存在一定相关性，推测加味阳和汤能够改善骨性关节炎的分子机制可能通过下调膝关节中 BMP2 的表达量，从而减缓骨性关节炎期间的骨赘及滑膜增生及细胞外基质退变以及上调骨性关节炎软骨中 Sox9 的表达量，促进 Ⅱ 型胶原的表达，以减少软骨细胞的凋亡。姜厚森等建立 OA 体外模型，通过 ELISA、Western Blot 等方法体外 IL-1β 诱导的软骨细胞中炎症介质（COX-2、NO 和 PGE2）和促炎细胞因子（TNF-α 和 IL-6）含量增加，差异具有统计学意义（$P<0.05$）。并通过 YSY-01A（化学合成的抑一种新型蛋白酶体外抑制剂）局部给药缓解骨关节炎大鼠的软骨基质降解，并抑制炎症反应。该抑制剂对骨关节炎具有潜在的治疗活性，但是其具体治疗机制尚不明确。王欢等从滑膜成纤维细胞（FLS）的层面验证了舒筋活络方（SHC）调节 FLS 增殖，抑制 FLS 病理性迁移、侵袭等，起到维护和修复 OA 关节内组织完整性的作用，为 OA 患者的关节保护提供新的途径，也为深入研究中药复方制剂的作用机制提供了数据支撑。

2. 临床研究

王磊等探讨补肾活血汤治疗 KOA 合并骨质疏松症的疗效及对骨代谢标志物水平的影响。将120 例患者随机分为两组各 60 例，对照组予利赛磷酸钠片、盐酸氨基葡萄糖治疗，观察组在对照组的基础上加服补肾活血汤（当归、制香附、土鳖虫、续断、牛膝、制龟板等），疗程 3 个月。结果：观察组总有效率为 91.7%（55/60），明显高于对照组的 78.3%（47/60）（$P<0.05$）；两组关节疼痛 VAS 评分均较治疗前明显降低，且观察组[（3.67±1.43）分]低于对照组[（4.72±1.77）分]（$P<0.05$）；治疗后两组血清 β 胶联降解产物（β-CTX）均较治疗前降低，且观察组较对照组降低，而 PINP、25-OH-VD 升高，观察组较对照组升高（$P<0.05$）；对照组并发症发生率为 20.0%（12/60），明显高于观察组 6.7%（4/60）（$P<0.05$）。

黄岩石探讨独活寄生汤（独活、桑寄生、秦艽、杜仲、肉桂、茯苓等）口服联合富血小板血浆（PRP）关节腔内注射治疗 KOA 的疗效及其作用机制。将104 例患者随机分为两组各 52 例，单纯 PRP 注射组采用 PRP 关节腔内注射治疗，每 2 周注射 1 次，3 次为 1 个疗程，共 2 个疗程；联合治疗组在单纯 PRP 注射组的基础上联合独活寄生汤口服，6 周为 1 个疗程，共 2 个疗程。结果：治疗 1、2 个疗程后，联合治疗组膝关节疼痛 VAS 评分低于单纯 PRP 注射组（$P<0.01$）；联合治疗组 WOMAC 骨关节炎指数低于单纯 PRP 注射组，联合治疗组 5-HT、β-EP 血清含量、SIRTI mRNA 表达量高于单纯 PRP 注射组，联合治疗组 PGE2 血清含量、IL1-β 血清含量、IL-6 血清含量、TNF-α 血清含量、LTB4 血清、ASFla mRNA 表达量含量、MMP-9 血清含量、MMP-13 血清含量低于单纯 PRP 注射组。

李国伟等观察抗骨增生胶囊（熟地黄、女贞子、骨碎补、鸡血藤、淫羊藿等）联合双醋瑞因胶囊治疗 KOA 的临床疗效以及对血清及关节液中趋化素（Chemerin）和肿瘤坏死因子样弱凋亡诱导因子（TWEAK）的影响。将 150 例患者随机分为两组各75 例，对照组予双醋瑞因胶囊，研究组在对照组的基础上联用抗骨增生胶囊治疗，4 周为 1 个疗程，连续治疗 3 个疗程。结果：研究组总有效率为 90.7%（68/75），明显优于对照组的 77.3%（58/75）（$P<0.05$）。治疗后两组患者血清及关节液 Chemerin、

学术进展

TWEAK 表达水平均较治疗前明显下降,且研究组下降作用明显优于对照组(均 $P<0.01$);WOMAC 评分和 VAS 评分均较治疗前明显降低,LKSS 评分均较治疗前明显升高,且研究组各评分均明显优于对照组(均 $P<0.01$);血清 IL-1、IL-6、COX-2 水平均较治疗前明显降低,且研究组降低作用明显优于对照组(均 $P<0.01$)。

陶帅等观察补肾活血方(怀牛膝、熟地黄、川续断、当归、川芎、独活等)治疗绝经后膝骨关节炎的临床疗效。将 70 例绝经后 KOA 患者随机分为两组,最终纳入 67 例,其中治疗组 33 例予补肾活血方治疗,对照组 34 例予西乐葆治疗,疗程 4 周。结果:治疗后两组 TNF-α 均较治疗前明显降低,治疗后治疗组 TNF-α 明显高于对照组($P<0.01$),两组患者在关节疼痛患者评价、关节肿胀和活动范围方面评分,治疗后相比治疗前均明显降低($P<0.01$);但在关节冷痛喜暖恶寒、关节酸软乏力、头晕耳鸣方面,治疗组评分治疗后相比治疗前均明显降低($P<0.01$),而对照组治疗前后评分差异无统计学意义($P>0.05$),治疗后两组患者改良 Kupperman 指数评分较治疗前均明显降低,且治疗组显著低于对照组(均 $P<0.01$),可以看出补肾活血方可明显降低绝经后膝骨关节炎患者的改良 Kupperman 指数评分,其改善效果优于西乐葆。

(撰稿:徐浩 审阅:王拥军)

【骨质疏松性骨折的治疗与研究】

刘同明等观察手法复位小夹板固定配合接骨续筋汤治疗老年骨质疏松性 Colles 骨折的临床疗效。将 68 例患者随机分为两组各 34 例,所有患者均接受手法复位小夹板固定治疗,并予常规治疗,治疗组在此基础上内服接骨续筋汤(盐杜仲、自然铜、䗪虫、川芎、桃仁、红花等)治疗,疗程 4 周。结果:治疗 1、2 周后,两组 VAS 评分及患侧肿胀度均较治疗前明显降低($P<0.05$),且治疗组 VAS 评分和患侧肿胀度均明显低于对照组($P<0.05$)。治疗 8 周后,两组

骨折愈合 X 线评分均较治疗 4 周后显著上升($P<0.05$),且治疗组骨折愈合 X 线评分明显高于对照组($P<0.05$)。与对照组比较,治疗组骨折愈合时间显著缩短($P<0.05$);Garland-Werley 评分显著降低($P<0.05$)。治疗 90 d 后,两组临床疗效的差异有统计学意义,治疗组临床疗效优于对照组($P<0.05$)。

杨振勋等比较手法复位夹板外固定联合中药熏洗和切开复位钢板内固定治疗骨质疏松性桡骨远端骨折的疗效。纳入 68 例骨质疏松性桡骨远端骨折患者,其中手法复位夹板外固定联合活血止痛散(透骨草、川楝子、当归、姜黄、威灵仙、川牛膝等,连续 2 周)熏洗功能锻炼(夹板组)32 例,切开复位钢板内固定(钢板组)36 例。比较两组骨折疼痛缓解时间,骨折愈合时间,治疗 6 个月后两组患者掌倾角、尺偏角和桡骨高度、腕关节活动度、Robbins 腕关节评分及并发症发生情况。结果:夹板组骨折愈合时间及疼痛缓解时间显著短于钢板组($P<0.05$),治疗 6 个月后夹板组掌倾角、尺偏角、桡骨高度均小于钢板组($P<0.05$)。

许京华等分析平乐手法复位结合全螺纹空心钉应用于骨质疏松 Garden Ⅲ 型股骨颈骨折的效果。将 60 例患者,均采用平乐手法复位,根据固定方法不同分为 3 组,其中 20 例以全螺纹空心钉固定为试验 1 组,20 例选择单头半螺纹空心钉结合全螺纹空心钉固定为试验 2 组,另 20 例选择单头空心钉固定为对照组,比较三组术后不同时期髋关节功能(Harris 评分)、骨折愈合时间及骨折不愈合发生率。在术后 2、4、6、12、18 个月 3 组 Harris 评分比较差异有统计学意义,且试验 1 组 Harris 评分最高($P<0.05$);三组骨折愈合时间、骨折不愈合发生率比较差异有统计学意义,且试验 1 组骨折愈合时间最短、未出现骨折不愈合情况($P<0.05$)。

王万秀等观察骨质疏松性肱骨近端骨折术,给予患者中医活血补骨汤+阿仑膦酸钠治疗对患者术后康复效果产生的影响。将 66 例骨质疏松性肱骨近端骨折患者随机分为两组各 33 例,对照组术后予

阿仑膦酸钠片治疗,观察组予阿仑膦酸钠片联合活血补骨汤(甘草片、桃仁、红花、熟地黄、地龙、当归等)治疗,疗程8周。结果:对比对照组,观察肿胀消退、住院天数及骨痂出现、骨折愈合天数均显著更短($P<0.05$);治疗后1、3、6、12个月观察组NPIS评分均显著更低($P<0.05$);治疗后观察组肩关节功能恢复优良率为93.9%(31/33),明显高于对照组的75.8%(25/33);观察组并发症总发生率为3.0%(1/33),明显低于对照组的18.2%(6/33)($P<0.05$);观察组PTH、BALP、β-CTX水平均显著更低,OC则显著更高($P<0.05$)。

邓雄伟等观察十全大补汤(炙黄芪、人参、炒白芍药、熟地黄、炒白术、茯苓等)治疗气血两虚型高龄骨质疏松性股骨粗隆间骨折患者中的应用价值,观察其对炎性指标及骨代谢指标的影响。将98名气血两虚型高龄骨质疏松性股骨粗隆间骨折患者随机分为两组各49例,所有患者均行股骨近端防旋髓内钉(PFNA)内固定术治疗,对照组联合归脾丸治疗,观察组联合十全大补汤治疗,疗程4周。结果:治疗后观察组血清成纤维细胞生长因子-2(FGF-2)、骨保护素(OPG)、转化生长因子-β1(TGF-β1)、β-内啡肽(β-EP)、骨特异性碱性磷酸酶(BALP)、骨钙素(BGP)等指标水平均明显高于对照组($P<0.05$);观察组血清肿瘤坏死因子-α(TNF-α),D-二聚体(D-D)明显低于对照组($P<0.05$);观察组中医症状积分低明显于对照组,髋关节功能评分(Harris评分)明显高于对照组($P<0.05$);观察组总有效率为93.9%(46/49),高于对照组的75.5%(37/49)($P<0.05$);并发症方面,对照组切口感染、下肢深静脉血栓、肺部感染总发生率为24.5%(12/49),高于观察组的6.1%(3/49)($P<0.05$)。

王国军等观察强筋壮骨丸(仙茅、淫羊藿、鹿角霜、巴戟天、煅龙骨、煅牡蛎等)对骨质疏松性股骨粗隆间骨折股骨近端抗旋型髓内钉(PFNA)术后患者的临床疗效。将48例患者随机分为两组各24例,所有患者均采用PFNA术治疗,治疗组术后口服强筋壮骨丸,对照组术后口服碳酸钙、维生素D_3片,疗程6个月。结果:治疗组骨折愈合时间显著短于对照组($P<0.01$);术后6个月,治疗组VAS评分较对照组降低,髋关节功能优良率显著高于对照组($P<0.01$,$P<0.05$);术后6个月,治疗组4个部位BMD均较术前显著增高($P<0.01$),对照组4个部位BMD较治疗前稍有改善,但差异无统计学意义($P>0.05$);术后6个月组间比较,治疗组4个部位BMD均明显高于对照组(均$P<0.01$)。

干贤亮等观察拟续骨逐瘀汤(牛膝、续断、熟地黄、骨碎补、黄芪、桃仁等)应用于骨质疏松性股骨粗隆间骨折PFNA术后患者骨折愈合的促进作用。将82例患者随机分为两组各41例,对照组行PFNA内固定术后常规换药,给予抗感染、抗凝、补液、止痛等治疗,指导患者康复训练;观察组在对照组基础上加服续骨逐瘀汤,疗程4周。结果:两组治疗前后VAS、Harris评分比较,有显著性差异,且治疗组优于对照组($P<0.05$)。

蔡立雄等观察低强度脉冲式超声波(LIPU)刺激结合恒古骨伤愈合剂(三七、黄芪、人参、红花、杜仲、陈皮等)对骨质疏松性桡骨远端骨折愈合的促进作用。将90例患者随机分为两组各45例,所有患者均予手法复位、夹板固定和康复锻炼,在此基础上,观察组予LIPU及恒古骨伤愈合剂治疗12周。结果:治疗8、12周后,观察组X线片灰度值比值水平均高于对照组(均$P<0.05$);治疗后观察组骨折愈合时间较对照组明显缩短,Gartland-Werley腕关节评分的优良率较对照组明显提高(均$P<0.05$);末次随访时,观察组患者的掌倾角、尺偏角均较对照组大($P<0.05$)。

颜德恩等观察内固定锁定系统(PHILOS)联合活血补骨汤(熟地黄、川芎、白芍药、当归、桃仁、红花等)治疗老年骨质疏松性肱骨近端骨折的临床疗效。将80例患者随机分为两组各40例,均予PHILOS治疗,实验组于术后当天加用活血补骨汤,疗程8周。结果:实验组术后3 d、术后1周、术后2周NRS评分均明显低于对照组(均$P<0.05$),实验组术后肩关节功能(Neer评分)优良率

高于对照组,实验组术后并发症发生率低于对照组(均 $P < 0.05$)。

张国博等探讨经皮后路短节段椎弓根固定(SSPI)结合椎体成形术(VP)治疗骨质疏松性脊柱压缩性骨折(OVCF)的临床疗效。将胸腰椎 OVCF 并排除有神经症状者,采用经皮椎弓根螺钉固定结合椎体成形术,测量病椎前缘、椎体中部高度及 Cobb 角,采用视觉模拟评分(VAS)记录术前及术后评分变化,术后 12 个月随访根据改良 MacNab 标准评定临床疗效。全部病例均手术成功,随访时间 6~24 个月。术后 12 个月根据改良 MacNab 标准评定临床疗效,优 43 例,良 2 例,可 1 例。无相邻椎体骨折发生,椎体前缘高度、中部高度及 Cobb 角、VAS 评分比较,差异有统计学意义($P < 0.05$)。

(撰稿:唐德志 金镇雄 审阅:王拥军)

【颈椎病的治疗及实验研究】

刘鑫等观察桂枝附子汤(桂枝、制附子、炙甘草、生姜、大枣)治疗神经根型颈椎病(太阳病阳虚表证)的临床疗效。将 60 例患者随机分为两组各 30 例,治疗组服用桂枝附子汤,对照组服用塞来昔布胶囊联合甲钴胺片,以临床疗效、疼痛视觉模拟评分(VAS)、症状和体征(颈椎疼痛、肢体麻木、颈项活动)评分及颈椎功能障碍指数(NDI),分别在治疗前、治疗后 2 周、治疗后 3 个月末次随访进行评定。结果:治疗组有效率为 90.0%(27/30),优于对照组的 86.7%(26/30)($P < 0.05$);治疗后两组 VAS 评分、症状和体征评分、NDI 评分均较治疗前有改善,并且治疗组优于对照组($P < 0.05$)。

吴鸿伟等观察颈舒颗粒(三七、肉桂、当归、红花、川芎、天麻等)联合理筋手法对风寒湿阻型颈型颈椎病的疗效。将 70 例患者随机分为两组各 35 例,对照组予生活宣教以及理筋松解手法进行治疗,观察组在对照组基础上联合颈舒颗粒治疗,疗程 4 周。观察 2 组治疗前后视觉疼痛(VAS)评分、Northwick Park 颈痛量表(NPQ)评分、颈椎病临床评价量表(CASCS)评分、中医证候积分的变化,并比较其疗效。结果:与治疗前比较,两组 VAS 评分、NPQ 评分、CASCS 评分、中医证候积分均较治疗前改善,且观察组改善程度最为明显($P < 0.05$);观察组疗效优于对照组(均 $P < 0.05$)。

林纯瑾等观察独活寄生汤加减(独活、桑寄生、牛膝、细辛、秦艽、茯苓等)联合塞来昔布对急性期神经根型颈椎病患者的临床疗效。将 104 例患者随机分为两组各 52 例,均予健康宣教、功能锻炼、牵引治疗,对照组予塞来昔布,观察组在对照组基础上加用独活寄生汤加减,疗程 4 周。结果:观察组总有效率为 90.4%(47/52),高于对照组的 75.0%(39/52)($P < 0.05$)。治疗后,两组 NF-κB、TNF-α、IL-1β、CGRP、中医证候评分、McGill 疼痛评分降低,颈功能活动度升高,以观察组更明显(均 $P < 0.05$)。

贾红亮观察益气化瘀补肾方(黄芪、补骨脂、党参、丹参、川芎、甘草)联合颈前路手术治疗脊髓型颈椎病患者的临床疗效。将 72 例患者随机分为两组各 36 例,对照组采取颈前路手术联合尼莫地平治疗,治疗组在其基础上加用益气化瘀补肾方,疗程 4 周,比较两组综合疗效及脊髓功能。结果:治疗组总有效率为 88.9%(32/36),高于对照组的 69.4%(25/36)($P < 0.05$);治疗组治疗 1、2、3 个月后日本骨科协会评估治疗分数(JOA)评分均较对照组高($P < 0.05$,$P < 0.01$)。

李强等观察芪麝丸(黄芪、人工麝香、川芎、青风藤、防己等)对气虚血瘀神经根型颈椎病模型大鼠不同给药周期的证型的变化。将 96 只 3 月龄大鼠随机分为对照组、模型组、芪麝丸组,每组再分为 1 周组、2 周组、3 周组及 4 周组,共计 12 组,每组 8 只。除对照组外所有大鼠均采用神经根压迫复合疲劳加饥饱失常法及激素干预制备大鼠模型。芪麝丸组分别以 0.81 g/kg 剂量给予 14 周不同给药时长的芪麝丸药液。实验结束后,通过对不同给药周期大鼠游泳时间、血液流变学、PLA2 和 PGE2 炎症因子的测定及颈椎组织病理学观察模型大鼠证型变化情况。

结果:发现在 4 周时间内以 0.81 g/kg 剂量灌胃给药,随着给药时间的延长,芪麝丸组大鼠表现出不同程度的游泳时间增加,血液流变学指标下降,PLA2 和 PGE2 含量及组织形态趋于正常化。提示芪麝丸对不同给药时间气虚血瘀神经根型颈椎病模型大鼠的证型表现出一定的变化,为临床辨证施治及对该病的研究提供了实验依据。

(撰稿:崔学军 浦佩珉 审阅:王拥军)

【腰椎间盘突出症的治疗及实验研究】

1. 临床治疗

严利民等探讨独活寄生汤联合硬膜外冲击治疗腰椎间盘突出症肝肾亏虚型的疗效。将 90 例患者随机分为观察组和对照组 1、2 组,每组 30 例。观察组予独活寄生汤加减(独活、桑寄生、杜仲、川牛膝、秦艽、细辛等)联合硬膜外冲击治疗,对照 1 组予硬膜外冲击治疗,对照 2 组予独活寄生汤加减治疗。疗程 15 d。结果:观察组治疗后 VAS 评分低于两对照组及本组治疗前,JOA 评分高于两对照组及本组治疗前($P<0.05$)。三组治疗后 5 d、15 d 的 IL-1、IL-6 和 TNF-α 水平值均低于本组治疗前,除去对照 1 组和对照 2 组治疗后 5 d 的 TNF-α 水平与本组治疗前无统计学差异($P>0.05$),余各均有统计学差异($P<0.05$)。除去观察组治疗后 5 d 的 IL-6 水平值与对照 1、2 组同时期值无统计学差异($P>0.05$),余观察组治疗后的 IL-1、IL-6 和 TNF-α 水平值均低于两对照组治疗后同时期值,均具有统计学差异(均 $P<0.05$)。

谈斐等探讨独活寄生汤结合中医骨伤手法治疗腰椎间盘突出症的疗效。将 60 例腰患者随机分为两组各 30 例,对照组采用中医骨伤手法按摩治疗,对照组在对照组基础上加服独活寄生汤加减,疗程 1 周。结果:治疗组疼痛缓解时间明显短于对照组,VAS 评分、血清肿瘤坏死因子-α(TNF-α)、超敏 C 反应蛋白(hsCRP)、白介素-6(IL-6)水平均明显低于对照组,JOA 评分明显高于对照组(均 $P<$

0.05)。

陈庭瑞等对补肾通痹方与中医骨伤手法结合治疗腰椎间盘突出症进行观察。将 74 例患者随机分为两组各 37 例,均采取中医骨伤手法治疗,观察组加用补肾通痹方(杜仲、桑寄生、狗脊、怀牛膝、独活、茯苓等),10 d 为 1 个疗程,共治疗 2 个疗程。结果:观察组总有效率为 91.9%(34/37),高于对照组的 70.3%(26/37)($P<0.05$);观察组患者腰背疼痛、腰膝酸软、神疲乏力证候积分均低于对照组,血清 TNF-α、IL-6、VAS 评分均低于对照组,JOA 各项指标得分均高于对照组(均 $P<0.05$)。

黄海珍等探讨麦肯基治疗腰椎间盘突出症(LDH)的临床疗效。将 82 例患者随机分为两组各 41 例,均用麦肯基疗法治疗,观察组加用中药封包治疗仪治疗,将封包外敷于命门穴或腰阳关处(视痛处调整),温度 38 ℃～48 ℃,治疗时间 30 min,两组均连续治疗 1～2 周。结果:治疗组总有效率 95.1%(39/41),优于对照组的 78.0%(32/41)($P<0.05$)。治疗组 JOA 评分高于对照组,ODI、VAS 评分均低于对照组(均 $P<0.05$)。

杨国华等观察身痛逐瘀汤结合理筋手法治疗腰椎间盘突出症的效果。将 90 例患者随机分为两组各 45 例,两组均接受理筋手法治疗,实验组加用身痛逐瘀汤(川芎、桃仁、红花、甘草、地龙、秦艽等),疗程 4 周。结果:实验组总有效率为 95.6%(43/45),明显高于对照组的 80.0%(36/45)($P<0.05$);实验组 VAS 评分、JOA 评分均优于对照组,ODI 评分明显低于对照组(均 $P<0.05$)。

邢明祥等观察中药熏蒸结合功能锻炼治疗腰椎间盘突出症的疗效。将 90 例患者随机分为两组各 45 例,两组均用功能锻炼治疗,观察组加用中药(徐长卿、红花、丹参、肉桂、甘草、伸筋草等)熏蒸治疗,疗程 1 个月。结果:治疗总有效率为 91.1%(41/45),优于对照组的 75.6%(34/45)($P<0.05$);观察组 ODI 评分低于对照组,JOA 评分高于对照组($P<0.05$);治疗后两组 VAS 评分均降低,且观察组低于对照组($P<0.05$)。

学术进展

朱建华等探讨健芪归附汤离子导入对肾阳虚型腰椎间盘突出症患者的干预效果。将 60 例患者随机分为两组各 30 例,对照组采用牵引配合推拿治疗,观察组在对照组的基础上加用健芪归附汤(千年健、白附子、杜仲、黄芪、牛膝、吴茱萸等)中药离子导入干预进行干预。疗程 14 d。结果:观察组总有效率为 96.7%(29/30),高于对照组的 93.3%(28/30)($P<0.05$);干预前后组内比较及干预后组间比较,观察组 VAS、ODI 评分均显著改善,差异均有统计学意义($P<0.05$,$P<0.01$)。

2. 实验研究

牛辉等基于 c-Jun 氨基末端激酶(c-JNK)/趋化因子配体 1(CXCL1)信号通路研究椎间盘丸(黄芪、桂枝、细辛、当归、白芍药、延胡索等)对腰椎间盘突出症大鼠脊髓炎症的抑制作用。取大鼠 75 只,随机分为腰椎间盘丸低、高剂量组和阳性对照组各 15 只,分别灌胃 1.85 和 3.70 g/kg 椎间盘丸、0.77 mg/kg 美洛昔康溶液。假手术组和模型组各 15 只,灌胃生理盐水。在干预 7 d 后,观察大鼠一般情况,并测定疼痛反应阈值。用酶联免疫吸附法测定脊髓背角组织中 IL-6、IL-6、IL-1β 水平,HE 染色观察大鼠背根神经节的病理变化,Western Blot 法测定 Iba-1、c-JNK、p-c-JNK 和 CXCL1 蛋白的相对表达。结果:与假手术组比较,模型组在干预后第 1、7 d 的痛阈明显增高($P<0.01$);ELISA 结果显示,与模型组相比,低、高剂量组、阳性对照组的 IL-6、IL-1β 水平明显降低($P<0.05$,$P<0.01$);HE 染色提示模型组大鼠背根神经节神经元细胞核不规则、核仁不清晰、尼氏小体排列不均匀、细胞肿胀明显、神经元细胞胞浆呈空泡样改变。Western Blot 检测结果显示,低剂量组、高剂量组、阳性对照组 Iba-1、p-c-JNK、CXCL1 蛋白的相对表达均明显降低($P<0.05$,$P<0.001$)。认为椎间盘丸对腰椎间盘突出症大鼠脊髓炎症具有抑制作用,且可能是通过抑制 c-JNK/CXCL1 信号通路发挥作用。

杨光露等观察扶阳宣痹汤对椎间盘退行性病变的影响及其相关因子 MMP9、MMP13 表达的影响。选择大鼠尾椎间盘穿刺 Co5/6/7 建立椎间盘退变模型,随机分为空白组、模型组、腰痹通组(腰痹通溶液 0.34 g·kg^{-1}·d^{-1})、扶阳宣痹汤(黄芪、桂枝、白芍药、附子、薏苡仁、甘草等)低、中、高剂量组(8.19、16.38、32.76 g·kg^{-1}·d^{-1})。干预 4 周后磁共振成像(MRI)复查各组大鼠尾椎间盘退变情况,处死大鼠取尾椎间盘髓核组织,用苏木精-伊红染色法检测椎间盘退变程度,免疫组化检测椎间盘组织 COL2A1、Aggrecan 蛋白表达,蛋白免疫印迹法检测椎间盘组织中 MMP9 和 MMP13 蛋白的表达,实时聚合酶链反应(RT-PCR)检测椎间盘组织中 COL2A1、Aggrecan、MMP9、MMP13 在椎间盘组织中的表达。结果:经扶阳宣痹汤治疗后 4 周,低、中、高剂量组椎间盘 T2 加权信号强度较模型组高,高剂量组 Piffimann 椎间盘评分显著降低,差异有统计学意义($P<0.05$),Masuda 评分显著降低,差异有统计学意义($P<0.05$);RT-PCR 结果提示 MMP9、MMP13 mRNA 表达明显下调($P<0.05$)。提示扶阳宣痹汤通过抑制 MMP9、MMP13 的表达,促进椎间盘退行性病变,对 COL2A1 和 Aggrecan 的合成具有一定剂量依赖性。

(撰稿:梁倩倩　审阅:王拥军)

【体外冲击波疗法在骨伤疾病中的应用研究】

杨晶晶等观察体外冲击波联合葛根汤治疗神经根型颈椎病患者的临床疗效。将 124 例患者(最终纳入 116 例)随机分为 3 组,对照 1 组 38 例予葛根汤(葛根、麻黄、桂枝、生姜、白芍药、甘草等)治疗,对照 2 组 38 例予发散式冲击波(使用苏州好博医疗 HB101 型,能级 12.5 bar,10~15 Hz,每痛点脉冲数 1 000 次,4 d1 次,共 5 次)治疗,观察组 40 例予葛根汤联合发散式冲击波治疗,疗程 20 d。结果:观察组总有效率为 95.0%(38/40),明显高于对照 1 组的 73.7%(28/38)、对照 2 组的 84.2%(32/38)(均 $P<$

0.05)。各组治疗 1 周、治疗结束、治疗后 1 周,VAS 评分、NDI 指数、颈部症状体征评分与本组治疗前比较,均 $P < 0.05$;观察组与对照 1 组、对照 2 组比较,均 $P < 0.05$。观察组复发率为 7.5%(3/40),明显优于对照 1 组的 26.3%(10/38)、对照 2 组的 18.4%(7/38)(均 $P < 0.05$)。

沈毅弘等对年龄约 38~52 岁的气滞血瘀型 LDH 患者,进行 RCT 研究,在常规治疗基础上,分别加以中药熏蒸(40 例)、ESWT(40 例)和中药熏蒸联合 ESWT(40 例)治疗,发现联合组较单纯加以中药熏蒸或 ESWT 治疗组,VAS、JOA 评分(主观症状、临床体征、日常活动受限度、膀胱功能)均显著降低,改良的 MacNab 疗效优良率亦更高;各组治疗均较治疗前 VAS、JOA 评分有改善,通过磁共振成像矢状位 T2 加权图像,反映椎间盘退变情况的 Pfirrmann 分级显示,治疗前后,各组均未有明显的差异,且各组治疗后 Pfirrmann 分级与 VAS、改良 MacNab 疗效无相关性,提示治疗后患者的疼痛程度与功能恢复不因腰椎间盘退变情况而受影响。ESWT 使用瑞士 EMS 弹道式冲击波治疗仪,选取棘突旁开 2 寸纵向痉挛肌群或疼痛区为治疗部位,选择 15 mm 冲击头,频率 5 Hz,脉冲 4 000 次,1 次/5 d,10 d 为 1 个疗程,疗程间隔 3 d,治疗 2 个疗程。

陈培等选择 60 例年龄约 31~45 岁的 LDH 患者,RCT 研究,发现腰部痛点予 ESWT(天瑞士 STORZ 公司,频率 10~15 Hz,能量 1.6~2.0 bar,刺激 500~800 次,2~3 次/周,治疗 4 周),较治疗前,VAS 评分降低、日本骨科协会评估治疗分数(JOA)明显增加、TNF-α、IL-6 明显降低;而 ESWT 联合内服中药补肾活血汤(熟地黄、炒山药、山茱萸、枸杞子、制附子、肉桂等),与单纯的 ESWT 相比 VAS、JOA 评分和 TNF-α、IL-6 水平改善更佳。

中医经筋理论引导下的 ESWT,治疗肩周炎的疗效可能优于单纯的 ESWT。周怀东等将 67 例年龄 44~65 的肩周炎患者随机分为两组,分别予单纯痛点的 ESWT 和经筋理论指导下的 ESWT,同时辅以肩关节功能训练。结果显示以经筋理论为理论的 ESWT,治疗后 1 个月、3 个月,VAS 评分降低、肩关节功能评分增加更明显。冲击波使用比利时 gymna(Shockmaster 500)型发散式 ESW。单纯痛点治疗的 ESWT,选择 15 mm 标准头,压力 1.8~2.4 bar,频率 6~8 Hz,取阿是穴,击打 1 500~2 000 次/处,1 次/周,治疗 3 次。"经筋"是机体筋肉系统的总称,隶属于正经,是十二经脉在体表分布、循行的补充。经筋理论指导的 EWST,根据具体病症,沿 1~4 条经筋肩周部分进行治疗,选择 20 mm 探头,压力 1.8~2.0 bar,频率 15 Hz,击打 1 000~1 500 次,1 次/周,治疗 3 次。

ESWT 联合内服汤药。常毓文等对 90 例年龄 48~71 岁的老年 KOA 患者 Kellgren-Lawrence(K-L)分级 I~III 级,RCT 研究,发现在 ESWT 穴位治疗的基础上,联合内服独活寄生汤(独活、桑寄生、当归、茯苓、党参、熟地黄等)治疗,相较单纯的 ESWT,治疗后 2 周、后 4 周,WOMAC 骨关节炎评分(疼痛、僵硬、躯干功能)、VAS 评分降低更明显,Lysholm-II 膝关节评分(跛行、支撑、交锁、不稳定、疼痛、肿胀、爬楼梯、下蹲)增加更明显,且生化指标 IL-1、IL-6、TNF-α、NO 明显降低、SOD 明显升高。独活寄生汤祛风湿,补肝肾气血,止痹痛,配合 ESWT 穴位治疗,可有效减轻 IL-1、IL-6、TNF-α 介导的炎症反应及滑膜的损伤,通过提高 SOD 水平、抑制 NO,促进自由基的清除,减少细胞的凋亡,促进组织的修复。该研究采用 MP200 体外冲击波(德国 STORZ),能级 2.0~3.0 bar,脉冲 500 次/穴,频率 12 Hz,冲击波穴位治疗部位为:足厥阴肝经(曲泉、太冲、中封)、足少阴肾经(复溜、太溪、阴谷),1 次/周,治疗 4 次。

ESWT 联合等速肌力训练。肖春龙等对 116 例 40~70 岁 K-L 分级为 I—III 级的 KOA 患者,随机分为 2 组,在予非类固醇类消炎止痛药的基础上,对照组行等速肌力训练,观察组在此基础上联合 ESWT 治疗,使用瑞士 STORZ, Masterpuls MP100 型冲击波,能流密度 0.1 mJ/mm²,压力 3 bar,冲击频率

10 Hz,每部位 2 000 次,1 次/周,共 4 次。治疗后两组血清超敏 C 反应蛋白 hs-CRP、TNF-α、IL-1β 水平以及关节液基质金属蛋白酶 MMP-3、MMP-9、MMP-13 水平均较治疗前降低,且观察组降低更甚;另观察组的非类固醇类消炎止痛药剂量较对照组少23.57 DDDs(每日剂量)。ESWT 联合等速肌力训练可更好缓解炎症状态,延缓软骨基质退化和软骨破坏,减少关节液 MMP-1、MMP-3、MMP-9(类风关骨破坏标志)、MMP-13(破骨细胞分化成熟标志)水平。

ESWT 联合筋针治疗。筋针为刘农虞教授基于《黄帝内经》的筋经理论创立的浅刺针法,"治在燔针劫刺,以知为数,以痛为输",筋针浅刺速刺皮下相应部位的筋穴,宣导卫气、舒调经筋,而达到治疗 KOA 的目的。朱慧梅等选择 K-L 分级Ⅰ～Ⅲ级年龄42～75 岁的早中期 KOA 患者 80 例,随机分为 2级,分别予 ESWT 联合口服艾瑞昔布、ESWT 联合筋针治疗,ESW 使用医迈斯 FT-174 型冲击波,将导电糊均匀涂在膝关节周围,治疗压力 1～2 kpa,冲击频率 6～8 Hz,每部位冲击 1 000～1 500 次,每日1 次,5 次/周。发现 ESWT 联合筋针治疗较口服药物组,WOMAC 疼痛、僵硬、功能评分均有降低,且关节液的 IL-1β、TNF-α 均有降低。杨银凯等对 K-L 分级为Ⅰ～Ⅲ级年龄 45～75 岁之间的 74 例 KOA 患者,进行股四头肌训练和筋针疗法治疗,从中随机选取 37 例,加用肌骨超声引导下的 ESWT 治疗,肌肉训练后,对膝关节局部筋节点痛点,用放散式冲击波(型号不详),剂量 7～11 Hz/1.3～2.8 bar,冲击2 000～2 500 次,隔天治疗 1 次,3 次为 1 个疗程,治疗 4 个疗程。发现加用 ESWT 治疗者,VAS 及WOMAC 评分均有降低。

ESWT 联合手法治疗。宝金才等选取 58～73 岁老年 KOA 患者 60 例,根据治疗方式将患者分成两组,分别予 ESWT 联合塞来昔布胶囊治疗、ESWT 联合六步手法治疗。服药或手法治疗后,用冲击波(型号不详)对痛点、髌骨及其周围肌腱进行治疗,每部冲击约 300 次,强度 2.0～3.0 Pa,频率 8～10 Hz,1 次/周,治疗 4 周。研究者自创的六步手法分别为:刮髌、推髌、弹拨刮揉、分筋、镇定、整理,共20～25 min, 2 次/周,治疗 4 周。结果:ESWT 行联合六步手法治疗组,在降低血清 CRP、TNF-α 及IL-1β 水平,降低 VAS、WOMAC 评分,增加 Barthel 指数等方面,优于 ESWT 联合药物治疗组。

膝关节粘连是关节手术、膝创伤、关节腔积液等常见并发症。孙凌梅等对已行一期切开复位内固定术或膝关节镜手术,且术后骨折达到解剖复位及骨性愈合的 107 名患者,实施手法松解治疗,其中随机选取 53 例,在此基础上行 ESWT 治疗,采用德国STORZ MP100 型号的冲击波,频率 10 Hz,压力200～240 kPa,每部位 2 000 次,1 次/周,3 次为 1 个疗程,治疗 2～3 疗程。结果:加用 ESWT 治疗较单纯的松解治疗,膝关节伸直受限角度减小,屈曲角度明显增加,膝关节 Lysholm 评分增加,疼痛数字评分(NRS)降低。

髌腱炎为髌腱末端病,有髌腱损伤史,膝关节髌尖至径骨粗隆间髌韧带处常有疼痛、压痛,跳跃、上楼、半蹲站起等动作疼痛明显加重,伸膝抗阻试验阳性。徐辉等选择 32～64 岁 80 例髌腱炎患者,随机分为两组各 40 例,均施以无痛手法治疗,联合或不联合 ESWT 治疗。无痛手法主要通过髌韧带垂直方向垂直下压,按压频率为 70～90 次/min,1 次/d,每次 20 min,治疗 12 d;ESWT 治疗,采用英国BTL-6000 型号的治疗仪,初始能量 1.5～2 bar,根据病情逐渐增加能量水平至 2～3 bar,频率 8～10 Hz,膝部屈曲放松,使髌腱与治疗头平行,每次冲击 2 000 次,每次治疗间隔 5～7 d,治疗 3 次。结果:无痛手法联合 ESWT 组,较单纯的无痛手法,VAS评分明显降低,Lysholm 评分显著增高。

ESWT 联合中药内服治疗酒精或激素致股骨头坏死。廖宏伟等选择酒精及激素所致的、国际骨微循环研究协会(ARCO)Ⅰ—Ⅱ期、中医辨证属筋脉瘀滞证和肝肾亏损证的 41～54 岁的单侧骨股头坏死患者 86 例分为两组,均以 ESWT 治疗,其中一组加用内服复阳活骨丸方(制马钱子、三七、红花、制乳香、制没药、熟地黄等）。治疗过程中患髋禁止负重，疗程后1个月扶拐行走。结果：治疗后3个月随访，两组髋关节 Harries 评分均升高，尤以 ESWT 联合中药组升高明显。ESWT 使用瑞士 EMS Dolorclast 型号的冲击波，X 线透视定位，股骨头缺血坏死区周围压痛点作为冲击点，每次治疗选3个冲击点，能流密度 0.20～0.35 mJ/m，每点冲击1 000次。两日1次，5次为1个疗程，2个疗程间隔2月，连续治疗2个疗程。治疗过程患髋禁止负重，持续至疗程结束后1个月。

李洪涛等对年龄 18～25 岁，ARCO 分期Ⅰ期、Ⅱ期和Ⅲa期，中医辨证为气滞血瘀型的早期激素性股骨头坏死者69例，予不同分期患者 ESWT 联合口服骨蚀胶囊（乳香、没药、丹参、桃仁、红花、土鳖虫等）进行治疗，发现各期患者治疗后 Harries 评分中的关节活动、疼痛及功能等部分的评分均显著增加（$P < 0.05$），且血清中 Toll 样受体 TLR4 和 NR-kB 水平明显降低（$P < 0.05$），利于减少成骨细胞的过度增殖，抑制股骨头细胞凋亡，降低炎症反应。ESWT 治疗，选3～4个痛点，以频率 2 Hz，能流密度 1～2 mJ/mm^2，2 600次，4日1次，5次为1个疗程，2个疗程间隔 10 d，治疗3个疗程。治疗期间严重限制患者负重行走，指导挂拐，规律进行无负重的髋、膝、踝功能锻炼。

胡朝耀等选择 60 例 21～67 岁患者，病程从4 d～15月不等，随机分为3组，各组均予体外冲击波治疗（美国 DJ02074 型，15 mm 冲击头，频率7～8 Hz、3 000～3 500次，压强 1.4～8 bar，1次/周，治疗4周，击打部位为肱骨外上髁及肘关节周围、前臂伸肌群），在此基础上，分别予各组浅（皮肤针绕痛点周围 3 cm 叩刺）、中（采血针绕痛点围刺10针深度约2～3 mm）、深（注射器针头绕痛点点刺10针深度1～2 cm）3种不同深度的局部放血治疗。结果：各组总有效率均接近90.0%，采血针、注射器针组治愈率高于皮肤针组，而皮肤针组不良反应多于其他两组。该研究 ESWT 和放血疗法的治疗顺序不详，晕针、治疗后剧痛、局部血肿瘀青、感染等均为放血疗法的不良反应。

位春巍等将78例年龄 20～75 岁足底筋膜炎患者，在常规治疗的基础上，予 ESWT 联合或不联合四藤外洗方（宽筋藤、络石藤、广东海风藤、鸡血藤）治疗（各39例），结果较治疗前各组 VAS 评分均降低，日常生活活动能力评分（ADL）、美国矫形外科足踝协会踝-后足功能评分系统（AOFAS-AH）均有提高，尤以联合中药外洗方组更明显。ESWT 采用瑞士 EMS 气压弹道式冲击波，选用 R15 探头，压力 1.5～3.5 bar，频率 12 Hz，足底筋膜附着点及压痛点冲击 2 500次，足底筋膜走形区域，往返冲击 2 000次，1次/周，治疗4周。

叶达成等将 20～75 岁的 60 例气滞血瘀型跖腱膜炎患者随机分成两组，予 ESWT 联合或不联合关节肿痛散（大黄、侧柏叶、薄荷、乳香、没药、川芎等）熏洗治疗，ESWT 采用广州龙之杰 LGT-151-A/B 型气压弹道式冲击波，20 mm 探头，压强 2～4 bar，治疗范围 1.5～3 cm^2，频率 6～8 Hz，5 min/次，于足跟部侧面或跖面偏内侧，冲击 3 000次，1次/周，治疗4周，每次诊疗后给予冰敷疗法，休息观察 0.5 h。结果：与治疗前相比，两组 VAS 评分均降低、AOFAS-AH 评分均增高，尤以 ESWT 联合关节肿痛散外洗组对缓解疼痛症状和改善患侧足部功能疗效更优。

（撰稿：徐国会　审阅：王拥军）

【针刀疗法的临床研究】

1. 传统针刀疗法的临床研究

罗渊等采用小针刀"丰"字形松解髂胫束治疗30例成人外侧型弹响髋患者，治疗后配合自主功能锻炼，治疗前后采用 VAS 评分、iHOT-12 评分评估治疗效果。结果：治疗2周后，VAS 评分、iHOT-12 评分与治疗前对比，差异有统计学意义（$P < 0.01$）。

李泰贤等观察针刀疗法对缓解股骨头坏死疼痛的疗效和疼痛相关神经递质的影响，并探索针刀疗法的镇痛机制。将接受针刀治疗的 26 例股骨头坏死患者,根据髋关节功能受限的程度与方向选择髋关节囊、关节内侧或关节外侧肌肉的起止点作为针刀治疗点进行切割分离、铲拨松解。1 次/周,共治疗 2 次。应用 VAS 评分和髋关节总活动度评价临床疗效,同时采用酶联免疫吸附试验检测治疗前后外周血 TK、CGRP、5-HT、SP、BK、NPY 含量,探索针刀疗法的镇痛机制。结果:针刀治疗后第 1 d、第 7 d 两个观察时间点的 VAS 评分与髋关节总活动度较治疗前均有明显改善($P<0.01$);针刀治疗后第 7 d 的 TK、CGRP、5-HT、SP、BK、NPY 含量均低于治疗前(均 $P<0.05$);针刀治疗后第 1 d 的 5-HT、SP 含量低于治疗前($P<0.05$),TK、CGRP、BK、NPY 含量与治疗前比较差异无统计学意义($P>0.05$)。认为针刀疗法可以缓解股骨头坏死的疼痛、改善关节功能和局部微循环障碍,具有见效迅速、疗效显著、副作用少的优势,其镇痛机制可能是通过调节多个神经递质的失衡状态而实现的。

徐聪等观察小针刀治疗 KOA 的临床疗效。将 80 例针刀科治疗的膝骨性关节炎患者,选取髌上点、髌尖下正中点、髌骨内外上角、髌骨内外下角、髌骨左右侧方、膝关节内外侧副韧带点、股骨内外髁点,胫骨内外髁点等最严重的痛点(3～5 个),给予小针刀治疗。1 周 1 次,疗程为 1 个月,观察患者治疗后的临床疗效,记录治疗前后 HSS 评分、BBS 评分、NRS 评分及压痛点个数,同时记录治疗过程中的不良反应。结果:在 1 个疗程后所有患者的总有效率为 95.0%(76/80);治疗后患者 NRS 评分明显低于治疗前,压痛点个数明显少于治疗前($P<0.05$);治疗过程中的不良反应率为 3.8%(3/80)。

张秀等在去神经化理论指导下观察针刀治疗 KOA 的临床疗效。将 56 例 KOA 患者随机分为针刀组和针刺组各 28 例,针刀组在去神经化理论指导下给予针刀治疗,同时去除支配股骨远端的神经支配。先在膝关节后方针刀治疗,5～7 d 后行膝关节前方针刀治疗,第 10～12 d 进行内外侧副韧带针刀

治疗,治疗 1 次。针刺组给予常规针刺联合电磁烤灯治疗,主穴选取血海、梁丘、膝眼、犊鼻、阳陵泉、膝阳关,配穴选取肾俞、膈俞、足三里、委阳、委中、阿是穴。比较 2 组治疗前、治疗后及随访 6 个月 VAS 评分、Lysholm 膝关节功能评分和 IL-1β、TNF-α 水平。结果:治疗后和随访 6 个月,针刀组 VAS 评分及跛行、关节绞索、承受重量、不稳定、疼痛、关节肿痛、上下楼、下蹲起立评分均低于同期针刺组($P<0.05$);针刀组血清 IL-1β、TNF-α 水平均低于同期针刺组($P<0.05$)。

吴思等观察射频针刀治疗血瘀型 KOA 的临床疗效,探讨治疗前后关节痛点红外热像变化规律。将 98 例患者随机分为两组各 49 例,观察组采用射频针刀治疗,1 次/周,共治疗 2 次;对照组采用常规针刺治疗,1 次/d,连续治疗 2 周。比较两组治疗前后 VAS 评分、WOMAC 评分、Lysholm 评分、总有效率以及膝关节周围痛点红外绝对温度及温差值。结果:治疗后观察组在 VAS 评分、WOMAC 评分、Lysholm 评分改善方面均优于对照组(均 $P<0.05$);观察组总有效率 89.8%(44/49),优于对照组的 77.6%(38/49)($P<0.05$);观察组治疗后膝关节周围痛点红外热像绝对温度改善程度和患侧-健侧温差值改善程度方面均优于对照组($P<0.05$)。

2. 可视化针刀疗法的临床研究

任树军等采用超声引导下针刀结合臭氧治疗 40 例肩峰下滑囊炎患者,记录治疗前、治疗后 CMS 评分、VAS 评分、超声下肩峰下滑囊的厚度;统计临床有效率评定患者的临床疗效。结果:治疗有效率为 92.5%(37/40);治疗后 CMS 评分较治疗前显著提高,VAS 评分及滑囊厚度显著减小($P<0.05$)。

苑韬等对比高频超声引导联合颈方颗粒口服与传统解剖定位针刀松解联合颈方颗粒口服治疗神经根型颈椎病的有效性和安全性。随机选取 60 例神经根型颈椎病患者,均在针刀治疗后第 1 d 即口服颈方颗粒(葛根、桂枝、片姜黄、酒白芍药、炙甘草、䗪虫等),疗程 1 个月。其中观察组 30 例予以高频超声

探头引导下,进行颈神经根注射消炎镇痛液,同时行椎间孔外口针刀软组织松解术;对照组 30 例予以传统解剖定位,注射消炎镇痛液,同时在横突后结节上进行针刀软组织松解术,每次治疗间隔时间为 1 周,每个疗程治疗 1～4 次,治疗结束后定期随访评估,对比两组的 VAS 评分变化、NPQ 颈痛量表变化、治疗效果、并发症发生率等。结果:观察组治疗总有效率为 93.3%(28/30),明显高于对照组的 76.7%(23/30)($P<0.05$);观察组并发症发生率为 3.3%(1/30),明显低于对照组的 10.0%(3/30)($P<0.05$);治疗组治疗结束后第 1、2、3 月 VAS 评分、NPQ 颈痛量表评分均显著低于对照组($P<0.05$)。

张磊等观察高频超声在微针刀治疗腰背部肌筋膜疼痛综合征(MPS)中的应用效果。将 74 例患者随机分为两组各 37 例,对照组采用常规微针刀治疗,观察组在高频超声引导下,根据超声精确定位和测量后,对照彩超诊断仪观察发现的肌筋膜激痛点,确定治疗点进行微针刀治疗,两组均隔 2 d 治疗 1 次,共治疗 3 次。结果:观察组总有效率为 94.6%(35/37),显著高于对照组的 73.0%(27/37)($P<0.05$);治疗后,两组肌筋膜激痛点弹性评分均较治疗前降低,血流速度较治疗前增大,且观察组均优于对照组(均 $P<0.05$);两组 VAS 评分均较治疗前降低,且观察组低于对照组($P<0.05$);两组 JOA 评分均较治疗前升高且观察组高于对照组($P<0.05$)。

郭俊彪等观察比较超声引导下水针刀疗法与 C 臂引导下水针刀疗法治疗腰椎间盘突出症的临床疗效及安全性。将 39 例患者随机分成两组,观察组 20 例在超声引导下行水针刀治疗,对照组 19 例在 C 臂引导下行水针刀疗治疗,两组均口服药物甲钴胺片 2 周,2 周后随访 1 个月。结果:治疗后,两组 VAS 评分、ODI 评分均呈下降趋势($P<0.05$),两组术后 1 d、随访 1 个月的上述评分均低于治疗前($P<0.05$);两组治疗后和随访期 VAS 评分、ODI 评分比较无显著性差异($P>0.05$);观察组穿刺次数少于对照组,操作时间短于对照组($P<0.05$)。认为与 C 臂引导相比,在超声引导下行水针刀治疗,可减少穿刺次数及手术时间,有效避免损伤神经及神经周围的血管,同时也减少了医务人员及患者的辐射暴露。

王建光等观察比较超声引导下小针刀靶点松解和传统松解治疗颈源性头痛(CEH)的临床疗效。将 60 例患者随机分为两组,超声引导可视下小针刀靶点软组织松解治疗组(治疗组)与传统小针刀靶点软组织松解治疗组(对照组),每组 30 例。分别于治疗前、治疗后 20 min、7 d、14 d、21 d、42 d 进行疼痛评分;于治疗后 3 周时进行综合临床治疗效果评定。结果:与治疗前比较,两组治疗后的记录指标都有明显提高($P<0.05$);两组治疗后 3 周疗效评定、头痛综合评价、颈椎功能障碍指数、颈椎活动度、血清学指标和不良反应比较,组间比较,治疗组均优于对照组(均 $P<0.05$)。

(撰稿:唐占英 李霞 审阅:王拥军)

[附] 参考文献

B

宝金才,苏彬,许钰,等.六步手法联合体外冲击波治疗老年膝关节炎的临床研究[J].中国中医骨伤科杂志,2021,29(1):70

C

蔡立雄,刘园林,吴峰,等.低强度脉冲式超声波结合恒古骨伤愈合剂促进骨质疏松性桡骨远端骨折愈合的临床研究[J].广州中医药大学学报,2021,38(2):289

常毓文,季晶俊.放散式体外冲击波穴位治疗联合独活

寄生汤对老年膝骨性关节炎疗效的影响[J].湖北中医药大学学报,2021,23(4):100

陈培,王康,唐成剑,等.补肾活血汤配合体外冲击波治疗腰椎间盘突出症疗效观察[J].中医药临床杂志,2021,33(3):539

陈龙豪,周红海,张璇,等.韦贵康运用手法配合中药内服外用治疗早中期股骨头缺血性坏死经验[J].中医杂志,2021,62(15):1303

陈庭瑞,杨东辉,贾倩倩.补肾通痹方结合中医骨伤手法治疗腰椎间盘突出症临床观察[J].实用中医药杂志,2021,37(3):360

陈志伟,申建军,王泽鑫,等.陇中骨刺膏对膝关节骨性关节炎患者血清 COMP、MMP-13 水平的影响[J].中华中医药杂志,2021,36(1):592

D

邓雄伟,乐海浪,陈德旺,等.十全大补汤加减对高龄骨质疏松性股骨粗隆间骨折气血两虚型患者炎症及骨代谢指标的影响[J].中国实验方剂学杂志,2021,27(11):123

G

干贤亮,何冰冰.续骨逐瘀汤在骨质疏松性股骨粗隆间骨折 PFNA 术后的应用[J].中国中医药科技,2021,28(4):652

高伟华,李玉杰,杨鸿冉,等.加味阳和汤对膝骨性关节炎软骨细胞凋亡的影响研究[J].中国中医骨伤杂志,2021,29(1):1

高玉亭,李振,赵雨薇,等.防己黄芪汤对胶原诱导性关节炎模型大鼠关节组织 Notch2/DLL1 通路的影响[J].中医杂志,2021,62(20):1820

管玉洁,何晓瑾,周学平,等.国医大师周仲瑛从络病论治骨关节炎经验[J].南京中医药大学学报,2021,37(2):287

郭俊彪,管华,冯思仪,等.超声引导与C臂引导下水针刀疗法治疗腰椎间盘突出症临床效果对比研究[J].新中医,2021,53(11):96

H

胡朝耀,钟仔杰,龙喜,等.发散式冲击波结合局部放血治疗网球肘的疗效观察[J].中医外治杂志,2021,30(3):24

黄海珍,张妍菀,黄子亮.麦肯基疗法结合中医封包治疗腰椎间盘突出症临床观察[J].实用中医药杂志,2021,37(8):1341

黄季红,朱波,李学家,等.补肾活血汤对激素性股骨头坏死模型大鼠神经肽 Y 系统的影响[J].中医杂志,2021,62(14):1247

黄岩石.独活寄生汤口服联合富血小板血浆关节腔内注射治疗膝骨关节炎的临床研究[J].中医正骨,2021,2(33):81

J

贾红亮.益气化瘀补肾方联合颈前路手术治疗脊髓型颈椎病 36 例疗效观察[J].湖南中医杂志,2020,36(10):57

姜厚森,李忠,韩宁,等.新型蛋白酶体抑制剂对骨关节炎的治疗作用及其分子机制研究[J].中国中医骨伤杂志,2021,29(5):1

L

李强,杜思邈,李秋芬,等.芪麝丸对气虚血瘀神经根型颈椎病大鼠证型变化的影响[J].中药药理与临床,2013,29(4):118

李国伟,李文霞,仝允辉,等.抗骨增生胶囊联合双醋瑞因胶囊对膝骨关节炎患者血清 Chemerin、TWEAK 的影响[J].广州中医药大学学报,2021,4(38):663

李洪涛,侯俊军,李传庆,等.冲击波联合骨蚀胶囊治疗早期激素性股骨头坏死 69 例[J].中国中医骨伤科杂志,2021,29(6):49

李泰贤,颜炎,傅繁誉,等.针刀治疗股骨头坏死的镇痛作用与神经递质关系的初步研究[J].中国中医骨伤科杂志,2021,29(3):12

廖宏伟,刘玉明,李雪栋.体外冲击波联合复阳活骨丸方治疗早期股骨头坏死 44 例[J].中医研究,2021,34(8):28

林纯瑾,邹丽芬,骆雍阳,等.独活寄生汤加减联合塞来昔布对急性期神经根型颈椎病患者的临床疗效[J].中成药,2021,43(12):3552

刘鑫,杨雷,王浩翔,等.桂枝附子汤治疗神经根型颈椎病(太阳病阳虚表证)的临床研究[J].中国中医骨伤科杂志,2021,29(6):45

刘同明,刘庆雪.手法复位小夹板固定配合接骨续筋汤治疗老年骨质疏松性 Colles 骨折临床观察[J].安徽中医药大学学报,2021,40(4):28

罗渊,刘婷,陈晓英.小针刀"丰"字形松解髂胫束治疗外侧型弹响髋的临床观察[J].中国中医骨伤科杂志,2021,29(2):56

M

孟佳术,周宏政,任树军,等.冲击波配合颈舒颗粒治疗神经根型颈椎病(气滞血瘀证)的临床研究[J].中国中医急症,2021,30(9):1590

N

牛辉,鲍朝辉,张文明,等.基于 c-JNK/CXCL1 信号通路研究椎间盘丸对腰椎间盘突出症大鼠脊髓炎症的抑制作用[J].中药新药与临床药理,2021,32(5):655

R

任树军,杨阳,刘俊桐,等.超声引导下针刀结合臭氧治疗肩峰下滑囊炎 40 例[J].中国中医骨伤科杂志,2021,29(6):71

S

单文君,李长征,齐杰莹,等.小乌桂汤对胶原诱导性关节炎模型小鼠脾脏 Th17/Treg 平衡及血浆炎症因子的影响[J].中医杂志,2021,62(12):1065

沈毅弘,朱立,吴子健,等.中药熏蒸联合体外冲击波治疗气滞血瘀型腰椎间盘突出症的临床疗效观察[J].中国中西医结合杂志,2021,41(7):801

沈自尹."肾的研究"通过"与时俱进"而不断进取[J].中国中西医结合杂志,2015,35(8):946.

孙凌梅,童迅,彭文娟,等.体外冲击波联合手法松解治疗膝关节粘连的临床研究[J].中国中医骨伤科杂志,2021,29(6):9

T

谈斐,谈丽红.独活寄生汤加减联合中医骨伤手法治疗腰椎间盘突出症临床观察[J].实用中医药杂志,2021,37(8):1295

陶帅,姜宏,戴瑜,等.基于天癸理论的补肾活血方治疗绝经后膝骨关节炎的临床疗效观察[J].中国中医骨伤科杂志,2021,10(29):22

W

王欢,丁海涛,舒骏,等.舒筋活络方对骨关节炎患者滑膜成纤维细胞增殖、迁移和侵袭的影响[J].世界中医药,2021,16(15):231

王磊,沙湖,王翠平,等.补肾活血汤治疗膝骨关节炎合并骨质疏松症疗效及对骨代谢标志物水平的影响[J].中华中医药学刊,2021,6(39):225

王国军,韩庭良,李正兴,等.强筋壮骨丸治疗骨质疏松性股骨粗隆间骨折 PFNA 术后 24 例[J].湖南中医杂志,2021,37(4):61

王会含,王永堂,苗建华,等.川芎嗪对人骨关节炎软骨细胞的影响及作用机制研究[J].中医正骨,2021,33(7):484

王建光,付丽君,崔逸峰,等.超声引导下小针刀靶点松解治疗颈源性头痛疗效观察[J].山东中医杂志,2021,40(10):1095

王万秀,杨延涛,徐海明,等.中医活血补骨汤用于骨质疏松性肱骨近端骨折患者临床价值研究[J].中国中西医结合外科杂志,2021,27(4):627

位春巍,陈嘉怡,吴郁锐,等.四藤外洗方联合冲击波治疗足底筋膜炎的临床研究[J].广州中医药大学学报,2021,38(10):2127

吴思,李庆,王为民,等.射频针刀治疗血瘀型膝关节骨性关节炎的临床疗效[J].中国中西医结合外科杂志,2021,27(3):489

吴丛姿,金红婷,董陪建.从髓论治膝骨关节炎[J].中医正骨,2021,33(1):52

吴鸿伟,李超雄.颈舒颗粒联合理筋手法治疗风寒湿阻型颈型颈椎病疗效观察[J].福建中医药,2021,52(3):16

X

肖春龙,丁文涛,谭文,等.体外冲击波治疗联合等速肌力训练对早中期膝关节骨性关节炎的疗效分析[J].实用中西医结合临床,2021,21(12):31

邢明祥,张丰麟.中药熏蒸结合功能锻炼治疗腰椎间盘突出症临床观察[J].实用中医药杂志,2021,37(7):1245

徐聪,李家明,郭建茂,等.小针刀治疗膝骨性关节炎

80 例[J].中国中医骨伤科杂志,2021, 29(1):74

徐辉,李众毅,梁丽娟.体外冲击波联合无痛手法治疗髌腱炎临床研究[J].新中医,2021, 53(9):130

许京华,张晓东.平乐手法复位结合全螺纹空心钉在骨质疏松 Garden Ⅲ型股骨颈骨折临床应用研究[J].中医药临床杂志,2021, 33(7):1372

Y

严利民,黄晓涛,王翠玉,等.独活寄生汤加减联合硬膜外冲击治疗肝肾亏虚型腰椎间盘突出症 30 例[J].江西中医药大学学报,2021, 33(1):29

颜德恩,姜维成.内固定锁定系统结合活血补骨汤治疗老年骨质疏松性肱骨近端骨折疗效观察[J].实用中医药杂志,2021, 37(2):276

杨磊.骨蚀再造丸加西药联合多孔钽棒植入治疗非创伤性股骨头坏死 43 例[J].中医研究,2021, 34(9):26

杨光露,郭杨,马勇,等.扶阳宣痹汤对大鼠椎间盘退变及基质金属蛋白酶表达的影响[J].中国中医骨伤科杂志,2021, 29(4):1

杨国华,温松江.身痛逐瘀汤结合理筋手法治疗腰椎间盘突出症临床观察[J].实用中医药杂志,2021, 37(5):756

杨晶晶,熊侃.体外冲击波联合葛根汤治疗神经根型颈椎病的临床疗效观察[J].湖北中医杂志,2021, 43(10):50

杨银凯,吴绪海,杨明军.肌骨超声引导下冲击波结合筋针治疗膝关节骨性关节炎临床观察[J].实用中医药杂志,2021, 37(7):1233

杨振勋,李刚.手法复位夹板外固定联合中药熏洗和切开复位钢板内固定治疗骨质疏松性桡骨远端骨折疗效对比

[J].中医临床研究,2021, 13(17):76

叶达成,庞瑞明,邱世诚,等.关节肿痛散熏洗联合体外冲击波治疗气滞血瘀型跖腱膜炎疗效观察[J].广州中医药大学学报,2021, 38(6):1143

苑韬,姚明鹤,张焕.超声引导针刀松解联合颈方颗粒治疗神经根型颈椎病的临床研究[J].辽宁中医杂志,2021, 48(4):99

Z

张磊,黄莉莉,李吉胜,等.高频超声在微针刀治疗腰背部肌筋膜疼痛综合征中的应用研究[J].新中医,2021, 53(11):132

张宁,王大伟,郑晨颖,等.左归丸联合碳酸钙 D_3 片治疗肾阴虚型老年性骨质疏松的疗效观察[J].中华中医药杂志,2021, 36(4):2411

张秀,郑海梅,张斌,等.基于去神经化理论探讨针刀治疗膝骨关节炎临床研究[J].新中医,2021, 53(14):154

张国博,赵辰旭.经皮后路短节段椎弓根固定结合椎体成形术治疗骨质疏松性椎体压缩性骨折[J].中国中医骨伤科杂志,2021, 29(10):51

周怀东,孙祯杰,郭长青,等.经筋理论指导发散式冲击波治疗肩周炎患者的临床疗效[J].世界中医药,2021, 16(16):2459

朱慧梅,俞坤强,李秀,等.筋针联合体外冲击波治疗早中期膝骨关节炎临床研究[J].新中医,2021, 53(13):157

朱建华,陈燕,谢义松,等.健芪归附汤离子导入干预肾阳虚型腰椎间盘突出症 30 例效果观察[J].湖南中医杂志,2021, 37(4):105

（九）五官科

【视网膜静脉阻塞的治疗及临床研究】

陈帅征等将 84 例缺血型视网膜中央静脉阻塞患者随机分为两组，对照组 42 例给予西医常规治疗，观察组 42 例在对照组治疗基础上给予芎归活血方（生黄芪、郁金、当归、熟地黄、泽泻、车前子等）治疗，连续治疗 3 个月。结果：观察组总有效率为 90.5%（38/42），对照组为 73.8%（31/42），$P < 0.05$。与对照组比较，观察组视网膜出血得到明显缓解，视网膜中央动脉的收缩期峰值血流速度（PSV）及舒张末期血流速度（EDV）、视网膜中央静脉的最大流速（V_{max}）及最小流速（V_{min}）均升高，黄斑中心凹厚度、新生血管渗漏面积及视网膜中央动脉阻力指数（RI）均降低（均 $P < 0.05$）。

李红将 60 例（60 眼）视网膜静脉阻塞伴黄斑水肿气滞血瘀证患者随机分为两组，对照组给予视网膜激光光凝术治疗，治疗组予血府逐瘀汤合四苓散加减（生地黄、桃仁、红花、枳壳、赤芍药、桔梗等）治疗。疗程均为 30 d。结果：治疗组总有效率为 83.3%（25/30），中医证候疗效总有效率为 90.0%（27/30）；对照组分别为 50.0%（15/30）、60.0%（18/30），$P < 0.05$。与对照组比较，治疗组平均视力水平提高（$P < 0.05$）。刘艳琳将 90 例视网膜静脉阻塞性黄斑水肿单眼患者随机分为两组，对照组患者选择雷珠单抗联合激光治疗，观察组在此基础上加服自拟黄斑水肿消解汤（茯苓、车前子、泽泻、玉米须、益母草、泽兰等）并随证加减，疗程均为 3 个月。结果：6 个月后，观察组视力改善 20 例，视力稳定 23 例；对照组视力改善 3 例，视力稳定 34 例。与对照组比较，观察组 CMT 水平降低（$P < 0.05$）。观察

组复发率为 26.7%（12/45），显著低于对照组的 42.2%（19/45），$P < 0.05$。谭明奎等将 125 例（125 眼）视网膜静脉阻塞继发黄斑水肿患者随机分为研究组（75 眼）与对照组（50 眼），对照组予康柏西普眼用注射液玻璃体腔内注射 1+PRN 疗法，研究组在此基础上加用通脉睛明汤（石决明、生地黄、鸡血藤、泽兰、车前子、田七等）治疗，共治疗 3 周。结果：研究组总有效率为 98.7%（74/75），对照组为 88.0%（44/50），$P < 0.05$。两组的房水 VEGF、SDF-1 水平，血清 IL-6、IL-8 水平及眼部 BCVA、CMT 水平均下降，且研究组上述指标下降更为明显（均 $P < 0.05$）。相自越等将 106 例（106 眼）视网膜静脉阻塞合并黄斑水肿患者随机分为两组，均予玻璃体腔注射康柏西普，观察组（53 眼）加用血栓通注射液（三七、黄芪、丹参等）离子导入进行干预，用药时间 30 min/次，1 次/d，疗程均为 90 d。结果：两组 BCVA 均提高，CRT 均降低，黄斑总容积及房水 VEGF 水平均降低，且指标以观察组的变化更为显著（均 $P < 0.05$）。

（撰稿：谢立科　审阅：熊大经）

【糖尿病视网膜病变的治疗与研究】

蒋里等介绍赵进喜从"调肝通络"论治糖尿病视网膜病变的经验。赵氏在参考糖尿病自身发病的基础上，结合视网膜病变的病理特点，认为目为肝窍，糖尿病视网膜病变的发生发展与肝郁内伤、络脉瘀结密切相关，以"调肝通络"法贯穿治疗始终。具体方药可选用：四逆散、小柴胡汤等和解少阳之方，合柴胡、羌活、防风、薄荷等风药畅达肝气；龙胆泻肝汤、丹栀逍遥散等，合决明子、茺蔚子、夏枯草、黄芩、

桑叶、菊花、密蒙花等药清肝泻火;滋水清肝饮、芍药甘草汤、增液汤等柔养肝阴。以上诸方皆可酌加凉血活血之药如大黄粉、三七粉等凉血通络。并且强调,糖尿病视网膜病变用药必须参考眼底检查的结果,重视微观辨证;眼底出血久不吸收,用三七、丹参活血止血;眼底新鲜出血,用牡丹皮、生蒲黄、黄芩等凉血止血,或用云南白药治疗;絮状渗出,则用车前子、茯苓、泽泻利水渗湿;硬性渗出,则用海藻、昆布、浙贝母、牡蛎化痰散结。

曹旭等将 60 例(60 眼)非增殖期糖尿病视网膜病变(NPDR)阴虚燥热证患者随机分为两组(实验组 32 眼、对照组 28 眼),均控制血糖和基础疾病水平,试验组加服视清饮中药颗粒(枸杞子、生地黄、百合、石斛、山药、菊花等),疗程均为 4 周。结果:除失访脱落 5 例外,试验组的眼底疗效总有效率为 55.6%(15/27),对照组为 10.7%(3/28),$P<0.01$。钱语等将 62 例(62 眼)患者随机分为两组,对照组(62 眼)口服羟苯磺酸钙片,观察组(62 眼)在此基础上加服黄葵胶囊(主要成分为黄蜀葵花),1 个月为 1 个疗程,共治疗 6 个疗程。结果:观察组总有效率为 93.5%(58/62),对照组为 74.2%(46/62),$P<0.05$。与对照组比较,观察组双眼黄斑厚度下降,视网膜浅层及深层视网膜毛细血管丛的血管密度增加(均 $P<0.05$)。

黄金玲等以链脲佐菌素(STZ)诱导糖尿病大鼠模型,将 60 只糖尿病模型大鼠随机分为糖尿病(DM)组、葛花总黄酮(TFF)组及二甲双胍(Met)组并予灌胃治疗,另取 15 只正常大鼠作为对照(CON)组。12 周后,与 CON 组比较,DM 组血糖升高,RGC 数量明显减少;MDA 含量、Keap1 及 Nrf2 表达明显增加,SOD 活性及 HO-1 表达明显下降(均 $P<0.05$)。与 DM 组比较,TFF 组与 Met 组血糖均明显下降,RGC 数量均明显增加(且以 TEE 组最多);MDA 含量均降低,SOD 活性均增加;Nrf2、HO-1 表达均增加,Keap1 表达降低(均 $P<0.05$)。研究提示,TFF 可通过降低血糖,增强大鼠视网膜的抗氧化能力,减少糖尿病状态下的 RGC 损伤,其机制可能与调控 Keap1-Nrf2/HO-1 信号通路有关。田丽珍等将 100 只 Wistar 大鼠随机分为空白组,模型组,大黄䗪虫丸高、中、低剂量(0.7、0.3、0.2 g·kg^{-1}·d^{-1})组。除空白组外各组均采用链佐脲菌素腹腔注射造模。灌胃 12 周后结果显示:与空白组比较,模型组视网膜中 NF-κB、Bax 蛋白相对表达量升高($P<0.05$);大黄䗪虫丸三剂量组 NF-κB、Bax 表达降低,且中高剂量组较为明显。研究提示,大黄䗪虫丸可通过下调视网膜 NF-κB、Bax 的表达,抑制 DM 大鼠视网膜微血管周细胞的凋亡,从而发挥其对糖尿病视网膜病变微血管损伤的保护作用。

(撰稿:谢立科　审阅:熊大经)

【年龄相关性黄斑变性的治疗及临床研究】

蒲卫星等将湿性老年性黄斑变性的 50 例(50 眼)患者随机分为两组,均行眼内注射康柏西普注射液,观察组(25 眼)加服血府逐瘀胶囊,疗程均为 3 个月。结果:与对照组比较,观察组最佳矫正视力(BCVA)值上升,CMT 降低(均 $P<0.05$)。路飞然将 46 例(92 眼)老年性黄斑变性(AMD)湿热上犯证患者随机分为两组,均口服甲钴胺胶囊、维生素 E 片。对照组加用康柏西普注射治疗。观察组在此基础上再加服三仁汤合温胆汤加减(生薏苡仁、甘草、车前子、茯苓、黄芩、栀子等),均治疗 3 个月。结果:观察组总有效率为 89.1%(41/46),对照组为 69.6%(32/46),$P<0.05$。与对照组比较,观察组最佳矫正视力(BCVA)值上升,黄斑中心凹神经上皮层厚度(CMT)降低(均 $P<0.05$)。随访观察 3 个月,观察组 23 例(46 眼)中复发 3 例(4 眼),复发率为 8.7%;对照组 23 例(46 眼)中复发 9 例(13 眼),复发率为 28.3%,$P<0.05$。王龙龙等将 50 例 AMD 患者随机分为两组,观察组(25 眼)口服养血益睛汤(生黄芪、当归、生山楂、葛根、炒白芍药、石斛等),对照组(25 眼)口服维生素 E 软胶囊及维生素 C 片,均治疗 4 周。结果:观察组总有效率为 88.0%(22/25),对照组为 44.0%(11/25),$P<0.05$。观察组 BCVA

值（以 Snellen 分数的形式表示）、ETDRS 字母数[85+50×1 g（Snellen 分数）]均显著升高（均 $P<0.05$）。庄苹等将 82 例（82 眼）AMD 肝肾阴虚证患者随机分为两组，对照组选择雷珠单抗注射治疗，观察组在此基础上口服化裁四物五子汤（熟地黄、白芍药、当归、枸杞子、车前子、菟丝子等），并随症加减。均治疗 3 个月。结果：观察组中医证候疗效总有效率为 92.7%（38/41），对照组为 65.9%（27/41），$P<0.05$。与对照组比较，观察组 BCVA、CMT、CLT、HLT 水平均降低（均 $P<0.05$）。苏芮等将 78 例萎缩型 AMD 脾气虚弱证患者随机分为观察组（43 眼）与对照组（42 眼），对照组口服维生素 C、维生素 E，观察组再加服中药方剂（黄芪、丹参、浙贝母、党参），疗程均为 6 周。结果：与对照组比较，观察组黄斑中心凹视网膜厚度降低，视力提高，中医症状积分下降（均 $P<0.05$）。于小伟将 86 例患者随机分为两组，均予常规治疗（口服维生素 E、维生素 C、施图伦眼液滴眼）并口服羟苯磺酸钙胶囊，观察组加用复方血栓通胶囊（三七、丹参、黄芪、玄参）治疗，疗程均为 3 个月。结果：与对照组比较，观察组视力提高，眼底出血面积、眼底渗出面积、眼底玻璃膜疣面积、FFA 荧光渗漏面积均减少，视物模糊、胸闷、倦怠乏力等临床症状积分均降低（均 $P<0.05$）。

（撰稿：谢立科　审阅：熊大经）

【青光眼的治疗与研究】

李江伟等介绍彭清华从肝气虚角度论治青光眼。彭氏认为其病机为肝气虚，肝气不足无法化生肝血濡养目珠或无法推动正常气血津液的运行，故患者存在乏力、嗜睡、易疲倦等气虚证表现，以及焦虑抑郁、烦躁、惊恐等情志异常的表现。治疗上当以酸、甘之品补益肝气，选用以桂枝、干姜和五味子为主药的大补肝汤为主方治疗。付晋等介绍孙河应用疏肝通窍法治疗青光眼经验。孙氏以疏肝解郁、通窍明目为治则，运用经验方通窍明目Ⅳ号（柴胡、牡丹皮、蔓荆子、当归、郁金、路路通等）及针刺治疗。

李小化等将 126 例（131 眼）青光眼肝郁气滞证患者随机分为两组，对照组 63 例（65 眼）行常规西医药物治疗，观察组 63 例（66 眼）在此基础上加服自拟平肝健脾汤（石决明、泽泻、菊花、桂枝、陈皮、柴胡等），治疗共 8 周。结果：与对照组比较，观察组眼压降低，房水 MMP-2、TIMP-2 均降低，MMP-2/TIMP-2 升高，视野缺损 AGIS 评分减低（均 $P<0.05$）。林婉儿将 64 例青光眼患者随机分为两组，剔除脱落病例后，对照组 30 例（58 眼）口服甲钴胺片，治疗组 30 例（60 眼）再加用疏血通注射液（主要成分为地龙中的蚓激酶和水蛭中的水蛭素）静脉滴注治疗，疗程均为 4 周。结果：与对照组比较，治疗组的最佳矫正视力、视野平均缺损、读和精细动作评分、生存质量量表评分总分均升高。

刘红佶将 60 只大鼠随机分为对照组、模型组、补精益视片（菟丝子、楮实子、枸杞子、五味子、茺蔚子、车前子等）组，每组 20 只，除对照组外，采用Shareef-Sharma法建立大鼠慢性高眼压模型，均灌胃 2 个月。结果：与对照组比较，模型组眼压（IOP）显著升高，视网膜结构出现明显破坏，水肿增厚，RGCs 数量减少；NGF、AKT 及 CREB 蛋白表达显著降低（均 $P<0.01$）。与模型组比较，补精益视片组 NGF、AKT 及 CREB 蛋白表达量显著升高（均 $P<0.05$）。研究提示，补肾活血中药补精益视片可轻度降低慢性 EIOP 大鼠 IOP、抑制 RGCs 数量减少、增加视网膜厚度、改善视网膜病理形态结构，其保护机制可能与促进 RGCs NGF/AKT/CREB 信号通路中凋亡抑制因子 NGF、AKT、CREB 蛋白表达相关。李翔进一步对补精益视片进行研究。30 只 SD 大鼠随机分为对照组、模型组及治疗组，除对照组外，采用烙闭上巩膜静脉法建立 SD 大鼠慢性 EIOP 模型，连续灌胃 8 周。结果：与对照组比较，模型组眼压升高，GSK-3β 的表达量升高，CREB 的表达量降低（均 $P<0.05$）。与模型组比较，治疗组 GSK-3β 的表达量降低，CREB 的表达量升高（均 $P<0.05$）。研究提示，补精益视片可增下调慢性 GSK3β 表达量，上调 CERB 表达量，从而实现促进神经元再生、抑制神

经细胞凋亡。姚小磊研究青光安Ⅱ号方(黄芪、枸杞子、灯盏细辛、牛膝、川芎、女贞子)对诱导损伤的RGC-5细胞中NF-κB/HIF-1α通路相关细胞因子的影响。将体外培养的RGC-5细胞分为空白组、模型组、含药血清组与阻断剂组。模型组、含药血清组与阻断剂组予以谷氨酸诱导细胞损伤模拟青光眼对神经节细胞的损伤,含药血清组加入青光安Ⅱ号方含药血清,阻断剂组加入KC7F2进行HIF-1α通路的阻断。结果:与空白组比较,模型组NF-κB、HIF-1α、BNIP3、SOD、MDA水平显著升高;与模型组比较,含药血清组、阻断剂组NF-κB、HIF-1α、BNIP3及SOD水平均降低(均$P<0.05$)。研究提示,青光安Ⅱ号方对NF-κB具有抑制作用,进而抑制了HIF-1α相关通路的激活,减弱了由于氧化应激所致RGC5细胞的凋亡,对RGC具有保护作用。

(撰稿:谢立科　审阅:熊大经)

【缺血性视神经病变的治疗及临床研究】

杨继若等以"乙癸同源"理论为指导,从肝肾失调角度探讨前部缺血性视神经病变形成的病因病机,认为其多表现为以肝郁气滞、肝阳上亢致目络瘀阻为主的实证与以肝肾阴虚、精血不足致目系失养为主的虚证,提出可肝肾同治以调其本,以疏肝气兼固肾气,滋肾阴兼补肝阴、潜肝阳、降肝火,补肾精兼益肝血。周维等从五脏之"肝脏"及经络之"肝经"为切入,探讨肝与缺血性视神经病变(ION)的生理病理联系。因肝生理功能异常致ION的原因有肝火上炎、肝气郁结、肝血不足,故可从肝论治,常选用青皮、陈皮、赤芍药、牡丹皮、香附、郁金等调肝郁、清肝火、调肝血。郑榆美等介绍韦企平从肝论治经验。韦氏认为情志郁闷、肝郁气滞、血脉瘀阻是ION的主要病机,基本用药包括柴胡、枳壳、红花、当归、木香、鸡血藤、川芎、丝瓜络、路路通等,可酌情补益肝肾、滋阴养血,以养助通。常用菟丝子、女贞子、五味子、丹参、陈皮、木香等,若气虚明显者加黄芪,兼有虚火者加桑叶、山栀子、菊花。马宏杰等介绍吕海江从郁论治经验。吕氏认为,前部缺血性视神经病变病位在目系,与心、肝、肾关系最为密切,病机以气、血、阴、阳不足为本,目系脉络亏虚或瘀滞为标,属本虚标实、虚实夹杂之证。治疗上分期辨证论治,分为水肿期和萎缩期:水肿期以目系脉络郁阻、神光受抑为主要病机,应以开郁导滞、通窍明目为主,同时酌情施以清热化痰、利湿消肿、清肝泻火、滋阴降火、平肝潜阳及理气健脾等治法,方药常选用张望之《眼科探骊》中内障病主方(生黄芪、当归、茺蔚子、香附、川芎、甘草等)加减;萎缩期以脉络闭阻、目系萎缩、神光衰微为主要病机,应以开郁导滞、补肾明目为主,方药常选用内障病主方合驻景丸加减。

孙虹等将85例(106眼)非动脉炎性前部缺血性视神经病变气血两虚证的患者随机分为两组,对照组采用改善微循环、减轻视乳头水肿、营养神经等常规治疗,研究组在此基础上加服自拟方通脉明视汤(生黄芪、赤芍药、当归、川芎、丹参、红花、川牛膝等)并随症加减治疗,疗程均为45 d。结果:研究组总有效率为86.8%(46/53),对照组为67.9%(36/53),$P<0.05$。与对照组比较,研究组最佳矫正视力提高,平均视野缺损缩小(均$P<0.05$)。

(撰稿:谢立科　审阅:熊大经)

【干眼症的治疗与研究】

陈立浩等提出从津液角度运用六经辨治干眼症。①太阳证:正气充盛,若未传变,则尚未耗及津液;太阳蓄水可引起膀胱气化津液不利,太阳、少阴两感则直接影响肾水。②阳明证:阳明之热可以灼耗津液。③少阳证:气机郁结可导致津液通道受阻。④太阴证:脾肺湿热与脾肺寒湿都可导致全身水液代谢失常。⑤少阴病:肾阴虚,则津液供给不足;肾阳虚,则阳气推动津液无力。⑥厥阴证:寒热错杂,肝木不得肾水所养。以上均可使津液代谢障碍,进而发为干眼。可施以相应的方药治疗:太阳证可予五苓散、麻黄附子细辛汤等;阳明证予白虎加人参汤、竹叶石膏汤、承气汤等;少阳证予柴胡类方剂等;

太阴证予桑白皮汤、附子理中丸、小青龙汤等;少阴证予金匮肾气丸、六味地黄丸、杞菊地黄丸、黄连阿胶汤等;厥阴证予乌梅丸等。邱礼新阐述仲景经方在干眼治疗中的具体运用。六经病皆可致干眼,诊治过程要将诊察患者体质与六经辨证相结合,判断具体属于六经中哪一经,再具体选用经方辨证治疗。如:太阳病可选用桂枝汤、葛根汤、茯苓桂枝白术甘草汤、麻黄杏仁甘草石膏汤、栀子厚朴汤等;阳明病可选用栀子豉汤、增液承气汤等;少阳病可选用小柴胡汤、大柴胡汤、四逆散、柴胡桂枝汤、柴胡桂枝干姜汤、柴胡加龙骨牡蛎汤等;太阴病可选用理中丸、四逆汤、桂枝人参汤、甘草泻心汤、半夏泻心汤、小建中汤、栀子干姜汤、栀子厚朴汤等。此外,临证还可以经方与时方相结合,六经辨证与八纲、脏腑辨证相结合。谢立科认为干眼病因病机多为气机郁滞,日久化火,津液亏虚不布,与肝脏密切相关,提出"郁""虚"为其主要病理因素,病机为"肝郁阴虚",并认为其的发生与机体应激反应有相似之处,拟定道生散方(柴胡、白芍药、当归、党参、五味子、麦冬等),疏肝养阴。此外,重视风药使用,常配伍防风、菊花、桑叶之品,且注重调畅情志。

张丹丹等将80例患者随机分为观察组与对照组,分别采用中药(金银花、菊花、薄荷、玫瑰花、密蒙花)熏蒸疗法以及人工泪液滴眼治疗。治疗组予沸水冲泡药材,在距离容器15 cm处熏蒸双眼及睑板腺,一次熏蒸时间为15 min,1次1剂,3次/d。两组均治疗20 d。结果:观察组总有效率为95.0%(38/40),对照组为82.5%(33/40),$P<0.05$。与对照组比较,观察组者Sit、BUT时间延长,FL染色评分下降(均$P<0.05$)。郭海叶等将82例准分子激光角膜原位磨镶术术后干眼患者随机分为两组,对照组接受玻璃酸钠滴眼液治疗,观察组在此基础上加用养阴明目汤(枸杞子、女贞子、楮实子、石斛、白芍药、生甘草等),疗程均为1个月。结果:与对照组比较,观察组IL-6、TNF-α水平均降低,SIT、BUT水平均升高(均$P<0.05$)。

刘昱麟等基于"酸入肝"理论探讨山茱萸对干眼模型小鼠角膜抗炎的保护机制,将48只BALB/c小鼠随机分为空白对照组、模型组、酸味药物(山茱萸水煎剂)组及辛味药(马兜铃水煎剂)组,每组各12只。除空白对照组外的各组建立苯扎氯铵诱导的干眼症小鼠模型,均连续灌胃4周。结果:与空白对照组比较,其余3组小鼠SIt和BUT显著降低,角膜组织中IL-1β、IL-6、TNF-α以及角结膜组织中NF-κB的表达显著增加(均$P<0.01$)。与模型组比较,酸味药组泪膜破裂时间、泪液分泌量显著增加,角膜组织中IL-1β、IL-6、TNF-α以及角结膜组织中NF-κB的表达显著降低;与酸味药组比较,辛味组小鼠泪膜破裂时间、泪液分泌量显著降低,角膜组织中IL-1β、IL-6、TNF-α以及角结膜组织中NF-κB的表达显著增加(均$P<0.01$)。研究提示,酸味药物山茱萸可增加干眼症模型小鼠的泪液分泌量、延长泪膜破裂时间、降低角结膜炎症反应,这可能是通过调控IL-1β、IL-6、TNF-α以及NF-κB等炎症相关蛋白实现的。

(撰稿:谢立科　审阅:熊大经)

【突发性耳聋的治疗及临床研究】

陈悦宁等基于"玄府"理论探讨以风药辨治突发性耳聋,提出玄府闭塞是其核心病机,玄府气血津液不足则衰竭而闭,风、火、痰、瘀阻塞玄府则不通而闭,故以开通玄府为基本治法,视病情可分别选用如下药物:苍耳子、麻黄、白芷、牛蒡子,或蝉蜕、僵蚕等消风通玄;青皮、薄荷、柴胡等,或羚羊角、夏枯草清火通玄;白术、陈皮、半夏、菖蒲,或蜈蚣、海风藤等祛浊通玄;柴胡、防风、白术、荆芥等升阳通玄。王慧颖等认为特发性耳聋的机制是由于寒邪客于肺与肤腠之间,令肺气壅滞,宣肃失司,清阳之气不能出上窍以养之,上窍又为浊阴寒邪之气所壅蔽,致九窍不通而发耳聋。可治以发散寒邪、宣肺降浊开窍,方用辛温发散之麻黄汤,并采用冷服法服用。此处每剂水煎1次,麻黄先煎,去上沫,再入其他药一起煎煮,去渣,待水凉后入冰箱冷藏,热药冷服。麻黄汤冷服后，若伴有脾虚，用益气聪明汤以聪明耳目；若伴有肾虚，用金匮肾气丸补肾填精通窍。

潘成军等将 72 例(84 耳)气滞血瘀证突发性耳聋患者随机分为两组，对照组(43 耳)予以营养神经、扩张血管、抗凝及糖皮质激素等常规疗法，观察组(41 耳)在此基础上加服活血理气通窍汤(丹参、桃仁、红花、柴胡、香附、郁金等)并随证加减，疗程均为 14 d。结果：观察组总有效率为 95.1%(39/41)，对照组为 76.7%(33/43)，$P < 0.05$。与对照组比较，观察组纯音听阈下降($P < 0.05$)。董彬彬等将 60 例肾阳不足证患者随机分为两组。对照组予以地塞米松注射液、舒血宁注射液、曲克芦丁脑蛋白水解物入 0.9%NS 静脉滴注，鼠神经生长因子肌肉注射，地塞米松注射液鼓室内注射；观察组在此基础上加服潜阳封髓丹(附子、砂仁、龟甲、黄柏、甘草)并随证加减；其中，两组地塞米松注射液均使用 7 d，其余治疗疗程均为 14 d。结果：观察组总有效率为 86.7%(26/30)，对照组为 63.3%(19/30)，$P < 0.05$。与对照组比较，观察组眩晕、耳鸣等伴随症状积分均下降($P < 0.05$)。夏晶晶等将 80 例低频下降型且辨证为痰火郁结证的患者随机分为两组，均采用激素治疗(地塞米松滴注)，在此基础上治疗组加用温胆汤加减治疗。结果：治疗组总有效率为 87.5%(35/40)，对照组为 72.5%(29/40)，$P < 0.05$。与对照组比较，治疗组的主要伴随症状(耳鸣、耳闷胀感、听力下降)均有所缓解(均 $P < 0.05$)。杨竹梅等将 120 例患者随机分为两组，对照组予巴曲酶注射液静脉滴注，观察组在此基础上联合银杏叶提取物入 250 ml 0.9%氯化钠注射液进行静脉滴注，疗程均为 10 d。结果：观察组总有效率为 90.0%(54/60)，对照组为 75.0%(45/60)，$P < 0.05$。与对照组比较，观察组血浆 APTT、PT 均延长，血清 PF 水平降低(均 $P < 0.05$)，患者的听力与血液流变学及凝血功能得到明显改善。

(撰稿：赵梦迪 薛明 审阅：熊大经)

【分泌性中耳炎的治疗及临床研究】

李磊将 200 例分泌性中耳炎患者随机分为两组，对照组采用头孢拉定胶囊和泼尼松，观察组采用小青龙汤并随症加减治疗，以 7 d 为 1 个疗程，连续治疗 2 个疗程。结果：观察组总有效率为 96.0%(96/100)，对照组为 76.0%(76/100)，$P < 0.05$。与对照组比较，观察组鼓室压图评分明显升高，鼓膜活动度评分、空气传导听力值明显降低(均 $P < 0.05$)。

赵春红等将 55 例脾虚湿困证患者随机分为两组，对照组 25 例和观察组 30 例。对照组进行鼓室内注射醋酸泼尼松龙注射液与糜蛋白酶混合液，以及口服桉柠蒎肠溶软胶囊和氯雷他定；观察组在此基础上再加服补中升清开窍方(黄芪、党参、葛根、升麻、柴胡、猪苓等)，均治疗 4 周。结果：观察组总有效率为 93.3%(28/30)，对照组为 72.0%(18/25)，$P < 0.05$。与对照组比较，观察组听力下降、耳堵塞感、耳鸣、鼓膜检查评分均下降(均 $P < 0.05$)。戴祖文等将 88 例脾虚湿滞清窍证慢性患者随机分为两组，对照组予抗生素、糖皮质激素或鼓膜抽液术等常规治疗，观察组另行加服健脾通窍化湿汤(白术、茯苓、白芷、党参、茯苓皮、石菖蒲等)，均连续治疗 4 周。结果：观察组总有效率为 95.5%(42/44)，对照组为 81.8%(36/44)，$P < 0.05$。与对照组比较，观察组纯音气导听阈、气骨导差均提高(均 $P < 0.05$)。随访 1 年，观察组治愈 23 例患者中复发 3 例；对照组治愈 20 例患者中复发 7 例，$P < 0.05$。孙昆仑将 62 例肝肺郁热证患者随机分为两组，均用使用鼻腔收缩剂、黏液促排剂、激素等药物改善中耳通气、清除中耳积液，观察组加服柴芩清窍汤(升麻、细辛、藁本、川芎、花椒、麻黄等)治疗。均治疗 14 d。结果：两组耳积液血小板活化因子(PAF)含量、纯音听阈水平均下降，且均以观察组更为明显(均 $P < 0.05$)。杨青松等将 100 例急性患者随机分为两组，对照组口服头孢克洛胶囊、桉柠蒎肠溶软胶囊，以及外用呋麻滴鼻液，观察组再加服解毒利湿聪耳汤(金银花、

蒲公英、败酱草、柴胡、龙胆草、香附等），连续治疗14 d。结果：观察组总有效率为92.0%（46/50），对照组为72.0%（36/50），$P<0.05$。与对照组比较，观察组气导阈值降低，积液消失时间及听力恢复时间均缩短（$P<0.05$）。华冠民将88例患者随机分为两组。对照组（46耳）口服阿奇霉素干混悬剂、桉柠蒎肠溶软胶囊以及外用丙酸氟替卡松鼻喷雾剂；观察组（48耳）则行中医鼻病序贯外治疗法，以外用方（白芷、薄荷、鹅不食草、防风、桔梗、辛夷等）并随证加减，煎制后熏蒸及滴鼻治疗，治疗均为4周。结果：观察组总有效率为83.3%（40/48），对照组为63.0%（29/46），$P<0.05$。两组中医证候各项积分及总积分均降低，且观察组更为明显（均$P<0.05$）。

（撰稿：赵梦迪 薛明 审阅：熊大经）

【变应性鼻炎的治疗及临床研究】

蔡婷婷等基于《伤寒论》六经辨证理论，认为变应性鼻炎的病因病机为太阳经虚寒，并存在津液代谢失常的因素。太阳经气不利，卫外不固，风寒侵袭，正邪相争则鼻痒喷嚏，经络壅塞则鼻塞；膀胱气化不利，津液代谢失常则清涕不止。故可选用五苓散加减治之，可恢复太阳经腑功能，则鼻窍功能得以修复。张治军等介绍张重华治疗变应性鼻炎经验。张氏认为变应性鼻炎与肺、脾、肾三脏关系密切，肾阳不足为疾病之本，肺气虚寒为疾病之标，脾气虚弱为关键枢机。自拟扶正止鼽汤（炙黄芪、炒白术、防风、淫羊藿、山萸肉、蝉蜕等），并临证加减。谢艳等介绍熊大经"气血双向调节"理论防治过敏性鼻炎。熊氏认为此病主要与肺、脾、肾三脏相关，人体气血状态对疾病有双向调节作用，故在用药配伍方面要注意不同药物间的"动静结合"，"动药"为能够发挥行气活血消导功效的药物，"静药"则为能够发挥补气养血滋阴功效的药物。若主要使用"动药"则同时佐以少量"静药"，若主要使用"静药"则同时佐以少量"动药"，从而对气血进行双向调节。同时强调可针药结合。气血两虚者，可用五味子、陈皮、乌梅、沙参等益气滋阴、养血收涩；气血偏亢者，则用知母、玄参、牡丹皮等滋阴凉血。单祎文等提出从邪郁论治儿童变应性鼻炎。"邪郁"，即食郁、痰湿郁、火郁，在儿童变应性鼻炎发生、发展中起到重要作用，确立开郁宣窍法为治则，根据辨证分别采用消食化湿、散火解郁等法治疗。消食化湿，尤重调中，予焦三仙、鸡内金消食化滞，枳壳、莱菔子通便导滞，豆蔻、砂仁运脾开胃，若食积化热，加连翘、栀子清解食滞郁热；痰湿郁滞，当以如橘皮、半夏、茯苓、苍术健脾化痰燥湿；散火解郁，谨防凉遏，可予石膏、菊花，酌加广藿香、防风，或柴胡、牡丹皮、薄荷等。

胡彩枫等将200例变应性鼻炎肺经伏热证患者随机分为两组，对照组口服富马酸卢帕他定，观察组在此治疗基础上加用鼻渊通窍颗粒（辛夷、茯苓、甘草、薄荷、麻黄、炒苍耳子等），均治疗2周。结果：观察组总有效率为93.0%（93/100），对照组为71.0%（71/100），$P<0.05$。与对照组比较，观察组通气功能PEF增强、PEF昼夜变异率下降（均$P<0.05$）。柳普照等将102例肺气虚证炎患者随机分为两组，对照组口服氯雷他定，研究组在此基础上联合温肺止流丹（党参、荆芥、细辛、诃子、甘草等），并随症加减。疗程均为1个月。结果：研究组总有效率为70.6%（36/51），对照组为47.1%（24/51），$P<0.05$。与对照组比较，研究组喷嚏、鼻塞及鼻痒的症状评分明显降低；外周血清IFN-γ、IL-2水平明显升高，IL-4、IL-13水平明显降低；外周血清IgE、IgG4水平均明显降低（均$P<0.05$）。

（撰稿：赵梦迪 薛明 审阅：熊大经）

【喉源性咳嗽的治疗及临床研究】

秦岭等介绍任思秀从风论治喉源性咳嗽的经验。任氏认为，风邪为喉源性咳嗽的主要致病因素，祛风止痒、宣肺止咳是其基本治法。可用发散风药治疗，方剂常选止嗽散、三拗汤，常用药物有麻黄、荆芥、防风、桔梗、紫菀、百部、白前、苏子、金沸草等；若病程较长，可用搜剔风药治疗，常用药物有蝉蜕、全蝎等。若为外风引动内风而致咳者,可将搜剔风药与发散风药一同使用,达到内外同治的目的。若患者素体正虚,为防"搜剔风药"过度伤正,常配伍黄芪、白术、防风以益气固表。李德维等介绍万丽玲治疗经验。万氏认为咽喉源性咳嗽多为风痰搏结于咽喉之证,治疗上要予以"疏风行气,降逆化痰",可选用具疏风散寒之力的半夏厚朴汤加味(半夏、厚朴、茯苓、生姜、苏叶、桔梗等)治疗。并可视情况酌加行气化痰之品,如桔梗、杏仁、枳壳等;疏风行气之品如荆芥、白前、牛蒡子等。黄玉兰介绍袁维真临证经验。袁氏认为阴虚燥热内生、咽失所养在其发病过程中尤为重要。阴虚、燥热皆生风,故咽痒较甚、咽痒即咳,得水则缓;咽喉失于濡养,故见咽中干涩不适;常并见痰少质黏或无痰;舌脉象见舌红、少苔;脉细数或浮数。总结出经验方喉咳方(桔梗、玄参、连翘、麦冬、黄芩、天冬等)治疗,咳甚者,可加用桑白皮、葶苈子以泄肺止咳;咽痛明显者,加予山豆根清热利咽、止痛;热势较重者,加用焦栀子以助清热。李维春等以"提升法"治疗脾不升清证喉源性咳嗽。认为久治不愈的干咳,多有脾胃不和、脾不升清的特点,症见干咳为主,伴或不伴喉痒,连声呛咳,咳则难止,甚者呛咳后干哕,舌淡红,苔薄白腻,脉滑或缓。结合"脾主升清""脾升胃降"以及"脾主运化"理论,选用柴胡、升麻、葛根、枳实、槟榔、白术、陈皮为基础药物,酌情加以利咽药,如口渴加青果,见痰加射干,肝脾不和加木蝴蝶等。若见风邪盛而痒,加荆芥、防风、藁本、刺蒺藜等;热邪袭而痛,加金银花、连翘等;湿邪不宣而见异物不适感,加菖蒲、紫苏、丝瓜络等。

薛姗姗等将 143 例风邪犯肺证者随机分为两组,对照组 47 例予美敏伪麻溶液治疗,治疗组 96 例以祛风止咳方(蜜麻黄、荆芥、蝉蜕、桔梗、苦杏仁、炒紫苏子等)治疗,两组均以连续服药 7 d 为 1 个疗程,共 2 个疗程。结果:治疗组显愈率为 78.1%(75/96),对照组为 53.2%(25/47),$P < 0.05$。与对照组比较,治疗组症状体征总积分下降、LCQ-MC 评分升高($P < 0.05$,$P < 0.01$)。李丽琴将 88 例患者随机分为两组,试验组服用小柴胡合润肺止咳汤(柴胡、

黄芩、半夏、炙甘草、桔梗、杏仁等)并随症加减,对照组口服罗红霉素胶囊、枸橼酸喷托维林片,均用药 10 d。结果:试验组总有效率为 97.7%(43/44),对照组为 88.6%(39/44),$P < 0.05$。与对照组比较,试验组咽痒、咳嗽、咽干等中医证候积分下降($P < 0.05$)。1 个月后随访,试验组复发 5 例,对照组复发 20 例,$P < 0.05$。李利锋等将 100 例患者随机分为两组。对照组吸入布地奈德气雾剂治疗;观察组用银翘马勃散加味(金银花、马勃、射干、连翘、牛蒡子、白前等)并随症加减,以及配合穴位贴敷(双侧风门穴、大椎穴、天突穴、双侧肺俞穴、双侧定喘穴)。均治疗 2 周。结果:观察组总有效率为 94.0%(47/50),对照组为 70.0%(35/50),$P < 0.05$。与对照组比较,观察组咽部干痒、声音嘶哑、咽部疼痛、咳嗽等中医证候积分下降,气道阻力下降(均 $P < 0.05$)。

(撰稿:赵梦迪 薛明 审阅:熊大经)

【复发性口腔溃疡的治疗及临床研究】

寇秘榔等以扶正解郁散火法,以甘草泻心汤为主方加减治疗复发性口腔溃疡(ROU)。选用茵陈、竹茹清上焦郁火、化中焦痰湿,常用于郁火不降,口疮疼痛较甚,舌苔黄腻者;砂仁、黄柏开郁火、调阴阳,常用于溃疡疼痛,伴心烦易怒,舌质红、形瘦、脉细数者;黄芪、白及培补正气、敛疮生肌,常用于因脾气虚弱所致溃疡久不收口伴少气乏力者。对于溃疡疮面较大,疼痛剧烈、久不收口者,则应用大蓟炭、黄柏炭、荆芥炭、蚕蛹炭等炭药收敛、止血、抗炎。杨春草等介绍周小青从热郁虚络论治该病经验。周氏认为火热是其重要病因,贯穿整个病程,其病机还有肝郁、气阴两伤,久病入络与新病入络,在治疗上应根据病情施以疏肝清热(丹栀逍遥丸)、益气养阴(玄麦甘桔汤)、疏通络脉(加入小蓟)。同时可配合药膳,有津伤者嘱其以百合合西洋参与鸡肉或排骨煲汤,以益气固肺养阴;对于脉沉细属阳虚者,嘱以桂皮合胡椒与鸡肉或排骨煲汤,阳虚甚者用制附片。

李碧娥等将 86 例胆热脾虚证患者随机分为两

组,观察组 46 例予柴胡桂枝干姜汤煎剂口服,对照组 40 例予康复新液含漱联合维生素 B₂ 片口服,疗程均为 28 d。结果,观察组总有效率为 93.5%(43/46),对照组为 72.5%(29/40),$P<0.05$。在疗程结束后 1、3、6、12 个月随访,观察组的复发率均显著低于对照组(均 $P<0.01$),分别为 4.3%(2/46)和 22.5%(9/40)、10.9%(5/46)和 37.5%(15/40)、23.9%(11/46)和 55.0%(22/40)、39.1%(18/46)和 75.0%(30/40)。邓巧玲等将 70 例肾阳亏虚证患者随机分为两组,对照组口服维生素 C、维生素 B₂ 片,试验组予以傅山引火汤加减(熟地黄、盐巴戟天、白茯苓、麦冬、砂仁、北五味子等)而成的中药免煎颗粒治疗,疗程均为 5 d。结果:试验组总有效率为 97.1%(34/35),对照组为 65.7%(23/35),$P<$

0.05。与对照组比较,试验组的平均溃疡期缩短更为明显,疼痛指数 VAS 评分及中医证候积分均明显降低(均 $P<0.05$)。3 个月后随访,除脱落病例外,试验组复发率为 18.5%(5/27)、55.5%(6/11),$P<0.05$。蒋岳志等将 60 例患者随机分为两组,对照组口服复合维生素片、西地碘片,观察组口服补虚降火方(太子参、黄芪、熟地黄、麦冬、枸杞子、石斛等),疗程均为 2 周。结果:试验组总有效率为 96.7%(29/30),对照组为 83.3%(25/30),$P<0.05$。与对照组比较,观察组 VAS 评分下降($P<0.05$)。3、6 个月后随访,观察组复发率分别为 6.7%(2/30)、13.3%(4/30),对照组分别为 16.7%(5/30)、36.7%(11/30),$P<0.05$。

(撰稿:鲍健欣　审阅:熊大经)

[附]　参考文献

C

蔡婷婷,马湘婷,戴璐璐,等.从太阳经论治变应性鼻炎[J].环球中医药,2021,14(5):935

曹旭,许家骏,曹珂儿,等.视清饮对阴虚燥热型非增殖期糖尿病视网膜病变视网膜神经的作用[J].中华中医药杂志,2021,36(2):1177

陈立浩,孙文丽,汤钰,等.试论干眼与六经辨证[J].中国中医眼科杂志,2021,31(2):127

陈帅征,徐科,穆雅林.芎归活血方对缺血型视网膜中央静脉阻塞患者视网膜出血面积、视网膜微循环及黄斑水肿的影响[J].现代中西医结合杂志,2021,30(27):3050

陈悦宁,吴浩然,吕超,等.基于"玄府"理论探讨风药辨治突发性聋[J].中国中医急症,2021,30(2):293

D

戴祖文,詹根龙.健脾通窍化湿汤联合西医疗法治疗慢性分泌性中耳炎 44 例[J].中国中医药科技,2021,28(1):144

邓巧玲,谭华儒.傅山引火汤加减治疗复发性口腔溃疡

的临床疗效观察[J].广州中医药大学学报,2021,38(12):2623

董彬彬,刘钢,金龙.扶阳法治疗突发性耳聋临床观察[J].中医药临床杂志,2021,33(4):722

F

付晋,吕婧,孙河,等.孙河应用疏肝通窍法治疗青光眼视神经萎缩经验总结[J].中国中医眼科杂志,2021,31(1):30

G

郭海叶,韩丽平,陶钧,等.养阴明目汤对 LASIK 术后干眼患者疗效及泪液炎性因子的影响[J].黑龙江医药科学,2021,44(6):154

H

胡彩枫,陈星,屠勇,等.鼻渊通窍颗粒联合富马酸卢帕他定对变应性鼻炎患者微量元素、通气功能的作用分析[J].中国中西医结合耳鼻咽喉科杂志,2021,29(1):46

华冠民.中医鼻病辨证序贯治疗分泌性中耳炎的疗效

观察[J].中医眼耳鼻喉杂志,2021,11(3):141

黄金玲,刘学政.葛花总黄酮通过调控 Keap1-Nrf2/HO-1 信号通路对糖尿病大鼠视网膜神经节细胞的保护作用[J].解剖科学进展,2021,27(5):541

黄玉兰,袁维真.袁维真教授治疗喉源性咳嗽的临床经验总结[J].中医临床研究,2021,13(6):1

J

蒋里,张耀夫,孟繁章,等.从"调肝通络"论治糖尿病视网膜病变[J].中华中医药杂志,2021,36(4):2121

蒋岳志,郑君渭.补虚降火方治疗复发性口腔溃疡的临床观察[J].中国中医药科技,2021,28(3):487

K

寇秘榔,屈会化,白雪,等.扶正解郁散火法治疗复发性口腔溃疡[J].中医学报,2021,36(9):1846

L

李红.血府逐瘀汤合四苓散加减治疗视网膜静脉阻塞伴黄斑水肿的临床研究[J].广州中医药大学学报,2021,38(3):475

李磊.分泌性中耳炎患者应用小青龙汤加减治疗的疗效及听力改善情况[J].黑龙江中医药,2021,50(2):94

李碧娥,王欢,刘琪亮,等.柴胡桂枝干姜汤治疗胆热脾虚型复发性口腔溃疡的临床观察[J].实用医学杂志,2021,37(16):2156

李德维,曾德传,黄雪梅,等.万丽玲教授治疗咽喉源性咳嗽经验浅析[J].实用中西医结合临床,2021,21(3):118

李江伟,刘倩宏,王贤婧,等.从"肝气虚"角度论治青风内障[J].中医药导报,2021,27(10):184

李丽琴.小柴胡合润肺止咳汤治疗喉源性咳嗽临床观察[J].山西中医药大学学报,2021,22(3):215

李利锋,张志军,马芳芳.银翘马勃散加味结合穴位贴敷治疗喉源性咳嗽临床观察[J].实用中医药杂志,2021,37(6):938

李维春,张莹,肖茂迪,等.基于"提升法"论治脾不升清型喉源性咳嗽临证思路[J].亚太传统医药,2021,17(10):120

李祥玉,李翔,刘红佶,等.补精益视片对 SD 大鼠慢性 EIOP 模型 LGN 中 PI3K/Akt 通路内 GSK3β、CREB 表达的影响[J].时珍国医国药,2021,32(7):1591

李小化,范江华.平肝健脾汤对青光眼患者房水中 MMP-2 及 TIMP-2 表达的影响[J].国际医药卫生导报,2021,27(5):727

林婉儿,李昀熹,庞龙.疏血通注射液辅助治疗青光眼视神经萎缩的疗效观察及患者生活质量评估[J].现代中医临床,2021,28(1):7

刘红佶,张静,李翔,等.补精益视片对大鼠慢性高眼压模型视网膜神经节细胞 NGF/AKT/CREB 信号通路相关凋亡抑制因子的影响[J].中华中医药杂志,2021,36(11):6679

刘艳琳.自拟黄斑水肿消解汤联合雷珠单抗及激光治疗视网膜静脉阻塞性黄斑水肿的临床观察[J].现代中西医结合杂志,2021,30(6):639

刘昱麟,马贤德,宋采秋,等.基于"酸入肝"理论探讨山茱萸对干眼症模型小鼠角膜抗炎的保护机制[J].中华中医药杂志,2021,36(8):4664

柳普照,康浩然,张治成,等.宣肺益气法治疗肺气虚型变应性鼻炎的临床研究[J].西北药学杂志,2021,36(6):1001

路飞然.三仁汤合温胆汤加减联合康柏西普治疗湿热上犯型老年性黄斑变性的疗效观察[J].江西中医药,2021,52(12):37

M

马宏杰,冯磊,吕海江,等.吕海江从郁论治前部缺血性视神经病变[J].中医学报,2021,36(2):333

P

潘成军,颜玲玲.活血理气通窍汤联合西医常规疗法治疗突发性耳聋的疗效观察[J].中国中医药科技,2021,28(3):425

蒲卫星,赵军波.康柏西普注射液联合中药治疗湿性老年性黄斑变性临床效果观察[J].中国保健营养,2021,31(26):53

Q

钱语,马幸,戴荣峰.黄葵胶囊治疗非增殖期糖尿病视网膜病变湿热证临床研究[J].光明中医,2021,36(15):2489

秦岭,刘赟,任思秀.任思秀从风论治喉源性咳嗽[J].河南中医,2021,41(3):375

邱礼新.仲景经方在干眼治疗中的运用[J].中国中医眼科杂志,2021,31(12):841

S

单祎文,董盈妹,尤焱南,等.从邪郁论治儿童变应性鼻炎[J].中医杂志,2021,62(17):1559

苏芮,刘震,毛泉报.中药方剂＋维生素C片结合治疗脾气虚弱型萎缩型老年性黄斑变性的治疗价值[J].智慧健康,2021,7(21):141

孙虹,付沉.通脉明视汤治疗气血两虚型非动脉炎性前部缺血性视神经病变的疗效观察[J].中国中医眼科杂志,2021,31(2):107

孙昆仑.柴芩清窍汤辅治分泌性中耳炎对耳积液PAF及纯音听阈水平的影响[J].实用中医药杂志,2021,37(5):779

T

谭明奎,肖紫云.通脉睛明汤联合康柏西普玻璃体腔注射治疗视网膜静脉阻塞继发黄斑水肿的疗效及对房水VEGF、bFGF、SDF-1的影响[J].药物流行病学杂志,2021,30(4):230

田丽珍,郭承伟,郭超红,等.大黄䗪虫丸对糖尿病大鼠视网膜血管周细胞凋亡NF-κB通路相关因子表达的影响[J].时珍国医国药,2021,32(5):1035

W

王慧颖,刘国华,梁昊,等.麻黄汤冷服治特发性耳聋[J].湖南中医药大学学报,2021,41(9):1427

王龙龙,刘蓓蓓.养血益睛汤治疗早期干性年龄相关性黄斑变性疗效观察[J].安徽中医药大学学报,2021,40(5):24

吴改萍,郝晓凤,罗金花,等.谢立科教授疏肝养阴法治疗干眼临床经验[J/OL].辽宁中医杂志,http://kns.cnki.net/kcms/detail/21.1128.R.20211020.1225.002.html

X

夏晶晶,计忠宁.温胆汤加减治疗低频下降型突发性耳聋痰火郁结证临床研究[J].光明中医,2021,36(2):214

相自越,罗向霞,王虹强,等.血栓通离子导入联合康柏西普玻璃体腔注射治疗视网膜静脉阻塞合并黄斑水肿[J].国际眼科杂志,2021,21(12):2150

谢艳,刘小刚,刘洋,等.熊大经教授以"气血双向调节"理论防治过敏性鼻炎经验介绍[J].中国中医急症,2021,30(4):729

薛珊珊,熊汉琪,孙炘宸,等.祛风止咳方治疗风邪犯肺型喉源性咳嗽临床疗效观察[J].中华中医药杂志,2021,36(9):5649

Y

杨春草,周小青,王炽,等.周小青教授从热郁虚络论治复发性口腔溃疡[J].亚太传统医药,2021,17(5):104

杨继若,罗向霞,贾琼,等.基于乙癸同源理论探析前部缺血性视神经病变[J].中国中医眼科杂志,2021,31(4):268

杨青松,宋春宾,方少华.解毒利湿聪耳汤联合西药治疗急性分泌性中耳炎效果分析[J].中国中医药科技,2021,28(2):245

杨竹梅,谢书华,张雨帆.银杏叶提取物对突发性耳聋患者血液流变学及血清凝血酶时间血小板因子凝血酶原时间的影响[J].山西医药杂志,2021,50(9):1536

姚小磊,时健,刘倩宏,等.青光安Ⅱ号方对诱导损伤的RGC-5细胞中NF-κB/HIF-1α通路相关细胞因子的影响[J].湖南中医药大学学报,2021,41(7):992

于小伟.复方血栓通胶囊联合羟苯磺酸钙治疗老年性黄斑变性临床观察[J].实用中医药杂志,2021,37(2):219

Z

张丹丹,杨迎新,马朝廷,等.中药熏蒸疗法治疗干眼症的临床效果分析[J].沈阳药科大学学报,2021,38(S2):75

张治军,滕磊,施陈燕,等.张重华治疗变应性鼻炎经验[J].河南中医,2021,41(1):57

赵春红,白雪峰.补中升清开窍方治疗分泌性中耳炎30例临床观察[J].中国中医药科技,2021,28(4):659

郑榆美,苏艳,闫晓玲,等.韦企平教授从肝论治视神经疾病的经验[J].现代中医临床,2021,28(4):39

周维,葛惠玲,王栋.从肝论治缺血性视神经病变[J].中国中医眼科杂志,2021,31(6):428

庄苹,杨锦,郑蛟,等.化裁四物五子汤治疗年龄相关性黄斑变性疗效及对中医证候积分、视力、眼底情况的影响[J].四川中医,2021,39(8):173

（十）针 灸

【概述】

2021 年度公开发表在学术期刊上与针灸有关的学术论文 5 000 余篇，主要涉及经络、腧穴、刺灸法、子午流注、临床治疗、实验研究及教学内容。

1. 经络研究

本年度经络研究涉及经络理论、经络演化等方面。

洪晓帆等通过考证马王堆《足臂十一脉灸经》《阴阳十一脉灸经》以及老官山出土的"十二经脉"等内容，梳理了"心主之脉"到"心主手厥阴心包络之脉"——心的概念由一而分为二的过程。

关于经络理论，臧颖颖探讨了经气的构成、原气在十二经中的向心性流注特点及原理，以此阐述标本根结理论与十二经脉流注关系，同时，在原气与营卫之气的流注及生理特点下发展的取、配穴理论极大地丰富了针灸辨证论治疾病的方法。

2. 腧穴研究

腧穴的定位取穴、临床应用及作用机制、生物学基础研究、针刺安全是 2021 年度腧穴研究的主要内容，同时在中医药与现代化技术的结合方面有了最新的探究。

穴位定位相关问题，吴墨政等梳理了《黄帝内经》中涉及足三里穴的有关条文，从腧穴名称、归经定位、取穴方法、针刺方法、主治病症等方面，对足三里穴主治功用特点进行了考证。刘佳男等分析了从古至今悬钟穴定位的演变。

穴位的临床应用及作用机制研究中，李鸿章等

指出，"荥输治外经"是指诸经荥输穴均可调治本经循行路线病证。阳经荥输穴善调治经外气血，治疗外经病证。只是阴经输穴气血更为深入，调治外经气血的作用更强，进而可以影响到脏腑，从而治疗内脏病，毕竟阴经输穴是"以输代原"。而手三阴经荥穴与阳经输穴位置类似，气血多少类同，更善治外经病症，尤其"体重节痛"。

曹昺焱等认为，骨骼肌的纵向张力传导通路和横向张力传导通路是反阿是穴起效的物质基础，故针刺反阿是穴可以改变骨骼肌纵向或横向张力传递，从而缓解肌肉、肌腱的疼痛。罗宁等发现，针灸治疗三叉神经痛所选腧穴位置临近所属神经支干，或位于相应的神经支干上，还应根据穴位下神经解剖学位置，注重针刺的角度和深度。

刘佳伟等认为，经络与肌筋膜系统有着紧密的联系，而且古人的针灸理论中也有对肌筋膜的运用。这提示从肌筋膜的角度来认识经络，而且通过比较神经系统、体液系统和肌筋膜系统三者的不同，可制定出更具针对性的治疗方案。

陈子琴等探讨了神庭治疗范围：脑部诸疾、关节、各脏腑及三焦病症、目系、女科及皮肤疾患。

李武等发现，天枢模拟敏化后，能够直接参与机体对空肠运动的调节，同时增强对电针刺激的响应性，放大电针天枢对空肠运动的抑制效应。

生物学基础研究方面，Hu W 等发现，与周围的非穴位相比，关元穴交感神经血管网络更密集；在手动或电针后，与相邻非穴位相比，关元穴血流量增加，表明针灸可以增强局部血流。交感神经血管网络在关元穴的治疗作用中的重要位置。

Yu F 等发现，在制动诱导高血压大鼠模型中，神经源性炎症在腕部穴位迅速出现，并在 15 min 内

完全发展,神经末梢 P 物质释放增加,可提高 A 类和 C 类纤维对针刺刺激的敏感性。提示神经源性炎症期间释放的 P 物质增强了感觉传入对穴位针刺的反应,并触发针刺信号以产生针刺效应。

刘惠等通过动物实验发现拔罐能够使大鼠环跳穴区皮肤组织中 Mast Cell、NPY、5-HT 表达上调,这些神经活性物质的释放可能激活相关信号传递通路而实现拔罐效果。陈莉等发现电针委中穴能促进损伤多裂肌的修复,其机制可能与提高多裂肌中 PDGF-CC、PDGFR-α 和 MMP-1 的表达相关。

范郁山等认为,腧穴是一个能量聚集和释放的场所,针刺是对腧穴施加能量的过程,针刺的速度、方向、时间及局部温度的变化是影响腧穴功能发挥的重要因素。

陈艺元等研究了皮肤微生态与穴位敏化之间的关系,提出敏化穴位作为机体自稳态失衡在体表的异常表现,敏化部位局部的物质改变可能导致微生物的变化,相应地,针灸等刺激发挥治疗作用也有微生物的参与。

陆凤燕等认为,受试者胀感、钝痛感、酸感以及施针者手下沉紧感等得气针感主要产生于肌肉组织,受试者胀感与施针者手下沉紧感常相伴产生,施针者手下沉紧感可能与针刺诱发的局部肌肉收缩活动有关。

在针刺腧穴与现代化技术的结合中,邹玲等以人体手足厥阴经五输穴相关解剖学结构为例,运用 Adobe Illustrator 绘图软件从体表、骨骼、神经和动静脉几个方面尝试绘制矢量图,并总结了简单易学的绘制流程、应用技巧及注意事项等。

刘春飞等建立人体经络穴位实体模型与 3D 数字化人体模型的信息通讯系统,实现了智能便捷的移动端数字人体腧穴模型与传统针灸铜人信息整合。

李梦玲等提出,大敦穴主治病证以内科、妇科、外科为主,最优主治病证为疝气,最优配穴三阴交;配伍规律以本经配穴、表里经配穴、交接经配穴、同名经配穴、上下配穴及大接经法为主。

此外,朱兵提出穴位是医者诊治患者时的发现而不是健康人群的天然存在,穴位特异性依附于因病所牵涉的靶器官,体表出现的病理性"牵涉位",是生物进化过程形成的具有"健康信息密码"的体表位域。即在生理情况下穴位不具备显现的要素,是功能"潜伏"的穴位。

实验大鼠、小鼠穴位的准确定位是针灸基础研究的关键环节,但目前尚无统一、规范的实验动物穴位国际标准。程觅等从穴位定位依据、穴位数量与分布等方面,分析比较实验小鼠、大鼠穴位定位方法的差异、优势与不足,为穴位规范化准确定位提供文献参考,也为研制新的实验动物穴位定位国际标准提供了参考依据。

3. 刺法灸法

刺法灸法的临床应用和影响因素、刺灸手法、作用机制、历史演变依旧为本年度的主要研究内容,一些新型针刺手法以及各类数据的整理分析也有所涉及。

在临床应用中,杨婷婷等对缪刺法的特点和运用时机进行了分析,表明缪刺法运用时机为:身形有痛而脉象无明显异常;病痛对称部位周围见异常络脉;病痛对称部位按之疼痛或按之痛减以及针刺治疗无效时。

丁园等人总结了孙远征教授基于对神、脑、心的全面深刻理解及多年临床经验而提出的"调神"针刺法,通过"神-脑-心"体系使抽象的概念具体化,形成确切的针刺方法,并规范了针刺手法的操作和刺激量,强调可广泛应用于伴有焦虑、抑郁症状的疾病,或者部分功能性疾病、情志类疾病。

袁文丽等总结了邵素菊的"静针重灸法"的临床应用,介绍了其选穴、操作和功效等。

关于针刺效应影响因素,叶炎生等认为,以疾病及患者体质为基础,同时根据腧穴、针法、针具等相关可调控因素机动调整留针时间,以谋求最佳留针时间和针刺效应。田翠翠等传承石学敏治神思想,提出以"神应"一词统括得气众多外在表现,统筹得气、气至、针感 3 个概念分别具有的属性,石学敏以"神应而有效"指导临床,重视治神以提高临床疗效、以神应判定针刺是否成功。章海娟等人对经筋病中针刺角度与疗效的关系进行了理论探讨。

关于穴位埋线,戴俭宇等研究发现,穴位埋线能够有效干预 C57BL/6 小鼠听功能下降过程且干预效果在小鼠 20 周龄时最显著。

陈婷等探讨了超声引导下不同层次穴位埋线对减重效应的影响,得出深层穴位埋线较浅层穴位埋线得气更强烈,减重效应更佳;超声引导下穴位埋线可以精准定位埋线层次,降低埋线不良事件发生。

在刺灸手法方面,刘鑫烨等认为,"烧山火"与"透天凉"复式针刺补泻手法施术中机体的肌肉、血管以及呼吸配合,是产生热感和凉感的关键。张婉等人考究了"发蒙针法"的内含及其主治病证,且阐释了具体操作及其机制。

关于作用机制,LU FY 等认为,不同针刺手法引起的不同得气感觉的强度和发生率基本相似;举推法可诱发最强的得气感;穴位周围的肌电与得气反应有关。谭金晶等发现,背俞指针疗法、枸橼酸莫沙必利分散片联合兰索拉唑肠溶片可增加胃食管反流病(GERD)大鼠均 ICC 数量,改善 ICCs 超微结构,认为背俞指针疗法治疗机制可能与上调 SCF 的蛋白表达有关。

胡静等发现,艾灸光热信号所激活的不同分子靶点是刺激信号转化生物信号的关键,光热信号通过神经-内分泌-免疫系统实现信号的传导并产生一系列生物反应,从而对机体各系统功能起到调节作用。

对于刺灸法的历史考究,胡玉龙等考证认为"气至"就是得气。葛开发等认为,透天凉病机重在卫不在其位,治则是卫归其位,引卫外出是产生凉感的关键。

田大哲等认为恢刺为治疗筋痹的古典手法,主要为治疗因气机郁痹或气机不畅所致筋急而设;且对其刺法和临床应用做了详细的探究。

刘宏霞等比较了《灵枢·九针十二原》中强调的"气至病所"和《灵枢·官针》中强调的"针至病所"的重要性,并结合当今针灸临床病种特点、临床之所得,对"气至病所"与"针至病所"理论进行初步探讨。

刘雁泽等通过结合李永明教授与王富春教授临床、科研经验,依据会阴部生理解剖特点、与经络穴位的关系、肥大细胞分布趋势等方面,总结出会阴针分区与操作应用,并结合临床医案对会阴针法进行探讨。

在运用技术进行数据分析整理方面,金传阳等提出,基于脑-机接口的针刺手法量学研究特点包括数据量巨大、数据流稳健、客观量化和自由度分析高等。侯艺等以图表文字相结合展示缪刺法腧穴选取、优势病种、行针手法的临床应用规律及特点,指导临床实践应用,应结合临床具体情况临证加减。

胡佳慧等强调,开展针刺小鼠安全刺激量研究的必要性,减少实验动物无谓的牺牲,科学、合理、人道地使用实验动物。

4. 临床治疗

2021 年发表针灸临床治疗文献 4 000 余篇,与 2020 年文献相比,针灸治疗消化系统疾病相关研究文献数量大幅增加,其余变化起伏均不明显。

2020 年、2021 年文章发表数量统计与所占当年百分比

	文献(篇)		占比(%)		总结 2021 年增减
	2020	2021	2020	2021	
骨伤科疾病	721	702	14.43	13.54	
神经系统疾病	566	575	11.30	11.09	
消化系统疾病	377	532	7.55	10.26	↑+155

续表

	文献（篇）		占比（%）		总结
	2020	2021	2020	2021	2021 年增减
外科疾病	290	272	5.78	5.25	
妇科疾病	232	249	4.62	4.8	
五官科疾病	258	248	5.18	4.78	
泌尿生殖系统疾病	189	224	3.79	4.32	
循环系统疾病	136	183	3.11	3.53	↑ +47
内分泌系统疾病	138	179	3.16	3.45	
儿科疾病	129	174	2.60	3.36	↑ +45
呼吸系统疾病	189	163	3.79	3.14	
肿瘤	149	143	2.97	2.76	
急症	88	99	1.77	1.91	
精神神志性疾病	85	98	1.72	1.89	
血液系统疾病	16	23	0.33	0.44	
针灸临床经验	28	22	0.56	0.42	
传染病	15	16	0.30	0.31	
戒酒、戒毒	2	1	0.05	0.02	

针灸治疗疾病谱分布及比例与往年相比有所不同。骨伤科疾病文献仍占比最大为 13.54%（702篇），涉及病种有骨折、腰椎间盘突出、颈椎病、关节炎、肩周炎等。神经系统疾病所占比例位列第二，占 11.09%（575 篇），其中卒中相关文献最多为 350 余篇，其次中风有 170 余篇，其他涵盖的病种主要还包括偏瘫、脊髓损伤、颅脑损伤、脑梗、脑缺血和头痛等。其次为消化系统疾病，占比 10.26%（532 篇），主要涉及病种有便秘、肠易激综合征、腹泻、溃疡性结肠炎、胃炎、消化不良等。外科疾病相关文献占比 5.25%（272 篇），主要涉及病种有术后、损伤、荨麻疹、带状疱疹、痤疮、银屑病等。妇科疾病占 4.8%（249 篇），主要涉及病种有月经病、带下病、妊娠病、产后病、杂病等。五官科疾病相关报道数量和 2020 年接近（248 篇），主要涉及病种有干眼、咽喉病、耳鸣、耳聋等。泌尿生殖系统疾病占比 4.32%（224 篇），相较去年增加了 35 篇，涉及病种有尿失禁、肾绞痛等。精神神志疾病占 1.89%（98 篇），涉及失眠、抑郁等疾病。循环系统占 3.53%（183 篇），较去年增加了 47 篇，内分泌系统疾病占比 3.45%（179 篇），其中糖尿病相关文献量最多有 90 余篇，其

次肥胖有 40 余篇，痛风 20 余篇。呼吸系统疾病占 3.14%（163 篇），主要涉及慢性阻塞性肺炎、哮喘等。针灸儿科占 3.36%（174 篇），涉及病种有脑瘫、哮喘等。肿瘤相关文献占比 2.76%（143 篇），以胃癌、肺癌居多。针灸治疗急症较去年有小幅增加，占比 1.91%（99 篇）。针灸临床经验 22 篇，和去年接近。血液系统疾病 23 篇。针刺治疗传染病和针刺戒酒戒毒分别为 16 篇和 1 篇。

5. 机理研究

2021 年度针灸机理研究文章 60 余篇，涉及脑、神经、心血管、胃肠道、免疫、内分泌、运动等系统。

在脑相关的研究中，王东岩等认为，"大脑功能偏侧化"理论从神经调控角度很好地解释了针灸"双向调节"效应，针灸治疗使大脑功能向生理性偏侧化的双向调整可能是针灸"双向调节"作用的机制之一。

汪子栋等认为，"通督启神"电针法可有效提高 SAMP8 小鼠的学习记忆功能，其作用机制可能是通过抑制额叶区 ICAM-1、MMP-9 的表达，减缓中枢免疫细胞的增生、聚集，抑制过度炎症反应对神经细

胞的损伤,提高小鼠认知能力。

欧阳昕等认为,艾灸可改善缺氧缺血性脑病新生小鼠的学习记忆能力,其机制可能与减轻脑组织损伤、增加脑神经元中磷酸化钙调蛋白依赖性蛋白激酶Ⅱα(pCaMKⅡα)表达有关。

陈小梅等发现,电针百会、神庭可能通过抑制海马区小胶质细胞活化,降低外周血及海马区炎症因子 TNF-α 释放,从而改善系统性炎症及其诱导的学习记忆能力下降。

陈玫羽等指出,电针抑制吗啡 CPP 行为可能与抑制腹内侧前额叶皮层谷氨酸能神经元的激活有关。

夏青倩等认为,针药联合治疗改善 AD 小鼠的认知功能及 SPs 的效果更好,可能与调节 BACE1 和 IDE 生成过程有关。

黄键澎等认为,电针太冲能提高针刺侧大脑感觉皮层(下肢区)兴奋性,而对邻近感觉皮层(生殖器区)无影响。黎娜等发现,电针预处理大椎、百会可提高术后认知功能障碍老龄小鼠学习记忆能力,可能与其降低氧化应激反应水平、增强海马组织抗氧化能力有关。

柳轲等认为,针灸具有良好的调节自主神经效应,研究中以四肢和头面部穴为主,效应途经主要涉及动物实验,以迷走神经中枢效应和外周胆碱能通路为主,其效应特点具有特异性,主要与刺激的穴位、方式、参数有密切关系。

心血管系统作用方面,刘津艺等认为,艾灸及艾烟对小鼠肺组织病理变化无影响;模型组 ApoE—/—小鼠表现为动脉粥样硬化过程中的炎症反应,IL-4 水平降低,IFN-γ 水平升高;艾灸及艾烟能够提高 IL-4 水平,降低 IFN-γ 水平,可明显降低动脉粥样硬化过程中的炎性反应。

牟秋杰等认为,电针母鼠足三里穴可能通过调控肺组织中 PPARγ 含量,防护孕期饮食限制诱发宫内生长受限子代大鼠肺功能和肺组织形态学改变。

张承舜等发现,针刺或艾灸内关穴治疗高脂血症诱导心律失常效果显著,显著调控心率变异性相关指标,并且针刺效果优于艾灸,内关穴刺激效果优于足三里穴。

免疫、内分泌系统作用方面,李柠岑等认为,外泌体作为细胞间通讯的一种新方式,可能是针刺信息传递的重要载体,借助外泌体自体活细胞分泌、免疫原性反应极低、内含物质多的特点,以及在药物开发与改造中的巨大优势,可从针刺后血清外泌体中开发"针刺网络药"。

李丽君等发现:艾灸可抑制 S180 肉瘤的生长;提高血清 IL-2 和 IFN-γ 浓度,降低 IL-10 和 IL-4 浓度;增加小鼠脾 Th1 细胞数量,降低 Th2 细胞数量;提高移植瘤微环境中的 Th1/Th2 比值,使其由 Th2 向 Th1 漂移,起到抗肿瘤作用。

洪苗苗等指出,电针可促进 SAMP8 小鼠皮质及海马突触素、突触后致密物-95 蛋白表达,改善突触功能,是电针治疗阿尔茨海默病的机制,且早期电针治疗效果最明显。

张玉洁等认为,电针可能通过调节 AKT/NF-κB 信号通路缓解炎症反应恢复受损的肠黏膜屏障。种文强等认为,针刺可提高 SAMP8 小鼠学习记忆能力,其机制可能与促进 SIRT3 转录因子 GATA-2 蛋白表达、改善线粒体能量代谢有关。

神经系统作用方面,卢小叶等认为,在对脑缺血再灌注损伤大鼠进行感觉功能相关研究时可优先采用改良 Garcia 评分,偏向运动功能评估时可考虑与 Zea-longa 评分联合使用,能够比较全面地反映模型大鼠神经功能损伤严重程度和治疗后神经功能恢复程度。

运动系统方面,雷槟恺等认为,慢性运动损伤可使骨骼肌胶原纤维沉积,骨骼肌纤维化,针刺可在一定程度上抑制骨骼肌纤维化,可能与下调 TGF-β1/ERK/CTGF 通路有关。王晓玲等认为,电针干预能下调失神经骨骼肌萎缩大鼠腓肠肌中 Beclin-1、Vps34、LC3Ⅱ/LC3Ⅰ表达,提示电针可能通过抑制细胞自噬激活,稳定细胞内环境,延缓肌萎缩进程。

在其他方面,李永明通过分析皮肤其他常驻细胞的生物学特征,提出皮肤肥大细胞较符合针灸的移动靶点,并提出针刺的仿生原理假说,以解释人体非特异性免疫和愈合系统对针刺反应的生物学原理。Yang Y 等开展了在慢性复杂应激条件下,电针足三里对下丘脑-垂体-肾上腺(HPA)轴和胃肠运动的影响研究。结果提示电针足三里上调下丘脑中枢神经肽 Y 系统,通过 GABA(A)受体,在慢性复杂应激条件下显著对抗过度表达的中枢下丘脑促肾上腺皮质激素释放因子(CRF)并减弱 HPA 轴活动,发挥电针效应、恢复胃运动功能。

6. 针刺镇痛

针刺镇痛相关文献在本年度共发表 70 余篇。主要分为临床应用和作用机制研究两方面。

马翠等认为,良性情绪状态、认知反应及人格特征等心理因素对针刺镇痛效果有积极促进作用,不良心理因素则有消极减效作用,对疼痛患者进行正确的心理引导有助于提高针刺治疗痛症的疗效。

闫向彪等认为,电针内麻点和内关穴超前镇痛与硬膜外神经阻滞超前镇痛均能为胸部手术提供有效围术期镇痛,前者在维持术中血流动力学方面更平稳,对机体的生理干扰更小。

李英等指出,耳穴贴压可以缓解肺部分切除术患者围手术期疼痛,缩短镇痛时间,缓解焦虑和抑郁情绪,减少术后不良反应,其镇痛机制可能与升高血浆 β-EP 浓度有关。

袁思成等认为,针刺对老年重症肺炎有创机械通气患者有镇痛镇静作用,可减少镇痛镇静药量与并发症的发生,改善血氧情况,具有较好的安全性。

机制研究方面,Gao N 等认为,针刺刺激可以增强中缝背侧和纹状体之间的功能联接,参与针刺对膝关节炎的镇痛过程。王珂等发现,电针可通过外周阿片系统改善术后免疫抑制。马俊杰等认为,艾灸可以明显改善 MPS 大鼠股内侧肌组织损伤,提高热痛阈值,其部分中枢机制可能与抑制脊髓背角小胶质细胞活化,降低 BDNF 蛋白表达有关。高永辉等认为,电针足三里、阳陵泉穴可缓解坐骨神经慢性压迫性损伤大鼠的神经病理性疼痛,其效应可能与

对脊髓小胶质细胞和神经元中 Toll 样受体 4 的调节有关,脊髓中 HSP90 可能是电针通过调节 TLR4 抑制神经病理性疼痛的协同刺激分子。端木程琳等认为,在痛源局部梁丘穴 Tc 强度的经皮穴位电刺激和不同强度的电针均可以减轻炎性痛模型大鼠疼痛行为,抑制 C 类纤维反射肌电,该镇痛作用与穴位局部刺激层次和刺激强度有关。鲁珊珊等认为,针刺通过控制外周和中枢炎症可有效抑制疼痛,可能是针刺镇痛的根本。

7. 针灸文献、历史研究

本年度文献研究与针家精要的文章主要涉及历史考究、针灸相关应用研究以及学术流派研究等。

关于历史考究,王舒娅等梳理了"干针"起源的背景,"干针"最先是作为对照组的一种刺激方法而设立,反思了"干针"与针刺的关系。

王燕平等根据对《黄帝内经》原文的分析,结合透明鱼、大鼠和人体经脉的示踪研究结果,重新认识任督二脉的循行。

李晓彤等以足厥阴经为例,通过梳理秦汉时期保存较完整的中医学文献《足臂十一脉灸经》《阴阳十一脉灸经》《黄帝虾蟆经》《黄帝内经》的相关论述,进而分析经脉理论在早期的形成、演变及发展规律。

牟东晓等从学术史角度出发,对"丰隆治痰"认识产生的背景与演变情况进行系统梳理,提出以"丰隆治痰"为代表的知识性内容在历代学术传承中存在演化变迁的特点,现代针灸研究者有必要结合大中医背景系统梳理、考证和辨析习以为常的知识表述,以便更好地促进传统针灸理论知识的当代传承与运用。

祖志博从《黄帝内经》中针刺深浅、得气与气至、针刺时间、针数次数、针具选择 5 个方面对针刺获效的影响进行论述,从文献学角度为临床针刺量效关系的研究提供理论依据。

许骞等以华佗的个人经历、师承授徒、著作及相近时代的古籍为线索,探讨华佗针刺感传技术的源流,并分析其失传的可能原因。

在针灸相关应用研究方面,张立志等提出《百症赋》中关于皮肤病的针灸仅提及 4 穴,取穴精简,颇受后世针灸医家重视,其从六经辨证取穴、十二皮部理论指导配穴及腧穴自身的功能主治特点三个方面阐发思路,并将治疗糖尿病并发皮肤瘙痒症临床验案进行了论述。

饶毅等梳理了《黄帝内经》中 10 余处涉及分肉之间的散在篇章,初步整理出了分肉之间理论,并将分肉之间理论与西医筋膜理论结合,认为分肉之间是《黄帝内经》时期对筋膜的朴素认识,在现代针灸治疗肌筋膜痛中有临床指导价值。

刘高峰等指出,《针灸神书》根据操作不同将盘法分大盘和小盘,单盘和双盘;论述盘法不仅能增强得气,还可行气和调气;以盘法为基础组合形成两种复式手法,即盘丹穴法和响法;盘法不仅用于治疗妇科疾病,还可应用于胃肠疾病、腰椎疾病。

学术流派研究方面,刘炜宏指出,要区别现代语境下的学派和流派,并提出现代针灸流派的发展是针灸学科发展的重要推手,应当为重构针灸医学理论作出贡献。

孙睿等梳理了各针灸流派代表性传承人的灸法特色,总结灸法在近现代代表性针灸学派八桂针灸流派、澄江学派、陆氏针灸学派、金针梅花派的应用与传承。

吴焕淦等认为,有鲜明的学术主张或特有的临床技法、明确的奠基者和相对稳定的传承体系、学术著作及学术影响力是中国针灸流派确立的基本要素,传统宗族文化、地域特征、文化意识形态和社会历史背景影响中国针灸流派的形成。

8. 器械研究

器械研究相关文献主要涉及有针刺、艾灸、拔罐以及实验器械等方面。

针刺方面,涂涛等探讨了利用计算机视觉技术对中医针灸学中"捻转"和"提插"这两类基本针刺手法进行分类的可行性,认为其研究系统可为针刺手法的数据提取与传承提供一条有效途径。

苟升异等研发了一种基于阵列式 PVDF 触觉传感器和机器学习的针刺手法识别系统,其系统可识别捻转补、捻转泻、提插补、提插泻四种基本针刺动作,有利于针刺手法的量化与传播。

在艾灸器械方面,蒋西玲等根据透灸原理,结合可移动 U 型艾条架和可移动固定夹等自由调节装置,设计一种精准定位、火力充足的新型头部灸箱,具有准确定位、节能控温、节省人力的特点。

夏世林等设计了一种适用于多关节艾灸机械臂的艾灸器,其能够维持目标穴位温度恒定,艾烟的净化率可达 44.9%。

拔罐器械方面,张启民等提出一种基于闭环控制、以玻璃为主体材料并整合智能穴-症分析系统的拔罐设计方案。

陈胤珍等基于脉动气流技术研发了一种新型手形推拿罐疗仪,克服了传统罐疗法存在压痕和疼痛的缺点,同时模拟拿捏类推拿手法,实现罐疗与推拿手法的结合。

叶思婷等设计了一种防交叉感染的辅助拔罐隔离装置,其能够防止火罐与患者的皮肤直接接触。

实验装置方面,贺彩等使用实验室废弃的网状饲养笼笼盖结合螺栓、魔术贴等材料制作出简便实用的大鼠固定装置。

张寒潇等设计了一种小鼠固定器及两种穴位批量艾灸装置。

9. 针灸教学、针灸意外

在针灸教学方面,黄志兰等认为,"过程化管理及评价"教学效果明显优于传统教学方法。何家恺等将"闭环"思想引入针灸学科。

针灸意外方面,袁芳等浅析了火针在临床上不良事件发生的原因以及对策。

10. 小结

2021 年度针灸机制研究与创新发展、临床疗效验证有所突破。中华中医药学会发布"2021 年度中医药十大学术进展",其中 3 项为针灸领域:①电针驱动迷走-肾上腺轴抗炎的神经解剖学机制被发现：Liu SB 等研究发现，在脓毒血症的小鼠模型上电针刺激其后肢足三里，可激活 PROKR2-Cre 标记的背根神经节感觉神经元，这组神经元可以调节迷走神经-肾上腺反射，抑制炎症反应，从而为电针灸刺激足三里发挥全身抗炎效果找到了现代神经解剖学的基础。这些发现不仅实现了针灸研究的历史性突破，而且充实了针灸等体表刺激疗法的现代科学内涵，为临床优化针刺刺激参数，诱发不同自主神经反射，从而治疗特定的疾病（如炎症风暴等）提供了重要的科学依据。②针刺治疗慢性前列腺炎/慢性盆底疼痛综合征获得高质量临床研究证据。Sun YJ 等通过 440 例随机对照试验，证实了针刺能显著改善中重度慢性前列腺炎/慢性盆底疼痛综合征患者的症状，临床效果可在治疗结束后持续至少半年。此项研究填补了国际针刺治疗慢性前列腺炎/慢性盆底疼痛综合征远期疗效缺乏的空白。③电针改善术后肠麻痹的神经-免疫抗炎机制被初步揭示。Yang NN 等首次较系统地揭示了电针刺激足三里穴改善术后肠麻痹的神经-免疫反应通路，证实电针抗炎作用具有穴位特异性和频率特异性，阐释了针灸理论"合治内府"的现代科学内涵。该研究还为针灸疗法融入围手术期的临床常规治疗提供了科学依据，促进传统针灸疗法与现代医学的优势互补、共同发展，初步形成具有中国特色的围手术期管理方案。

（撰稿：董心怡 王宇 杨永清　审阅：黄龙祥）

【管氏针刺手法研究】

1. 传承与发展

管遵惠等指出，管氏针灸始于清代道光年间山东，发展于近代云南，其五代传人为管家岱、管庆鑫、管正斋、管遵惠、管遵信、管傲然、管薇薇，历经 150 余年，传承发展出管氏舌针疗法、管氏过梁针法、管氏热针疗法、管氏蜂针经穴疗法、管氏子午流注针法、管氏灵龟八法 6 种特色诊疗技术。

2. 体系研究

管遵惠等认为，管氏针刺手法体系主要包括：管氏针刺手法十要，管氏下针十法，管氏乾坤午阴针法，管氏基础补泻手法，管氏太极纯真补泻法——烧山火、透天凉，管氏飞经走气四法，管氏两仪生化六法及管氏特殊补泻手法。

管遵惠等认为，管氏两仪生化六法是由管正斋先生传承并完善的，该法有"阳中隐阴""阴中隐阳""龙虎交战""子午捣臼""龙虎升降""凤凰展翅"6 种复式补泻手法，手法之间操作方式与适应证各异。

管遵惠等认为，管氏烧山火、透天凉手法主要由徐疾、提插、九六、呼吸、开阖等基本手法和震刮术、循、按、行气、催气等辅助手法综合组成，管氏烧山火手法适用于一切虚寒证，透天凉则适用于一切实热证。

3. 管氏针刺手法的学术特点

管遵惠等认为，管氏针灸遵循经络辨证，管氏提出"经络辨证五要素"：①经络辨证必须掌握和熟悉十二经脉的循行、十二经脉"是动、所生病"等经络学说的理论和《黄帝内经》的相关论述；②经络辨证须有整体观念；③恰当的配穴处方是辨证论治的关键要素；④准确熟练的补泻手法是获取针灸疗效的重要条件；⑤经络辨证需与辨病相结合。

管遵惠等认为，管氏针灸临床常用配穴法有：刚柔配穴法、上下配穴法、阴阳配穴法，九宫配穴法（易经理论）；俞募配穴法，前后配穴法（脏腑辨证）；三部配穴法，十二经表里配穴法，原络配穴法，本经配穴法，接经配穴法，一经连用或数经互用配穴法（经络辨证）；郄会配穴法，五行俞配穴法，肢末配穴法（腧穴特性）。

4. 管氏针刺手法的特色疗法

管遵惠等认为，管氏舌针是管正斋先生创立的针法，管氏舌针共有 24 个基础舌穴，4 种配穴方法（单独运用法、内外配穴法、上下配穴法、左右配穴法),3 种刺法(补法、泻法、舌穴刺血),其适应证为与舌体及肢体运动功能障碍的有关病症,及其他内科疾病(尤其是心脑血管疾病、神经精神科疾病)、儿科脑性疾病、外科及皮肤科疾病、妇科疾病、五官科疾病等。

管遵惠等认为,管氏热针对人体血清免疫球蛋白有双向调整作用,能显著改善微循环障碍,改善神经根的受压状态,一定程度上改善和修复受损的坐骨神经,对凝血功能有良性调节作用,有助于改善血液循环,恢复血液动力平衡。运用 GZH 型热针电针综合治疗仪进行管氏热针治疗,能在发挥针刺、灸疗、温针灸、火针、电针等综合治疗效应的同时易于量化控制。

(撰稿:李丰杏 赵玲 审阅:黄龙祥)

【针灸治疗慢性阻塞性肺疾病】

2021 年有关针灸治疗慢性阻塞性肺疾病(COPD)中文文献 50 篇,外文文献 10 篇。其中临床研究近 40 篇,总观察病例近 5 000 例(包括对照组病例)。临床治疗方法具有广泛性和多样性等特点,治疗方法主要涉及针灸综合治疗、穴位贴敷、穴位埋线和其他疗法包括三伏灸、耳穴压豆、针刺拔罐等疗法。实验研究报道主要涉及针灸对肺组织炎症、肺通气功能、气道重塑以及免疫功能等的影响研究。

1. 临床研究

何颖等将稳定期患者分为两组各 31 例,均在规范用药及有氧运动基础上采用电针治疗,穴取膻中、乳根、关元、中脘、天枢、膺窗。观察组(脱落 1 例)用毫针,直刺 3 mm;对照组(脱落 5 例)用安慰针,不刺入皮下,均连接低频电子脉冲治疗仪,连续波,频率 2 Hz,30 min/次,隔日 1 次,3 次/周,共治疗 14 次。结果:观察组治疗后用力肺活量(FVC)、最大自主通气量(MVV)、余 75% 肺活量的最大呼气流速(MEF75)占预计值百分比、余 50% 肺活量的最大呼气流速(MEF50)、余 25% 肺活量的最大呼气流速

(MEF25)、公斤摄氧量($VO_2/kg\%$)占预计值百分比、代谢当量占预计值百分比(METs%)、每分钟最大通气量(VEmax)、6 min 步行距离(6MWD)、慢性阻塞性肺疾病评估值(CAT)等肺功能指标均较治疗前改善($P<0.05$,$P<0.01$);对照组治疗后 MEF75、CAT 总分较治疗前降低(均 $P<0.05$)。治疗后观察组 MVV、MEF50、$VO_2/kg\%$、METs%、VEmax、6MWD 优于对照组($P<0.05$,$P<0.01$)。

孙丽华等将重症患者分为两组各 30 例。对照组予西医常规基础治疗;治疗组在此基础上予粗针治疗,以膻中穴为主进行粗针针刺,留针 4 h,2 次/d 留针 1~2 h/次,酌情选取配穴阴陵泉、足三里和血海进行毫针针刺,行平补平泻手法,留针 30 min,治疗周期为连续治疗 2~4 周。结果:治疗组呼吸机脱机时间(7.91±3.71)d,较对照组的(10.83±3.04)d 明显缩短($P<0.05$);治疗组脱机成功率 66.7%(20/30),对照组为 40.0%(12/30);治疗组死亡率 20%(6/30),对照组为 46.7%(14/30),均 $P<0.05$;两组在呼吸机脱机前分别与治疗前相比能够降低二氧化碳分压($PaCO_2$),提高氧分压(PaO_2),改善氧合指数(OI);且相关的呼吸功能指标在脱机前治疗组优于对照组(均 $P<0.05$)。

王婷婷等将稳定期患者分为两组各 58 例,均予常规治疗及口服百令胶囊。研究组在此基础上联合电针,取肺俞、胃俞、肾俞、脾俞、太白、太渊等穴,痰浊中阻者加丰隆穴,复感外邪者加合谷穴,得气后同侧肺俞、脾俞穴和胃俞、肾俞穴连接电针治疗仪,频率为 2 Hz,30 min/次,1 次/d,5 次/周。共治疗 2 个月。结果:研究组总有效率为 91.4%(53/58),对照组为 77.6%(45/58),$P<0.05$。两组治疗后症状评分较治疗前降低,且研究组低于对照组;FEV1、用力肺活量 FVC、FEV1/FVC 水平较治疗前提高,且研究组高于对照组(均 $P<0.05$)。两组治疗后血清 CD_3^+、CD_4^+、CD_4^+/CD_8^+ 水平较治疗前提高,且研究组高于对照组;血清 NGF、FGF-β、VEGF、PTX3、5-HT、NF-κB 水平较治疗前降低,且研究组低于对照组(均 $P<0.05$)。

学术进展

袁思成等将 AECOPD Ⅱ 型呼吸衰竭患者分为 3 组各 37 例，均进行常规 AECOPD 护理及西医治疗。针刺组予针刺定喘、肺俞、膻中、鸠尾、中脘、太渊等，以平补平泻为主，以得气为度，留针 30 min，每隔 10 min 行针 1 次。1 次/d，5 d 为 1 个疗程，共治疗 2 个疗程；非穴位针刺组于针刺组取穴旁开 5～10 mm 处针刺，1 次/d，30 min/次，不用手法，连续治疗 10 d。结果：治疗第 3、7、10 天，各组 PaO$_2$ 较治疗前升高，PaCO$_2$ 较治疗前降低（均 $P<0.01$）。治疗后，各组 CD$_4^+$ 占比较治疗前升高，WBC、PCT、hs-CRP、辅助呼吸肌运动评分、CAT 评分、mMRC 评分、中医证候评分均较治疗前降低；治疗后，针刺组 PaCO$_2$、WBC、PCT、hs-CRP、辅助呼吸肌运动评分、CAT 评分、mMRC 评分低于其余 2 组，PaO$_2$TFdi 高于其余 2 组，针刺组 CD$_4^+$ 占比高于、中医证候评分低于非穴位针刺组（均 $P<0.01$）。针刺组机械通气时间、并发症总发生率低于其余 2 组，14 d 临床控制出院率、临床总有效率高于其余 2 组（均 $P<0.01$）。

王中超等将 AECOPD 患者分为两组。对照组 184 例均接受常规治疗；治疗组 178 例在此基础上施行肺胀饮 1 号（炒苦杏仁、麻黄、桔梗、炙甘草、薤白、瓜蒌等）和针灸、低频等中医综合治疗，并进行诱发呼吸训练。针灸取穴咳三针（涵盖尺泽、列缺、丰隆、足三里、孔最），平补平泻，30 min/次，1 次/d，7 d 为 1 个疗程。另选取肺俞穴经皮神经电刺激，1 次/d，5 min/次，7～14 d 为 1 个疗程。根据病情轻重将每组患者分成重度、中度、轻度三个等级，将其疗程分别设为 14 d、10 d、7 d，对两个小组患者治疗前 1 d 进行观察，治疗第 1 至 3 d 每日对其主要临床症状等观察并做记录，在用药 7 d、10 d、14 d 后对两个小组的有效率、临床改善状况进行观察和对比。结果：与对照组比较，治疗组在住院时间、不良反应发生率、临床症状缓解时间方面改善显著，炎症指标改善方面，血小板升高的幅度相对较大（均 $P<0.05$）。

史兆雯等将稳定期患者分为两组。对照组 48 例给予沙美特罗替卡松粉吸入剂治疗；观察组 49 例在此基础上加用温针灸治疗，取肺俞、足三里、风门、太渊、心俞、膻中等穴。留针 30 min，隔日 1 次。两组均治疗 8 周，比较两组患者临床疗效并观察治疗期间的不良反应发生情况。结果：观察组总有效率为 93.9%（46/49），对照组为 79.2%（38/48），$P<0.05$。治疗后，两组咳嗽、咳痰、纳呆、腹胀、气短、胸闷等评分均较治疗前下降，且观察组各项评分均低于对照组（均 $P<0.05$）。治疗后，两组 LVEDD 较治疗前降低，LVEF、6MWT、FEV1、FEV1/FVC、FEV1% 均较治疗前升高，且观察组各项指标改善较对照组更显著（均 $P<0.05$）。治疗后，两组 CAT 评分均较治疗前降低，且观察组评分低于对照组（均 $P<0.05$）。治疗期间，两组均无发生局部血肿、烫伤、感染等不良事件。

葛凯杰等将 AECOPD 行 MV 治疗且并发胃肠功能障碍患者分为两组各 46 例，均给予常规西医基础治疗，对照组加用新斯的明足三里穴位注射治疗，试验组在对照组基础上进行针刺治疗，针刺胃三针（中脘、足三里、内关，除中脘外均为双侧取穴）、肠三针（天枢、关元、上巨虚，除关元外均为双侧穴），行提插捻转补法，得气后留针 30 min，1 次/d。两组均治疗 7 d 后，试验组总有效率为 91.1%（41/45），对照组为 68.18%（30/44），$P<0.05$。治疗 3 d、7 d，2 组肠鸣音、腹胀、排便、胃潴留积分均较治疗前降低；试验组肠鸣音、腹胀、排便、胃潴留积分均低于同期对照组（均 $P<0.05$）。治疗 3 d、7 d，两组血浆中血浆胃动素（MTL）、P 物质（SP）水平均较治疗前升高，血浆血管活性肠肽（VIP）水平均较治疗前降低；试验组血浆 MTL、SP 水平均高于同期对照组，血浆 VIP 水平低于同期对照组（均 $P<0.05$）。

梁国玲等将稳定期患者分为 4 组各 26 例，均治疗 2 周。比较不同灸量的脐灸疗法对慢阻肺稳定期患者圣乔治呼吸问卷（SGRQ）评分及肺功能的影响。结果提示，施灸壮数、施灸频次对治疗前后 SGRQ 评分变化有影响，且施灸壮数和施灸频次之间存在交互作用，对应最佳组合"3 壮、隔日 1 次"。

王湘雨等将稳定期患者分为两组各 40 例，均采用西医常规治疗,观察组加用益肺灸治疗,患者准备好之后,医生自患者大椎穴到腰俞穴的督脉处撒一层益肺灸粉(白芥子、肉桂、丁香、白芍药、麝香),铺上桑皮纸并于纸上涂抹生姜泥,然后在生姜泥上放置艾绒条施灸,90 min/次,1 次/15 d,共治疗 6 次。结果:治疗 1、2、3 个月,两组中医证候积分均较治疗前降低,并呈下降趋势;且观察组中医证候积分均低于同期对照组,两组 CAT 评分均较治疗前降低,且观察组 CAT 评分均低于同期对照组;两组 COPD-ESQ评分均较治疗前升高,并呈上升趋势;且观察组 COPD-ESQ 评分均高于同期对照组(均 $P<0.05$)。

王杰臣等将稳定期患者分为两组各 60 例。对照组采用综合肺康复疗法,观察组再联合穴位贴敷疗法,取穴定喘(双)、肺俞(双)、脾俞(双)、肾俞(双)、天突。观察两组患者免疫功能、临床症状及不良反应情况;采用 BODE 指数评估生活质量。结果:与治疗前比较,治疗后两组患者 NK 细胞百分比均升高,IFN-γ、TNF-α 含量均下降,主要症状(咳嗽、自主排痰能力及呼吸困难)评分均下降,第 1 秒用力呼气容积占预计值百分比(FEV1%)和 6 min 步行距离(6MWD)升高,呼吸困难量表(mMRC)评分下降;且观察组患者上述指标改善优于对照组(均 $P<0.05$)。观察期间两组患者均未发生明显不良反应。

2. 实验研究

苗玉芳等将 240 只大鼠随机分为空白对照组(空白组)、模型组、补肺益肾组分方组(组分方组)、针刺组、补肺益肾组分方联合针刺组(联合组)和氨茶碱组,每组 40 只。1~12 周采用香烟熏吸联合细菌感染法制备 COPD 稳定期大鼠模型。13~20 周组分方组、针刺组、联合组及氨茶碱组分别给予补肺益肾组分方(人参皂苷 Rh1、黄芪甲苷、淫羊藿苷、川陈皮素等)、针刺(电针"大椎""肺俞"和"肾俞")、补肺益肾组分方联合针刺和氨茶碱干预,空白组和模型组给予 0.5%羧甲基纤维素钠(CMC-Na)灌胃,停止干预后继续观察至第 28 周,分别在第 14、16、20、

24 和 28 周取材。结果:与空白组比较,模型组 14~28 周血管壁厚度占血管外径百分比(WT%)、VEGF、ET-1 均升高,16~28 周管壁面积占血管总面积百分比(WA%)升高、管腔面积占血管总面积百分比(LA%)降低($P<0.05$,$P<0.01$)。与模型组比较,氨茶碱组 14、24、28 周 WT%降低,16~24 周 VEGF 降低,16、28 周 ET-1 降低,16、24、28 周 R 综合降低;组分方组 14~28 周 WT%降低,16、20 周 WA%降低、LA%升高,14~24 周 VEGF 降低,16~28 周 ET-1 降低,R 综合第 16、24、28 周降低;针刺组 14~28 周 WT%、R 综合降低,20 周 WA%降低、LA%升高,14、20 周 VEGF 降低,20、24 周 ET-1 降低;联合组 14~28 周 WT%、VEGF 降低,16、20、28 周 WA%和 ET-1 降低、LA%升高,16~28 周 R 综合降低($P<0.05$,$P<0.01$)。与针刺组比较,组分方组 16 周 VEGF、ET-1 降低,28 周 R 综合降低;联合组 16 周 VEGF 降低,ET-1、R 综合 24 周升高,28 周降低($P<0.05$,$P<0.01$)。与氨茶碱组比较,组分方组 14、20 周 VEGF 降低,20、24 周 ET-1、R 综合降低;针刺组 16 周 VEGF、ET-1 升高,14、20 周 VEGF 降低,20、24 周 ET-1 降低,20、28 周 R 综合降低;联合组 14、20 周 VEGF 降低,20、24 周 ET-1、R 综合降低($P<0.05$,$P<0.01$)。综合所有时间点显示,与模型组比较,各治疗组 R 综合均降低($P<0.01$);与氨茶碱组比较,组分方、针刺及联合组 R 综合降低($P<0.05$,$P<0.01$)。

李玮等将 60 只雄性 SD 大鼠分为正常组、模型组、针刺组各 20 只,因模型复制和针刺干预过程中部分大鼠死亡,最终纳入统计为每组 10 只。采用气管灌注脂多糖联合香烟烟熏法复制 COPD 大鼠模型。针刺组采用电针大鼠双侧"肺俞""足三里",20 min/次,1 次/d,共干预 15 d,模型组和正常组大鼠不作干预。结果:与正常组比较,模型组肺泡腔明显扩张伴肺组织间隙炎性浸润,肺活量、第 0.1 s 用力呼气量占用力肺活量(FVC)比值以及第 0.3 s 用力呼气量占 FVC 比值均显著降低($P<0.05$ 或 $P<$

0.01)，血清、肺泡灌洗液和肺组织中 TNF-α、IL-8、TGF-β 含量均升高($P<0.01$)；与模型组比较，电针组肺泡腔扩张和肺组织炎性浸润减轻，肺活量、第 0.1 s 用力呼气量占 FVC 比值以及第 0.3 s 用力呼气量占 FVC 比值均显著升高($P<0.05$ 或 $P<0.01$)，血清、肺泡灌洗液和肺组织中 TNF-α、TGF-β、IL-8 水平明显降低($P<0.01$)。

程晨等将雄性 SD 大鼠随机分为正常组、模型组、电针组各 10 只。采用香烟烟熏联合脂多糖(LPS)法复制 COPD 大鼠模型。电针组给予电针双侧"足三里""肺俞"，隔日治疗 1 次，30 min/次，持续 2 周。结果：与正常组比较，模型组大鼠用力肺活量(FVC)、第 0.1 s 用力呼气量(FEV0.1)、第 0.3 s 用力呼气量(FEV0.3)、FEV0.1 占 FVC 比值(FEV0.1/FVC)、FEV0.3 占 FVC 比值(FEV0.3/FVC)均显著降低($P<0.01$)；气道和肺组织内炎性细胞浸润明显，自噬小体明显增加；肺组织内自噬相关蛋白 AMPK、ULK1、Beclin1 的 mRNA 和蛋白表达水平及 LC3 Ⅱ/LC3 Ⅰ 的水平均显著升高，mTOR 的 mRNA 和蛋白表达水平显著降低；BALF 内 TNF-α、IL-6 含量显著升高(均 $P<0.01$)。与模型组比较，电针组大鼠 FVC、FEV0.1、FEV0.3、FEV0.1/FVC、FEV0.3/FVC 均显著升高($P<0.01$，$P<0.05$)；气道和肺组织内炎性反应得到明显改善，自噬小体明显减少；肺组织内自噬相关蛋白 AMPK、ULK1、Beclin1 的 mRNA 和蛋白表达水平及 LC3 Ⅱ/LC3 Ⅰ 的水平均显著降低，mTOR 的 mRNA 和蛋白表达水平显著升高；BALF 内 TNF-α、IL-6 含量显著降低(均 $P<0.01$)。表明电针足三里、肺俞可抑制 COPD 大鼠肺组织自噬水平，降低肺部炎性反应，改善肺功能。

Zhang XF 等研究发现，COPD 大鼠肺功能下降，肺实质有严重的炎症浸润。电针可有效改善 COPD 大鼠肺功能，减轻肺炎症浸润，降低 COPD 大鼠白细胞和巨噬细胞总数、IL-17 和 TNF-α 水平，提高 IL-10。同时，电针下调 IL-17R mRNA 和蛋白表达，显著抑制了 c-Jun N-端激酶(JNK)、细胞外信号调节激酶(ERK)1/2 和 P38 水平的升高。

林先刚等研究发现，电针足三里对 COPD 大鼠气道黏液高分泌具有改善作用，其作用机制可能与抑制 EGFR-p38MAPK 信号通路介导的 MUC5AC 表达有关。

3. 文献研究

漏佳丽等对中国期刊全文数据库(CNKI)、万方学术期刊全文数据库(Wanfang)、中国生物医学文献数据库(Sino Med)、PubMed、Webof Science、Cochrane Library、Ebsco 中运用灸法辅助治疗 COPD 稳定期的临床随机对照试验(RCT)文献进行 Meta 分析及证据质量评价。结果：①联合灸法在降低急性加重次数[MD＝−0.31，95％CI(−0.49～−0.13)，$P=0.0006$]方面更具优势；②联合灸法对肺功能第 1 s 用力呼气容积占预计值百分比(FEV1％)[MD＝4.00，95％CI(2.63～5.37)，$P<0.00001$]及 FEV1 与用力肺活量比值(FEV1/FVC)[MD＝3.56，95％CI(1.69～5.43)，$P=0.0002$]的改善更佳；③联合灸法能延长 6 min 步行距离[MD＝35.00，95％CI(18.02～51.99)，$P<0.0001$]；④联合灸法对改良版英国医学研究委员会呼吸问卷(mMRC)分级[MD＝−0.62，95％CI(−1.18～−0.05)，$P=0.03$]的改善更佳；⑤纳入文献均未报告不良反应。

Chun L 等对 8 个数据库截至 2010 年 1 月的针刺治疗 COPD 文献的系统评价的证据质量进行评价(SRs)。采用评估工具 the Assessing the Methodological Quality of Systematic Reviews 2(AMSTAR2)列表评估 SRs，采用 the Gradesof Recommendations, Assessment, Development and Evaluation(GRADE)系统评估相关证据质量。结果：9 个 SRs 的方法学质量和主要结果指标的证据质量总体上不令人满意。只有 2 个 SRs 被 AMSTAR2 评为方法学质量低，其余 SRs 被评为极低质量。主要局限性是缺乏研究方案、临床研究没有规范注册，以及入组缺少排除条件等。

Tsai CL 等检索 7 个电子数据库,通过 COPD 评估测试或圣乔治呼吸系统问卷测量 HRQL,次要结果 FEV1%,对针刺联合常规疗法治疗 COPD 文献进行了系统评价。21 个随机对照试验荟萃分析结果显示,与常规疗法相比,穴位按摩联合常规治疗[−5.11;95%可信区间(CI),−6.65 至 −3.57]改善 HRQL 最有效的干预措施,其次是艾灸联合常规治疗(−2.86;95%CI,−3.86 至 −1.86)。此外,与常规治疗相比,艾灸联合常规治疗(7.79;95%CI,2.16 至 13.42)是改善预测 FEV1%最有效的干预措施,其次是针刺联合常规治疗(5.79;95% CI,2.90 至 8.68)。

(撰稿:周逸洵 王宇 审阅:马铁明)

【针灸治疗高脂血症】

1. 临床研究

李欢等将脾虚湿阻型肥胖并发高脂血症患者分为两组各 30 例。对照组予运动饮食指导,并联合服用瑞舒伐他汀;治疗组在此基础上采用隔姜灸,选取大椎、膈俞(双侧)、脾俞(双侧)、肾俞(双侧)、中脘、神阙等穴,共灸 4 壮。其间患者会感觉到有烧灼感,可将姜片连艾炷移至穴位周围,待感觉消失后再移回。背部灸完后灸腹部穴位。90 d 后,治疗组的减肥总有效率、降脂总有效率分别为 100.0%(30/30)、96.7%(29/30),对照组则分别为 86.7%(26/30)、80.0%(24/30),均 $P<0.05$。

曾尹亮等将中心型肥胖伴高脂血症的患者分为两组各 31 例。对照组采用常规针刺治疗,取脾俞、足三里、中脘、天枢、大横、关元等穴位,平补平泻法得气后留针 30 min,隔日 1 次,3 次/周。观察组采用皮下撤针联合循经走罐的方法进行治疗,取穴同对照组,进行皮下埋针 24 h,隔日 1 次,3 次/周。再以脾经、胃经、胆经走向在腹部走罐,其中脾经以平补为主,从下至上,5 min/次,在大横穴、腹哀穴处加强,胃经以泻为主,从上至下,2 s/次,在天枢穴、水道穴加强。每周第 7 日行走罐 1 次。12 周后,观察组

总有效率为 90.3%(28/31),对照组为 74.2%(23/31),$P<0.05$。与对照组比较,观察组简易体脂指标、血脂水平均降低(均 $P<0.05$)。

罗银生将患者分为两组各 60 例。对照组口服阿托伐他汀钙片治疗,1 次/d,10 mg/次,治疗 8 周;观察组在此基础上使用温阳针法治疗,依次针刺中脘、下脘、气海、关元、肓俞、左支沟等穴。深度是 1.2 寸,得气后,留针候气,使用 TDP 电磁波治疗仪对腹部进行照射,留针 0.5 h,10 d 为 1 个疗程,共治疗 2 个疗程。观察组总有效率高于对照组($P<0.05$);治疗后两组患者的 TC 水平、TG 水平、症状积分均较治疗前降低,且观察组治疗后的 TC 水平、TG 水平、症状积分均显著低于对照组(均 $P<0.05$),两组患者不良反应发生率比较 $P>0.05$。

丁丽将脾虚血瘀证患者分为两组各 30 例,均配合饮食控制,适度地进行体育锻炼等措施。隔药饼灸组将药物(生黄芪、生山楂、丹参、槐花)碎成粉末,用醋调匀,制成直径 1~2 cm,厚 5 mm 的圆形薄饼,分别放置在相应的穴位上,然后将纯艾绒制成直径 1 cm 的小艾炷放置药饼上施灸。取天枢、丰隆、肝俞、脾俞穴,点燃艾炷,燃至患者感觉温热即刻用镊子取下,换取下 1 壮,且不可烧伤局部皮肤。每次每穴灸 5 壮,1 次/d。艾灸组将艾条点燃施灸于穴位上,选穴与隔药饼灸组同,10 min/穴。30 d 后,隔降脂饼灸组的血脂变化优于单纯艾灸组($P<0.01$),隔降脂饼灸组治疗总有效率为 80.0%(24/30),艾灸组为 56.7%(17/30),$P<0.05$。

2. 实验研究

闫俐维等将 SPF 级 KM 雄性小鼠分为空白组和模型组各 15 只,辛伐他汀组、异功降脂散组、针刺组和针药组各 10 只。空白组每日喂养普通饲料,其余 5 组通过每日喂养高脂饲料制备高脂血症小鼠模型。造模 4 周后,分组治疗并继续上述喂养。其中空白组、模型组灌胃 0.9%NaCl,辛伐他汀组灌胃辛伐他汀溶剂,异功降脂散组灌胃异功降脂散(党参、茯苓、炒白术、陈皮、焦山楂、焦麦芽等),针刺组针刺

双侧"丰隆""足三里""内庭"并灌胃 0.9%NaCl。针药组针刺双侧"丰隆""足三里""内庭"并灌胃异功降脂散。1 次/d。造模 4 周后，模型组与空白组相比 TC、TG 及 LDL-C 含量升高，HDL-C 含量降低（$P<0.05$）。治疗 4 周后，辛伐他汀组、异功降脂散组、针刺组、针药组与模型组相比 TC、TG 及 HDL-C 含量降低，HDL-C 含量升高（$P<0.05$ 或 $P<0.01$）。其中针药组 TC、HDL-C 含量明显低于异功降脂散组、针刺组（均 $P<0.05$）。

杨姝瑞等将 Wistar 大鼠分为正常组、模型组、下肢电针组、腹部电针组、标本配穴组各 10 只。采用高脂饮食喂养诱导肥胖大鼠模型。下肢电针组选取"足三里""丰隆"，腹部电针组选取"中脘""天枢""关元"，标本配穴组选取上述所有腧穴，分别给予电针治疗，10 min/次，3 次/周，共治疗 8 周。结果：与正常组比较，模型组大鼠体质量、进食量、血清脂代谢指标（TC、TG、NEFA）及肝脏 TLR4、NF-κB p65 蛋白和 mRNA 表达均升高（$P<0.05$，$P<0.01$）。治疗后，与模型组比较，3 个干预组体质量、进食量、血清脂代谢指标（TC、TG、NEFA）及肝脏 TLR4、NF-κB p65 蛋白和 mRNA 表达降低（$P<0.05$，$P<0.01$）。与下肢电针组比较，腹部电针组血清 TC、TG、NEFA 升高（$P<0.01$，$P<0.05$）；肝脏 TLR4 mRNA 表达降低（$P<0.05$）；标本配穴组肝脏 TLR4、NF-κB p65 蛋白和 mRNA 表达降低（$P<0.01$，$P<0.05$）。与腹部电针组比较，标本配穴组血清 TC、TG、NEFA 及肝脏 TLR4、NF-κB p65 蛋白表达和 NF-κB p65 mRNA 表达降低（$P<0.01$，$P<0.05$）。

（撰稿：刘超群 许吉 审阅：马铁明）

【针灸治疗脑卒中后抑郁症】

张绍华等将患者分为两组，均予常规药物及常规康复运动治疗。试验组 223 例（脱落 23 例）在此基础上给予互动式头针治疗，即认知训练与头针治疗同时进行。对照组 222 例（脱落 22 例）给予常规头针、认知训练治疗，头针穴线选用顶中线（前顶至百会）、顶颞前斜线（前顶至悬厘）中 2/5、下 2/5，顶颞后斜线（百会至曲鬓）中 2/5、下 2/5，均取病灶侧头部穴线。两组均治疗 8 周。结果：与治疗前比较，试验组患者在疗程结束时和随访时，蒙特利尔认知评估量表（MoCA）、简易智力状态检查量表（MMSE）、改良 Barthel 指数（MBI）评分均升高（$P<0.01$），汉密尔顿抑郁量表（HAMD）、汉密尔顿焦虑量表（HAMA）、匹兹堡睡眠质量指数（PSQI）评分均降低（均 $P<0.01$）。对照组患者在疗程结束时和随访时，MoCA 评分升高，HAMD 评分降低，MMSE、MBI 评分仅在疗程结束时升高（均 $P<0.01$），与对照组比较，试验组在疗程结束时、随访时 MoCA、MMSE、MBI 评分均升高，HAMD、HAMA、PSQI 评分均降低（均 $P<0.01$）。血清学指标方面，与治疗前比较，两组患者疗程结束时血清脑源性神经营养因子（BDNF）和血清神经生长因子（NGF）含量均升高，且试验组高于对照组（均 $P<0.01$）。

李花等将患者分为两组各 80 例。对照组给予常规西医联合解郁方（炒酸枣仁、白芍、茯神、当归、白术、香附等），治疗 3 个月；观察组在此基础上加用调神养心针，取穴：三阴交（双）、内关（双）、神门（双）、公孙（双）、百会、印堂等。神门穴直刺 0.5 寸～0.8 寸，行平补平泻法；百会穴向后平刺 0.5 寸～1.0 寸，捻转法，持续行针 5 min；三阴交穴直刺 1.0 寸～1.5 寸，行平补平泻法；印堂穴平刺 0.5 寸～1.0 寸，捻转法，行针 1 min；神庭穴平刺 0.3 寸～0.5 寸，捻转法，持续 5 min；公孙穴直刺 0.5 寸～1.0 寸，行平补平泻法。每次留针 30 min，1 次/d，治疗周期为 3 个月。结果：较治疗前，两组治疗后纳谷不馨评分、失眠健忘评分、头晕评分、善思多虑不解评分及 HAMD-17、健康问卷-9 项（PHQ-9）、美国国立卫生研究院脑卒中量表（NIHSS）评分以及神经元特异性烯醇化酶（NSE）水平明显降低，且观察组相较于对照组明显降低（均 $P<0.05$）；较治疗前两组治疗后巴尔塞 BI 指数评分、5-HT、DA、脑源性神经营养因

子(BNDF)水平明显升高,且以观察组更甚(均 $P<$ 0.05)。治疗后两组不良反应率比较 $P>0.05$。

毛亮等将患者分为两组各 67 例。对照组采用氟西汀治疗,观察组加用眼针(主穴取肝区、肾区、心区)联合柴胡疏肝汤治疗,持续治疗 4 周。结果:与治疗前比,两组患者治疗后 HAMD 抑郁程度均改善;与对照组比较,观察组患者治疗后 HAMD 抑郁程度改善更大(均 $P<0.05$)。与治疗前比较,两组患者治疗 2 周、治疗 4 周血清 5-HT、NE 水平升高;与对照组比较,观察组患者治疗 2 周、治疗 4 周血清 5-HT、NE 水平较高(均 $P<0.05$)。观察组为 95.5%(64/67),对照组有效率 85.1%(57/67), $P<0.05$。

张静莎等将患者分为两组各 30 例。对照组口服氟哌噻吨美利曲辛片;治疗组接受针刺抗抑郁治疗,取百会、印堂、内关、三阴交、太冲、神门穴,留针 30 min,3 次/周。两组均治疗 4 周。结果:与治疗前比较,两组治疗后 HAMD、SDS、ISI、NIHSS 均显著下降,而 ADL-BI 显著升高(均 $P<0.05$)。治疗 1 周后,与对照组比较,治疗组总有效率显著升高($P<0.05$)。

沙滔等将受试者分为两组各 40 例。两组患者在缺血性脑卒中二级预防的基础上,对照组(脱落 1 例)给予口服盐酸氟西汀片;治疗组(脱落 3 例)给予针刺治疗,取百会、四神聪、印堂、内关、太冲、三阴交等穴,3 次/周,隔日 1 次,两组均持续治疗 12 周。结果:两组患者治疗前后 HAMD-17 评分、SDS、Barthel 指数、临床疗效总评分均较治疗前改善($P<0.05$);在 HAMD 量表评分的临床疗效结方面,针刺治疗疗效更好($P<0.05$);在 SDS 评分方面:两组疗效相当($P>0.05$);在 BI 指数评分方面,针刺治疗较口服安慰剂起效更快,有优于口服盐酸氟西汀片的趋势。

(撰稿:谢俊成 刘堂义 审阅:马铁明)

【针灸调控肠道菌群研究】

1. 临床研究

陈璐等对腹泻型肠易激综合征(IBS-D)患者和健康人各 20 例进行观察。IBS-D 患者予"调神健脾"针法(百会、印堂、天枢、上巨虚、足三里、三阴交等),太冲施以泻法,足三里、三阴交施以补法,余穴平补平泻,得气后每 10 min 行针 1 次,留针 30 min,隔日 1 次,3 次/周,治疗 6 周,共计 18 次。健康受试者不予任何干预。治疗 6 周后,IBS-D 患者腹痛程度、天数、排便满意度、生活干扰度积分以及 IBS 症状严重程度(IBS-SSS)总积分均较治疗前降低(均 $P<0.05$)。与健康受试者比较,患者组厚壁菌门减少,拟杆菌门、变形菌门增多;肠道菌群多样性 Shannon 指数升高、Simpson 指数降低(均 $P<0.05$)。

孙晖等将结直肠癌根治术患者分为两组各 42 例。对照组给予术后抗感染、补液等常规治疗,针灸组在此基础上温针灸双侧足三里、三阴交、阴陵泉、上巨虚、照海,平补平泻,于针柄套置燃烧的艾条,留针 45 min,于术后第 1 日开始,1 次/d,持续 15 d。治疗 15 d 后,针灸组 CD_3^+、CD_4^+ T 细胞及 CD_4^+/CD_8^+ 水平及双歧杆菌、乳杆菌水较治疗前平均升高,CD_8^+ T 细胞、TNF-α、IL-6、CRP 水平及大肠杆菌、肠球菌水平降低;对照组 TNF-α、IL-6、CRP 水平降低(均 $P<0.05$)。与对照组比较,治疗后针灸组 CD_3^+、CD_4^+ T 细胞及 CD_4^+/CD_8^+ 水平及双歧杆菌、乳杆菌水平均升高,CD_8^+ T 细胞、TNF-α、IL-6、CRP 水平及大肠杆菌、肠球菌水平降低(均 $P<0.05$)。针灸组患者白细胞下降、恶心呕吐、外周静脉炎、冷刺激敏感等不良反应的发生率均低于对照组(均 $P<0.05$)。与对照组相比,针刺组患者肠道大肠杆菌、肠球菌水平降低;双歧杆菌、乳杆菌水平升高;且白细胞下降、恶心呕吐等不良反应发生率均低于对照组(均 $P<0.05$)。

周丽等将溃疡性结肠炎患者分为两组。对照组 46 例予美沙拉嗪肠溶片治疗,治疗组 47 例在此基础上加温针灸关元、中脘、天枢(双侧)、足三里(双侧)、上巨虚(双侧)/脾俞(双侧)、肾俞(双侧)、大肠俞(双侧)等穴,其中关元、中脘、天枢、足三里、上巨虚行平补平泻法,得气后加艾炷,留针 30 min,肾俞、大肠俞行平补平泻手法,得气后加艾炷 30 min,1 次/d,腹部、背部穴交替使用,5次/周,周六、日休息;同时联合参苓白术散加减治疗。4周后,两组大便稀溏等中医证候各项评分及总分,血清脑肠肽、5-HT、P物质(SP)水平,肠道酵母菌数量及血清 IL-6 和 TNF-α 水平均较本组治疗前降低,血清生长抑素(SS)和血管活性肠肽(VIP)水平,肠道双歧杆菌、乳杆菌、消化球菌数量,血清 IL-10 水平均较本组治疗前升高(均 $P<0.05$)。治疗后,治疗组大便稀溏、腹部隐痛、食少纳差、腹胀肠鸣评分及总分,血清 5-HT 和 SP 水平,肠道酵母菌数量及血清 IL-6 和 TNF-α 水平均低于对照组,血清 SS 和 VIP 水平,肠道双歧杆菌、乳杆菌、消化球菌数量,血清 IL-10 水平均高于对照组(均 $P<0.05$)。治疗组中医证候总有效率为91.5%(43/47),临床疗效总有效率为89.4%(42/47),对照组分别为 76.1%(35/46)、71.7%(33/46),均 $P<0.05$。

林玉芳等将慢性疲劳综合征患者分为两组各31例。对照组(脱落2例)正常饮食,适量运动;观察组(脱落3例)在此基础上于中脘、神阙、关元行隔姜灸治疗,30 min/次,隔日1次,3次/周;两组均干预4周。分别于治疗前后采用疲劳量表14(FS-14)观察两组患者疲劳状态的改善情况,采用 16S rRNA 检测技术检测肠道菌群分布。结果:观察组治疗后FS-14评分较治疗前降低($P<0.01$),且降低幅度大于对照组($P<0.01$)。两组治疗前门、属水平菌群相对丰度基本一致。对照组治疗前后无明显菌群差异,观察组治疗后肠杆菌目的肠杆菌科、棒状杆菌科的棒状杆菌属、丹毒丝菌科、放线菌目较治疗前增加($P<0.05$),且放线菌属、瘤胃球菌属乳菇属较对照组具有明显菌群优势($P<0.05$)。

台杰等将慢性乙型肝炎患者分为两组各43例。对照组予恩替卡韦片治疗。观察组在此基础上加针刺双侧肝俞、太溪、三阴交、足三里穴,平补平泻,20 min 时再行针1次,以上诸穴针刺得气后留针30 min,隔日1次,3次/周;同时联合加味水木两滋汤(熟地黄、枸杞子、山茱萸、山药、白芍药、当归等)治疗。24周后,观察组肝肾阴虚证主症评分以

及 γ-谷氨酸酰基转移酶(GGT)、天门冬氨酸氨基转移酶(AST)、大肠杆菌、肠球菌、丙氨酸氨基转移酶(ALT)明显少于对照组(均 $P<0.01$);观察组双歧杆菌、乳酸杆菌水平、总有效率明显高于对照组(均 $P<0.05$)。

2. 实验研究

谢亚娜等将 SPF 级 SD 大鼠随机分为对照组、模型组和电针组各6只。除对照组外其余大鼠制备肝郁脾虚型 CFS 大鼠模型,电针组同时予电针"足三里""合谷""太冲",20 min/次,1次/d。持续21 d后,结果:与对照组比较,模型组大鼠旷场活动总路程和平均速度明显减少(均 $P<0.01$),高架十字迷宫开放臂进入次数和停留时间明显减少(均 $P<0.05$),负重力竭游泳时间明显缩短,血清 TNF-α、脂多糖水平明显升高(均 $P<0.01$);肠道菌群厚壁菌门、拟杆菌门和放线菌门丰度下降,变形菌门和螺旋体门丰度升高,但差异无统计学意义($P>0.05$)。与模型组比较,电针组大鼠旷场活动总路程和平均速度明显增加,高架十字迷宫开放臂进入次数和停留时间明显增加,负重力竭游泳时间明显延长($P<0.01$),TNF-α、脂多糖水平明显降低(均 $P<0.01$);肠道菌群厚壁菌门和放线菌门丰度升高,变形菌门和螺旋体门丰度降低,差异无统计学意义($P>0.05$)。

赵珈宇等将雄性 SD 大鼠随机分为空白组7只、模型组8只、针刺组8只和药物组8只。除空白组外,其余3组制备大鼠 SGU 模型。造模后,针刺组于"关元""下巨虚"行针刺干预,1次/d,20 min/次,每5 min 捻转行针30 s;药物组予奥美拉唑肠溶片灌胃。共干预5 d。干预结束后,与模型组比较,针刺组大鼠胃黏膜损伤指降低,胃黏膜形态改善,大鼠肠道菌群 α 多样性指数 Observed Species 与 Shannon 升高(均 $P<0.05$)。与药物组比较,针刺组大鼠肠组织内 TLR4 含量降低($P<0.05$)。

文立杨等将 24 只 SPF 级 SD 大鼠随机分为空白组、模型组和电针组。成功制备癫痫模型后治疗

14 d,空白组和模型组每日固定束缚 10 min;电针组每日于同一时间固定束缚并取"百会""腰奇"电针干预治疗;治疗结束后发现,与模型组相比,电针组大鼠全面强直阵挛发作(GTCS)和极小阵挛发作(MCS)潜伏期较模型组明显延长。与空白组相比,模型组大鼠在 Morris 水迷宫实验中,平台穿越次数显著减少;与模型组相比,电针组在 Morris 水迷宫实验中,平台穿越次数明显增多($P < 0.05$)。16srDNA 测序结果,与空白组相比,模型组大鼠疣微菌门丰度升高、螺旋体门丰度降低;与模型组相比,电针组疣微菌门、拟杆菌门丰度降低(均 $P < 0.05$)。

朱艳等将 Wistar 大鼠随机分为正常组、模型组、艾灸组各 12 只。模型组及艾灸组采用风、寒、湿环境因素+弗氏完全佐剂复合造模方法复制 AA 模型。艾灸组于"足三里""肾俞"进行艾灸干预,20 min/穴,1 次/d。连续干预 21 d 后,与模型组比较,艾灸组大鼠足跖肿胀度、AI 评分、结肠组织 IL-1β、TNF-α、IL-6 mRNA 及蛋白表达降低,Chao1、Ace 指数升高(均 $P < 0.05$),艾灸组未分类的梭状芽孢杆菌属、乳杆菌属、未分类的普氏菌属相对丰度降低,未分类的毛螺旋菌属相对丰度升高(均 $P < 0.05$)。

(撰稿:颜钰铭 赵玲 审阅:马铁明)

【针灸治疗肠易激综合征】

1. 实验研究

陈颖等研究提示,左右交替针刺"天枢""足三里""三阴交""太冲",15 min/次,1 次/d,14 d 为 1 个疗程,可有效缓解腹泻型 IBS(IBS-D)大鼠内脏高敏感,其机制可能与明显降低脊髓 DRG 中 Pirt 及结肠黏膜 TRPV1 的表达有关。

Sun C 等分别对 IBS-D 模型大鼠进行隔姜灸、温和灸、激光灸天枢穴治疗,30 min/d,1 周为 1 个疗程,结果:三种灸法均可改善大鼠腹痛腹泻症状,其作用机制可能与影响 TRPV1 表达相关;此外,隔姜灸及温和灸的效果更为显著,可能是因为这两种疗法提供的动态及重复热刺激会诱导穴位敏化。

陈苑平等研究提示,电针"足三里",留针 20 min/d,持续干预 7 d,可降低 IBS-D 模型大鼠的内脏敏感性、改善腹泻症状,其机制可能与 PAR-2、TRPV-1 表达水平的改变相关。

武小利等研究提示,2 Hz、1.5 mA 连续电针"曲池""大肠俞""天枢""上巨虚"20 min,1 次/d,持续 3 d,能够产生治疗作用,可能与以 PVN 作为通道调节了便秘型 IBS(IBS-C)大鼠血清及结肠中 5-HT、CGRP 水平有关。

马劼旋等研究提示,使用连续波 2 Hz、1 mA 电针双侧"足三里""天枢"28 d,1 次/d,15 min/次,可改善 IBS-D 大鼠一般情况及抑郁状态,调节内脏高敏感性、上调大鼠结肠组织中 Occludin 和 Claudin-l 蛋白的表达,恢复紧密连接结构,改善肠黏膜屏障功能。

2. 临床研究

李旗等将轻中度 IBS-D 患者分为两组各 30 例,均予常规干预。对照组(剔除 1 例)加用复方谷氨酰胺肠溶胶囊,观察组(脱落 2 例)加用浮针疗法治疗,隔日 1 次。14 d 后,两组患者肠易激综合征症状严重程度量表(IBS-SSS)评分、内脏敏感指数(VSI)评分及血清 IL-6、IL-8、IFN-γ、血管活性肠肽、胃动素、D-乳酸、TNF-α 水平均低于治疗前,排便阈值、疼痛阈值、感觉阈值及血清 P 物质水平均高于治疗前,双歧杆菌、乳杆菌、拟杆菌数量均多于治疗前;治疗后对照组患者肠杆菌数量少于治疗前;治疗后观察组患者双歧杆菌数量少于对照组,肠杆菌数量多于对照组,血清干 IFN-γ 水平高于对照组(均 $P < 0.05$)。两组患者治疗期间均未出现明显不良反应/并发症。

郭静等将 IBS-C 患者分为针刺组 92 例、聚乙二醇组 45 例,IBS-D 患者分为针刺组 252 例、匹维溴铵组 130 例。针刺组取百会、印堂、天枢、上巨虚、足三里、三阴交等穴,太冲施以泻法,足三里及三阴交施以补法,余穴均平补平泻,得气后每隔 10 min 行针 1 次,留针 30 min,隔日 1 次,3 次/周;聚乙二醇组口服聚乙二醇 4 000 散;匹维溴铵组口服匹维溴铵片。均治疗 6 周后,两组 IBS-C 患者治疗 2、4、6 周及随访 12 周 IBS-SSS 总积分均较基线期降低($P<0.01$);IBS-C 针刺组随访 12 周 IBS-SSS 总积分低于聚乙二醇组($P<0.05$)。两组 IBS-D 患者治疗 2、4、6 周及随访 12 周 IBS-SSS 总积分均较基线期降低($P<0.01$);IBS-D 针刺组治疗 2、4、6 周及随访 12 周 IBS-SSS 总积分均低于匹维溴铵组($P<0.05$)。两组 IBS-C 患者治疗 6 周及随访 12 周 IBS 生活质量量表(IBS-QOL)总分均较基线期升高(均 $P<0.01$)。两组 IBS-D 患者治疗 6 周及随访 12 周 IBS-QOL 总分均较基线期升高(均 $P<0.01$);IBS-D 针刺组随访 12 周 IBS-QOL 总分高于匹维溴铵组($P<0.05$)。

孙远征等将 76 例 IBS-D 患者分为调神组和电针组各 38 例。电针组(脱落 1 例)穴取关元、中脘、天枢、大肠俞、足三里、上巨虚等,其中双侧天枢,同侧足三里、上巨虚连接电针(断续波,频率 1 Hz,电流强度 4~6 mA),留针 30 min;调神组(脱落 2 例)在电针组治疗的基础上加用"调神针法",穴取百会、神庭、本神,留针 30 min。两组均 1 次/d, 6 d 为 1 个疗程,疗程间休息 1 d。4 个疗程后,调神组总有效率为 94.4%(34/36),电针组为 78.4%(29/37),$P<0.05$。两组治疗后 IBS-SSS 评分、HAMD 评分均较治疗前降低,IBS-QOL 评分较治疗前升高,且调神组以上指标变化幅度均大于电针组(均 $P<0.05$)。

宣逸尘等将 60 例脾肾阳虚证 IBS-D 患者分为两组各 30 例。对照组予口服盐酸洛哌丁胺胶囊及地衣芽孢杆菌活菌胶囊治疗;观察组在此基础上予长蛇灸治疗,选取大椎至腰俞段脊柱穴区行隔姜灸,1 次/周。均连续治疗 8 周后,观察两组患者治疗前后主要症状评分及 IBS 生活质量问卷(IBS-QOL)评分,并评定临床疗效。结果:治疗后,两组患者腹痛、排便频率、黏液便、胃纳减退症状评分均较治疗前降低($P<0.05$),日常社交、日常运动、饮食影响、工作影响、情绪状况、睡眠状况、精神状态及精力改变评分均较治疗前升高($P<0.05$);观察组主要症状各项评分均低于对照组,IBS-QOL 各项评分均高于对照组(均 $P<0.05$)。观察组总有效率为 96.7%(29/30),对照组为 73.3%(22/30),$P<0.05$。

邹雪等研究提示,对左右天枢及足三里行经皮穴位电刺激,45 min/次,隔 2 日 1 次,28 d 为 1 个疗程,可有效缓解症状及改善焦虑抑郁状态。

赖青松等在口服蒙脱石散的基础上对 IBS-D 患者行温针灸关元、肾俞、脾俞、足三里结合针刺大肠俞、天枢、上巨虚、三阴交、章门,隔日 1 次,1 周为 1 个疗程,共治疗 2 周,发现疗效优于单用蒙脱石散组。

张梦阳等研究提示,对天枢、上巨虚、足三里、大肠俞、三阴交进行毫火针治疗,隔日 1 次,每周休息 1 日,共治疗 2 周,在短期内对脾虚湿盛型 IBS-D 患者症状、生活质量及疾病自我感觉负担方面相较于匹维溴铵片疗效更佳。

陈远方等采用数据挖掘方法对穴位敷贴治疗 IBS-D 的选穴特点和规律进行分析。结果:选穴以运脾化湿为主,辅以温补元阳、调畅腑气,主要腧穴为神阙、天枢、脾俞、足三里、大肠俞。

耿昊等研究提示,针刺百会、印堂及双侧天枢、足三里、上巨虚、三阴交、太冲以调神健脾,3 次/周,共治疗 18 次,能明显改善 IBS-D 患者腹痛腹胀等症状和情绪状态,其机制可能和改变海马区与情绪、内脏感觉相关脑区的功能连接相关,而基于 rs-fMRI 技术的种子点方法可为探索针灸治疗 IBS 的中枢作用机制提供可视化神经影像学依据。

张瑞婷等研究提示,电子灸百会、关元及双侧肾俞、脾俞、大肠俞、天枢,1 次/d, 30 min/次,5 次/周,持续 4 周,可显著改善脾肾阳虚型 IBS-D 患者泄泻、形寒肢冷、纳差、倦怠乏力等症状,其机制可能与血清 IL-6 的降低相关。

Guo J 等研究提示,针刺百会、印堂、太冲、足三里、三阴交、天枢等穴,3 次/周,持续 6 周,可有效改善 IBS-D 患者症状,其作用机制可能与 miR-148a-3p 的下调相关。

周悦等使用白术、茯苓、丁香、芍药、五倍子、冰片等制备脐药粉对 IBS-D 患者进行脐法隔药灸。结果:患者的腹泻、腹痛等症状得到改善,研究提示,此改善可能与上调 hsa-let-7b-5p、hsa-miR-19b-3p、hsamiR-20a-5p 的表达相关。

(撰稿:马琳 邓宏勇 审阅:马铁明)

【针灸治疗膝骨关节炎】

1. 临床研究

毛珍等将膝骨关节炎(KOA)患者分为 3 组各 30 例。常规组给予关节腔注射玻璃酸钠配合口服双氯芬酸钠;热敏灸组在此基础上给予阴陵泉、阳陵泉、梁丘、血海穴组成区域内热敏灸;针灸组在热敏灸组治疗上给予固本通络针法,取穴太溪(双侧)、痛敏穴(双侧)艾灸时间 20 min,1 次/d,5 次/周,连续治疗 4 周。结果:与本组治疗前比较,各组治疗后 VAS、JKOM 评分、ADAMTS-4 及 MMP-3 水平均降低($P < 0.05$);治疗后针灸组 VAS、JKOM 评分、ADAMTS-4 及 MMP-3 水平较热敏灸组、常规组下降更明显($P < 0.05$);且热敏灸组较常规组下降更明显($P < 0.05$);针灸组、热敏灸组、常规组总有效率分别为 96.7%(29/30)、80.0%(24/30)、66.7%(20/30);与热敏灸组、常规组比较,针灸组总有效率更高($P < 0.05$)。

付渊博等将患者分为两组各 30 例,均予基础健康管理,取梁丘、血海、内膝眼、犊鼻、阳陵泉、阿是穴。观察组予火针治疗,对照组予毫针针刺治疗,均隔日 1 次,3 次/周,连续治疗 2 周。结果:治疗、随访各时间点两组患者疼痛、僵硬、日常活动难度评分及 WOMAC 总分均较治疗前降低;治疗第 1 周观察组患者僵硬评分低于对照组,治疗第 2 周及随访第 2、6 周,观察组患者 WOMAC 量表各项评分及总分均低于对照组(均 $P < 0.05$)。治疗第 2 周,观察组患者血清 MMP-3、IL-1α 含量及对照组 IL-1α 含量均

高于治疗前(均 $P < 0.05$)。治疗第 1 周及随访第 2、6 周时,观察组总有效率均高于对照组(均 $P < 0.05$)。

刘静文等将 90 例患者分为 3 组各 30 例,均以阿是穴、犊鼻、内膝眼、阳陵泉、阴陵泉、梁丘等为高发穴区探寻和确定热敏穴后,分别予以手持悬起灸、仿灸仪悬起灸、灸架悬起灸为主要施灸方式的热敏灸治疗,隔日 1 次,共治疗 10 次。结果:手持组(脱落 1 例)、灸架组(脱落 1 例)的灸感类型和个体灸感种类数均较仿灸仪组丰富、灸感强度均高于仿灸仪组($P < 0.01$,$P < 0.05$)。治疗后,各组患者 VAS 评分均较治疗前降低、Lysholms 膝关节功能评分均较治疗前升高($P < 0.01$);且手持组 VAS 评分低于仿灸仪组,手持组、灸架组 Lysholms 膝关节功能评分高于仿灸仪组(均 $P < 0.05$)。治疗后,各组患者患侧膝关节积液量、滑膜增生厚度均较治疗前降低($P < 0.01$),且手持组、灸架组低于仿灸仪组($P < 0.05$)。手持组的愈显率为 79.3%(23/29),高于仿灸仪组的 36.7%(11/30)($P < 0.01$)及灸架组的 58.6%(17/29)($P < 0.05$)。

牟成林等将患者分为两组各 31 例。对照组于膝关节镜术后采用冰袋冷敷治疗,3 次/d;观察组在此基础上选取展筋活血方(当归、川芎、桂枝、姜黄、独活等)进行穴位贴敷,穴取患侧梁丘、血海、足三里、丰隆、三阴交、阴陵泉等,4 h/次,2 次/d。两组均治疗 7 d。治疗第 3、5、7 日,两组患者 VAS 评分均较治疗前降低($P < 0.05$),且观察组低于对照组($P < 0.05$)。治疗第 3、5、7 日,两组患者髌骨上极上 2 cm 肿胀值均较治疗前降低($P < 0.05$),且观察组低于对照组($P < 0.05$)。治疗第 1、3、5、7 d,两组患者髌骨中线肿胀值均较治疗前降低($P < 0.05$),且除治疗第 1 d 外,观察组均低于对照组(均 $P < 0.05$)。观察组治疗第 1 d 及两组治疗第 3、5、7 d 髌骨下极下 5 cm 肿胀值均较治疗前降低,且除治疗第 1 日外,观察组均低于对照组(均 $P < 0.05$)。观察组总有效率为 93.5%(29/31),对照组为 74.2%(23/31),$P < 0.05$。

王虎等将患者分为两组各 32 例。对照组给予中药（川乌、草乌、红花、透骨草、独活、伸筋草）外敷治疗，外敷于双侧鹤顶及内外膝眼穴，4 h/次；观察组在此基础上联合温针灸治疗，取穴：内外膝眼、梁丘、血海，两组均 1 次/d，5 d/周，4 周为 1 个疗程。2 个疗程后，观察组临床疗效明显高于对照组（$P<0.05$）；两组中医证候积分、外周血淋巴细胞 mTOR mRNA 相对表达量、血清 IL-1β 和 IL-17 水平及 WOMAC、Lequesne 评分均较治疗前降低，且观察组治疗后低于对照组；两组外周血淋巴细胞 DDIT4 mRNA 相对表达量均较治疗前升高，且观察组治疗后高于对照组（均 $P<0.05$）。

2. 实验研究

黑晓燕等将新西兰兔分为 3 组各 10 只。空白组不予任何处理；模型组采用 Hulth 法建立兔 KOA 模型，在兔固定装置上每日固定 20 min；治疗组给予兔内热针治疗，1 次/周，20 min/次，连续 4 周。结果：与空白组比较，模型组 Lequesne 评分升高，软骨下骨骨小梁面积百分比、骨小梁数目降低，骨小梁分离度升高（均 $P<0.05$），软骨下骨组织中 OPG 蛋白表达和 mRNA 均降低（$P<0.01$，$P<0.05$），RANKL、RANK 蛋白表达和 mRNA 均升高（$P<0.01$）。与模型组比较，治疗组 Lequesne 评分降低，干预前后 Lequesne 评分差值升高，软骨下骨骨小梁面积百分比、骨小梁数目升高，骨小梁分离度降低，软骨下骨组织中 OPG 蛋白表达和 mRNA 均升高，RANKL、RANK 蛋白表达和 mRNA 均降低（均 $P<0.05$）。

万超等将大鼠分为 4 组各 8 例。除正常组外，其他组大鼠均采用经改良后的 Videman 法构建 KOA 模型。正常组和模型组均不予任何处理，电疗组造模成功 1 周后，采用中频脉冲电疗大鼠膝盖周围软组织条索、硬结等部位，30 min/d，1 周为 1 个疗程，中间休息 2 d，持续 3 周。治疗组造模成功 1 周后，选取与电疗组大鼠相同部位的 3～5 点作为内热针进针部位，1 次/周，持续 3 周。结果：与模型

组比较，内热针能显著改善膝骨关节炎大鼠软骨组织的病理学变化，下调滑膜液中炎症因子 IL-1β、TNF-α 和 IL-17 的表达水平，上调软骨组织中 Bcl-2 在 mRNA 及蛋白水平的表达，下调 Bax 在 mRNA 及蛋白水平的表达（均 $P<0.01$），且能显著抑制膝骨关节中软骨细胞的凋亡。

武永利等将雄性新西兰兔分为 4 组各 10 只。采用管型石膏伸直位固定法固定兔右后肢 6 周制备 KOA 模型。温针灸组给予"内膝眼""外膝眼"及"鹤顶"温针灸治疗，15 min/次，1 次/d；阿仑膦酸钠组给予阿仑膦酸钠溶液灌胃；模型组用固定器将兔固定，15 min/次；空白组不予任何干预。4 周后，与空白组比较，模型组 K-L 分级、Recht 分级、WORMS 评分及 Mankin 评分明显升高（$P<0.05$，$P<0.01$）；扫描电镜显示模型组软骨缺损严重；透射电镜显示模型组软骨细胞变性肿胀、细胞器减少、形态紊乱，细胞外基质胶原纤维分布混乱。与模型组比较，温针灸组和阿仑膦酸钠组 K-L 分级、Recht 分级、ORMS 评分及 Mankin 评分明显降低（$P<0.05$，$P<0.01$）。扫描电镜显示，温针灸组软骨无明显缺损，软骨表面较平坦；阿仑膦酸钠组软骨有缺损，但再生软骨组织表面平坦。透射电镜显示，温针灸组软骨细胞形态基本正常，细胞器形态明显改善、数量明显增多，胞外基质胶原纤维较丰富，分布较为均匀；阿仑膦酸钠组细胞外形正常，细胞器数量较多，形态紊乱，胞外基质胶原纤维分布较混乱。与阿仑膦酸钠组比较，温针灸组 Mankin 评分降低（$P<0.01$）。

刘晶等将健康雄性新西兰兔分为 3 组各 8 只。采用改良 Videman 法左后肢伸直位石膏固定制动 6 周复制 KOA 模型。空白组和模型组只做同样抓取和固定；针刀组采用针刀"解结法"治疗，治疗点包括"鹤顶次""髌内下""髌外下""成腓间""委阳次""阴陵次"，1 次/7d，共干预 4 次。结果：与空白组比较，模型组左膝关节 Lequesne 评分明显增高（$P<0.05$），关节间隙变窄，关节腔内积液增多，软骨面欠光滑，MOAKS 评分、软骨肉眼观评分、Mankin 评分均明显升高（$P<0.05$）。与模型组比较，针刀组 Lequesne 评分明显降低,关节间隙增宽,关节腔积液减少,软骨面变光滑,MOAKS 评分、软骨肉眼观评分、Mankin 评分均明显降低(均 $P<0.05$)。

王彤等将兔分为 4 组各 7 只。模型组、针刀组和电针组采用改良后 Videman 法进行左后肢伸直位制动制备 KOA 模型。造模结束后 1 周,针刀组以针刀干预股内外侧肌、股直肌、股二头肌肌腱止点,电针组电针干预"血海""梁丘""内膝眼""外膝眼",共治疗 3 周。结果:在 500 g、1 000 g 负荷下,与空白组比较,模型组股内外侧肌、股直肌及股二头肌积分肌电值均降低($P<0.05$,$P<0.01$),股四头肌肌电活动贡献率显著升高,股二头肌肌电活动贡献率显著降低(均 $P<0.01$);与模型组比较,针刀组股直肌及股二头肌积分肌电值均升高($P<0.05$,$P<0.01$),股四头肌肌电活动贡献率降低,股二头肌肌电活动贡献率升高(均 $P<0.05$)。

(撰稿:谢俊成 刘堂义 审阅:马铁明)

【针药结合治疗卵巢早衰】

胡菊兰等将肾阴虚型患者随机分为两组各 30 例。对照组给予性激素序贯法;观察组在此基础上给予补肾滋肝中药联合针刺治疗,药物选用自拟方(熟地黄、山药、丹参、黄精、桑寄生、川芎等),针刺取关元、水道、三阴交、肝俞、阴郄、复溜,月经干净后每日针刺 1 次,连续针刺至下次月经来潮前。两组均连续治疗 3 个月后评价疗效。结果:观察组总有效率为 83.3%(25/30),对照组为 66.7%(20/30),$P<0.05$;血清 FSH、LH 及 E2 平均值,两组治疗后均明显优于治疗前,且观察组显著优于对照组(均 $P<0.05$)。

杨欣等将脾肾阳虚型患者分为两组各 37 例。对照组予人工周期疗法。观察组在此基础上予热敏灸治疗,取关元、子宫(双)、脾俞(双)和肾俞(双)。施灸先腹部再背部。先探查热敏穴,找到热敏穴后,对其行持续温和灸,直至灸感消失。隔日治疗 1 次,共治疗 3 个用药周期。治疗后,观察组总有效率明显高于对照组($P<0.05$)。两组治疗后子宫内膜厚

度、窦卵泡数量、卵巢平均体积均优于治疗前,血清 E_2 和 FSH 水平亦均较治疗前改善,且均以观察组更甚(均 $P<0.05$)。治疗后,对照组血清 PFN1 和 VEGF 水平较治疗前无明显变化($P>0.05$),而观察组血清 PFN1 和 VEGF 水平较治疗前明显改善,且观察组治疗后血清 PFN1 和 VEGF 水平优于对照组(均 $P<0.05$)。

万妮娅等将患者分为两组各 65 例。对照组患者服用戊酸雌二醇和黄体酮胶囊治疗。联合组患者在对照组治疗基础上采用当归桂枝汤、温针灸治疗。温针灸取关元、足三里,得气后留针 30 min,针柄上放置 2 cm 的艾段温针灸。4 个月后,联合组总有效率显著高于对照组;两组血清 E_2 提升,LH、FSH 降低,且联合组 E_2 提升程度高于对照组,LH、FSH 减低程度高于对照组;两组卵巢收缩期峰值血流速度(PSV)提升,卵巢阻力指数(RI)、卵巢搏动指数(PI)减低,且联合组 PSV 提升程度高于对照组,RI、PI 减低程度高于对照组(均 $P<0.05$)。

李玉将患者分为两组,均予雌孕激素序贯法治疗。对照组 62 例加用坤泰胶囊;观察组 60 例加用针药联合方法,即口服自拟益肾活血汤(菟丝子、覆盆子、枸杞子、熟地黄、山萸肉、山药等),温针灸取穴为子宫、三阴交、血海、肾俞、关元、水道。针刺得气后,选取子宫、三阴交实施温针灸,3 壮/穴,余穴留针 30 min,于月经完全干净后第 3 日开始,1 次/d,15 d 为 1 个疗程。两组持续治疗 3 个月经周期。结果:观察组总有效率高于对照组($P<0.05$);两组治疗后 E_2、LH、FSH、AMH 水平相比较均 $P<0.01$;两组治疗后卵巢体积、子宫体积大小和子宫内膜的厚度相比较均 $P<0.05$;两组患者妊娠成功率比较 $P<0.05$。

王庆伟等将患者分为两组各 33 例,均予常规西药治疗。观察组辅以关元、气海、脾俞、肾俞温和灸,2 d/次。两组均治疗 3 个月经周期。治疗后,观察组有效率为 93.94%(31/33),对照组为 72.73%(24/33),$P<0.05$。两组患者治疗后窦性卵泡数和卵巢体积均较治疗前增加(均 $P<0.05$)。治疗后,观察组的窦性卵泡数和卵巢体积均高于对照组(均

$P<0.05$)。两组治疗后血清 E2、FSH 水平较治疗前均有改善(均 $P<0.05$)。治疗后观察组血清 E2、FSH 水平均优于对照组(均 $P<0.05$)。对照组治疗后血清 IL-21 和 VEGF 水平与治疗前相比无明显变化(均 $P>0.05$)。但观察组治疗后血清 IL-21、VEGF 水平较治疗前有明显变化(均 $P<0.05$),且治疗后两项指标水平均优于对照组(均 $P<0.05$)。

石艳阁等将患者分成两组,对照组 52 例给予补佳乐、黄体酮胶囊。观察组 53 例在此基础上结合毓麟汤(墨旱莲、太子参、女贞子、菟丝子、熟地黄、茯苓等)及督任灸治疗。督脉灸为沿患者后背正中大椎穴-腰俞穴,隔姜泥灸;任脉灸为沿患者腹部正中上脘穴-曲骨穴,隔姜泥灸。任脉灸及督脉灸各 1 次/周,间隔 3 d 进行治疗,21 d 为 1 个疗程。4 个疗程后,观察组总有效率为 96.2%(51/53),对照组为 84.6%(44/52),$P<0.05$;两组均未见明显不良反应($P>0.05$);各组患者 FSH 及 E2 水平、中医证候积分均改善,观察组优于对照组($P<0.05$);治疗前后两组患者子宫体积及卵巢体积、双侧卵巢基质内血流阻力指数(RI)均无明显变化($P>0.05$);治疗前两组患者子宫内膜厚度及双侧卵巢基质内血流的收缩期峰值流速(PSV)指标比较无统计学意义;治疗后两组患者子宫内膜厚度增厚,PSV 指标升高,观察组治疗后子宫内膜厚度及 PSV 指标改善情况均优于对照组(均 $P<0.05$)。

徐慧英等将患者分为两组各 35 例。对照组口服坤泰胶囊;观察组在此基础上,做督脉灸、任脉灸各 1 次/周,间隔 3 d。3 个月为 1 个疗程。两组均治疗 2 个疗程后,两组患者临床症状评分和激素水平均有改善,且观察组改善情况优于对照组,治疗总有效率观察组亦优于对照组(均 $P<0.05$)。

(撰稿:纪军　审阅:马铁明)

【针灸治疗过敏性鼻炎】

1. 临床研究

张鹏等采用针刺蝶腭神经节对 222 例变应性鼻炎进行治疗。该法入针点近足阳明胃经下关穴,定位于颧弓与下颌切迹所形成的凹陷中,针刺时患者取端坐位,头部保持微偏向对侧并稍许后仰的姿势,使蝶腭神经节解剖位置与入针点位于同一平面,医者以左手(押手)食指切押颧弓凹陷处,然后轻轻将该处皮肤垂直向下拉约 1~2 mm,使进点皮肤绷紧,右手(刺手)拇指、食指持针,把针尖紧贴左手指甲缘,从蝶腭神经节解剖部位徐徐送入,进针约 55 mm,快速提插 3 次后,立即出针,并以消毒棉球按压针孔 2 min。2 次/周,连续 4 周,共 8 次,两侧交替。结果:治疗前后的鼻塞、流涕、鼻痒、喷嚏症状分数总体分布比较,$P<0.05$;伴随症状中鼻涕从咽部流过、流泪、鼻或眼部瘙痒、鼻或口腔上颌疼痛、头痛症状分数总体分布比较,$P<0.05$。

李岩等将患者分为 4 组各 33 例。A 组针刺内迎香穴,行捻转补泻,留针 15 min,1 次/d;B 组针刺迎香穴,向鼻根方向平刺,留针 15 min,1 次/d;C 组采用针刺内迎香穴和迎香穴治疗;D 组口服氯雷他定片。各组均治疗 14 d。结果:治疗 1 周、2 周,治疗后 1 个月、3 个月、4 个月,4 组鼻部症状积分(TNSS)、鼻伴随症状积分(TNNSS)及鼻结膜炎生活质量调查问卷(RQLQ)评分均较治疗前下降,且 C 组评分均为 4 组中最低(均 $P<0.05$)。C 组总有效率为 87.5%(28/32),高于 A 组的 81.8%(27/33)、B 组的 78.8%(26/33)和 D 组的 75.8%(25/33),均 $P<0.05$。李氏等还将患者分为 3 组各 25 例。针刺合中药组针刺双侧内迎香、鼻丘穴,留针 20 min,先后针刺两侧,1 次/d,并服用自拟方鼻炎 1 号(炒白术、防风、炒诃子、五味子、党参等);中药组单用中药治疗;氯雷他定组服用氯雷他定片。各组均治疗 2 周。结果:各组患者在治疗后的总症状、体征评分低于治疗前($P<0.05$),针刺合中药组评分低于中药组和氯雷他定组($P<0.05$);各组患者治疗后 IgE、IL-4、IL-5 及 IFN-γ 指标与同组治疗前比较 $P<0.05$;针刺合中药组治疗后 IgE、IL-4、IL-5 及 IFN-γ 指标与中药组和氯雷他定组比较 $P<0.05$;针刺合中药组治疗后总有效率为 96.0%

(24/25),高于中药组76.0%(19/25)和氯雷他定组72.0%(18/25),均 $P<0.05$;中药组和氯雷他定组在症状、体征评分,IgE、IL-4、IL-5、IFN-γ指标和总有效率方面,无明显差异(均 $P>0.05$)。

李淑芳等将患者分为两组60例。观察组采用梅花针刺络拔罐法治疗,选穴部位为督脉(从大椎穴至命门穴)及足太阳膀胱经(从大椎至关元俞),先叩刺后在其部位拔罐,留罐 $10\sim15$ min。1次/周,5次为1个疗程,休息1周后继续第2个疗程,共治2个疗程。对照组采用丙酸氟替卡松鼻喷雾剂。结果:两组患者治疗后临床症状总积分和体征评分均呈逐渐下降趋势,观察组降低幅度大于对照组(均 $P<0.05$);治疗后观察组总有效率为96.7%(58/60),高于对照组的81.7%(49/60), $P<0.05$;观察组治疗后 CD_3^+、 CD_4^+、 CD_4^+/CD_8^+ 均明显高于治疗前及同期对照组, CD_8^+ 和IgE明显低于治疗前及同期对照组(均 $P<0.05$)。

张丽等将患者分为两组各90例。观察组采用穴位重灸治疗,以大椎、印堂、双侧肺俞为主穴,随证配穴。每次点燃2根无烟艾条,以45°置于离穴位皮肤 $1.2\sim1.5$ 寸处。在重灸过程中,辅助点压穴位。20 min/次,5次/周,间隔2 d后再次施灸,连续4周;对照组采用布地奈德鼻喷剂治疗。结果:两组治疗后临床症状评分、RQLQ评分显著低于治疗前,观察组低于对照组(均 $P<0.05$)。治疗后及随访20周时,两组IL-33表达水平和嗜酸性粒细胞(EOS)计数均显著低于治疗前,观察组低于对照组;两组随访20周时IL-33表达水平和EOS计数均显著低于治疗后(均 $P<0.05$)。观察组总有效率为92.1%(82/90),对照组为78.9%(71/90), $P<0.05$。观察组随访20周发作次数和平均程度评分均显著低于对照组(均 $P<0.05$)。

雷刚等将肺脾气虚证患者分为两组。观察组142例用赵氏雷火灸治疗,取上星、素髎、印堂、迎香、睛明及其连线经络、合谷穴,1次/d。从上星穴至素髎,上下灸15次后用手按1下,共灸60次。从印堂至右侧的迎香穴做"八"字斜行,悬灸,鼻两侧各

灸60次。用S型灸整个前额部共计60次。用雀啄法灸印堂、睛明、双侧迎香、上星,30次/穴,每10次后用手按压。用雀啄法灸鼻孔,做20次,同时嗅赵氏雷火灸的热力和药味,每10次稍作停顿。最后用雀啄法熏灸双侧合谷穴30次。对照组154例用布地奈德鼻喷剂。21 d后,与治疗前比较,视觉模拟量表(VAS)评分、症状体征评分、RQLQ均明显改善,血清特异性IgE、IgG4、白三烯D4、P物质水平亦明显改善(均 $P<0.05$),而两组之间比较则无显著差异($P>0.05$)。两组治疗前后IL-D4、IgE水平改善差异有统计学意义($P<0.05$)。

区洁榴等将患者分为两组各50例。对照组口服盐酸西替利嗪片,10 d为1个疗程,共治2个疗程。天灸组取大椎、风门(双侧)、肺俞(双侧)、肾俞(双侧)、足三里(双侧),用曼吉天灸贴进行穴位贴敷治疗,分别于农历初伏、二伏、三伏,在晴天上午气温较高时各贴敷1次,每次贴敷后间隔10 d再进行下一次贴敷,共治疗3次。治疗后,两组总有效率、鼻分泌物含量比较均无明显差异(均 $P>0.05$)。治疗后1年随访,天灸组总有效率为72.0%(36/50),对照组为48.0%(24/50), $P<0.05$;两组鼻分泌物含量均较同组治疗后降低,且天灸组低于对照组;两组患者血清IgE、IL-5水平均较同组治疗前明显降低,且天灸组低于对照组(均 $P<0.05$)。

洪冬冬等将肺气虚寒型患者分为3组各35例。中药组予摄涕止鼽汤(黄芪、生白术、防风、肉桂、黄精、地龙等);联合组在中药组基础上联合揿针治疗,穴取印堂、双侧迎香、风池、肺俞、足三里,每日按揉各揿针部位3次,至少1 min/次,每留针3 d后更换;西药组予糠酸莫米松鼻喷雾剂、枸地氯雷他定片,1次/d。3组疗程均为4周,随访3个月。结果:与本组治疗前比较,治疗后3组患者各项鼻眼症状评分和总分,RQLQ各维度评分和总分均显著降低(均 $P<0.01$);治疗后与中药组和西药组比较,联合组除眼痒/异物感/眼红评分外的其余项鼻眼症状评分和总分,RQLQ各维度评分和总分均降低($P<0.05$, $P<0.01$)。与本组治疗前比较,3组患者血清IL-

17水平显著降低,IL-10、TGF-β1水平显著升高(均$P<0.01$);治疗后与中药组和西药组比较,联合组血清IL-17水平降低($P<0.05$),IL-10、TGF-β1水平升高($P<0.05$,$P<0.01$)。联合组临床疗效优于中药组和西药组(均$P<0.05$)。联合组与中药组复发率比较无明显差异($P>0.05$),而此两组的复发率则分别低于西药组(均$P<0.05$)。

刘静等将患者分为两组各30例。对照组使用布地奈德喷鼻剂;观察组在此基础上辅以针刺,主要选上星、印堂、迎香、中渚和神门,14 d为1个疗程。2个疗程后,两组患者血清中IL-6含量均降低,血清中IL-10含量均升高,且以观察组更甚;而在鼻塞、下鼻甲肿胀方面,与对照组比较,观察组的改善更为明显(均$P<0.05$)。

范雅丽等将肺脾气虚型患者分为两组各50例。对照组给予盐酸左西替利嗪片、布地奈德鼻喷雾剂。治疗组在此基础上给予透灸背俞穴(大椎、风门、肺俞、脾俞、肾俞)治疗。患者俯卧,沿着督脉铺上一层桑皮纸,并在桑皮纸上面放适中的生姜泥,用督脉恒温艾灸箱完全覆盖上述施灸部位,将艾条分长3~3.5 cm的艾柱,每壮使用9段,均匀放入透灸箱,共施3壮,2 h/次,1次/周,共4次。4周后,治疗组有效率为92.0%(46/50),对照组为78.0%(39/50),$P<0.05$。本组治疗前后对比,两组治疗后的鼻塞、鼻痒、打喷嚏、流清涕评分和RQLQ评分均下降(均$P<0.01$);治疗组与对照组治疗后对比鼻痒、打喷嚏、流清涕评分和RQLQ评分下降明显($P<0.05$,$P<0.01$)。

姚卫杰等将虚寒型患者分为两组各45例。对照组予糠酸莫米松鼻喷剂治疗。观察组在此基础上加用督脉透灸治疗,在大椎至腰阳关穴之间区域用生姜泥将透灸药粉(白芷、川芎、徐长卿、肉桂)然后铺于督脉上,用透灸箱完全覆盖上述施灸部位,将清艾条成段,每次将9段艾条放入透灸箱(横3段,竖3段),每次艾条燃尽为1壮,共施灸3壮,2 h/次,1次/周,4次为1个疗程。4周后,两组中医症状积分、VAS评分、RQLQ评分及血清IgE、全血嗜酸性粒细胞(EOS)计数均较治疗前降低,且观察组均低于对照组(均$P<0.05$);观察组总有效率为95.6%(43/45),对照组为82.2%(37/45),$P<0.05$。

张志鹏等将患者分成两组各60例。对照组给予氯雷他定片和糠酸莫米松气雾剂治疗。观察组在此基础上给予艾灸联合穴位贴敷治疗,艾灸取大椎、印堂、肺俞(双)、风门(双)、鼻通(双)、天突,3~5 min/穴,以患者皮肤潮红、感觉温热并出现灸感为宜。艾灸完成后行穴位贴敷(附子、麻黄、黄芪、桂枝、白芥子、细辛等),8 h/d。均连续治疗4周后,两组鼻塞、鼻痒、喷嚏、流涕及鼻黏膜肿胀积分、鼻阻力、嗜酸性粒细胞(EOS)计数和嗜酸性粒细胞阳离子蛋白(ECP)水平均明显降低,且观察组以上指标均明显低于对照组(均$P<0.05$);观察组总有效率为88.3%(53/60),对照组为73.3%(44/60),$P<0.05$。

2. 实验研究

黄振河等将SD大鼠分为6组各10只,雌雄各半。对照组以标准颗粒饲料喂养,其余各组以卵白蛋白+氢氧化铝方式建立过敏性鼻炎(AR)模型。AR组在造模成功后以标准颗粒饲料喂养,西药治疗组采用西替利嗪滴剂灌胃处理,艾灸治疗组采用艾灸治疗(取"迎香"穴进行艾灸,2壮/次,1次/d,8 h/次),辛芩颗粒治疗组采用辛芩颗粒灌胃处理,辛芩颗粒联合艾灸治疗组采用辛芩颗粒灌胃+艾灸治疗。结果:AR组、西药治疗组、艾灸治疗组、辛芩颗粒治疗组、辛芩颗粒联合艾灸治疗组的行为学评分较造模前均显著升高(均$P<0.05$)。2周后,西药治疗组、艾灸治疗组、辛芩颗粒治疗组、辛芩颗粒联合艾灸治疗组的行为学评分较造模成功时均显著降低,且辛芩颗粒联合艾灸治疗组低于西药治疗组、艾灸治疗组、辛芩颗粒治疗组;艾灸治疗组、辛芩颗粒治疗组、辛芩颗粒联合艾灸治疗组的水通道蛋白(AQP)AQP1、AQP2、AQP5mRNA表达水平均低于造模成功时(均$P<0.05$);艾灸联合辛芩颗粒治疗组的AQP1、AQP2、AQP5mRNA表达水平均低

于其他治疗组;西药治疗组、艾灸治疗组、辛芩颗粒治疗组、辛芩颗粒联合艾灸治疗组血清 IL-4、IL-10 和 IgE 水平均较 AR 组改善(均 $P<0.05$)。

巩政等将新西兰兔分为正常组、模型组、非经非穴组和鼻内针刺组各 8 只。造模后,鼻内针刺组针刺两侧鼻腔"内迎香"穴,非经非穴组浅刺面部两颊外缘处(非穴位浅刺),两组均留针 20 min,隔日治疗 1 次,共 7 次。结果:治疗前后,模型组症状积分均明显高于正常组(均 $P<0.01$);治疗后,与模型组及非经非穴组比较,鼻内针刺组症状积分均明显下降(均 $P<0.05$)。模型组新西兰兔鼻黏膜 SP、VIP 表达明显高于正常组($P<0.01$),NPY 的表达明显低于正常组($P<0.05$);鼻内针刺组鼻黏膜 SP、VIP 表达明显低于模型组及非经非穴组($P<0.01$),NPY 的表达明显高于模型组及非经非穴组($P<0.05$)。模型组血清 IgE、IL-4 含量明显高于正常组($P<0.05$),IFN-γ 含量明显低于正常组($P<0.01$);鼻内针刺组血清 IgE、IL-4 含量明显低于模型组及非经非穴组($P<0.05$),IFN-γ 含量显著高于模型组及非经非穴组($P<0.01$)。鼻黏膜 SP、VIP 积分吸光度值与血清 IgE、IL-4 含量呈正相关,与血清 IFN-γ 含量呈负相关(均 $P<0.05$)。

刘莉莉等将新西兰大耳兔分成 5 组各 5 只。假针刺组给予新西兰兔面部浅刺,无留针时间,即刺即拔;针刺外迎香组给予新西兰兔鼻翼外侧中点旁,当鼻唇沟中间针刺治疗,进针 1.6~2.3 cm,留针 20 min;鼻内针刺组给予新西兰兔的鼻翼软骨与鼻甲交界的黏膜处针刺,进针 1.6~2.3 cm,留针 20 min。结果:与模型组相比,假针刺组行为学计分下降不明显,针刺外迎香组和鼻内针刺组行为学计分有下降趋势,鼻内针刺组下降程度更显著。模型组与正常组相比,嗜酸性粒细胞(EOS)计数稍增多但无显著差异($P>0.05$);鼻内针刺组与模型组相比,EOS 计数有减少趋势(均 $P>0.05$)。与正常组相比,模型组血清中 IgE 含量明显增多($P<0.05$);与模型组相比,假针刺组血清中 IgE 含量未见明显变化($P>0.05$),针刺外迎香组和鼻内针刺组血清

IgE 含量有下降趋势,以鼻内针刺组更为明显(均 $P<0.05$)。与正常组相比,模型组和假针刺组 EOS 浸润明显增多;与模型组相比,鼻内针刺组和外迎香组 EOS 浸润程度减轻,(均 $P<0.05$)。免疫组织化学结果显示,与正常组相比,模型组和假针刺组鼻黏膜 TRPV1 及 SP 表达增多;与模型组相比,鼻内针刺组和外迎香组 TRPV1、SP 表达明显减弱,(均 $P<0.05$)。

郑晓娟等将 SD 大鼠分为 4 组各 10 只。除对照组外均采用卵清蛋白+氢氧化铝致敏及卵清蛋白激发的方式建立变应性鼻炎模型,造模后西药组给予丙酸倍氯米松滴鼻治疗,埋线组给予"百会""肺俞""脾俞"穴埋线治疗,连续 4 周。结果:与对照组比较,模型组鼻黏膜出现了充血水肿及炎症细胞浸润等明显的病理改变,IgE、Eotaxin、IL-4、IL-5、IL-17 含量及 p-JNK 的表达均明显增加,IFN-γ 的含量明显降低;与模型组比较,西药组及埋线组鼻黏膜的病理改变明显改善,IgE、Eotaxin、IL-4、IL-5、IL-17 的含量及 p-JNK 的表达均明显降低,IFN-γ 的含量均明显增加(均 $P<0.05$),而此两组上述指标比较均无明显差异(均 $P>0.05$)。

(撰稿:王静 审阅:马铁明)

【《针灸大成》研究】

1. 校诂研究

张雷对《针灸大成·策问》的现代校释本及教材进行校诂,发现其相关注释存在 6 个方面的问题,即多种义项并存、偏义复词误释、不明出处误释、文献名称写错、误用通假、生词没注出。如《诸家得失策》文中的"汩"字,"初版校释"等解为"沉沦,埋没",作者认为当释为"扰乱";"人无夭札,物无疵厉","初版校释"等解为:"人无短命早死者",作者认为当解为:"人民没有遭受瘟疫死亡和疾病灾难";"高二教材"等的注释所引《国语·鲁丁》,当是《国语·鲁语下》之误。又如《头不可多灸策》载"星辰之奠丽","初版校释"等释为"星辰把夜空装点得绚丽多彩",作者认

为当释为"星辰是有定数的";文中"肖形","初版校释"等未作注释,"靳版教材"增注:"肖形:类似、象。"作者认可之;"高二教材"等注释所引《诗·周南》,作者认为当具体到篇名,宜改为《诗·周南·芣苢》;文中"烦","靳版教材"注:"烦:繁的通用字。"作者认为"烦"字本身就有"繁"义,无需通假。再如《针有深浅策》云:"苟能养灵泉于山下,出泉之时,契妙道于日落万川之中。"作者认为"初版校释"等在此处的断句有误,前面一个逗号应去除,又其中"日"当是"月"之误;"高二教材"等注释所引《易乾凿度》或《易·乾凿度》,当是《易纬·乾凿度》之误。此外,《经络迎随设为问答》所载"却用",作者认为当是"再用"之意,应该给出注释。

2. 腧穴研究

本年度对于《针灸大成》中单个穴位的检索统计报道较多。周男等认为,尺泽可治肺系疾病(气短胸闷、咳嗽唾浊、气逆喘息等)、肢体经脉痛证(肘中痛、肩臂痛、鹤膝肿、肘臂疼痛等)、脾胃疾病(呃逆、呕吐、泄泻等),以及癫狂、小儿慢惊风等。

徐元培等检得太渊的相关记载共 60 处,认为其可治肺系、肢体经络、头面五官、脾胃、妒乳等方面疾病。刘裔荣等亦认为,该穴可治痛证(头痛、肢体痛、心胸痛、胃腹痛、牙痛等)、肺系疾病(风痰咳嗽、久嗽不愈、咳唾血痰、寒痰咳嗽、干咳、喘等)、鼻目疾病(鼻流清涕、喷嚏不止、鼻室、鼻痔、眼痛、目赤肤翳等)。

翟东子等认为,神门可治心系神志病病症(痴呆、癫狂、惊悸怔忡、心烦失眠、健忘失记等)、肺系病症(咳嗽、咽痛、喘逆等)、脾胃病症(噫气上逆、呕血吐血等)、肾系病症(遗溺、失音等)、经络病症(肢节酸痛、舌吐不收)等。

盛青云等认为,后溪可疗头面五官科、神志、肢体疼痛、疟疾寒热、伤寒表证、外科等疾病,以及津液相关疾病(汗证、黄疸等)。

范雨洋等总结了外关穴的内容,认为其可治疗肢体经络、脾胃、血证、伤寒表证等内科疾患,也治疗

外科、妇科、五官科疾病。

贺煜竣等认为,风池可治一切风疾、颈项局部疾患,及胆经等的循行部位的疾患,包括头痛、眩晕、肢体经络病症、五官疾患、伤寒及肺系疾病,还可疗气血津液、神志、皮肤、妇科等方面疾病。

高俊祎等认为,阳陵泉可治胆经循行所过部位的病症,包括肢体经络病症(痹证、痿证、瘛证、颤证等)、肝胆病症(胁痛、胸满、黄疸等)、脾胃病症(呕吐、便秘等),以及其他病症(瘰疬、痛疽、水肿、小便不禁等)。

林璐等检得人中的相关文献 96 处,总结其功效包括:①调神。癫狂痫、小儿惊风、疟疾、中风、晕厥、眩晕等。②治经。腰痛、五官口腔、小儿佝偻病等。③治津液水气。水肿、消渴等(现代未尽其用,尚需研究证实)。

此外,张天生等建立了《针灸大成》中歌赋的对穴数据库,纳入对穴处方 271 则。结果显示:对穴所治者以头面五官疾病为最多;分部取穴以远端和局部穴为多;分经取穴以膀胱经为多;所取穴位以合谷为多;配穴原则包括上下相配、本经相配、特定穴间相配,而合穴间相配最为常见。

3. 临床研究

本年度对于《针灸大成》中的临床治病亦有若干探讨。贺君等运用关联规则挖掘了《针灸甲乙经》《针灸大成》两书中腰痛的症穴知识结构。结果显示:腰痛的伴随症状多为膀胱经和督脉的经脉病症脊痛、形寒肢冷等;治疗多取膀胱经和督脉的腧穴及其特定穴,其中委中-肾俞为常用配伍。

李月凤等认为,《针灸大成》治膝关节炎多用特定穴,常用穴位为阳陵泉、足三里、委中、风市、膝关、阴市等,常用经脉为胆经、胃经、膀胱经,取穴原则包括局部取穴和循经取穴。

江彬等认为,《针灸大成》治经络肢体病证多取阳经穴、五输穴、原络穴,重视局部及远道穴位相配,采用表里经合用,讲究针刺深度、留针时间、补泻先后顺序。

许磊等认为：《针灸大成》对"九气"（怒、喜、悲、恐、寒、热、惊、思、劳）导致的情志疾病，多据五行生克原理，采用五行相胜、调整阴阳、习以平惊等法治疗；而对"十多"（思、念、笑、言、饮、怒、乐、愁、好、机）导致的情志疾病，只是单纯从认知层面论述去除诱因，缺乏针对行为的有效治疗方法，建议结合现代心理学的理论，建立心身疾病的中医学治疗体系。

吴信祥等发现，《针灸大成》治胃肠疾病善用合穴、原穴、募穴及背俞穴，重视脾胃经的五腧穴，采用审证求因，辨证选穴的治疗原则。

何静璇等认为，《针灸大成》治小便异常多用膀胱经、任脉和肾经穴，注重原络配穴及俞募配穴方法，且善用背俞穴及五腧穴。

张琪棋等指出，《针灸大成》月经病的诊治多取任脉和足太阴经腧穴；多取四肢部及胸腹部的腧穴，显示其遵循远近配穴原则；多取特定穴，尤其是交会穴和五腧穴；视针法和灸法并重。

徐晓月认为，《针灸大成》治赤带以任脉穴为主，且多位于腹部，属局部取穴；常用气海、三阴交、中极、关元、肾俞、带脉等穴。

刘高峰等回顾《针灸大成》中有关金针拨障术的内容，介绍金针拨障术的术前和术后注意事项；该书首载"睛中"穴的定位，并介绍其取穴方法、针刺要领；提出通过对内障羊眼实施拨障术，以学习拨障术方法，开动物实验之针灸先河。

综上所述，近年来对《针灸大成》的研究报道较多，其中相当一部分是用计算机进行统计分析，但此类报道往往列出一大堆数据，占据大量篇幅，却令人难以得到其要领，而且仅有数据，少有文献所载具体内容，因此临床意义似有欠缺，宜改进之。

（撰稿：张馥晴 刘立公 审阅：黄龙祥）

［附］ 参考文献

C

Chan KH，Tsoi YYS，McCall M. The effectiveness of traditional Chinese Medicine（TCM）as an adjunct treatment on stable COPD patients：A systematic review and meta-analysis[J]. Evidence-Based Complementary and Alternative Medicine：eCAM，2021，2021：5550332

Chun L，Li XL，Feng ZZ，et al. Role of acupuncture in the treatment of COPD：An overview of systematic reviews[J]. International Journal of General Medicine，2021，14：1079

曹昺焱，饶毅，庄威，等.从骨骼肌张力传递解读反阿是穴的治疗效果[J].中国针灸，2021，41(2)：217

陈莉，徐菁，李霞，等.电针"委中"穴对腰多裂肌损伤大鼠血小板衍生生长因子CC及受体α表达的影响[J].针刺研究，2021，46(5)：397

陈璐，徐万里，裴丽霞，等."调神健脾"针法对腹泻型肠易激综合征患者肠道菌群及粪便短链脂肪酸含量的影响[J].中国针灸，2021，41(2)：137

陈婷，万意佳，孙丹红，等.超声引导下穴位埋线减重的有效层次与得气的初步研究[J].中国针灸，2021，41(6)：628

陈颖，赵妍，王路，等.TRP的磷酸肌醇、辣椒素受体在针刺缓解腹泻型肠易激综合征大鼠内脏高敏感中的作用[J].针刺研究，2021，46(4)：278

陈玫羽，陈阳，刘会，等.电针对大鼠吗啡条件性位置偏爱及腹内侧前额叶皮层谷氨酸能神经元激活的影响[J].针刺研究，2021，46(1)：8

陈小梅，庞莉娜，王志福.电针百会、神庭对系统炎症诱导认知功能障碍的海马抗炎作用[J].康复学报，2021，31(5)：415

陈艺元，王舒娅，高昕妍，等.皮肤微生态与穴位敏化的关系[J].针刺研究，2021，46(7)：625

陈胤珍，史晓瑜，刘堂义，等.基于脉动气流技术手形推拿罐疗仪的研发[J].中国针灸，2021，41(5)：553

陈远方，连宝涛，钟子劭，等.穴位敷贴治疗腹泻型肠易

激综合征临床选穴规律数据挖掘研究[J].中国中医药信息杂志,2021,28(1):27

陈苑平.PAR-2、TRPV1在电针足三里调节IBS-D过程中的作用机制研究[D].福建中医药大学,2021

陈子琴,陈松,王华,等.神庭穴临证探讨[J].中国中医基础医学杂志,2021,27(7):1153

程晨,张新芳,苏景超,等.电针对慢性阻塞性肺疾病大鼠肺组织自噬相关蛋白表达的影响[J].针刺研究,2021,46(4):266

程觅,张雪,史阳琳,等.实验大鼠和小鼠穴位定位的研究概况[J].上海针灸杂志,2021,40(5):640

D

戴俭宇,关红阳,马铁明.穴位埋线对小鼠耳蜗螺旋神经元γ氨基丁酸受体A和N-甲基-D-天冬氨酸受体表达的影响[J].中华中医药杂志,2021,36(8):4960

丁丽.隔降脂药饼灸治疗脾虚血瘀型高脂血症的临床观察[J].实用中医内科杂志,2021,35(9):135

丁园,于天洋,陈存阳,等.从"神-脑-心"体系探析"调神"针刺法[J].吉林中医药,2021,41(8):1028

端木程琳,张晓宁,何伟,等.电针/经皮电刺激激活不同传入神经纤维对肌肉炎性痛大鼠的镇痛效应研究[J].针刺研究,2021,46(5):404

F

范雅丽,高希言.透灸联合西药治疗肺脾气虚型变应性鼻炎的临床疗效及对VAS、RQLQ评分的影响[J].中医研究,2021,34(12):16

范雨洋,吴清明.基于《针灸大成》探析外关穴的临床应用[J].浙江中医杂志,2021,56(2):127

范郁山,贺彩,周诗琪,等.从能量学角度探讨影响腧穴功能的因素[J].中国针灸,2021,41(5):521

付渊博,陈俊伟,李彬,等.火针治疗轻中度膝骨关节炎及对相关血清炎性细胞因子的影响[J].中国针灸,2021,41(5):493

G

Gao N, Shi HP, Hu S, et al. Acupuncture enhances dorsal raphe functional connectivity in knee osteoarthritis with chronic pain [J]. Frontiers in Neurology, 2021, 12:813723

Guo J, Lu G, Chen L, et al. Regulation of serum microrna expression by acupuncture in patients with diarrhea-predominant irritable bowel syndrome[J]. Acupuncture in Medicine, 2021, 40(1):34

高俊祎,王梦琦,李向荣.《针灸大成》阳陵泉穴临床应用[J].河南中医,2021,41(6):932

高永辉,王俊英,韩焱晶,等.脊髓Toll样受体4和热休克蛋白90参与电针缓解大鼠慢性神经病理性疼痛机制研究[J].针刺研究,2021,46(9):735

葛开发,梁永林,史光伟,等.从三才思想探析针刺复式补泻手法透天凉[J].针灸临床杂志,2021,37(3):5

葛凯杰,孟佳,吴超,等.针刺联合新斯的明足三里穴位注射治疗慢性阻塞性肺疾病急性加重期机械通气并发胃肠功能障碍临床研究[J].新中医,2021,53(11):128

耿昊,翁晟捷,赵婷婷,等.基于种子点相关分析探讨调神健脾针法治疗腹泻型肠易激综合征的中枢调节机制[J].针刺研究,2021,46(4):318

巩政,闫占峰,刘巧平,等.鼻内针刺对变应性鼻炎兔神经源性炎性反应的影响[J].针刺研究,2021,46(2):111

苟升异,宿翀,王磊,等.一种基于阵列式PVDF触觉传感器和机器学习的针刺手法识别系统[J].针刺研究,2021,46(6):474

管遵惠,管薇薇,管傲然,等.管氏经络辨证针灸法概要[J].中华中医药杂志,2021,36(8):4775

管遵惠,管薇薇,管傲然,等.管氏两仪生化六法针刺手法探微[J].中华中医药杂志,2021,36(1):272

管遵惠,管薇薇,管傲然,等.管氏热针疗法的创新及临床运用[J].中华中医药杂志,2021,36(12):7189

管遵惠,管薇薇,管傲然,等.管氏舌针疗法的创立与临床应用[J].中华中医药杂志,2021,36(11):6546

管遵惠,管薇薇,管傲然,等.管氏太极纯真补泻法——烧山火、透天凉手法探讨[J].中华中医药杂志,2021,36(9):5348

管遵惠,管薇薇,管傲然,等.管氏针刺手法体系的传承与发展[J].中华中医药杂志,2021,36(9):5359

管遵惠,管薇薇,管傲然,等.管氏针灸传承脉络与学术特色[J].中华中医药杂志,2021,36(7):4093

管遵惠,管薇薇,管傲然,等.管氏针灸配穴处方学概论[J].中华中医药杂志,2021,36(10):5977

郭静,孙建华,陈璐,等.针刺双向调节效应——"调神健脾"法针刺治疗肠易激综合征多中心随机对照试验亚组分析[J].中国针灸,2021,41(8):845

H

Hu W, Chen JD, Sun CX, et al. Spatial topological analysis of sympathetic neurovascular characteristic of acupoints in Ren meridian using advanced tissue-clearing and near infrared II imaging[J]. Computational and Structural Biotechnology Journal, 2021, 19:2236

Huang CS, Chen CM, Zhou R, et al. A systematic review and meta-analysis of acupoint autohemotherapy and western medicine therapy in treating chronic obstructive pulmonary disease[J]. Complementary Therapies in Clinical Practice, 2021, 43:101336

何颖,李桂元,郑则广,等.电针对稳定期慢性阻塞性肺疾病患者小气道功能的影响[J].中国针灸,2021,41(8):861

何家恺,赵亚楠,贾宝辉,等.闭环式神经调控技术给针灸学科带来的机遇和挑战[J].针刺研究,2021,46(6):451

何静璇,贺君.《针灸大成》论治小便异常[J].长春中医药大学学报,2021,37(5):956

贺彩,张传协,周诗琪,等.利用饲养笼盖制作大鼠针灸固定装置[J].针刺研究,2021,46(4):348

贺君,刘慧,严苗苗.基于Weka关联规则挖掘《针灸甲乙经》《针灸大成》腰痛症穴知识结构[J].针刺研究,2020,45(1):74

贺煜竣,张亚兰,宋伯骐,等.《针灸大成》中风池穴临床应用规律浅析[J].中国中医基础医学杂志,2021,27(4):631

黑晓燕,许建峰,朱仕强,等.内热针疗法对兔膝骨性关节炎软骨下骨中骨保护素及核因子κB受体活化因子表达的影响[J].针刺研究,2021,46(8):656

洪冬冬,彭顺林,苏俊桦,等.摄涕止鼽汤联合揿针治疗肺气虚寒型变应性鼻炎的临床观察[J].中国实验方剂学杂志,2021,27(2):80

洪苗苗,赵恩聪,陈丽敏,等.电针对SAMP8小鼠皮质及海马突触素和突触后致密物-95表达的影响[J].中国中医药信息杂志,2021,28(1):49

洪晓帆,陈思婷,李红霞."心主手厥阴心包络之脉"早期演化考[J].中国针灸,2021,41(3):349

侯艺,付亚辉,于若愚,等.基于数据挖掘缪刺法的临床应用研究[J].世界科学技术(中医药现代化),2021,23(3):924

胡静,杨华元.艾灸刺激物理信号的传导途径及其作用[J].中国针灸,2021,41(5):577

胡佳慧,鲁海,韩李莎,等.针刺小鼠安全刺激量探析[J].中华中医药杂志,2021,36(2):1150

胡菊兰,肖少芳,朱丽娟.补肾滋肝中药联合针刺及性激素序贯疗法治疗卵巢早衰的临床效果分析[J].江西中医药,2021,52(5):55

胡玉龙,朱长刚."气至而有效"考释[J].中国针灸,2021,41(6):657

黄键澎,朱玉,张芷晴,等.电针太冲对大脑感觉皮层诱发电位的影响[J].针刺研究,2021,46(1):69

黄振河,张克辉,游龙贵,等.辛芩颗粒联合艾灸对过敏性鼻炎模型大鼠水通道蛋白的研究[J].中国医学创新,2021,18(14):5

黄志兰,董灿,阮志忠,等."过程化管理及评价"在非针灸专业研究生针灸科规培方案中的应用研究[J].中国针灸,2021,41(2):213

J

江彬,张爱军,陈峰,等.《针灸大成·治症总要》治疗经络肢体病证浅析[J].浙江中医杂志2020,55(6):438

蒋西玲,高希言.百会灸箱的设计和应用[J].中国针灸,2021,41(6):683

金传阳,朱海滨,熊嘉玮,等.基于脑-机接口的针刺手法量学规范化研究[J].南京中医药大学学报,2021,37(4):587

L

Li XY, Jiang YL, Hu HT, et al. The difference in heat transport characteristics of the heart and lung meridians: A comparative study of COPD patients and healthy subjects[J]. Medicine, 2021, 100(5):e23804

Liu SB, Wang ZF, Su YS, et al. A neuroanatomical basis for electroacupuncture to drive the vagal-adrenal axis[J]. Nature, 2021, 598(7882):641

Lu FY, Gao JH, Wang YY, et al. Effects of three

needling manipulations of Zusanli(ST 36) on Deqi sensations, surface myoelectricity in healthy participants[J]. Chinese Journal of Integrative Medicine, 2021, 27(2):91

赖青松.俞募穴为主的温针灸治疗腹泻型肠易激综合征的临床研究[D].广州中医药大学,2021

雷刚,邓冈,韦祎,等.赵氏雷火灸治疗变应性鼻炎(肺脾气虚证)的疗效物质基础及临床研究[J].中国中医急症,2021,30(10):1747

雷槟恺,赵硕,徐涛,等.TGF-β_1/ERK/CTGF通路在针刺干预运动致骨骼肌纤维化中的作用[J].针刺研究,2021,46(4):306

黎娜,洪素云,李俊,等.电针预处理对术后认知功能障碍老龄小鼠海马氧化应激的影响[J].中国针灸,2021,41(6):645

李花,田苗,许济,等.解郁方联合调神养心针对脑卒中后抑郁患者临床症状及脑神经功能的改善作用[J].中国中医基础医学杂志,2021,27(6):995

李欢,申冬冬,魏征,等.隔姜灸联合瑞舒伐他汀治疗脾虚湿阻型肥胖并发高脂血症的临床观察[J].世界科学技术(中医药现代化),2021,23(5):1540

李旗,田福玲,郭振宇,等.浮针疗法对轻中度腹泻型肠易激综合征患者内脏敏感性、胃肠动力、肠道菌群及肠黏膜屏障功能的影响研究[J].中国全科医学,2021,24(9):1111

李玮,刘自兵,潘娅玲,等.电针对慢性阻塞性肺疾病模型大鼠肺功能及TGF-β、TNF-α、IL-8的影响[J].湖南中医药大学学报,2021,41(4):541

李武,谢晓银,唐远伟,等.电针"天枢"调节大鼠空肠运动及与穴位敏化状态的关系[J].针刺研究,2021,46(1):27

李岩,李文涛,周凌.针刺治疗变应性鼻炎的临床研究[J].上海针灸杂志,2021,40(10):1253

李岩,陶荆华,李文涛,等.鼻内针刺联合中药治疗变应性鼻炎(肺气虚寒证)的疗效研究[J].中国中医急症,2021,30(8):1392

李英,杜金龙,郝蓬亮,等.耳穴贴压对肺部分切除术患者围手术期镇痛效果观察[J].中国针灸,2021,41(6):603

李玉.针药联合雌孕激素序贯法治疗肾虚血瘀型卵巢早衰的临床疗效及对妊娠结局的影响[J].湖北中医杂志,2021,43(12):16

李鸿章,覃霄燕,邵素菊."荥输治外经"探析[J].中国针灸,2021,41(8):913

李丽君,廖群好,骆敏翔,等.艾灸调节肉瘤微环境中Th1/Th2漂移的作用[J].针灸临床杂志,2021,37(9):69

李梦玲,朱永政,贾红玲,等.基于数据挖掘技术探析大敦穴主治优势病症和配伍规律[J].山东中医杂志,2021,40(7):674

李柠岑,郭义,陈波,等."针刺网络药"——基于针刺网络调节特点的外泌体转化应用策略[J].针刺研究,2021,46(6):464

李淑芳,谭业农,赖广弼,等.刺络拔罐治疗变应性鼻炎的临床疗效及作用机制研究[J].现代中西医结合杂志,2021,30(15):1682

李晓彤,何丽云,付璐,等.浅析秦汉时期足厥阴经的形成及早期演变[J].中华中医药杂志,2021,36(3):1567

李永明.寻找针灸的移动靶点:为什么是肥大细胞?[J].中国针灸,2021,41(9):965

李月凤,王常远,王慧丽,等.《针灸大成》治疗膝关节炎选穴规律探析[J].河南中医,2020,40(8):1170

梁国玲,李彬,刘粉玲,等.不同灸量的脐灸疗法对慢阻肺稳定期患者SGRQ评分及肺功能的影响[J].天津中医药大学学报,2021,40(4):467

林璐,梁涵,盘晓颖,等.人中穴在《针灸大成》中的应用探析[J].世界中医药,2021,16(10):1567

林先刚,李玮,项水英,等.电针对慢性阻塞性肺病大鼠肺组织中p38丝裂原活化蛋白激酶信号通路介导的黏蛋白5AC表达的影响[J].针刺研究,2021,46(3):180

林玉芳,金肖青,诸剑芳,等.隔姜灸治疗慢性疲劳综合征及对患者肠道菌群的影响[J].中国针灸,2021,41(3):269

刘惠,徐东升,陈虹,等.拔罐对大鼠环跳穴区皮肤组织相关神经肽及化学物质表达变化的影响[J].世界中医药,2021,16(5):769

刘晶,林巧璇,卢莉铭,等.针刀"解结法"对膝骨关节炎兔软骨形态学及影像学的影响[J].针刺研究,2021,46(2):129

刘静,刘钢,吴飞虎."调神通窍针法"治疗变应性鼻炎的临床观察及对血清中IL-6、IL-10水平的影响[J].中国中西医结合耳鼻咽喉科杂志,2021,29(2):101

刘春飞,张季,王嘉,等.基于Unity3D技术的移动端数字人体腧穴仿真系统的设计与实现[J].世界科学技术(中医药现代化),2021,23(5):1490

刘高峰，冀来喜，张缙.小议《针灸大成》之金针拨障术[J].中华中医药杂志，2020，35(6)：2926

刘高峰，王彤，王海军，等.《针灸神书》盘法浅探[J].上海针灸杂志，2021，40(6)：786

刘宏霞，甘霖，林咸明.浅谈针刺“气至病所”与“针至病所”[J].浙江中医杂志，2021，56(2)：130

刘佳男，唐雪青，何晓茜.关于悬钟穴定位的探讨[J].针刺研究，2021，46(1)：73

刘佳伟，于学平，邹伟.从腧穴定位看经络与肌筋膜的相关性[J].针灸临床杂志，2021，37(6)：97

刘津艺，和蕊，赵百孝.艾灸及艾烟对载脂蛋白 E 基因敲除小鼠肺组织病理及血清 IL-4、IFN-γ 的影响[J].中国中医急症，2021，30(4)：600

刘静文，田宁，彭玉莹，等.热敏灸不同悬灸方式及仿灸仪治疗膝关节骨关节炎的灸感和疗效观察[J].中国针灸，2021，41(10)：1063

刘莉莉，巩政，娇璐璐，等.鼻内针刺对兔变态反应性鼻炎模型鼻黏膜病理学的作用及瞬时感受器电位香草酸受体 1-P 物质轴相关的调控机制[J].解剖学报，2021，52(5)：720

刘炜宏.从针灸流派研究思考针灸学发展方向[J].中国针灸，2021，41(9)：951

刘鑫烨，李成文，张国山，等.“烧山火”与“透天凉”复式针刺补泻手法浅析[J].湖南中医杂志，2020.36(3)：115

刘雁泽，赵晋莹，曹家桢，等.一种新的特定部位刺法——会阴针法与应用[J].辽宁中医杂志，2021，48(6)：191

刘裔荣，王世广.基于《针灸大成》探讨太渊穴配伍及临床应用[J].北京中医药，2021，40(4)：406

柳钶，姜劲峰，卢圣锋.针灸调节自主神经研究的效应特点及其途径分析[J].针刺研究，2021，46(4)：335

漏佳丽，孙海桦，李晓宇，等.灸法辅助治疗 COPD 稳定期临床疗效及安全性的 Meta 分析[J].中国针灸，2021，41(4)：451

卢小叶，吕倩忆，李棋龙，等.Zea-longa 评分与改良 Garcia 评分应用于针刺治疗 CIRI 大鼠神经功能缺损评估的研究[J].湖南中医药大学学报，2021，41(9)：1356

鲁珊珊，王佳琦，黄锦，等.针刺抗炎镇痛机制探讨[J].针灸临床杂志，2021，37(5)：1

陆凤燕，陈安莉，张雯晰，等.针刺穴区不同组织结构对得气针感及穴区肌电的影响初探[J].针刺研究，2021，46(2)：136

罗宁，李荣荣，方剑乔.基于神经解剖学探析针灸治疗三叉神经痛选穴规律[J].浙江中医杂志，2021，56(7)：513

罗银生.温阳针法治疗高脂血症中的有效性研究报告[J].按摩与康复医学，2021，12(2)：66

M

马翠，曹梦琪，邹依纯，等.心理因素与针刺治疗痛症疗效的相关性探析[J].中医杂志，2021，62(1)：27

马劼旎.电针对 IBS-D 模型大鼠紧密连接结构及相关蛋白表达水平的影响[D].湖北中医药大学，2021

马俊杰，马铁明，王列，等.艾灸对肌筋膜疼痛综合征大鼠脊髓背角小胶质细胞和脑源性神经营养因子表达的影响[J].针刺研究，2021，46(9)：769

毛亮，张威，刘光辉，等.眼针联合柴胡疏肝汤治疗肝气郁结型中风后抑郁的临床研究[J].中华中医药学刊，2021，39(6)：154

毛珍，江润，刘永红，等.固本通络针法联合热敏灸对阳虚寒凝证膝骨关节炎患者骨关节功能评分的影响[J].中国中西医结合杂志，2021，41(7)：790

苗玉芳，张蓝熙，金凡力，等.补肺益肾组分方联合针刺对慢性阻塞性肺疾病大鼠肺小血管的影响[J].中国中西医结合杂志，2021，41(8)：973

牟成林，兰向东，赵鑫，等.展筋活血方穴位贴敷联合局部冷敷治疗膝骨关节炎膝关节镜术后肿胀、疼痛疗效观察[J].中国针灸，2021，41(9)：1010

牟东晓，杨峰.追本溯源，穷流知变——“丰隆治痰”考证[J].中国针灸，2021，41(9)：1036

牟秋杰，嵇波，赵国桢，等.电针对孕期饮食限制诱发宫内生长受限大鼠肺发育不良的影响[J].中国针灸，2021，41(4)：405

O

欧阳昕，陈日新，康明非，等.艾灸对缺氧缺血性脑病新生小鼠学习记忆的影响[J].针刺研究，2021，46(3)：226

区洁楹，张婉容，黎志辉，等.穴位贴敷治疗常年性变应性鼻炎疗效观察及对血清 IgE 和 IL-5 水平的影响[J].上海针灸杂志，2021，40(12)：1487

Q

Qin ZS，Zang ZW，Wu JN，et al. Efficacy of acupuncture for chronic prostatitis/chronic pelvic pain syndrome：AR，omized trial[J]. Annals of Internal Medicine, 2021, 174(10)：1357

R

饶毅，曹昺焱，庄威，等.《黄帝内经》分肉之间的层次探讨及该理论对针灸临床的借鉴意义[J].针灸临床杂志，2021，37(3)：1

S

Sun C, Yang XF, Xie SS, et al. A comparison study of the effect on IBS-D rats among ginger-partitioned moxibustion, mild moxibustion, and laser moxibustion [J]. Evidence-Based Complementary and Alternative Medicine, 2021, 2021：1

沙滔，高丽丽.针刺治疗缺血性脑卒中后抑郁的临床观察[J/OL].辽宁中医杂，2021[2022-02-25]. http://kns.cnki.net/kcms/detail/21.1128.r.20211215.1523.022.html

盛青云，吴清明.《针灸大成》后溪穴临床应用浅析[J].河南中医，2021，41(2)：279

石艳阁，温海莹.毓麟汤结合督任灸治疗卵巢早衰效果观察[J].中医药信息，2021，38(11)：71

史兆雯，倪婷婷，王雄彪.温针灸联合沙美特罗替卡松粉吸入剂治疗慢性阻塞性肺疾病稳定期临床研究[J].新中医，2021，53(14)：150

孙睿，杨骏.灸法在近现代针灸学派中的应用与传承[J].中国针灸，2021，41(6)：641

孙晖，张波，钱海华，等.结直肠癌根治术后温针灸干预对患者免疫功能和肠道菌群的影响[J].针刺研究，2021，46(7)：592

孙丽华，邓冬，贾丽阳，等.粗针联合基础治疗改善慢性阻塞性肺疾病急性发作呼吸机脱机困难临床研究[J].针灸临床杂志，2021，37(3)：40

孙远征，王仕林，于天洋."调神针法"联合电针治疗腹泻型肠易激综合征：随机对照研究[J].中国针灸，2021，41(1)：13

T

Tsai CL, Lan CC, Wu CW, et al. Acupuncture point stimulation treatments combined with conventional treatment in chronic obstructive pulmonary disease：A systematic review and network meta-analysis[J]. Frontiers in Medicine, 2021, 8：586900

台杰，刘峰，王燕，等.针刺联合加味水木两滋汤治疗慢性乙型肝炎肝肾阴虚证疗效及对肠道菌群的影响[J].长春中医药大学学报，2021，37(1)：115

谭金晶，黎丽群，侯秋科，等.背俞指针疗法对GERD大鼠胃起搏区Cajal间质细胞及SCF表达的影响[J].时珍国医国药，2021，32(6)：1501

田翠翠，余亮，慕容志苗，等.从"神应而有效"谈针刺得气判断标准——石学敏治神思想传承体会[J].中国针灸，2021，41(6)：666

田大哲，赵泾屹，李乃奇.恢刺探微[J].中国针灸，2021，41(1)：41

涂涛，苏业豪，宿翀，等.一种基于计算机视觉的针刺手法分类系统开发与应用[J].针刺研究，2021，46(6)：469

W

Wang K, Yong Y, Zhou J, et al. Electroacupuncture attenuates surgical stress-induced reduction of T lymphocytes through modulation of peripheral opioid system[J]. Chinese Journal of Integrative Medicine, 2021, 27(2)：98

Wang QW, Tian Y, Qiu HX, et al. Premature ovarian failure treated with mild moxibustion and western medication [J]. World Journal of Acupuncture-Moxibustion, 2021, 31(4)：291

万超，谭华儒，燕军，等.内热针通过调控Bcl-2/Bax平衡改善大鼠膝骨关节炎损伤[J].中国中医基础医学杂志，2021，27(3)：432

万妮娅，李素芳，孙洪东，等.温针灸联合当归桂枝汤治疗卵巢早衰临床疗效及对卵巢血流状态的影响[J].湖北中医药大学学报，2021，23(3)：87

汪子栋，姜婧，田会玲，等."通督启神"电针对SAMP8小鼠认知记忆功能及额叶区炎症因子表达的影响[J].针灸临床杂志，2021，37(4)：76

王虎，陈顺喜，陈益丹.温针灸配合中药外敷治疗膝关节骨性关节炎对炎症反应及膝关节功能的影响[J].中华中医药学刊，2021，40(7)：63

王彤，张佳怡，张伟，等.针刀对膝骨关节炎兔伸屈肌群

表面肌电的影响[J].中华中医药杂志,2021,36(9):5460

王东岩,张博洋,邓若冰,等."大脑功能偏侧化"理论与针灸"双向调节"作用探析[J].针灸临床杂志,2021,37(2):1

王杰臣,曹齐.综合肺康复联合穴位贴敷治疗稳定期慢性阻塞性肺疾病疗效观察[J].西部中医药,2021,34(1):110

王舒娅,朱兵."干针"的由来[J].中国针灸,2021,41(3):242

王婷婷,周立志,任涛,等.电针联合百令胶囊治疗慢性阻塞性肺疾病稳定期疗效观察及对血清 PTX3、5-HT、NF-κB 的影响[J].上海针灸杂志,2021,40(7):820

王文礼,樊文朝,葛林宝,等.杨氏絮刺火罐疗法源流考[J].中医外治杂志,2021,30(1):82

王湘雨,王洋,李婷婷.益肺灸辅助治疗稳定期慢性阻塞性肺疾病临床研究[J].新中医,2021,53(16):151

王晓玲,范晓艳,赵俊龙,等.电针对失神经骨骼肌萎缩大鼠自噬相关因子的影响[J].上海针灸杂志,2021,40(5):630

王燕平,张维波,李宏彦,等.《黄帝内经》任督二脉循行解析[J].中国针灸,2021,41(7):805

王中超,李凤雷,蒋艳丽.慢性阻塞性肺疾病患者应用中药针灸综合方案效果分析[J].现代中医药,2021,41(4):91

文立杨,程为平,程光宇,等.电针"百会""腰奇"对癫痫模型大鼠行为学及肠道菌群的影响[J].中医药信息,2021,38(4):46

吴焕淦,陆嫄,纪军,等.中国针灸流派的形成和发展[J].上海针灸杂志,2021,40(8):1018

吴墨政,李敬华,王映辉.《黄帝内经》中足三里穴的定位及主治功用[J].中国中医药图书情报杂志,2021,45(2):60

吴信祥,梁灵芝,任宏斌,等.《针灸大成》胃肠病治疗规律浅析[J].内蒙古中医药,2020,39(11):146

武小利.PVN 在针刺改善 IBS-C 大鼠肠道运动功能中的作用及其机制研究[D].安徽中医药大学,2021

武永利,陈人智,王明磊,等.温针灸对膝骨性关节炎兔软骨及软骨下骨形态学的影响[J].针刺研究,2021,46(2):123

X

夏青倩,张皓,郭震,等.电针联合二甲双胍对 APP/PS1 小鼠认知功能和老年斑的影响[J].针刺研究,2021,46(9):763

夏世林,佴松宜,张洺芮,等.一种适用于多关节艾灸机械臂艾灸器的设计与应用[J].中国针灸,2021,41(2):221

谢亚娜,嵇波,张琴,等.电针对肝郁脾虚型慢性疲劳综合征大鼠血清炎症因子及肠道菌群的影响[J].中国中医药信息杂志,2021,28(11):63

徐慧英,程洪顺,张玲,等.督任灸联合坤泰胶囊治疗卵巢早衰的疗效分析[J].中国医药导刊,2021,23(3):177

徐晓月.《针灸大成》治疗赤带的经验浅析[J].中国民间疗法,2021,29(8):50

徐元培,蒋学余.《针灸大成》太渊穴临床运用规律[J].中医研究,2021,34(6):45

许磊,杨环,祝斌野,等.《针灸大成》情志致病思想与现代心理学关系探讨[J].南京中医药大学学报,2021,37(6):841

许骞,唐萍萍,王欣君,等.华佗针刺感传技术的源与流[J].中国针灸,2021,41(5):570

宣逸尘,刘静,黄毅勇,等.长蛇灸联合西药治疗脾肾阳虚证腹泻型肠易激综合征疗效观察[J].中国针灸,2021,41(2):133

Y

Yang NN, Yang JW, Ye Y, et al. Electroacupuncture ameliorates intestinal inflammation by activating alpha7nAChR-mediated JAK2/STAT3 signaling pathway in postoperative ileus[J]. Theranostics, 2021, 11(9):4078

Yang Y, Yu HJ, Babygirija R, et al. Electro-acupuncture attenuates chronic stress responses via up-regulated central NPY, GABA (A) receptors in rats[J]. Frontiers in Neuroscience, 2021, 14:629003

Yao Z, Owais M Bhat, Xinxu Y, et al. Release and actions of inflammatory exosomes in pulmonary emphysema: potential therapeutic target of acupuncture[J]. Journal of Inflammation Research, 2021, 14:3501

Yu F, K DH, Young SG, et al. The role of substance P in acupuncture signal transduction and effects[J]. Brain,

Behavior, and Immunity, 2021, 91:683

闫俐维,张志星,陈以国.基于和胃化痰法探讨针药结合对高脂血症小鼠模型血脂水平的影响[J].辽宁中医杂志,2021,48(6):225

闫向彪,韩学昌,邢群智,等.电针内麻点和内关穴与硬膜外神经阻滞在胸科手术患者超前镇痛的对比研究[J].中国针灸,2021,41(1):59

杨欣,康建设,杨素玲,等.热敏灸联合人工周期治疗脾肾阳虚型卵巢早衰的临床观察[J].上海针灸杂志,2021,40(6):715

杨姝瑞,周钰点,陈瑞,等.不同腧穴配伍电针对肥胖大鼠脂代谢和肝脏 Toll 样受体 4/核转录因子 κB 信号通路的影响[J].针刺研究,2021,46(10):845

杨婷婷,张瑛.缪刺法特点与运用时机分析[J].中医学报,2021,36(8):1659

姚卫杰,柳普照,范雅丽,等.督脉透灸辅助治疗虚寒型持续性变应性鼻炎疗效观察[J].中国针灸,2021,41(6):623

叶思婷,吴茗慧,聂娜,等.一种防交叉感染的辅助拔罐隔离装置的设计与应用[J].中国针灸,2021,41(8):935

叶炎生,吴广文,朱定钰.基于针灸效应浅论留针时间的影响因素[J].中华中医药杂志,2021,36(6):3681

袁芳,刘璐,赵洛鹏,等.火针临床应用不良事件的成因及对策分析[J].中华中医药杂志,2021,36(7):3789

袁思成,曹维娟,黄洋,等.针刺对老年重症肺炎有创机械通气镇痛镇静的影响[J].中国针灸,2021,41(9):971

袁思成,黄肖玲,华胜毅,等.利用超声探测评价针刺对慢性阻塞性肺疾病急性加重期 II 型呼吸衰竭患者膈肌功能的影响[J].中国针灸,2021,41(7):703

袁文丽,邵素菊.静针重灸法临证应用举隅[J].中国民族民间医药,2021,30(11):88

Z

Zhang HY, Huang H, Pang LJ, et al. Effectiveness and safety of acupoint application for chronic obstructive pulmonary disease: A protocol for updated systematic review and meta-analysis [J]. Medicine, 2021, 100(18):e25802

Zhang XF, Xiang SY, Lu J, et al. Electroacupuncture inhibits IL-17/IL-17R and post-receptor MAPK signaling pathways in a rat model of chronic obstructive pulmonary disease[J]. Acupuncture in Medicine: Journal of the British Medical Acupuncture Society, 2021, 39(6):663

臧颖颖,王朝阳,刘清国.标本根结理论与十二经脉流注关系之探讨[J].中华中医药杂志,2021,36(6):3118

曾尹亮,周建平,钱学群,等.皮下揿针联合循经走罐治疗脾虚痰湿型中心型肥胖伴高脂血症疗效观察[J].浙江中医杂志,2021,56(1):61

翟东子,余欢,谭晨光,等.《针灸大成》中神门穴临床应用规律探析[J].中国民族民间医药,2021,30(11):24

张雷.《针灸大成·策问》词语校诂[J].中国针灸,2021,41(4):458

张丽,虞成飞,符健.重灸治疗变应性鼻炎的疗效观察及对 IL-33、EOS 的影响[J].上海针灸杂志,2021,40(8):963

张鹏,商晓娟,谭翱,等.针刺蝶腭神经节对 222 例变应性鼻炎患者症状改善的临床观察[J].北京中医药大学学报,2021,44(6):569

张婉,阴倩雅,马祖彬.浅谈发蒙针法[J].中国针灸,2021,41(4):376

张承舜,张寒潇,曹新,等.针灸内关或足三里对载脂蛋白 E 基因敲除小鼠心率变异性的影响[J].成都中医药大学学报,2021,44(3):8

张寒潇,张承舜,吕鹏,等.一种小鼠固定器及两种批量艾灸装置的应用[J].针刺研究,2021,46(7):616

张静莎,耿连岐,郭义.针刺改善缺血性脑卒中后抑郁患者抑郁状态的有效性研究[J].中华中医药杂志,2021,36(3):1744

张立志,刘霄潇,许能贵,等.《百症赋》中针灸治疗糖尿病并发皮肤瘙痒症的思路探析及临床应用举隅[J].中国中医基础医学杂志,2021,27(1):161

张梦阳.毫火针治疗腹泻型肠易激综合征脾虚湿盛证临床疗效观察[D].广州中医药大学,2021

张琪棋,张晶.《针灸大成》月经病的诊治规律探究[J].中国中医基础医学杂志,2020,26(7):878

张启民,鲁璐,符煜昊,等.基于闭环控制的玻璃材料智能拔罐器[J].针刺研究,2021,46(6):486

张瑞婷.电子灸治疗腹泻型肠易激综合征的临床观察[D].福建中医药大学,2021

张绍华,王玉龙,章春霞,等.互动式头针对脑卒中后认

知功能及抑郁、焦虑状态的临床研究[J].北京中医药大学学报,2021,44(7):659

张天生,李书雅,刘娇,等.《针灸大成》歌赋之对穴配伍规律研[J].中国中医基础医学杂志,2021,27(12):1929

张玉洁,裴丽霞,周俊灵,等.电针调节 AKT/NF-κB 信号通路炎症反应修复受损肠黏膜屏障的机制研究[J].中医药信息,2021,38(7):9

张志鹏,冯秋香,卫琰,等.艾灸联合穴位贴敷对过敏性鼻炎患者鼻阻力及 EOS、ECP 的影响[J].现代中西医结合杂志,2021,30(21):2316

章海娟,涂明琦,周舒宁,等.经筋病针刺角度与疗效关系的理论探讨[J].浙江中医杂志,2021,56(1):53

赵珈宇,王图南,王旒靖,等.针刺对应激性胃溃疡模型大鼠肠道菌群及脑和肠组织内 TLR4 含量的影响[J].中国针灸,2021,41(4):413

郑晓娟,张艳梅,王晓燕.穴位埋线对变应性鼻炎大鼠炎症介质、细胞因子及 JNK 通路的调节作用[J].中国中医基础医学杂志,2021,27(6):965

种文强,张慧叶,王梦静,等.针刺对 SAMP8 小鼠海马线粒体 SIRT3 调控因子 GATA-2 表达的影响[J].中国中医药信息杂志,2021,28(1):54

周丽,曾玲玲,季小健.温针灸联合参苓白术散治疗溃疡性结肠炎脾虚湿阻证的疗效及对脑-肠互动和炎症因子的影响[J].河北中医,2021,43(9):1483

周男,林梦园,白丰淇,等.《针灸大成》中尺泽穴临床应用探析[J].河南中医,2021,41(4):608

周悦,马玉宁,李姝婧,等.隔药灸脐法对腹泻型肠易激综合征患者 micro RNA 的表达调控作用[J].中华中医药杂志,2021,36(5):2688

朱兵.论穴位与穴位特异性[J].中国针灸,2021,41(9):943

朱艳,张敏,赵晨.艾灸"足三里""肾俞"对佐剂性关节炎大鼠肠道菌群的影响[J].中国针灸,2021,41(10):1119

邹玲,苏雨昕,郭亚婷,等.AdobeIllustrator 绘图软件在腧穴相关解剖结构示意图绘制中的应用——以手足厥阴经五输穴为例[J].针刺研究 2021,46(8):710

邹雪.经皮穴位电刺激辅助治疗腹泻型肠易激综合征肝气乘脾证的临床疗效观察[D].南京中医药大学,2021

祖志博,李淑彦.从《黄帝内经》溯源针刺量效关系[J].上海针灸杂志,2021,40(7):877

（十一）推　拿

【概述】

2021 年度公开发表在学术期刊上与推拿有关的学术论文 1 000 余篇，主要涉及实验研究、手法功法研究、临床治疗、小儿推拿、足部按摩等内容。

1. 实验研究

推拿的基础实验研究以疼痛机制及推拿作用机理研究为主。

江玉婷等观察推拿按法对慢性激痛点模型大鼠骨骼肌超微结构的影响，研究提示，慢性激痛点病理特征为骨骼肌肌节挛缩、线粒体结构和数量受损，按法治疗能够舒张挛缩的肌节、促进线粒体的损伤修复，起到对慢性激痛点的去活化作用。

袁媛等研究按法刺激痛点是否通过激活辣椒素受体 1（TRPV1）进而产生效应，认为按法刺激痛点产生去活化效应，其机制可能与激活 TRPV1 受体、上调 eNOS 和 NO 含量、降低 5-HT 含量有关。

卢园等探究小鱼际滚法干预骨骼肌急性钝挫伤组织机化期的可能作用机制，研究提示，小鱼际滚法在兔急性钝挫伤组织机化期可能通过抑制生长/分化因子 8/受体活化型通路限制性蛋白 Smad2 信号通路达到延缓组织纤维化、促进肌纤维生长以及加强骨骼肌修复的目的。

韦庆波等探讨了推拿手法干预肌腱末端病的治疗作用及其作用机制，认为推拿手法可下调碱性成纤维细胞生长因子表达量，促进受损组织愈合，防止肌腱粘连，对肌腱末端病起到干预作用。

2. 手法功法研究

标准化研究、影响规范的因素研究是手法功法近年来主要研究的方向。

王今等梳理推拿相关教材中揉法的发展与变化，对比揉法在历版教材中的异同并分析原因。认为历版教材对于揉法的论述各有特色，但在分类和手法的频率等方面缺乏统一意见，亟待规范化。

黄桃等从手法、力量、频率、操作部位及介质方面，对擦法的操作方法及量化研究进行分析，总结了影响规范化操作的相关因素。

吕杰等探索评价中医推拿滚法手法稳定性和相似性的量化方法。将样本熵和互样本熵分析方法应用到滚法垂直作用力信号的分析中，研究不同类型操作者滚法垂直作用力信号的样本熵随时间的变化特征，对比三类人群的滚法垂直作用力信号样本熵及两两之间的互样本熵情况。认为样本熵和互样本熵在评判滚法稳定性和相似性方面具有一定意义，可以考虑将样本熵和互样本熵作为评价滚法操作者操作水平的量化方法。

魏振朴等观察推拿功法"少林内功"对阳虚体质者督脉红外热像的效应，从督脉代谢热值的角度探讨推拿功法"少林内功"的效应机制。研究提示，习练"少林内功"可诱发阳虚质督脉的循经红外辐射轨迹，且可使其长度更长、范围更大、更加连续。干预后大椎穴、命门穴及督脉线上体表代谢温度较干预前明显升高（$P < 0.01$）。

3. 临床治疗

2021 年度推拿发表的文章中，临床治疗数量较多，其中又以脊柱四肢关节的文章居多。

叶佳希观察点穴推拿联合中药药枕对老年稳定性心绞痛并发失眠患者睡眠质量及生活质量的影响。结果:在常规疗法的基础上加用点穴推拿联合中药药枕治疗老年稳定性心绞痛并发失眠的疗效显著,能够有效改善患者的睡眠质量和生活质量。

马涠霞将接受剖宫产术生产的产妇随机分为两组各46例。对照组给予低分子肝素治疗,观察组在对照组基础上给予穴位按摩,对产妇的踝关节缓慢轻柔地进行主动内外翻、背伸运动,再对膝关节进行屈伸运动,按摩委中穴、足三里穴以及三阴交穴,自下而上。结果:观察组TT、PT以及APTT水平均低于对照组(均$P<0.05$)。观察组术后并发症发生率低于对照组($P<0.05$)。

罗雪梅等对青少年特发性脊柱侧凸(AIS)患者进行三维平面推拿治疗,观察该治疗方法对患者Cobb角和生活质量改变的影响。经过3个月治疗,与对照组比较,治疗组的Cobb角、背部倾斜角、心理健康分值、自我外观形象分值均显著改善(均$P<0.05$)。

付勇等比较芳香推拿与传统推拿疗法治疗交感神经型颈椎病的临床疗效差异,并进行安全性评估。结果:在改善颈交感神经症状、颈部肌肉疼痛程度、颈椎功能障碍方面,芳香推拿组较传统推拿组更为显著(均$P<0.05$)。

刘钰等研究神经根型颈椎病(CSR)与慢性疼痛相关脑白质微观结构的改变,并探讨推拿对其脑白质微观结构的影响。对12例神经根型颈椎病慢性疼痛患者(观察组)与10例健康人(对照组)在治疗前进行结构性核磁共振成像(SMRI)及弥散张量成像(DTI)扫描,观察组在给予12次推拿治疗后再次扫描,并在治疗前后对观察组进行汉密尔顿17项抑郁量表(HAMD)、视觉模拟评分(VAS)和颈椎病症状量表评估。结束后将SMRI及DTI数据使用VistaSoft预处理后计算部分各向异性指数(FA值),用自动纤维束量化追踪技术(AFQ)、约束球面反卷积法(CSD)生成具有100个离散位点的纤维束走行线图,并用MATLAB对FA值及量表评分进行组间比较。结果:治疗前观察组双侧扣带束、胼胝体小钳部分各节段FA值较对照组低,左侧扣带海马束部分节段FA值较对照组高,经中医推拿治疗后,左侧扣带海马束中6个连续位点FA值降低;治疗后患者组颈椎病症状量表评分增加,HAMD、VAS量表评分降低。研究提示,颈椎病慢性疼痛患者双侧扣带束、胼胝体小钳脑白质结构受损,而左侧扣带海马束脑白质结构连接增强,考虑与负性记忆及情绪的产生有关,治疗后该区域部分位点FA值逆转,推测中医推拿对改善疼痛及相关的不良记忆与情绪有一定效果。

李飞等探索推拿罐治疗椎动脉型颈椎病(CSA),颈部局部微循环灌注量的影响。结果:推拿罐手法治疗后大椎穴皮肤血流量及以大椎穴为中心的颈部局部皮肤血流量升高,随时间延长逐渐降低,至推拿罐后25 min与推拿罐治疗前比较$P>0.05$;第4次推拿罐基础血流量与空白组对照有统计学意义($P<0.05$)。

鄢美娇等观察推拿结合腋部勾拨松解手法治疗冻结期和康复期肩周炎的临床效果。研究提示,推拿结合腋部勾拨松解手法治疗冻结期和康复期肩周炎可以有效缓解其肩部疼痛症状,增加肩关节活动范围,提高患者生活质量。

周可林等比较振腹推拿手法与传统推拿手法治疗肩关节周围炎的疗效差异。结果:两组间年龄、其他疾病情况、焦虑、肩关节周围组织疼痛等基本资料不均衡的协变量经匹配后均达到均衡。结果:1个月后和3个月后随访时,两组间VAS评分、Melle评分、肩外展角度、肩前屈角度、指脊间距、指耳间距比较$P<0.05$。

推拿是目前治疗腰椎间盘退变的重要治疗方法,但是其作用机制尚不清楚。黄帆等基于Wnt/β-catenin信号通路探讨推拿治疗腰椎间盘退变的作用机制。研究提示,推拿可以有效改变腰椎间盘紊乱的内部结构、降低椎间盘内部应力进而起到显著治疗作用,其可能通过Wnt/β-catenin信号通路对软骨细胞的影响发挥治疗作用。

4. 小儿推拿

小儿推拿的文献以小儿推拿特定手法、穴位、流派以及临床疗效等为主。

分手阴阳是小儿推拿特色操作之一，临床被应用于各类疾病，具有平衡阴阳，调和脏腑的作用。房玉虎等认为，小儿推拿复式手法具有特定手法姿势、步骤、作用部位，疗效较单一手法更为全面，为历代医家重视。

苏丽红等认为，小儿推拿复式手法中与"龙"有关的操作有4种，即"双龙摆尾""二龙戏珠""苍龙摆尾""龙入虎口"，其中前三种手法存在着不同程度的同名异法现象。

湘西刘氏小儿推拿学术流派是我国小儿推拿主要流派之一，源于湘西地区，在独特的历史、人文、自然环境中形成了具有浓郁民族性、地域性的理论体系。钟欢等对其理论体系的整理，涵盖了小儿疾病的分类方法、证治规律、治疗策略、穴部及配伍，以及其操作体系。

郭丽娜探究穴位按摩联合穴位贴敷治疗癫痫患儿血清神经元特异性烯醇化酶（NSE）以及胶质纤维酸性蛋白（GFAP）水平变化及生活质量的影响。结果：两组血清NSE、GFAP水平降低，QOLIE-31评分升高；试验组临床总有效率较高，血清NSE、GFAP水平较低，QOLIE-31评分较高（均$P < 0.05$）。

陈倩婧等运用小儿推拿结合孟鲁司特钠治疗咳嗽变异性哮喘患儿，观察其临床疗效及治疗前后血清IL-4、IL-13、γ-干扰素和IgE的改变。结果：小儿推拿结合孟鲁司特钠治疗咳嗽变异性哮喘的效果优于单纯孟鲁司特钠，且对调整Th1/Th2的平衡有促进作用。

5. 足部按摩

足部按摩集中在功能性疾病的治疗。

雷华为等认为，足底反射区按摩联合中药足浴干预对抑郁症患者睡眠障碍有显著的治疗作用。

喻道舫等运用足底按摩结合中药沐足治疗糖尿病失眠患者，观察其空腹血糖、餐后2 h血糖、匹兹堡睡眠质量指数（PSQI）评分等，研究提示，对社区糖尿病失眠患者实施足底按摩结合中药沐足治疗，能有效增强血糖控制效果，改善患者睡眠质量，缩短睡眠等待时间。

6. 其他

赵娜等的回顾性研究显示，2010—2020年国家自然科学基金资助的推拿学科项目共86项，总金额为3 876万元，项目主要集中在骨骼肌相关疾病、消化系统相关疾病及手法生物力学研究方面。

朱立国等利用CiteSpace软件对近十年手法治疗神经根型颈椎病的相关文献进行分析，指出手法治疗神经根型颈椎病研究领域渐趋成熟，研究内容及方向趋于稳定，但相关研究团队和机构在全国范围内的影响力较弱，研究作者及机构之间的合作仍需进一步加强。

（撰稿：许军　审阅：严隽陶）

【基础实验研究】

海兴华等研究腹部推拿对大鼠乙醇性胃黏膜损伤的修复作用及机制。结果：腹部推拿组大鼠扭体反应和旷场实验均有改善；空白对照组大鼠胃黏膜结构完整，模型组大鼠胃黏膜损伤明显，出现炎性细胞浸润，而腹部推拿组大鼠胃黏膜损伤程度较轻。与空白对照组比较，模型组大鼠胃黏膜TNF-α、IL-6的分泌显著升高，EGF含量显著降低，经腹部推拿干预后炎性因子均有所下降，EGF显著升高。认为腹部推拿可以通过降低胃黏膜TNF-α、IL-6的含量，提高EGF的含量，发挥促进大鼠乙醇性胃黏膜损伤的修复作用。

张玮等研究腹部推拿对非酒精性脂肪肝病（NAFLD）大鼠肠上皮细胞肌球蛋白轻链激酶（MLCK）、肌球蛋白轻链磷酸化（P-MLC）表达及P-MLC与多聚体的纤维状肌动蛋白（F-actin）共定位的影响。研究提示，造模后，MLCK及P-MLC的表达明显上升。而经过腹部推拿干预后,MLCK及P-MLC的表达下降,证明腹部推拿可以抑制MLCK及P-MLC的表达;同时,肠黏膜P-MLC与F-actin之间存在共定位,且腹部推拿干预的P-MLC和F-actin的表达量最高,证明腹部推拿可以促进P-MLC和F-actin共定位作用。认为腹部推拿可以通过抑制MLCK及P-MLC蛋白表达及促进P-MLC和F-actin相互作用的途径重塑肠上皮细胞骨架,改善NAFLD大鼠肠道黏膜通透性,逆转NAFLD的脂肪变性。

张欣等观察腹部推拿对肥胖大鼠胰岛素抵抗的改善作用与机制。模型对照组的FPG与TC、HDL-C、FINS、HOMA-IR均显著高于空白对照组($P<0.05$,$P<0.01$),TG、HDL-C、ISI及骨骼肌AMPK、PGC-1α、SIRT1蛋白表达水平均显著低于空白对照组($P<0.01$);推拿干预组与模型对照组比较,FPG、TC、HDL-C、FINS、HOMA-IR均显著降低,TG、HDL-C、ISI及骨骼肌AMPK、SIRT1、PGC-1α蛋白表达水平均显著升高($P<0.05$,$P<0.01$)。研究提示,腹部推拿疗法能够有效调节肥胖大鼠的胰岛素抵抗现象,其可能的机制之一是改善和加强了骨骼肌SIRT1/PGC-1α通路的作用,更好发挥其调节糖脂代谢及胰岛素分泌的功能。

王栋良等探讨腹部推拿对慢传输型便秘(STC)大鼠体内神经递质及5-羟色胺(5-HT)受体表达的作用机制。结果:与对照组相比,模型组STC大鼠粪便含水率、血浆SP水平及结肠组织5-HT3R、5-HT4R水平均下降、血浆VIP及NOS水平升高,首粒黑便排出时间延长,肠推动率降低(均$P<0.05$);HE染色结果表明模型组大鼠结肠组织发生病理性改变。与模型组相比,推拿组STC大鼠粪便含水率、血浆SP水平及结肠组织5-HT3R、5-HT4R水平均升高,血浆VIP及NOS水平降低,首粒黑便排出时间缩短,肠推动率升高(均$P<0.05$),HE染色结果表明推拿组STC大鼠结肠组织病理学改变改善,细胞排列整齐,形态圆润。认为腹部推拿能够改善STC大鼠疾病状态,调节大鼠体内神经递质及5-HT受体表达。

高建辉等观察和探讨摩腹手法对原发性失眠大鼠行为学状态的影响。结果:旷场试验中,与空白组相比,模型组大鼠在运动时间和站立次数上均有明显减少(均$P<0.05$),与模型组相比,摩腹组和拮抗组大鼠在运动时间和站立次数上均有明显增加(均$P<0.05$);高架十字迷宫试验中,与空白组相比,模型组大鼠OE和OE%均有明显减少,与模型组相比,摩腹组和拮抗组大鼠OE、OE%、OT和OT%均明显增加(均$P<0.05$);此外,与空白组相比,模型组大鼠脑干内DA、NE和ACH水平均明显升高,而5-HT水平明显降低(均$P<0.05$),与模型组相比,摩腹组和拮抗组大鼠脑干内DA和NE水平均明显降低,5-HT水平明显升高(均$P<0.05$)。研究提示,摩腹手法可通过调节中枢DA、NE、5-HT和ACH的水平,对原发性失眠大鼠的焦虑和抑郁状态起到一定的缓解作用。

孔心甜等研究摩腹对2型糖尿病大鼠胰岛素抵抗和胰腺GLP-1r蛋白表达的影响。摩腹组空腹血糖、口服葡萄糖耐量的曲线下面积(OGTT-AUC)、血清胰岛素及胰岛素抵抗指数均显著低于模型组,但高于空白组($P<0.05$),与阳性药物组无明显差异($P>0.05$)。摩腹组胰腺GLP-1r蛋白相对表达量显著高于模型组($P<0.05$)。与模型组比,摩腹组胰岛结构明显改善。研究提示,摩腹能上调2型糖尿病大鼠胰腺GLP-1r表达,减轻胰岛结构损伤,改善胰岛素抵抗,从而降低血糖。

刘明军等探讨指压法对单纯性肥胖模型大鼠体质量及炎性细胞因子的影响。结果:与模型组比较,对照组、指压组大鼠体质量明显降低(均$P<0.05$),TNF-α、IL-6表达水平存在统计学差异($P<0.05$),但差异较小。研究提示,指压法可调节单纯性肥胖模型大鼠细胞因子LP、TNF-α、IL-6表达水平,有效降低体质量,疗效略低于奥利司他,但指压法可减少或替代奥利司他等药物使用。

张羽墨等通过研究推拿五法对深静脉血栓模型大鼠凝血、纤溶功能的影响,探究推拿手法的安全应用。结果:干预3 d后揉法组APTT与模型组比较时间缩短（$P<0.05$）。干预 3 d 后，拨法组与模型组比较 D-二聚体含量增高（$P<0.05$）。干预 3 d 后，拨法组、推法组与模型组比较 6-Keto-PGF1α 含量增高（$P<0.05$），牵拉法组与模型组比较含量增高（$P<0.01$）；干预 10 d 后，点法组与模型组比较 TXB2 含量增高（$P<0.05$），点法组、推法组、牵拉法组与模型组比较 6-Keto-PGF1α 含量降低（$P<0.01$），揉法组与模型组比较含量降低（$P<0.05$）。研究提示，从凝血、纤溶功能角度分析，点法、推法、牵拉法作用于深静脉血栓大鼠安全性高，拨法、揉法作用于深静脉血栓大鼠存在一定风险。

施英华等观察脊柱推拿对脑瘫模型幼鼠行为学和下丘脑区生长激素（GH）和生长激素受体（GHR）蛋白表达的影响，探讨脊柱推拿干预脑瘫幼鼠的分子机制。为探索脑瘫患儿发育迟缓干预提供前期研究基础。结果：脊柱推拿干预结束后，三组幼鼠体重比较 $P<0.05$，推拿组体重高于模型对照组（$P<0.05$），推拿组干预 4 周后步态分析步幅长度和离地速度均优于模型对照组（$P<0.05$），通过 WB 检测，模型组下丘脑中 GH、GHR 蛋白表达水平与推拿组比较分泌较低。认为可通过推拿调节脑瘫幼鼠 GH 和 GHR 的表达，促进脑瘫幼鼠的生长发育。

（撰稿：许军　审阅：严隽陶）

【睑板腺按摩治疗干眼症】

张娟等将 MGD 患者分为两组各 30 例（60 眼）。对照组用 45～50 ℃ 热水蒸气熏蒸双眼（每周连续治疗 5 次，连续 2 周为 1 个疗程），熏蒸后行睑板腺按摩，睑板腺按摩每周连续 3 次。按摩后用清洗睑缘并在睑缘上涂妥布霉素地塞米松眼膏。观察组加用医院自制中药（金银花、连翘、黄连、苦参、蒲公英、玄参等）熏蒸，每周连续 5 次。两组均以连续 2 周为 1 疗程。两组均连续治疗 4 周后，观察组临床总有效率显著高于对照组（$P<0.05$）。两组患者治疗后自觉症状、角膜荧光素钠染色较治疗前下降，泪膜破裂时间、泪液分泌试验值较治疗前上升（$P<0.05$）。观察组患者自觉症状、角膜荧光素钠染色评分下降幅度及泪膜破裂时间、泪液分泌试验值上升幅度大于对照组患者（$P<0.05$）。

夏效芳将 MGD 患者分为两组各 37 例，均采取常规药物治疗，即维生素 A 棕榈酸酯眼用凝胶、普拉洛芬滴眼液、妥布霉素地塞米松眼膏。观察组联合热敷、睑板腺按摩，3～4 次/d，持续治疗两周。结果：与对照组比较，观察组泪膜破裂时间延长，睑板腺分泌物性状评分降低（均 $P<0.05$）。两组治疗后均未发生激素性青光眼等并发症。

黄丹菊将 MGD 患者分为两组各 150 例。参照组 245 眼应用常规护理，即清洁睑缘和眼睑热敷；研究组 251 眼则在此基础上予以睑板腺按摩。结果：与参照组对比，研究组的睑缘评分、角膜荧光素染色评分更低，且泪膜破裂时间更短（均 $P<0.05$）。

李佩芬等将白内障术后干眼症患者分为两组各 45 例，均给予常规护理。观察组在此基础上进行睑板腺按摩配合中药熏眼。比较两组临床疗效以及干眼症状评分、FL、BUT。结果：观察组临床疗效显著优于对照组（$P<0.05$），观察组干眼症状、FL、BUT 得分均显著优于对照组（均 $P<0.05$）。

赵一玮等将翼状胬肉切除术后干眼症患者分为对照组 36 眼和观察组 37 眼，均予以地夸磷索钠滴眼液治疗。观察组再予以睑板腺按摩治疗。结果：与治疗前比较，两组治疗后各时间点 OSDI 评分显著降低、BUT 显著延长、SIT 试验泪液长度显著延长，且观察组同时间点上述各指标变化更为明显（均 $P<0.05$）。与对照组比较，观察组治疗总有效率显著升高（$P<0.05$）。

韩延燕等将围绝经期干眼症患者分为两组各 41 例（82 眼），均使用玻璃酸钠滴眼液，研究组加韦氏杞菊甘露方（枸杞子、菊花、北沙参、石斛、麦冬、桑叶等）熏蒸与睑板腺按摩。结果：研究组总有效率高于对照组（$P<0.05$）；与对照组比较，研究组眼部临床症状积分下降明显（$P<0.01$），SIT、BUT 均升高，FL 分值降低（均 $P<0.05$）。

（撰稿：许军　审阅：严隽陶）

【推拿治疗小儿夜啼】

付倩等将心脾积热证患儿分为两组各 45 例。对照组口服钙剂与维生素 D。观察组采用小儿推拿,分别施以手阴阳、补脾经、清肝经、运内八卦、捣小天心、摩腹、拿肚角、揉足三里、摩囟门,外加清心经、清天河水、掐揉五指节,同时联合中药热罨包(吴茱萸、小茴香、延胡索、香附、栀子、细辛)治疗。7 d后,观察组治疗后主症、次症评分及总分均低于对照组(均 $P<0.001$);SPIEGEL 睡眠量表评分低于对照组($P<0.01$);两组治疗后舌苔与指纹异常无明显变化(均 $P>0.05$)。观察组啼哭总有效率为 91.1%(41/45),对照组为 62.2%(28/45),$P<0.01$。

李洁将心经积热型患儿分为两组各 21 例,均内服清心导赤颗粒(钩藤、淡竹叶、僵蚕、蝉蜕、薄荷、麦冬等)。观察组加用三字经流派推拿,平肝 10 min,清补脾 10 min,运八卦 10 min,清天河水捣揉小天心 2 min,捏脊,1 次/d,疗程 5 d。结果:总有效率观察组高于对照组($P<0.05$)。

黄彩虹将惊恐伤神型患儿分为两组各 29 例。对照组化服琥珀抱龙丸;治疗组用太极推拿头面部手法,即以拇指腹沿督脉由印堂推抹至神庭,再点揉至百会,轻摩囟门,双手用四指揉法沿少阳经按揉侧头部,再沿耳屏前后上下推抹,双手以拇指指腹沿两侧眼正中线,由上至下按揉,再双手四指揉按两侧脸颊,双手拇指沿眶上缘左右分推至太阳并拇指点揉太阳,余四指深入枕部托起头部,点按耳后高骨,双手掌由额部沿脸颊左右分推,双手四指轻叩头部,轻拍患儿肩部结束手法,1 次/d。两组均治疗 7 d 为

1 个疗程。结果:治疗组总有效率高于对照组($P<0.05$);与对照组比较,治疗组中医证候积分下降,除白天睡眠时间外,简易婴儿睡眠问卷(BISQ)评分下降(均 $P<0.05$)。

詹嘉珺将患儿随机分为两组各 47 例,对照组给予常规治疗,中医组给予耳穴结合推拿疗法治疗。结果:治疗后中医组的 24 h 睡眠时间与夜啼发生次数显著优于对照组($P<0.05$);中医组的有效率显著高于对照组($P<0.05$)。

卫妍等检索中国知网、万方数据库、中国科技期刊数据库、中国生物医学文献数据库、Cochrane 图书馆、PubMed 等数据库,通过查找以推拿为主治疗儿童夜啼病的随机对照试验研究类文献,共纳入 8 篇文献,717 例夜啼患儿。应用 RevMan5.3 软件进行数据分析。研究提示,小儿推拿治疗能够显著增加临床疗效[$RR=1.21$, 95% CI(1.14, 1.28), $P<0.0001$]。

孙安达认为小儿夜啼可从瘀血论治,并总结出一套治疗该症的推拿处方。一方面取象比类、以推代药,取穴精当,诸手法合用,共奏类血府逐瘀汤之效。另一方面强调安神定志,远近结合,起到镇静安神之效。对于临床难治性小儿夜啼,化瘀手法的运用可起到补充治疗的作用。

唐媛媛等从小儿夜啼与五脏的关系及辨证归经施治等方面系统阐述湖湘针推学术流派"推五经,调五脏"的治疗思路。该流派认为,脾寒、心热、惊恐、食滞均可致小儿夜啼,病位主在心、脾,但与肺、肝、肾关系密切。临证施治需充分考虑脏腑之间的生克与助制关系及归经。

(撰稿:许军 审阅:严隽陶)

[附] 参考文献

C

陈倩婧,陈彦,江华,等.小儿推拿结合药物对咳嗽变异性哮喘患儿 IL-4、IL-13、γ-干扰素和 IgE 的影响[J].按摩与康复医学,2021,12(17):15

F

房玉虎,丁菲菲,雷蕾,等.小儿推拿特定操作——分手阴阳考析[J].中医药临床杂志,2021,33(4):677

付倩,钟振环,乔晓阳,等.推拿联合中药热罨包治疗小儿夜啼心脾积热证临床研究[J].国际中医中药杂志,2020,42(11):1079

付勇,黄小英,章海凤,等.芳香推拿治疗交感神经型颈椎病:随机对照研究[J].江西中医药大学学报,2021,33(1):68

G

高建辉,张超凡,崔小锋,等.摩腹手法对原发性失眠大鼠行为学状态的影响[J].吉林中医药,2021,41(6):788

郭丽娜.穴位按摩联合中药贴敷对癫痫患儿血清 NSE、GFAP 水平变化及生活质量的影响[J].中国中医药现代远程教育,2021,19(12):137

H

海兴华,刘芳,骆雄飞,等.腹部推拿对大鼠乙醇性胃黏膜损伤的修复作用及机制研究[J].天津中医药,2021,38(7):917

韩延燕,冯建辉.中药熏蒸联合睑板腺按摩治疗围绝经期干眼症临床观察[J].光明中医,2021,36(22):3848

黄帆,赵思怡,邸安琪,等.基于 Wnt/β-catenin 信号通路的推拿干预腰椎间盘退变作用机制探讨[J].中华中医药杂志,2021,36(5):2991

黄桃,席强,李忠正,等.推拿擦法临床规范化操作的相关影响因素分析[J].河北中医,2021,43(6):1004

黄彩虹,赵焰.太极推拿治疗惊恐伤神型小儿夜啼 29 例[J].中医外治杂志,2019,28(6):58

黄丹菊,李燕娜.睑板腺按摩对睑板腺功能障碍性干眼的干预价值[J].中医眼耳鼻喉杂志,2021,11(1):25

J

江玉婷,李铁浪,李江山,等.推拿按法对慢性激痛点模型大鼠骨骼肌超微结构的影响[J].湖南中医药大学学报,2021,41(1):85

K

孔心甜,谢舟煜,徐景崧,等.摩腹对 2 型糖尿病大鼠胰岛素抵抗和胰腺 GLP-1r 的影响[J].时珍国医国药,2021,32(4):998

L

雷华为,韦红梅,叶君荣,等.足底反射区按摩联合中药足浴缓解抑郁症患者睡眠障碍的临床观察[J].中医外治杂志,2021,30(2):65

李飞,陈泽林,程晓燕,等.推拿罐对椎动脉型颈椎病的颈部局部微循环灌注量的研究[J].辽宁中医杂志,2021,48(8):197

李洁.三字经流派推拿结合清心导赤颗粒治疗小儿夜啼临床观察[J].实用中医药杂志,2021,37(4):564

李佩芬,汤桃妹.睑板腺按摩配合中药熏眼治疗白内障术后干眼症 45 例[J].中医外治杂志,2021,30(1):30

刘钰,陈红,王昊,等.推拿对颈椎病疼痛患者脑白质微观结构影响[J].辽宁中医药大学学报,2021,23(2):167

刘明军,张晓林,陈邵涛,等.指压法对单纯性肥胖模型大鼠炎性细胞因子的影响研究[J].长春中医药大学学报,2021,37(3):541

卢园,陈海南,杨舟,等.小鱼际揉法对兔骨骼肌急性钝挫伤组织机化期 GDF-8/Smad2 通路的影响[J].湖南中医药大学学报,2021,41(9):1345

罗雪梅,宋奕勇,胡怡佳,等.推拿治疗青少年特发性脊柱侧凸对 Cobb 角、背部倾斜角及生活质量的影响[J].山东中医杂志,2021,40(3):280

吕杰,徐军,刘杨,等.中医推拿揉法手法稳定性和相似性量化评价的方法研究[J].上海中医药大学学报,2021,35(2):32

M

马渑霞.穴位按摩联合低分子肝素预防性治疗剖宫产术后下肢深静脉血栓形成临床研究[J].新中医,2021,53(3):181

S

施英华,邵先桃.脊柱推拿对脑瘫模型幼鼠下丘脑生长激素及其受体蛋白表达影响的研究[J].四川中医,2021,39(2):55

苏丽红,游秘秘.小儿推拿与"龙"有关复式手法探源[J].按摩与康复医学,2021,12(7):43

T

唐媛媛,王璐,孟原,等.湖湘针推学术流派"推五经,调五脏"治疗小儿夜啼经验[J].湖南中医杂志,2021,37(4):42

W

王今,郁凯华,张恬,等.揉法在推拿相关教材中的梳理与对比分析[J].按摩与康复医学,2021,12(7):39

王勤,孙安达.孙安达从瘀论治推拿治疗小儿夜啼经验[J].按摩与康复医学,2021,12(21):41

王栋良,马鑫文.腹部推拿对慢传输型便秘大鼠神经递质及5-HT受体表达的调节作用[J].西部中医药,2021,34(7):29

韦庆波,顾嘉凌,张峰,等.推拿手法对SD大鼠肌腱末端病碱性成纤维细胞生长因子的影响[J].湖南中医杂志,2021,37(5):170

卫妍,吴珊珊,赵祥光,等.推拿治疗小儿夜啼的随机对照试验的Meta分析[J].按摩与康复医学,2021,12(6):1

魏振朴,王志强,窦思东,等.基于红外热像技术探讨推拿功法"少林内功"对阳虚质的效应[J].福建中医药,2021,52(1):50

X

夏效芳.睑板腺按摩及热敷联合妥布霉素地塞米松眼膏辅助治疗睑板腺功能障碍性干眼症效果观察[J].中国乡村医药,2021,28(6):14

Y

鄢美娇,汤兴华.推拿结合腋部勾拨松解手法治疗冻结期和康复期肩周炎临床观察[J].实用中医药杂志,2021,37(4):684

叶佳希.点穴推拿联合中药药枕对老年稳定性心绞痛并发失眠患者睡眠质量及生活质量的影响[J].新中医,2021,53(13):181

喻道舫,章萍,龙苏兰.足底按摩结合中药沐足对糖尿病失眠患者睡眠质量与血糖水平的影响[J].中医临床研究,2021,13(4):119

袁媛,蒋全睿,吴琼,等.按法刺激肌筋膜激痛点模型大鼠局部对TRPV1的影响[J].湖南中医药大学学报,2021,41(8):1217

Z

詹嘉珺.耳穴结合推拿疗法治疗小儿夜啼的疗效观察[J].医药界,2020,10:127

张娟,何红梅,郭姝利,等.中药眼罩熏蒸联合睑板腺按摩治疗睑板腺功能障碍的疗效观察[J].新疆中医药,2021,39(2):12

张玮,李华南,赵娜,等.腹部推拿对非酒精性脂肪肝病大鼠肠上皮细胞MLCK、P-MLC表达及P-MLC与F-actin共定位的影响[J].天津中医药,2021,38(9):1191

张欣,尚坤,吴兴全,等.腹部推拿对高脂饮食诱发肥胖大鼠胰岛素抵抗的改善作用机制[J].中华中医药杂志,2021,36(2):728

张羽墨,鲁梦倩,于天源,等.推拿五法对深静脉血栓模型大鼠凝血、纤溶功能的影响[J].北京中医药大学学报,2021,44(5):462

赵娜,王金贵.基于近十年推拿学科国自然立项项目整理探讨学科发展现况[J].中医外治杂志,2021,30(4):91

赵一玮,杨兰娜,杨红伟.睑板腺按摩联合地夸磷索钠治疗翼状胬肉切除术后干眼症的临床效果[J].实用临床医学,2021,22(4):68

钟欢,付千铿,刘密,等.湘西刘氏小儿推拿学术流派"理-法-方（穴）-术"理论体系刍议[J].中华中医药杂志,2021,36(5):2581

周可林,董硕,魏培栋,等.基于倾向性评分的振腹推拿干预肩关节周围炎前瞻性队列研究[J].北京中医药,2021,40(6):633

朱立国,韩涛,魏戌,等.近十年手法治疗神经根型颈椎病的CiteSpace知识图谱可视化分析[J].中医杂志,2021,62(8):723

（十二）气　功

【概述】

2021 年度，检索到"气功"相关的文献 353 篇，筛查出学术论文 108 篇。其年度进展情况主要体现在如下几个方面。

1. 临床评价研究

薛鼎鼎等通过 AMSAT 体电图仪观察 30 名大学生习练八段锦前后的身心健康状况，发现经过八段锦锻炼后人体的总导电性趋于平衡状态，风险值降低，与习练八段锦前比较差异显著（均 $P < 0.05$），SCL-90 因子得分均有所下降，对躯体化、抑郁、焦虑、强迫、人际等因子有统计学意义（均 $P > 0.05$）。说明八段锦锻炼对大学生身心健康状况具有明显促进作用。

周俊等应用计算机检索中国临床试验注册中心（ChiCTR）和美国临床试验数据库（ClinicalTrials.gov），搜集已注册的健身气功临床试验的信息，对基本信息、经济资助来源、研究内容等方面特征进行分类，并应用世界卫生组织（WHO）试验注册数据集（TRDS）评价健身气功临床试验的注册质量，共获得已注册的健身气功临床试验 121 项。结果：健身气功临床试验近年注册数量逐年增加，2020 年达最高（33.1%）；已注册的研究中，八段锦占比最大（65.3%），50.8% 的研究经费来源于医院和高校，2 型糖尿病和慢性阻塞性肺疾病是研究最多的病症，90.1% 研究的试验设计为随机平行对照，样本量在 30～100 例（71.1%），受试者年龄集中在 40 岁及以上（46.1%），两个中心注册试验平均报告完成度为 87.4%，说明目前健身气功临床试验总体趋势

较好，但在功法类型、注册地区分布、注册机构分布、经费资源分配、受试年龄段构成等方面存在不均衡特征，在临床试验设计和注册细节方面尚待提高。

2. 古籍研究

李航宇等对《诸病源候论》气病诸候导引法进行文献梳理与总结，详细介绍功法原文、功法机制及具体操作等，根据慢性肺系疾病肺胀的病因病机及临床表现，结合气功三调的锻炼方法，整合编纂出三节功法，将其分别命名为"拓腰振臂法""举臂调息法""拄席努腹法"，作为肺胀病的辅助疗法，以提升肺胀患者的生存率和生活质量。

张雪亮等根据历史发展脉络，对传统导引气功"仿生"的相关文献进行了梳理，划分出先秦仿生导引的萌芽与原创、秦汉隋唐仿生导引的蓬勃发展、宋元明清仿生导引的成熟与普及、现代仿生导引的科学洗礼等 4 个阶段。刘博雯等认为宋代是一个战乱交接、科技文化繁荣的"矛盾"时代，出现官办康复医疗机构，使康复技术在临床中有所创新、改进，导引气功取代金丹作为养生康复的首选。

刘康等认为北宋大文学家苏轼重视气功养生，以"思无邪"作为核心思想，注重保养元气，采取审慎客观的修炼态度，重视道德与心性修养，提升气功修炼的境界等，对后世气功养生具有较大的影响。

3. 效应机制研究

董晶晶等为探讨"意守"对自主神经系统调控的特征性效应，采集有练功经验和无练功经验者各 36 例的静息态、注意态、意守态心电数据，运用 HRV 时域和频域分析，对练功经验因素和状态因素

进行比较,发现意守态的 Total power、LF power、VLF power 更小($P<0.05$),有练功经验者意守态的 HF power 和 HFnu 比注意态更高($P<0.05$),有练功经验者意守态的 LF power 和 LFnu 比注意态更小($P<0.05$),练功经验者各参数无统计学意义($P>0.05$)。说明"意守"能够提高副交感神经兴奋性,并降低交感神经兴奋性。

乔松等为探讨意境作业对内外向人格睡眠质量改善的特异性,将受试者按内外向人格维度分层,以 1:1 随机分成意境作业训练的实验组和空白对照组,结果:干预后与对照组比较,实验组内向人格者睡眠质量指数差异显著($P<0.05$),而外向者无统计学意义($P>0.05$);β 频带脑电功率,实验组内向人格者在右额中央(FC4)、左顶区(C3)、左中央顶区(CP3)、左中央区(P3)、右中颞区(T4)、左枕区(O1)出现差异导联($P<0.05$);而实验组外向人格者在右前额区(F8)、右额颞(FT8)、右顶区(C4)、额中央中线(FCZ)出现差异导联($P<0.05$)。说明意境作业训练可提供通过调节多脑区协同以改善不同人格人的睡眠质量。

张鑫政等为探究调息操作对人体情绪反应的调节效应,将招募入组的 50 名健康人,分为自然呼吸组(A 组)和调息组(B 组),通过听觉情绪刺激的 oddball 测验记录脑电事件相关电位变化,分析两组 P300 峰值及脑电功率图,P300 峰值显示正性音乐刺激条件下大脑顶区 B 组低于 A 组($P<0.05$),中性音乐刺激条件下大脑顶区、后颞区 B 组低于 A 组($P<0.05$),负性音乐刺激条件下大脑后颞区 B 组低于 A 组($P<0.05$);相同刺激下两组脑电功率图对比,A 组脑区高功率出现多个脑区兴奋,而 B 组则呈全脑功率降低趋势,并向大脑中央区集中趋势。说明调息操作可降低情绪刺激的反应,并能将强情绪刺激反应趋向于中性。

李航宇等为探究腹式呼吸对人体脏腑气血功能的调节效应,将健康成年受试者按照 1:1 的比例,分成三圆式站桩+腹式呼吸实验组和三圆式站桩对照组,比较 8 周干预训练前后的心率变异性(HRV)及井穴的血流灌注量。结果:显示实验组干

预前后,自然态的 LF、SDNN、RMSSD、pNN50 差异显著($P<0.05$),练功态的 LF、LF/HF、SDNN、RMSSD、pNN50 差异显著($P<0.05$),并穴血流灌注量上升显著($P<0.05$),而对照组干预前后无统计学意义($P>0.05$)。说明腹式呼吸训练可以提升迷走神经张力,并加强肢体末端的血流灌注量,对人体脏腑气血运行具有正向调节。

(撰稿:魏玉龙 审阅:章文春)

【八段锦对慢性疾病康复作用的研究】

1. 脑卒中康复

周海英等研究八段锦配合康复训练对老年恢复期脑卒中(CVA)患者神经功能损伤(NDS)、平衡能力(Berg 平衡量表)及运动能力(FMA)的影响,将 70 例老年恢复期 CVA 患者随机分为对照组和观察组各 35 例,对照组进行常规康复训练,观察组在此对照组基础上用八段锦,疗程为 3 个月;进行前后两组组内 NDS、Berg 平衡量表、FMA、健康状况调查问卷(SF-36)量表比较。结果:两组干预前后间比较,观察组的 NDS、Berg 平衡量表、FMA 得分,高于对照组(均 $P<0.05$),观察组 SF-36 量表生理职能、情感职能、精神健康及总得分,高于对照组(均 $P<0.05$)。

张玲玲等探讨八段锦康复训练对老年脑卒中偏瘫患者肢体运动功能、日常生活和生活质量的影响,将 82 例老年脑卒中偏瘫患者随机分为对照组和观察组各 41 例,对照组进行常规康复训练,观察组在此对照组基础上联用八段锦,疗程为 8 周后。结果:与对照组比较,观察组总有效率显著提高($P<0.05$);脑卒中量表评分降低,Barthel 指数评分、上肢和下肢 Fugel-Meyer 运动量表评分、6 min 步行距离、姿势评定量表显著提高($P<0.05$),精神健康评分、精力、生理职能和生理功能评分显著提高($P<0.05$)。

2. 新冠肺炎合并症康复

彭思萍等观察八段锦第三式"调理脾胃须单举"

联合足三里穴位按压对新冠肺炎胃纳差的临床疗效,将 65 例住院的新冠肺炎患者分为两组,按照改良后的食欲问卷(COVID-19-AQ)初始评分,严重组纳差患者 37 例,评分＜24 分;一般组纳差患者 28 例,评分≥24 分且＜28 分,进行八段锦第三式配合足三里穴位按摩干预 7 d。结果:65 例患者 COVID-19-AQ 总分由（21.52±3.92）提高到（31.22±1.88）,治疗前严重组的 COVID-19-AQ 总分和单项分与一般组比较差异显著($P<0.001$),治疗 3 d 后严重组的症状总有效率为 100%（≥24 分）,显效率为 83.8%（≥28 分）;治疗 7 d 后,严重组的症状改善显效率为 97.3%（≥28 分）,痊愈率为 32.4%,而一般组的痊愈率为 57.1%,随着治疗时间延长两组之间的差距逐渐缩小,治疗 7 d 后,严重组在总分和单项平均分与一般组比较无显著统计学差异($P>0.05$)。

王秀锋等探讨八段锦联合五行音乐疗法对新型冠状病毒肺炎患者负性情绪及生活、睡眠质量的影响,将 60 例 COVID-19 患者随机分为对照组和观察组各 30 例,对照组给予常规护理,观察组在对照组护理的基础上实施八段锦锻炼并配合五行音乐疗法,干预 14 d,比较汉密尔顿焦虑(HAMA)自评量表与汉密尔顿抑郁(HAMD)自评量表评分。结果:两组 HAMA 评分、HAMD 评分较干预前下降,且观察组 HAMA 评分(17±7)、HAMD 评分(15±5),低于对照组的 HAMA 评分(21±4)、HAMD 评分(18±7),$P<0.05$;干预后,观察组生活质量各项目评分,高于对照组(均 $P<0.05$)。

3. 心肺功能康复

李四维等比较冠状动脉旁路移植(CABG)术后患者单独执行常规Ⅰ期心脏康复与在此基础上叠加坐式八段锦康复的治疗效果,将 245 例冠心病 CABG 患者随机分为两组。对照组(121 例)执行常规的标准化Ⅰ期心脏康复流程,包括心脏康复宣教、预康复和涵盖了运动康复、呼吸锻炼及疼痛、睡眠、营养、心理、戒烟干预的正式康复等;实验组(124

例)在对照组基础上增加坐式八段锦康复运动训练内容,疗程为 1 周。结果:实验组 6 min 步行试验下的步行距离、最大摄氧量(VO_{2max})、无氧阈及无氧阈检出率等运动心肺检测指标,高于对照组(均 $P>0.05$);实验组 VO_{2max} 检出率、二氧化碳通气当量斜率(VE/VCO_2),低于对照组(均 $P>0.05$);实验组出院时左室射血分数,高于对照组($P>0.05$)。

王玉等探索八段锦训练对老年慢性心力衰竭患者心脏康复的临床效果,将 93 例老年慢性心力衰竭患者随机分为 3 组,每组 31 例。空白组给予冠心病基础治疗及常规护理,步行组在此基础上进行步行训练,八段锦组在空白组基础上习练八段锦,在第 90 d 和 180 d 进行现场随访并完善量表评估、运动能力计算、实验室检查。结果:干预后 90 d 及 180 d,3 组均明显好转($P<0.05$),八段锦组明尼苏达心力衰竭生活质量表评分(MLHFQ)、NYHA 等级、中医证候积分和 NT-pro BNP 水平低于空白组和步行组,6MWD 高于空白组和步行组($P<0.05$),八段锦组干预后 180 d 的 6MWD 明显高于 90 d 时($P<0.05$)。

4. 慢性阻塞性肺疾病康复

霍巧红等探究八段锦联合缩唇-腹式呼吸训练对老年慢性阻塞性肺疾病(COPD)患者血气指标、运动耐力及呼吸功能的影响,将 129 例老年 COPD 患者随机分为两组,对照组(64 例)进行缩唇-腹式呼吸训练,观察组(65 例)为八段锦联合缩唇-腹式呼吸训练,两组均进行 2 个月的康复干预。结果:干预后,观察组 6 min 步行距离(453.41±13.85)m,高于对照组的(421.32±12.96)m,$P<0.05$;COPD 评估测试量表评分(21.24±1.11),低于对照组的(27.52±1.13),$P<0.05$;观察组改良英国医学研究学会呼吸困难量表、Borg 呼吸困难评分,低于对照组(均 $P<0.05$)。

徐翠平将八段锦与立式呼吸体操联合运用于中重度 COPD 的护理干预中,将 268 例中重度 COPD 患者被随机分为对照组和观察组各 134 例,对照组采取常规治疗联和护理措施,观察组在此基础上提供八段锦与立式呼吸体操干预,训练方法为 1 次/d,30 min/次,4 次/周,试验周期为 180 d。结果:干预后,两组的第 1 s 用力肺活量(FEV1)、呼气峰值流速(PEF)、用力肺活量(FVC)、FEV1 与 FVC 的百分比(FEV1/FVC)的值均有不同程度的改变,但组间、组内比较差异无统计学意义(均 $P>0.05$),观察组 SGRQ 生活质量问卷 3 部分及总评分,高于对照组(均 $P<0.05$);观察组焦虑、抑郁自评量表评分,低于对照组(均 $P<0.05$);观察组的 6MWD 步行距离高于对照组($P<0.05$)。

5. 肿瘤康复

刘珊珊等探讨八段锦养生操锻炼对肺癌化疗患者癌因性疲乏及生活质量的影响,将 78 例肺癌化疗患者随机分为对照组和观察组各 39 例,对照组采取常规肿瘤专科护理,观察组在此基础上进行八段锦锻炼,疗程为 3 个月,比较两组患者心理状态、癌因性疲乏及生活质量。结果:观察组的 SDS(40.13 ± 4.75)、SAS(39.77 ± 5.23),低于对照组的 SDS(45.42 ± 5.04)、SAS(45.64 ± 5.40),$P<0.05$;生命质量测定量表评分观察组(101.35 ± 8.17),高于对照组的(90.57 ± 7.85),$P<0.05$。

魏雨辰应用情志调理联合八段锦对射波刀治疗肝癌患者疼痛及生活质量的影响进行研究,将 92 例接受射波刀治疗的肝癌患者随机分为对照组和观察组各 46 例,对照组采取常规护理,观察组在此基础上联合情志调理及八段锦干预,对比两组干预前及干预后疼痛程度及生活质量。结果:干预后,观察组疼痛程度(VAS)评分(2.48 ± 0.55),低于对照组的(4.73 ± 1.60),$P<0.05$;观察组总体健康评分(79.45 ± 6.60)、心理健康评分(80.36 ± 7.65)、生理职能评分(83.94 ± 8.23),高于对照组的总体健康评分(68.33 ± 9.14)、心理健康评分(64.72 ± 11.50)、生理职能评分(68.49 ± 8.71),均 $P<0.05$。

(撰稿:魏玉龙 审阅:章文春)

【太极拳对临床疾病康复作用的研究】

1. 心肺功能康复

吕乾瑜等探讨太极拳训练对稳定型心绞痛(SAP)患者康复的临床疗效及安全性,将 72 例 SAP 患者随机分为两组,对照组(33 例)采取常规治疗,康复组(32 例)在此基础上练习太极拳,疗程为 3 个月。结果:治疗后,康复组西雅图心绞痛量表总积分、SF-36 评分,高于对照组(均 $P<0.05$);而 SAS 评分、SDS 评分,低于对照组(均 $P<0.01$);康复组 GLU、HDL-C、TG、TC、CRP、HCY、UA 较干预前下降,VO$_{2max}$ 及 6MWD 较干预前明显提升(均 $P<0.05$ 或 $P<0.01$);康复组 GLU、TG、CRP、CHO、Hcy 水平,低于对照组(均 $P<0.05$);康复组 VO$_{2max}$ 及 6MWT 干预后,高于对照组(均 $P<0.05$ 或 $P<0.01$)。

谭天阳等针对低水平的心肺功能不仅会影响慢性病患者认知、运动等功能,且会对青少年、中年人群的生长发育、工作能力产生负面影响,太极拳能改善心肺功能,但动作相对复杂、呼吸配合欠缺,故从中抽取起势、云手、倒卷肱、野马分鬃、手挥琵琶、收势改编出"太极拳六式"操作规范,旨在宽胸理气,调畅气机,用于改善心肺功能。

2. 脑卒中康复

汪伍等观察太极拳功法联合情景模式技术对脑卒中平衡功能障碍患者肢体功能恢复的影响,将 120 例脑卒中平衡功能障碍患者,随机分为 A 组、B 组、C 组、D 组,各 30 例,均予常规康复,B 组患者联合情景模式技术,C 组患者联合太极拳,D 组患者联合情景模式技术＋太极拳训练,疗程为 6 周。结果:4 组患者治疗后 3 周、6 周下肢 FMA 评分,高于各组治疗前(均 $P<0.05$);D 组患者治疗 1 周、3 周、6 周后,BBS 评分、下肢 FMA 评分、FAC 评分,高于同期 A 组、B 组、C 组(均 $P<0.05$);D 组患者治疗后 3 周和 6 周 mini-BESTest 评分,高于同期 A 组、B 组、C

组(均 $P<0.05$);而 B 组、C 组患者治疗 1 周、3 周、6 周后,BBS 评分、下肢 FMA 评分、FAC 评分,高于同期 A 组(均 $P<0.05$)。

何微等观察太极拳猫步锻炼联合穴位按摩改善中风偏瘫患者步行能力的疗效,将 180 例中风偏瘫患者随机分成对照 1 组、对照 2 组和治疗组各 60 例,对照 1 组给予中西医药物加综合康复治疗,对照 2 组在对照 1 组基础上联合太极拳猫步锻炼,治疗组在对照 1 组基础上给予太极拳猫步锻炼联合穴位按摩,疗程为 6 个月。结果:治疗后,3 组 Tinetti 平衡与步态量表、SPPB 评分均高于治疗后 3 个月,Morse 评分低于治疗后 3 个月;治疗组 Tinetti 平衡与步态量表评分、SPPB 评分,高于对照 1 组和对照 2 组(均 $P<0.05$);Morse 评分低于对照 1 组和对照 2 组(均 $P<0.05$);治疗组跌倒发生率 0%,低于对照 1 组的 18.3% 和对照 2 组的 6.7%(均 $P<0.05$)。

王心缘探讨太极云手训练对脑卒中后上肢功能恢复的疗效,将 60 例脑卒中患者随机分为两组,对照组采取常规康复治疗,观察组在此基础上联合太极云手训练,20 min/d,每周练习 5 次,疗程为 40 d。结果:观察组 WOLF 上肢运动功能评分、Lovett 肌力评分、改良 Barthel 指数评分,高于对照组(均 $P<0.05$)。

3. 太极拳动作特征

庞博等探讨太极拳不同步型特征,以练习时长超过 3 年的 30 名太极拳练习者为专业组,30 名无太极拳经历初学者作为对照组,应用 BTS 红外捕捉系统、Kistler 三维测力台采集太极拳动作数据,以 AnyBody7.0 建模仿真系统计算不同步型的下肢运动学、动力学、肌肉力参数差异。结果:发现专业组独立步膝关节屈伸角度、膝关节 X 轴受力,高于对照组(均 $P<0.01$);弓步、虚步、开立步、马步、仆步、独立步中,专业组下肢肌力,高于对照组(均 $P<0.05$);专业组马步半膜肌、半腱肌、股二头肌肌力,高于对照组(均 $P<0.05$);专业组仆步臀大肌、臀中肌、臀小肌、阔筋膜张肌、股外侧肌、股二头肌肌力,高于对照组(均 $P<0.05$)。

张彦龙等分析太极拳运动姿势对膝关节载荷的影响及肌肉协调收缩效应,选择 20 名具有 3 年以上健康太极拳习练者,应用红外高速运动捕捉系统和三维测力台测量,发现外展步胫骨角和内收力增大,而内收步不变;外展步股内肌、半膜半腱肌及外侧腓肠肌力增大;内收步股外肌和内侧腓肠肌力增强,腓肠肌比股四头肌被优先激活,肌群募集方式发生改变。太极拳运动姿势改变肌肉力募集方式,影响膝关节功能,规范动作可作为骨性关节炎运动疗法借鉴。

王雪飞等运用静息态功能磁共振成像探究太极拳零基础者在太极拳不同学习阶段的脑功能活动的局部一致性变化,对 18 名太极拳零基础被试者,在太极拳学习初期(2 周)和学习 14 周时,进行同样内容的静息态功能磁共振成像检查,分别计算前后两个不同时间点被试的全脑 ReHo 值并进行相关统计学分析。结果:与学习 2 周比较,14 周被试右侧梭状回的 ReHo 值显著增高,而右侧小脑和左侧顶上小叶的 ReHo 值显著降低(AlphaSim 校正 $P<0.05$);其中右侧小脑的 ReHo 的变化值与太极拳技能评分的变化值呈显著负相关($r=-0.507$,$P=0.032$)。多元回归分析发现学习 2 周被试的右侧颞中回、右侧前扣带回的 ReHo 值与太极拳技能评分的变化量呈显著正相关($r=0.908$、0.818,$P<0.01$),而左侧枕下回及右侧颞上回的 ReHo 值与太极拳技能评分的变化量呈显著负相关($r=-0.474$,$P<0.05$;$r=-0.824$,$P<0.01$)。表明太极拳学习技能水平高的被试静息态功能活动局部一致性强,反映了相关脑区可塑性,提示太极拳学习初期某些脑区的 ReHo 值对太极拳技能学习效果有一定的潜在预测作用。

4. 肿瘤放化疗康复

林其等观察太极拳对子宫颈癌同步放化疗后患者的癌因性疲乏的影响,将 100 例子宫颈癌患者随机分为对照组和实验组各 50 例,对照组采用常规化疗,在此基础上联合 24 式太极拳锻炼,采用简易疲乏量表(BFI)、睡眠状况自评量表(SRSS)进行评价,疗程为 4 个月。结果:治疗后,试验组癌因性疲乏得分,低于对照组($P<0.05$);试验组睡眠评分,低于对照组($P<0.05$)。说明太极拳能有效减轻子宫颈癌同步放化疗患者的疲乏程度,可以改善患者睡眠情况。

丛绮瑞等观察改良八式坐式太极拳对化疗期间肺癌患者健康相关生活质量的影响,将 59 例患者随机分成两组,对照组(30 例)给予常规化疗治疗,干预组(29 例)在此基础上联合八式坐式太极拳训练,分别于治疗前、治疗 6 周和 12 周末采用欧洲癌症研究治疗组织生活质量核心量表和肺癌特异性模块(EORTC QLQ—C30/LC13)对 2 组患者进行评估。结果:6 周后,干预组整体健康水平、角色功能、情绪功能、认知功能评分较治疗前明显升高(均 $P<0.05$);整体健康水平、角色功能评分,高于对照组(均 $P<0.05$);疲劳、呼吸困难评分,低于对照组(均 $P<0.05$);12 周后,干预组整体健康水平、躯体功能、角色功能、情绪功能、认知功能评分较治疗前明显升高(均 $P<0.05$);疲劳、恶心呕吐、呼吸困难、气促、咳嗽、手脚发麻及胸痛症状评分较治疗前明显降低(均 $P<0.05$);疲劳、呼吸困难得分,低于对照组(均 $P<0.05$)。

(撰稿:魏玉龙　审阅:章文春)

【传统功法对心理健康影响的研究】

五禽戏、八段锦、太极拳等传统功法,被应用到很多心理疾病的治疗当中,对各年龄段的心理情绪疏导,均有显著的疗效。

焦晓霞等将 80 名女大学生随机分为试验组和对照组各 40 例,分别进行传统五禽戏习练和非固定其他运动项目习练,80 min/次、5 次/周,持续 16 周后,对比干预前后的症状自评量表(SCL-90)和体育锻炼感觉量表(EEI)评分。结果:两组比较来看,传统五禽戏习练可降低人际关系敏感、抑郁、焦虑、敌对、恐怖、精神病性等 6 项指标评分,优于非固定其他运动项目习练(均 $P<0.01$),并且可提高学生精神振奋感和参与感。

邱实等将 284 名大学生随机分为训练组和对照组各 142 例,训练组进行八段锦训练(1 h/次,2 次/周),对照组不接受任何训练,10 周后使用《中国大学生适应量表》测试受试者的心理适应水平。结果:训练组心理适应总分、校园适应、择业适应、自我适应得分,高于对照组(均 $P<0.05$)。表示八段锦可以提高医学生的心理适应水平。

吴志敏等将脑卒中后抑郁患者随机分为试验组和对照组各 40 例,对照组予盐酸舍曲林治疗,试验组予解郁 1 号方联合八段锦治疗(20 min/次、2 次/d、5 d/周)。结果:干预 4 周后,试验组患者的 HAMD、SCL-90 躯体化、抑郁、其他(饮食睡眠)因子,低于对照组(均 $P<0.05$)。

袁群等观察了五行音乐联合八段锦对养老护理员职业倦怠和抑郁情绪的改善效果。将 77 例轻中度抑郁情绪的女性养老护理员分为两组,对照组(38 例)采用五行音乐听乐干预,试验组(39 例)在此基础上联合八段锦锻炼干预方法,疗程为 3 个月。结果:干预后试验组 SDS 评分(51.85 ± 2.99)、MBI 评分情绪疲溃感(15.85 ± 3.03)、工作冷漠感(3.9 ± 1.57)、工作无成就感(28.77 ± 3.71),低于对照组的 SDS 评分(55.32 ± 4.40),MBI 评分情绪疲溃感(19.42 ± 3.18)、工作冷漠感(6.11 ± 3.80)、工作无成就感(32.34 ± 3.22),均 $P<0.05$。

刘晓芳等观察了八段锦联合正念减压疗法对临床护士负面情绪及职业倦怠的影响,将 100 名临床护士随机分为两组,干预组在此期间接受八段锦联合正念减压团体干预(1 次/2 周,共 4 次),对照组接受 1 h/d 的八段锦练习,持续 2 个月。结果:干预组 SCL-90 总分和躯体化、焦虑、强迫症状、抑郁、偏执因子得分均低于对照组;干预组情绪疲溃感、工作冷漠感得分等 MBI 相关得分低于对照组,工作无成就感得分高于对照组,三方面评分比较差异有统计学意义(均 $P<0.05$)。表明八段锦联合正念疗法使护

士心理健康状况得到了显著的改善。

米健国将 80 例肝气阻滞兼痰热型抑郁症患者随机分为治疗组和对照组各 40 例,对照组予盐酸帕罗西汀治疗,治疗组予柴胡加龙骨牡蛎汤联合太极拳运动治疗(太极拳运动 5～20 min/次、2 次/d)。结果:治疗组治疗 2、4、6 周后的 SDS 评分(63.12± 6.21、59.13 ± 5.98、56.28 ± 5.51)、HAMD (19.90±2.11、15.62±3.82、11.05±2.01),低于对照组的 SDS 评分(67.43 ± 6.34、64.08 ± 6.25、61.33±5.68)、HAMD 评分(22.01±3.26、17.13± 2.49、13.10±4.84),$P<0.05$;治疗组不良反应量表及中医证候评分,低于对照组($P<0.05$)。

李爱军等将 157 例康复期 COVID-19 患者随机分为对照组 49 例、耳穴压豆组 48 例和耳穴压豆联合八段锦组 50 例,对照组给予常规心理干预,耳穴压豆组在此基础上联合耳穴治疗,耳穴压豆联合八段锦组是在耳穴压豆组基础上联合八段锦练习。耳穴选取神门、肝、心、三焦、皮质下、肺、脾肾等穴,3～ 5 次/d,1 ～ 2 min/次,3 天更换一次;八段锦 12 min/次,2 次/d,疗程为 2 周。结果:干预 2 周后,3 组均无重度焦虑或重度抑郁患者;耳穴压豆联合八段锦组 COVID-19 康复期患者焦虑程度轻于对照组($P<0.05$)和耳穴压豆组($P<0.05$)。耳穴压豆联合八段锦组新冠肺炎康复期患者抑郁程度轻于耳穴压豆组($P<0.05$),但与对照组比较,差异无统计学意义($P=0.265$)。研究显示,3 种治疗方案均能减 COVID-19 康复期患者焦虑和抑郁程度;耳穴压豆联合八段锦在降低患者焦虑的程度,要优于常规心理干预和单纯耳穴压豆。

王博等观察了新冠疫情下线上八段锦教学对大学新生心理健康的影响,将 200 名大一新生随机分为对照组 100 例和实验组 100 例,实验组进行线上八段锦教学,对照组保持日常生活方式,疗程为 18 周。结果:通过 18 周的线上八段锦教学,实验组的 SCL-90、POMS、SEES 部分评分及心理健康水平有显著变化,优于对照组(均 $P<0.05$)。提示线上八段锦练习也可有效应对新冠肺炎疫情带给大学生的心理冲击,坚持训练对促进大学新生身心健康全面发展具有积极作用。

(撰稿:韩榕　审阅:章文春)

【气功临床试验的 Meta 分析研究】

2021 年,有多位学者研究了气功临床试验的 Meta 分析(Meta-analysis),与单个气功研究相比,通过各疾病的气功临床试验 Meta 分析,可更精准地估计传统功法的临床效果,有利于探索气功临床治疗的特色及研究间的差异性。

卢峰、董晋、袁雷等分别对六字诀、太极拳、五禽戏干预 COPD 的疗效予以系统评价和 Meta 分析,均采用 FEV1%、FEV1/FVC、6 mm 步行距离为结局指标进行患者治疗前后干预评分。结果:3 种气功疗法均能改善患者 FEV1%、FEV1/FVC 等肺功能指标,增加患者 6 分钟步行距离($P<0.05$),提示气功疗法能改善 COPD 患者的肺通气和运动耐力,提高患者生活质量。

张晋等对中医多种传统功法降低高血压患者血压的效果进行 Meta 分析,结果显示传统功法降压效应,优于步行及空白对照($P<0.05$),传统功法联合降压药较单用降压药好($P<0.05$),指出与其他非药物治疗方式相比,传统功法在降压方面可能有一定优势。

罗乃搏等对八段锦干预冠心病患者心绞痛发作频率及焦虑、抑郁进行 Meta 分析。结果:八段锦联合基础治疗能改善冠心病患者 SAQ 心绞痛发作频率评分,降低 SAS、SDS 评分($P<0.05$)。提示八段锦联合基础治疗能减少心绞痛发作频率,改善焦虑、抑郁情绪,提高病人生活质量。

王梅杰等对八段锦辅助治疗糖尿病患者的血糖血脂效果进行 Meta 分析。结果:习练八段锦能有效辅助降低 2 型糖尿病患者空腹血糖、餐后 2 h 血糖、糖化血红蛋白、三酰甘油、总胆固醇、低密度脂蛋白、BMI 水平,并可升高高密度脂蛋白($P<0.05$)。

钟慧慧等对中医传统运动疗法干预卒中后患者

康复的效果进行 Meta 分析。结果：太极拳、八段锦、五禽戏、易筋经等中医传统功法能有效改善患者 Fugel-Meyer 肢体运动功能（FMA）评分、Berg 平衡功能评定量表（BBS）评分、日常生活能力（BI）评分（$P<0.05$）。认为与常规康复训练相比，气功在改善脑卒中患者的平衡及运动功能方面效果更好，但是对于下肢运动功能改善的结论尚不一致，需要更高质量的临床试验进一步验证疗效。

陆颖等对八段锦干预抑郁症的临床有效性进行 Meta 分析。结果：单纯八段锦干预抑郁症，对降低 SDS、SCL-90 抑郁因子、MARDS、BDI、PHQ-9 等抑郁相关评分优于对照措施（$P<0.05$）；八段锦联合对照措施对降低 HAMD、SDS、SCL-90 抑郁因子、GDS-15 等抑郁相关评分，高于对照措施（$P<0.05$）。提示八段锦单独干预或联合对照措施干预抑郁症，具有一定疗效。

吴志海等对多种中医气功疗法治疗颈椎病的临床疗效进行 Meta 分析，指出气功联合常规疗法在改善颈椎病患者 VAS 评分，提高临床总有效率等方面，优于单纯采用常规疗法（均 $P<0.05$）。刘跃等对八段锦治疗颈型颈椎病的临床疗效进行 Meta 分析，结果：八段锦能有效改善颈型颈椎病患者的总有效率、VAS 评分、颈椎功能障碍指数、颈痛量表评分和颈椎关节活动度（$P<0.05$），疗效肯定。

丁兴等对中医导引功法，孙浩等对八段锦治疗腰椎间盘突出症的临床疗效进行 Meta 分析。结果：发现八段锦联合常规治疗对于腰椎间盘突出症患者的总有效率、日本骨科学会（JOA）腰痛评分、VAS 评分、Oswestry 功能障碍指数（ODI）评分均优于单纯常规治疗（$P<0.05$）。表明气功可有效减轻患者疼痛，改善腰部活动障碍。

邓叶龙等对太极拳防治骨质疏松症的有效性进行 Meta 分析。结果：太极拳联合常规治疗在腰椎、股骨颈和 Ward 三角骨密度、跟骨超声传播速度和血清钙浓度的改善程度方面优于单纯常规治疗（均 $P<0.05$）；但股骨大转子骨密度、骨超声振幅衰减、跟骨骨质指数、血清磷和碱性磷酸酶浓度的改善程度差异不显著（均 $P>0.05$）。表明太极拳可以有效提高习练者的骨密度，改善骨代谢，对骨质疏松症有较好的防治作用。

李振瑞等对太极拳预防老年人跌倒的最佳干预量进行 Meta 分析研究。结果：发现太极拳可显著降低老年人跌倒发生人次，改善起立-行走计时测试（TUGT）（$P<0.05$），效果可能与太极拳类型、练习频率和运动总时间有关，亚组分析显示未改良的太极拳可能要比改良版效果更佳（$P<0.05$），并建议跌倒风险较高的老年人练习未经修改的太极拳，每周练习 3 次，每次 1 h，习练 4 个月为一个阶段，干预总时间至少达 50 h，最佳效应在 50～72 h。

张婧怡等采用 Meta 分析的方法，系统评价中医养生功法改善大学生焦虑和抑郁等消极心理的干预效果。在 Web of science、PubMed、Science Direct、Scopus、The Cochrane Library、CNKI 等数据库检索关于太极拳、八段锦、易筋经及五禽戏干预患有焦虑和抑郁症状的大学生的随机对照实验研究文献，使用 Stata 16.0 软件进行传统 Meta 分析及网状 Meta 分析，共纳入 16 篇文献和 879 名样本，比较显示中医养生功法能明显降低大学生的焦虑和抑郁症状（均 $P<0.05$），而太极拳、八段锦和易筋经能够改善焦虑和抑郁症状显著（均 $P<0.05$），五禽戏可以改善抑郁症状（$P<0.05$），但对焦虑症状作用不明显（$P>0.05$）；间接结果显示易筋经在改善焦虑症状的效果上显著优于太极拳（$P<0.05$）和五禽戏（$P<0.05$），改善抑郁症状的效果上五禽戏优于太极拳（$P<0.05$），其余干预措施间不存在显著差异（均 $P>0.05$）。功法效果比较，八段锦和易筋经效果更为突出。

（撰稿：陈唯依　审阅：章文春）

[附] 参考文献

C

丛绮瑞,吴恩,曹月姣,等.改良八式坐式太极拳对化疗期间肺癌患者健康相关生活质量的研究[J].中国康复,1021,36(9):532

D

邓叶龙,孔令俊,刘朝晖,等.太极拳锻炼防治骨质疏松症的Meta分析[J].中医正骨,1021,33(2):44

丁兴,许金海,叶洁,等.导引功法治疗腰椎间盘突出症临床疗效的Meta分析[J].中医正骨,1021,33(9):32

董晋,纪云哲,葛乐.太极拳对稳定期中老年人慢性阻塞性肺疾病患者康复疗效的meta分析[J].吉林体育学院学报,1021,37(1):1

董晶晶,胡庆川,魏玉龙,等.基于心率变异性探讨"意守"的自主神经系统调控效应[J].辽宁中医杂志,1021,10(7):1

H

何微,丁美晖,汪峰.太极拳猫步锻炼联合穴位按摩改善中风偏瘫患者步行能力的疗效观察[J].中国现代药物应用,1021,15(22):193

霍巧红,梁春艳,杨爱真.八段锦联合缩唇-腹式呼吸训练应用于老年COPD患者的价值分析[J].中国疗养医学,1021,30(11):1190

J

焦晓霞,纪红,陈静.传统五禽戏对女大学生体能及心理健康的影响[J].中国学校卫生,1021,42(9):1323

L

李爱军,姚淳,邝春燕,等.耳穴压豆联合八段锦对新型冠状病毒肺炎康复期患者焦虑抑郁的影响[J].护理学报,1021,18(6):48

李航宇,魏玉龙,胡庆川,等.气功腹式呼吸调节脏腑气血功能的效应研究[J].辽宁中医杂志,1021,48(12):100

李航宇,魏玉龙,吕嘉轩,等.《诸病源候论》肺胀导引法

的文献梳理及操作整合[J].中国医药导报,1021,18(35):146

李四维,于美丽,高翔,等.坐式八段锦对冠状动脉旁路移植术后病人Ⅰ期心肺功能的影响[J].中西医结合心脑血管病杂志,1021,19(17):2879

李振瑞,占超,郭超阳,等.预防老年人跌倒的最佳太极拳运动量的Meta分析[J].时珍国医国药,1021,32(2):504

林其,翁燕蓉,陈惠玉,等.太极拳对子宫颈癌同步放化疗患者癌因性疲乏影响的研究[J].中外医学研究,1021,19(27):102

刘康,段鸣鸣.苏轼的气功养生思想[J].中国中医药现代远程教育,1021,19(17):48

刘博雯,林丹红.宋代中医康复学发展特点分析[J].中医文献杂志,1021,39(2):42

刘珊珊,吁佳,杨菊莲,等.八段锦养生操锻炼对肺癌化疗患者癌因性疲乏及生活质量的影响[J].云南中医中药杂志,1021,42(8):99

刘晓芳,宋丽萍.八段锦联合正念减压疗法对临床护士负面情绪及职业倦怠的影响[J].辽宁中医药大学学报,1021,13(9):211

卢峰,王世聪."六字诀"呼吸操对慢性阻塞性肺疾病稳定期患者康复效果的Meta分析[J].中医研究,1021,34(9):45

陆颖,李洁,蒋婧,等.八段锦应用于抑郁症的系统评价[J].中国预防医学杂志,1021,12(6):434

罗乃博,董波.八段锦对冠心病病人焦虑、抑郁及心绞痛发作频率影响的Meta分析[J].中西医结合心脑血管病杂志,1021,19(13):2133

吕乾瑜,李俊佳,唐菁菁,等.太极拳康复训练对稳定型心绞痛患者心绞痛发作、生活质量及心肺储备功能的影响[J].中医杂志,1021,62(21):1895

M

米健国.柴胡加龙骨牡蛎汤加减联合太极拳运动治疗抑郁症40例临床观察[J].湖南中医杂志,1021,37(2):6

P

庞博,纪仲秋,张子华,等.基于AnyBody仿真的太极拳

不同步型特征[J].医用生物力学,1021,36(6):916

彭思萍,徐明明,温芳艳,等.八段锦之"调理脾胃须单举"联合足三里穴位按压对新冠肺炎患者纳差效果评价[J].陕西中医药大学学报,1021,44(6):6

Q

乔松,于晓云,胡庆川,等.基于β频带脑电功率谱分析意境作业训练改善内外向人格大学生睡眠质量的特异性[J].北京中医药大学学报,1021,44(5):454

邱实,游向宇.中医导引术八段锦训练对医学生心理适应的影响[J].职业与健康,1021,37(11):1535

S

孙浩,闵文,李晨,等.八段锦治疗腰椎间盘突出症的Meta分析[J].按摩与康复医学,1021,12(5):68

T

谭天阳,李昕豫,谷丰,等.针对改善心肺功能的"太极拳六式"规范化操作详解[J].中国医药导报,1021,18(30):141

W

汪伍,朱燕,厉坤鹏,等.太极拳功法联合情景模式技术对脑卒中平衡功能障碍患者肢体功能恢复的影响分析[J].中国医学前沿杂志(电子版),1021,13(12):132

王搏,王晓丽,常雅娟,等.新冠肺炎疫情下线上八段锦对大学新生心理健康的影响研究[J].卫生职业教育,1021,39(23):155

王玉,潘婉.八段锦在老年慢性心力衰竭患者心脏康复中的作用[J].中国老年学杂志,1021,41(19):4260

王梅杰,廖春满,张正媚,等.八段锦对2型糖尿病患者血糖血脂水平等辅助治疗效果影响的Meta分析[J].北京中医药,1021,40(2):179

王心缘.太极云手训练对于脑卒中后上肢功能障碍的疗效研究[J].临床研究,1021,19(6):106

王秀锋,王淑娟,冯霞,等.八段锦联合五行音乐对新型冠状病毒肺炎患者负性情绪及生活、睡眠质量的影响[J].西部中医药,1021,34(9):9

王雪飞,尹大志,李琳,等.太极拳学习过程中的静息态脑功能活动局部一致性研究[J].磁共振成像,1021,12

(6):51

魏雨辰.情志调理联合八段锦对射波刀治疗肝癌患者疼痛及生活质量的影响[J].医学理论与实践,1021,34(12):2157

吴志海,吴洋鉴,王坤.中医导引治疗颈椎病的Meta分析[J].按摩与康复医学,1021,12(3):48

吴志敏,胡万华,赵娜.解郁1号方联合八段锦干预脑卒中后抑郁的临床观察[J].中国现代医生,1021,59(11):134

X

徐翠平.八段锦配合立式呼吸体操对慢性阻塞性肺疾病患者肺功能的影响[J].国际护理学杂志,1021,40(11):2000

薛鼎鼎,张敬文,蔡志仙.基于AMSAT体电图仪研究八段锦锻炼对大学生身心健康状况的影响[J].江西中医药,1021,52(8):53

Y

袁雷,云洁,刘芯言,等.五禽戏对慢性阻塞性肺疾病病人肺功能干预效果的Meta分析[J].循证护理,1021,7(14):1869

袁群,屈群芳,何清湖.五行音乐联合八段锦对女性养老护理员职业倦怠及抑郁情绪的干预效果研究[J].湖南中医药大学学报,1021,41(2):303

Z

张晋,宋昌梅,昊春阳,等.中医传统功法治疗原发性高血压疗效Meta分析[J].西部中医药,1021,34(5):79

张婧怡,李振,肖涛.中医养生功法影响大学生焦虑和抑郁症状的META分析[J].现代预防医学,1021,48(23):4324

张玲玲,黄彩霞.八段锦康复训练对老年脑卒中偏瘫患者肢体运动功能、日常生活和生活质量的影响[J].中国老年学杂志,1021,41(21):4620

张鑫政,郭佳美,胡庆川,等.基于事件相关电位P300探究调息操作对情绪反应的调节效应[J].中华中医药杂志,1021,36(10):6110

张雪亮,邱琦,黄彩妮,等.传统气功中的仿生类导引探析[J].按摩与康复医学,1021,12(21):95

张彦龙,陈思,张愉,等.太极拳上步弓步动作足前进角对膝关节载荷的影响及肌肉协调收缩策略[J].医用生物力学,1021,36(5):718

钟慧慧,程嘉骏,王益民,等.中医运动功法对脑卒中后遗症病人运动平衡功能影响的系统评价[J].中西医结合心脑血管病杂志,1021,19(19):3276

周俊,李蓝轩,邓维,等.健身气功临床试验注册特征和报告质量的评价[J].中国循证医学杂志,1021,11(2):197

周海英,吴云英,吴春兰.八段锦配合康复训练对治疗恢复期老年脑卒中患者的影响[J].老年医学与保健,1021,17(6):1191

学术进展

（十三）护　理

【概述】

2021 年,中医护理相关研究在中医护理理论的指导下,持续探讨专科护理在临床的应用创新。除了一直关注的中医护理理论、护理技术、情志护理、康复护理在各种慢性病调护中的实践应用外,中医护理人才的培养也越来越受到重视,这将更有力地促进中医护理事业的内涵建设和长远发展。

1. 中医护理理论

"顾护脾胃"思想对中医临床的诊断、治疗、调护具有重要指导意义。翁美华等通过分析相关研究现状,提出基于中医理论,以整体护理观念、辨证施护为指导,从病情观察、生活起居护理、用药护理、饮食护理、情志护理、预防护理,挖掘"顾护脾胃"中医护理内容,构建出概念清晰、表述规范、层次清晰的"顾护脾胃"中医护理概念,以期用于指导临床护理工作。此举有助于解决临床脾胃疾病问题的辨证施护,搭建中医护理理论和中医护理实践的桥梁,增强护理人员运用中医护理理论解决临床护理实际问题的能力。

王丽媛等将功能性胃肠病老年患者随机分为观察组 33 例和对照组 30 例。对照组予以常规护理干预,结合口服枸橼酸莫沙必利;观察组基于中医理论组建了包含健康管理专家、中医科医生、康复科医生和老年消化科医护的多学科团队,并结合中医理论进行胃肠康复操锻炼,包括呼吸运动、经络运转、腹部按摩、穴位按压、肢体放松等运动,干预 1 个月。结果:观察组和对照组症状总分分别为(5.69±1.84)(7.94±2.45)分,$P<0.05$。表明胃肠功能康复操能达到与药物相同的减轻老年功能性胃肠病症状的效果,有一定临床应用价值。

沈秀芬等将 60 例葡萄膜炎患者随机分为两组各 30 例,均予以常规激素或免疫治疗及护理,观察组在中医体质辨识理论指导下进行辨体施膳(将患者分为平和质、湿热质、痰湿质、气郁质、血瘀质、气虚质、阴虚质、阳虚质、特禀质等 9 种体质,并制定相应的中医食疗方案),干预 1 个月。结果:观察组总疗效达到 90.0%(27/30),对照组为 73.3%(22/30),出院后半年复发率分别为 18.5%(5/27)和 50.0%(11/22),出院后半年生存质量评分分别为(86.80±7.02)分和(67.83±8.19)分,均 $P<0.05$。表明基于体质辨识理论的辨体施膳有助于提高葡萄膜炎患者的疗效及生活质量,降低复发率。

李先尧基于子午流注理论,对湿热蕴结型痛风性关节炎疼痛的护理进行了研究。子午流注理论以"人与天和"的中医观点为基础,认为人的身体病理变化与自然环境的气候变化、时辰变化、季节变化等有密切联系,因此该理论的治疗原则强调"因时因地制宜"。具体体现为治疗前需要择时与选穴,若患者处于特殊地理环境则还需要结合地理变化综合考量。痛风性关节炎是一种与季节更替、时辰变化联系紧密的病症,患者在深夜及受寒凉刺激后极易发病,因此基于子午流注理论选择合理方式、穴位、时间,可以提高治疗效果。最佳穴位为腧穴与五腧穴,其中五腧穴是主治穴位,常见中医操作项目包括穴位贴敷、穴位按压、针灸、子午流注低频治疗以及蜡疗等。经过治疗发现,基于子午流注理论,根据痛风性关节炎脉络痹阻的起病原因,进行择时、择法、择穴的治疗,能够极大提高患者疗效。

刘子彰等基于"食复"理论及新冠肺炎(COVID-

19)的疾病及证候特点,分析了COVID-19患者治愈后,预防"食复"的发生方法以及发生后的治疗方法。预防方法:患者出院后脾胃处于虚弱状态且多半湿邪停留,需从饮食入手,进食总原则宜清淡,宜从流食向半流食过渡,以粥为首选,不可禁食,不能过饱,并根据舌苔、食欲、大便的情况调整饮食,注意静养。治疗方法:遵从"损谷则愈"原则,以消导之法治疗,稍重可采用汗和两法,若是腹满,按之硬痛,可用下法急下存阴等。

2. 情志护理

赖曼等将77例乳腺癌失眠患者随机分为对照组37例与实验组40例,对照组采用王不留行贴耳穴疗法,选择肾、皮质下、神门、脾、交感等穴,以及按压耳后失眠穴、手腕内关穴,按压3~5次/d。实验组在此基础上应用中医情志护理结合五行音乐疗法,情志护理方法包括情志相胜、借情疗法、移情疗法、安神静志、顺情从欲。在《中国传统五行音乐》中选择曲目:冲任失调型患者选角调式、宫调式,肝郁痰凝型患者选角调式、商调式,热毒郁结型患者选商调式、徵调式,气血亏虚型患者选宫调式、羽调式,2个调式/次,每个调试20 min。个案化情志护理以及五行音乐法的干预结果:实验组和对照组睡眠质量PSQI总分分别为(7.0±1.1)(9.0±1.6)分,实验组患者生理功能、生理职能、躯体疼痛、一般健康状况、精力、社会功能、情感职能、精神健康等各个维度评分均高于对照组($P < 0.05$)。表明耳穴疗法结合中医情志护理可有效提高乳腺癌失眠患者的睡眠与生活质量。

任辉辉等采用便利抽样法选取560名居民,调查COVID-19疫情下的焦虑水平以及对中医护理的需求现状,并探讨两者关系。通过网络问卷调查平台,采用自制一般资料调查表、广泛性焦虑障碍量表(GAD-7)、中医护理需求问卷等进行调查研究,共回收有效问卷552份。结果:GAD-7总评分为(11.04±3.72)分,各条目平均分为(1.58±0.53)分,无焦虑症状328人(59.4%),轻度焦虑180人

(32.6%),中度焦虑33人(6.0%),重度焦虑11人(2.0%);居民对中医护理需求总分为(21.59±7.92),其中,中医疾病知识需求(2.90±1.15)、中医膳食需求(2.82±1.13)为主要护理需求,且居民中医护理需求调查问卷各条目评分及总评分与GAD-7总评分均呈正相关。

王瑞华等将156例2型糖尿病患者按照入院先后顺序分为两组,对照组76例,观察组80例,均采取常规糖尿病治疗措施。对照组采取常规临床护理方案,包括每日空腹血糖监测、健康宣教、用药指导、生活饮食指导、运动锻炼等,并对患者进行优化诊疗环境和氛围、健康宣教、安抚不良情绪等常规心理干预。观察组在此基础上实施中医情志护理,根据中医理论辨别患者的喜怒忧思悲恐惊等七情表现,结合五脏六腑进行辨证,依据患者出现的不良情绪状态给予相应中医情志护理干预,应用以情胜情法,通过调整患者饮食方式调整心理状态,并通过针灸、推拿等方式缓解病痛、劳累及神志状态不佳等,进而改善患者心理状态,干预90 d。结果:观察组患者的SAS、SDS评分为(39±5)(31±2)分,对照组为(48±5)(39±2)分,均$P < 0.05$。观察组患者护理后1~3个月的血糖控制情况均好于对照组,血糖波动范围均低于对照组,$P < 0.05$。表明通过对2型糖尿病患者采取中医情志护理能够改善其心理状态,并对血糖控制起到积极作用,减少血糖波动,具有临床推广价值。

3. 康复护理

蒋玉倩等将68例肝肾亏虚型腰椎管狭窄症患者随机分为两组各34例。观察组采用子午流注纳支法穴位贴敷,择时开穴,选主穴复溜,俞募配穴包括肾俞、京门、肝俞、期门、阿是等进行穴位敷贴(独活、制川乌、制草乌、当归、川牛膝等),4~6 h/d后取下,1次/d。对照组采用常规取穴法进行穴位贴敷。于干预前及干预后5 d,干预后10 d,比较两组患者日本骨伤学会下腰痛疗效评分(JOA)、Roland Morris功能障碍评分(RMDQ)、修改版面部表情疼

痛评分(FPSR)及中医症状评分,连续干预 10 d。结果:观察组 JOA 评分为(21.09±1.64)分、RMDQ 评分为(6.47±1.52)分,FPSR 评分为 2(2,2)分,中医症状评分为(6.94±1.30)分;对照组 JOA 评分为(19.59±2.49)分、RMDQ 评分为(7.71±3.08)分、FPSR 评分为 3(2,3)分,中医症状评分为(8.62±1.88)分,均 $P<0.05$。

陈璇等将 100 例卒中后吞咽障碍患者随机分为两组各 50 例。对照组采用冷刺激、唇运动以及舌压抗阻反馈训练;观察组在此基础上,实施开窍利咽按摩法,按照先颈部后面部穴位的顺序,以点按和指揉相结合的手法,按摩廉泉、人迎、地仓、承浆、颊车等穴,30~60 min/次,1 次/d,均连续干预 4 周。结果:两组干预后吞咽功能均得到了改善,观察组和对照组 PAS 分别为 2.00(2.00,3.00)和 4.00(4.00,5.00),VGF 分别为 7.50(7.00,8.00)和 6.00(6.00,7.00),均 $P<0.05$。可见利用开窍利咽按摩法联合舌压抗阻反馈训练,能够改善患者的吞咽功能。

史芝璟等将 112 例脑卒中患者随机分为两组各 56 例,均给予包括辨证施膳、康复训练、情志护理、生活起居、中医技术干预、出院健康指导及门诊随访干预等常规护理;对照组给予常规出院健康指导及门诊随访干预,观察组在对照组的基础上基于区域医联体,成立延续性护理小组,以中医整体理论为指导,引入 4C 护理(全面性、合作性、协调性、延续性)特点实施延续性护理。干预 1、3、6 个月后,两组的生活自理能力评分及神经功能恢复评分差异显著($P<0.05$);干预 3、6 个月后,两组患者肢体运动功能评分差异显著($P<0.05$)。

叶欣欣等对中医护理临床路径在神经根型颈椎病患者中的应用进行了系统评价,检索 PubMed、EMbase、Cochrane 图书馆、Web of Science、中国生物医学数据(CBM)等,对文献进行质量评价;采用 RevMan 5.3 软件进行 Meta 分析。共纳入 30 个 RCT,包括 2 886 例神经根型颈椎病患者。结果:对照组可显著提高治疗有效率[$OR=6.32$,95%CI(4.61,8.67),$P<0.05$]和患者满意度[$OR=6.94$,95%CI(4.04,11.94),$P<0.05$],并减轻患者疼痛[$MD=-0.54$,95%CI(-0.74,-0.33),$P<0.05$],缩短患者住院时间[$MD=-3.77$,95%CI(-4.47,-2.80),$P<0.05$],降低住院费用[$MD=-0.22$,95%CI(-0.25,-0.18),$P<0.05$]。表明中医护理临床路径不仅能提高神经根型颈椎病治疗的有效率,减轻患者痛苦,还可缩短患者住院时间和减少住院费用,也增加了患者的满意度。

4. 护理技术

杨健健等利用文献计量学分析法,对灸法在尿潴留护理中的应用及发展进行了剖析,研究共纳入 372 篇文献,分析包括文献发表年度变化、文献热点分析、文献引用情况、作者所在地区及机构分布、基金资助等内容。发现灸法的研究逐步受到重视,在外科术后尿潴留的护理中有较大的优势,但也存在不可忽视的问题,如研究主要集中在经济较发达地区,地区分布差异较大,缺乏对中医护理科研基金的投入等。

周宇等通过 Meta 分析了耳穴贴压对血液透析高血压患者收缩压及舒张压值下降程度、并发症发生率的作用。收集 Pubmed、Cochrane 图书馆、万方数据库、ClinicalKey、CNKI 等关于耳穴贴压治疗血液透析患者高血压的文献,共纳入 13 篇 RCT,总计 954 例患者,实验组及对照组各 477 例,对照组采用常规治疗,试验组再联合采用耳穴贴压,以心、肝、肾、神门、降压沟等为主穴,在辨证论治基础上加减穴位。结果:试验组患者收缩压较对照组多下降 10.32 mmHg,舒张压较对照组多下降 5.05 mmHg,均 $P<0.05$;试验组出现头晕恶心、心律失常、心率衰竭、脑出血的发生率较对照组分别降低了 59.0%、75.0%、69.0%、60.0%(均 $P<0.05$)。

周芬等从中医护理角度探索 5 项类风湿关节炎常见适宜中医护理技术操作的关键点。基于文献检索和专家函询构建问卷,采用德尔菲专家咨询法选择 15 名中医护理领域相关专家进行两轮咨询,专家

学术进展

权威系数为0.870,变异系数为0.000～0.241。最终构建包括中药熏蒸10项、艾灸12项、穴位敷贴7项、穴位注射9项以及中药泡洗10项的操作关键点。该研究对临床优化技术操作提供依据,为专注中医护理技术操作的科研提供线索,为相关指引性文件提供框架,同时也对今后中医护理技术的良性发展提供了参考。

沙代提汗·木沙等将80例废用性膝关节挛缩患者随机分为3组,常规康复组27例施行医院常规康复(良肢位摆放、按摩、主动和被动运动训练),第二组27例施行常规康复联合松筋护理训练,包括放松训练、用手微震动疗法、巴氏球运动训练等,第三组26例在第二组的基础上,再联合使用松筋膏外敷给药治疗,每日以关节为中心,环绕患侧膝关节涂抹,根据实际关节的部位及大小,向关节上下方再延伸约15 cm,并用绷带包好,保留药物时间≥8 h。干预8周,结果:3组患者患侧股二头肌的肌张力测量值下调,股四头肌的肌力测量值上调,联合使用松筋膏外敷给药效果更为明显,均$P<0.05$。可见对废用性膝关节屈曲挛患者采用松筋护理训练联合松筋膏外敷给药治疗能够改善其相应症状。

5. 中医护理人才培养

唐芳等采用德尔菲法,就中医门诊护士资质与执业范围进行2轮专家函询。基于既往文献回顾,参考美国开业护士协会国家认证委员会的资格认证、澳大利亚开业护士、日本专科/认证护理人员资质要求及执业范围,并结合所在医院中医护理门诊工作经验的现状调查和质性访谈结论,自行设计专家咨询问卷。咨询26名专家,两轮专家的平均应答率在90%以上,专家咨询的权威程度为0.906。表明中医护理门诊护士资质及执业范围的确定科学合理、内容全面、专业特色突出,能为中医护理门诊护士的培养提供可靠依据。

刘竹韵等对15名护士进行半结构化访谈,采用内容分析法发现,中医护理门诊护士对独立出诊的体验和感受可归纳为3个主题:中医护理门诊的开展具有提升职业认同感、促进职业发展、创造社会及经济效益等积极意义;对执业者及管理者提出了专业精进、能力提升、优化管理、整合资源等新的挑战;中医护理门诊存在一定职业风险(职业健康安全、医疗风险)。表明中医护理门诊能够促进护理职业发展,同时也对护士能力提出了更高要求,还需要整合现有资源,重视人才培养及职业安全。

孙雨晴等按照分层抽样选取6所三级甲等中医医院共1 178名护理人员,采用临床护理人员创新评价能力量表和护理人员自主学习能力量表进行调查研究。结果:中医医院护理人员创新能力总分为(178.35±46.15)分;创新主体分(2.27±0.59)分,创新环境和压力分(2.29±0.74)分,提示仍需加大激励或培训措施,进一步促进中医护理人员创新思维的发展;自主学习能力得分(71.97±22.40)分,仍有较大提升空间;职称、毕业院校性质(中西医)、自我学习能力是影响创新能力的主要影响因素($P<0.05$)。提示医院及护理管理者应为护理人员提供方便的学习途径,加强其自主学习能力,并对于创新行为给予支持,通过激发护理人员对创新的自觉性及主动性达到提高创新能力的目的。

(撰稿:董春玲 审阅:张雅丽)

【疾病护理】

1. 肿瘤护理

蔡敏等将100例实施安宁疗护的晚期肿瘤患者随机分为两组各50例。对照组给予常规安宁疗护。观察组在此基础上联合应用中医护理技术:王不留行耳穴贴压按压神门、皮质下、交感等穴,3次/d,5 min/次;中药敷贴用白醋将生大黄粉搅拌成糊状后敷于神阙穴,1次/d,4～6 h/次;中药泡洗采用怀牛膝、花椒、桂枝、艾叶、伸筋草等各90克浸泡双足,1次/d,30 min/次;经穴推拿选足三里、合谷、内关及两侧脊穴,2次/d,20 min/次。连续干预7 d。结果:观察组恶心呕吐、失眠、疼痛、抑郁症候积分依次为(0.92±0.60)(0.94±0.62)(0.96±0.76)(0.74±

0.53)分,对照组为(1.62±0.80)(1.78±0.89)(1.64±0.83)(1.56±0.81)分,均 $P<0.05$。

杜蕾等将88例直肠癌化疗患者按照随机数字表法分为两组各44例,均行常规护理。观察组在此基础上联合中医综合护理,包括情志护理、疼痛护理(穴位按摩和耳穴贴压)、膳食干预以及日常护理。结果:观察组不良反应发生率为4.5%(2/44),对照组为20.5%(9/44),$P<0.05$,观察组焦虑情绪、抑郁情绪、认知疲乏、躯体疲乏、情感疲乏和行为疲乏得分均低于对照组评分,但生命质量评分高于对照组,均 $P<0.05$。

高娅芬等采用便利抽样法将95例非小细胞肺癌老年患者分为对照组46例和观察组49例。两组均予相同的化疗方案及常规护理;观察组另加中医辨证施护,将患者分为气阴两虚、肝肾阴虚、脾胃虚弱三型,给予饮食、环境、生活起居等辨证护理,连续干预4周。结果:在两组患者干预前后生活质量比较上,干预后两组患者的健康调查量表(SF-36)各维度评分均低于干预前,观察组生理功能、生理职能、躯体疼痛、总体健康、活力、社会功能、情感职能、精神健康等8个维度的评分高于对照组($P<0.05$);在两组患者干预前后免疫功能比较上,干预后两组的 CD_3^+、CD_4^+ 以及 CD_4^+/CD_8^+ 水平低于干预前,但观察组患者的各项水平高于对照组($P<0.05$);在两组患者护理满意度比较上,观察组总满意度为98.0%(48/49),对照组为82.6%(38/46),$P<0.05$。

温瑞斌将83例乳腺癌术后患者分为 A 组41例和 B 组42例,均予口服用药管理、饮食指导和健康宣教等常规治疗护理。A 组在此基础上实施中药热奄包和艾灸:取吴茱萸、莱菔子、白芥子和苏子制成四子散,单层布袋盛装后成为奄包,热敷腰部与颈部;艾灸足三里与神阙穴至皮肤微红,治疗时间均为1次/d,干预1个月。结果:A 组 VAS 评分(1.36±0.23)分,B 组(2.24±0.26)分,A 组总有效率95.1%(39/41)、显效率58.5%(24/41),B 组81.0%(34/42)、33.3%(14/42),均 $P<0.05$。

吴颖将84例行 TACE 治疗的肝郁脾虚型原发

性肝癌患者按入院时间分为两组各42例,对照组采用常规围术期护理,观察组另加辨证施护:情志护理、食疗护理、五行音乐疗法(选用角调音乐曲目)以及中医辅助疗法(交感、神门、肝俞、皮质下等耳穴埋豆,以及太冲、章门、足三里、肝俞等穴位推拿),干预3个月。结果:观察组和对照组患者干预后癌症自我管理效能感量表评分分别为(105.17±15.33)(93.52±15.04)分;观察组肝癌患者生活质量量表的躯体功能、心理功能、症状/不良反应、社会功能等维度评分均高于对照组,均 $P<0.05$。

杜耀瑞将90例胃肠道恶性肿瘤患者随机分为两组各45例。对照组接受快速康复护理。研究组在此基础上接受中医特色护理:王不留行耳穴压豆,取神门、大肠、交感、内分泌、皮下质等穴,1~2 min/次,3~5次/d;敷脐疗法,采用吴茱萸10 g 磨粉后加适量米醋调成稀糊状敷脐,12 h/次,1次/d。结果:研究组下床活动时间、首次排气时间、肠鸣音恢复时间、首次排便时间、住院时间均短于对照组,均 $P<0.05$;干预后两组 SF-36 评分均升高,研究组的总体健康评分为(75.08±12.02)分,对照组为(70.10±9.05)分,$P<0.05$。

2. 心脑血管疾病护理

金婕等将102例急性缺血性脑卒中患者随机分为两组各51例。对照组按照急性缺血性脑卒中诊疗规范及中风中医护理方案给予常规及辨证施护;试验组通过建立研究团队,建立患者档案,构建包括辨证施药、辨证施膳、辨证施术、辨证施养等内容的中医延续性护理方案并实施护理。结果:试验组出院1个月、2个月、3个月的 Fugl-Meyer 运动功能评分依次为(61.65±18.84)(68.57±20.54)(76.61±23.80)分,对照组为(58.15±18.00)(63.07±18.72)(67.00±18.94)分,$P<0.05$;试验组出院1个月、2个月、3个月的脑卒中专门化生活质量评分依次为(126.46±31.36)(176.33±32.09)(229.11±19.60)分,对照组为(109.46±23.70)(152.72±20.10)(198.17±21.46)分,$P<0.05$。

吴志勤等将 60 例气虚血瘀型缺血性脑卒中偏瘫患者随机分为两组各 30 例，均予饮食护理、生活起居、日常生活训练以及康复训练（患肢体位摆放、肢体功能训练、语言康复训练）常规护理。在此基础上，观察组实施中医护理操作：①点穴疗法。取天宗、曲池、内关、外关、合谷等穴进行按压或按揉，操作时以大拇指指端紧抵穴位，垂直施力，以较强的压力并维持力度稳定进行按压或按揉，患者感受有轻度疼痛为度，8～10 s 后暂停施力，让穴位适度放松，一压一放为一组动作，每次连续做 60 组左右。②雷火灸治疗。取手三里、足三里、曲池、血海等穴，1 次/d，4 周为 1 疗程。结果：治疗后观察组中医证候各项积分均低于治疗前，观察组中医证候半身不遂、口舌歪斜、感觉异常、气短乏力、面色白光、自汗出积分均低于对照组；观察组总有效率为 96.7%（29/30），对照组 76.7%（23/30），$P < 0.01$；观察组 5 级患肢肌力例数多于对照组；观察组 Fugl-Meyer 评分和 Barthel 指数分别为（91.45±4.62）（71.46±5.65）分，对照组为（69.89±4.68）（58.92±5.17）分，均 $P < 0.05$。

林玉贞等将 100 例脑卒中便秘患者按入院顺序分为两组各 50 例，均实施：①穴位按摩，取气海、天枢、关元、中脘穴，采用推法和摩法以顺时针按摩，1 次/d，10～15 min/次；②中药贴敷，将白芍药、吴茱萸、丁香、肉桂、五倍子等研磨成粉，加入麻油调成膏状进行贴敷。观察组在此基础上实施心理护理、创造良好排便环境、合理调节饮食、养成定时排便习惯等针对性护理。连续干预 15 d。结果：观察组肠鸣音次数多于对照组，首次排便时间短于对照组，观察组便秘程度低于对照组，均 $P < 0.05$。

王潇潇等将 102 例中风急性期患者随机分为两组各 51 例，给予常规护理。在此基础上，研究组应用包括眩晕护理、意识障碍护理、半身不遂护理、便秘护理、饮食护理的中医护理方案，连续干预 1 个月。结果：研究组护理有效率为 94.1%（48/51），对照组为 76.5%（39/51），研究组焦虑、抑郁评分为（6.41±2.09）（8.20±2.60）分，对照组为（11.67±

3.09）（13.59±3.81）分，均 $P < 0.05$。

杨永江等将 70 例中风后遗症患者随机分为两组各 35 例。对照组给予常规治疗；观察组给予中医体质辨识护理配合温针灸治疗，将患者分为湿热体质、血瘀体质、气虚体质进行辨证施膳以及生活，并配合温针灸治疗（取患侧养老、少海、臂臑、肩髃、后溪等穴），1 次/d，1 壮/次，两组患者均完成 4 疗程治疗，14 d/疗程。结果：观察组治疗总有效率为 97.1%（34/35），对照组为 82.9%（29/35），观察组 BI 指数、NIHSS 评分为（50.27±13.57）（5.09±3.09）分，对照组为（39.17±24.22）（7.19±4.12）分，均 $P < 0.05$。

张纪晖将 270 例脑卒中患者随机分为两组各 135 例，对照组采取常规护理，包括入院指导、生活护理、对症护理、用药指导、出院护理等，观察组在常规护理的基础上采取中医延续性干预，包括建立护理小组、健康指导、艾灸、肢体障碍护理、眩晕护理以及语言謇涩护理等，干预 6 个月。结果：两组生活质量各项评分均高于干预前。观察组生理功能、躯体疼痛、社会功能、心理功能评分依次为（80.10±4.18）（82.15±3.62）（84.20±4.12）（86.95±5.02）分，对照组为（71.57±5.20）（74.25±4.22）（75.28±5.19）（78.25±4.21）分，均 $P < 0.05$。

3. 妇产科疾病护理

周艳等将 88 例二次剖宫产产妇随机分为两组各 44 例。对照组行全程优质护理；研究组在全程优质护理的基础上行中医适宜技术，包括中医护理健康教育、经穴按摩、王不留行耳穴按压、情志护理、膳食管理、子午流注仪疗法以及中频仪疗法等。结果：对照组焦虑（SAS）评分（56.45±2.35）分、疼痛（VAS）评分（4.25±2.25）分、术后排气时间（3.15±0.84）d，研究组为（40.16±4.25）分、（2.65±1.25）分、（1.61±0.72）d，$P < 0.05$；对照组产科不良事件发生率为 18.2%（8/44），研究组为 4.5%（2/44），$P < 0.05$；研究组护理满意度 97.7%（43/44），对照组 84.1%（37/44），$P < 0.05$。

周艳梅将92例慢性盆腔炎患者随机分为两组各46例。两组均予以常规护理。对照组进行盆腔康复操锻炼;观察组给予中医辨证护理联合盆腔康复操锻炼,将患者分为气虚血虚、气滞血瘀、湿热瘀结、寒湿凝滞等证进行辩证施膳及调护。气虚血虚证:采用口服(45 ℃温水送服)或灌肠(药温38 ℃为宜)方式,选择补气建中、化瘀散结药物,用餐后温服药物,或灌肠液倒入灌肠器中,患者采取侧卧位,将导管向肛门方向置入2 cm,再适当进入一段距离,开启灌肠器开关,药液流入直肠内;加强饮食指导,多食补血益气食物,如大枣、黄芪、甘草等,禁食生冷辛辣食物;进行适当体育锻炼,增强免疫力。气滞血瘀证:服用疏肝行气、化瘀止痛药物,灌肠药温以不超过38 ℃为宜;耐心倾听患者主诉,解答疑问,给予心理支持;腹痛发作时,采用热毛巾热敷处理;病房每日通风。湿热瘀结证:采用清热除湿、化瘀止痛药物,灌肠药温以40 ℃为宜;饮食以清淡易消化为主,多食新鲜果蔬,少食油腻、辛辣食物;避免在潮湿环境生活、工作。寒湿凝滞证:采用散寒除湿、活血化瘀药物,灌肠药温39～41 ℃;帮助患者调整进食搭配及进食时间,多食姜汤、红糖水等驱寒化湿类食物,忌生冷寒凉食物;室内定时开窗通风,做好保暖措施,避免受凉。连续干预3个月。结果:观察组中医证候积分、焦虑情绪、抑郁情绪评分分别为(4.06±0.78)(32.77±3.16)(33.12±3.07)分,对照组为(6.71±1.13)(39.85±4.51)(38.18±4.32)分,均 $P < 0.05$。

4. 胃肠疾病护理

张丽萍将78例在小儿秋季腹泻患儿随机分为

两组各39例,对照组接受常规治疗,包括补液、纠正电解质紊乱、抗感染等。观察组在此基础上开展中医推拿腹穴方＋腹部护理。按照顺时针推按建里穴,20次/min,同时按揉气海穴、章门穴、梁门穴等穴位,时间1～2 min,40～50 min/次,1次/d,连续治疗7 d。同时辅助腹部护理,在实施推拿治疗时需要注意双手卫生,在施术前要反复搓热,待双手温度达到后再进行推拿,同时治疗期间腹部需要适当遮盖注意保暖,防止着凉病情加重。推拿力度需结合患儿的年龄、病情及体质确定,在推拿部位皮肤微微红热时需要停止推拿。结果:干预后观察组胃肠功能恢复指标、止泻时间、腹胀消失时间、正常进食时间及正常排气排便时间均明显早于对照组,观察组临床总有效率为94.9%(37/39),对照组为74.4%(29/39),$P < 0.05$。

魏永花将88例混合痔术后发生肛缘水肿的患者随机分为两组各44例。两组均于术后第1 d开始予以护理干预,中药方均为桃红四物汤加减煎取药液滤渣备用。对照组予以中药液常规坐浴;观察组予以中药加温湿敷,1次/3 min更换以保持纱布的温度,湿敷治疗1次/d,15 min/次。结果:观察组术后第3、5、7、14 d肛缘水肿评分依次为(1.68±0.11)(1.24±0.16)(0.54±0.10)(0.17±0.04)分,对照组为(2.14±0.12)(1.75±0.13)(1.14±0.12)(0.18±0.05)分,均 $P < 0.05$;观察组术后第3、5、7、14日肛门疼痛评分依次为(3.61±0.52)(2.86±0.42)(1.75±0.20)(0.46±0.16)分,对照组为(4.16±0.52)(3.50±0.32)(2.31±0.34)(0.50±0.18)分,均 $P < 0.05$。

(撰稿:董春玲　审阅:张雅丽)

[附]　参考文献

C

蔡敏,高璐璐,陈云,等.中医护理技术联合应用对改善晚期肿瘤患者临床症状的效果[J].上海护理,2021,21(3):48

陈璇,刘霞,张娜,等.开窍利咽按摩法联合舌压抗阻反

馈训练在卒中后吞咽障碍患者康复护理中的应用[J].中国医药导报,2021,18(16):185

D

杜蕾,李玉平,李金凤,等.中医综合护理应用于直肠癌化疗患者的效果评价[J].中国实用护理杂志,2021,37(20):1578

杜耀瑞,陈海军.快速康复外科理念结合中医特色护理在胃肠道恶性肿瘤患者围手术期的应用[J].河南医学研究,2021,30(29):5530

G

高娅芬,毛玲红,金爱华.中医辨证施护对中晚期非小细胞肺癌老年患者生活质量及免疫功能的影响分析[J].中华现代护理杂志,2021,27(12):1637

J

金婕,钟美容,于秀婷,等.急性缺血性脑卒中患者中医延续性护理方案的构建与应用研究[J].中华护理杂志,2021,56(8):1125

蒋玉倩,陈祖琨,陈春艳,等.子午流注纳支法穴位贴敷在肝肾亏虚型腰椎管狭窄症病人护理中的应用研究[J].护理研究,2021,35(4):700

L

赖曼,李娟,李瑶.耳穴疗法结合中医情志护理改善乳腺癌失眠患者睡眠质量的效果观察[J].黑龙江医学,2021,45(14):1555

李先亮.基于子午流注理论对湿热蕴结型痛风性关节炎疼痛的护理研究[J].医学食疗与健康,2021,19(5):124

林玉贞,刘燕芝,吴振洁.脑卒中便秘患者行按摩配合中药贴敷的护理效果研究[J].中国社区医师,2021,37(18):159

刘竹韵,魏琳,林美珍,等.中医护理门诊护士独立出诊体验的质性研究[J].护理学杂志,2021,36(3):68

刘子彰,张声生,李高见.从"食复"理论探讨新型冠状病毒肺炎的病后调护[J].天津中医药,2021,38(2):160

R

任辉辉,钟琴,杨芳,等.新冠肺炎疫情下居民焦虑水平与中医护理需求的相关性[J].四川精神卫生,2021,34(1):30

S

沙代提汗·木沙,吾布力·吐尔地,祖力胡玛·尼加提,等.松筋护理训练联合松筋膏外敷给药治疗对废用性膝关节挛缩患者肌力、肌张力的影响[J].中国实用护理杂志,2021,37(11):801

沈秀芬,莫美玲.基于体质辨识理论的中医食疗在葡萄膜炎病人护理中的应用[J].护理研究,2021,35(20):3751

孙雨晴,王玉玲,郭茜茜,等.中医医院护理人员自主学习能力对创新能力的影响研究[J].护理管理杂志,2021,21(7):474

史芝璟,黄瑾,居珺,等.区域医联体背景下的4C中医延续护理对脑卒中患者康复效果的研究[J].护士进修杂志,2021,36(9):843

T

唐芳,魏琳,林美珍,等.基于Delphi法构建中医护理门诊护士资质及执业范围[J].护士进修杂志,2021,36(21):1944

W

王丽媛,王晓媛,李琳丽,等.基于中医理论的胃肠康复操在老年功能性胃肠病中的应用[J].解放军护理杂志,2021,38(6):76

王瑞华,闫镛.中医情志护理对2型糖尿病患者血糖波动影响的临床分析[J].中国药物与临床,2021,21(20):3482

王潇潇,孔婷婷.中医护理方案在中风急性期病症中的应用及效果评价[J].中国医药导报,2021,18(31):172

魏永花.中药加热湿敷治疗混合痔术后肛缘水肿的疗效分析及护理[J].中国肛肠病杂志,2021,41(2):48

温瑞斌.中药热罨包与艾灸在乳腺癌术后护理干预中的效果观察[J].中国医药指南,2021,19(32):178

翁美华,陈锦秀,胡静温,等.基于本体技术探讨"顾护脾胃"中医护理概念框架的构建[J].中国当代医药,2021,28(3):238

吴颖.中医辨证施护在肝郁脾虚型原发性肝癌患者中的应用[J].中华现代护理杂志,2021,27(21):2913

吴志勤,陈延芳,廉永红,等.点穴疗法联合雷火灸护理

对缺血性脑卒中偏瘫病人康复效果的观察[J].蚌埠医学院学报,2021,46(7):955

Y

杨健健,马小琴,郭冉.灸法应用于尿潴留护理的文献计量分析[J].护理管理杂志,2021,21(8):598

杨永江,刘蕾,盘雪娇,等.中医体质辨识护理配合温针灸治疗对中风患者后遗症的影响[J].中国社区医师,2021,37(26):112

叶欣欣,邵静,任子扬,等.基于GRADE系统的中医护理临床路径应用于神经根型颈椎病患者效果的系统评价[J].护士进修杂志,2021,36(14):1307

Z

张纪晖.中医延续护理改善脑卒中患者生活质量的应用价值[J].中国社区医师,2021,37(5):118

张丽萍.中医推拿腹穴方＋腹部护理对改善秋季腹泻患儿胃肠功能的作用探究[J].中外医学研究,2021,19(15):169

周芬,刘丹,梁青鑫,等.类风湿关节炎常见适宜中医护理技术操作关键点的构建研究[J].护理管理杂志,2021,21(10):717

周艳,黎婉华,李娈.评价中医适宜技术在二次剖宫产优质护理中的效果[J].中外医疗,2021,40(8):167

周宇,赵玉洋,马帅,等.耳穴贴压治疗血液透析患者高血压临床疗效的Meta分析[J].中国中西医结合肾病杂志,2021,22(8):697

周艳梅,朱颖,阳微.中医辨证护理联合盆腔康复操锻炼对盆腔炎性疾病患者康复及生活质量的影响[J].临床医药实践,2021,30(10):790

三、中　药

（一）中药资源

【概述】

2021 年度，通过 CNKI 检索到中药资源相关论文近 200 篇。其中分子生物学方面论文 50 余篇；有关种子、肥料、病虫害、栽培模式和生产技术等全部栽培领域论文 60 余篇；生理生态方面论文 30 余篇；有关种质和适宜区划研究有所减少，论文不足 20 篇；动物药资源研究仅 2 篇。

1. 分子生物学研究

分子生物学研究内容主要是基因表达与克隆、物种遗传多样性、次生代谢与环境关系以及候选内参基因筛选等。

滕彦娇等从大花红景天筛选出稳定性好的内参基因 CyP 和 GAPDH。郭连安等基于白术转录组数据的筛选和分析，挖掘到 5 个萜类生物合成关键限速酶基因，在湖北白术中表达量最高。熊高、郭思远、刘秀波等分别克隆出三七的花色苷合成结构基因、滇重楼糖基转移酶基因 PpUGT1 和 PpUGT7、人参 YABBY 基因家族，并对其进行生物信息学以及差异表达分析。

吕齐等研究显示，人参分生组织表达相关元件的 TCP 基因家族成员存在多种与胁迫相关的顺式作用元件和分生表达元件，具有组织表达特异性。孙艺琦等运用 8 对 SSR 分子标记分析了 19 个居群共 232 个个体的单叶蔓荆与蔓荆群体的遗传多样性与遗传结构，发现蔓荆遗传多样性均较低，且与地理距离有关。刘俊等从全基因组水平对杜仲 TIFY 基因家族进行鉴定与表达分析，发现 EuTIFYs 在不同发育时期的叶片的表达存在差异，大部分基因在早期表达量较高，正调控杜仲胶的形成。蒋明等组装了射干叶绿体基因组，借助生物信息学工具发现射干与同科的溪荪亲缘关系较近。田星等采用 12 对 SSR 分子标记分析了 16 个野生灯盏花的 243 个样品，显示居群遗传多样性较高，居群内和居群间均有一定的遗传分化。马孟莉等对草果叶绿体基因组进行测序、序列组装、注释和特征分析，明确了姜科物种间的亲缘关系。段书蕾等利用 ISSR 技术筛选出 8 条 ISSR 引物，分析了四倍体 8 个株系和国内外 25 个不同产地穿心莲的遗传多样性，显示国内遗传多样性较低，国内与美国和加拿大产遗传差异较大。

李洁等从雌雄异株植物华中五味子 1 525 个显著差异表达基因获得 2 个雌雄叶差异表达基因，其中一个基因表达与脱落酸含量存在协同效应。高梦琦等研究药用大黄转录组编码序列的密码子使用特点，确定了 29 个药用大黄的最优密码子，大多数以 U 和 A 结尾。

2. 中药资源生理生态学研究

生理生态学研究主要集中在环境与药材质量以及土壤微生物之间的关系。

钟慧怡等研究显示，阳春砂仁果实直径、种子团直径、果实饱满度、挥发油含量、α-蒎烯、龙脑含量与当地环境因子呈显著相关性。冯汪银等研究显示，辐射诱变可提高阳春砂种子团及果皮中 α-蒎烯、

β-蒎烯、异松油烯、侧柏烯等含量,总萜含量及主要萜类含量无显著性变化,但果皮中单萜和倍半萜总量显著提高。原静静等利用非靶向代谢组学分析,发现党参在干旱胁迫下差异代谢物主要是脂肪酰基、羧酸类及其衍生物、有机氧化物3类,脂肪酰基表现为下调,其余均表现为上调。李晓杰等研究显示,24-表油菜素内酯可明显提升蒙古黄芪种子和幼苗对PEG胁迫的适应性,并增强黄酮合成关键酶的活性。刘楠等建立红花组培体系,并通过茉莉酸甲酯、硝酸银、水杨酸和酵母提取物诱导次生代谢产物,其中酵母提取物效果较好。孙金等研究显示,在干旱胁迫时北苍术中白术内酯Ⅱ、β-桉叶醇、苍术酮含量,关键酶HMGR活性及基因表达量均显著增加,中度胁迫各种指标活性最强。

王天佑等根据不同栽种年限人参根区土壤养分、酶活性及微生物量的变化情况,推断土壤微生态失衡及病原物生物量增加是人参连作障碍形成的主要原因之一。王佩等根据不同环境种植天麻后土壤理化性质、微生物数量及代谢物显著差异,发现种植适宜度为:杂木林>松林>荒坡。杨晶艳等研究显示,野生和人工冬虫夏草伴生菌差异相对较小,优势细菌主要是变形菌门,土壤环境中的主要优势菌是放线菌门,但野生冬虫夏草子座的真菌多样性较低。黎海灵等对滇重楼接种9组不同丛枝菌根真菌组合,均可增强滇重楼抗逆性,促进生长发育,提高品质。

陈雅兰等比较了85%和95%遮阴对七叶一枝花的影响,发现85%遮阴的光合速率和重楼皂苷Ⅰ、重楼皂苷Ⅱ、重楼皂苷Ⅶ总量高。黄勇等研究显示,肉苁蓉寄生能促进梭梭对钙、钠、镁、铝、铁、锌、铜元素的吸收,并且促进了由往年枝到光合枝转移。蒋小刚等通过水培试验,发现半夏生长的最适pH范围为6.0～7.5。陈建桦等研究显示,促生细菌B29显著增强越南槐各种抗性指标,可缓解干旱胁迫,促进生长。杨涛等研究显示,粉红粘帚霉能提高连作当归品质,且不影响产量。龙建吕等研究显示,多花黄精植株不同部位及根际土水浸液对种子发芽

势、种子出苗率有影响,叶片水浸液对其种子萌发和种芽生长抑制作用最强,根际土水浸液抑制作用最弱。王礼科等研究显示,半夏连作可导致土壤速效钾及速效磷含量下降,微生物群落由细菌型转为真菌型,土壤酶活性降低,化感物质2,6-二叔丁基对甲苯酚的含量增加。张猛等通过土壤酶活性、病害、存株率、产量和品质等指标,确定缓解连作一年白术连作障碍的土壤改良剂最佳配方为:生石灰300 kg/hm²、松土精300 kg/hm²、腐殖酸9 kg/hm²。

3. 种质和产地

任艳等研究显示,草甸型和灌丛型小叶柴胡以直立型为主,地上部分生物量相对较多,活性成分含量相对较低,而戈壁型成分含量较高。陈佳颖等研究显示,紫茎人参各种生理指标均表现出抗逆优势,而绿茎人参最差。齐大明等发现道地产区与非道地产区牛膝生长指标差异明显,"秋子"品种的产量明显高于"蔓苔子",温县、武陟"秋子"的牛膝的β-蜕皮甾酮、齐墩果酸含量均高于"蔓苔子"。谢旭桃等分析107份千里香种质的17个性状,其中叶长、叶髓、叶柄长、叶面及叶柄颜色等性状对千里香种质分类具有重要作用,且与玉米素核苷呈显著正相关。包芳等比较甘草黄、绿、黑种子质量特征,发现绿色种子的千粒重最大、发芽势和发芽率均最高。任卫合等分析4个不同品种红景天,发现硼、铬、锶元素与有效成分呈正相关,镉、锰、钠、锌元素与有效成分呈负相关,大花红景天中红景天苷和芦丁的含量最高,狭叶红景天中没食子酸的含量最高。饶丹等广泛收集了道地产区合江-赤水一带的金钗石斛栽培品系,发现96份金钗石斛各品系间可溶性多糖含量与石斛碱含量之间存在极显著负相关,石斛碱含量与茎宽厚比呈极显著正相关,根据茎宽厚比这一特征性状筛选出2个差异显著的品系。

刘美娟等在全球范围内共选取349个黄芩分布样点,适宜生态产区多位于北半球,国内内蒙古自治区、黑龙江省、云南省面积最广。杨芙蓉等利用西红花124个样本分布点和30个环境因子数据,分析西

红花全球适生区主要分布于北半球地中海沿岸的欧洲国家及亚洲西部、南部、东南部。张孟容等利用ArcGIS软件得到全国范围内远志生境的高、中、低和不适宜区,发现影响远志分布的主要生态因子为年均温、最干季平均温度、最湿季度降水量、海拔、坡度等。

4. 栽培

种子和种苗 杨树林等研究祁沙参果盘不同部位的种子质量和生理指标,发现顶部果盘的种子发芽率最高,且与种子 SOD、POD、CAT 酶活性及 IAA、GA3、ZR 含量均呈极显著正相关。李浪等研究显示,含水量 1.58%～3.37% 超干贮藏的党参种子活力与 4℃ 低温贮藏的种子活力基本一致,发芽率都维持在 90% 以上。薛晨阳等发现黄精种子在层积处理中的成分转化,小分子的可溶性糖类和可溶性蛋白增加,为种子胚的分化发育提供能量。黄燕俊等采用赤霉素处理提高鱼腥草种子的发芽率和发芽势,同时指出种子应在充分成熟期采摘、低温保存。

肥料 蒋攀等研究了 5 种钝化材料对川麦冬各部 Cd 吸收累积的影响,汉白玉对重金属镉钝化效果最好,粉煤灰和秸秆生物炭效果次之。张松林等进行相关性分析显示,川丹参的丹参酮ⅡA与土壤全磷呈极显著正相关,丹酚酸B含量与根部全钾呈极显著负相关。马琳等以农艺性状、叶片产量、出绒率、挥发油含量、黄酮与酚酸类成分含量及矿质元素含量为指标,研究显示 17%～33% 比例的有机肥与化肥配施可以促进蕲艾的提质增效。李娇等研究何首乌施肥问题,发现施肥量为氮肥 13.8 g/m²、磷肥 6.3 g/m²、钾肥 13.5 g/m² 时,何首乌药材综合品质最佳。郑江娜等研究显示,在 2～4 茬花开放期内对金银花追施氮肥 50 g/株,增产率达到 26.51%,钾肥对产量无影响。赵疆等在甘肃贝母叶片喷施厚壁菌门芽孢杆菌属复合菌剂、假单孢菌属和根瘤菌属复合菌剂,发现均有增产的作用,但机制有别,前者较优。袁志涛等使用基施宝、激活、腐毒净、全能营养素等 4 种土壤改良剂,显著改善了三七生长环境,并提高了存苗率及皂苷含量。郑雷等喷施 0.3% 硼砂增加了柴胡的根长、根粗、根干物质,喷施 0.9% 硼砂增加了种子千粒重、饱满度和萌发率。刘天亮等在金银花中后期叶面喷施 1.0 g/L 磷酸二氢钾、2.5 mg/L 萘乙酸、0.5 g/L 酵母细胞壁多糖、0.1 mmol/L 茉莉酸甲酯配比组合,发现不同程度提高了金银花的多种有效成分含量及产量。关晓诗等研究显示,巴戟天有效矿质营养总量中铵态氮、速效磷、速效钾含量比例为 3∶7∶15 时,更有利于巴戟天肉质根系的优质生长。

病虫害 雷玲等研究草珊瑚白绢病病原及其生物学特性,发现噻呋·戊唑醇、噻呋酰胺对其具有较强的抑菌作用。李金鑫等分离、纯化柳叶白前白绢病病原菌,发现石硫合剂、氟硅唑和植物源杀菌剂蛇床子素对其良好的抑制作用。王红燕等通过棉隆对土壤消毒,可促进幼苗长势增强、发病率降低、保苗率和优质苗率增加。

栽培模式和生产技术 罗夫来等研究显示,在云贵高原进行天麻仿野生栽培,以湖北和大方蜜环菌、青冈漆树和旱冬瓜为菌材,200～250 g/穴密度种植 2～3 层为最佳方案。郑雷等研究显示,多效唑可调控柴胡生长,优化干物质和碳水化合物的积累和分配,提高种子质量,以 100 mg/L 多效唑处理效果较好。保丽美等采用氯化苦熏蒸处理,促进了土壤中氮、磷养分的升高及在三七中的累积,并显著提高三七的存苗率、生长发育及药效成分的累积。邱黛玉等通过膜侧栽培当归,与大蒜间作和轮作,发现当归根际土壤中细菌、放线菌数量显著增加,真菌数量减少,并且土壤脲酶、蔗糖酶、碱性磷酸酶、酸性磷酸酶活性大幅度提高,产量提高 39.37%。崔迪等比较浙贝母与玉米、棉花、大豆、花生、甘薯等套种土壤温湿变化及鳞茎病害特征,发现夏季不同作物套种对浙贝母土壤温湿环境产生不同影响,作物套种和鳞茎深度 8～10 cm 有利于种子避暑过夏,棉花、玉米是减轻浙贝母种子病害发生的较好偏利共生性套种作物。王丰青等研究显示,0.5 万株/亩的密度下地黄单株块根生物量和块根中的梓醇含量较高，5万株/亩密度叶中的梓醇含量较高。杨涛等通过纳米铁处理调节生长素、水杨酸、脱落酸含量，通过褪黑素处理调节了SOD活性和赤霉素含量，从而提高栽培甘肃贝母抗逆性和产量。郑嫒等通过高浓度环磷腺苷酸、6-苄氨基嘌呤、赤霉素、2，4-二氯苯氧乙酸处理，均促进了猪苓菌丝生长，并提高糖含量，而吲哚乙酸、维生素B2处理组均抑制了猪苓菌丝生长。胡玉涛等研究显示，盐碱地忍冬栽培采用0.25 m×0.50 m的密度能获得绿原酸含量较高的器官综合物，而采用0.20 m×0.25 m的密度能获得较高的花蕾产量。罗晓青等研究显示，仿野生种植铁皮石斛环境条件为地势开阔、光照充足的山体中上部，采用1~2年的种苗，郁闭度30%~50%能获得适当的产量。史丽萍等研究显示，甘肃省定西市旱作区柴胡在30万株/667 m²密度条件下产量及收益达到最佳，10~20万株/667 m²质量最佳。

5. 其他

此外，对于动物药研究，刘嘉等比较了4个产地33批蜈蚣样品中的23个核苷类成分，发现安徽蜈蚣的品质较好。吴雷明等分析不同养殖密度对宽体金线蛭幼蛭生长性能、消化酶和非特异性免疫酶活性、MDA含量及总抗氧化力，发现以1 236条/m²较为适宜。

（撰稿：王喜军 孟祥才 审阅：彭代银）

【药用植物转录组研究】

药用植物转录组是现今药用植物研究最活跃的领域之一，可从整体水平了解细胞中基因表达情况及其调控规律，全面揭示生物个体基因在特定时期和特定组织中的表达情况，在分子标记、遗传育种、功能基因的挖掘、药用植物活性成分的生物合成与调控、探索药材道地性的分子机制等方面提供了新的思路和方法。

1. 蒙古黄芪

Yin M等采用高通量测序、单分子实时测序和靶向化合物分析相结合的方法，对蒙古黄芪进行全长转录组测序，研究根、茎、叶中异黄酮和三萜皂苷含量与特定基因表达的相关性。结果：共产生643 812个CCS reads，产生121 107个非冗余、高准确性的转录本，并成功注释104 756个（86.50%）转录本；测定4种异黄酮和4种黄芪甲苷（三萜皂苷）的含量；从16个基因家族中鉴定出44个差异表达基因参与异黄酮生物合成，以及44个差异表达基因参与三萜皂苷生物合成。同时，鉴定出与异黄酮和三萜皂苷生物合成相关的转录因子，包括72个MYBs，53个bHLHs，64个AP2-EREBPs和11个bZIPs。上述转录本在不同植物器官中表现出不同的表达趋势。本研究为蒙古黄芪中异黄酮和三萜皂苷的生物合成提供了重要的遗传信息。

2. 罗布麻

Xu Z等对罗布麻耐盐的分子机制进行了探讨。采用200 mM NaCl处理，对不同盐胁迫时间下罗布麻幼苗叶片的整体转录组进行分析，共鉴定出2 822个差异表达基因。结果：在类黄酮代谢相关通路中，如"类黄酮生物合成"和"苯丙类生物合成"，均显著富集了差异表达基因；在盐胁迫下，这些基因大部分被下调；编码非选择性阳离子通道和抗氧化剂的基因在盐胁迫下表达上调，而大多数细胞壁相关的基因表达下调；黄酮浓度随暴露时间的增加而降低，而Na⁺浓度随暴露时间的增加而提高。因此推测，盐胁迫下叶片中Na⁺的积累导致黄酮浓度的降低，直接导致了罗布麻耐盐性的降低；通过在拟南芥中过表达4个类黄酮合成途径基因证实了这一点；转基因植株因总黄酮的积累而表现出比野生型植株更高的耐盐性。本研究揭示了罗布麻对盐胁迫响应的主要分子基础，为植物耐盐性的功能研究和工程策略奠定了基础。

3. 芫荽

Wu T 等研究了芫荽在不同发育阶段的转录组和代谢特征。共鉴定了 10 个酪氨酸代谢通路相关基因,6 个卟啉和叶绿素代谢通路相关基因,5 个维生素 E 代谢通路相关基因。这些基因与芫荽的早期发育有关,这些途径参与了关键酚代谢物的产生。此外,构建了这些通路相关基因与转录因子之间的相互作用网络,支持酚类代谢产物的调控通路。并鉴定出与药物或营养相关的代谢物,包括 59 种酚类、2 种多胺类、12 种生物碱和 1 种萜。发现较高浓度的代谢物来自咖啡酸、胍丁胺及其衍生物,并且 30 日的咖啡酸和胍酸水平比 60 或 90 日更高。本研究可为进一步研究芫荽相关代谢物的作用提供证据。

4. 益智

Line Y 等对益智的果实、根和叶组织进行转录组测序及分析,以描述该药用植物的组织特异性基因表达和代谢途径。结果:早期、中期、晚期的果实、叶片和根分别获得 8.85、10.10、8.68、6.89 和 8.51 Gb 净数据,应用 4 个数据库对 50 401 条 unigenes 进行功能分类,其中 Nr 47 745 条、Uniprot 49 685 条、KOG 20 153 条、KEGG 27 285 条;共获得了 3 110 个差异表达基因和 5 个表达模式聚类,其中 27 个 unigenes 编码与类黄酮合成相关的 13 种关键酶(如 *CHS*、*CHI*、*F3H*、*FLS*、*ANS*),这些基因的组织特异性表达与黄酮类化合物在组织中的积累相对应。本研究可为益智中黄酮类化合物生物合成的分子机制和益智基因工程品种的应用提供理论依据。

5. 粗茎秦艽

康恒等对粗茎秦艽进行转录组测序分析,分别构建其根、茎、叶、花的转录组数据库,共得到159 534条 unigenes,根据 GO 功能分类,可分为 3 大类 67 分支,基于 KOG 功能可分为 25 类。KEGG 代谢通路分析发现,215 条 unigenes 参与到 20 个次生代谢标准通路中,305 条 unigenes 参与编码环烯醚萜苷类合成通路中的 28 个关键酶,且在不同部位中的表达存在差异。qRT-PCR 验证 *HMGS*、*DXS*、*MCS*、*GPPS*、*G10H*、*7-DLNGT* 及 *STR* 7 个基因皆为地上部位(茎、叶、花)的相对表达量高于地下部位(根)。本研究可为应用生物技术方法获取环烯醚萜类活性成分或其中间体,探讨药用植物次生产物累积规律、不同生态型品种的质量评价研究等提供基础资料。

杨晓等利用高通量测序技术测定粗茎秦艽种子萌发前、萌发中及萌发后 3 个阶段的转录组,共获得 149 463 条 unigenes。结果:6 943 个基因存在差异表达,大多参与光反应过程、细胞壁合成、脂质代谢及次生代谢;单碱基到六碱基核苷酸的 SSR 重复类型均有检出,发生频率为 15.13%,出现频率为 18.81%,平均每 3 199 bp 就含有 1 个 SSR 位点,重复类型丰富,数目较多。本工作为粗茎秦艽的次生代谢调控研究奠定基础。

6. 天麻

刘云霞等以剑麻和共生天麻(白麻与蜜环菌共生的天麻)为实验材料,通过转录组测序分析初步揭示剑麻和共生天麻的生长代谢特征。结果:剑麻与共生天麻间共获得 72 244 条序列,其中有 26 312 条得到注释。共有 12 498 条基因发生显著差异表达,其中 9 000 条基因表达上调,3 498 条表达下调;KEGG 能富集分析表明,差异基因显著富集在 20 个代谢途径中,包含氮代谢、碳代谢和能量代谢等途径;差异表达基因注释到 KOG 的 25 个分类中,其中差异表达基因与生长代谢过程相关过程能量的产生和转化、碳水化合物转运与代谢、次生代谢产物的合成、转运和代谢类别获得 2 218 个注释结果。基于转录组数据,分析了生长代谢过程中相关基因差异表达水平,并进行 qRT-PCR 验证;相比较于剑麻,共生天麻生长代谢中物质积累比较旺盛,共生天麻通过消解侵入的蜜环菌合成有机营养物质和能量,有利于其从蜜环菌和周围环境吸收营养物质供剑麻生长需要。本研究为进一步研究天麻不同发育阶段的代谢特征奠定基础,并为天麻栽培提供理论指导。

7. 灰毡毛忍冬

潘媛等以山银花的基原植物之一灰毡毛忍冬为研究对象,对不同发育时期的花进行转录组测序,借助 LC-MS/MS 技术,对其代谢物进行定性、定量以及合成累积规律研究,并根据差异表达基因筛选出酚酸、黄酮类物质生物合成的关键酶基因。结果:共获得 111 个差异代谢物和 6 653 条差异表达基因,二青期的代谢物和关键酶基因与大白期和银花期存在明显差异;在苯丙氨酸生物合成通路中,绿原酸、柚皮素、槲皮素、芦丁、松柏醇等代谢物的离子丰度随花的发育逐渐降低,阿魏酸、香豆素和紫丁香苷等代谢物的离子丰度随花的发育逐渐升高;关键酶基因 *CHS*、*HCT*、*CCR*、*FLS*、*COMT* 等正向调控下游代谢物,*PAL*、*C4H*、*4CL* 等负向调控下游代谢物。本研究为利用分子生物学手段调控灰毡毛忍冬次生代谢产物累积量提供候选基因及相应的理论基础。

刘思思等对灰毡毛忍冬转录组 74 057 条 unigenes 中的 SSR 位点进行了分析。结果:15 587 条 unigenes 共计含有 SSR 位点 20 161 个,SSR 发生频率为 21.05%;SSR 位点的种类从单核苷酸至六核苷酸重复均有分布,主要重复类型是二核苷酸和三核苷酸,分别占 SSR 总数的 48.13% 和 29.00%,主要重复单元为 AG/CT、AT/AT 和 A/T,分别占 SSR 总数的 30.19%、15.23% 和 14.02%。SSR 位点的重复次数分布最多的是 6 次和 5 次,分别占总数的 24.29% 和 17.51%;设计了 17 611 对 SSR 引物,随机选出 30 对进行扩增验证,其中 14 对扩增条带表现出多态性,进而利用这 14 对引物对 6 个灰毡毛忍冬品种开展了遗传多样性分析。本研究为灰毡毛忍冬的物种鉴定、遗传多样性分析和分子标记辅助育种等提供科学依据。

8. 金荞麦

吴欣等对金荞麦的根状茎、根、花、叶和茎进行转录组测序,共得到 205 619 条 unigenes,132 372 条获得功能注释。结果:其中 81 327 条 unigenes 比对注释到 GO 数据库,大部分 unigenes 注释在细胞过程、生物调控、结合和催化活性,86 922 条 unigenes 富集在 136 个 KEGG 代谢途径,鉴定了 82 条 unigenes 参与编码黄酮类生物合成 10 个关键代谢酶;对金荞麦根状茎与根、花、叶和茎的差异表达基因(DEGs)进行分析,获得了 27 962 条共表达 DEGs,有 23 515 条根状茎组织特异性表达 DEGs 富集 132 条 KEGG 代谢途径,而 13 条 unigenes 显著富集在黄酮和黄酮醇生物合成;此外,分析鉴定了 3 427 条 unigenes 参与编码 60 个转录因子(TFs)家族,有 4 条 bHLH TFs 富集在黄酮生物合成。该研究有助于从基因水平上进一步研究金荞麦黄酮生物合成关键酶的功能和调控机制。

9. 八爪金龙

刘畅等对苗药植物八爪金龙的根进行转录组测序,共获得 52 249 条 unigenes,其中 31 391 条成功注释,1 507 条被注释到次生代谢产物合成。结果:参与苯丙素生物合成的 unigenes 共有 126 条,参与萜类化合物骨架生物合成的 unigenes 有 73 条,参与黄酮类化合物生物合成 unigenes 有 58 条,参与次生代谢后修饰的 unigenes 有 253 条;筛选出 9 条 unigenes 编码 4 个与八爪金龙香豆素生物合成的关键酶,23 条 unigenes 编码 8 个与黄酮生物合成的关键酶,39 条 unigenes 编码 19 个与萜类生物合成的关键酶,140 条 CYP450 基因和 113 条 UGT 基因可能参与次生代谢物的修饰;分析发现 117 400 个 SSR。本研究初步揭示了参与八爪金龙次生代谢产物合成相关的基因,为进一步研究八爪金龙次生代谢产物合成途径关键酶的功能及其调控机制奠定了基础。

10. 鸡骨草

邱雨等对鸡骨草和毛鸡骨草嫩叶样品进行转录组测序,分别检测出 18 073、17 189 个特有基因,同源基因 37 881 个。结果:特有基因 KEGG 富集分析发现,鸡骨草的核糖体途径富集基因数量最多且差异最显著,毛鸡骨草中 ABC 转运蛋白和胞吞作用途径等显著富集,植物-病原互作在两个物种间都呈现显著性富集;GO 富集分析中发现,鸡骨草的胞吞作用调节、囊泡介导的转运调节、核糖体等显著富集,毛鸡骨草中的微管结合复合物、细胞骨架、细胞膜和蛋白磷酸化作用呈现显著性富集;近缘物种比对分析结果显示,鸡骨草和毛鸡骨草的物种亲缘关系极为相近;此外,鸡骨草和毛鸡骨草分别发现了 2 102、1 794 个 SSR。本研究揭示了鸡骨草与毛鸡骨草具有极为接近的亲缘关系,而特有基因差异揭示了两者在生物代谢、信号传导、发育和功能等方面又存在不同,研究结果为两者在栽培、生物调控和品质等方面的研究奠定基础。

11. 甘葛藤

梅瑜等应用高通量测序 PacBio Sequel 平台,以甘葛藤根、茎、叶的混合样品为材料,使用单分子长读数测序 SMRT 技术进行全长转录组测序。结果:共获得 10 994 967 个高质量 reads 和 384 072 条全长非嵌合序列,经质控后获得 90 856 个转录本;获得的所有转录本经数据库进行注释和功能分类,有 85 239 个单基因被注释,NR 数据库注释数量最多为 84 675 个,占 93.2%;22 330 个基因通过 KEGG 注释到 132 条途径,代谢途径分布的基因较多(9 368,41.95%);预测到 3 507 个转录因子,bHLH 转录因子家族的基因最多;14 127 个基因被分配到 17 个 R 基因类别,主要为 RLP 类;检测到 33 660 个 SSR 序列,多为 AG/CT 类型;分析黄酮类生物合成途径,发现与黄酮类合成相关的基因 110 个,其中 26 个编码 HCT,3 个编码 CHS,7 个编码 CHI。本研究为进一步开发甘葛藤的分子标记和挖掘优良基因提供科学依据。

(撰稿:倪梁红 审阅:彭代银)

【中药材生长年限与质量的相关性研究】

中药材的生长年限与质量关系密切,直接影响临床用药的疗效和安全。新修订的《中药材生产质量管理规范》(2022 年)第七十九条明确提出了坚持"质量优先、兼顾产量"原则,参照传统采收经验和现代研究,明确采收年限范围,确定基于药用部位成熟的适宜采收时间。目前,快速、客观、准确判定中药材的生长年限以及科学诠释生长年限与质量的相关性是中药质量评价领域亟需研究解决的重要问题。2021 年度,何首乌、金荞麦、亳白芍、北细辛、银柴胡等中药材,在生长年限与质量相关性研究中取得了一定进展,为适宜采收期的确定及质量评价提供参考。

何首乌与首乌藤　何首乌的块根和藤茎入药,分别称为何首乌和首乌藤。周灿等采用 HPLC 法连续测定十堰地区何首乌移栽后不同生长时期、不同器官中二苯乙烯苷(THSG)和不同形态块根蒽醌类物质的含量。结果:何首乌地下部分干物质(根)含量在移栽后 3 年内持续增加,移栽后的 2 年内增加最快,第 3 年增长速度明显减慢。根中 THSG 和蒽醌类成分含量均在移栽后 2 年内呈"直线式"增加趋势,并于第 2 年 12 月份达到最大值,第 3 年与第 2 年同时期相比上述 2 类物质的含量没有显著差异;茎中上述 2 类物质的含量在 3 年间总体差异不显著,但在不同季节存在明显波动,均以每年 12 月份含量最高,与传统采收期相吻合。而叶中上述 2 类物质的含量微少、难以检出,为首乌藤传统产地加工"去残叶"提供了科学依据。十堰地区何首乌在移栽后第 2 年 12 月份的质量、产量相对较好,可作为人工种植何首乌适宜采收期的参考依据。

金荞麦　张晶等以表儿茶素、表儿茶素没食子酸酯为质量指标,考察了重庆太极中药材种植开发有限公司金荞麦基地不同生长年限与采收期金荞麦中的含量变化，并进行药材产量和投入产出分析。结果：不同生长年限与采收期的金荞麦中表儿茶素、表儿茶素没食子酸酯含量存在显著差异。2年生11月采收的金荞麦中表儿茶素含量最高，3年生7月采收的金荞麦中表儿茶素没食子酸酯含量最高。2~4年生金荞麦的逐年增产率呈现下降趋势。2年生金荞麦的年产值及投产比均最高。如按《中国药典》(2020年版)金荞麦中表儿茶素单一指标评价，2年生11月是适宜采收期，此时期采收的金荞麦产量较大、质量佳，种植户可获得最大的经济利益。

亳白芍 徐超等对产于亳州市十八里镇的安徽协和成药业饮片有限公司同株不同生长年限亳白芍药材进行了指纹图谱相似性和差异性比较，以及没食子酸、氧化芍药苷、芍药内酯苷、芍药苷、苯甲酸、1，2，3，4，6-O-五没食子酰葡萄糖、苯甲酰芍药苷等7种成分含量分析与模式识别研究。结果：同株不同生长年限的亳白芍指纹图谱相似性较高，差异性特征峰有4个在低年限中存在，另有1个峰只在高年限中存在。有5个峰存在增加趋势，15个峰存在降低趋势；亳白芍生长过程中芍药内酯苷呈现降低趋势，芍药苷、1，2，3，4，6-O-五没食子酰葡萄糖呈现增加趋势；亳白芍随着年限的增加，其最高年限的比值始终最大，且其干质量比例增加；相似度结果显示亳白芍不同年限间表现出较强的一致性，相邻年限间相似性更大；聚类分析发现，亳白芍随着生长年限增加，含量逐渐稳定；不同年限亳白芍综合质量数评价显示亳白芍5年生采收最佳。

北细辛 于营等测定了吉林通化不同生长年限(4、5、6、7年生)北细辛药材产量，测定了5年生、6年生和7年生北细辛根中马兜铃酸Ⅰ、细辛脂素含量，挥发油及其组分的含量。结果：5年生、6年生和7年生北细辛药材中有效成分细辛脂素含量均符合《中国药典》(2015年版)规定；5年生和6年生北细辛药材内源性毒性成分马兜铃酸Ⅰ限量符合《中国药典》(2015年版)规定，7年生北细辛药材马兜铃酸Ⅰ限量超过《中国药典》(2015年版)规定；北细辛药材产量和挥发油含量均随着生长年限的增长而增

加，挥发油及含量均符合《中国药典》(2015年版)规定；在30℃干燥条件下，从药材产量和质量来看，7年生北细辛应禁止用药，5年生和6年生北细辛均可使用，6年生较佳。

银柴胡 王秀芬等采集宁夏银柴胡药材主产区43份样品，测定了其银柴胡药材中总黄酮和总皂苷，以及甾体成分α-菠甾醇和豆甾-7-烯醇的含量，结合指纹图谱相似度评价和主成分模式识别，确定了最佳采收年限。结果：3年和4年生银柴胡药材总黄酮、总皂苷、α-菠甾醇和豆甾-7-烯醇的含量高于2年和5年生；不同生长年限银柴胡药材HPLC-ELSD指纹图谱主要特征峰的整体图貌基本一致，化学成分比较稳定，但相对峰面积相差较大；主成分分析显示，累积贡献率(质量综合排名)4年>3年>2年>5年，4年生银柴胡药材与其他年限有明显区别。银柴胡药材最佳采收年限为第3年的秋季和第4年的春季。

蒙古黄芪 杨少杰等采取甘肃省永登县润枫源农牧科技有限责任公司试验田不同生长年限蒙古黄芪药材，测量外观质量及内在品质变化。结果：主根长、侧根数和芦头直径在前3年增长快，从第4年开始增长放缓；根的鲜重、干重和折干率在3年生时达到最大；特等货以第3年生和第4年生的占比最大，一等货以第3年生的占比最大；总灰分含量前4年逐渐增长，从第5年开始有所下降，水溶性浸出物和黄芪甲苷含量在第4年生时达到最大，毛蕊异黄酮葡萄糖苷含量在第3年生时达到最大。综合各项指标，应选择第3年生的蒙古黄芪为最佳，但以黄芪甲苷为标准，应选择第4年生的蒙古黄芪。

巴戟天 冼丽铧等选取广东省德庆县高良镇以及邻近镇作为研究区域，分析土壤养分、种植年限、种植方式(林下和非林下)3个重要因子对巴戟天品质核心指标寡糖含量的影响。结果：3年生巴戟天的蔗糖含量显著高于其他生长年限的巴戟天，4年生巴戟天的1-蔗果三糖含量显著高于2年生巴戟天。林下种植巴戟天的品质优于非林下种植。通过提高土壤中速效磷与速效钾含量可以提高巴戟天品

质,4年生巴戟天的药材品质最佳,林下种植有利于提高巴戟天品质。

走马胎 唐凤鸾等以1～5年生紫金牛科植物走马胎植株为试验材料,研究不同栽培年限对走马胎生长、生物量及有效成分含量的影响。结果:走马胎株高、基茎及各器官的生物量随栽培年限延长呈显著($P<0.05$)增加趋势,生物量增量由大到小依次为根、茎、叶;根、茎生物量增速最快出现在第4年,最慢在第5年。栽培年限可显著影响走马胎各器官的生物量分配比($P<0.05$),其中根比重为0.30～0.51,普遍高于茎、叶,且最大值出现在第4年。走马胎有效成分含量总体呈现根＞叶＞茎的趋势;3年生植株各器官的总皂苷含量最高,1年生茎、叶的总酚、总黄酮含量最高,2年和4年生根的总酚、总黄酮含量最高。走马胎药材(根)以栽培3～4年采收比较合适。

独活 蒋季明等选取陕西省商洛市柞水县直播种植的独活,分别对春初苗刚发芽和秋末茎叶枯萎两个采收期采挖的2～6年生独活药材中蛇床子素(Osthole)和二氢欧山芹醇当归酸酯(Columbianadin)的含量进行了测定。结果:不同采收期及生长年限独活中Osthole和Columbianadin的含量差异明显,2～3年生Osthole和Columbianadin的含量逐年增高,3年生春季的含量最大,4～6年的含量逐渐逐年减低,春季采收的独活中两种成分的含量高于秋末采收。

宽叶羌活 谢放等选取甘南州临潭县冶力关镇高庄村、定西市渭源县会川镇哈地窝村2年生、3年生栽培宽叶羌活鲜样,分别测定其根鲜重、根干重、主根长、主根粗等4个生物量指标,以及羌活醇、异欧前胡素、挥发油、浸出物、多糖、总灰分及酸不溶性灰分含量等。结果:3年生的根鲜重、根干重、主根长及主根粗较2年生均有所增长,且羌活总产量为2年生的2～3倍,3年生宽叶羌活单株有效成分总量大幅增加,羌活醇、异欧前胡素、挥发油、浸出物、多糖分别增加89.18%、76.31%、103.16%、79.49%。主要有效成分相对含量多有下降,品质略差。

金刚藤 况成裕等选取贵州开阳县金刚藤种植基地人工栽培金刚藤,探索其不同生长年限和采收时期的总黄酮和落新妇苷含量的变化规律。结果:金刚藤药材总黄酮和落新妇苷含量随生长年限持续升高,每年10月至次年3月间,总黄酮和落新妇苷含量均相对稳定,栽培至第5年的10月后,总黄酮和落新妇苷含量无明显提高,分别稳定在54.21～55.75 mg/g和5.04～5.11 mg/g区间。金刚藤药材的采收期以栽培第5年10月之后为宜。

胆木 张钰昕等选取海南省琼中县产区胆木药材(茜草科植物乌檀的茎干),测定其不同生长年限活性成分(异长春花苷内酰胺、naucleamide B、獐牙菜苷、绿原酸、喜果苷等)的含量和同一年度不同月份胆木药材中异长春花苷内酰胺、绿原酸的含量。结果:随着生长年限延长,胆木茎干中的活性成分含量不断增加,达到一定年限后,其活性成分含量增加较小;在同年中,10月中旬至次年的6月中旬,异长春花苷内酰胺含量比较高,尤其是3月底到5月底之间,含量高且稳定,含量最高点为5月份采集的茎干样品。生长年限在5年以上的胆木,其茎中各成分含量达到了一个较高且稳定的水平,应采集5年生以上的胆木作为药材原料。以异长春花苷内酰胺含量高而稳定的月份即每年的5月作为胆木1年内最佳采收时间,最佳采收期为每年的10月中旬至次年的6月中旬,或者每年的3～5月。

地骨皮 李新蕊等选取河北巨鹿苗木基地不同生长年限地骨皮样品(1、3、5、7年生),采用GC-MS代谢组学技术,结合化学计量学分析方法筛选出3个差异性代谢物(天冬酰胺、柠檬酸和L-脯氨酸),通过研究其在不同生长年限地骨皮中的相对百分含量,发现地骨皮中柠檬酸随着生长年限的增加相对百分含量逐渐降低;L-脯氨酸随着生长年限的增加相对百分含量逐渐增高;5和7年生地骨皮中天冬酰胺相对百分含量显著高于1和3年生地骨皮。结果:地骨皮从第5年开始进入药效成分积累期,随着时间延长药效成分含量不断增加,该结果为地骨皮采收时间的确定和引起质量差异因素的研究提供

学术进展

了依据。

三七叶　李瑞明等采集30批云南和四川产三七叶,比较了不同部位(整株、叶部、茎部和基部)、不同生长年限、不同生长年份三七叶中皂苷的含量。结果:人参皂苷 Rb₃ 及总皂苷主要分布于叶部(分别占 98.20％ 和 94.96％),茎(分别占 1.58％ 和 3.20％)和基部(分别占 0.23％ 和 0.6％)仅微量分布;3 年生的整株质量(含总皂苷 5.70％)优于 2 年生(含总皂苷 5.30％);不同年份采收的三七叶质量差异较大,采收和利用时可以通过控制茎叶比例来控制三七叶的质量。

霍山石斛　张笑等比较研究不同生长年限霍山石斛中多糖、黄酮、生物碱和石斛酚的含量差异以及霍山石斛抗炎、对 HeLa 细胞增殖的抑制作用。结果:不同生长年限的霍山石斛都能够降低二甲苯所致的耳肿胀度,2 年生高剂量霍山石斛组抑制效果最好;不同生长年限霍山石斛水提物作用于 HeLa 细胞 24 h 后,质量浓度在 2～10 mg/ml 范围内均可抑制 HeLa 细胞活力,且随着浓度的升高,细胞增殖抑制作用增强;2 年生霍山石斛抗炎效果佳,3 年生霍山石斛抗肿瘤效果好。

(撰稿:陈建伟　邱海龙　审阅:彭代银)

[附]　参考文献

B

包芳,尚兴朴,赵玉钊,等.甘草种子的颜色分类与发芽试验研究[J].中药材,2021,44(10):2288

保丽美,丁亚芳,魏云林,等.三七连作与休闲土壤真菌群落组成与多样性分析[J].中药材,2021,44(1):7

C

陈佳颖,王业,徐福荣,等.强光胁迫下农田人参不同表型种质抗性评价[J].中国实验方剂学杂志,2021,27(20):121

陈建桦,曹科鑫,张凤媛,等.越南槐内生细菌 B29 缓解宿主干旱胁迫的作用及生理响应研究[J].中药材,2021,44(9):2046

陈雅兰,曾卿,刘畅,等.不同遮阴处理对七叶一枝花生长光合特性及品质的影响[J].中国现代中药,2021,23(11):1934

崔迪,崔培章,陈红方.不同作物套种对浙贝母种子越夏与土壤环境的影响[J].中药材,2021,44(2):278

D

段书蕾,李明,张梓豪,等.四倍体株系与不同产地穿心莲 ISSR 的遗传多样性分析[J].中药材,2021,44(5):1084

F

冯汪银,徐娇,郭娟,等.低温胁迫对川续断中川续断皂苷 VI 积累的影响研究[J].中药材,2021,44(5):1079

G

高梦琦,邹建珍,霍小位,等.基于转录组数据分析药用大黄的密码子使用偏好性[J].中草药,2021,52(20):6344

关晓诗,邵玲,梁展,等.巴戟天种植基地土壤因子与根系生长相关性研究[J].中药材,2021,44(6):1303

郭连安,莫让瑜,谭均,等.不同产地白术转录组差异表达基因分析[J].中药材,2021,44(12):2797

郭思远,尹艳,石颖慧,等.滇重楼糖基转移酶基因的克隆和原核表达[J].中国实验方剂学杂志,2021,27(8):126

H

胡玉涛,李天雪,张馨予,等.忍冬盐碱地篱化密植及其机械采收技术研究[J].中药材,2021,44(3):530

黄勇,郭猛,陈欣,等.肉苁蓉寄生对梭梭矿质元素吸收与转移的影响[J].现代中药研究与实践,2021,35(6):1

黄燕俊,马宏亮,王吉文,等.不同处理方法及贮藏条件对鱼腥草种子萌发的影响研究[J].中药材,2021,44(2):290

J

蒋明,王军峰,朱晏,等.射干叶绿体基因组结构、序列特征与系统发育分析[J].中草药,2021,52(13):4039

蒋攀,王钰茜,赵钰婷,等.钝化剂对土壤重金属镉含量及其在川麦冬中累积的影响[J].中草药,2021,52(24):7638

蒋季明,王男,朱凤娟,等.不同采收期及生长年限独活中蛇床子素和二氢欧山芹醇当归酸酯含量的比较[J].华西药学杂志,2021,36(1):85

蒋小刚,吴海棠,张雅娟,等.不同pH对半夏生长及生理特性的影响[J].中药材,2021,44(1):23

K

康恒,赵志礼,倪梁红,等.粗茎秦艽转录组及其环烯醚萜类生物合成相关基因分析与验证[J].药学学报,2021,56(7):2005

况成裕,姜立会,王振.金刚藤不同生长年限和采收时期黄酮类成分含量的动态变化研究[J].中药材,2020,(12):1

L

雷玲,聂小英,肖深根,等.草珊瑚白绢病的病原鉴定及其杀菌剂筛选[J].中药材,2021,44(9):2057

黎海灵,郭冬琴,杨敏,等.不同丛枝菌根真菌组合对滇重楼光合生理和化学成分的影响[J].中国实验方剂学杂志,2021,27(7):134

李娇,孟磊,张晶,等.不同施肥处理对何首乌单株鲜质量和成分积累的影响[J].中国现代中药,2021,23(5):839

李洁,高佳琪,南铁贵,等.基于转录组测序的华中五味子雌雄叶差异分析[J].中国中药杂志,2021,46(22):5797

李浪,刘团会,和燕,等.贮藏温度对不同含水量宜君党参种子活力的影响[J].现代中药研究与实践,2021,35(2):1

李金鑫,陈巧环,苗玉焕,等.柳叶白前白绢病病原菌的鉴定、生物学特性及其有效杀菌剂研究[J].中国中药杂志,2021,46(13):3303

李瑞明,杨梦雅,孙彩虹,等.三七叶中人参皂苷Rb3及总皂苷质量差异研究[J].天津药学,2021,33(4):1

李晓杰,张晓明,穆赢通,等.内蒙古不同产地蒙古黄芪种苗质量研究[J].中药材,2021,44(12):2774

李新蕊,吴萌,贾毓欣,等.基于初级代谢产物探究不同生长年限地骨皮的质量差异[J].中药材,2021,44(8):1910

刘畅,俸婷婷,刘雄伟,等.苗药八爪金龙转录组测序与次生代谢产物合成相关基因的挖掘[J].中草药,2021,52(5):1434

刘嘉,严宝飞,刘圣金,等.不同产地蜈蚣核苷类成分的UHPLC-QQQ MS分析与评价[J].中药材,2021,44(12):2877

刘俊,陈玉龙,刘燕,等.杜仲TIFY转录因子鉴定与表达分析[J].中国实验方剂学杂志,2021,27(19):165

刘楠,吴晓毅,宋雅迪,等.红花组织培养体系的建立及悬浮细胞中次生代谢产物的分析[J].中国中药杂志,2021,46(17):4380

刘美娟,郑司浩,赵莎,等.不同产区黄芩SSR分子标记鉴别研究[J].中国现代中药,2021,23(11):1876

刘思思,乔中全,曾慧杰,等.灰毡毛忍冬转录组SSR位点分析及EST-SSR标记开发[J].分子植物育种,2021,19(9):3015

刘天亮,杨林林,董诚明,等.不同复配叶面肥对金银花成分及产量的影响[J].中药材,2021,44(12):2768

刘秀波,王思嘉,孙嘉莹,等.人参中YABBY基因家族鉴定与表达分析[J].中药材,2021,44(12):2987

刘云霞,狄永国,仇全雷,等.基于转录组测序初步揭示天麻生长代谢的分子机制[J].中草药,2021,52(3):827

龙建吕,陈松树,王华磊,等.多花黄精植株及根际土水浸液对其种子萌发和种芽生长的影响[J].中药材,2021,44(2):269

罗夫来,刘威,张博华,等.菌株、菌材、播种量与种植层数对云贵高原仿野生栽培天麻产量影响的研究[J].中药材,2021,44(5):1050

罗晓青,周玉飞,王晓敏,等.贵州喀斯特地区铁皮石斛仿野生种植研究[J].中药材,2021,44(3):526

吕齐,焦红红,余祺瑞,等.人参TCP转录因子家族生物信息学分析与功能预测[J].中国中药杂志,2021,46(15):3838

M

马琳,陈昌婕,郭兰萍,等.有机肥和化肥配施对蕲艾生长、产量及品质的影响[J].中国实验方剂学杂志,2021,

27(18):128

马孟莉,张薇,孟衡玲,等.草果叶绿体基因组特征及系统发育分析[J].中草药,2021,52(19):6023

梅瑜,李向荣,蔡时可,等.药食同源植物甘葛藤的全长转录组分析[J].华北农学报,2021,36(5):10

P

潘媛,赵晓,陈大霞.灰毡毛忍冬花不同发育阶段的转录组学与代谢组学研究[J].中国中药杂志,2021,46(11):2798

Q

齐大明,董诚明,李曼,等.对道地产区不同种源牛膝栽培品的跟踪评价[J].时珍国医国药,2021,32(3):715

邱雨,黄伟斌,何翠敏,等.鸡骨草与毛鸡骨草的比较转录组学分析[J].中药新药与临床药理,2021,32(6):853

邱黛玉,沈鹏瑞,张磊,等.大蒜对膜侧栽培当归连作、轮作土壤环境及产量的影响[J].中国实验方剂学杂志,2021,27(3):156

R

饶丹,郑世刚,赵庭梅,等.金钗石斛农艺性状与品质指标的相关性分析及育种应用[J].中国中药杂志,2021,46(13):3330

任艳,刘付松,刘莎,等.小叶黑柴胡野生居群生物学特性与活性成分含量对典型生境的响应[J].中草药,2021,52(22):6998

任卫合,王丽萍,罗龙龙,等.不同品种红景天矿物元素特征及与有效成分相关性研究[J].中药材,2021,44(12):2791

S

史丽萍,赵静,文殷花,等.旱作区柴胡标准化栽培最佳种植密度研究[J].中药材,2021,44(8):1813

孙金,翁丽丽,肖春萍,等.干旱胁迫对北苍术3种倍半萜类成分积累及生物合成关键酶基因表达的影响[J].中药材,2021,44(4):812

孙艺琦,赵露颖,朱波,等.基于SSR分子标记的蔓荆子基原植物的遗传多样性及遗传结构分析[J].中国中药杂志,2021,46(15):3824

T

唐凤鸾,颜小捷,梁英艺,等.栽培年限对走马胎生长及有效成分含量的影响[J].广西科学,2021,28(4):409

滕彦娇,王宏鹏,王菁,等.大花红景天内参基因筛选与POD基因表达分析[J].中药材,2021,44(6):1341

田星,李中霄,刘小莉,等.基于SSR分子标记的灯盏花遗传多样性分析[J].中国实验方剂学杂志,2021,27(18):136

W

Wu T, Feng S, Yang Q, et al. Integration of the metabolome and transcriptome reveals the metabolites and genes related to nutritional and medicinal value in *Coriandrum sativum*[J]. Journal of Integrative Agriculture, 2021, 20(7):1807

王佩,孟广云,毛如志,等.不同环境栽培对天麻土壤理化性质、微生物、代谢物的影响[J].中国实验方剂学杂志,2021,27(14):164

王丰青,杨超飞,李铭铭,等.密度对地黄生长及基因转录特性的影响分析[J].中国中药杂志,2021,46(17):4367

王红燕,陈垣,郭凤霞,等.棉隆土壤熏蒸对党参育苗品质和产量的效应[J].中国实验方剂学杂志,2021,27(24):138

王礼科,罗夫来,王华磊,等.半夏不同连作年限土壤酶活性、微生物及化感物质的分析[J].中药材,2021,(4):798

王天佑,丁万隆,尹春梅,等.不同栽培年限人参根区土壤养分酶活性及微生物量的变化[J].中国现代中药,2021,23(11):1927

王秀芬,李静,方光明,等.宁夏地产银柴胡药材的生长年限与质量的相关性研究[J].时珍国医国药,2021,32(8):1992

吴欣,王晨凯,左海燕,等.金荞麦黄酮生物合成途径分析及关键酶基因鉴定[J].中国中药杂志,2021,46(5):1084

吴雷明,寇祥明,韩光明,等.不同养殖密度对宽体金线蛭生长性能、消化酶活性及非特异性免疫的影响[J].中药材,2021,44(8):1823

X

Xu Z, Wang M, Ren T, et al. Comparative transcriptome analysis reveals the molecular mechanism of salt tolerance in *Apocynum venetum*[J]. Plant Physiology and Biochemistry, 2021, 167:816

洗丽铧,吴道铭,隆曼迪,等.土壤养分、种植年限和种植方式对巴戟天寡糖含量的影响[J].华南农业大学学报,2021,42(3):75

谢放,Uwitugabiye V,夏樱霞,等.不同生长年限宽叶羌活品质的研究[J].甘肃农业科技,2021,52(5):30

谢旭桃,华中一,李晓琳,等.千里香叶片性状的数量分类与内源激素含量分析[J].中国实验方剂学杂志,2021,27(21):167

熊高,王勇,胡永媛,等.三七中花色苷合成结构基因的克隆及表达分析[J].中草药,2021,52(18):5707

徐超,林杰,金传山,等.HPLC指纹图谱结合化学计量学比较同株不同生长年限亳白芍化学成分差异[J].中草药,2021,52(8):2408

薛晨阳,杨世海.低温层积处理对黄精种子生理变化的影响[J].时珍国医国药,2021,32(3):724

Y

Yin M, Chu S, Shan T, et al. Full-length transcriptome sequences by a combination of sequencing platforms applied to isoflavonoid and triterpenoid saponin biosynthesis of *Astragalus mongholicus* Bunge[J]. Plant Methods, 2021, 17:61

Yuan L, Pan K, Li Y, et al. Comparative transcriptome analysis of *Alpinia oxyphylla* Miq. reveals tissue-specific expression of flavonoid biosynthesis genes [J]. BMC genomic data, 2021, 22(1):19

杨涛,姚阳阳,张永涛,等.不同植物激素和微生物对重茬地当归产量和品质的影响[J].中药材,2021,44(5):1063

杨涛,赵疆,闫鹏勋,等.纳米铁和褪黑素对驯化栽培条件下甘肃贝母产量和品质的影响[J].中国实验方剂学杂志,2021,27(7):144

杨晓,马子豪,马婕,等.粗茎秦艽种子萌发过程的转录组及关键因子分析[J].中草药,2021,52(1):219

杨芙蓉,冉家栋,齐耀东,等.西红花全球生态适宜区预测及生态特征[J].中国现代中药,2021,23(9):1534

杨晶艳,童芯锌,何成艳,等.野生与人工冬虫夏草伴生菌及栖息地土壤微生物群落多样性比较研究[J].中国中药

杂志,2021,46(12):3106

杨少杰,樊良帅,晋小军,等.生长年限对蒙古黄芪质量的影响[J].中国野生植物资源,2021,40(1):60

杨树林,杨太新,刘晓清.祁沙参种子质量与生理指标的相关关系研究[J].时珍国医国药,2021,32(4):965

于营,张浩,鲁海坤,等.不同生长年限北细辛产量和内在质量比较研究[J].中华中医药杂志,2021,36(5):2941

袁志涛,史永锋,郭巧生,等.天然有机土壤改良剂对三七品质的影响[J].中国中药杂志,2021,46(19):4945

原静静,孙晓琛,栗锦鹏,等.基于LC-MS的干旱胁迫下党参代谢组学分析[J].中国实验方剂学杂志,2021,27(23):145

Z

张晶,魏胜利,李娇,等.不同生长年限与采收期对金荞麦药材产量与质量的影响[J].中国现代中药,2021,23(3):501

张猛,曹国璠,李金玲,等.土壤改良剂对连作白术的品质、发病率及根部土壤酶活性的影响[J].中药材,2021,44(4):793

张笑,李志强,岳芹,等.不同生长年限霍山石斛抗炎和抗肿瘤作用比较研究[J].中国野生植物资源,2021,40(5):24

张孟容,郭敏娜,蔡翠芳.基于MaxEnt模型和ArcGIS的远志生境适宜性评价[J].中国实验方剂学杂志,2021,27(4):122

张松林,郭俊霞,王晓宇,等.川丹参丹酚酸B、丹参酮ⅡA与植株全氮全磷全钾、土壤全氮全磷全钾的相关性分析[J].时珍国医国药,2021,32(11):2742

张钰昕,周明艳,谢振蕊,等.不同生长年限和同一年度不同月份胆木化学成分含量研究[J].海南医学院学报,2021,27(12):936

赵疆,梁世军,杨涛,等.促生细菌的分离及复配菌剂对甘肃贝母产量的影响[J].中国实验方剂学杂志,2021,27(24):163

郑雷,刘欣怡,杨涌玲.硼喷施对柴胡生长及种子质量的影响研究[J].现代中药研究与实践,2021,35(2):5

郑雷,杨涌玲,刘欣怡.多效唑对柴胡生长及种子质量的影响研究[J].中药材,2021,44(7):1

郑媛,李仰华,韩鹏杰,等.外源性物质对猪苓菌丝体生

长及多糖含量的影响[J].中国实验方剂学杂志,2021,27(14):129

郑江娜,李雪娇,杨太新,等.氮、钾配施追肥对金银花元素吸收及产量的影响[J].时珍国医国药,2021,32(5):1225

钟慧怡,黄海波,覃挺红.阳春砂种质资源的遗传多样性及其与环境因子的相关性分析[J].中药材,2021,44(4):824

周灿,姚淼,司海倩,等.十堰地区何首乌不同生长期主要活性成分的分布及含量变化[J].华中农业大学学报,2021,40(6):35

三、中药

（二）中药质量评价

【概述】

2021 年度，经对 849 篇"中药质量评价"相关文献的遴选、提炼，本年度中药材质量评价在研究策略、评价体系、技术方法等 10 个方面取得了新进展。包括基于成分"特有性"的中药 Q-Marker 发现策略和研究路径，基于中医药超分子"气析"理论构建中药 Q-Marker 的印迹性新评价体系，基于中药外观性状构建中药材品质的近红外快速评价体系，基于三维荧光光谱-模式识别法中药材真伪鉴别与质量评价，基于 ITS2 序列及二级结构中药材混伪品的鉴别，基于 SCoT 标记中药材基原植物的鉴定，基于化学转化法间接测定中药材中药效标志物的质量评价，基于"谱-效"、"效应-化学"、药动学/指纹图谱与多元统计结合中药材 Q-Marker 研究，基于一测多评法（QAMS）中药材质量综合评价模式研究，基于指纹图谱-多成分定量结合多元统计法中药材不同产地及不同部位的质量评价。其中 Q-Marker 和 QAMS 为本年度研究热点。

1. 基于成分"特有性"的中药 Q-Marker 发现策略和研究路径

由刘昌孝院士提出的中药 Q-Marker 研究和确定基于有效、特有、传递与溯源、可测、处方配伍的"五原则"。但尚未有针对"五原则"中的"特有性"角度探讨 Q-Marker 研究的思路和方法的提出。刘耀晨等基于 Q-Marker 的核心概念，认为化学物质组的辨识和表征研究是成分"特有性"确定的前提，要想获得理想的 Q-Marker，物质基础的系统辨识和比较研究是重要的基础和先决条件，针对"特有性"的内

涵（既能代表和反映同一类药材的共有性，并区别于其他类药材的特征性成分；又能反映同一类、不同种药材之间的差异性成分），提出了基于成分"特有性"的中药 Q-Marker 发现策略和研究路径的系列理论依据（图 1），包括实验研究，植物亲缘学及其次生代谢生源途径、采收时间与植物物候期、药用部位的显微组织化学、炮制加工成分转化和化学性状环境饰变等理论依据，并逐一进行了论证。为提升中药质量及中药标准化建设提供新的思路。

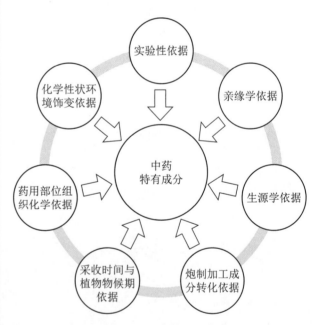

图 1　中药特有成分发现研究策略的技术路线

2. 基于中医药超分子"气析"理论构建中药 Q-Marker的印迹性新评价体系

中医药超分子"气析"理论将人体与中药可以看成是一个由单分子、超分子、聚合超分子及巨复超分子构成的复杂体系。在由小分子构成整个人体有序的超分子过程中，超分子主体保留了客体小分子的

印迹模板,形成经络脏腑的孔穴通道结构。中药成分吸收入血与组织器官主体分子孔穴通道产生生物超分子印迹作用,体现出共"印迹模板"特征"气析"作用,宏观上表现出中医的经络脏象,产生理、法、方、药基础理论,具有与之相同或相似的"印迹模板"中药分子便构成了中药有效成分;中药有效成分与经络脏腑的印迹作用便形成了中药药性和功效,中药配伍又能显著地改变这一超分子印迹作用规律。李海英等基于中医药超分子"气析"理论,提出揭示

药材的生长、炮制、配伍组方和制剂制备而形成的中药成分群的构成比与药效动态变化规律受控于生物超分子"印迹模板"的印迹作用普遍规律,宜建立以反映"印迹模板"特征的 Q-Marker 印迹性为指标的质量评价方法。系统梳理单成分化学药及多成分中药质量评价方法的现状,建立以 Q-Marker 为核心的"个体测定,群体分析,印迹表征"的中药新型质量评价体系(图 2),可解决中药质量控制的关键科学问题和技术难题。

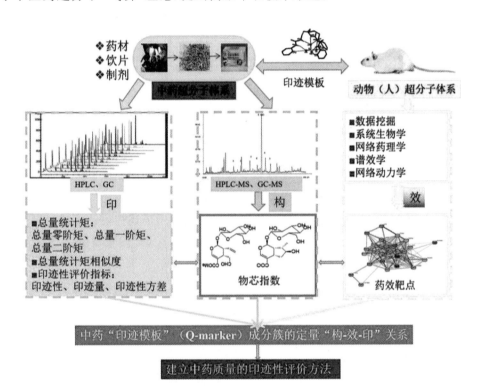

图 2　中药 Q-Marker"印迹表征"新型质量评价体系

3. 基于中药外观性状构建中药材品质的近红外快速评价体系

近红外光谱(NIRS)技术具有分析速度快、不破坏样品、不污染环境等优势,已广泛应用于药品快检。范林宏等以中药外观性状为切入点,将传统"辨状论质"(即根据中药材外观性状所表现的特点,来判断其品种真伪和质量优劣)方法与 NIRS 相结合,通过深入挖掘中药外观性状代表的品质等级与内在

成分 NIRS 特征的联系,探讨了建立以中药外观性状为核心的 NIRS 快速评价体系的可行性,提出以中药性状为核心搭建中药材品质的近红外智能评价体系。包括:①基于"辨状论质"理论,通过中药材外观性状实现中药材商品规格等级判别;②利用中药材商品规格等级信息结合其特征光谱建立近红外模型;③采用多种光谱预处理方法,结合建模参数调整模型预测性能;④整合模式识别方法通过中药外观性状信息建立 NIRS 与中药材商品规格等级的联

系,尝试利用 NIRS 分析技术从外观的角度评价中药材的品质等级,为中药市场的流通环节提供有力的监控方案。该评价体系可实现对中药商品规格等级快速检测,进而构建中药品质快速评价体系,实现中药品质的客观化、智能化评价。

4. 基于 SCoT 标记中药材基原植物的鉴定

SCoT 技术是一种新型的目的基因分子标记,是基于植物基因中 ATG 翻译起始位点侧翼的一段保守序列开发的,该标记不仅能获得与性状联系紧密的目的基因,而且能对性状进行跟踪,已被广泛应用于多种植物的研究。壮药材滇桂艾纳香基原植物为假东风草 *Blumea ripariau*(Blume)Candolle,苏宏娜等采用 SCoT 分子标记研究,利用 23 条引物对滇桂艾纳香的 2 个常混淆基原植物假东风草 *Blumea riparia*(小花种)和东风草 *B. megacephala*(大花种)的 30 个植物样本进行扩增,NTSYS 软件进行聚类分析,SPSS 20.0 软件进行 PCA,并构建 DNA 指纹图谱,利用 R 语言进行 Mantel test 分析。结果:供试样本间 Dice 遗传相似系数、遗传相似性和 PCA 可将 30 个样本分为 3 大类,其中第 I 类为假东风草(小花种),第 II 类与第 III 类均为东风草(大花种)。SCoT 引物 3 所构建的指纹图谱多态性好、条带清晰、种间差异明显,可用于 2 个品种的鉴定。

5. 基于 ITS2 序列及二级结构中药材混伪品的鉴别

ITS2 作为 DNA 条形码中的一种,是位于 5.8S 和 28S rDNA 片段之间的间隔区序列,长度一般在 200～300 bp,适用于属、种的鉴别,为目前药用植物鉴定常用的分子标记之一。ITS2 rDNA 的二级结构是由一级序列自身回折而形成部分碱基配对和单链交替出现的茎环结构,真核生物 ITS2 二级结构为高度保守的"一环四臂"模型。ITS2 二级结构不仅包含系统发育信息,还可以补充和修正由于旁系同源或假基因所导致的系统发育树构建误差。郑梦迪等通过 GenBank 数据库中下载牛尾独活、当归、独

活、羌活等 4 种药材共 7 个物种 26 条 ITS 序列,采用隐马尔可夫模型注释获得 ITS2 序列。采用 MEGA 软件计算种内、种间 K2P 遗传距离,构建 NJ 系统发育树。同时利用 ITS2 Database 预测各样本 ITS2 二级结构,并利用 4Sale 软件比对一级结构和二级结构的联合矩阵,最终采用 ProfDistS 软件基于距离法构建 PNJ 进化树。结果:各样本种间平均遗传距离均远大于种内平均遗传距离,各药材间存在明显的 Barcoding Gap;系统发育树显示各样本均独立分支;样本间的二级结构均有一定的差异;PNJ 进化树比 NJ 树显示出更高的分辨率。建议将 ITS2 作为鉴别药材牛尾独活、当归、独活和羌活及其基原植物的 DNA 条形码。

6. 基于三维荧光光谱-模式识别法中药材真伪鉴别与质量评价

三维荧光光谱提供了荧光强度随激发波长和发射波长同时变化的荧光信息,亦称全扫描荧光光谱,它能够完整地描述物质的荧光特征,具有灵敏度高、选择性好等优点,且获得的三维荧光等高线图具有指纹性。郭晴茹等利用荧光光谱分析技术,通过样品溶液制备和光谱分析测试条件的筛选,建立了当归提取物三维荧光光谱质量分析和判别方法。结果:建立的当归特征提取物的三维荧光光谱呈现出特征光谱形貌,能够总体反映提取物中荧光物质信息。当归水提取物与 50%甲醇-水提取物具有相似的三维荧光光谱,主要呈现出 270 nm/345 nm、270 nm/475 nm 和 330 nm/475 nm 三个特征激发/发射($\lambda_{ex}/\lambda_{em}$)峰,但特征峰的相对强度存在一定差异,表明这两种提取物中荧光组分含量存在差异;乙酸乙酯提取物的三维荧光光谱呈现了 265 nm/295 nm,325 nm/425 nm 两个特征荧光峰。当归水提物和乙酸乙酯提取物的三维荧光光谱具有良好的专属性,结合计算机模式识别法,可实现对 8 批不同产地当归药材的分类与判别、质量一致性评价(当归的传统道地产区甘肃岷县、漳县、渭源县、陇西县、宕昌县和临潭县的地理位置和气候条件最相近,其三

维荧光光谱特征也相近)及当归与其同科中药材(川芎、独活、北沙参、蛇床子和小茴香)、伪品欧当归的快速有效鉴别。

7. 基于化学转化法间接测定中药材中药效标志物的质量评价

伍鹏程等针对当归药材中藁本内酯(LIG)化学结构决定其稳定性较差,无合格的 LIG 对照品供应,无法满足含量控制的需求,首先通过单因素和多因素关键转化反应条件(反应浓度、反应温度、反应时间)优化,获得 LIG 转化环丙藁本(LIGc)的最佳反应条件与方法:取当归药材粉末 0.5 g,加入 2.4 ml 环丙胺及 2.6 ml 甲醇,在机械搅拌下混合反应,反应温度 31 ℃,反应时间 60 min。该化学转化法成功将不稳定的 LIG 转化为等摩尔化学结构稳定的 LIGc;继而采用 HPLC-DAD 建立了通过外标法准确测定转化液中的 LIGc 含量,间接计算当归药材中的 LIG 含量的方法,比较直接提取法测定和化学转化法间接测定 LIG 含量,二法无显著性差异($P > 0.05$)。对 68 份甘肃、青海药材原产地样本,55 份商品样本和 21 份明确储存期 1.5 年及以上样本测定结果表明:80% 主产区当归药材中 LIG 的含量在 1.0% 以上;当归药材储存 1.5 年以上,LIG 含量将显著下降,将使大量药材不合格,综合考虑药材产地和商品有效消耗周期的特殊性,以及产品初加工和现代农业集约化发展趋势,药材的储存期限不能强制低于 1.5 年。建议《中国药典》参照香港中药材标准,规定商品当归药材中 LIG 的含量不得低于 0.6%,不再采用挥发油总量和阿魏酸作为定量检测指标。该法可以用于以 LIG 为主药效成分的中药材(如当归、川芎)或中成药的质量优劣评价。

8. 基于"谱-效"、"效应-化学"、药动学/指纹图谱与多元统计结合中药材 Q-Marker 研究

检索 CNKI 2021 年度北大核心期刊中英文主题词、摘要、关键词,与"中药质量标志物"相关词条共 69 条,与"Q-Markers"相关词条共 33 条,分别关

联质量标志物(45 条)、预测分析(28 条)、化学成分(15 条)、Q-Marker(15 条)、指纹图谱(10 条)、中药质量(7 条)、标志物(6 条)、药理作用(6 条)、网络药理学(6 条)、质量评价(3 条)、熵权法(2 条)。全部期刊中检索到中药 Q-Marker 预测分析的有 102 条(包含中药成方制剂、炮制饮片);检索到中药材 Q-Marker 研究有 12 条(网络首发本年度未正式刊发的除外),为瓜蒌、浙贝母、管花肉苁蓉、三棱、西南委陵菜、鹿茸、荨麻根、当归、肉桂、防风、西藏沙棘、丹参,其中以浙贝母、三棱、瓜蒌、管花肉苁蓉 Q-Marker 研究具有示范性。程斌等基于"谱-效"关联的 Q-Marker 研究策略,应用 UPLC-Q-TOF-MS 技术建立了浙江、贵州、湖南、江苏 4 省 10 个不同产地规格浙贝母的指纹图谱;采用小鼠酚红法以气管酚红排泌量为指标评价浙贝母化痰作用;结合双变量相关分析和灰色关联度分析,研究浙贝母指纹图谱中共有峰与化痰作用的相关性,初步筛选出 6 个与浙贝母化痰作用相关的 Q-Marker,分别为腺苷、贝母辛、西贝素、贝母素乙、贝母素甲、浙贝素;建立了 HPLC-ELSD 同时测定 4 个主要 Q-Marker(贝母辛、西贝素、贝母素乙、贝母素甲)含量的方法。产地质量差异分析表明,浙江产区浙贝母的整体质量和药效要优于江苏和贵州产区,其中鄞州章水的品质略优于浙江其他产地。

Xu N 等采用 HPLC-UV 测定了 12 个省、自治区、直辖市 20 批三棱乙醇提取物中 9 个成分(5-羟甲基糠醛、香草酸、阿魏酸、对羟基苯甲醛、对羟基苯甲酸、香草醛、原儿茶酸、对香豆酸和异阿魏酸)的含量,基于斑马鱼血栓模型验证了其抗血栓形成的 Q-Markers,利用效应-化学相关分析对潜在 Q-Markers 进行分析和预测。结果:除 5-羟甲基糠醛外,其余 8 个成分抗血栓形成作用与 HPLC 含量分析结果均呈正相关,其中阿魏酸、原儿茶酸和对香豆酸 3 个成分的 P 值均呈正相关,分别为 0.002、0.001 和 0.026,可作为三棱质量评价具有代表性的潜在 Q-Markers。马建超等基于药物动力学采用 HPLC-QqQ-MS/MS 同时检测血浆中 5 个瓜蒌活性

成分(香叶木素-7-O-葡萄糖苷、香叶木素、芹菜素、香草酸、肉桂酸)的血药浓度,发现肉桂酸可能存在内源性干扰;选择药物动力学规律较为明确的4个成分(除肉桂酸外)为瓜蒌祛痰止咳相关候选Q-marker,测定这些成分在9批药材中的含量,并以含量测定的结果为基础,进行系统CA和PCA。结果:香叶木素-7-O-葡萄糖苷、香叶木素、芹菜素和香草酸4个成分在药物动力学特征和质量评价等方面符合瓜蒌祛痰止咳相关Q-marker的要求;PCA结果显示,高唐瓜蒌、山西瓜蒌和河北笨瓜蒌的综合评分分别为1.919、1.356、0.299,在所有瓜蒌样品中位于前3位。郭永福等建立了新疆、内蒙古、宁夏、甘肃、青海5产地30批管花肉苁蓉的HPLC指纹图谱,标定出24个共有峰,其中26批相似度0.902~0.986,4批小于0.900。通过建立的OPLS-DA模型筛选出不同产地管花肉苁蓉的9个质量差异标志物(包括松果菊苷、毛蕊花糖苷、异毛蕊花糖苷、2'-乙酰毛蕊花糖苷、管花肉苁蓉苷A、管花苷A、红景天苷等7种苯乙醇苷类成分,京尼平苷酸与巴斯苷等2个环烯醚萜及其苷类成分),并建立了含量测定方法,为管花肉苁蓉的综合质量控制与评价提供了参考。

9. 基于QAMS中药材质量综合评价模式研究

检索CNKI平台期刊主题词、摘要、关键词,与"一测多评"相关的共有138条,除去中药成方制剂、饮片、提取物、食品、化妆品及综述等外,中药材QAMS有49条,其中双核心期刊27条,包括乌蕨、北苍术、辣木叶、缘毛紫菀、白术、壮药罗汉茶(黄杞叶)、斑花黄堇、苍耳子、金莲花、黄芩、虎杖、尖叶假龙胆、桑叶、铁皮石斛、黄芪、桑白皮、红参、山苦荬、金樱子、淫羊藿、救必应、积雪草、板蓝根、拟草果、藏族药烈香杜鹃、巴戟天、枳壳,其中以黄芩、铁皮石斛、红参、淫羊藿最具代表性。徐境荣等基于多指标成分含量测定,建立HPLC同时测定黄芩中8种黄酮类成分含量的方法及以黄芩苷为内标物的

QAMS;采用2,2'-联氮-双(3-乙基苯并噻唑啉-6-磺酸)二胺盐(ABTS+)法测定不同批次黄芩药材抗氧化活性,并以这8种成分的含量与抗氧化活性效价进行灰色关联度分析,评价不同成分对黄芩药材抗氧化活性的贡献;比较不同产地、不同商品规格、不同采收年限黄芩药材的综合质量。结果:以黄芩苷为内参比物质测得的各指标成分相对校正因子系统适应性良好,QAMS法测定结果与外标法无显著差异;黄芩苷等8个指标成分与黄芩药材抗氧化活性关联性较强,其中黄芩苷、汉黄芩苷和粘毛黄芩素Ⅲ等3个成分的含量与药材抗氧化活性负相关,而黄芩素、汉黄芩素、千层纸素A、去甲汉黄芩素苷和千层纸素A-7-O-β-D葡萄糖醛酸苷等5个成分的含量则与药材抗氧化活性正相关。黄酮苷与黄酮苷元含量比值(G/A)结合药材性状特征可作为划分不同品类黄芩药材的评价指标。G/A小于10为枯芩,G/A大于10为子芩或含有枯心的子芩。研究所建立的QAMS简便、准确,可用于黄芩8个黄酮类成分含量测定,结合ABTS+抗氧化活性与灰色关联度分析法建立了基于生物活性的黄芩质量综合评价模式,为建立符合中药自身特色的质量标准提供了新的思路和方法。

丁玉莲等基于HPLC一测多评法与双波长相结合的色谱分析法,以82批仿野生、大棚床栽、不同加工方式铁皮石斛样品为研究对象,建立了在340 nm检测波长下,芦丁(为内标物)对维采宁-2、夏佛塔苷、异夏佛塔苷和牡荆素葡萄糖苷的相对校正因子,并进行含量测定,同时在290 nm波长下,建立了柚皮素的含量测定方法,实现了铁皮石斛中6个黄酮类成分的QAMS。对82批铁皮石斛样品含量测定结果进行PCA和判别分析表明,仿野生铁皮石斛的黄酮类含量明显高于大棚床栽铁皮石斛,不同地区的仿野生铁皮石斛黄酮类成分以产自江西、贵州、浙江和福建的含量较高,大棚床栽铁皮石斛以产自福建、浙江的黄酮含量较高,柚皮素的含量与加工温度呈正相关,其他5个黄酮成分与加工温度呈负相关。PCA显示仿野生铁皮石斛和大棚床栽的铁

皮石斛可大致分为两类,大棚床栽的铁皮石斛按产地被分为 4 类,仿野生铁皮石斛中贵州产地的样品基本聚集在一起,其他产地的没有明显规律。徐文武等针对传统使用的外标法操作繁琐、稀有人参皂苷 Rh1、人参皂苷 Rb3、人参皂苷 Rg3 等对照品昂贵稀缺等情况,采用 HPLC 法,以人参皂苷 Rb1 为参照物,建立 QAMS 同时测定 10 批红参药材中 11 个皂苷类成分(人参皂苷 Rg1、人参皂苷 Re、人参皂苷 Rf、人参皂苷 Rh1、人参皂苷 Rc、人参皂苷 Ro、人参皂苷 Rb2、人参皂苷 Rb3、人参皂苷 Rd、人参皂苷 Rg3)的含量方法,与外标法测定的含量无明显差异,实验的相对校正因子重复性好可供参考。

黄远等采用 HPLC 法,选取价廉易得的生物碱类化合物(R,S)-告依春作为参照物,建立了其与木脂素类化合物直铁线莲宁 B 以及核苷类化合物胞苷、尿苷、鸟苷、腺苷的相对校正因子,实现通过只测定板蓝根的(R,S)-告依春的含量,用校正因子计算出另外 5 个木脂素类和核苷类成分的含量的 QAMS,且与外标法测定结果无显著差异。张龙等针对淫羊藿药材成分多样,质控单一的问题,选择《中国药典》(2020 年版)质控成分淫羊藿苷为内参物,采用 UPLC 建立了 10 批淫羊藿药材及其 10 批酒浸品中 13 个化学成分(新绿原酸、绿原酸、隐绿原酸、木兰花碱、金丝桃苷、朝藿定 A、朝藿定 B、朝藿定 C、淫羊藿苷、宝藿苷Ⅱ、箭藿苷 A、淫羊藿次苷Ⅰ、淫羊藿次苷Ⅱ)的 QAMS 的评价方法,且与外标法测定结果无显著差异。结果:淫羊藿酒浸品中黄酮三糖苷类物质(朝藿定 A、朝藿定 B、朝藿定 C)和淫羊藿苷均有显著降低,箭藿苷 A、淫羊藿次苷Ⅰ和淫羊藿次苷Ⅱ均显著升高,异戊烯基黄酮类母核的化合物在酒浸的过程中整体呈现从三糖苷向单糖苷转化的趋势,可作为潜在的质量控制指标。

10. 基于指纹图谱-多成分定量结合多元统计法中药材不同产地及不同部位的质量评价

钟海蓉等采用 UPLC 分别对 18 个产地川赤芍的根、茎和叶中的芍药苷、氧化芍药苷、1,2,3,4,6-O-五没食子酰葡萄糖 3 种成分进行含量测定,并建立了其指纹图谱;采用多元统计法(差异分析、相似度分析、PCA、TOPSIS 和 PLS-DA)综合分析了川赤芍根、茎和叶中主要化学成分的整体分布以及在不同部位中的差异性,并对川赤芍品质进行综合评价。结果:在川赤芍根、茎、叶的 UPLC 指纹图谱中共标定了 17 个共有峰,指认出 3 个共有峰(芍药苷、氧化芍药苷、1,2,3,4,6-O-五没食子酰葡萄糖),且相似度均较好,质量稳定,可有效评价不同产地川赤芍品质。川赤芍样品中氧化芍药苷含量高低为根>茎>叶;芍药苷、1,2,3,4,6-O-五没食子酰葡萄糖含量高低为根>叶>茎;其中,根中的芍药苷含量均大于 1.8%,符合《中国药典》(2020 年版)规定;茎、叶中芍药苷含量与根较为接近,为综合评价川赤芍品质和开发新的入药部位等研究提供了依据。

(撰稿:陈建伟　审阅:俞桂新)

【中药材基原物种及其混伪品 DNA 条形码分子鉴定】

中药材基原物种及其混伪品的 DNA 条形码分子鉴定具有高效、快捷、准确等优点。2021 年度取得新进展的植物类药材主要有土牛膝、十二时辰、当归、藏当归、龙血竭及其混伪品或掺伪品等,动物类药材有鼠妇虫及其混伪品。常采用 PCR、PCR-RFLP 和 ITS 序列、ITS2 序列、*COI* 序列 DNA 条形码技术等。

1. 植物类中药材

土牛膝及其混伪品　土牛膝为西南地区瑶族和土家族常用的民族药,收载于湖南、湖北、贵州等省中药材标准,为苋科植物粗毛牛膝 *Achyranthes aspera* Linnaeus 或柳叶牛膝 *A. longifolia* (Makino) Makino 的干燥根及根茎,亦收载于江苏、江西等省中药饮片炮制规范,为粗毛牛膝、柳叶牛膝和牛膝 *A. bidentata* Blume 野生型的干燥根及根茎。胡亮等利用DNA条形码对3种植物基原的土牛膝药材及其混伪品(川牛膝 Cyathula officinalis、广东土牛膝 Eupatorum chinense)进行了分子鉴定。结果:3种植物基原土牛膝药材粗毛牛膝、柳叶牛膝和牛膝(野生型)的ITS序列种内最大K2P距离均小于其种间最小K2P距离;所构建的NJ树显示3种土牛膝药材与其混伪品(川牛膝、广东土牛膝)可明显区分开,表现出良好的单系性;而基于MatK序列构建的系统聚类树图不能将不同基原土牛膝区分。

十二时辰及其混淆品 十二时辰为毛茛科植物重瓣铁线莲 Clematis florida var. plena D. Don 的根,是福建民间的一味特色畲药。何舒澜等采用改良CTAB法,分别提取十二时辰和混淆品(紫金牛科植物九节龙 Ardisia pusilla A. DC 的根)基原植物叶片基因组DNA,经PCR扩增、SSR引物扩增、ITS2序列扩增分析及DNA双向测序。结果:二者SSR引物扩增与ITS2序列扩增均可得到清晰明亮的条带,将二者序列输入GenBank中进行BLAST比对,十二时辰相似度超过99.5%的有3个,均为 Clematis florida,九节龙相似度大于98.5%的有2个,均为 Ardisia pusilla。通过相似度分析和DNA条形码溯源可以准确鉴定畲药十二时辰药材及混淆品的基原植物来源。

当归及其掺伪欧当归 当归为伞形科植物当归 Angelica sinensis (Oliv.) Diels 的干燥根,收载于《中国药典》(2020年版)。史中飞等利用PCR和PCR-RFLP,建立了快速鉴别当归药材及饮片中掺伪欧当归的方法。前者通过比对当归和欧当归ITS基因序列,寻找SNP位点并设计特异性鉴别引物。后者通过比对当归和欧当归的ITS序列酶切位点,选择欧当归的特异性酶切位点Fnu4HⅠ,并设计PCR-RFLP反应引物。结果:所建立的位点特异性PCR鉴别方法,在退火温度为63 ℃、引物循环数为30时,掺有欧当归的当归样品经过特异性引物扩增后,在250~500 bp之间检出一条单一DNA条带,而当归样品则无此条带。所建立的PCR-RFLP鉴别方法,在退火温度63 ℃,循环数为30时,掺有欧当归的当归样品经过特异性引物扩增后,能被Fnu4HⅠ限制性内切酶酶切,在100~500 bp检出2条单一DNA条带,当归样品亦无此条带,且对当归中掺入欧当归的检出限为3%。该二法均能准确地检测当归药材及饮片中是否掺有欧当归。

藏当归及其易混品 藏当归为伞形科独活属植物白亮独活 Heracleum candicans Wall. ex DC. 的根或果实,《四部医典》中名为"珠嘎"。具有杀虫、止血、愈疮痈、治麻风的功效。姜钊等运用ITS2条形码技术对采自西藏的藏当归及相似植物(亮蛇床 Selinum cryptotaenium、西藏凹乳芹 Vicatia thibetica)进行分子鉴定。将试验序列及NCBI得到的参考序列共20条序列(054、055、056、057等4个类似植物和伞形科12属16个物种)经过统一去除5.8S和28S区,获得ITS2条形码,并预测二级结构,构建NJ树。结果:054与其他3个样品的遗传距离为0.175,055与056、057的遗传距离为0.216,056与057的遗传距离为0.000;054与相似性最高序列的亮蛇床 Selinum cryptotaenium 的遗传距离为0.009;055与其相似性最高序列的白亮独活 H. candicans 的遗传距离为0.000,同时056和057这2个样品与其相似性最高序列西藏凹乳芹 Vicatia thibetica 的遗传距离也为0.000。说明054、055、056和057分别为3个不同物种,055样品可能为藏当归(白亮独活),056和057可能为同一物种(西藏凹乳芹)。054与亮蛇床形态略有差异,根单支,并且054的ITS2序列相似性、遗传距离和ITS2二级结构都与亮蛇床有差异,因此确定054样品可能为亮蛇床属的一个潜在新种。

红景天及其易混品 红景天为景天科植物大花红景天 Rhodiola crenulata (Hook. f. et Thoms.) H. Ohba 的干燥根和根茎,收载于《中国药典》(2020年版)。任欢欢等以红景天药材为例,将具有中药特色的系统生药学鉴定技术应用于红景天的鉴定,为临床用药安全提供依据。基于《中国药典》(2020年版)方法,对来源于8个产地的红景天进行性状、显微、薄层色谱鉴定;采用DNA条形码技术,通过

ITS1 序列比对、遗传距离比较和系统 NJ 树构建进行 DNA 分子鉴定。结果:红景天的性状鉴定、显微鉴定、理化鉴定结果可作为红景天鉴定的依据,但不能有效评价其真伪;红景天样本的 ITS1 序列长度为226 bp,种间最大遗传距离为 0.06,NJ 树中 23 个样本为 5 个品种红景天聚为两支,正品大花红景天容易区分。

柴胡及其混伪品基原物种　柴胡为伞形科植物柴胡 *Bupleurum chinense* DC. 或狭叶柴胡 *Bupleurum scorzonerifolium* Willd. 的干燥根,收载于《中国药典》(2020 年版)。在国家药品抽验工作中发现中成药红金消结胶囊、红金消结片(柴胡、三七、香附、八角莲、鼠妇虫、黑蚂蚁等)和柴黄颗粒(柴胡、黄芩)处方中柴胡来源复杂,存在掺伪现象,常规检验方法难以确定混伪品基原物种。辛天怡等采用 DNA 条形码技术,对 115 份市售柴胡类药材及饮片样本进行了基原物种鉴定,共获得 ITS2 序列 111 条,序列长度为 218～233 bp,比对后长度为 239 bp,存在 153 个变异位点,共分为 18 个单倍型。在"中药材 DNA 条形码鉴定系统(http://www.tcmbarcode.cn)"中进行比对判定,其中 71 份样本为伞形科柴胡属植物柴胡 *B. chinense*,分为 9 个单倍型;15 份样本为窄竹叶柴胡 *B. marginatum* var. *stenophyllum*/柴首 *B. chaishoui*;13 份样本为锥叶柴胡 *B. bicaule*;3 份样本为狭叶柴胡 *B. scorzonerifolium*,分为 2 个单倍型;1 份样本为大叶柴胡 *B. longiradiatum*;1 份样本为黑柴胡 *B. smithii*;1 份样本为银州柴胡 *B. yinchowense*;2 份样本为伞形科防风属植物防风 *Saposhnikovia divaricata*;1 份样本为苦木科臭椿属植物臭椿 *Ailanthus altissima*;3 份样本为菊科一枝黄花属植物一枝黄花 *Solidago decurrens*。该法适用于中成药处方投料的基原鉴定,有助于建立中药材、中药饮片、中成药生产流通全过程追溯体系。

桔梗及其易混品　桔梗为桔梗科植物桔梗 *Platycodon grandiflorum* (Jacq.) A. DC. 的干燥根,收载于《中国药典》(2020 年版)。赵新悦等采用改良法提取 DNA,并基于桔梗 ITS 序列上的特异性位点 293 位和 538 位,设计特异性引物 U1/D1,进行特异性 PCR 扩增,以扩增成功率为判定指标快速鉴别桔梗药材及其混伪品(南沙参 *Adenophora tetraphylla*、霞草 *Gypsophila oldhamian*)。结果:在特异性 PCR 鉴别中,仅桔梗能扩增得到约 264 bp 的特异性条带,其他药材均为阴性扩增。运用桔梗 ITS 序列以及特异性引物可准确鉴别桔梗及其常见易混品。

藏菖蒲及其混伪品　藏菖蒲系藏族习用药材。为天南星科植物藏菖蒲 *Acorus calamus* L. 的干燥根茎,收载于《中国药典》(2020 年版)。孙传伯等考察利用 ITS 序列进行药材藏菖蒲及其常见混伪品(石菖蒲 *Acorus tatarinowii*、多被银莲花 *Anemone raddeana*、岩白菜 *Bergenia purpurascens*)特异性 PCR 鉴别的可行性,研究藏菖蒲和混伪品的 ITS 序列以及基于 ITS 序列构建的 NJ 树。方法在 ITS 条形码研究的基础上,为藏菖蒲设计了特异性 PCR 引物对 ZCP-CP19s/CP19a。利用二步法反应进行扩增,并优化扩增条件,缩短鉴别反应时间,获得了特异性 PCR 反应程序。结果:在 NJ 树中藏菖蒲聚成单系,应用该反应程序的实验发现,在 PCR 产物中,正品出现目的条带,而混淆品不出现条带。

海桐皮及其混伪品　海桐皮为豆科刺桐属植物刺桐 *Erythrina variegata* L. var. *orientalis* (L.) Merr. 或乔木刺桐 *E. arborescens* Roxb. 的干燥树皮。曾收载于《中国药典》(1977 年版),现为《四川省中药材标准》(2010 年版)、《四川省中药炮制规范》(2015 年版)收载。田荣等应用 ITS2 条形码技术,对 34 份海桐皮药材及其混伪品(包括同属植物鸡冠刺桐 *E. cristagalli* 等 10 种,芸香科花椒属植物椿叶花椒 *Zantnoxylum aianthoides* 等 4 种,五加科植物刺楸 *Kalopanax septemlobus*、楤木 *Aralia elata*,以及木棉科植物木棉 *Bombax ceiba*、吉贝 *Ceiba pentandra*)进行了分子鉴定。结果:在海桐皮两种基原中,刺桐的 ITS2 序列长度为 232 bp,乔木刺桐的 ITS2 序列长度为 230 bp,均为单倍型,可以明显区分;同时与其他刺桐属及易混品之间遗传距离较远。NJ 树结果显示:刺桐、乔木刺桐及其他易混品均单独聚为一支,表现出良好的单系性;依据 ITS2 二级结构,刺桐、乔木刺桐及其混伪品在 4 个螺旋区的茎环数目、大小、位置以及螺旋发出时的角度均有明显差异,可以直观地将刺桐与乔木刺桐,以及其与易混品进行区分。

悬钩子木及其混伪品 悬钩子木别名"甘达嘎日",是常用的蒙、藏药材之一,来源于蔷薇科库页悬钩子 Rubus sachalinensis Lévl. 的干燥茎。针对蒙医所用的悬钩子木品种繁多、相互混用的现象,良良等通过悬钩子木资源调查、品种整理以及蒙藏经典医籍分析,选用 ITS2 序列引物 ITS2F 对采自内蒙古的 20 份悬钩子木样本的 DNA 进行 PCR 扩增和测序,并与 GeneBank 下载的 10 个悬钩子木同属混伪物种 18 条序列进行了种内、种间序列分析。结果:蒙藏医药中所用悬钩子木药材基原植物涉及 6 科 7 属 19 种,悬钩子木 20 个样本 ITS2 序列与同科属常见混伪品的种间最小 K2P 距离(0.016)大于种内最大 K2P 距离(0.014),构建的 NJ 树显示,悬钩子木聚为一支,能较好地与混伪品区分。蒙医所用悬钩子木为蔷薇科库页悬钩子 Rubus sachalinensis Levl. 的干燥茎,而藏医所用的悬钩子木则为蔷薇科紫色悬钩子 Rubus irritans Focke 和秀丽莓 Rubus amabilis Focke 的干燥茎。

罗布麻叶与混淆品白麻叶 罗布麻叶为夹竹桃科植物罗布麻 Apocynum venetum L. 的干燥叶,收载于《中国药典》(2020 年版)。近年来,发现市售样品由白麻(A. pictum)叶混充罗布麻叶的情况较为普遍。刘流等基于叶绿体 psbA-trnH 基因间隔区序列,对抽检的 21 批罗布麻叶及其 14 批混淆品白麻叶进行了 PCR-RFLP 法鉴别。结果:罗布麻含有特异性酶切位点 SspⅠ,其 psbA-trnH 序列扩增产物均可以被 SspⅠ酶切成两条条带,而白麻却不能被 SspⅠ酶切。生物信息学分析表明,在罗布麻属中,罗布麻 psbA-trnH 序列的 SspⅠ酶切位点具有种间特异性和种内保守性,在夹竹桃族进化树中,罗布麻与白麻距离最近。

苦水玫瑰花及其易混品 苦水玫瑰花为蔷薇科植物紫花重瓣玫瑰 Rosa rugosa "Plena"的干燥花蕾,收载于《甘肃省中藏药材标准》。张平等应用 DNA 条形码技术对苦水玫瑰及其易混品(平阴玫瑰 R. rugosa、月季 R. chinensis、金边玫瑰 R. Jinbian、法兰西玫瑰 R. gallica)进行了 ITS2 序列差异性鉴别。结果:苦水玫瑰的 ITS2 序列(序列 6 和 8)与平阴玫瑰及玫瑰对照药材相比存在 1～2 个变异位点,月季、法兰西玫瑰与平阴玫瑰及玫瑰对照药材相比存在≥2 个变异位点。利用 ITS2 序列能够有效区分苦水玫瑰及其他同属物种样品。

青葙子及其混伪品 青葙子为苋科植物青葙 Celosia argentea L. 的干燥成熟种子,收载于《中国药典》(2020 年版)。谭新宁等利用青葙子 SRAP 标记筛选所获得的特异性引物对来自不同产地的青葙子及其混伪品(鸡冠花子 Celosia cristata、苋菜子 Amaranthus tricolor、刺苋子 A. spinosus 和反枝苋子 A. retroflexus)进行了真伪及掺伪鉴别。结果:青葙子、鸡冠花子分别在 206 和 581 bp 处出现单一明亮条带,其他混伪品及空白对照均无条带。该特异性 PCR 法对青葙子药材 DNA 的最低检测限为 1 ng,对青葙子中掺杂鸡冠花子的检出限是 2%。

桃仁中掺混杏仁 桃仁为蔷薇科植物桃 Prunus persica (L.) Batsch 或山桃 P. davidiana (Carr.) Franch. 的干燥成熟种子。收载于《中国药典》(2020 年版)。卢雪蕊等通过比对桃仁与苦杏仁(山杏 P. armeniaca var. ansu、西伯利亚杏 P. sibirica、东北杏 P. mandshurica、杏 P. armeniaca)的 ITS 基因序列,寻找 SNP 位点并设计特异性鉴别引物。结果:在退火温度 63 ℃和引物循环数 30 个时仅有苦杏仁能扩增得到 432 bp 的特异性条带,桃仁样品则无此条带。苦杏仁均获得正确的阳性鉴别结果,桃仁均为阴性,与形态学鉴定结果完全吻合。对不同来源和不同产地桃仁中掺有不同比例苦杏仁的样品进行检测,该法对苦杏仁的最低检出限为 0.2 ng,对桃仁中掺入苦杏仁的检出限为 1%。

竹叶花椒及其近缘种　竹叶花椒为芸香科植物竹叶花椒 *Zanthorylum arrmatum* Candolle 的干燥成熟果皮,收载于《湖南省中药材标准》(2009 年版)。齐景梁等分析了竹叶花椒及其近缘种药材的 ITS2 条形码序列,探讨 DNA 条形码技术鉴别竹叶花椒及其近缘种药材的可行性。通过对样品进行 DNA 提取、扩增、测序,并从 GenBank 数据库下载 ITS2 序列,共获得竹叶花椒及其近缘种药材 ITS2 序列 43 条,基于 BLAST 法、NJ 法、K2P 遗传距离和 ITS2 序列二级结构进行鉴定分析。结果: BLAST 结果与性状鉴定结果一致;竹叶花椒种内平均 K2P 遗传距离小于其与花椒、青花椒、野花椒的种间平均 K2P 遗传距离;NJ 树和 ITS2 二级结构可直观地区分竹叶花椒及其近缘种。

薰衣草及其混伪品　薰衣草为唇形科植物狭叶薰衣草 *Lavandula angustifolia* Mill. 的干燥地上部分,为维吾尔传统习用药材,维吾尔语名"乌斯土胡都斯",收载于《中华人民共和国卫生部药品标准——维吾尔药分册》。韩会靖等建立了基于 ITS2 序列鉴别维吾尔药材薰衣草及其混伪品(全叶青兰 *Dracocephalumn integrifolium*、夏枯草 *Prunella vulgaris*)的方法。结果:经 PCR 扩增测序后,18 份薰衣草药材 ITS2 序列比对无差异,序列长度均为 235 bp, GC 含量为 67.23%～69.36%;9 份全叶青兰药材序列长度均为 218 bp, GC 含量为 66.21%～69.51%;9 份夏枯草药材序列长度均为 234 bp, GC 含量为 66.24%～67.09%。薰衣草的种内遗传距离明显小于种间遗传距离。

龙血竭及其同属 7 种植物鉴别　龙血竭是我国珍稀名贵中药,素有"活血圣药"之称。国家药品标准规定其来源为百合科龙血树属植物剑叶龙血树 *Dracaena cochinchinensis* (Lour.) S. C. Chen 的含脂木材提取得到的树脂,也是《中国药典》(2020 年版)中药保护品种龙血竭胶囊的主要原料。然而,在世界范围内有多种龙血树属植物均可形成红色树脂,市场上混用现象严重,而目前并无高效的龙血竭药材基原的分子鉴定方法。张越等以我国分布的

7 种龙血树属植物为研究对象,采用目前常用的 4 条 DNA 条形码片段(ITS2、matK、rbcL 及 psbA-trnH),及 4 个叶绿体基因组中的高变异区域(trnP-psaJ、psbK-psbI、trnT-trnL、clpP),共 8 条候选 DNA 条形码片段,对龙血树属植物进行鉴定效率评估。结果:clpP 序列片段能对 7 种龙血树属植物进行准确鉴定,但因 clpP 片段序列较长,实际应用过程当中存在潜在问题;采用联合片段"psbK-psbI＋trnP-psaJ"也可对龙血竭基原及其同属植物进行准确的分子鉴定,且联合片段中的 2 条 DNA 片段序列短,扩增成功率及测序成功率高,因此,"psbK-psbI＋trnP-psaJ"联合片段可作为龙血竭基原及龙血树属植物分子鉴定的 DNA 条形码片段。

2. 动物类中药材

鼠妇虫及其混伪品　国家药品抽验工作中发现中成药红金消结胶囊、红金消结片(鼠妇虫、三七、香附、八角莲、黑蚂蚁、五香血藤等)中鼠妇虫饮片来源复杂,存在掺伪现象,但常规检验方法难以确定混伪品基原物种。辛天怡等采用 DNA 条形码技术对市售 38 份鼠妇虫饮片样本进行基原物种鉴定。结果:38 份市售鼠妇虫饮片样本共获得 24 条 COI 序列,序列比对前后长度均为 658 bp,存在 215 个变异位点,共分为 6 个单倍型;在"中药材 DNA 条形码鉴定系统(http://www.tcmbarcode.cn)"中进行结果判定,获得与待检样本 COI 序列相似度最高的物种。其中 9 份为平甲虫(寻常卷甲虫) *Armadillidium vulgare*,11 份为光滑鼠妇 *Porcellio laevis*,2 份为中华蒙潮虫 *Mongoloniscus sinensis*,另有 2 份不能判定物种。

(撰稿:陈建伟　张园娇　审阅:彭代银)

【基于代谢组学中药材品质评价研究】

采用代谢组学的方法最大限度地从中药材中获取有关化学成分的信息,从整体上评价中药材的质量成为研究趋势。研究通常运用核磁共振、质谱或

色谱等仪器检测其中代谢物的种类、含量、状态及其变化,得到代谢轮廓或代谢指纹;而后使用多变量数据分析方法,如 PCA、PLS-DA、OPLS-DA 等,对获得的多维复杂数据进行降维和信息挖掘,识别出有显著变化的代谢标志物,并对每种类型中药材样品进行差异代谢物定性定量分析、鉴定和区分。2021 年度在中药材生长年限、产地、药用器官、野生与栽培、易混药材、干旱胁迫,以及动物类药材差异代谢物分析与品质评价等方面取得一定进展。

1. 不同生长年限药材的品质评价

黄芩 《中国药典》(2020 年版)规定黄芩药材中黄芩苷≥9%,由于产地、生长年限和采收期等因素影响,导致市场上黄芩药材质量参差不齐。张娜等采用植物代谢组学技术,对不同生长年限的黄芩代谢物累积情况进行了分析,共鉴定得到 28 种随生长年限(1～3 年)增长的代谢物。通过 UPLC-QQQ-MS 对其中 14 种主要代谢物进行了定量分析,并将含量较高、活性较好的黄芩苷、汉黄芩苷、黄芩素、汉黄芩素作为黄芩药材质量评价指标成分。结果:生长年限对黄芩指标成分含量影响较大,一年生样品中指标成分总量最低,二年生最高,三、四年生较二年生总量有所降低。基于 HPLC 含量测定数据和企业验证结果,推荐黄芩苷≥12.0%、汉黄芩苷≥2.3%、黄芩素≥0.1%、汉黄芩素≥0.03% 作为黄芩药材优质标准,该标准为提升黄芩药材质量提供了依据。

2. 不同产地对药材品质的影响

酸枣仁 黄晓欣等基于代谢物信息公共数据库,采用 UHPLC-LTQ-Orbitrap MS 结合代谢组学多元统计技术(PCA、OPLS-DA),探讨了采自辽宁、河北、山西、陕西、河南 5 个不同产地酸枣仁化学成分的差异及分布规律。结果:从酸枣仁代谢产物中共鉴定出 58 个化合物(含 9 个新成分),其中,山奈酚-3-O-芸香糖苷、6‴-对羟基苯甲酰斯皮诺素及美洲茶酸在不同产地间差异有统计学意义。该法对掺假酸枣仁的鉴别、不同产地酸枣仁的质量评价有一定参考价值。

黄芩 吴样明等基于 UPLC-LTQ-Qrbitrap 技术,对道地产区河北省承德县"热河黄芩"与新栽培区山西省闻喜县、陕西省澄城县黄芩进行成分表征及代谢差异物筛选。结果:从黄芩代谢物中共鉴定出 25 个化合物;OPLS-DA 模型分析显示,河北承德与山西闻喜黄芩样品共筛选出 4 种差异代谢物,山西闻喜黄芩中千层纸素 A-7-O-β-D-葡萄糖醛酸苷量高于河北承德,其余 3 个代谢产物(Chrysin-6-C-glucosyl-8-C-arabonoside、 Norwogonin-7-O-glucuronide、Kullcap-flavone I)均低于河北承德黄芩;河北承德与陕西澄城黄芩共筛选出 9 个差异代谢物,陕西澄城黄芩中 Trihydroxy-monomethoxyflavone、Tenaxin I 倍性变化高于河北承德,其余 7 个代谢产物(包括黄芩苷、黄芩黄酮 II 等)均低于热河黄芩。河北承德黄芩与新栽培区山西闻喜、陕西澄城黄芩存在显著性差异代谢物,对黄芩道地药材表征及黄芩品质评价具有一定的参考价值。

手参 藏药名:旺拉,为兰科植物手参的块茎。彭克忠等共收集了 16 批来自四川省甘孜州的手参药材样本,采用 ^{1}H-NMR 代谢组学技术,建立手参药材提取物的整体 ^{1}H-NMR 指纹图谱,从中鉴定出 14 个化合物,包括天麻素、Dactylorhin、Militarine、对羟基苯甲醇、对羟基苯甲醛等,同时发现含有饱和脂肪酸类、不饱和脂肪酸类和甾醇类成分。并结合 PCA 等化学计量学方法,从代谢物组水平上系统分析了不同产地手参药材的初生和次生代谢产物差异,从而对不同产地手参药材的质量进行了整体评价。通过比较发现,四川省甘孜州色达、泸定、理塘、新龙、炉霍、乡城产地的手参药材样品有更好的质量,研究建立的 ^{1}H-NMR 图谱为手参药材的质量控制与评价提供了新的技术手段,研究结果为手参药材质量控制提供了参考依据。

3. 中药材不同药用器官的区分

半枫荷 田晓明等采用基于 UHPLC-Q-TOF/

MS 的植物代谢组学技术从整体角度对半枫荷(蕈树科)叶片、茎、根 3 个药用器官之间代谢物的差异性进行研究,并结合 PCA 和 OPLS-DA 找出区分 3 个药用器官的差异标记物。结果:从半枫荷叶片、茎和根中共检测到 169 个代谢物;通过 PCA 法,综合判别出 38 个显著差异代谢物。不同药用器官中的差异代谢物表达显示:叶片中表达上调的差异代谢物较多,其次是根,再次是茎;不同药用器官中主要共有差异代谢物有柠檬酸、山奈酚 3-O-桑布双糖苷、3-β-羟基齐墩果酸丁二酸单酯、1-O-乙酰基-α-麦芽糖、胞苷等 5 个;叶片与根、茎相比主要差异代谢物有 17 个,主要为黄酮类、萜类和多糖类化合物;茎与叶片、根相比主要差异代谢物有 4 个,包括毛蕊花糖苷和 β-熊果苷;根与叶片、茎相比主要差异代谢物有 4 个,包括香草酸、山茶苷 B 和三癸酸甘油酯。半枫荷不同组织中差异萜类化合物主要为三萜化合物,齐墩果酸等三萜化合物是区分半枫荷不同组织的重要差异性物质;不同种类的黄酮类化合物在半枫荷不同药用器官分布情况也不相同,大部分差异黄酮类化合物在叶片中富集明显。差异性代谢物对半枫荷区分不同药用器官具有参考价值。

4. 野生与栽培药材品质鉴别

赤芝 韩晓静等采用 UPLC-Q-TOF-MS 法对霍山野生赤芝(HW)、仿野生赤芝(HI)和栽培赤芝(HC)进行了代谢物测定,采用 PCA 和 OPLS-DA 等多变量统计分析方法进行了 HW 和 HC 代谢组学分析及差异代谢物的定性鉴定。结果:PCA 分析显示,HW 和 HI、HC 在 $t[2]$ 主成分方向区分明显,差异大;HI 与 HC 差异较小。OPLS-DA 分析显示:HW 中灵芝酸 C2,灵芝酸 D、灵芝酸 A 含量显著高于 HC;而 HC 中赤芝酸 A、赤芝酸 E2 和赤芝酸 D 成分含量显著高于 HW。野生和栽培赤芝差异代谢物为赤芝的品质鉴别提供了参考。

5. 易混药材的鉴别

射干与鸢尾 射干为鸢尾科植物射干 Belam-

canda chinensis (L.) DC. 的根茎,收载于《中国药典》(2020 年版),同科植物鸢尾 Iris tectorum Maxim. 的根茎,名"川射干",收载于四川省中药材标准,二者经常混淆甚至误用。Zhou H 等采用植物代谢组学、数字标准物质(DRS)分析和生物活性测定等多种技术,区分射干和鸢尾的化学成分、质量和生物活性。结果:在植物代谢组学分析上,PCA 和 OPLS-DA 得分图表明,射干和鸢尾之间的化学谱存在明显差异,导致差异的 6 个化合物为鸢尾黄素、鸢尾苷、野鸢尾黄素、鸢尾花素、鸢尾黄素 A 和鸢尾黄素 B。在数字标准物质(DRS)研究中,基于 DRS 分析开发了准确识别射干和鸢尾的 10 个和 8 个化合物的指纹图谱;在质量控制上,射干选择鸢尾黄酮苷和白射干素作为双标线性校正法(LCTRS)的两种参考化合物,鸢尾选择鸢尾黄酮苷和野鸢尾黄素为 LCTRS 的两种参考化合物。在生物活性测定中,由于野鸢尾黄素的高丰度,BC 比 ITM 具有更好的抗癌作用,而 ITM 由于鸢尾黄酮苷的高丰度而表现出比 BC 更强的保肝活性。由于射干和鸢尾在化学成分和生物活性上存在显著差异,因此这两种药用植物在工业生产和临床用药中不能混用。

6. 干旱胁迫对道地药材质量形成的影响

黄芩 杜虹韦等应用 UHPLC-ESI-Q-TOF-MS/MS 分析了黄芩鲜根在干旱条件下的差异初生代谢和次生代谢产物含量变化。结果:在干旱条件下黄芩根部得到具显著差异的化合物 11 个(VIP 值≥2);干旱条件下柠檬酸含量降低,莽草酸含量升高,表明在逆境条件下初生代谢减弱,次生代谢增强。在次生代谢产物中,干旱处理组黄芩鲜根中黄芩苷、汉黄芩苷、黄芩苷、汉黄芩素、白杨素等生物活性和药理活性较强的多酚羟基的游离黄酮类化合物含量显著升高,表明干旱胁迫下黄芩通过生物合成和转化提高次生代谢产物的含量,调节各成分含量的比例。该结果对阐明道地药材质量形成具有参考价值。

7. 动物类药材鉴别

胶类 阿胶由马科动物驴皮去毛后熬制而成，龟甲胶由龟甲经水煎煮、浓缩制成，鹿角胶由梅花鹿或马鹿的角经水煎煮、浓缩制成，黄明胶由牛皮经煎煮，浓缩制成。由于这4种胶类药材原料供应十分有限，价格昂贵，市场上出现了用其他动物组织混合制成的伪品，阿胶、龟甲胶中常见掺伪牛皮源、猪皮源的胶类等。苏雪媚等采用 UPLC-MS 技术，结合代谢组学的方法，检测了这4类胶类药材的特征成分，采用 PCA 和 OPLS-DA，比较了不同胶类药材的质谱信号差异，探讨物质组成及分布情况，鉴别区分不同的胶类药材。结果：共检出417组离子对信息，根据离子对强弱的差异，可以简单区分不同类型胶类药材，如提取离子对 566.3/281、592.4/307（母离子/子离子）发现，龟甲胶和鹿角胶中信号强，黄明胶和阿胶中信号极弱。OPLS-DA 得分图显示：四类胶类药材样品组间差异较大，区分度高，各组样品分别聚到了一起；同类型样品中，阿胶及黄明胶组内样品聚类较为集中，差异较小。PCA 分析显示，在两个维度上，可以将龟甲胶和鹿角胶与另外的阿胶和黄明胶进行区分，其在物质组成上具有相对的独立性。该法为胶类药材的鉴定和区分提供了依据。

动物类中药脂质 脂质成分和蛋白类成分是动物类中药主要的物质基础，研究比较不同动物类中药中脂质成分的差异，可以鉴别和分类不同来源的动物类中药。巩晓宇等基于 LC-MS/MS 检测平台，利用自建数据库，采用 MRM 检测模式，结合代谢组学的方法，对地龙、金钱白花蛇等11种动物类中药中脂质代谢物进行了定性定量检测。结果：共鉴定出1 050个脂质化合物成分；利用自建多元统计分析流程，对其进行了差异分析，通过 OPLS-DA 得分图可将11种动物类中药分为4类，全蝎、炒僵蚕、炒九香虫、土鳖虫为一类，金钱白花蛇、乌梢蛇、紫河车为一类，地龙与烫水蛭为一类，壁虎与海马为一类。且不同动物类中药在化合物组成及脂质含量上，具有很好的区分度。提示代谢组学分析方法在动物类中药的质量控制上具有一定的指导性。

（撰稿：陈建伟 柳玲玲　审阅：陶建生）

【中药药材与饮片等级评价研究】

中药材及其饮片的等级划分，长期以来一直都是行业内研究的热点问题。随着中药材与饮片生产、经营、使用方式的改变，市场采纳的标准也相应发生了较大变化。开展中药药材与饮片等级评价的研究，制订合理的商品规格等级标准，以保证药材与饮片的质量，规范商业流通经营管理，具有重要研究价值与实用意义。2021年度主要研究如下：

西洋参 严华等考察西洋参16个定性、定量指标，包括产地，栽培年限，表面颜色，单支主根长度，单支主根质量，气味，醇溶性浸出物，水溶性浸出物，特征图谱相似度，人参皂苷 Rg1、人参皂苷 Re、人参皂苷 Rb1、人参皂苷 Rd、拟人参皂苷 F11 含量，5个皂苷总量，《中国药典》（2015年版）西洋参标准中规定的人参皂苷 Rg1、人参皂苷 Re、人参皂苷 Rb 等13个皂苷总量。采用数学统计分析软件量化质量评分，采用综合权赋值法进行权重赋值，各指标的评分与权重乘积之和的综合得分作为等级划分的标准。结果：7个指标与西洋参质量评价最为相关，分别为单支主根质量、栽培年限、表面颜色、气味、特征图谱相似度、醇溶性浸出物及人参皂苷 Rg1、人参皂苷 Rb1、人参皂苷 Re 皂苷总量，数学分析模型综合得分将西洋参划分为3个等级，等级评价结果与实际样品情形一致性较高，适用于西洋参等级评价标准的建立。

北五味子 尹程程等收集50批北五味子饮片，以其杂质、水分、灰分、酸不溶性灰分、五味子醇甲、五味子醇乙、五味子甲素、五味子乙素含量作为质量评价的内在指标。对外在指标与内在指标采用 Person 相关性分析确定分级指标。建立 PCA 模型，并与商品信息中的等级进行对比，确定等级划分模式。结果：以五味子醇甲含量≥0.4%、颜色红色、无白霜、得分＞0者为一等品，五味子醇甲含量≥

0.4%、颜色暗红色、有或无白霜、得分<0 者为二等品。

玄参 张雪等对 30 批玄参样品的长度、中部直径、重量等外观性状量化指标以及梓醇、桃叶珊瑚苷、栀子苷、麦角甾苷、安格洛苷 C、肉桂酸、哈巴苷、哈巴俄苷的含量进行测定,进行相关性分析和聚类分析,并结合生产实际,制定玄参商品规格分级标准。结果:玄参外观性状指标与哈巴苷和哈巴俄苷的总含量具有极显著相关性;Ⅰ级玄参的长度≥17.0 cm,中部直径≥16.0 mm,重量≥30.0 g,哈巴苷和哈巴俄苷的总量≥1.50%;Ⅱ级玄参的长度≥11.0 cm,中部直径≥10.0 mm,重量≥15.0 g,哈巴苷和哈巴俄苷的总量≥1.30%;Ⅲ级玄参的长度≥5.0 cm,中部直径≥6.0 mm,重量≥5.0 g,哈巴苷和哈巴俄苷的总量≥1.10%。

盐泽泻 刘德文等按照《中国药典》(2020 年版)和《江西省中药饮片炮制规范》(2008 年版)制备盐泽泻和樟帮特色盐泽泻饮片各 15 批,采用质量常数评价方法对两者进行等级评价,评价指标涉及饮片大小、饮片厚度和指标成分含量 3 个方面。结果:15 批盐泽泻饮片的质量常数为 1.50～3.62;一等盐泽泻质量常数≥2.90,二等盐泽泻质量常数≥1.81 且<2.90,三等泽泻质量常数<1.81;15 批樟帮特色盐泽泻饮片的质量常数为 1.61～3.61,一等特色盐泽泻饮片质量常数≥2.89,二等特色盐泽泻饮片质量常数≥1.81 且<2.89,三等特色盐泽泻饮片质量常数<1.81。

丹参 倪凤燕等测定 18 批丹参饮片的外观性状参数(厚度、质量)和内在指标成分(丹参酮类与和丹酚酸 B)含量,计算相对质量常数,并假设所测样品的百分质量常数最大值为 100%,数值≥80%列为一等,≥50%且<80%列为二等,<50%列为三等。结果:18 批丹参饮片的相对质量常数范围为 349～884。依据百分质量常数,18 批样品成功分为 3 个等级。一等丹参饮片的相对质量常数≥707,约占总样本数的 17%;二等丹参饮片相对质量常数≥442 且<707,约占总样本数的 61%;其余的饮片样品为

三等,其相对质量常数均<442。以相对质量常数法对丹参饮片进行等级评价克服了单一方法的片面性。杨宁娟等通过测定丹参质量标志物含量和生物活性评价指标,运用 Logistic 回归分析法将质控指标和生物活性指标进行关联分析,建立用于丹参饮片等级评价的 Logistic 回归模型。结果:31 批丹参饮片被分成了优、良、中、差 4 个等级,样本等级预测概率(P)值均大于 90%,为丹参整体质量控制提供参考依据。

厚朴 荆文光等对传统优质厚朴"皮厚、肉紫、气辛"的评价进行定量化描述,分别测定 57 批厚朴饮片的平均厚度、粉末颜色、挥发油成分(β-桉叶醇以及厚朴酚、和厚朴酚和辣薄荷基厚朴酚)的含量,建立基于传统中药"辨状论质"的厚朴饮片质量综合评价指数(Q_i),利用 Q_i 值高低评价其质量,划分饮片等级,并采用药效学方法评价药效强弱。结果:所有样品 Q_i 值范围为 0.17～0.87,说明饮片质量差异明显。以 Q_i 值划分饮片等级,一等样品 Q_i 值≥0.47,二等样品 Q_i 值在 0.35～0.47,三等样品 Q_i 值<0.35。药效研究结果显示:饮片 Q_i 值与胃内残留率呈现显著的负相关,说明胃排空作用与饮片 Q_i 值呈正相关,饮片 Q_i 值高,饮片质量优质,药效作用强。

牛膝 张慧等测定牛膝不同炮制方法及不同商品等级饮片中有害残留物含量,比较牛膝不同等级饮片及酒牛膝间含量差异,探讨牛膝不同炮制方法及不同商品等级饮片中有害残留物的分布规律。结果:牛膝饮片与酒牛膝样品中重金属镉、砷、铜含量分别为 0.03～0.10、0.02～0.20、3.00～5.00 mg/kg,其他均未检出。牛膝不同等级饮片中镉、砷含量由低到高为:一等<二等≤统货<三等,铜含量由低到高为:统货/三等<二等<一等;牛膝中镉、砷、铜含量均小于酒牛膝。所有样品均为合格品,牛膝不同等级饮片及不同炮制品中重金属含量差异较小,重金属镉、砷主要分布于低等级饮片中,铜主要分布于优等级饮片中。

平贝母 王姝婷等通过化学计量学分析平贝母不同等级与氨基酸含量的相关性。结果:33 批平贝母

样品中,小粒平贝母氨基酸平均总量为105.70 mg/g;中粒平贝母氨基酸平均总量为88.18 mg/g;大粒平贝母氨基酸平均总量为 79.47 mg/g,小粒平贝母与大、中粒平贝母氨基酸含量上有较大差异性,中粒和大粒平贝母氨基酸含量上并无较大差异。小、中、大粒平贝母样品经 PCA 所得的综合评分结果表明小粒平贝母质量优于中粒及大粒平贝母。

鹿茸 郭晓晗等测定不同规格鹿茸饮片中总灰分、浸出物,并采用凯氏定氮法测定总氮含量,采用柱前衍生化 HPLC 法对鹿茸饮片中 15 种氨基酸含量进行测定。结果:4 种不同规格鹿茸饮片中蜡片总灰分最低,骨片最高;浸出物、总氮含量及 15 种氨基酸含量均蜡片中最高,骨片中最低,粉片与血片中含量接近,无明显差异。

党参 张芮铭等观察并测量 67 批党参饮片的外观形态指标(饮片质量及厚度),测定党参饮片的浸出物和党参多糖含量,计算党参饮片相对质量常数,建立党参饮片等级评价标准,为党参饮片等级划分提供科学的理论依据。

黄芪 司明东等测定 28 批黄芪药材外观性状参数,黄芪甲苷、毛蕊异黄酮葡萄糖苷含量,计算质量常数与百分质量常数,并划分等级。结果:28 批药材可划分为 3 个等级,并筛出 2 个差异成分。

赤芍 刘战等同时测定赤芍中儿茶素、氧化芍药苷、芍药苷、没食子酸、芍药内酯苷 5 个成分的含量,并分析化学成分与外观性状(根长度、直径)的相关性,探讨传统规格等级划分方法的合理性。

铁皮石斛 王小青等对 45 批江西省内不同种植模式铁皮石斛鲜品进行测定,建立了以外观、口感、中部节间长、节间数、中部直径等作为主要评价指标的铁皮石斛鲜品等级划分标准。

(撰稿:陶建生 孙晓燕 审阅:俞桂新)

〔附〕 参考文献

C

程斌,童静玲,周爱珍,等.基于 UPLC-Q-TOF-MS 谱-效分析的浙贝母化痰质量标志物的初步筛选及含量差异研究[J].中国药学杂志,2021,56(6):462

D

丁玉莲,林李雁,陈丹青,等.一测多评法结合双波长法分析不同产地、栽培和加工铁皮石斛黄酮类成分的含量[J].中国中药杂志,2021,46(14):3605

杜虹韦,李孟,娄志红,等.干旱胁迫下黄芩代谢变化揭示药材活性成分复杂性的生物学本质[J].中国实验方剂学杂志,2021,27(24):148

F

范林宏,范文翔,韦志强,等.基于中药外观性状构建中药材品质的近红外快速评价体系[J].中药与临床,2021,12(4):15

G

巩晓宇,严俊珍,张丽,等.基于液质联用和代谢组学方法分析 11 种动物类中药脂质成分[J].中南民族大学学报(自然科学版),2021,40(4):375

郭晴茹,刘红,石振萍,等.基于三维荧光光谱及模式识别技术对当归质量的分析与鉴别[J].现代食品科技,2021,37(9):294

郭晓晗,程显隆,柳温曦,等.不同规格鹿茸饮片的多指标质量等级评价[J].中国现代中药,2021,23(4):691

郭永福,张莉,金彩丽,等.基于 HPLC 指纹图谱结合化学计量学筛选管花肉苁蓉的 Q-marker 及其含量测定[J].中药材,2021(9):2148

H

韩会靖,吴强东,何江,等.基于 ITS2 序列鉴别维吾尔药材薰衣草及其混伪品[J].中国医药工业杂志,2021,52(1):80

韩晓静,于大庆,单婷玉,等.基于UPLC-Q-TOF-MS技术的霍山野生及栽培赤芝的代谢组学分析[J].中国现代中药,2021,23(2):280

何舒澜,李泳宁,朱扶蓉.畲药十二时辰及其混淆品基原植物基因组DNA提取及鉴别[J].福建农业学报,2021,36(3):264

胡亮,方磊,李瑞莲,等.基于ITS序列鉴别特色民族药材土牛膝及其混伪品的研究[J].药品评价,2021,18(3):141

黄晓欣,毛怡宁,李虹,等.基于UHPLC-LTQ-OrbitrapMS代谢组学的不同产地酸枣仁化学成分差异性比较[J].中国现代中药,2021,23(12):2077

黄远,董福越,李楚源,等.一测多评法测定板蓝根中6种化学成分的含量[J].中草药,2021,52(3):845

J

姜钊,色里玛,李捷,等.基于ITS2序列的藏当归及易混植物DNA分子鉴定[J].江苏农业科学,2021,49(17):58

荆文光,程显隆,刘安,等.基于"辨状论质"综合评价指数的厚朴饮片等级划分和优质优效研究[J].中草药,2021,52(8):2285

L

李海英,贺琪珺,邓凯文,等.基于超分子"气析"理论构建中药质量标志物的印迹性新评价体系[J].中草药,2021,52(16):4771

良良,勤勤,布日额,等.悬钩子木品种整理及其混伪品的DNA条形码鉴定研究[J].中药材,2021,44(9):2075

刘流,邰顺章,支荣荣.PCR-RFLP法鉴别罗布麻与混淆品白麻及其psbA-trnH序列分析[J].药学与临床研究,2021,29(6):411

刘战,武艳雪,侯晓琳,等.化学成分结合外观性状的赤芍质量等级标准研究[J].中药材,2021,44(3):624

刘德文,郭凤倩,严林,等.不同炮制方法盐泽泻饮片的等级评价[J].中国现代中药,2021,23(6):1076

刘耀晨,许浚,张洪兵,等.基于化学成分特有性的质量标志物发现策略及应用[J].中草药,2021,52(9):2548

卢雪蕊,史中飞,滕宝霞,等.位点特异性PCR鉴别桃仁中掺入苦杏仁的方法分析[J].中实验方剂学杂志,2021,27(11):155

M

马建超,郭庆梅.基于药物动力学和多元统计方法解析瓜蒌祛痰止咳相关质量标志物[J].中国实验方剂学杂志,2021,27(19):132

N

倪凤燕,吕慧芳,毕霄鹤,等.基于相对质量常数的丹参饮片等级评价[J].中国实验方剂学杂志,2021,27(5):140

P

彭克忠,喻洪,夏苗,等.基于^{1}H-NMR代谢组学的不同产地手参药材质量评价研究[J].四川林业科技,2021,42(3):126

Q

齐景梁,高必兴,苟琰,等.基于ITS2序列的竹叶花椒及其近缘种药材鉴别[J].中国现代中药,2021,23(5):786

R

任欢欢,周学刚,林凤越,等.系统生药学鉴定技术在红景天鉴定中的应用[J].时珍国医国药,2020,31(12):2945

S

史中飞,滕宝霞,赖晶,等.PCR-RFLP鉴别当归药材及饮片中掺混伪品——欧当归的方法[J].中国实验方剂学杂志,2021,27(9):168

史中飞,滕宝霞,倪琳,等.位点特异性PCR鉴别当归药材及饮片中掺伪欧当归的方法研究[J].中药材,2021,44(7):1594

司明东,李新蕊,李亚楠,等.基于质量常数法和化学计量学的黄芪等级评价[J].中成药,2021,43(11):3235

苏宏娜,李学学,张绍山,等.基于SCoT标记对壮药材滇桂艾纳香常混淆基原植物假东风草和东风草的鉴别研究[J].中草药,2021,52(15):4658

苏雪媚,赖林城,尹淑华,等.基于UPLC-MS技术和代谢组学对胶类中药的比较分析[J].中国药师,2021,24(6):1025

孙传伯,李道远,刘枫,等.藏菖蒲药材的特异性PCR鉴别[J].时珍国医国药,2021,32(4):886

T

谭新宁,吴文如,来慧丽,等.中药材青葙子 PCR 鉴别方法研究[J].中药材,2021,44(8):1837

田荣,吴云,谷巍,等.基于 ITS2 序列的海桐皮及其混伪品 DNA 分子鉴定[J].中草药,2021,52(1):211

田晓明,颜立红,蒋利媛,等.基于 UHPLC-QTOF/MS 代谢组学技术比较分析半枫荷不同组织化学成分[J].植物生理学报,2021,57(6):1311

W

王姝婷,许亮,那红宇,等.平贝母不同等级与氨基酸含量的相关性研究[J].中药材,2021,44(11):2628

王小青,何小群,曾慧婷,等.江西铁皮石斛鲜品等级划分标准研究初探[J].实用中西医结合临床,2021,21(3):154

吴样明,邵坚,孙函静,等.基于 UPLC-LTQ-Qrbitrap 代谢组学技术的不同产地黄芩组分比较研究[J].亚太传统医药,2021,17(8):45

伍鹏程,赵盼,罗兴平,等.化学转化法间接测定当归药材中药效标志物藁本内酯含量的方法研究及应用[J].药学学报,2021,56(3):841

X

Xu N,Sun R,Shi Y,et al. Discovery and identification of quality markers of Sparganii Rhizoma based on zebrafish thrombosis model[J]. Chinese Herbal Medicines,2021,13(3):389

辛天怡,闫海霞,李冉郡,等.DNA 条形码技术在国家药品抽验中的应用研究[J].药学学报,2021,56(5):1497

徐境荣,于钦川,赖莉,等.基于多指标成分含量测定探索黄芩药材质量综合评价模式[J].药学学报,2021,56(11):3141

徐文武,谢涛,吕东峰,等.一测多评法同时测定红参中 11 种人参皂苷的含量[J].中草药,2021,52(7):2099

Y

严华,魏锋,马双成.基于综合权重分析的西洋参药材等级质量标准研究[J].中国现代中药,2021,23(8):1363

杨宁娟,刘妍如,唐志书,等.基于"质量标志物-生物活性"关联分析评价丹参的等级[J].中草药,2021,52(4):1135

尹程程,杨洋,赵大庆,等.北五味子饮片等级标准及质量评价[J].中成药,2021,43(7):1812

Z

Zhou H,Zhang Y,Liang H,et al. A novel multidimensional strategy to evaluate *Belamcanda chinensis* (L.) DC. and *Iris tectorum* Maxim. based on plant metabolomics,digital reference standard analyzer and biological activities evaluation[J]. Chinese Medicine,2021,16(1):85

张慧,闫梦真,张振凌,等.牛膝不同炮制方法不同商品等级饮片中有害残留物含量比较[J].中医药导报,2021,27(9):86

张龙,李珊珊,白雪,等.基于一测多评法的淫羊藿质量评价方法研究及验证[J].中国中药杂志,2021,46(11):2843

张娜,苏风山,周园涛,等.基于植物代谢组学和指标成分的黄芩药材优质标准研究[J/OL].中国中药杂志,2021[2021-12-17]. https://doi. org/10. 19540/j. cnki. cjcmm. 20211123.203

张平,黄聪琳,王晓琳,等.苦水玫瑰 ITS 及 ITS2 序列分析与鉴别[J].中国现代中药,2021,23(7):1190

张雪,陈大霞,谭均,等.玄参商品规格分级标准的研究[J].中药材,2021,44(4):887

张越,宋美芳,李海涛,等.珍稀名贵药材龙血竭基原及同属植物的 DNA 条形码鉴定研究[J].中国中药杂志,2021,46(9):2173

张芮铭,张沙沙,侯静,等.相对质量常数在党参饮片等级评价中的应用[J].中国实验方剂学杂志,2021,27(1):162

赵新悦,刘蕊,冯红,等.中药材桔梗及其易混品的 DNA 条形码分子鉴定[J].河北大学学报(自然科学版),2021,41(1):60

郑梦迪,孙咪咪,贺紫涵,等.基于 ITS2 序列及二级结构对易混淆药材牛尾独活、当归、独活和羌活的鉴别研究[J].药学学报,2021,56(8):2289

钟海蓉,张绍山,肖芳,等.基于 UPLC 法测定指标成分结合指纹图谱评价不同产地川赤芍不同部位的质量[J].中草药,2021,52(7):2062

学术进展

（三）中药化学

【概述】

中药化学成分研究对阐明中药的药效物质基础、控制中药及其制剂质量、提高临床疗效、开发新药、扩大药源等均具有重要意义。归纳和整理2021年度在以下期刊中有关新化合物的报道：*Organic Letters*、*Journal of Natural Products*、*Phytochemistry*、*Phytochemistry Letters*、*Planta Medica*、*Natural Product Research*、*Tetrahedron*、*Tetrahedron Letters*、*Fitoterapia*、*Journal of Asian Natural Products Research*、*Helvetica Chimica Acta*、*Chemistry of Natural Compounds*、*Chinese Chemistry Letters*、*Phytomedicine*、*Chemical and Pharmaceutical Bulletin*、《中国中药杂志》、《中草药》等。这些期刊共报道1 600多个新化合物（包括37个新骨架），对这些新化合物进行统计分类，发现其结构类型主要为萜类、黄酮类、生物碱类、苯丙素类、醌类、甾体类和酚类等。

1. 萜类

萜类化合物是一类结构多变的化学成分，萜类化合物在中药中的分布极为广泛，常见的萜类化合物主要有单萜、倍半萜类、二萜类、三萜类等，近年来四降三萜类化合物的柠檬苦素类化合物，在萜类化合物中也常发现。萜类化合物具有多方面的生物活性，常常是一些中药的有效成分。2021年度报道的萜类新化合物有800多个（约占51%），其中包括16种新骨架。Xu YS等从中药喙荚云实（*Caesalpinia minax*）中分离得到2个卡萨烷型二萜类二聚体化合物Biscaesalmins A和B，它们都具有高度氧化后形成的脂环骨架，两者均可抑制脂多糖刺激的THP-1巨噬细胞产生NO，IC_{50}值分别为（1.20±0.23）和（2.30±0.15）mmol/L。此外，化合物Biscaesalmin A还能抑制NLRP3（含NOD、LRR和Pyrin结构域的蛋白）炎症反应，减少IL-1β的产生，并阻断巨噬细胞向脂肪细胞条件培养基的迁移。化合物Biscaesalmins A和B可作为治疗炎症相关代谢性疾病的候选药物。Zhang DL等从海南毒鼠子（*Dichapetalum longipetalum*）中发现了3个高度修饰的三萜类化合物Longipetalols A-C，化合物Longipetalol A具有独特的1，2-seco-3-（2-oxo-苯乙基）-17α-13，30-环达玛烷骨架，并含有缩醛内酯片段。化合物Longipetalols A-C对脂多糖诱导的RAW264.7巨噬细胞产生NO均有抑制作用。

Xiang ZN等从泽漆（*Euphorbia helioscopia*）中分离得到2个新的二萜类化合物Euphohelioscoids A-B，其中化合物Euphohelioscoid A具有重排的反跨稠合的三环[10.3.0.0⁴·⁶]十五烷骨架，化合物Euphohelioscoid B具有前所未有的15S构型。化合物Euphohelioscoid A具有较强的免疫抑制作用。Gao J等从舌灵芝（*Ganoderma applanatum*）中分离得到4个新的羊毛甾烷型三萜类化合物Applanhydrides A、B和Applandiketones A-B，化合物Applanhydrides A-B的C环中具有独特的七元环酸酐结构，化合物Applandiketones A-B的C环中含有1，2-二酮结构。化合物Applandiketone B对LPS诱导的RAW 264.7细胞产生的NO具有明显的抑制活性。Huang JW等从番石榴（*Psidium guajava*）中分离得到3个倍半萜类与甲基化苯甲酰间苯三酚杂合化合物Psiguamers A-C，（±）-Psiguamer A和（±）-Psiguamer B是两对由蛇麻烯（humulene）与甲基化苯甲酰间苯三酚单元并合形成的骨架。Psigua-mer C 是由双环吉马烯和甲基化苯甲酰间苯三酚结构并合而成的化合物。化合物(＋)-Psiguamer A 对 5 种人类肿瘤细胞系(HCT-116、HepG2、BGC-823、A549 和 U251)表现出细胞毒活性,IC_{50} 值分别为 2.94、9.01、6.45、5.42 和 5.33 μmol/L。化合物(＋)-Psiguamer B 仅对 HCT-116 细胞有活性,IC_{50} 值为 2.25 μmol/L,而(－)-Psiguamer B 对 HCT-116 和 U251 细胞都有活性,IC_{50} 值分别为 2.23 和 8.21 μmol/L。

Fan WW 等从大苞鞘石斛(*Dendrobium wardianum*)的茎中分离得到 4 个苦恶烷型(Picrotoxane-type)倍半萜类化合物 Dendrowardins A-D,其中化合物 Dendrowardin C 和 Dendrowardin D 是含有 11,10-γ-内酯结构片段的化合物。Wang SY 等从甘遂(*Euphorbia kansui*)的根部分离得到的化合物 Euphorksol A,是 1 种具有 6,7-环氧片段的巨大戟烷型(Ingenane-type)二萜类化合物,其具有中度的多药耐药性(MDR)逆转活性,为 MDR 调节剂的开发提供新的视野。郭玉勤等从姜黄(*Curcuma longa*)的 95％乙醇提取物中分离得到 1 个新的裂环没药烷型倍半萜化合物姜黄烷 G,该化合物在没药烷型骨架的基础上,C-4-C-3 经氧化断裂后,4-COOH 与 1-OH 成酯形成五元内酯环结构。Yan XL 等从甘肃大戟(*Euphorbia kansuensis*)的根中分离得到 1 个具细胞毒性的罕见杂萜苷类化合物 Euphorboside A,该化合物的特征是乙酰基间苯三酚片段与蛇麻烯(Humulene)骨架结合形成具有 6/6/11 三环系统的新骨架。细胞毒活性筛选结果表明,Euphorboside A 对人结肠癌 RKO 和人乳腺癌 MDA-MB-231 细胞具有显著的抑制活性,IC_{50} 值分别为 3.70 和 4.15 μM。Zou MF 等从延辉巴豆(*Croton yanhuii*)的枝叶中分离得到 3 个高度修饰的新的降克罗烷型(Nor-clerodane)二萜类化合物 Croyanoids A-C,其中 Croyanoid A 结构中具有一个 5,12-环氧环,并形成一个独特的笼状 6/6/6/5 稠合的四环结构系统。

Cao DH 等从鹧鸪花(*Trichilia connaroides*)的枝叶中分离得到 4 个新的柠檬苦素类化合物 Trichiconlide G、2-Hydroxyltrijugin F、23-Oxo-21-hydroxyltrijugin F 和 21-Oxo-23-hydroxyltrijugin F,其中化合物 Trichiconlide G 是 1 种具有罕见 C-7/28δ-内酯环结构的 1,2-seco-phragmalin 型柠檬苦素。化合物 2-Hydroxyltrijugin F、23-Oxo-21-hydroxyltrijugin F 和 21-Oxo-23-hydroxyltrijugin F 是 3 种具罕见 C-16/8δ-内酯环结构的天然柠檬苦素。Sun YP 等从单叶地黄连(*Munronia unifoliolata*)中分离得到 1 个具有环状重排的柠檬苦素类化合物 Mufolinin A,在 C-10 位具有罕见的乙基片段和 6/6/6/5 稠环骨架。此外还分离得到 3 个新的潜在的生物合成前体的柠檬苦素化合物 Mufolinins B-D。化合物 Mufolinin B 和 Mufolinin D 表现出明显的多药耐药逆转作用,对 MCF-7/DOX 细胞有大的杀伤活性。Shi QQ 等从红椿(*Toona ciliata*)的树枝中分离得到 9 个新的柠檬苦素类化合物,其中化合物 Toonaone A,具有独特的甲基迁移[18(13→14)-abeo-]的柠檬苦素骨架。

2. 黄酮类

黄酮类化合物是自然界的一大类化合物,是一类重要的中药有效成分,具有多种多样的生物活性。2021 年度报道的黄酮类新化合物有 83 个(约占 5％),包括了 2 个新骨架。Qu KJ 等从黑桑(*Morus nigra*)枝条中分离得到 2 个新的经 Diels-alder 重排的加合物 Morungrines A 和 B,两者都具有查尔酮-二苯乙烯/2-芳基苯并呋喃核重新排列后,形成了甲基联苯结构的新颖骨架。化合物 Morungrine A 和 Morungrine B 具有较强的蛋白酪氨酸磷酸酶 1B 抑制活性,其 IC_{50} 值分为(1.8±0.2)和(1.3±0.3)μM。Duan Y 等从马齿苋(*Portulaca oleracea*)中分离得到 1 个具有特殊的 D 环结构的黄酮类化合物 Oleracone G,其在 10 μM 和 20 μM 浓度时能剂量依赖性地降低 RAW 264.7 细胞中白细胞介素 1β 的分泌,且具有显著的抗炎活性,IC_{50} 值为 27.57 μM。He Q

等从云南厚壳桂（*Cryptocarya yunnanensis*）的叶片和枝条中分离得到 8 个具有新颖骨架的黄酮类化合物 Cryptoyunnanones A-H，化合物 Cryptoyunnanones A-D 对 Hct116、MDAMB231 和 PC-3 癌细胞具有显著细胞毒作用，IC_{50} 值在 $6.4 \sim 9.1\ \mu M$ 之间。

Niu SL 等从千斤拔（*Flemingia philippinensis*）的根部分离出 4 个新的异黄酮类化合物 Philippinones A-D，化合物 Philippinone B 可作为治疗阿尔茨海默病的候选化合物。Jiang PJ 等从苍耳（*Xanthium strumarium*）中分离得到 2 个新的黄酮苷类化合物 6-Hydroxy-3-methoxy-apigenin 7-*O*-α-L-rhamnopyranoside 和 3-Hydroxyl-apigenin 8-C-β-D-xylopyranoside，其中前者对 PTP1B 有显著的抑制作用，IC_{50} 值为 $(11.3 \pm 1.7)\ \mu M$。Zeng MN 等从皂荚（*Gleditsia sinensis*）分离得到 1 个新的黄酮类化合物 (2‴*E*, 6‴*S*)-4″-(6-Hydroxy-2, 6-dimethylocta-2, 7-dienoyl)-vitexin，对 LPS 诱导的正常大鼠肾小管上皮样细胞（NPK 52e）的凋亡具有明显的保护作用，其 EC_{50} 值为 $3.0\ \mu M$。Liu H 等从泡桐（*Paulownia fortunei*）的果实中分离得到 2 个新的黄酮化合物 Fortunone A、Fortunone C，它们在 H_2O_2 诱导的人脐静脉内皮细胞损伤有较弱的抗氧化作用。

3. 生物碱类

生物碱类是一类有复杂环状结构的含氮有机化合物，多具有显著而特殊的生物活性。2021 年度报道的生物碱类新化合物将近 200 个（约占 12%），其中包括 9 种新骨架。Yu HF 等从糖胶树（*Alstonia scholaris*）的叶中分离得到 1 个具八个手性碳原子的吲哚生物碱 Alstoscholarisine K，其具有新颖的 6/5/6/6/6/6/6/5 八环结构，存在于虫瘿感染的糖胶树叶中，Alstoscholarisine K 可通过靶向细胞膜表现出显著的抗菌生物活性。Zhu L 等从三尖杉（*Cephalotaxus fortunei*）种子中分离得到 1 对差向异构吡咯里西啶生物碱 Fortuneicyclidins A 和 B，具有特殊的 7-氮杂四环[5.4.3.0.0²·⁸]十三烷核。For-

tuneicyclidin A 对 α-葡萄糖苷酶具有抑制活性。Jin PF 等从钩吻（*Gelsemium elegans*）中分离得到 1 个具新骨架的新型三氮单萜吲哚生物碱 Glestriamine A，具有 6/5/7/6/6/5 杂六环骨架。此外，还分得 4 个新的单萜吲哚生物碱 11-Hydroxyhumantenine N4-Oxide、*N*-Desmethoxyhumantenine N4-Oxide、epi-Koumidine N4-Oxide 和 19-Hydroxygelselegine。这些生物碱均有显著的镇痛活性，其中化合物 *N*-Desmethoxyhumantenine N4-Oxide 在 0.04mg/kg 和 0.2mg/kg 剂量下表现出比吗啡更强的镇痛活性。

Ding XQ 等从玫瑰石斛（*Dendrobium crepidatum*）中分离到 1 个新的八氢吲哚嗪生物碱 Dendrocrepidamine，其具有新颖的 18, 19, 19′-环丙酮-石斛碱骨架，其对 LPS 诱导的免疫抑制作用显著，IC_{50} 值为 $9.02\ \mu M$。Zhao L 等从连翘（*Forsythia suspensa*）的成熟果实中分离得到 2 个新的生物碱化合物 Forsyshiyanines A 和 B，化合物 Forsyshiyanine A 具有独特的苯并喹啉骨架，Forsyshiyanine B 具有罕见的环戊基并吡啶骨架。两者均显示出抗炎活性，且对甲型流感病毒和呼吸道合胞病毒具有抗病毒活性，IC_{50} 值在 $7.3 \sim 32.5\ \mu M$ 范围内，EC_{50} 值在 $3.7 \sim 14.1\ \mu M$ 范围内。Yu Y 等从药用狗牙花（*Tabernaemontana bovina*）的成熟果实中分离得到 1 个新的长春花素类生物碱化合物 Taberbovcamine A，其具有 6/5/6/6/5 环系统的生物碱骨架，具一定新颖性。Fu L 等从白叶瓜馥木（*Fissistigma glaucescens*）的茎中分离得到 2 个新的阿朴菲类生物碱化合物 Aporaloids A-B，它们的结构特征是有六元内酯环存在，两种化合物对 HeLa、MCF-7、A549 和 MGC-803 细胞均具有细胞毒活性，IC_{50} 值范围为 (2.86 ± 0.12) 至 $(15.16 \pm 0.12)\ \mu M$。Liu H 等从附子（*Aconitum carmichaelii* 的子根）水提物中分离得到 2 个磺化的断 C_{20}-二萜生物碱化合物 Aconapelsulfonines A-B，具有 Criegee 重排形成的骨架，在醋酸诱导的小鼠扭体研究中，两种化合物均表现出剂量依赖性的镇痛活性。

4. 苯丙素类

苯丙素类化合物是一类广泛存在中药中的天然产物,具有多方面的生理活性。2021 年度报道的苯丙素类新化合物 116 个(约占 7%),其中包括 3 种新骨架。Chen YZ 等从当归(*Angelica sinensis*)根茎(归头)的水提取物中得到 1 对具有 2,7′-环-8,9′-新木脂素碳骨架的木脂素化合物(+)/(−)-Angelignanine,这 1 对对映体在 10 mg/kg(i.g.)剂量下均显示出显著的催眠作用,显著增加了亚催眠剂量的戊巴比妥钠治疗的小鼠的入睡率,并延长了催眠剂量的戊巴比妥钠治疗的小鼠翻正反射丧失的持续时间。Zhang HR 等从香青兰(*Dracocephalum moldavica*)的地上部分分离到 8 个新的木脂素化合物,其中 Dracomolphin A 的结构上 C-8′ 和 C-3、C-4 之间形成 1 个五元缩酮环,C-7′ 和 C-8′ 为两个手性中心,可形成两对非对映体:$7'R$,$8'S$-Dracomolphin A、$7'S$,$8'R$-Dracomolphin A、$7'S$,$8'S$-Dracomolphin A 和 $7'R$,$8'R$-Dracomolphin A。生物活性筛选显示该 4 种化合物是潜在的 Nrf2 转录激活剂。Li LC 等从地枫皮(*Illicium difengpi*)的枝叶中分离得到 1 个新的木脂素化合物 Difengpienol C,其具有 1 个由独特共轭方式形成的二氢吡喃环结构。Difengpienol C 能抑制 NO、IL-6 以及 TNF-α 的产生,并抑制 iNOS、IL-6 和 TNF-α 的 mRNA 转录。此外,Difengpienol C 还能阻断 TLR4/MyD88/NF-κB 信号通路的激活,这表明其可能是一种潜在的高效抗炎药。

Dong ZY 等从匙叶翼首花(*Pterocephalus hookeri*)中分离得到 2 个新的芝麻素型倍半木脂素类化合物 Ptehoosines A-B,Ptehoosine A 对人脐静脉内皮细胞具有明显的增殖抑制作用,IC$_{50}$ 值为(32.82 ± 0.99)μM,其还可将细胞周期阻滞在 G0/G1 期。Thai C 等从青花椒(*Zanthoxylum schinifolium*)分离得到 2 个新的香豆素类化合物 6-Isopentenyl-7-benzoyl-coumarin 和 3-Isopentenyl-7-benzoyl-coumarin,两者均能抑制 HeLa 和 HepG2 细胞

增殖。Yang R 等从露兜树(*Pandanus tectorius*)分离得到 1 个新的木质素类化合物(8S,8′S)-2,2′,3,3′-Tetramethoxy-4′-hydroxy-epoxylignan-4-O-β-D-glucoside,其对 HeLa 细胞具有一定的细胞毒性,IC$_{50}$ 值为(19.30 ± 4.46)μM。

5. 醌类

醌类化合物具有多方面的生物活性,也是中药中的活性成分之一。2021 年度报道的醌类新化合物较少,仅有 3 个,其中包括 2 种新骨架。Ma QG 等从小马泡(*Cucumis bisexualis*)的果实中分离到 2 个新的蒽醌类化合物:1,3-Dihydroxy-2-methylene-(1′-isopentyloxy)-6-methoxymethyl-8-(6″,7″,8″-trihydroxyphenylketonyl)-9,10-anthraquinone 和 8-(4′-Hydroxy-3′,5′-dimethoxyphenyl)-12-hydroxy-7-(6″,7″-dimethylfuran-2″-one)-9,16-anthraquinone-furochromene-3,2″-dione。这 2 个化合物表现出中等程度的肝保护活性。Huang JW 等从番石榴(*Psidium guajava*)的叶中分离出 1 个具有 6/6/6 三环骨架的 C$_{18}$ 菲二醌化合物 Psidinone,具有罕见的四甲基菲二醌结构。Psidinone 对耻垢分枝杆菌 mc^2 155 表现出抗菌活性,MIC 为 0.5 μM。

6. 甾体类

2021 年度报道的甾体类新化合物约 74 个(约占 4%),其中新骨架 1 种。Zhao ML 等从扁桃斑鸠菊(*Vernonia amygdalina* Del.)的叶中分离得到 6 个新的 Δ$^{7,9(11)}$ 豆甾烷型甾体皂苷化合物 Vernoramyosides A-F,它们都具有高度氧化的侧链和一个 γ-内酰胺或 α,β-不饱和五元内酯环。刘慧等从绞股蓝(*Gynostemma pentaphyllum*)的叶中分离得到 1 个新的达玛烷型皂苷化合物 Gypenoside J5,对 H$_2$O$_2$ 诱导的 SH-SY5Y 细胞氧化损伤具有剂量依赖性的保护作用,显示出较强的抗氧化作用。Li XS 等从青阳参(*Cynanchum otophyllum*)的根中分离得到 1 个新的 C$_{21}$ 甾体苷元化合物 3β,8β,14β-Trihydroxycarda-5,20(22)-dienolide,其对 MCF-7、

H1299、HeLa 和 HepG2 细胞株的生长均有明显的抑制作用。

7. 其他类化合物

2021 年度报道的其他类新化合物有 332 个(约占 20%),有 4 种新骨架,主要有酚类和芳香族类化合物等。Ma J 等从糙枝金丝桃(*Hypericum scabrum*)地上部分分离得到 3 个新的多环多戊烯基间苯三酚化合物 Hyperscabins A-C,它们具有罕见的 5,5-螺环缩酮亚单元结构。Hyperscabin A 在缺氧和葡萄糖剥夺/脱氧实验中显著提高细胞活力。Qiu Y 等从山紫茉莉(*Oxybaphus himalaicus*)的根中分离得到 2 个苯并呋喃 ε-己内酰胺糖苷类化合物,为 1 对异构体,分别为(+)-(2S,3S)-和(-)-(2R,3R)-Oxybaphuslactam A glucosides,它们具有独特的 7/6/5 稠合三环骨架并连接有对-葡萄糖基-O-苯基单元结构,两者均具有显著的抗炎活性。Sui J 等从白及(*Bletilla striata*)根茎中分离得到 4 对新的外消旋体化合物,骨架分别为(9,10-二氢)菲的二聚体和菲/联苄二聚体,命名为 Bletistriatins A-D。

Zhang SY 等从仪花(*Lysidice rhodostegia*)的根中分离得到 8 个新的二苯乙烯二聚体木糖苷化合物 Lysidostegins A-H,对化合物 Lysidostegins A-H 进行 DPPH 自由基清除试验研究,结果表明其均具有抗氧化活性。Han SW 等从云南独蒜兰(*Pleione yunnanensis*)的假球茎中分离得到 9 个新的 2-羟基-2-异丁基琥珀酸葡萄糖氧基苄酯 Pleionosides M-U,研究表明,10 μM 的化合物 Pleionoside Q、Pleionoside R 在体外对 D-氨基半乳糖(D-GalN)诱导的 HL-7702 细胞毒性有明显的保护作用,10 μM 的化合物 Pleionoside P 对 N-乙酰-对氨基苯酚诱导的 HepG2 细胞毒性有中等程度的保护作用。

(撰稿:杨明霞 王茹茹 范明慧 张珊珊 杜婷婷 王永丽 俞桂新 审阅:陈建伟)

【2021 年中草药中发现的新化合物和新骨架】

内容详见网络版。

(撰稿:杨明霞 王茹茹 范明慧 张珊珊 杜婷婷 王永丽 俞桂新 审阅:陈建伟)

【中药复方入血成分研究】

研究中药复方的体内吸收过程是探究其作用机理的基础,也是分析其物质基础在机体内被接收、分解的途径。中药复方入血成分研究主要是基于动物实验,研究其入血成分的化学结构,获得其发挥药理作用的药代动力学的各种参数信息,使中药复方在临床应用中更加安全有效。2021 年度主要中药复方入血成分研究如下。

葛根汤 洪方等采用 UHPLC-Q-TOF-MS 技术,分析并鉴定葛根汤(葛根、麻黄、桂枝、白芍药、甘草、生姜等)吸收入血的原型成分和代谢产物。共鉴定出 42 个入血成分,其中 25 个为原型成分、17 个为代谢产物。25 个原型成分中 14 个来自葛根、6 个来自甘草、3 个来自白芍药、2 个来自麻黄,未鉴定出来自生姜、大枣和桂枝中的化合物;17 个代谢产物分别来自葛根和甘草的异黄酮代谢产物。通过快速分析葛根汤的入血成分,为进一步阐明葛根汤的药效物质基础及其作用机制提供了参考。

蒌芍痉挛平颗粒 严国鸿等采用 UHPLC-Q-TOF-MS 技术,共鉴定了 35 个蒌芍痉挛平颗粒(瓜蒌、白芍药、桂枝、川芎、甘草、华重楼等)吸收入血成分,主要包括单萜苷类、黄酮类、酚酸类及皂苷类等。其中单萜苷类。如:芍药苷、芍药内酯苷等来源于复方臣药白芍药;黄酮类成分如芹糖甘草苷、甘草苷、芒柄花苷、甘草素等来自甘草;皂苷类成分如甘草酸、甘草次酸等来自甘草,重楼皂苷 I、II、VII 等来自重楼;酚酸类成分如没食子酸、阿魏酸、绿原酸也是复方入血成分,分别来自方中的白芍药、川芎和瓜蒌。本研究可为揭示蒌芍痉挛平颗粒对体内药效物质基础与制剂开发奠定基础。

小儿豉翘清热颗粒 张艳等采用 UHPLC-LTQ-Orbitrap-MS/MS 技术,分析小儿豉翘清热颗粒(连翘、半夏、淡豆豉、大黄、荆芥、赤芍药等)入血成分,鉴定了其中 21 个,结合网络药理学分析出关键的 8 个入血成分:甘草次酸、橙皮素、大黄素、Reticuline、大豆苷元、Magnolignan C、Magnolignan A、Magnaldehyde D。本研究明确了小儿豉翘清热颗粒主要入血成分,为其临床应用提供了一定的理论参考。

肺炎二号方 于天怡等采用 UHPLC-Q-TOF-MS 技术,对肺炎二号方(黄芪、白术、防风、贯众、金银花、佩兰等)的入血成分进行全面分析,鉴定出 13 个入血成分,主要来自黄芪、麸炒白术、防风、金银花和陈皮。其中 Calycosin-7-O-β-D-glucoside、Malonylastragaloside I 来自黄芪,Tetradecylcitric acid 来自炒白术,8-Hydroxy-cimifugin、(3S)-2,2-Dimethyl-3,5-dihydroxy-8-hydroxymethyl-3,4-dihydro-2H、6H-Benzo[1,2-b:5,4-b']dipyran-6-one、Nodakenetin 来自防风,8-Epiloganin、Isochlorogenic acid A、5-O-Caffeoylquinic acid、3-O-Feruloylquinic acid 来自金银花,Sinensetin、Lonicerin、Nobiletin 来自陈皮。本研究有助于明确肺炎二号方的活性成分及该方剂的物质基础和作用机制。

三臣丸 张玲玲等采用 HPLC-MS/MS 技术,分析三臣丸(牛黄、红花、天竺黄)入血成分,以 A549 细胞的存活率及细胞内 ROS 的含量评价三臣丸含药血清的药理功效。共鉴定了 30 个原型入血成分,采用含药血清进行了血清药理实验,发现其中胆酸、猪去氧胆酸、山奈酚、山奈酚-3-O-芸香糖苷、羟基红花黄色素 A、甘西鼠尾草酸 A 和牛磺胆酸与 A549 细胞的药理作用相关性较强。本研究为三臣丸的药效物质基础研究提供了新的依据。

痹祺胶囊 刘建庭等采用 UHPLC-Q-TOF-MS 技术,鉴定出痹祺胶囊(马钱子、党参、白术、茯苓、丹参、三七等)81 个入血成分,包括 59 个原型成分和 22 个代谢产物,并发现其代谢途径主要为还原、羟基化、甲基化、葡萄糖醛酸结合和硫酸酯共价结合。本研究初步阐明痹祺胶囊的药效物质基础,为痹祺胶囊的后续研究提供了理论基础。

良附滴丸 付昌丽等采用 UHPLC-Q-TOF-MS 技术,共鉴定出良附滴丸(高良姜、香附)入血后血浆中的移行成分 4 个,分别为高良姜素、鼠李柠檬素、高良姜素-3-O-甲醚、α-香附酮,结合网络药理学分析,涉及 189 个疾病靶点,主要富集在 PI3K-Akt、Foxo 和 IL-17 等信号通路上。本研究为良附滴丸深入开发和应用提供了一定的理论基础。

补肾化瘀生新方 刘雪曼等采用 HPLC-MS/MS 技术,分析补肾化瘀生新方(熟地黄、巴戟天、川芎、当归、石斛、肉桂等)入血成分,共鉴定出梓醇、地黄苦苷、甲基异茜草素、大黄素甲醚、黄芩苷、阿魏酸 6 个原型入血成分,主要来源于熟地黄、巴戟天、当归、川芎。以上入血成分可能是补肾化瘀生新方在体内直接作用的物质,为阐明其药效物质基础和作用机制提供实验依据。

莲胆消炎方 卢增辉等采用 HPLC-MS 分析技术,鉴定出莲胆消炎方(穿心莲、苦木)入血成分,包括 11 个生物碱及 3 个二萜内酯,结合网络药理学分析,认为这些成分可能作用于 TNF 信号通路、Th17 细胞分化和 Toll 样受体信号通路相关的靶点,进而影响溃疡性结肠炎疾病发展。本研究可为在动物水平上开展莲胆消炎方抗溃疡性结肠炎的作用机制研究提供依据。

五酯胶囊 李颖等采用 UHPLC-Q-TOF-MS 技术,共鉴定五酯胶囊(华中五味子醇提物制剂)中入血成分 8 个。分别为五味子醇甲、五味子酯乙、五味子酯甲、五味子酚、五味子甲素、Tigloylgomisin O、Angeloylgomisin O、Gomisin K1/Gomisin K3。本研究可为阐明五酯胶囊药效物质基础和作用机制提供参考。

柴贝止痫汤 董笑克等采用 UPLC-MS/MS 技术及气质联用技术,检测出柴贝止痫汤(柴胡、天麻、浙贝母、半夏、石菖蒲、牡蛎等)15 个入血成分,其含量由高到低排列依次为:天麻素、对羟基苯甲醛、胡芦巴碱、天麻苷元、原儿茶醛、柴胡皂苷 A、香草醛、细辛醛、贝母素乙、α-细辛醚、茴香脑、β-细辛醚、柴胡皂苷 C、贝母素甲、贝母辛、柠檬醛及柴胡皂苷 D 未检测出。研究显示,柴贝止痫汤整体入血成分血药浓度在 0.25～0.5 h 达到高峰,半衰期平均值为 4.28 h。本研究可为中药治疗耐药性癫痫有效成分的挖掘开发奠定基础。

芪风固表颗粒 郑单单等采用 UHPLC-Q-TOF-MS 技术,检测了芪风固表颗粒(黄芪、麦冬、防风、刺五加、白术、五味子)37 个入血成分,包括 17 个原型成分和 20 个代谢产物。来自黄芪的多为黄酮类,如芒柄花素及其苷类、毛蕊异黄酮及其苷类;防风的主要成分为升麻素等色原酮及其苷类;刺五加中为紫丁香苷等刺五加苷类及有机酸类;麦冬中的主要皂苷元为鲁斯可皂苷元成分。本研究可为阐明芪风固表颗粒的药效物质基础提供依据。

右归饮 石玉红等采用 UHPLC-Q-TOF-MS 技术,鉴定出右归饮(熟地黄、枸杞子、山茱萸、山药、制附子、肉桂等)正常大鼠血浆中 13 个入血成分,其中 6 个生物碱类成分,2 个黄酮类成分,2 个三萜皂苷类成分,环烯醚萜类、苯丙素类、单萜类成分各 1 个。肾虚大鼠血浆中有 22 个特征峰,鉴定出 12 个化学成分,其中 2 个环烯醚萜类成分,6 个生物碱类成分,2 个黄酮类成分,单萜类、三萜皂苷类成分各 1 个。采用 MRM 技术在正常组和肾虚模型组大鼠血浆中均检测到了毛蕊花糖苷、异类叶升麻苷、类叶升麻苷、松脂醇二葡萄糖苷、马钱苷、莫诺苷。对比右归饮水煎剂中的 85 个单体成分,在正常大鼠和腺嘌呤所致肾虚模型组大鼠血浆中得出共有的原型成分有 17 个。分别是来源于熟地黄的毛蕊花糖苷、异类叶升麻苷、类叶升麻苷、地黄苦苷元,来源于杜仲的松脂醇二葡萄糖苷、京尼平苷酸,来源于山茱萸的马钱苷、莫诺苷,来源于附子的新乌头原碱、苯甲酰新乌头原碱、苯甲酰乌头原碱、苯甲酰次乌头原碱、新乌头碱、乌头碱,来源于甘草的甘草苷、异甘草苷、甘草酸。在正常大鼠血浆中还检测到 31 个腺嘌呤所致肾虚模型大鼠血浆中没有的药材成分的代谢产物,在肾虚模型大鼠血浆中还检测到正常大鼠血浆中没有的 12 个药材成分的代谢产物。本研究可为阐释右归饮治疗肾虚的药效物质基础及其作用机制提供参考。

升陷汤 马颖等采用 UHPLC-Q-TOF-MS 技术,鉴定出升陷汤(黄芪、升麻、柴胡、知母、桔梗)18 个入血成分,来自黄芪、升麻、柴胡、知母和桔梗的化合物分别为 5、4、4、4、1 个。毛蕊异黄酮、毛蕊异黄酮苷、芒柄花素、芒柄花苷和黄芪甲苷来源于黄芪,升麻素苷、咖啡酸、阿魏酸和异阿魏酸来源于升麻,芒果苷、新芒果苷、知母皂苷 AⅢ 和知母皂苷 BⅡ 来源于知母,槲皮素、芦丁、柴胡皂苷 A 和柴胡皂苷 D 来源于柴胡,桔梗皂苷 D 来源于桔梗。本研究可为筛选升陷汤药效成分及深入阐明作用机制提供参考。

黄连解毒汤 崔晓娟等采用 UHPLC-Q-TOF-MS 技术,鉴定出黄连解毒汤(黄连、黄芩、黄柏、栀子)10 个入血成分:京尼平-1-O-β-D-龙胆双糖苷、黄柏碱、木兰花碱、二氢小檗碱、巴马汀、小檗碱、黄柏内酯、汉黄芩素、黄芩苷和汉黄芩苷。本研究可为揭示黄连解毒汤的体内药效物质基础提供依据。

痛风定胶囊 Yang WN 等采用 UPLC-Q Ex-active-Orbitrap HRMS 技术,共检测和鉴定出痛风定胶囊(秦艽、黄柏、延胡索、赤芍药、川牛膝、泽泻等)64 个入血成分。其中 58 个来自 IPVS 模型,45 个来自 IG 模型。证实痛风定胶囊中的成分主要从小肠吸收,肠系静脉血含有比体循环血液更多的吸收成分。

身痛逐瘀汤 Wang L 等采用 UHPLC-MS 技术,鉴定出身痛逐瘀汤(秦艽、川芎、桃仁、红花、甘草、羌活等)38 个入血成分,包括黄酮、萜类化合物、有机酸、挥发油等。本研究可为阐明身痛逐瘀汤的体内药效物质基础提供依据。

活力苏口服液 Yin YH 等采用 UPLC-LTQ-Orbitrap MS 技术,鉴定出活力苏口服液(何首乌、枸杞子、黄精、黄芪、淫羊藿、丹参)31 个入血成分。包括类黄酮、二萜类化合物、酚酸、醌和生物碱等。本研究可为阐明活力苏口服液的体内药效物质基础提供参考。

葛根芩连汤 Wu YH 等采用 HPLC-Q-TOF-MS 技术，共检测出葛根芩连汤（葛根、黄芩、黄连、甘草）19 个入血成分，其中代表性成分有葛根素、小檗碱、黄芩素等。本研究有助于阐明葛根芩连汤配方中的有效成分。

益肝明目口服液 Wei W 等采用 UHPLC-Q-TOF-MS 技术，共检测出益肝明目口服液（熟地黄、当归、枸杞子、白芍药、麦冬、川芎等）61 个入血原型成分，其中包括 13 个酚酸、21 个类黄酮、8 个邻苯酞、3 个单萜、4 个三萜皂苷和 12 个其他化合物。本研究可为进一步研究益肝明目口服液的物质基础提供科学依据。

仙灵骨葆胶囊 Qiu ZC 等采用 UHPLC-Q-TOF-MS 技术，鉴定出仙灵骨葆胶囊（淫羊藿、续断、丹参、知母、补骨脂、地黄）22 个入血成分，根据主要暴露成分、结构多样性及不同药材中的分布特点，选择了以下 12 个成分进行定量分析：Epimedin C、Icariin、Icariside Ⅰ、Asperosaponin Ⅵ、Psoralen、Isopsoralen、Neobavaisoflavone、Bavachin、Isobavachin、Magnoflorine、Sweroside、Tanshinone Ⅱ A。本研究为阐明仙灵骨葆胶囊的有效成分和作用机制提供了参考。

柴桂汤 Zhu HJ 等采用 UHPLC-Q-TOF-MS 技术，检测到柴桂汤（柴胡、桂枝、川芎、白芍药、当归、黄芩等）入血原型成分 47 个，为 Albiflorin、Paeoniflorin、Chrysin6-C-arabinoside8-C-glucoside、Hydroxylwogonoside/Clerodendroside、Baicalin、Oroxylin Aglucuronide、Wogonoside、Chrysin-7-O-glucuronide 等。本研究可为进一步阐明柴桂汤的药效物质基础提供参考。

冠心舒通胶囊 Wang D 等基于 UHPLC-MS/MS 技术，分析冠心舒通胶囊（广枣、丹参、丁香、冰片、天竺黄）血浆中的代谢物。鉴定出入血的 22 个生物标志物，参与 9 种代谢途径，并发现冠心舒通胶囊对脂质代谢紊乱可能具有调节作用。

当归四逆汤 Li Y 等采用 UHPLC-Q-TOF-MS/MS 技术，鉴定出当归四逆汤（当归、桂枝、白芍药、细辛、木通、甘草等）中有 22 个化合物扩散到肠道吸收溶液中，通过生物转化转移入血，与血浆蛋白结合并在血流中循环以到达目标器官和组织。并检测到 10 个入血成分：Isoviolanthin/Violanthin、L-tryptophan、Albiflorin、Paeoniflorin、Ferulicacid、Liquiritin、Glycyrrhizin-4'-celestin、Liguiritigenin-7-O-D-apiosyl-4'-O-D-glucoside、Methoxycinnamaldehyde、4-Methoxycinnamaldehyde。本研究可为进一步研究当归四逆汤的体内药效物质基础提供参考。

降脂宁 Zhang Y 等采用 UHPLC-Q-TOF-MS 技术，共鉴定出降脂宁（何首乌、山楂、荷叶、决明子）108 个入血成分，包括 14 个原型组分和 94 个代谢物。结合相关活性分析，确定其中 6 个主要的活性成分：槲皮素-3-O-葡萄糖醛酸苷、(E)-2，3，5，4'-四羟基二苯乙烯-2-O-葡萄糖苷、异槲皮苷、O-诺金丝氨酸、金丝桃苷和红镰霉素-6-O-龙胆二糖苷。本研究为进一步阐明降脂宁的降血脂药效物质基础提供参考。

（撰稿：谭红胜　审阅：陈建伟）

［附］　参考文献

A

An FL，Sun DM，Wang RZ，et al. Corrigendum to "Trijugin-and mexicanolide-type limonoids from the fruits of *Heynea trijuga* that reverse multidrug resistance in MCF-7/DOX cells"［J/OL］. Phytochemistry，2021［2022-02-22］. https://doi.org/10.1016/j.phytochem.2021.112777

B

Bai JT, Liu Y, Sun YP, et al. Two new quinic acid derivatives from the leaves of *Schisandra chinensis*[J/OL]. Journal of Asian Natural Products Research, 2021［2022-02-22］. https://doi.org/10.1080/10286020.2021.1952189

Bai M, Zhang Q, Hou ZL, et al. Chemical constituents from *Solanum nigrum* and their neuroprotective activities.［J/OL］. Journal of Asian natural products research，2021［2022-02-22］. https://doi.org/10.1080/10286020.2021.1978987

Bao F, Bai HY, Wu ZR, et al. Phenolic compounds from cultivated *Glycyrrhiza* uralensis and their PD-1/PD-L1 inhibitory activities[J/OL]. Natural Product Research, 2021［2022-02-22］. https://doi.org/10.1080/14786419.2019.1586698

Bao S, Wang L, Sudunabuqi, et al. Nigrumol A, a new triterpenoid from *Empetrum nigrum* subsp. asiaticum（Nakai ex H. Ito）Kuvaev[J/OL]. Natural Product Research, 2021［2022-02-22］. https://doi.org/10.1080/1478-6419.2021.1929975

卞玉婷,陈芳有,黄伟明,等.宽叶金粟兰中 1 个新的倍半萜[J].中国中药杂志,2021,46(8):2067

C

Cai FJ, Li CH, Sun XH, et al. A new dihydroflavone and a new polyacetylene glucoside from *Bidens parviflora*[J/OL]. Journal of Asian Natural Products Research, 2021［2022-02-22］. https://doi.org/10.1080/10286020.2021.1998010

Cai M, Liu M, Chen P, et al. Iridoids with anti-inflammatory effect from the aerial parts of *Morinda officinalis* How［J/OL］. Fitoterapia, 2021［2022-02-22］. https://doi.org/10.1101/j.fitote.2021.104991

Cao DH, Yao JN, Sun P, et al. Structurally diverse limonoids and bio-active evaluation from *Trichilia connaroides*［J/OL］. Fitoterapia, 2021［2022-02-22］. https://doi.org/10.1016/j.fitote.2021.105001

Cao L, Jin H, Liang Q, et al. A new anti-tumor cytotoxic triterpene from *Ganoderma lucidum*[J/OL]. Natural Product Research, 2021［2022-02-22］. https://doi.org//10.1080/14786419.2021.1976175

Cao X, Yang L, Dai H F, et al. One new lignan and one new fluorenone from *Dendrobium nobile* Lindl[J/OL]. Phytochemistry Letters, 2021［2022-02-22］. https://doi.org/10.1016/j.phytol.2021.06.022

Cao Y, Li H, Hao Z, et al. Two new diarylheptanoids and a new phenyl hexanol derivative from the bulbils of *Dioscorea opposita* Thunb. and their α-glucosidase inhibitory activity[J/OL]. Phytochemistry Letters, 2021［2022-02-22］. https://doi.org/10.1016/j.phytol.2021.06.016

Cao Y, Tan X, Al Chnani AA, et al. Bioassay-guided isolation of an abetiane-type diterpenoid from *Prunella vulgaris* that protects against concanavalin A-induced autoimmune hepatitis［J/OL］. Journal of Natural Products, 2021［2022-02-22］. https://doi.org/10.1021/acs.jnatprod.1c00247

Cao YG, Hao ZY, Zhang YL, et al. Two new flavonoids from the thorns of *Gleditsia sinensis*[J/OL]. Phytochemistry Letters, 2021［2022-02-22］. https://doi.org/10.1016/j.phytol.2021.08.018

Cao YG, Ren YJ, Liu YL, et al. Iridoid glycosides and lignans from the fruits of *Gardenia jasminoides* Eills[J/OL]. Phytochemistry, 2021［2022-02-22］. https://doi.org/10.1016/j.phytochem.2021.112893

Chai T, Qiang Y. Two new coumarins from branches of *Zanthoxylum schinifolium*［J/OL］. Journal of Asian Natural Products Research, 2021［2022-02-22］. https://doi.org/10.1080/10286020.2021.1992391

Chang CI, Chen CC, Wang SY, et al. Three new isopimaric acid diterpenoids from the bark of *Cryptomeria japonica* and their xanthine oxidase inhibitory activity［J/OL］. Phytochemistry Letters, 2021［2022-02-22］. https://doi.org/10.1016/j.phytol.2021.09.005

Chao NA, Hui WB, Zhang ZZ, et al. Bioactive pentacyclic triterpenes from the root extract of *Ampelopsis japonica*（Thunb.）Makino[J/OL]. Phytochemistry Letters, 2021［2022-02-22］. https://doi.org/10.1016/j.phytol.2021.07.017

Chen B, Li WS, Gu YC, et al. New sterols from the South China Sea sponges *Halichondria* sp[J/OL]. Fitoterapia，2021［2022-02-22］．https://doi.org/10.1016/j.fitote.2021.104918

Chen C，Dai W，Zhang L，et al. Antioxidant effects of diarylheptanoids from two *Curcuma* species［J/OL］．Natural Product Research，2021［2022-02-22］．https://doi.org/10.1080/14786419.2021.2021520

Chen C，Ding X，Han L，et al. Two new monoterpenoid indole alkaloids from the kernels of *Kopsia arborea*［J/OL］．Natural Product Research，2021［2022-02-22］．https://doi.org/10.1080/14786419.2021.1984911

Chen FY，Yu WW，Huang JW，et al. Discovery of eudesmane-type sesqui-terpenoids with neuroprotective effects from the roots of *Chloranthus serratus*［J/OL］．Fitoterapia，2021［2022-02-22］．https://doi.org/10.1016/j.fitote.2021.104971

Chen FY，Yu WW，Lin FX，et al. Sesquiterpenoids with neuroprotective activities from the Chloranthaceae plant *Chloranthus henryi*［J/OL］．Fitoterapia，2021［2022-02-22］．https://doi.org/10.1016/j.fitote.2021.104871

Chen H，Kong JB，Zhang L，et al. Lycibarbarines A-C，three tetrahydroquinoline alkaloids possessing a spiroheterocycle moiety from the fruits of *Lycium barbarum*［J/OL］．Organic Letters，2021［2022-02-22］．https://doi.org/10.1021/acs.orglett.0c04092

Chen J，Dai X，Jiang C，et al. One new protocatechuic acid methyl ester and one enantiomeric pair of dihydroflavones isolated from *Phymatopteris hastata*［J/OL］．Phytochemistry Letters，2021［2022-02-22］．https://doi.org/10.1016/j.phytol.2021.03.025

Chen JQ，Jin C，Xu BL，et al. New compounds from the stems of *Fissistigma oldhamii var. longistipitatum* and their cytotoxic activities［J/OL］．Fitoterapia，2021［2022-02-22］．https://doi.org/10.1016/j.fitote.2021.104883

Chen L，Chen X，Han HY，et al. New β-dihydroagarofuran sesquiterpene polyesters isolated from the root bark of *Celastrus angulatus*［J/OL］．Phytochemistry Letters，2021［2022-02-22］．https://doi.org/10.1016/j.phytol.2021.01.003

Chen L，Yang P，Zhang M，et al. Two new sesquiterpenes from *Xylopia vielana*［J/OL］．Natural Product Research，2021［2022-02-22］．https://doi.org/10.1080/14786419.2021.1984907

Chen S，Tsang NY，Jiang H，et al. Cytotoxic tigliane diterpenoids from *Euphorbia neorubella*［J/OL］．Natural Product Research，2021［2022-02-22］．https://doi.org/10.1080/14786419.2021.1924712

Chen T，Yang P，Chen H，et al. A new biflavonoids from *Aster tataricus* induced non-apoptotic cell death in A549 cells［J/OL］．Natural Product Research，2021［2022-02-22］．https://doi.org/10.1080/14786419.2021.1882456

Chen X，Cao Y，Ren YJ，et al. A new quinic acid derivative with α-glucosidase inhibitory activity from the fruit of *Gardenia jasminoides* J. Ellis［J/OL］．Natural Product Research，2021［2022-02-22］．https://doi.org/10.1080/14786419.2021.1933973

Chen X，Cao Y，Zhang Y，et al. Two new ionones from the fresh roots of *Rehmannia glutinosa*［J/OL］．Phytochemistry Letters，2021［2022-02-22］．https://doi.org/10.1016/j.phytol.2021.10.005

Chen XH，Zhao YY，Wang Q，et al. Chemical constituents from the stems of *Acanthopanax senticosus* with their cytotoxic activities［J/OL］．Journal of Asian Natural Products Research，2021［2022-02-22］．https://doi.org/10.1080/10286020.2021.1951713

Chen Y，Guo Q，Xu C，et al.（＋）-/（－）-Angelignanine，a pair of neolignan enantiomers with an unprecedented carbon skeleton from an aqueous extract of the *Angelica sinensis* root head［J/OL］．Chinese Chemical Letters，2021［2022-02-22］．https://doi.org/10.1016/j.cclet.2020.11.067

Chen Y，Li L，Jiang LR，et al. Alkaloids constituents from the roots of *Phragmites australis*（Cav.）Trin. ex Steud. with their cytotoxic activities［J/OL］．Natural Product Research，2021［2022-02-22］．https://doi.org/10.1080/14786419.2021.1888291

Chen Y，Luo D，Chen NY，et al. New ingenane diterpenoids from *Euphorbia kansui* reverse multi-drug resistance［J/OL］．Phytochemistry Letters，2021［2022-02-22］．https://doi.org/10.1016/j.phytol.2021.03.023

Chen Y，Xu T，Zhang X，et al. Bixasteroid, a new

compound from the fruits of *Bixa orellana* and its anti-inflammatory activity［J/OL］. Natural Product Research，2021［2022-02-22］. https://doi.org/10.1080/14786419.2021.1974436

Chen ZY，Liu Y，Zhang YQ. et al. A new phenolic glycoside from *Polygonatum sibiricum* and its α-Glucosidase inhibitory activity［J/OL］. Chemistry of Natural Compounds，2021［2022-02-22］. https://doi.org/10.1007/s10600-021-03279-0

Cheng YG，Tan JY，Li JL，et al. Chemical constituents from the aerial part of *Polygala tenuifolia*［J/OL］. Natural Product Research，2021［2022-02-22］. https://doi.org/10.1080/14786419.2021.2013838

Cheng ZY，Hou ZL，Ren JX，et al. Guaiane-type sesquiterpenoids from the roots of *Stellera chamaejasme* L. and their neuroprotective activities［J/OL］. Phytochemistry，2021［2022-02-22］. https://doi.org/10.1016/j.phytochem.2020.112628

Chi WC，Kuo LM，Yang SN，et al. Briarenols O and P: Novel briaranes from a cultured octocoral *Briareum excavatum*（Briareidae）［J/OL］. Phytochemistry Letters，2021［2022-02-22］. https://doi.org/10.1016/j.phytol.2020.09.012

Cui XY，Ying ZM，Ying XX，et al. Three new alkaloids from *Portulaca oleracea* L. and their bioactivities［J/OL］. Fitoterapia，2021［2022-02-22］. https://doi.org/10.1016/j.fitote.2021.105020

柴莉莎，刘国盛，朱裕勋，等.小酸浆的化学成分研究［J].中国中药杂志,2021,46(15):3865

常小强，马悦，孙鹏，等.地椒中1个新的二氢黄酮化合物［J].中国中药杂志,2021,46(1):125

陈嘉颖，马钢华，钱菲，等.广藿香中非挥发性化学成分研究［J].中草药,2021,52(5):1240

陈景新，倪林，张耀，等.圆齿野鸦椿中的1个新木脂素［J].中国中药杂志,2021,46(8):2072

陈志华，王国恩，江仁望.绵毛酸模叶蓼中2个新的蔗糖桂皮酸酯类化合物［J].中国中药杂志,2021,46(4):944

崔雪，郑重飞，李莹，等.紫花地丁全草化学成分研究［J].中草药,2021,52(4):917

崔晓娟，卢卓，肖思萌，等.黄连解毒汤对UC小鼠的抗

炎作用、入血成分测定及其作用靶点的虚拟筛选［J].中国中药杂志,2021,46(1):206

D

Deng R，Zhou S，Yang X，et al. Two new furofuran lignan glycosides from *Forsythia suspensa* leaves［J/OL］. Phytochemistry Letters，2021［2022-02-22］. https://doi.org/10.1016/j.phytol.2020.10.015

Deng R，Zou J，Zhao CL，et al. Bioactive icetexane and abietane diterpenes from *Isodon phyllopodus*［J/OL］. Natural Product Research，2021［2022-02-22］. https://doi.org/10.1080/14786419.2021.1950716

Ding N，Wang J，Liu J，et al. Cytotoxic guaianolide sesquiterpenoids from *Ainsliaea fragrans*［J/OL］. Journal of Natural Products，2021［2022-02-22］. https://doi.org/10.1021/acs.jnatprod.1c00587

Ding XQ，Zou YQ，Liu J，et al. Dendrocrepidamine, a novel octahydroindolizine alkaloid from the roots of *Dendrobium crepidatum*［J/OL］. Journal of Asian Natural Products Research，2021［2022-02-22］. https://doi.org/10.1080/10286020.2021.1935891

Dong L，Sun WY，Huang ZB，et al. Two new scopadulane diterpenoids from *Scoparia dulcis* attenuated palmitate-induced viability in MIN6 cells［J/OL］. Fitoterapia，2021［2022-02-22］. https://doi.org/10.1016/j.fitote.2021.105051

Dong ZY，Wei L，Lu HQ，et al. Ptehoosines A and B: Two new sesamin-type sesquilignans with antiangiogenic activity from *Pterocephalus hookeri*（C. B. Clarke）Höeck［J/OL］. Fitoterapia，2021［2022-02-22］. https://doi.org/10.1016/j.fitote.2021.104886

Du H，Li H，Wu P，et al. α-Glucosidase inhibitory pentacyclic triterpenoids from the leaves of *Cleistocalyx conspersipunctatus*［J/OL］. Phytochemistry Letters，2021［2022-02-22］. https://doi.org/10.1016/j.phytol.2020.11.005

Duan KF，Zang XY，Shang MY，et al. Non-ephedrine constituents from the herbaceous stems of *Ephedra sinica*［J/OL］. Fitoterapia，2021［2022-02-22］. https://doi.org/10.1016/j.fitote.2021.104998

Duan Y, Bu P, Xie S, et al. (±)-Hyperzewalsins AD, four pairs of nor-monocyclic polyprenylated acylphloroglucinols with immunosuppressive activity from *Hypericum przewalskii* Maxim. [J/OL]. Phytochemistry, 2021[2022-02-22]. https://doi.org/10.1016/j.phytochem.2021.112779

Duan Y, Ying ZM, He F, et al. A new skeleton flavonoid and a new lignan from *Portulaca oleracea* L. and their activities [J/OL]. Fitoterapia, 2021 [2022-02-22]. https://doi.org/10.1016/j.fitote.2021.104993

邓瑞雪,黄玉阳,许艺凡,等.宽苞糙苏根降三萜化学成分研究[J].中草药,2021,52(6):1555

董笑克,刘金民,李中浩,等.柴贝止痫汤在大鼠体内主要入血成分及其药代动力学研究[J].环球中医药,2021,14(3):377

杜锟,田梦茹,盛丹阳,等.葛根中1个新的6a,11a-脱氢紫檀素[J].中草药,2021,52(14):4130

杜彩霞,易平,陈俊磊,等.黔产黄苞大戟中1个新的megastigmane糖苷[J].中草药,2021,52(8):2205

段志文,王双艳,庞旭,等.山楂叶中的萜类化合物[J].中国中药杂志,2021,46(11):2830

F

Fan H, Wei G, Chen X, et al. Sesquiterpene biosynthesis in a leafy liverwort *Radula lindenbergiana* Gottsche ex C. Hartm [J/OL]. Phytochemistry, 2021 [2022-02-22]. https://doi.org/10.1016/j.phytochem.2021.112847

Fan WW, Yang D, Cheng ZQ, et al. Ten picrotoxane-type sesquiterpenoids from the stems of *Dendrobium wardianum* Warner [J/OL]. Phytochemistry, 2021 [2022-02-22]. https://doi.org/10.1016/j.phytochem.2021.112858

Fang YS, Yang MH, Wang JP, et al. Four new phenanthrene derivatives from *Bulbophyllum retusiusculum* [J/OL]. Fitoterapia, 2021 [2022-02-22]. https://doi.org/10.1016/j.fitote.2021.104910

Feng YM, Zhang Q, Sun LR. Five terpenoids from the gum resin of *Boswellia carterii* and their cytotoxicity[J/OL]. Fitoterapia, 2021 [2022-02-22]. https://doi.org/10.1016/j.fitote.2021.105017

Fu L, Dai DC, Yang R, et al. Two novel aporphine-derived alkaloids from the stems of *Fissistigma glaucescens* [J/OL]. Fitoterapia, 2021 [2022-02-22]. https://doi.org/10.1016/j.fitote.2021.105036

Fu L, Pei D, Yu M, et al. New caffeoyl derivatives from *Elephantopus scaber*[J/OL]. Journal of Asian Natural Products Research, 2021 [2022-02-22]. https://doi.org/10.1080/10286020.2021.1974005

Fu R, Wang X, Zhao B, et al. Hemecitones A and B: Two phenanthrenes with cytotoxicity from *Hemerocallis fulva* (L) L[J/OL]. Natural Product Research, 2021[2022-02-22]. https://doi.org/10.1080/14786419.2021.1875464

Fu XJ, Yi JL, Yang JY, et al. Bioactive 2-arylbenzofurans derivatives from *Sesbania cannabina*[J/OL]. Phytochemistry Letters, 2021 [2022-02-22]. https://doi.org/10.1016/j.phytol.2020.11.018

Fu YH, Sun XY, Chen SQ, et al. Chemical constituents of the antiulcer purified fractions of *Lindera reflexa* Hemsl. and its quantitative analysis[J/OL]. Fitoterapia, 2021 [2022-02-22]. https://doi.org/10.1016/j.fitote.2020.104795

方振峰,房辉,王峰.越南安息香中1个新的苯丙素类化合物[J].中草药,2021,52(21):6455

付昌丽,刘春花,潘洁,等.基于血浆药物化学和网络药理学分析良附滴丸治疗胃肠道疾病的活性成分和潜在分子机制[J].中国中药杂志,2021,46(20):5393

G

Gao J, Chen Y, Liu W, et al. Applanhydrides A and B, lanostane triterpenoids with unprecedented seven-membered cyclo-anhydride in ring C from *Ganoderma applanatum* [J/OL]. Tetrahedron, 2020 [2022-02-22]. https://doi.org/10.1016/j.tet.2020.131839

Gao RR, Liu ZF, Yang XF, et al. Specialised metabolites as chemotaxonomic markers of *Coptosapelta diffusa*, supporting its delimitation as sisterhood phylogenetic relationships with Rubioideae[J/OL]. Phytochemistry, 2021 [2022-02-22]. https://doi.org/10.1016/j.phytochem.2021.112929

Gao X, Shen X, Zheng Y, et al. Sesquiterpene lactones from *Sigesbeckia glabrescens* possessing potent anti-inflammatory activity by directly binding to IKKalpha/beta

[J/OL]. Journal of Natural Products, 2021 [2022-02-22]. https://doi.org/10.1021/acs.jnatprod.1c00416

Gao XX, Gao YN, Wang DD, et al. Six novel lignanoids with complex structures from *Sigesbeckia glabrescens* Makino with their cytotoxic activities[J/OL]. Fitoterapia, 2021 [2022-02-22]. https://doi.org/10.1016/j.fitote.2020.104799

Gao XX, Jiang SZ, Wang J, et al. A novel ent-pimarane-type diterpenoid from *Sigesbeckia glabrescens* with anti-inflammatory activity[J/OL]. Journal of Asian natural products Research, 2021 [2022-02-22]. https://doi.org/10.1080/10286020.2021.1915994

Gao Y, Yang J, Yang XL, et al. Novel dibenzofuran and biphenyl phytoalexins from *Sorbus pohuashanensis* suspension cell and their antimicrobial activities[J/OL]. Fitoterapia, 2021 [2022-02-22]. https://doi.org/10.1016/j.fitote.2021.104914

Gao YN, Wei JC, Qi ZB, et al. Two novel polyketones from the leaves and twigs of *Clerodendrum trichotomum* [J/OL]. Journal of Asian Natural Products Research, 2021 [2022-02-22]. https://doi.org/10.1080/10286020.2021.1914598

Gao ZJ, Wei ZY, Zhang J, et al. Chemical constituents of the seeds of *Quercus wutaishanica*[J/OL]. Chemistry of Natural Compounds, 2021 [2022-02-22]. https://doi.org/10.1007/s10600-021-03442-7

Geng HC, Zhu HT, Wang D, et al. Phyllanacidins A-C, three new cleistanthane diterpenoids from *Phyllanthus acidus* and their cytotoxicities[J/OL]. Fitoterapia, 2021 [2022-02-22]. https://doi.org/10.1016/j.fitote.2020.104793

Geng HC, Zhu HT, Yang WN, et al. Phyllaciduloids E and F, two new cleistanthane diterpenoids from the leaves of *Phyllanthus acidus* [J/OL]. Natural Product Research, 2021[2022-02-22]. https://doi.org/0.1080/14786419.2021.1929971

Geng J, Li H, Liu W, et al. Two new chemical constituents from *Lonicera japonica*[J/OL]. Natural Product Research, 2021[2022-02-22]. https://doi.org/10.1080/14786419.2021.1921769

Gu Y, Ying Z, Lan X, et al. Two new esters from the aerial parts of *Portulaca oleracea* L. and their bioactivities[J/OL]. Phytochemistry Letters, 2021 [2022-02-22]. https://doi.org/10.1016/j.phytol.2021.06.009

Guo K, Liu YC, Liu Y, et al. Immunosuppressive gentianellane-type sesterterpenoids from the traditional Uighur medicine *Gentianella turkestanorum*[J/OL]. Phytochemistry, 2021[2022-02-22]. https://doi.org/10.1016/j.phytochem.2021.112780

Guo K, Ren X, Mu RF, et al. Ecdysteroids and spirosterane steroids from the traditional Chinese medicine *Paris polyphylla* var. *yunnanensis*[J/OL]. Phytochemistry Letters, 2021[2022-02-22]. https://doi.org/10.1016/j.phytol.2021.08.008

Guo K, Zhou TT, Ren X, et al. Secoiridoids and triterpenoids from the traditional Tibetan medicine *Gentiana veitchiorum* and their immunosuppressive activity[J/OL]. Phytochemistry, 2021[2022-02-22]. https://doi.org/10.1016/j.phytochem.2021.112961

Guo N, Shu QB, Zhang PY, et al. Six new cadinane-type sesquiterpenoids from the leaves of *Chimonanthus nitens Oliv*[J/OL]. Fitoterapia, 2021 [2022-02-22]. https://doi.org/10.1016/j.fitote.2021.105019

Guo R, Liu Y, Pan J, et al. A new sesquiterpenoid with cytotoxic and anti-inflammatory activity from the leaves of *Datura metel* L[J/OL]. Natural Product Research, 2021 [2022-02-22]. https://doi.org/10.1080/14786419.2019.1590715

Guo S, Liu Y, Sun YP, et al. Four new secoiridoids from the stem barks of *Syringa reticulata* (Bl) Hara [J/OL]. Natural Product Research, 2021[2022-02-22]. https://doi.org/10.1080/14786419.2021.1914031

管芹,张海珠,范敏.荭欧鼠尾草中1个新的二萜化合物[J].中草药,2021,52(16):4779

郭玉勤,舒洪珍,谯明鸣,等.姜黄中1个新的裂环没药烷型倍半萜成分[J].中草药,2021,52(19):5814

H

Han J, Li Y, Zhou J, et al. Terpenoids from Chinese Liverworts *Scapania spp*[J/OL]. Journal of Natural Products，2021[2022-02-22]．https://doi.org/10.1021/acs.jnatprod.0c01284

Han L，Huang K，Chen C，et al. Taberdines L and M，two new alkaloids from *Tabernaemontana divaricata* [J/OL]. Natural Product Research，2021［2022-02-22］．https://doi.org/10.1080/14786419.2021.2015596

Han QH，Qian Y，Wang XD，et al. Oleanane-type saponins and prosapogenins from *Albizia julibrissin* and their cytotoxic activities［J/OL］. Phytochemistry，2021［2022-02-22］．https://doi.org/185.10.1016/j.phytochem.2021.112674

Han SW，Wang XJ，Cui BS，et al. Hepatoprotective glucosyloxybenzyl 2-Hydroxy-2-isobutylsuccinates from *Pleione yunnanensis*［J/OL］. Journal of Natural Products，2021［2022-02-22］．https://doi.org/10.1021/acs.jnatprod.0c01117

Hao M，Huang PJ，Ruan JY，et al. Bioactive flavonoids and stilbenes from the leaf of *Morus alba* var. *multicaulis* [J/OL]. Fitoterapia，2021［2022-02-22］．https://doi.org/10.1016/j.fitote.2021.105018

Hao ZY，Cao YG，Wang Y，et al. Alkaloids from the rhizomes of *Acorus calamus* and their PPARα，PPARγ，and glucokinase-activating activities[J/OL]. Phytochemistry Letters，2021［2022-02-22］．https://doi.org/10.1016/j.phytol.2021.07.009

He C，Liu X，Liu Y，et al. A new alkaloid with cytotoxic activity from *Fritillaria thunbergii* Miq[J/OL]. Natural Product Research，2021［2022-02-22］．https://doi.org/10.1080/14786419.2021.1933970

He DB，Bai X，Ma YH，et al. One new nucleoside and three furanpentanone derivatives from the aerial part of *Rubia cordifolia* L.［J/OL］. Phytochemistry Letters，2021［2022-02-22］．https://doi.org/10.1016/j.phytol.2020.11.009

He Q，Fan Y，Liu Y，et al. Cryptoyunnanones A-H，Complex flavanones from *Cryptocarya yunnanensis*［J/OL］. Journal of Natural Products，2021［2022-02-22］．https://doi.org/10.1021/acs.jnatprod.1c00287

He Q，Hu DB，Zhang L，et al. Neuroprotective compounds from the resinous heartwood of *Aquilaria sinensis* [J/OL]. Phytochemistry，2021［2022-02-22］．https://doi.org/10.1016/j.phytochem.2020.112554

He TC，Wang DW，Zheng SM，et al. Antifungal and wound healing promotive compounds from the resins of *Dracaena cochinchinensis*[J/OL]. Fitoterapia，2021［2022-02-22］．https://doi.org/10.1016/j.fitote.2021.104904

He X，Wu JH，Tan T，et al. Quassinoids from *Brucea javanica* and attenuates lipopolysaccharide-induced acute lung injury by inhibiting PI3K/Akt/NF-κBpathways［J/OL］. Fitoterapia，2021［2022-02-22］．https://doi.org/10.1016/j.fitote.2021.104980

He XF，Chen JJ，Li TZ，et al. Tsaokols A and B，unusual flavanol-monoterpenoid hybrids as α-glucosidase inhibitors from *Amomum tsaoko*［J/OL］. Chinese Chemical Letters，2021［2022-02-22］．https://doi.org/10.1016/j.cclet.2020.08.050

He YL，Yang HY，Huang PZ，et al. Cytotoxic cardenolides from *Calotropis gigantea*[J/OL]. Phytochemistry，2021［2022-02-22］．https://doi.org/10.1016/j.phytochem.2021.112951

He YW，Liu XQ，Chen K，et al. New dimeric phthalides from the rhizomes of *Ligusticum sinense* Oliv [J/OL]. Fitoterapia，2021［2022-02-22］．https://doi.org/10.1016/j.fitote.2021.104837

He ZC，Xu QX，Yang XW，et al. The benzofuran glycosides from the fruits of *Psoralea corylifolia* L［J/OL］. Fitoterapia，2021［2022-02-22］．https://doi.org/10.1016/j.fitote.2021.105057

Hou Y，Zhang G，Li M，et al. Antioxidant and anti-inflammatory constituents from *Flos populi*[J/OL]. Natural Product Research，2021［2022-02-22］．https://doi.org/10.1080/14786419.2019.1586702

Hou YT，Wu F，Yao JH，et al. Chemical constituents of the roots of *Phlomis betonicoides* and their anti-rotavirus activity［J/OL］. Chemistry of Natural Compounds，2021［2022-02-22］．https://doi.org/10.1007/s10600-021-03499-4

Hu F，Hu YJ，Su BJ，et al. Enantiomeric lignans with antineuroinflammatory activities from *Mappianthus iodoides*［J/OL］. Phytochemistry Letters，2021［2022-02-22］．https://doi.org/10.1016/j.phytol.2021.01.006

Hu GS，Gao XX，Wang DD，et al. Sigesbeckia K and

L, two new diterpenoids from *Sigesbeckia glabrescens* with anti-inflammatory activity [J/OL]. Natural Product Research, 2021 [2022-02-22]. https://doi.org/10.1080/1478-6419.2020.1871342

Hu HC, Tsai YH, Chuang YC, et al. Estrogenic and anti-neutrophilic inflammatory phenanthrenes from *Juncus effusus* L [J/OL]. Natural Product Research, 2021 [2022-02-22]. https://doi.org/10.1080/14786419.2021.1954644

Hu J, Li J, Li Q, et al. Antinociceptive C$_{19}$-diterpenoid alkaloids from *Aconitum episcopale* [J/OL]. Chemistry of Natural Compounds, 2021 [2022-02-22]. https://doi.org/10.1007/s10600-021-03397-9

Hu J, Li JX, Li Q, et al. Antinociceptive C$_{19}$-diterpenoid alkaloids isolated from *Aconitum pseudostapfianum* [J/OL]. Journal of Asian Natural Products Research, 2021 [2022-02-22]. https://doi.org/10.1080/10286020.2021.1956907

Hu J, Liu S, Long Y, et al. Ptercresions AC: A new terpene glycoside and two sesquiterpenes with hepatoprotective activity from *Pteris cretica* L [J/OL]. Natural Product Research, 2021 [2022-02-22]. https://doi.org/10.1080/14786419.2021.1941949

Hu JM, Chen HQ, Dong X, et al. Three new tirucallane triterpenoids from the fruits of *Chukrasia tabularis* and their biological activities [J/OL]. Phytochemistry Letters, 2021 [2022-02-22]. https://doi.org/10.1016/j.phytol.2021.03.013

Hu R, Sang J, Li W, et al. Structurally diverse triterpenoids with cytotoxicity from *Euphorbia hypericifolia* [J/OL]. Fitoterapia, 2021 [2022-02-22]. https://doi.org/10.1016/j.fitote.2021.104888

Hu ZX, Zou JB, An Q, et al. Anti-tobacco mosaic virus (TMV) activity of chemical constituents from the seeds of *Sophora tonkinensis* [J/OL]. Journal of Asian Natural Products Research, 2021 [2022-02-22]. https://doi.org/10.1080/10286020.2021.1886089

Huang C, Xu Y, Chen J, et al. Lipid lowering effects in hepatocytes of cassane-type diterpenoids from the seeds of *Caesalpinia minax* Hance [J/OL]. Phytochemistry Letters, 2021 [2022-02-22]. https://doi.org/10.1016/j.phytol.2021.03.018

Huang FB, Liang N, Hussain N, et al. Anti-inflammatory and antioxidant activities of chemical constituents from the flower buds of *Buddleja officinalis* [J/OL]. Natural Product Research, 2021 [2022-02-22]. https://doi.org/10.1080/14786419.2021.1952577

Huang GY, Cui H, Lu XY, et al. (+/-)-Dievodialetins A-G: Seven pairs of enantiomeric coumarin dimers with anti-acetylcholinesterase activity from the roots of *Evodia lepta* Merr [J/OL]. Phytochemistry, 2021 [2022-02-22]. https://doi.org/10.1016/j.phytochem.2020.112597

Huang JC, Liu YN, Tao YH, et al. Acylphloroglucinol derivatives with ATP citrate lyase inhibitory activities from *Syzygium oblatum* Wall [J/OL]. Phytochemistry, 2021 [2022-02-22]. https://doi.org/10.1016/j.phytochem.2021.112765

Huang JW, Li CJ, Ma J, et al. Chemical constituents of *Psidium guajava* leaves and their antibacterial activity [J/OL]. Phytochemistry, 2021 [2022-02-22]. https://doi.org/10.1016/j.phytochem.2021.112746

Huang JW, Li CJ, Ma J, et al. Psiguamers A-C, three cytotoxic meroterpenoids bearing a methylated benzoylphloroglucinol framework from *Psidium guajava* and total synthesis of 1 and 2 [J/OL]. Chinese Chemical Letters, 2021 [2022-02-22]. https://doi.org/10.1016/j.cclet.2020.11.028

Huang S, Liu Y, Li Y, et al. Dibenzocyclooctadiene lignans from the root bark of *Schisandra sphenanthera* [J/OL]. Phytochemistry Letters, 2021 [2022-02-22]. https://doi.org/10.1016/j.phytol.2021.08.015

Huang Y, Huang X, Tian G, et al. Two new amide glycosides with anti-inflammatory activity from the leaves of *Streblus ilicifolius* (Vidal) Corner [J/OL]. Natural Product Research, 2021 [2022-02-22]. https://doi.org/10.1080/14786419.2021.1893318

Huang YP, Zhao YY, Johnson OO, et al. Further prenylated anthranoids from *Harungana madagascariensis* [J/OL]. Phytochemistry, 2021 [2022-02-22]. https://doi.org/10.1016/j.phytochem.2021.112711

Huang ZL, Xu HS, Chen HG, et al. Seco-neferine

A-F, three new pairs of benzyltetrahydroisoquinoline alkaloid epimers from *Plumula nelumbinis* and their activity [J/OL]. Fitoterapia, 2021 [2022-02-22]. https://doi.org/10.1016/j.fitote.2021.104994

何默忠,曹伟,曾光尧,等.迷迭香酚酸类成分研究[J].中草药,2021,52(13):3798

洪方,闫艳,赵雷,等.基于UHPLC-Q-TOF-MS鉴定葛根汤的入血成分及其代谢产物[J].中国中药杂志,2021,46(22):5944

胡祖艳,刀建华,赵旻.云木香中1个新愈创木烷型倍半萜内酯[J].中草药,2021,52(14):4136

黄丹,马英雄,韦琳,等.波棱瓜子中1个新的香豆素[J].中国中药杂志,2021,46(10):2514

黄露,马川,熊亮,等.广藿香油中1个新的愈创木烷型倍半萜[J].中草药,2021,52(5):1234

黄伟明,陈芳有,卞玉婷,等.多穗金粟兰中1对倍半萜对映异构体的研究[J].中草药,2021,52(4):925

黄伟明,陈芳有,卞玉婷,等.多穗金粟兰中倍半萜类化学成分研究[J].中国中药杂志,2021,46(16):4145

J

Ji KL, Dai MY, Xiao CF, et al. Two new steroids with NO inhibitory effects from *lansium domesticum* [J/OL]. Natural Product Research, 2021 [2022-02-22]. https://doi.org/10.1080/14786419.2019.1643862

Jia YZ, Yang YP, Cheng SW, et al. Heilaohuguosus A-S from the fruits of *Kadsura coccinea* and their hepatoprotective activity[J/OL]. Phytochemistry, 2021[2022-02-22]. https://doi.org/10.1016/j.phytochem.2021.112678

Jiang C, Ji J, Li P, et al. New lanostane-type triterpenoids with proangiogenic activity from the fruiting body of *Ganoderma applanatum* [J/OL]. Natural Product Research, 2021[2022-02-22]. https://doi.org/10.1080/1478-6419.2021.1898388

Jiang PJ, Lu MJ, Xi YY, et al. New flavonoid glycosides from *Xanthium strumarium* with their protein tyrosine phosphatase 1B inhibitory activity[J/OL]. Journal of Asian Natural Products Research, 2022 [2022-02-22]. https://doi.org/10.1080/10286020.2021.1873957

Jiang QC, Wang QQ, Xiao CX, et al. Chemical con-

stituents with inhibition against TNF-α from *Merrillanthus hainanensis* [J/OL]. Fitoterapia, 2021 [2022-02-22]. https://doi.org/10.1016/j.fitote.2021.104938

Jiang Y, Liu G, Zhang W, et al. Biosynthesis and emission of methyl hexanoate, the major constituent of floral scent of a night-blooming water lily *Victoria cruziana* [J/OL]. Phytochemistry, 2021 [2022-02-22]. https://doi.org/10.1016/j.phytochem.2021.112899

Jin P, Zhan G, Zheng G, et al. Gelstriamine A, a tri-amino monoterpene indole alkaloid with a caged 6/5/7/6/6/5 scaffold and analgesic alkaloids from *Gelsemium elegans* stems [J/OL]. Journal of Natural Products, 2021 [2022-02-22]. https://doi.org/10.1021/acs.jnatprod.1c00062

Jin Y, Xu Y, Huang Z, et al. Metabolite pattern in root nodules of the actinorhizal plant *Casuarina equisetifolia* [J/OL]. Phytochemistry, 2021 [2022-02-22]. https://doi.org/10.1016/j.phytochem.2021.112724

江志波,陈靖枝,郭欢欢,等.过山蕨中1个新结构三萜皂苷的结构鉴定[J].中国中药杂志,2021,46(5):1155

K

Kong WS, Lü N, Luo D, et al. Chromone derivatives from the stems of Sichuan local sun cured *Tobacco* and their anti-TMV activity [J/OL]. Chemistry of Natural Compounds, 2021[2022-02-22]. https://doi.org/10.1007/s10600-021-03332-y

Kou RW, Han R, Gao YQ, et al. Anti-neuroinflammatory polyoxygenated lanostanoids from *Chaga mushroom* inonotus obliquus [J/OL]. Phytochemistry, 2021 [2022-02-22]. https://doi.org/10.1016/j.phytochem.2020.112647

L

Lan X, Ying Z, Guo S, et al. Two novel amide alkaloids from *Portulaca oleracea* L. and their anti-inflammatory activities[J/OL]. Natural Product Research, 2021[2022-02-22]. https://doi.org/10.1080/14786419.2021.2021519

Lei C, Li YN, Li JN, et al. Two new cytotoxic maytansinoids targeting tubulin from *Trewia nudiflora* [J/OL]. Planta Medica. 2021[2022-02-22]. https://doi.org/

10.1055/a-1530-1128

Lei M, Wang Q, Liu B, et al. Two new sesquiterpenes from *Sonchus ole-raceus* and inhibitory mechanism on murine haemangioendothelioma（EOMA）cell lines［J/OL］. Natural Product Research, 2021［2022-02-22］. https://doi.org/10.1080/14786419.2021.1931186

Leng LF, Lai Q, Lü D, et al. Study on the chemical composition of *Caesalpinia sinensis*［J/OL］. Natural Product Research, 2021［2022-02-22］. https://doi.org/10.1080/14786419.2021.2021518

Li C, Dong C, Fu J, et al. The racemic trimeric quinone and polycyclic quinones isolated from the aerial parts of *Morinda umbellata* L.［J/OL］. Phytochemistry, 2021［2022-02-22］. https://doi.org/10.1016/j.phytochem.2020.112622

Li DW, Deng XP, He X, et al. Eupholides AH, abietane diterpenoids from the roots of *Euphorbia fischeriana* and their bioactivities［J/OL］. Phytochemistry, 2021［2022-02-22］. https://doi.org/10.1016/j.phytochem.2020.112593

Li F, Bi D, Luo R, et al. Isoprenoid pterocarpans, isoflavonoids and flavonoids from *Erythrina stricta*［J/OL］. Phytochemistry Letters, 2021［2022-02-22］. https://doi.org/10.1016/j.phytol.2021.06.021

Li F, Wu ST, Qu MH, et al. Bioactive oleanane-type saponins from *Hylomecon japonica*［J/OL］. Phytochemistry, 2021［2022-02-22］. https://doi.org/10.1016/j.phytochem.2021.112870

Li F, Wu ST, Qu MH, et al. Triterpenoid saponins from the herb *Hylomecon japonica*［J/OL］. Phytochemistry, 2021［2022-02-22］. https://doi.org/10.1016/j.phytochem.2020.112542

Li GX, Du XY, Xie YQ, et al. Flavescenols A and B, two lavandulylated acylphloroglucinols from *Sophora flavescens*［J/OL］. Phytochemistry Letters, 2021［2022-02-22］. https://doi.org/10.1016/j.phytol.2021.04.006

Li H, Zhao M, Xu R, et al. Phragmalin and mexicanolide limonoids with reversal of multidrug resistance from the seeds of *Chukrasia tabularis* A. Juss［J/OL］. Phytochemistry, 2021［2022-02-22］. https://doi.org/10.1016/j.phytochem.2020.112606

Li J, Li LQ, Long HP, et al. Xylarinaps A-E, five pairs of naphthalenone derivatives with neuroprotective activities from *Xylaria nigripes*［J/OL］. Phytochemistry, 2021［2022-02-22］. https://doi.org/10.1016/j.phytochem.2021.112729

Li J, Yan Z, Li H, et al. A high-content screen for anti-mitosis and polyploidy-induction identifies an unknown activity of two benzophenanthridine alkaloids from *Corydalis longicalcarata*［J/OL］. Phytochemistry Letters, 2021［2022-02-22］. https://doi.org/10.1016/j.phytol.2020.12.001

Li JF, Ji KL, Sun P, et al. Structurally diverse steroids with nitric oxide inhibitory activities from *Aglaia lawii* leaves［J/OL］. Phytochemistry, 2021［2022-02-22］. https://doi.org/10.1016/j.phytochem.2020.112651

Li JK, Zhang JQ, Cao LY, et al. A new cycloartanyl ester from the roots of *Codonopsis pilosula* and its anti-inflammatory activity［J/OL］. Chemistry of Natural Compounds, 2021［2022-02-22］. https://doi.org/10.1007/s10600-021-03295-0

Li JT, Kuang TD, Chen HQ, et al. New 2-(2-Phenylethyl)chromone derivatives from agarwood originating from *Aquilaria sinensis*［J/OL］. Journal of Asian Natural Products Research, 2021［2022-02-22］. https://doi.org/10.1080/10286020.2021.2019222

Li LC, Ning DS, Fu YX, et al. Structure elucidation and anti-inflammatory mechanism of difengpienol C, a new neolignan isolated from *Illicium difengpi*［J/OL］. Fitoterapia, 2021［2022-02-22］. https://doi.org/10.1016/j.fitote.2021.104949

Li ML, Sun YH, Yang QM, et al. A new arylbenzofuran derivative from *Mentha canadensis*［J/OL］. Chemistry of Natural Compounds, 2021［2022-02-22］. https://doi.org/10.1007/s10600-021-03277-2

Li RF, Guo QL, Zhu CG, et al. Minor triterpenes from an aqueous extract of the hook-bearing stem of *Uncaria rhynchophylla*［J/OL］. Journal of Asian Natural Products Research, 2021［2022-02-22］. https://doi.org/10.1080/10286020.2020.1870961

Li SJ, Zhao LK, Chen JJ, et al. Xylomexicanins KN: Limonoids from the leaves and twigs of *Xylocarpus grana-*

tum[J/OL]. Natural Product Research, 2021[2022-02-22]. https://doi.org/10.1080/14786419.2021.1916016

Li SN, Sun JF, Wang JM, et al. Two new phenolic glycosides from the fruits of *Illicium verum*[J/OL]. Journal of Asian Natural Products Research, 2021[2022-02-22]. https://doi.org/10.1080/10286020.2021.1871606

Li X, Ye M, Gao F, et al. A new diterpenoid alkaloid from *Delphinium gyalanum* C. Marquand and Airy Shaw [J/OL]. Natural Product Research, 2021[2022-02-22]. https://doi.org/10.1080/14786419.2021.1948043

Li XC, Liu F, Su HG, et al. Twelve undescribed derivatives of ganoderic acid isolated from *Ganoderma luteomarginatum* and their cytotoxicity against three human cancer cell lines[J/OL]. Phytochemistry, 2021[2022-02-22]. https://doi.org/10.1016/j.phytochem.2020.112617

Li XR, Liu J, Peng C, et al. Polyacetylene glucosides from the florets of *Carthamus tinctorius* and their anti-inflammatory activity[J/OL]. Phytochemistry, 2021[2022-02-22]. https://doi.org/10.1016/j.phytochem.2021.112770

Li XS, Yang XM, Ding WJ, et al. New C_{21}-steroidal aglycones from the roots of *Cynanchum otophyllum* and their anticancer activity[J/OL]. Fitoterapia, 2021[2022-02-22]. https://doi.org/10.1016/j.fitote.2021.104833

Li XS, Yang XM, Liu L, et al. Three new steroidal sapogenins derived from the roots of *Cynanchum otophyllum* and their cytotoxic activities[J/OL]. Phytochemistry Letters, 2021[2022-02-22]. https://doi.org/10.1016/j.phytol.2021.08.002

Li Y, Liu SS, Guo ZY, et al. Discovery of potential pharmacodynamic ingredients of Dang-Gui-Si-Ni Decoction based on absorbed ingredients and molecular docking[J/OL]. Journal of Ethnopharmacology, 2021[2022-05-16]. https://doi.org/10.1016/j.jep.2021.114045

Li YJ, Jiang L, Liu LY, et al. Four new benzo[d, e]isochromene derivatives from rhizomes of *Musa basjoo* [J/OL]. Natural Product Research, 2021[2022-02-22]. https://doi.org/10.1080/14786419.2021.1973458

Li YP, Shao YT, Zhang RP. A new phenanthrene derivative from *Pleione praecox*[J/OL]. Chemistry of Natural Compounds, 2021[2022-02-22]. https://doi.org/10.1007/s10600-021-03375-1

Li YZ, Wang YT, Zhao CX, et al. Cephalotaxine-type alkaloids with antiproliferation effects from the branches and leaves of *Cephalotaxus fortunei* var.alpina[J/OL]. Fitoterapia, 2021[2022-02-22]. https://doi.org/10.1016/j.fitote.2021.105037

Lian L, Yang Y, Guo DD, et al. Isolation and structure elucidation of two new cassane derivatives from the seed kernels of *Caesalpinia sinensis*[J/OL]. Journal of Asian Natural Products Research, 2021[2022-02-22]. https://doi.org/10.1080/10286020.2021.2004130

Liang J, Liang W, Chen X, et al. Antibacterial sesquiterpenoids from *Solanum lyratum*[J/OL]. Natural Product Research, 2021[2022-02-22]. https://doi.org/10.1080/14786419.2021.2019734

Liang X, Yang X, Zhou T, et al. Three new cadinane-type sesquiterpenes from *Eupatorium adenophorum* Spreng [J/OL]. Natural Product Research, 2021[2022-02-22]. https://doi.org/10.1080/14786419.2021.1910262

Liang XX, Yang JX, Li JM, et al. A pair of new oxindole alkaloids isolat-ed from *Uncaria macrophylla*[J/OL]. Natural Product Research, 2021[2022-02-22]. https://doi.org/10.1080/14786419.2021.2000982

Lin DC, Tang Q, Zhuo XF, et al. Three new sesquiterpene lactones from the whole plants of *Elephantopus scaber*[J/OL]. Natural Product Research, 2021[2022-02-22]. https://doi.org/10.1080/14786419.2021.1873984

Liu BL, Xiang SQ, Liu ZQ, et al. Cytotoxic triterpenoids from *Schima crenata*[J/OL]. Phytochemistry Letters, 2021[2022-02-22]. https://doi.org/10.1016/j.phytol.2021.07.008

Liu F, Cui X, Duan Y, et al. A new alkaloid from *Portulaca oleracea* L. and its anti-inflammatory activity [J/OL]. Natural Product Research, 2021[2022-02-22]. https://doi.org/10.1080/14786419.2021.2000984

Liu FZ, Wang H, Li W, et al. Filarones A and B, new anti-inflammatory dimeric 2-(2-phenethyl) chromones from agarwood of *Aquilaria filaria*[J/OL]. Phytochemistry Letters, 2021[2022-02-22]. https://doi.org/10.1016/j.phytol.2021.09.008

Liu GS, Zhang ZX, Su G, et al. Two new diterpenoids from the stems of *Rhododendron dauricum* as GABAA receptor agonists[J/OL]. Journal of Asian Natural Products Research, 2021[2022-02-22]. https://doi.org/10.1080/10-286020.2021. 2007089

Liu H, Jia XH, Wang HC, et al. Flavanones from the fruit extract of *Paulownia fortunei*[J/OL]. Phytochemistry Letters, 2021 [2022-02-22]. https://doi.org/10.1016/j.phytol.2021.04.009

Liu H, Liao WQ, Lin RX, et al. Hasubanan alkaloids with anti-inflammatory activity from *Stephania longa* [J/OL]. Natural Product Research, 2021 [2022-02-22]. https://doi.org/10.1080/14786419.2021.1928118

Liu H, Liu D, Jiang MY, et al. Iridoids from *Valeriana jatamansi* with anti-inflammatory and antiproliferative properties[J/OL]. Phytochemistry, 2021 [2022-02-22]. https://doi.org/10.1016/j.phytochem.2021.112681

Liu H, Shao S, Xia H, et al. Denudatine-type diterpenoid alkaloids from an aqueous extract of the lateral root of *Aconitum carmichaelii*[J/OL]. Journal of Asian Natural Products Research, 2021 [2022-02-22]. https://doi.org/10.1080/10286020.2021.1931141

Liu H, Wu Y, Guo Q, et al. Aconapelsulfonines A and B, seco C$_{20}$-diterpenoid alkaloids deriving via Criegee rearrangements of napelline skeleton from *Aconitum carmichaelii*[J/OL]. Chinese Chemical Letters, 2021[2022-02-22]. https://doi.org/10.1016/j.cclet.2020.09.062

Liu J, Xi CC, He J, et al. New phenylpropanoid-substituted and benzyl substituted flavonols from *Alangium chinense*[J/OL]. Fitoterapia, 2021[2022-02-22]. https://doi.org/10.1016/j.fitote.2020.104792

Liu K, Liu HY, Tao X, et al. A new triterpene glycoside from *Pinus pumila* [J/OL]. Chemistry of Natural Compounds, 2021[2022-02-22]. https://doi.org/10.1007/s10600-021-03294-1

Liu L, Li XH, Ma XX, et al. (±)-Involucrasins A and B, two pairs of flavanone enantiomers from *Shuteria involucrata* and their inhibitory effects on the proliferation of various cancer cell lines[J/OL]. Journal of Asian Natural Products Research, 2021 [2022-02-22]. https://doi.org/

10.1080/10286020.2021.1952187

Liu L, Yin QM, Gao Q, et al. New biphenanthrenes with butyrylcholinesterase inhibitory activitiy from *Cremastra appendiculata* [J/OL]. Natural Product Research, 2021 [2022-02-22]. https://doi.org/10.1080/14786419.2019.1601091

Liu LL, Chen J, Liu Y, et al. A new phenolic glycoside with aldose reductase inhibitory activity from *Eucommia ulmoides*[J/OL]. Chemistry of Natural Compounds, 2021[2022-02-22]. https://doi.org/10.1007/s10600-021-03278-1

Liu M, Han J, Feng Y, et al. Antimicrobial benzyltetrahydroisoquinoline-derived alkaloids from the leaves of *Doryphora aromatica* [J/OL]. Journal of Natural Products, 2021[2022-02-22]. https://doi.org/10.1021/acs.jnatprod.0c01093

Liu M, Yang JS, Qin D. Chemical constituents from the aerial parts of *Saussurea involucrata* with their inhibitory activities on α-glucosidase[J/OL]. Journal of Asian Natural Products Research, 2021[2022-02-22]. https://doi.org/10.1080/10286020.2021.1953480

Liu P, Wang L, Li H, et al. Two new organic acids from *Portulaca oleracea* L. and their anti-inflammatory and anticholinesterase activities[J/OL]. Natural Product Research, 2021[2022-02-22]. https://doi.org/10.1080/14786419.2021.1999945

Liu P, Zhou MN, Zhu LL, et al. New iridoid and phenylethanoid glycosides from the roots of *Scrophularia ningpoensis* [J/OL]. Tetrahedron, 2021 [2022-02-22]. https://doi.org/10.1016/j.tet.2021.132325

Liu SF, Xu ZX, Zhang GJ, et al. Lignan derivatives and a jasmonic acid derivative from the seeds of *Orychophragmus violaceus* [J/OL]. Natural Product Research, 2021[2022-02-22]. https://doi.org/10.1080/14786419.2021.1886100

Liu T, Li X, Ning Z, et al. Two new cassane-type diterpenoids from the seed kernels of *Caesalpinia bonduc* (Linn.) Roxb. and their anti-inflammatory activity [J/OL]. Natural Product Research, 2021 [2022-02-22]. https://doi.org/10.1080/14786419.2021.1896511

Liu W, Gao J, Li M, et al. Tirucallane triterpenoids

from the mastic (*Pistacia lentiscus*) and their anti-inflammatory and cytotoxic activities[J/OL]. Phytochemistry, 2021[2022-02-22]. https：//doi.org/10.1016/j.phytochem.2020.112596

Liu WX, Zhang YJ, Zhou M, et al. A new ingol diterpenoid from the seeds of *Euphorbia marginata* Pursh[J/OL]. Natural Product Research, 2021[2022-02-22]. https：//doi.org/10.1080/14786419.2021.1948846

Liu WX, Zhang YJ, Zhou M, et al. New ingol diterpenoids from the aerial parts of *Euphorbia royleana* Boiss[J/OL]. Phytochemistry Letters, 2021[2022-02-22]. https：//doi.org/10.1016/j.phytol.2021.09.006

Liu X, Atha D, Clark BR, et al. Feruloyl sucrose derivatives from the root of *Xerophyllum tenax*[J/OL]. Phytochemistry, 2021[2022-02-22]. https：//doi.org/10.1016/j.phytochem.2021.112703

Liu X, Dong Y, Alizade V, et al. Molecular networking-driven isolation of 8′-glycosylated biscoumarins from *Cruciata articulata*[J/OL]. Phytochemistry, 2021[2022-02-22]. https：//doi.org/10.1016/j.phytochem.2021.112856

Liu X, Fu J, Shen RS, et al. Linderanoids A-O, dimeric sesquiterpenoids from the roots of *Lindera aggregata* (Sims) Kosterm[J/OL]. Phytochemistry, 2021[2022-02-22]. https：//doi.org/10.1016/j.phytochem.2021.112924

Liu X, Wang G, Lü C, et al. Two new phenolic acids and one new phenolic glycoside from *Hyssopus cuspidatus* Boriss and their anti-inflammatory activities[J/OL]. Phytochemistry Letters, 2021[2022-02-22]. https：//doi.org/10.1016/j.phytol.2021.09.007

Liu X, Wang Y, Alizade V, et al. Cruciasides CG, monoterpenoid glycosides from *Cruciata articulata*[J/OL]. Phytochemistry, 2021[2022-02-22]. https：//doi.org/10.1016/j.phytochem.2021.112821

Liu X, Xia Y, Zhang Y, et al. Enhancement of antroquinonol production via the overexpression of 4-hydroxybenzoate polyprenyltransferase biosynthesis-related genes in *Antrodia cinnamomea*[J/OL]. Phytochemistry, 2021[2022-02-22]. https：//doi.org/10.1016/j.phytochem.2021.112677

Liu X, Yang YX, Gao X, et al. A new sesquiterpene from the roots of *Chloranthus multistachys*[J/OL]. Chemistry of Natural Compounds, 2021[2022-02-22]. https://doi.org/10.1007/s10600-021-03544-2

Liu Y, Lu DX, Huang J, et al. Aromatic glycosides from the aerial part of *Bupleurum chinense*[J/OL]. Journal of Asian Natural Products Research, 2021[2022-02-22]. https://doi.org/10.1080/10286020.2021.2017897

Liu Y, Wu DD, Zhou YQ, et al. A new ent-kaurane diterpenoid from the pericarps of *Datura metel*[J/OL]. Journal of Asian Natural Products Research, 2021[2022-02-22]. https://doi.org/10.1080/10286020.2021.1981874

Liu Y, Zheng GT, Zhang XX, et al. Two new triterpenoids from the leaves of *Cyclocarya paliurus* (Batalin) Iljinskaja[J/OL]. Natural Product Research, 2021[2022-02-22]. https://doi.org/10.1080/14786419.2021.1900845

Liu YC, Sui N, Wang JQ, et al. A novel flavonoid with antioxidant activity from *Patrinia villosa* (Thunb.) Juss[J/OL]. Natural Product Research, 2021[2022-02-22]. https://doi.org/10.1080/14786419.2021.1935931

Liu YL, Cao G, Kan YX, et al. Two new eremophilane-type sesquiterpenes from the fresh roots of *Rehmannia glutinosa*[J/OL]. Phytochemistry Letters, 2021[2022-02-22]. https://doi.org/10.1016/j.phytol.2020.12.004

Liu YL, Cao YG, Kan YX, et al. Renoprotective activity of a new amide and a new hydroxycinnamic acid derivative from the fresh roots of *Rehmanniaglutinosa*[J/OL]. Journal of Asian Natural Products Research, 2021[2022-02-22]. https://doi.org/10.1080/10286020.2021.1912027

Liu YP, Yu XM, Qiao ZH, et al. Cadinane-type sesquiterpenes with potential anti-inflammatory and anti-HIV activities from the stems and leaves of *Mappianthus iodoides*[J/OL]. Natural Product Research, 2021[2022-02-22]. https://doi.org/10.1080/14786419.2021.1956921

Liu ZX, Wang MQ, Tian MX, et al. Pyrrole alkaloids from *Solanum rostratum* and their chemical defense function against *Henosepilachna vigintioctomaculata*[J/OL]. Fitoterapia, 2021[2022-02-22]. https://doi.org/10.1016/j.fitote.2021.105031

Long GQ，Hu GS，Gao XX，et al. Sophoranone A and B：Two new cytotoxic prenylated metabolites and their analogs from the root bark of *Sophora flavescens*［J/OL］. Natural Product Research，2021［2022-02-22］. https://doi. org/10.1080/14786419.2021.1894562

Long Z，Du X，Wang Q，et al. Glycosides from *Buddleja officinalis* with their protective effects on photoreceptor cells in light-damaged mouse retinas［J/OL］. Natural Product Research，2021［2022-02-22］. https://doi.org/ 10.1080/14786419.2021.1944138

Lu J，Xu JB，Li XH，et al. Three new C_{19}-diterpenoid alkaloids from *Aconitum novoluridum*［J/OL］. Chemical and Pharmaceutical Bulletin，2021［2022-02-22］. https://doi. org/10.1248/cpb.c21-00262

Lu NH，Yang YR，Li XF，et al. New cycloartane triterpenes from the roots of *Cimicifuga foetida*［J/OL］. Phytochemistry Letters，2021［2022-02-22］. https://doi. org/10.1016/j.phytol.2021.01.009

Lu X，Yan H，Wang XX，et al. Three new secolignans from *Peperomia blanda*（Jacq）Kunth［J/OL］. Natural Product Research，2021［2022-02-22］. https://doi.org/ 10.1080/14786419.2021.1974859

Lu Y，He Y，Yang M，et al. Arvensic acids K and L，components of resin glycoside fraction from *Convolvulus arvensis*［J/OL］. Natural Product Research，2021［2022-02-22］. https://doi.org/10.1080/14786419.2019.1672069

Luo B，Huang K，Sui X，et al. New xanthones from *Canscora lucidissima* and their antioxidant and NO inhibitory activities［J/OL］. Natural Product Research，2021［2022-02-22］. https://doi. org/10. 1080/14786419. 2021. 1886099

Luo N，Wang X，Huang LJ，et al. Phenolic compounds from the twigs of *Gardenia jasminoides* and their antibacterial activity［J/OL］. Chemistry of Natural Compounds，2021［2022-02-22］. https://doi.org/10.1007/ s10600-021-03494-9

Luo R，Li F，Zhuang H，et al.（±）Erysectin A，a new isoprenylated isoflavone with a rare acetonyl group from *Erythrina secundiflora* Hassk［J/OL］. Natural Product Research，2021［2022-02-22］. https://doi.org/10. 1080/14786419.2021.1908280

Lü Y，Wang Y.Chemical constituents from *Oldenlandia diffusa* and their cytotoxic effects on human cancer cell lines［J/OL］. Natural Product Research，2021［2022-02-22］. https://doi.org/10.1080/14786419.2021.1974434

李斌,彭彩云,陈钰妍,等.金樱根中 1 个新的乌苏烷型三萜皂苷[J].中草药,2021，52(2):335

李颖,孟璐,郭彩会,等.基于 UHPLC-Q-TOF-MS 技术的五酯胶囊及其入血原型木脂素类成分快速鉴定分析[J].中国医院药学杂志,2021,41(13):1299

李春丽,孟宪华,赵娅敏,等.花椒化学成分及其抗氧化活性[J].中草药,2021,52(10):2869

李海波,黄玉欣,秦大鹏,等.青蒿中 1 个新的生物碱类化合物[J].中草药,2021,52(2):327

李苗苗,祁艳茹,冯亚萍,等.大戟脂中 4 个新羊毛甾烷型三萜成分[J].中国中药杂志,2021,46(18):4744

李小翠,陈金凤,熊亮,等.蓬莪术吉玛烷型倍半萜化学成分研究[J].中草药,2021,52(1):28

李晓雪,赵明,马耀玲,等.玉米须化学成分研究[J].中草药,2021,52(12):3480

李亚杰,吉腾飞,赵军,等.大戟脂中三萜类化学成分的研究[J].中国中药杂志,2021,46(17):4433

李紫薇,桑晨晨,孙彪,等.海南狗牙花中 1 个新生物碱[J].中国中药杂志,2021,46(10):2509

刘慧,邢韶芳,崔伟业,等.绞股蓝中新达玛烷型皂苷成分及其神经保护作用[J].中国中药杂志,2021,46(2):380

刘玲,倪恒凡,邱翔,等.藏木香中 1 个新桉烷型倍半萜内酯[J].中草药,2021,52(12):3475

刘荷秀,徐凌玉,贾瑞芳,等.五加枝叶中 1 个新的羽扇豆烷型三萜[J].中草药,2021,52(5):1258

刘建庭,仉瑜,卜睿臻,等.基于 UPLC-Q/TOF-MS 的痹祺胶囊化学物质组及入血成分的研究[J].中草药,2021,52(18):5496

刘全裕,杨宏芳,冯珊,等.三裂叶蟛蜞菊的化学成分研究[J].中国中药杂志,2021,46(3):630

刘雪曼,张金生,张宝霞.基于 LC-MS/MS 研究补肾化瘀生新方在大鼠体内的入血成分[J].中医学报,2021,36(6):1251

刘志华,王金兰,赵明,等.工业大麻地上部分化学成分研究[J].中草药,2021,52(15):4463

龙选宁,韩凤,韦琳,等.毛黄堇中的 1 个新生物碱[J].中国中药杂志,2021, 46(19):5020

龙泽海,王琦瑶,李波,等.密蒙花中的 1 个新的环烯醚萜苷类化合物[J].中草药,2021, 52(1):35

娄永,许睿珠,张丽萍,等.华山参中 2 个新酰胺类化合物[J].中草药,2021, 52(2):331

娄云云,牟龙,黄亚萍,等.绞股蓝中 1 个新的葫芦烷型皂苷类化合物[J].中草药,2021, 52(7):1872

卢增辉,袁月,刘方乐,等.基于入血成分分析莲胆消炎方抗溃疡性结肠炎的作用机制[J].中药材,2021(4):863

M

Ma CT, Tu LL, Le T, et al. Sesquiterpene derivatives from the agarwood of *Aquilaria malaccensis* and their anti-inflammatory effects on NO production of macrophage RAW 264.7 cells[J/OL]. Phytochemistry, 2021[2022-02-22]. https://doi.org/10.1016/j.phytochem.2020.112630

Ma FP, Yu L, Yang Y, et al. Glycoside constituents with various antioxidant effects from fresh *Cynomorium songaricum*[J/OL]. Journal of Asian Natural Products Research, 2021[2022-02-22]. https://doi.org/10.1080/10286020.2021.1978429

Ma J, Xia G, Zang Y, et al. Three new decarbonyl prenylphloroglucinols bearing unusual spirost subunits from *Hypericum scabrum* and their neuronal activities [J/OL]. Chinese Chemical Letters, 2021 [2022-02-22]. https://doi.org/10.1016/j.cclet.2020.07.037

Ma N, Yang YH, Deng FH, et al. Novel glutamic acid derivatives from the bulbs of *Fritillaria verticillate* Willd and their antitumor activities[J/OL]. Fitoterapia, 2021[2022-02-22]. https://doi.org/10.1016/j.fitote.2021.105022

Ma Q, Wei RR. A new anthraquinone-aurone adduct with hepatoprotective activity from the fruits of *Cucumis bisexualis* [J/OL]. Chemistry of Natural Compounds, 2021[2022-02-22]. https://doi.org/10.1007/s10600-021-03490-z

Ma Q, Wei RR. Isolation and characterization of hepatoprotective anthraquinone derivatives from *Cucumis bisexualis* [J/OL]. Chemistry of Natural Compounds, 2021[2022-02-22]. https://doi.org/10.1007/s10600-021-03437-4

Ma Q, Zhang K, Li G, et al. Novel steroid and sesquiterpenes isolated from *Saussurea involucrata* [J/OL]. Phytochemistry Letters, 2021 [2022-02-22]. https://doi.org/10.1016/j.phytol.2020.11.011

Ma QG, Wei RR, Sang ZP, et al. Structurally diverse coumarin-homoisoflavonoid derivatives with hepatoprotective activities from the fruits of *Cucumis bisexualis* [J/OL]. Fitoterapia, 2021 [2022-02-22]. https://doi.org/10.1016/j.fitote.2020.104812

Ma RF, Hu K, Ding WP, et al. Schipropins A-J, structurally diverse triterpenoids from *Schisandra propinqua* [J/OL]. Phytochemistry, 2021 [2022-02-22]. https://doi.org/10.1016/j.phytochem.2020.112589

Ma S, Zhou JM, Gao QS, et al. A new eremophilane sesquiterpenoid from *Ligularia przewalskii* [J/OL]. Chemistry of Natural Compounds, 2021 [2022-02-22]. https://doi.org/10.1007/s10600-021-03354-6

Ma X, Jiang L, Zhu MH, et al. Two new compounds from rhizomes of *Musa basjoo*[J/OL]. Journal of Asian Natural Products Research, 2021[2022-02-22]. https://doi.org/10.1080/10286020.2021.1871604

Ma Y, Li X, Zhang W, et al. A trace alkaloid, oleraisoindole A from *Portulaca oleracea* L. and its anticholinesterase effect[J/OL]. Natural Product Research, 2021[2022-02-22]. https://doi.org/10.1080/14786419.2019.1627356

Meng FC, Deng LQ, Guo X, et al. Angustifoline A, a new alkaloid from *Epilobium angustifolium*[J/OL]. Chemistry of Natural Compounds, 2021 [2022-02-22]. https://doi.org/10.1007/s10600-021-03507-7

Mi CN, Yuan JZ, Zhu MM, et al. 2-(2-Phenylethyl) chromone derivatives: Promising α-glucosidase inhibitors in agarwood from *Aquilaria filaria*[J/OL]. Phytoch-emistry, 2021[2022-02-22]. https://doi.org/10.1016/j.phytochem.2020.112578

Mi QL, Kong WS, Li YK, et al. Chromone derivatives of *Cassia pumila* and their anti-MRSA activity[J/OL]. Chemistry of Natural Compounds, 2021 [2022-02-22]. https://doi.org/10.1007/s10600-021-03381-3

Mi W, Guo Y, Hu P, et al. Three new sesquineolignans from the seeds of *Ziziphus jujuba*［J/OL］. Natural Product Research，2021［2022-02-22］. https：//doi. org/10.1080/14786419.2021.1875465

Mo Q，Zhou X，Huang S，et al. A new triterpenoid from the leaves of *Rhodomyrtus tomentosa*（Ait.）Hassk［J/OL］. Natural Product Research，2021［2022-02-22］. https：//doi.org/10.1080/14786419.2019.1670176

Mu H，Tang S，Zuo Q，et al. Dihydro-beta-agarofuran-type sesquiterpenoids from the seeds of *Celastrus virens* and their multidrug resistance reversal activity against the KB/VCR cell line［J/OL］. Journal of Natural Products，2021［2022-02-22］. https：//doi. org/10. 1021/acs. jnatprod. 0c01182

马颖，王博龙，王亮，等.UHPLC-Q-TOF-MS 整合网络药理学研究升陷汤有效成分及其治疗慢性心力衰竭的作用机制［J］.中国中药杂志，2021，46（10）：2489

N

Nie L，Li R，Huang J，et al. Abietane diterpenoids from *Dracocephalum moldavica* L. and their anti-inflammatory activities in vitro［J/OL］. Phytochemistry，2021［2022-02-22］. https：//doi. org/10. 1016/j. phytochem. 2021. 112680

Nie W，Ding LF，Lei T，et al. Illilanceolide A，a unique seco-prezizaane sesquiterpenoid with 5/5/6 tricyclic scaffold from the fruits of *Illicium lanceolatum* A. C. Smith［J/OL］. Tetrahedron Letters，2021［2022-02-22］. https：//doi.org/10.1016/j.tetlet.2021.153022

Ning DS，Li G，Li LC，et al. A new ε-truxillic acid derivative from the leaves of *Polygala fallax*［J/OL］. Chemistry of Natural Compounds，2021［2022-02-22］. https：//doi.org/10.1007/s10600-021-03387-x

Niu SL，Tong ZF，Lü TM，et al. Prenylated isoflavones from the roots of *Flemingia philippinensis* as potential inhibitors of β-amyloid aggregation［J/OL］. Fitoterapia，2021［2022-02-22］. https：//doi. org/10. 1016/j. fitote. 2021. 105060

Niu X，Fan X，Lü C，et al. Two new dammarane-type ginsenosides from *Panax ginseng*［J/OL］. Natural Product Research，2021［2022-02-22］. https：//doi. org/10. 1080/14786419.2021.1991338

牛雪妮，罗文，吕重宁，等.野山参中 1 个新的聚炔类化合物［J］.中草药，2021，52（1）：23

P

Pang DR，Zou QY，Zhu ZX，et al. Trimeric chalchonoids from the total phenolic extract of Chinese dragon's blood（the red resin of *Dracaena cochinchinensis*）［J/OL］. Fitoterapia，2021［2022-02-22］. https：//doi.org/10.1016/j.fitote.2021.105029

Pang X，Gao L，Wang B，et al. New steroidal glycosides from the roots of *Asparagus cochinchinensis*［J/OL］. Journal of Asian Natural Products Research，2021［2022-02-22］. https：//doi. org/10. 1080/10286020. 2021. 1873956

Peng X，Tan QY，Zhou HH，et al. Discovery of phloroglucinols from *Hypericum japonicum* as ferroptosis inhibitors［J/OL］. Fitoterapia，2021［2022-02-22］. https：//doi. org/153：104984

Peng YJ，Zhang D，Chen WL，et al. A new triarylindanone and a new isobenzofuranone derivative from *Selaginella tamariscina*［J/OL］. Natural Product Research，2021［2022-02-22］. https：//doi.org/10.1080/14786419.2021.1938042

Peng ZT，Gao X，Huo HX，et al. Trewioidesine A，an unsaturated fatty acid from rhizomes of *Alchornea trewioides*，shows synergy with NGF in inducing differentiation of pheochromocytoma PC12 cells［J/OL］. Natural Product Research，2021［2022-02-22］. https：//doi. org/10.1080/14786419.2021.1978996

彭冰，王宏，韩旭阳，等.新疆紫草中 1 个新的紫草呋喃类化合物［J］.中草药，2021，52（19）：5819

Q

Qian Y，Yang CP，Weng P，et al. Isolation and structural identification of insecticidal compounds from *Tripterygium wilfordii*［J/OL］. Journal of Asian Natural Products Research，2021［2022-02-22］. https：//doi. org/10.1080/10286020.2021.1948535

Qin DP，Li T，Shao JR，et al. Arteannoides U-Z：Six

undescribed sesquiterpenoids with anti-inflammatory activities from the aerial parts of *Artemisia annua* (Qinghao) [J/OL]. Fitoterapia, 2021 [2022-02-22]. https://doi.org/10.1016/j.fitote.2021.105002

Qin F, Wang FF, Wang CG, et al. The neurotrophic and antineuroinflammatory effects of phenylpropanoids from *Zanthoxylum nitidum* var. *tomentosum* (Rutaceae) [J/OL]. Fitoterapia, 2021 [2022-02-22]. https://doi.org/10.1016/j.fitote.2021.104990

Qin J, Liao CN, Chen WW, et al. New limonoids and quinolone alkaloids with cytotoxic and anti-platelet aggregation activities from *Evodia rutaecarpa* (Juss.) Benth [J/OL]. Fitoterapia, 2021 [2022-02-22]. https://doi.org/10.1016/j.fitote.2021.104875

Qiu BM, Wang P, Li J, et al. Salprzesides A and B: Two novel icetexane diterpenes with antiangiogenic activity from *Salvia przewalskii* Maxim [J/OL]. Natural Product Research, 2021 [2022-02-22]. https://doi.org/10.1080/14786419.2021.1906666

Qiu P, Guan FQ, Feng X, et al. Suaeglaucin B, an isoflavone from *Suaeda glauca*, and its antioxidant activity [J/OL]. Chemistry of Natural Compounds, 2021[2022-02-22]. https://doi.org/10.1007/s10600-021-03270-9

QiuY, Yang X, Xu J, et al. Benzofuran ε-caprolactam glucosides, amides and phenylpropanoid derivatives with anti-inflammatory activity from *Oxybaphus himalaicus* [J/OL]. Phytochemistry, 2021 [2022-02-22]. https://doi.org/10.1016/j.phytochem.2021.112905

Qiu ZC, Tang XY, Wu QC, et al. A new strategy for discovering effective substances and mechanisms of traditional Chinese medicine based on standardized drug containing plasma and the absorbed ingredients composition, a case study of Xian-Ling-Gu-Bao Capsules [J/OL]. Journal of Ethnopharmacology, 2021 [2022-05-16]. https://doi.org/10.1016/j.jep.2021.114396

Qu KJ, Wang B, Jiang CS, et al. Rearranged Diels-Alder adducts and prenylated flavonoids as potential PTP1B inhibitors from *Morus nigra* [J/OL]. Journal of Natural Products, 2021 [2022-02-22]. https://doi.org/10.1021/acs.jnatprod.1c00403

Qu Z, Wang H, Jin Y, et al. Isolation, identification, and quantification of triterpene saponins in the fresh fruits of *Panax notoginseng* [J/OL]. Natural Product Research, 2021 [2022-02-22]. https://doi.org/10.1080/14786419.2021.1938038

Qu ZY, Zong Y, Zheng PH, et al. New malonylginsenosides from the fresh fruits of *Panax notoginseng* [J/OL]. Fitoterapia, 2021 [2022-02-22]. https://doi.org/10.1016/j.fitote.2021.104844

仇雪,王万方,王飞,等.苎叶蒟中1个新的含氮木脂素[J].中草药,2021,52(18):5483

R

Ran HL, Huang SZ, Wang H, et al. Three new sesquiterpenoids from the stems of *Strophanthus divaricatus* [J/OL]. Phytochemistry Letters, 2021 [2022-02-22]. https://doi.org/10.1016/j.phytol.2021.09.010

Rao L, Li Y, He Q, et al. Iridoid constituents of *Viburnum brachybotryum* [J/OL]. Journal of Natural Products, 2021[2022-02-22]. https://doi.org/10.1021/acs.jnatprod.1c00042

Ren B, Luo W, Xie MJ, et al. Two new triterpenoid saponins from *Centella asiatica* [J/OL]. Phytochemistry Letters, 2021 [2022-02-22]. https://doi.org/10.1016/j.phytol.2021.06.012

Ren XM, Han ZZ, Song LX, et al. Four new phenolic compounds from the tender leaves of *Eucommia ulmoides* Oliv. and their anti-inflammatory activities [J/OL]. Phytochemistry Letters, 2021 [2022-02-22]. https://doi.org/10.1016/j.phytol.2021.06.020

S

Shen Y, Chen H, Lang LJ, et al. Two new benzophenones from *Dobinea delavayi* [J/OL]. Phytochemistry Letters, 2021[2022-02-22]. https://doi.org/10.1016/j.phytol.2021.10.017

Shen ZY, Zhao YY, Qiao ZH, et al. Anthraquinones with potential antipr-oliferative activities from the fruits of *Morinda citrifolia* [J/OL]. Natural Product Research, 2021 [2022-02-22]. https://doi.org/10.1080/14786419.2021.

2012670

Sheng BA, Cl A, Han LA, et al. Myrrhterpenes A and B, anti-inflammatory cadinane sesquiterpenes from the resin of *Commiphora myrrha*[J/OL]. Phytochemistry Letters, 2021[2022-02-22]. https://doi.org/10.1016/j. phytol. 2021.06.024

Shi GR, Ding WQ, Yu SS. Three new erythrina alkaloids from the roots of *Erythrina corallodendron*[J/OL]. Journal of Asian Natural Products Research, 2022[2022-02-22]. https://doi.org/10.1080/10286020.2021.2008914

Shi JX, Chen GY, Sun Q, et al. Antimicrobial lanostane triterpenoids from the fruiting bodies of *Ganoderma applanatum*[J/OL]. Journal of Asian Natural Products Research, 2021[2022-02-22]. https://doi.org/10.1080/10286020.2021.2017899

Shi P, Liu Z, Cen R, et al. Three new compounds from the dried root bark of *Wikstroemia indica* and their cytotoxicity against HeLa cells[J/OL]. Natural Product Research, 2021[2022-02-22]. https://doi.org/10.1080/14786419.2021.2016749

Shi QQ, Zhang XJ, Wang TT, et al. Toonaones AI, limonoids with NLRP3 inflammasome inhibitory activity from *Toona ciliata* M. Roem[J/OL]. Phytochemistry, 2021[2022-02-22]. https://doi.org/10.1016/j. phytochem. 2021.112661

Si YP, Li XF, Guo T, et al. Isolation and characterization of phellodendronoside A, a new isoquinoline alkaloid glycoside with anti-inflammatory activity from *Phellodendron chinense Schneid*[J/OL]. Fitoterapia, 2021[2022-02-22]. https://doi.org/154:105021

Song JG, Tang W, Wang X, et al. Phloroglucinol-derived lipids from the leaves of *Syzygium cumini* and their neuroprotective activities[J/OL]. Fitoterapia, 2021[2022-02-22]. https://doi.org/10.1016/j.fitote.2021.104968

Song M, Xiao T, Wu QS, et al. Biflavonoids from the twigs and leaves of *Cephalotaxus oliveri* Mast. and their α-Glucosidase inhibitory activity[J/OL]. Natural Product Research, 2021[2022-02-22]. https://doi.org/10.1080/14786419.2021.1958328

Song Z, Yao C, Wang S, et al. Aromatin D-J: Seven previously undescribed labdane diterpenoids isolated from *Blumea aromatica*[J/OL]. Phytochemistry, 2021[2022-02-22]. https://doi.org/10.1016/j.phytochem.2021.112659

Su PJ, Zhang ZP, Cui WB, et al. Polyoxygenated sesquiterpenoids from *Salvia castanea* and their potential anti-Alzheime's disease bioactivities[J/OL]. Fitoterapia, 2021[2022-02-22]. https://doi.org/10.1016/j. fitote. 2021. 104867

Sui J, Tang CP, Ke CQ, et al. Dimeric 9, 10-dihydrophenanthrene derivatives from *Bletilla striata* and their atropisomeric nature[J/OL]. Fitoterapia, 2021[2022-02-22]. https://doi.org/10.1016/j.fitote.2021.104919

Sui Y, Huang X, Qader M, et al. Triterpenoid saponins from the rhizome of *Impatiens pritzellii* var. *hupehensis*[J/OL]. Phytochemistry Letters, 2021[2022-02-22]. https://doi.org/10.1016/j.phytol.2020.12.006

Sun B, Jiang H, Wang ZN, et al. Phytochemical constituents of *Onosma bracteatum* Wall[J/OL]. Phytochemistry Letters, 2021[2022-02-22]. https://doi.org/10.1016/j.phytol.2021.07.001

Sun B, Wang WX, Jia AQ, et al. Studies on the phytochemical constituents of *Smilax elegantissima* Gagnep[J/OL]. Natural Product Research, 2021[2022-02-22]. https://doi.org/10.1080/14786419.2021.2010072

Sun HR, Wang JJ, Zhen B, et al. Hypseudohenrins I-K: Three new polycyclic polyprenylated acylphloroglucinol derivatives from *Hypericum pseudohenryi*[J/OL]. Journal of Asian Natural Products Research, 2021[2022-02-22]. https://doi.org/10.1080/10286020.2021.1906232

Sun H, Wang J, Zhen B, et al. Polycyclic polyprenylated acylphloroglucinol derivatives from *Hypericum pseudohenryi*[J/OL]. Phytochemistry, 2021[2022-02-22]. https://doi.org/10.1016/j.phytochem.2021.112761

Sun H, Zhu H, Wu J, et al. Two new triterpenoid glycosides from leaves of *Cyclocarya paliurus*[J/OL]. Natural Product Research, 2021[2022-02-22]. https://doi.org/10.1080/14786419.2021.1931182

Sun JM, He JX, Huang M, et al. Two new physalins from *Physalis alkekengi* L.var. *franchetii* (Mast.) Makino

[J/OL]. Natural Product Research, 2021 [2022-02-22]. https://doi.org/10.1080/14786419.2021.1924713

Sun JW, Liu JM, Liu YY, et al. Dengratiols A-D, four new bibenzyl derivatives from *Dendrobium gratiossimum* [J/OL]. Fitoterapia, 2021 [2022-02-22]. https://doi.org/10.1016/j.fitote.2021.104926

Sun MH, Ma XJ, Shao SY, et al. Phenanthrene, 9, 10-dihydrophenanthrene and bibenzyl enantiomers from *Bletilla striata* with their antineuroinflammatory and cytotoxic activities [J/OL]. Phytochemistry, 2021 [2022-02-22]. https://doi.org/10.1016/j.phytochem.2020.112609

Sun MX, Dang J, Zhu TT, et al. Hyperacmosin N, new acylphloroglucinol derivative with complicated caged core from *Hypericum acmosepalum*[J/OL]. Tetrahedron, 2021 [2022-02-22]. https://doi.org/10.1016/j.tet.2021.132286

Sun XY, Li CJ, Ma J, et al. New amide alkaloids and carbazole alkaloid from the stems of *Clausena lansium* [J/OL]. Fitoterapia, 2021 [2022-02-22]. https://doi.org/10.1016/j.fitote.2021.104999

Sun Y, Cui L, Li Q, et al. Mufolinin A, an unprecedented ring A-seco 10-ethyllimonoid from *Munronia unifoliolata*[J/OL]. Chinese Chemical Letters, 2022 [2022-02-22]. https://doi.org/10.1016/j.cclet.2021.06.050

Sun Y, Ding C, Wang F, et al. Pregnane alkaloids with BRD4 inhibitory and cytotoxic activities from *Pachysandra terminalis* [J/OL]. Phytochemistry Letters, 2021[2022-02-22]. https://doi.org/10.1016/j.phytol.2021.07.014

Sun YJ, Zhao C, Han RJ, et al. Two new coumarins from the aerial part of *Gendarussa vulgaris*[J/OL]. Chemistry of Natural Compounds, 2021 [2022-02-22]. https://doi.org/10.1007/s10600-021-03438-3

Suo XY, Liu XY, Liu XW, et al. Four new polyprenylated acylphloroglucinol derivatives from *Hypericum beanii* [J/OL]. Journal of Asian Natural Products Research, 2021 [2022-02-22]. https://doi.org/10.1080/10286020.2021.2016716

石玉红,杨欢,冉海凤,等.基于 UPLC-MS 技术研究右归饮在正常大鼠和腺嘌呤所致肾虚大鼠的入血成分[J].中国中药杂志,2021,46(9):2287

孙明霞,王雪,李晓秀,等.弯萼金丝桃的化学成分研究[J].中国中药杂志,2021,46(15):3859

T

Tang XH, Luo RC, Ye MS, et al. Harpertrioate A, an A, B, D-seco-limonoid with promising biological activity against Alzheimer's disease from twigs of *Harrisonia perforata* (Blanco) Merr[J/OL]. Organic Letters, 2021[2022-02-22]. https://doi.org/10.1021/acs.orglett.0c03460

Tang YY, Zhao ZY, Chen J, et al. Phenolic constituents with their α-Glucosidase inhibitory activities from the leaves of *Viburnum melanocarpum* [J/OL]. Chemistry of Natural Compounds, 2021 [2022-02-22]. https://doi.org/10.1007/s10600-021-03281-6

Tang ZY, Xia ZX. A new diterpenoid against endometrial cancer from *Sheareria nana* [J/OL]. Chemistry of Natural Compounds, 2021 [2022-02-22]. https://doi.org/10.1007/s10600-021-03451-6

Tao L, Zhuo YT, Qiao ZH, et al. Prenylated coumarins from the fruits of *Artocarpus heterophyllus* with their potential anti-inflammatory and anti-HIV activities [J/OL]. Natural Product Research, 2021 [2022-02-22]. https://doi.org/10.1080/14786419.2021.1913590

Teng LL, Mu RF, Liu YC, et al. Immunosuppressive and adipogenesis inhibitory sesterterpenoids with a macrocyclic ether system from *Eurysolen gracilis*[J/OL]. Organic Letters, 2021 [2022-02-22]. https://doi.org/10.1021/acs.orglett.1c00369

Tian MY, Bao J, Li X, et al. Antimicrobial alkaloids from the root bark of *Dictamnus dasycarpus*[J/OL]. Journal of Asian Natural Products Research, 2021[2022-02-22]. https://doi.org/10.1080/10286020.2021.1939311

Tong YN, Guo J, Chen YF, et al. Antimicrobial limonoids from the seeds of *Cipadessa cinerascensa* [J/OL]. Journal of Asian Natural Products Research, 2021 [2022-02-22]. https://doi.org/10.1080/10286020.2021.1915996

谭茂强,牛峥,张敏,等.酸浆全草甾体类化学成分研究[J].中草药,2021,52(17):5203

谭晓敏，关亮俊，房蕴歌，等.华重楼地上部分呋甾皂苷C25位差向异构体的分离与结构鉴定[J].中国中药杂志，2021，16：4023

W

Wan LX, Zhang JF, Zhen YQ, et al. Isolation, structure elucidation, semi-synthesis, and structural modification of C_{19}-diterpenoid alkaloids from *Aconitum apetalum* and their neuroprotective activities[J/OL]. Journal of Natural Products, 2021［2022-02-22］. https://doi.org/10.1021/acs.jnatprod.0c01111

Wang AZ, Fang QQ, Feng TT, et al. Acmoxanthones A-E, new lavandulated xanthones from *Hypericum acmosepalum* N.Robson[J/OL]. Fitoterapia, 2021［2022-02-22］. https://doi.org/10.1016/j.fitote.2021.104923

Wang D, Shi C, Ge ZH, et al. Study of the mechanism of action of Guanxin Shutong Capsules in the treatment of coronary heart disease based on metabolomics［J/OL］. Frontiers in Pharmacology, 2021［2022-05-16］. https://doi.org/10.3389/fphar.2021.650438

Wang DW, Wu F, Zhu YN, et al. Stilbene derivatives from the leaves and stems of *Bletilla striata* and their cytotoxicity and autophagy activity[J/OL]. Chemistry of Natural Compounds, 2021［2022-02-22］. https://doi.org/10.1007/s10600-021-03388-w

Wang F, Zhang L, Zhang Q, et al. Neolignan and phenylpropanoid compounds from the resin of *Styrax tonkinensis*［J/OL］. Journal of Asian Natural Products Research, 2021［2022-02-22］. https://doi.org/10.1080/10286020.2021.1910240

Wang HY, Wang XL, Xu LQ, et al. Cytotoxic lanostane triterpenoids from the ethanol extract of *Schisandra viridis*［J/OL］. Journal of Asian Natural Products Research, 2021［2022-02-22］. https://doi.org/10.1080/10286020.2021.1918120

Wang J, Sun J, Jin L, et al. A new monoterpenoid glycoside and a new phenolic glycoside isolated from *Dracocephalum moldavica* and their anti-complementary activity［J/OL］. Natural Product Research, 2021［2022-02-22］. https://doi.org/10.1080/14786419.2021.1957885

Wang J, Yan H, Huo X, et al. New sulfoxide-containing derivatives from the resin of *Ferula sinkiangensis*［J/OL］. Planta Medica, 2021［2022-02-22］. https://doi.org/10.1055/a-1495-5963

Wang JJ, Lou HY, Li JY, et al. C_{19}-diterpenoid alkaloids from the rhizomes of *Aconitum pendulum*[J/OL]. Fitoterapia, 2021［2022-02-22］. https://doi.org 10.1016/j.fitote.2021.104887

Wang JJ, Wong LL, Jiang KR, et al. A new abietane diterpenoid from *Isodon lophanthoides* var. *graciliflorus*［J/OL］. Chemistry of Natural Compounds, 2021［2022-02-22］. https://doi.org/10.1007/s10600-021-03390-2

Wang L, Pu XL, Nie X, et al. Integrated serum pharmacochemistry and network pharmacological analysis used to explore possible anti-rheumatoid arthritis mechanisms of the Shentong-Zhuyu Decoction［J/OL］. Journal of Ethnopharmacology, 2021［2022-05-16］. https://doi.org/10.1016/j.jep.2021.113988

Wang M, Yu S, Qi S, et al. Anti-inflammatory cassane-type diterpenoids from the seed kernels of *Caesalpinia sinensis*［J/OL］. Journal of Natural Products, 2021［2022-02-22］. https://doi.org/10.1021/acs.jnatprod.1c00233

Wang M, Zhang G, Bao N, et al. Structural elucidation and α-glucosidase inhibitory activity of a new xanthone glycoside from *Lomatogonium rotatum*（L.）Fries es Nym［J/OL］. Natural Product Research, 2021［2022-02-22］. https://doi.org/10.1080/14786419.2021.1995864

Wang M, Zhang XX, Qi MF, et al. New cassane- and norcassane-type diterpenoids from the seed kernels of *Caesalpinia sinensis* and their anti-inflammatory activity in vitro［J/OL］. Fitoterapia, 2021［2022-02-22］. https://doi.org/10.1016/j.fitote.2021.104978

Wang M, Zhu T, Yu S, et al. Four new cassane-type diterpenoids from the seed kernels of *Caesalpinia cucullata* Roxb［J/OL］. Natural Product Research, 2021［2022-02-22］. https://doi.org/10.1080/14786419.2021.1919107

Wang PF, Ma SG, Li L, et al. Humulane-type and germacrane-type sesquiterpenoids from the fruits of *Xanth-*

ium spinosum Linn[J/OL]. Phytochemistry, 2021[2022-02-22]. https://doi.org/10.1016/j.phytochem.2021.112818

Wang Q, Lou J, Zhao Z, et al. Cyperensol A, a novel sesquiterpenoid with a unique 6/6/5 skeleton from *Cyperus rotundus* L[J/OL]. Tetrahedron Letters, 2021[2022-02-22]. https://doi.org/10.1016/j.tetlet.2021.153543

Wang QH, Wang ML, He X, et al. Structural elucidation of two new diphenylethanes from *Artemisia mongolica*[J/OL]. Chemistry of Natural Compounds, 2021[2022-02-22]. https://doi.org/10.1007/s10600-021-03384-0

Wang RY, Su PJ, Li B, et al. Two new aromatic derivatives from *Codonopsis pilosula* and their α-glucosidase inhibitory activities[J/OL]. Natural Product Research, 2021[2022-02-22]. https://doi.org/10.1080/14786419.2021.1912749

Wang SJ, Yu M, Li H, et al. Structures and biological activities of polyacylated ent-Kaurane diterpenoid glycosides from the aerial parts of *Inula hupehensis*[J/OL]. Journal of Natural Products, 2022[2022-02-22]. https://doi.org/10.1021/acs.jnatprod.1c00947

Wang SY, Li JC, Liu D, et al. Ingenane and jatrophane-type diterpenoids from *Euphorbia kansui* with multidrug resistance reversal activity[J/OL]. Phytochemistry, 2021[2022-02-22]. https://doi.org/10.1016/j.phytochem.2021.112775

Wang TF, Chen L, Wang J, et al. A new diterpenoid from *Isodon phyllostachys*[J/OL]. Chemistry of Natural Compounds, 2021[2022-02-22]. https://doi.org/10.1007/s10600-021-03356-4

Wang WL, Liu XQ, Zhu DR, et al. Taxodinoids A-D, four heptacyclic C_{40}-diterpene dimers from the seeds of *Taxodium distichum*[J/OL]. Tetrahedron, 2021[2022-02-22]. https://doi.org/10.1016/j.tet.2021.131952

Wang X, Tang CP, Meng S, et al. Noreudesmane sesquiterpenoids from *Artemisia hedinii* and their anti-inflammatory activities[J/OL]. Fitoterapia, 2021[2022-02-22]. https://doi.org/10.1016/j.fitote.2021.104961

Wang X, Zhao Y, Dong X, et al. Amides and lignans from *Solanum lyratum*[J/OL]. Phytochemistry Letters, 2021[2022-02-22]. https://doi.org/10.1016/j.phytol.2021.07.002

Wang XM, Wang QH, Wang ML, et al. Structural elucidation and antimicrobial activities of a new acyclic monoterpenoid from the volatile oil of *Artemisia mongolica*[J/OL]. Chemistry of Natural Compounds, 2021[2022-02-22]. https://doi.org/10.1007/s10600-021-03353-7

Wang XY, Zhou QM, Guo L, et al. Cardioprotective effects and concentration-response relationship of aminoalcohol-diterpenoid alkaloids from *Aconitum carmichaelii*[J/OL]. Fitoterapia, 2021[2022-02-22]. https://doi.org/10.1016/j.fitote.2020.104822

Wang Y, Ding L, Hu Q, et al. New natural furfural derivatives from the leaves and stems of *Pogostemon cablin*[J/OL]. Natural Product Research, 2021[2022-02-22]. https://doi.org/10.1080/14786419.2021.1977805

Wang Y, Fan S, Cai J, et al. Two new cytotoxic cycloartane triterpenoids from *Aphanamixis polystachya* (Wall.) RN Parker[J/OL]. Natural Product Research, 2021[2022-02-22]. https://doi.org/10.1080/14786419.2021.1906242

Wang Y, Li H, Song L, et al. Two new phenylpropenoid glycosides from the roots of *Illicium dunnianum*[J/OL]. Natural Product Research, 2021[2022-02-22]. https://doi.org/10.1080/14786419.2021.2019736

Wang Y, Liu YC, Li WY, et al. Antifeedant, cytotoxic, and anti-inflammatory neo-clerodane diterpenoids in the peltate glandular trichomes and fresh leaves of *Ajuga forrestii*[J/OL]. Phytochemistry, 2021[2022-02-22]. https://doi.org/10.1016/j.phytochem.2021.112731

Wang Y, Shi DQ, Jiang N, et al. A new acylated iridoid and other chemical constituents from *Valeriana jatamansi* and their biological activities[J/OL]. Natural Product Research, 2021[2022-02-22]. https://doi.org/10.1080/14786419.2021.1961255

Wang YB, Su SS, Tang M, et al. Two new pregnane steroidal glycosides from *Cynanchum taihangense*[J/OL]. Natural Product Research, 2021[2022-02-22]. https://doi.org/10.1080/14786419.2019.1672682

Wang YF, He RJ, Li DP, et al. Three new compounds from the leaves of *Castanopsis tibetana* Hance [J/OL]. Natural Product Research, 2021 [2022-02-22]. https://doi.org/10.1080/14786419.2021.1910690

Wang Z, Sun B, Yang R, et al. Flavonoids and other phenolics from *Camellia nitidissima* chi flowers [J/OL]. Natural Product Research, 2021 [2022-02-22]. https://doi.org/10.1080/14786419.2021.1960326

Wang ZF, Zhang PP, Cui LT, et al. Chisosiamens A-E, five new ring-intact limonoids with isomerized furan ring from the fruit of *Chisocheton siamensis*[J/OL]. Fitoterapia, 2021 [2022-02-22]. https://doi.org/10.1016/j.fitote.2021.104873

Wang ZW, Wang YL, Zhang JP, et al. Monoterpene indole alkaloids from the roots of *Bousigonia mekongensis* and their anti-diabetic nephropathy activity[J/OL]. Fitoterapia, 2021 [2022-02-22]. https://doi.org/10.1016/j.fitote.2021.104964

Wang ZW, Zhang JP, Wei QH, et al. Rupestrisine A and B, two novel dimeric indole alkaloids from *Alstonia rupestris* [J/OL]. Tetrahedron Letters, 2021 [2022-02-22]. https://doi.org/10.1016/j.tetlet.2021.153525

Wei JC, Gao YN, Huang HH, et al. Euphorfinoids A and B, a pair of ent-atisane diterpenoid epimers from the roots of *Euphorbia fischeriana*, and their bioactivities [J/OL]. Natural Product Research, 2021 [2022-02-22]. https://doi.org/10.1080/14786419.2021.2003796

Wei JC, Zhang XY, Gao YN, et al. Euphorfinoids E-L:Diterpenoids from the roots of *Euphorbia fischeriana* with acetylcholinesterase inhibitory activity[J/OL]. Phytochemistry, 2021[2022-02-22]. https://doi.org/10.1016/j.phytochem.2021.112867

Wei M, Zhou P, Huang L, et al. Spectanoids AH: Eight undescribed sesterterpenoids from *Aspergillus spectabilis* [J/OL]. Phytochemistry, 2021 [2022-02-22]. https://doi.org/10.1016/j.phytochem.2021.112910

Wei N, Lfda B, Tla B, et al. Biphenyl-type neolignans with NO inhibitory activity from the fruits of *Magnolia tripetala*[J/OL]. Phytochemistry Letters, 2021[2022-02-22]. https://doi.org/10.1016/j.phytol.2021.06.026

Wei W, Li SW, Cheng LY, et al. Comprehensive characterization of the chemical constituents in Yiganmingmu Oral Liquid and the absorbed prototypes in cynomolgus monkey plasma after oral administration by UHPLC-Q-TOF-MS based on the self built components database [J/OL]. Chinese Medicine, 2021[2022-02-22]. https://doi.org/10.1186/s13020-021-00443-0

Wei X, Hu XY, Yu HF, et al. Anew isoflavonoid from roots of *Alangium chinense* [J/OL]. Chemistry of Natural Compounds, 2021 [2022-02-22]. https://doi.org/10.1007/s10600-021-03440-9

Wei X, Huang XT, Zhang LY, et al. New oxindole alkaloids with selective osteoclast inhibitory activity from *Gelsemium elegans* [J/OL]. Natural Product Research, 2021 [2022-02-22]. https://doi.org/10.1080/14786419.2021.1913589

Wen J, Yan XJ, Nie CD, et al. Two new flavonol glycosides from *Selaginella tamariscina* [J/OL]. Journal of Asian Natural Products Research, 2021 [2022-02-22]. https://doi.org/10.1080/10286020.2021.1976160

Wen SS, Wang Y, Xu JP, et al. Two new sesquiterpenoid lactone derivatives from *Lindera aggregata* [J/OL]. Natural Product Research, 2021 [2022-02-22]. https://doi.org/10.1080/14786419.2021.1939332

Weng HZ, Tian Y, Zhang JS, et al. A new tigliane-type diterpenoid from *Euphorbia tirucalli*[J/OL]. Natural Product Research, 2021 [2022-02-22]. https://doi.org/10.1080/14786419.2021.1938039

Wu F, Liu L, Zhu YN, et al. Two new benzazepine alkaloids from *Thalictrum wangii* and theira anti-rotavirus activity[J/OL]. Chemistry of Natural Compounds, 2021 [2022-02-22]. https://doi.org 10.1007/s10600-021-03346-6

Wu JM, Zhou QQ, Xie XY, et al. Khayalactone- and phragmalin-type limonoids with PTP1B inhibitory activity from *Trichilia sinensis* Bentv[J/OL]. Fitoterapia, 2021 [2022-02-22]. https://doi.org/10.1016/j.fitote.2021.105025

Wu MT, Wu XQ, Zheng LJ, et al. Discovery of glucosyloxybenzyl 2-hydroxy-2-isobutylsuccinates with anti-inflammatory activities from *Pleione grandiflora*［J/OL］. Fitoterapia，2021［2022-02-22］. https://doi.org/10.1016/j.fitote.2021.105062

Wu RF，Wang WQ，Zhou BD，et al. Anti-inflammatory sesquiterpene dimers and diterpenes from the aerial part of *Inula japonica*［J/OL］. Journal of Asian Natural Products Research，2021［2022-02-22］. https://doi.org/10.1080/10286020.2021.1923012

Wu RF，Zhou BD，Wang WQ，et al. Neolinulicin A and B from *Inula japonica* and their anti-inflammatory activities［J/OL］. Fitoterapia，2021［2022-02-22］. https://doi.org/10.1016/j.fitote.2021.104905

Wu S，Gan L，Su T，et al. New ingenane and ingol diterpenoids from *Euphorbia royleana*［J/OL］. Natural Product Research，2021［2022-02-22］. https://doi.org/10.1080/14786419.2021.1993215

Wu SH，Zhao YX，Zhou J，et al. A new diarylheptanoid bearing the flavonol moiety from *Alpinia officinarum* and its xanthine oxidase inhibitory activity［J/OL］. Chemistry of Natural Compounds，2021［2022-02-22］. https://doi.org/10.1007/s10600-021-03273-6

Wu SL，Zou QP，Xie XY，et al. Two new triterpenoids from the fruits of *Aphanamixis polystachya*［J/OL］. Journal of Asian Natural Products Research，2021［2022-02-22］. https://doi.org/10.1080/10286020.2021.1972980

Wu SY，Chen ZM，Chen GY，et al. Two new phenolic glycosides from *Homalium stenophyllum*［J/OL］. Chemistry of Natural Compounds，2021［2022-02-22］. https://doi.org/10.1007/s10600-021-03445-4

Wu SY，Chen ZM，Zhou ZL，et al. Unusual oximes with anti-inflammatory activities from *Glycosmis craibii*［J/OL］. Phytochemistry Letters，2021［2022-02-22］. https://doi.org/10.1016/j.phytol.2021.06.025

Wu XJ，Wang QH，Bai SY，et al. Structural elucidation of a new glycoside from *Artemisia sieversiana*［J/OL］. Chemistry of Natural Compounds，2021［2022-02-22］. https://doi.org/10.1007/s10600-021-03504-w

Wu XR，Lang LJ，Shen Y，et al. Four new phenolic glycosides from *Dobinea delavayi*［J/OL］. Natural Product Research，2021［2022-02-22］. https://doi.org/10.1080/14786419.2021.1994966

Wu Y，Zhu CC，Luo YX，et al. Sesquiterpenes from *Fissistigma glaucescens* inhibiting the proliferation of synoviocytes［J/OL］. Journal of Asian Natural Products Research，2021［2022-02-22］. https://doi.org/10.1080/10286020.2021.1949300

Wu YH，Cheng YF，Yang YH，et al. Mechanisms of Gegen Qinlian Pill to ameliorate irinotecan-induced diarrhea investigated by the combination of serum pharmacochemistry and network pharmacology［J/OL］. Journal of Ethnopharmacology，2021［2022-05-16］. https://doi.org/10.1016/j.jep.2021.114200

王菲,张娇,李玉泽,等.麻布七中 1 个新的二萜类生物碱[J].中草药,2021,52(3):626

王万方,仇雪,王飞,等.买麻藤中 1 个新的含氮芪类化合物[J].中草药,2021,52(21):6460

魏荣锐,马勤阁,桑志培,等.荸荠中苯丙素类化学成分及其保肝活性研究[J].中国中药杂志,2021,46(6):1430

吴美婷,刘诗瑶,黄达龙,等.芳樟叶的化学成分及其抗炎活性研究[J].中国中药杂志,2021,46(14):3592

武瑞芳,宣利江.大果藤黄中 2 个新的香豆素类化学成分[J].中草药,2021,52(6):1549

X

Xia X，Zhang J，Wang XJ，et al. New phenolic glycosides and lignans from the roots of *Lilium dauricum*［J/OL］. Planta Medica. 2021［2022-02-22］. https://doi.org/10.1055/a-1527-9602

Xiang ZN，Tong QL，Su JC，et al. Diterpenoids with rearranged 9 (10→11)-abeo-10, 12-Cyclojatrophane skeleton and the first (15S)-jatrophane from *Euphorbia helioscopia*：Structural elucidation, biomimetic conversion, and their immunosuppressive effects［J/OL］. Organic Letters，2022［2022-02-22］. https://doi.org/10.1021/acs.orglett.1c04145

Xie RH，Xia GY，Zhu JX，et al. Daphnane-type diterpenoids from *Euphorbia fischeriana Steud* and their cytotoxic activities〔J/OL〕. Fitoterapia, 2021〔2022-02-22〕. https://doi.org/10.1016/j.fitote.2020.104810

Xie WZ, Yang HX, Li ZH, et al. Indole alkaloids from *Ophiorrhiza cantoniensis* with immunosuppressive activity〔J/OL〕. Fitoterapia, 2021〔2022-02-22〕. https://doi.org/10.1016/j.fitote.2020.104777

Xu DF, Miao L, Wang YY, et al. Chemical constituents from *Tinospora sagittata* and their biological activities〔J/OL〕. Fitoterapia, 2021〔2022-02-22〕. https://doi.org/10.1016/j.fitote.2021.104963

Xu JB, Li YZ, Huang S, et al. Diterpenoid alkaloids from the whole herb of *Delphinium grandiflorum* L.〔J/OL〕. Phytochemistry, 2021〔2022-02-22〕. https://doi.org/10.1016/j.phytochem.2021.112866

Xu W, Li JY, Li DL, et al. Chemical characterization, antiproliferative and antifungal activities of *Clinacanthus nutans*〔J/OL〕. Fitoterapia, 2021〔2022-02-22〕. https://doi.org/10.1016/j.fitote.2021.105061

Xu W, Wang J, Ju B, et al. Seven compounds from *Portulaca oleracea* L. and their anticholinesterase activities〔J/OL〕. Natural Product Research, 2021〔2022-02-22〕. https://doi.org/10.1080/14786419.2021.1916928

Xu W, Xu SH, Hu YK, et al. Two new phloroglucinol derivatives from *Syzygium brachyantherum*〔J/OL〕. Chemistry of Natural Compounds, 2021〔2022-02-22〕. https://doi.org/10.1007/s10600-021-03284-3

Xu XW, Chen CX, Nan ZD, et al. Phenolic and acid derivatives from *Artemisia sieversiana*〔J/OL〕. Chemistry of Natural Compounds, 2021〔2022-02-22〕. https://doi.org/10.1007/s10600-021-03329-7

Xu Y, Jiang X, Xu J, et al. A previously undescribed phenylethanoid glycoside from *Callicarpa kwangtungensis* Chun acts as an agonist of the Na/K-ATPase signal transduction pathway〔J/OL〕. Phytochemistry, 2021〔2022-02-22〕. https://doi.org/10.1016/j.phytochem.2020.112577

Xu Y, Tang P, Zhu M, et al. Diterpenoids from the genus *Euphorbia*: Structure and biological activity (2013-2019)〔J/OL〕. Phytochemistry, 2021〔2022-02-22〕. https://doi.org/10.1016/j.phytochem.2021.112846

Xu Y, Zhang T, Feng L, et al. Biscaesalmins A and B from *Caesalpinia minax*, highly oxidized dimeric cassane diterpenoids as interleukin-1β inhibitors〔J/OL〕. Chinese Chemical Letters, 2021〔2022-02-22〕. https://doi.org/10.1016/j.cclet.2020.09.048

Xue PH, Zhang N, Liu D, et al. Cytotoxic and anti-inflammatory sesquiterpenes from the whole plants of *Centipeda minima*〔J/OL〕. Journal of Natural Products, 2021〔2022-02-22〕. https://doi.org/10.1021/acs.jnatprod.0c00884

夏晖,王超超,王嵘晔,等.乳香中1个新的西松烷型二萜[J].中国中药杂志,2021,46(9):2215

谢潮音,黄帅,陈琳,等.藏族药工布乌头二萜生物碱成分研究[J].中国中药杂志,2021,46(17):4424

许范,周长新,莫建霞,等.南板蓝根中1个新的苯乙醇苷类化合物[J].中国中药杂志,2021,46(18):4749

Y

Yan HJ, Si HL, Zhao HW, et al. Four new cycloartane triterpenoids from the leaves of *Dysoxylum binectariferum*〔J/OL〕. Phytochemistry Letters, 2021〔2022-02-22〕. https://doi.org/10.1016/j.phytol.2020.11.013

Yan HW, Du RR, Zhang X, et al. Arnequinol A and arnequinone A, two unique meroterpenoids from *Arnebia euchroma*〔J/OL〕. Chinese Chemical Letters, 2021〔2022-04-23〕. https://doi.org/10.1016/j.cclet.2021.09.064

Yan J, Chla B, Shao H, et al. Two new polyacetylene glucosides and a new caffeoyl derivative with angiogenic activity from *Bidens parviflora* Willd〔J/OL〕. Phytochemistry Letters, 2021〔2022-02-22〕. https://doi.org/10.1016/j.phytol.2021.01.005

Yan XL, Jun S, Zhang X, et al. Euphorboside A, a cytotoxic meroterpenoid glycoside with an unusual humulene-phloroglucinol skeleton from *Euphorbia kansuensis*〔J/OL〕. Fitoterapia, 2021〔2022-02-22〕. https://doi.org/10.1016/j.fitote.2021.104966

Yan YX, Yan LJ, Wang YC, et al. A new lignan from the leaves of *Orthosiphon aristatus*〔J/OL〕. Chemistry of Natural Compounds, 2021〔2022-02-22〕. https://doi.

org/10.1007/s10600-021-03330-0

Yang F, Hua Q, Yao LG, et al. Further new nardosinane-type sesquiterpenoids from the Xisha soft coral *Litophyton nigrum* [J/OL]. Fitoterapia, 2021 [2022-02-22]. https://doi.org/10.1016/j.fitote.2021.104906

Yang FX, Mi QL, Zhu YN, et al. Three new anthraquinones from the twigs of *Cassia auriculata* Linn. and their antibacterial activity [J/OL]. Phytochemistry Letters, 2021 [2022-02-22]. https://doi.org/10.1016/j. phytol. 2021. 06.011

Yang G, Zhou P, Li Y, et al. p-Menthene-type monoterpene peroxy dimers from *Pilea aquarum subsp. brevicornuta* [J/OL]. Tetrahedron Letters, 2021 [2022-02-22]. https://doi.org/10.1016/j.tetlet.2021.153463

Yang L, Zhang D, Li JB, et al. Prenylated xanthones with α-Glucosidase and α-amylase inhibitory effects from the pericarp of *Garcinia mangostana* [J/OL]. Journal of Asian Natural Products Research, 2021 [2022-02-22]. https://doi.org/10.1080/10286020.2021.1967328

Yang LJ, Yang ZD, Li ZJ, et al. Stephtetrandrine AD, bisbenzylisoquinoline alkaloids from *Stephania tetrandra* [J/OL]. Natural Product Research, 2021 [2022-02-22]. https://doi.org/10.1080/14786419.2021.1961135

Yang P, Tian YM, Cheng YT, et al. A new biflavonoid from *Selaginella uncinate* [J/OL]. Chemistry of Natural Compounds, 2021 [2022-02-22]. https://doi.org/10.1007/s10600-021-03272-7

Yang PY, Zhao P, Bai M, et al. Structure elucidation and absolute configuration determination of C_{26}, C_{27} and C_{30} tirucallane triterpenoids from the leaves of *Picrasma quassioides* (D. Don) Benn [J/OL]. Phytochemistry, 2021 [2022-02-22]. https://doi.org/10. 1016/j. phytochem. 2021.112675

Yang Q, Lin G, Wang PH, et al. Cytotoxic plicamine alkaloids from the whole plants of *Zephyranthes grandiflora* [J/OL]. Journal of Asian Natural Products Research, 2022 [2022-02-22]. https://doi.org/10.1080/10286020. 2021.1871607

Yang R, Fang L, Li J, et al. A new anti-inflammatory lignan from *Lonicerae Japonicae* flos [J/OL]. Natural Product Research, 2021 [2022-02-22]. https://doi. org/ 10.1080/14786419.2019.1587430

Yang WN, Jiang XQ, Liu JT, et al. Integrated strategy from *in vitro*, *in situ*, *in vivo* to *in silico* for predicting active constituents and exploring molecular mechanisms of Tongfengding Capsule for treating gout by inhibiting inflammatory responses [J/OL]. Frontiers in Pharmacology, 2021 [2022-05-16]. https://doi. org/10. 3389/fphar. 2021. 759157

Yang XR, Tanaka N, Song JR, et al. Rhodomollosides A and B, glycosides of methyl everninate from the aerial parts of *Rhododendron molle* [J/OL]. Journal of Asian Natural Products Research, 2021 [2022-02-22]. https://doi.org/10.1080/10286020.2021.2011241

Yang Y, Chen X, Luan F, et al. Euphorbia helioscopia L.: A phytochemical and pharmacological overview [J/OL]. Phytochemistry, 2021 [2022-02-22]. https://doi.org/10.1016/j.phytochem.2020.112649

Yao CH, Sha XS, Song HL, et al. Two new compounds from the aerial parts of *Stelleropsis tianschanica* and their cytotoxic activity [J/OL]. Phytochemistry Letters, 2021 [2022-02-22]. https://doi. org/10. 1016/j. phytol. 2020.09.009

Yao SF, Zhang HB, Cai ZS, et al. Two new steroidal sapogenins from *Rohdea chinensis* (synonym Tupistra chinensis) rhizomes and their antifungal activity [J/OL]. Journal of Asian Natural Products Research, 2021 [2022-02-22]. https://doi. org/10. 1080/10286020. 2021. 1886088

Ye C, Jin M, Sun JF, et al. A new ursane-type triterpenoid from the leaves of *Rhododendron dauricum* with cytotoxic activity [J/OL]. Chemistry of Natural Compounds, 2021 [2022-02-22]. https://doi. org/10. 1007/s10600-021-03342-w

Ye HL, Liu Y, Pan J, et al. Three new sesquiterpenoid alkaloids from the roots of *Tripterygium wilfordii* and its cytotoxicity [J/OL]. Natural Product Research, 2021 [2022-02-22]. https://doi. org/10. 1080/14786419.

2021.1903460

Ye S, Yan L, Sun YP, et al. Two new terpenes from the aerial parts of *Clematis chinensis* Osbeck[J/OL]. Natural Product Research, 2021[2022-02-22]. https://doi.org/10.1080/14786419.2021.1889541

Ye XS, Tian WJ, Liu XZ, et al. Lignans and phenylpropanoids from the roots of *Ficus hirta* and their cytotoxic activities[J/OL]. Natural Product Research, 2021[2022-02-22]. https://doi.org/10.1080/14786419.2021.1892099

Ye Y, Xu G, Li DL. Acridone alkaloids and flavones from the leaves of *Citrus reticulata*[J/OL]. Natural Product Research, 2021[2022-02-22]. https://doi.org/https://doi.org/10.1080/14786419.2021.1876047

Yi M, Meng FC, Qu SY, et al. Dolominol A and B, two new neolignans from *Dolomiaea souliei* (Franch) C. Shih[J/OL]. Natural Product Research, 2021[2022-02-22]. https://doi.org/10.1080/14786419.2021.1897125

Yi P, Li B, Zafar S, et al. Three new constituents from the Tujia ethnomedicine *Swertia punicea* Hemsl[J/OL]. Natural Product Research, 2021[2022-02-22]. https://doi.org/10.1080/14786419.2021.2012669

Yin T, Yan Y, Li X, et al. Three new diterpenoid alkaloids from *Delphinium tatsienense*[J/OL]. Phytochemistry Letters, 2021[2022-02-22]. https://doi.org/10.1016/j.phytol.2020.11.017

Yin YH, Zhang K, Wei LY, et al. The moleculmechanism of antioxidation of Huolisu Oral Liquid based on serum analysis and network analysis[J/OL]. Frontiers in Pharmacology, 2021[2022-02-22]. https://doi.org/10.3389/fphar.2021.710976

You H, He M, Pan D, et al. Kavalactones isolated from *Alpinia zerumbet* (Pers.) Burtt. et Smith with protective effects against human umbilical vein endothelial cell damage induced by high glucose[J/OL]. Natural Product Research, 2021[2022-02-22]. https://doi.org/10.1080/14786419.2021.2023866

You Q, Rrz C, Jian JA, et al. Indole-based alkaloids from *Ophiocordyceps xuefengensis*[J/OL]. Phytochemistry, 2021[2022-02-22]. https://doi.org/10.1016/j.phytochem.2020.112536

Yu HF, Ding CF, Zhang LC, et al. Alstoscholarisine K, an antimicrobial indole from gall-induced leaves of *Alstonia scholaris*[J/OL]. Organic Letters, 2021[2022-02-22]. https://doi.org/10.1021/acs.orglett.1c01942

Yu JQ, Zhao L, Zhang KW, et al. Anti-inflammatory and hepatoprotective cembranoid alcohols from the gum resin of *Boswellia carterii*[J/OL]. Fitoterapia, 2021[2022-02-22]. https://doi.org/10.1016/j.fitote.2021.105064

Yu Y, Bao MF, Huang SZ, et al. Vincan-and eburnan-type alkaloids from *Tabernaemontana bovina* and their hypoglycemic activity[J/OL]. Phytochemistry, 2021[2022-02-22]. https://doi.org/10.1016/j.phytochem.2021.112859

Yuan WJ, Zhu PY, Qiao M, et al. Two new steroidal alkaloids with cytotoxic activities from the roots of *Veratrum grandiflorum* Loes[J/OL]. Phytochemistry Letters, 2021[2022-02-22]. https://doi.org/10.1016/j.phytol.2021.08.012

Yuan Y, Hu ZF, Wang FL, et al. Sesquiterpenoids from *Ixeris sonchifolia* and their neuroprotective activities[J/OL]. Journal of Asian Natural Products Research, 2021[2022-02-22]. https://doi.org/10.1080/10286020.2021.2017896

Yun X, Chen XM, Wang JY, et al. Cassane diterpenoids from *Caesalpinia pulcherrima* and their anti-inflammatory and α-glycosidase inhibitory activities[J/OL]. Natural Product Research, 2021[2022-02-22]. https://doi.org/10.1080/14786419.2021.2007096

严国鸿，蒋昆霞，朱美玲，等.菱芍痉挛平颗粒的血清药物化学研究[J].药学研究,2021,40(11):701

杨建波，高慧宇，王雪婷，等.何首乌中1个新的木脂素酰胺类化合物[J].中草药,2021,52(18):5475

杨仁勇，王云涛，王梦然，等.千年健萜类化学成分及其细胞毒活性研究[J].中草药,2021,52(11):3167

杨秀伟，王洪平，张友波，等.人参根和根茎中新的聚乙炔类化学成分[J].中草药,2021,52(1):14

姚彩虹，许旭东，龚小妹，等.彭县雪胆中葫芦烷三萜类成分及其抗肿瘤活性研究[J].中草药,2021,52(20):6144

于欢，胡雪纯，张冬丽，等.桃金娘果实的化学成分研究

［J］.中草药,2021,52(5):1252

于天怡,焦广洋,黄豆豆,等.基于 UHPLC-Q-TOF/MS 和网络药理学分析肺炎二号方预防新冠肺炎的有效成分和机制［J］.中国临床药理学与治疗学,2021,26(10):1127

Z

Zeng M, Qi M, Kan Y, et al. A new flavonoid from the thorn of *Gleditsia sinensis* Lam［J/OL］. Natural Product Research, 2021［2022-02-22］. https://doi.org/10.1080/14786419.2021.1969569

Zhang BD, Zhu WF, Akihisa T, et al. Cardiac glycosides from the roots of *Streblus asper* Lour. and their apoptosis-inducing activities in A549 cells［J/OL］. Phytochemistry, 2021［2022-02-22］. https://doi.org/10.1016/j.phytochem.2020.112544

Zhang CG, Chen T, Yang JJ, et al. Two pairs of epimers and three undescribed diterpenoids from *Pseudocaryopteris paniculata*［J/OL］. Natural Product Research, 2021［2022-02-22］. https://doi.org/10.1080/14786419.2021.1986494

Zhang CL, Liu J, Xi CC, et al. Cadinane sesquiterpenoids and their glycosides from *Alangium chinense* that inhibit spontaneous calcium oscillations［J/OL］. Journal of Natural Products, 2022［2022-02-22］. https://doi.org/10.1021/acs.jnatprod.1c00978

Zhang CY, Chu ZJ, Zhou JC, et al. Cytotoxic activities of 9, 10-seco-cycloartane-type triterpenoids from the Chinese liverwort *Lepidozia reptans*［J/OL］. Journal of Natural Products, 2021［2022-02-22］. https://doi.org/10.1021/acs.jnatprod.1c00653

Zhang DD, Zhao P, Huang SW, et al. Four pair of enantiomeric benzofuran lignans from the fruits of *Crataegus pinnatifida* bunge［J/OL］. Natural Product Research, 2021［2022-02-22］. https://doi.org/10.1080/14786419.2021.2007094

Zhang DL, Hu YK, Wang JH, et al. A new monoterpenoid glycoside from *Syzygium fluviatile*［J/OL］. Chemistry of Natural Compounds, 2021［2022-02-22］. https://doi.org/10.1007/s10600-021-03285-2

Zhang DL, Li M, Han GF, et al. Longipetalol A: A highly modified triterpenoid from *Dichapetalum longipetalum*［J/OL］. Journal of Natural Products, 2021［2022-02-22］. https://doi.org/10.1021/acs.jnatprod.1c00068

Zhang DL, Li M, Xu WF, et al. Nine new dichapetalin-type triterpenoids from the twigs of *Dichapetalum gelonioides*（Roxb.）Engl［J/OL］. Fitoterapia, 2021［2022-02-22］. https://doi.org/10.1016/j.fitote.2021.104868

Zhang HR, Wang SQ, Liu QY, et al. Dracomolphin A-E, new lignans from *Dracocephalum moldavica*［J/OL］. Fitoterapia, 2021［2022-02-22］. https://doi.org/10.1016/j.fitote.2021.104841

Zhang HX, Xia Z, Xu TQ, et al. One pair of new enantiomeric trinorsesq-uiterpenes from the aerial parts of *Justicia gendarussa*［J/OL］. Journal of Asian Natural Products Research, 2021［2022-02-22］. https://doi.org/10.1080/10286020.2021.1871603

Zhang JP, Li WR, Wu S, et al. Prenylated C_6-C_3 derivatives from the stems and branches of *Illicium ternstroemioides* AC Smith with antiviral activity［J/OL］. Phytochemistry, 2021［2022-02-22］. https://doi.org/10.1016/j.phytochem.2021.112935

Zhang L, Zheng L, Wang Q, et al. Cytisine-like alkaloids from the seeds of *Ormosia hosiei* Hemsl. et Wils［J/OL］. Natural Product Research, 2021［2022-02-22］. https://doi.org/10.1080/14786419.2021.2005591

Zhang M, Du SY, Liu J, et al. New monoterpenoid indole alkaloids from *Tabernaemontana bovina*［J/OL］. Phytochemistry Letters, 2021［2022-02-22］. https://doi.org/10.1016/j.phytol.2021.03.006

Zhang ML, Sun YP, Liu Y, et al. Five new sesquiterpenoids from the fruits of *Acanthopanax senticosus*（Rupr.& Maxim.）Harms［J/OL］. Fitoterapia, 2021［2022-02-22］. https://doi.org/10.1016/j.fitote.2021.104827

Zhang MS, Linghu L, Wang G, et al. Dendrobine-type alkaloids from *Dendrobium nobile*［J/OL］. Natural Product Research, 2021［2022-02-22］. https://doi.org/10.1080/14786419.2021.2019731

Zhang P, Xue S, Tang P, et al. Aphamines A-C, dimeric acyclic diterpene enantiomers from *Aphanamixis polystachya*[J/OL]. Chinese Chemical Letters，2021［2022-02-22］. https：//doi.org/10.1016/j.cclet.2020.09.028

Zhang P，Zou JB，An Q，et al. Two new cytisine-type alkaloids from the seeds of *Thermopsis lanceolata*［J/OL］. Journal of Asian Natural Products Research，2021［2022-02-22］. https：//doi. org/10. 1080/10286020. 2021. 2020759

Zhang PZ，Feng S，Zhang YM. A new triterpenoid saponin from *Clematis akebioides*［J/OL］. Chemistry of Natural Compounds，2021［2022-02-22］. https：//doi.org/10.1007/s10600-021-03293-2

Zhang SY，Wu ZN，Li YY，et al. Stilbene dimer xylosides and flavanols from the roots of *Lysidice rhodostegia* and their antioxidant activities［J/OL］. Fitoterapia，2021［2022-02-22］. https：//doi.org/10.1016/j.fitote.2021.104997

Zhang W，Sun CP，Peng YL，et al. Isolation and identification of two new sargentodoxosides from *Sargentodoxa cuneata* and their agonistic effects against FXR［J/OL］. Natural Product Research，2021［2022-02-22］. https：//doi.org/10.1080/14786419.2021.1880405

Zhang X，Liu F，Feng ZM，et al. Bioactive amides from *Polygonum cuspidatum*［J/OL］. Journal of Asian Natural Products Research，2021［2022-02-22］. https：//doi.org/10.1080/10286020.2021.1873298

Zhang XH，Wang Y，Qin QY，et al. Pronounced anti-neuroinflammatory jasmonates and terpenes isolated from *lychee* seeds［J/OL］. Fitoterapia，2021［2022-02-22］. https：//doi.org/10.1016/j.fitote.2021.104924

Zhang Y，Li LH，Zhang JH，et al. Screening of hypolipidemic active components in Jiang-Zhi-Ning and its preliminary mechanism research based on "active contribution value" study［J/OL］. Journal of Ethnopharmacology，2021［2022-05-16］. https：//doi. org/10. 1016/j. jep. 2021. 113926

Zhang YQ，Zhao F，Ma JX，et al. A new prenylated flavanonol from the roots of *Sophora flavescens*［J/OL］. Chemistry of Natural Compounds，2021［2022-02-22］. https：//doi.org/10.1007/s10600-021-03271-8

Zhang YX，Ao Z，He YW，et al. Hyperpatulones C-G，new spirocyclic polycyclic polyprenylated acylphloroglucinols from the leaves of *Hypericum patulum*［J/OL］. Fitoterapia，2021［2022-02-22］. https：//doi.org/10.1016/j.fitote.2021.105063

Zhang YY，Liu D，Ye RR，et al. Anti-inflammatory quinolizidine alkaloids from the aerial parts of *Sophora tonkinensis*［J/OL］. Phytochemistry Letters，2021［2022-02-22］. https：//doi.org/10.1016/j.phytol.2021.08.010

Zhang ZG，Li YY，Lin B，et al. New phenolic glycosides from *Anemone chinensis* Bunge and their antioxidant activity［J/OL］. Natural Product Research，2021［2022-02-22］. https：//doi.org/10.1080/14786419.2021.1917569

Zhang ZJ，Dong SW，Gao DD，et al. Unusual matrine-adenine hybrids isolated from *Sophora davidii* and their inhibitory effects on human cytomegalovirus［J/OL］. Phytochemistry，2021［2022-02-22］. https：//doi. org/10. 1016/j.phytochem.2021.112842

Zhao HR，Liu XQ，Wu XT，et al. Four new highly oxidized sesquiterpene lactones from the leaves of *Artemisia argyi*［J/OL］. Phytochemistry Letters，2021［2022-02-22］. https：//doi.org/10.1016/j.phytol.2021.03.011

Zhao HY，Lan Q，Wang YQ，et al. New lignans and a phenylpropanoid from *Triadica rotundifolia* and their anti-neuroinflammatory and antioxidant activities［J/OL］. Phytochemistry Letters，2021［2022-02-22］. https：//doi.org/10.1016/j.phytol.2021.07.013

Zhao HY，Wang YQ，Li YC，et al. Flavonol glycosides and phenylpropanoid glycosides with inhibitory effects on microglial nitric oxide production from *Neoshirakia japonica*［J/OL］. Fitoterapia，2021［2022-02-22］. https：//doi.org/10.1016/j.fitote.2021.104877

Zhao L，Li W，Dai SJ，et al. Alkaloids bearing rare skeletons from *Forsythia suspensa* with anti-inflammatory and anti-viral activities in vitro［J/OL］. Phytochemistry，2021［2022-02-22］. https：//doi. org/10. 1016/j. phytochem. 2021.112739

Zhao ML，Shan SJ，Tao R，et al. Stigmastane-type steroid saponins from the leaves of *Vernonia amygdalina*

Del[J/OL]. Fitoterapia, 2021[2022-02-22]. https://doi. org/10.1016/j.fitote.2021.104838

Zhao ND, Li YL, Song Y, et al. Ten new nortriterpenes from *Euphorbia resinifera* and their anti-tomato yellow leaf curl virus activities[J/OL]. Fitoterapia, 2021[2022-02-22]. https://doi.org/10.1016/j.fitote.2021.104989

Zhao Q, Zhu WT, Ding X, et al. Voacafrines AN, aspidosperma-type monoterpenoid indole alkaloids from *Voacanga africana* with AChE inhibitory activity[J/OL]. Phytochemistry, 2021[2022-02-22]. https://doi. org/10.1016/j.phytochem.2020.112566

Zhao W, Chang X, Yuan H, et al. Three new sesquiterpene polyol esters from *Celastrus angulatus*[J/OL]. Journal of Asian Natural Products Research, 2021[2022-02-22]. https://doi.org/10.1080/10286020.2021.1931140

Zhao Y, Zheng Y, Chen X, et al. Camptothecin derivatives induce apoptosis and inhibit proliferation of prostate cancer PC-3M cells through downregulation of PI3K/Akt signaling pathway[J/OL]. Phytochemistry Letters, 2021[2022-02-22]. https://doi.org/10.1016/j.phytol.2021.08.014

Zhao YM, Xiu MX, Wang D, et al. Flavonoids from the seeds of *Psoralea corylifolia* inhibit diacylglycerol acyltransferase[J/OL]. Phytochemistry Letters, 2021[2022-02-22]. https://doi.org/10.1016/j.phytol.2021.06.013

Zhen B, Suo X, Dang J, et al. Hyperterpenoids A and B: Two pairs of unprecedented 6/6/4/6/6 polycyclic cyclobutane meroterpenoids with potent neuroprotective and anti-inflammatory activities from *Hypericum beanii*[J/OL]. Chinese Chemical Letters, 2021[2022-02-22]. https://doi.org/10.1016/j.cclet.2020.10.027

Zheng H, Wu J, Liu D, et al. Bioactive dihydroagarofuran sesquiterpenes from the twigs of *Tripterygium hypoglaucum*[J/OL]. Phytochemistry Letters, 2021[2022-02-22]. https://doi.org/10.1016/j.phytol.2020.10.011

Zheng YZ, Ke CQ, Zhou SZ, et al. Cytotoxic guaianolides and seco-guaianolides from *Artemisia atrovirens*[J/OL]. Fitoterapia, 2021[2022-02-22]. https://doi. org/10.1016/j.fitote.2021.104900

Zhong WL, Zhou XM, Yi JL, et al. Fissistiganoids A

and B: Two new flavonoids from the *Fissistigma tungfangense*[J/OL]. Natural Product Research, 2021[2022-02-22]. https://doi.org/10.1080/14786419.2020.1871340

Zhou D, Zhang T, Liu Q, et al. Structural elucidation of spiro cyclohexandienonyl naphthalenes with potential anti-neuroinflammatory activities from *Caragana acanthophylla* Kom[J/OL]. Phytochemistry, 2021[2022-02-22]. https://doi.org/10.1016/j.phytochem.2021.112976

Zhou J, He X, Sun R, et al. Lignans from *Bupleurum marginatum* and their antioxidant activity[J/OL]. Natural Product Research, 2021[2022-02-22]. https://doi.org/10.1080/14786419.2021.1917570

Zhou L, Gongpan PC, Fan QF, et al. Two new monoterpenoid indole alkaloids from *Mappianthus iodoides* stems[J/OL]. Natural Product Research, 2021[2022-02-22]. https://doi.org/10.1080/14786419.2021.1928119

Zhou L, Zheng GJ, Jin PF, et al. A new megastimane sesquiterpenoid from the leaves of *Cinnamomum cassia*[J/OL]. Journal of Asian Natural Products Research, 2021[2022-02-22]. https://doi.org/10.1080/10286020.2021.1981872

Zhou N, Li JJ, Wu Y, et al. New polymerized sesquiterpene lactones from *Ainsliaea yunnanensis* and their activity evaluation[J/OL]. Natural Product Research, 2021[2022-02-22]. https://doi.org/10.1080/14786419.2021.1904924

Zhou N, Wang ZY, Wu Y, et al. Norursane-type triterpenoids from *Rosmarinus officinalis* and their anti-inflammatory activity evaluation[J/OL]. Fitoterapia, 2021[2022-02-22]. https://doi.org/10.1016/j.fitote.2021.104982

Zhou P, Zheng M, Li XN, et al. Hypoxylonoids AG: Isopimarane diterpene glycosides from *Xylaria hypoxylon*[J/OL]. Phytochemistry, 2021[2022-02-22]. https://doi.org/10.1016/j.phytochem.2020.112613

Zhou T, Yang FX, Cai BB, et al. Anti-tobacco mosaic virus chromone derivatives from the stems of *Nicotiana tabacum*[J/OL]. Chemistry of Natural Compounds, 2021[2022-02-22]. https://doi.org/10.3390/molecules271-

03129

Zhou XL, Li SB, Yan MQ, et al. Bioactive dammarane triterpenoid saponins from the leaves of *Cyclocarya paliurus*〔J/OL〕. Phytochemistry, 2021〔2022-02-22〕. https://doi.org/10.1016/j.phytochem.2020.112618

Zhou Z, Xian J, Wei W, et al. Volatile metabolic profiling and functional characterization of four terpene synthases reveal terpenoid diversity in different tissues of *Chrysanthemum indicum* L〔J/OL〕. Phytochemistry, 2021〔2022-02-22〕. https://doi.org/10.1016/j.phytochem.2021.112687

Zhu CC, Luo YX, Wu YX, et al. A new N-cis-coumaroyltyramine derivative from *Fissistigma oldhamii*〔J/OL〕. Chemistry of Natural Compounds, 2021〔2022-02-22〕. https://doi.org/10.1007/s10600-021-03491-y

Zhu HJ, Chang WQ, Zhou CG, et al. Chemicalome and metabolome profiling of Chai-Gui Decoction using an integrated strategy based on UHPLC-Q-TOF-MS/MS analysis〔J/OL〕. Journal of Chromatography B, 2021〔2022-05-16〕. https://doi.org/10.1016/j.jchromb.2021.122979

Zhu L, Gong LJ, Zhu DR, et al. Cephalotaxine-type alkaloids from the seeds of *Cephalotaxus fortunei* and their cytotoxic activities〔J/OL〕. Phytochemistry, 2021〔2022-02-22〕. https://doi.org/10.1016/j.phytochem.2021.112903

Zhu L, Zhu DR, Zhou WX, et al. Fortuneicyclidins A and B, pyrrolizidine alkaloids with a 7-azatetracyclo [5.4.3.0.0(2, 8)]tridecane core, from *Cephalotaxus fortunei*〔J/OL〕. Organic Letters, 2021〔2022-02-22〕. https://doi.org/10.1021/acs.orglett.1c00738

Zhu LP, Yang HM, Zheng X, et al. Four new dammarane triterpenoid glycosides from the leaves of *Cyclocarya paliurus* and their SIRT1 activation activities〔J/OL〕. Fitoterapia, 2021〔2022-02-22〕. https://doi.org/10.1016/j.fitote.2021.105003

Zhu M, Li Y, Zhou J, et al. Pinguisane sesquiterpenoids from the Chinese liverwort *Trocholejeunea sandvicensis* and their anti-inflammatory activity〔J/OL〕. Journal of Natural Products, 2022〔2022-02-22〕. https://doi.org/10.1021/acs.jnatprod.1c00964

Zhu TH, Wang YF, Jiang T, et al. Two new lignans from the fresh bark of *Ailanthus altissima*〔J/OL〕. Chemistry of Natural Compounds, 2021〔2022-02-22〕. https://doi.org/10.1007/s10600-021-03379-x

Zhu Z, Zhang P. A new lignan from *Pandanus tectorius*〔J/OL〕. Natural Product Research, 2021〔2022-02-22〕. https://doi.org/10.1080/14786419.2021.2021201

Zi Y, Yao M, Lu Z, et al. Glycoglycerolipids from the leaves of *Perilla frutescens* (L.)Britton(Labiatae) and their anti-inflammatory activities in lipopolysaccharide-stimulated RAW264.7 cells〔J/OL〕. Phytochemistry, 2021〔2022-02-22〕. https://doi.org/10.1016/j.phytochem.2021.112679

Zong JF, Zhang MM, Zhou YB, et al. Polyprenylated acylphloroglucinol meroterpenoids with PTP1B inhibition from *Hypericum forrestii*〔J/OL〕. Fitoterapia, 2021〔2022-02-22〕. https://doi.org/10.1016/j.fitote.2021.104959

Zou MF, Pan YH, Hu R, et al. Highly modified norclerodane diterpenoids from *Croton yanhuii*〔J/OL〕. Fitoterapia, 2021〔2022-02-22〕. https://doi.org/10.1016/j.fitote.2021.104979

Zuo Q, Mu HY, Gong Q, et al. Diterpenoids from the seeds of *Euphorbia lathyris* and their effects on microglial nitric oxide production〔J/OL〕. Fitoterapia, 2021〔2022-02-22〕. https://doi.org/10.1016/j.fitote.2021.104834

占丽丽,黄伟明,卞玉婷,等.裸花紫珠叶中1个新的半日花烷型二萜[J].中国中药杂志,2021,46(16):6:4139

张佳,杨桠楠,姜建双,等.仙鹤草中木脂素类化学成分的研究[J].中草药,2021,52(17):5176

张倩,陆云阳,刘杨,等.大叶铁线莲乙醇提取物正丁醇部位的化学成分研究[J].中草药,2021,52(17):5185

张鑫,王景丽,赵春雪,等.三尖杉茎叶中的二萜类化合物研究[J].中草药,2021,52(11):3174

张艳,周严严,高文雅,等.基于UHPLC-LTQ-Orbitrap-MS/MS技术的小儿豉翘清热颗粒化学成分鉴定及网络药理学研究[J].中国中药杂志,2021,46(23):6163

张再,倪绍伟,徐雪,等.望江南的化学成分研究[J].中国中药杂志,2021,46(15):3873

张玲玲,张慧文,刘宏,等.三臣丸中的入血成分及灰色关联度分析[J/OL].中药材,2021〔2022-05-16〕. https://

doi.org/10.13863/j.issn1001-4454.2021.09.019

张婷婷,郭教岑,马青云,等.喜热灵芝子实体的化学成分研究[J].中国中药杂志,2021,46(7):1783

张晓娟,宋志敏,王彦志,等.生姜中1个新的薄荷烷型单萜[J].中草药,2021,52(22):6775

张晓娟,宋志敏,王彦志,等.生姜中1个新的单萜酯成分[J].中国中药杂志,2021,46(19):5015

张云封,朱枝祥,王文萱,等.苗族药血人参中缩合鞣质类化学成分研究[J].中国中药杂志,2021,46(16):4131

赵海燕,王恒山,梁东.白木乌桕中1个新的木脂素葡萄糖苷[J].中草药,2021,52(17):5198

赵宁东,宋玉,杨宝嘉,等.维吾尔药大戟脂中2个新的三萜[J].中草药,2021,52(3):621

赵英楠,赵明,李军,等.白桦树皮中1个新的降三萜[J].中草药,2021,52(20):6152

郑单单,魏文峰,霍金海,等.基于UHPLC-Q-TOF-MS技术的芪风固表颗粒血清药物化学研究[J].中草药,2021,52(3):643

周宇娟,王俊豪,徐红,等.铁皮石斛联苄类化学成分的研究[J].中国中药杂志,2021,46(15):3853

朱冲冲,彭冰,曾祖平,等.香鳞毛蕨中1个新的间苯三酚类化合物[J].中国中药杂志,2021,46(2):388

（四）中药药剂

【概述】

2021年度,中药制剂领域围绕中医药事业发展的总体目标,遵循传承精华,守正创新,有力促进了专业领域的技术进步,中药的现代化和产业化取得了显著发展,为中医药在疾病防治、康复保健作用的发挥,提供了药物支持,也为健康中国的建设做出了积极的贡献。这一年中药制剂领域研究成果的报道,主要涉及中药制药技术的进步与发展、中药制剂的改进与优化、中药新剂型与新制剂研究与创制,反映了中药制剂学未来发展的基本趋势,具有借鉴与示范作用。经典名方的制备工艺与质量控制研究、中药贴膏剂等的研究、中药大品种制备工艺过程关键质量控制研究、晶体工程技术改善中药成药性的研究,将列专门条目予以介绍。

1. 中药制药技术的研究

在中药制药技术研究领域,文献报道比较多的有中药的提取技术、纯化技术、干燥技术、包合物的制备等方面。

（1）提取技术 左明明等以出膏率和总黄酮（以葛根素计）、总多糖（以葡萄糖计）、葛根素、淫羊藿苷含量等为评价指标,采用正交试验优选适合规模生产的太子神悦胶囊处方药材提取工艺。结果:太子参最佳提取工艺为料液比为8倍量,提取次数3次,提取时间3 h;葛根、淫羊藿最佳提取工艺为料液比为12倍量,提取次数3次,提取时间1 h。刘欢欢等以HPLC特征图谱相似度、出膏率及主要成分异阿魏酸、阿魏酸、毛蕊花糖苷、盐酸小檗碱和丹皮酚的含量为指标,采用多指标综合加权评分法结合

正交试验优化经典名方清胃散的煎煮提取工艺。结果:清胃散的优化煎煮工艺为取处方量饮片粗粉共24 g至锅中,加12倍量水,浸泡30 min,大火煮沸后小火煎煮60 min,煎煮两次,浓缩至200 ml,过滤即得;优化工艺清胃散出膏率大于39.99%。李洁环等以牡荆苷、芍药苷含量和固形物质量为指标,在单因素试验的基础上设计正交试验,考察料液比、提取时间、提取次数对化瘀骨合片提取工艺的影响。结果:最佳工艺为每次加水12倍量,提取2 h,提取3次;该条件下牡荆苷的提取率为89.81%,芍药苷的提取率为86.08%。吕鑫等采用单因素试验考察加水量、提取时间和提取次数对提取工艺的影响,以升麻素苷、阿魏酸、5-O-甲基维斯阿米醇苷、总黄酮含量和浸膏得率为综合评价指标,通过星点设计-效应面法设计试验,优选消风止痒方的提取工艺。结果:最佳提取工艺为加15倍量水,提取2次,每次100 min。陈泽麒等研究建立丹酚酸B、紫草酸和丹参素的提取动力学模型,并将模型应用于丹参提取过程研究。不同工艺参数考察结果提示,搅拌会显著加快丹酚酸B传质速率,溶剂倍量对丹酚酸B传质和降解无明显影响,温度的倒数与传质阻力对数值线性关系良好,决定系数为0.996,温度与传质阻力符合阿伦尼乌斯公式。在较高提取温度（358 K以上）下,紫草酸和丹参素浓度变化受传质影响较弱,只需考虑降解对其浓度变化的影响。

林义平等以芦荟大黄素、大黄酸、大黄素、大黄酚、大黄素甲醚、厚朴酚、和厚朴酚、橙皮苷提取率及出膏得率作为指标,采用熵权法结合Box-Behnken响应面法优化枳黄通泻颗粒提取工艺。结果:最佳提取工艺为12倍60%乙醇提取45 min,提取3次,出膏率为35.81%。王玉等基于信息熵和响应面设

计,以盐酸小檗碱含量和干膏得率为评价指标,优选冰硼痔疮栓的提取工艺。结果:最佳提取工艺为乙醇浓度70%,加乙醇量8倍,提取次数2次,提取时间1h。刘博文等借助网络药理学对乳腺康潜在的活性成分进行筛选,并运用设计空间法对乳腺康提取工艺进行优化研究。结果:最佳提取工艺为浸泡时间30 min、溶媒量12倍、提取时间45～75 min、乙醇体积分数为65%～80%、提取2～3次。郭静等采用正交试验与初步药效学实验相结合的方式,优选消疹止痛凝胶的提取工艺。结果:乙醇渗漉法所得的提取物对单纯疱疹病毒致豚鼠皮肤感染模型有明显减轻作用,并可缩短痊愈时间。优化的乙醇渗漉提取工艺为,渗漉溶剂60%乙醇,渗漉体积流量4 ml/min,渗漉液收集体积8倍药材量。刘淑兰等以栀子苷、连翘酯苷A、羟基红花黄色素A为评价指标,在单因素试验的基础上,采用Box-behnken响应面法设计试验,采用层次分析-熵权法组合赋权确定各指标权重系数并计算综合评分,优化紫红生肌软膏醇提工艺。结果:最佳醇提工艺为采用70%的乙醇为溶剂提取两次,第1次加9倍量乙醇提取150 min,第2次加7倍量乙醇提取120 min。

哈立洋等采用单因素试验和响应面法,以挥发油提取率为指标优化提取工艺,提高竹叶花椒挥发油提取率,并以醋酸扭体法和二甲苯致小鼠耳肿胀模型验证其药效活性。结果:最佳提取工艺为超声时间40 min,料液比1∶20,蒸馏时间90 min;竹叶花椒挥发油16、48、144 mg/kg组对小鼠扭体及耳肿胀模型均具有镇痛抗炎活性作用。马钢华等研究石油醚冷浸提取法、超临界提取法和水蒸气蒸馏法3种不同提取方法所得广藿香油化学成分的差异,并初步考察其体外抑制NO活性。结果:从5个广藿香油样品中总共分析鉴定了30个化合物,超临界CO_2流体萃取法和石油醚冷浸提取法中百秋李醇的相对含量都高于水蒸气蒸馏法,超临界CO_2流体萃取法得到的广藿香油对NO的抑制作用显著强于氨基胍组。王晗等选取聚偏氟乙烯膜材料,分别采用超滤、蒸汽渗透膜技术对广藿香挥发油进行提取分离,并从挥发油收率、膜分离前后挥发油理化性质等方面进行了综合分析比较。结果提示,超滤法和蒸汽渗透法均为较好的广藿香挥发油富集方法,相比于超滤,蒸汽渗透膜技术对广藿香挥发油具有更好的分离效果;而超滤法趋向于广藿香挥发油中醇酚等含氧基团类成分的富集,蒸汽渗透法更趋向于烯类成分的富集。

(2)纯化技术 冯玉天娇等以黄芩苷、盐酸小檗碱的转移率为指标,采用单因素试验优选半夏泻心汤"辛苦组"药物提取液的大孔吸附树脂纯化工艺。结果:优选的纯化工艺为上样液浓度20 mg/ml,上样液pH为4,上样液流速4 BV/h,5 BV蒸馏水除杂,pH为8的70%乙醇作洗脱剂,洗脱剂用量4 BV,洗脱体积流速4 BV/h,黄芩苷和盐酸小檗碱的转移率分别为88.74%、94.53%,干膏收率为5.96%。叶淑青等通过Box-Behnken响应面设计构建纳滤分离数学模型,探索复杂溶液环境中丹酚酸B、苦参碱纳滤分离规律。结果:膜孔径、溶液pH对各成分分离情况的影响分别符合孔径筛分、电荷效应分离原理,而乙醇体积分数对其呈现出差异,其中苦参碱相对较敏感;乙醇可改变纳滤膜界面组成和有效过滤孔径,苦参碱-丹酚酸B复合物难以接近界面层;改变溶液环境,调控限域环境下的有效过滤孔径,可为复杂溶液环境中丹酚酸B、苦参碱的策略性分离提供依据。李智勇等以纯化药液的固形物含量、芍药苷及橙皮苷的含量为评价指标,通过对比离心沉淀法、乙醇沉淀法、壳聚糖、ZTC1+1澄清剂和101果汁澄清剂法,优选中风复元合剂的纯化工艺。结果:中风复元合剂适宜采用ZTC1+1澄清法纯化工艺,其最佳条件为药液浓度1.0 g/ml、ZTC1+1澄清剂用量4.5%、水浴温度40 ℃。张微等采用单因素试验,通过测定醇沉上清液中干物质得率和黄芩苷含量,并计算黄芩苷转移率,确定最佳醇沉时间;采用正交试验研究不同醇沉条件下柴银口服液清膏醇沉后黄芩苷含量及转移率,优选醇沉工艺条件。结果:最佳醇沉时间为24 h,最佳醇沉工艺条件为先加入2倍量pH为8、60%的碱化乙醇,再加

85％乙醇至含醇量 60％,该条件下黄芩苷转移率均值为 90.08％。丁鸿等基于决策树算法,依托数字化中药提取工厂数据平台收集的 205 批金银花和青蒿浸膏(金青浸膏)历史数据,深入挖掘热毒宁注射液金银花青蒿醇沉过程(金青醇沉)数据并探究潜在生产规律,为生产过程的质量控制提升提供技术支撑。王超越等采用确定性筛选设计结合设计空间法,研究优化了黄芩提取物纯化工艺的各个参数,为工业生产黄芩提取物提供了参考。

(3) 干燥技术 马转霞等以升麻素苷、5-O-甲基维斯阿米醇苷、芦丁、槲皮苷、阿魏酸含量,以及出粉量、指纹图谱相似度的综合评分为评价指标,优化舒肛软膏水煎液喷雾干燥工艺。结果:最佳工艺条件为进料速度 500 ml/h,雾化压力 0.4 MPa,进风温度 140 ℃。王秀敏等采用真空干燥、喷雾干燥、冷冻干燥 3 种方法,以黄连总生物碱原料药的物理特性、粉体学特征、吸湿潮解性为指标,综合评价筛选适合制剂(片剂)的干燥方法。结果显示,3 种干燥方法中,真空干燥所得粉体休止角最小,吸湿速率最小,抗张强度最大,更适合后期压片。王燕萍等分别采用冷冻干燥、阴干、微波干燥、炒干、蒸制后阴干以及不同温度(50、75、100、125、150、175、200 ℃)烘干的方式,研究不同干燥方法对淫羊藿黄酮类成分含量及抗氧化活性影响。结果:微波干燥样品的稀乙醇提取物对 DPPH 自由基和超氧阴离子自由基的清除能力最强,高温烘干样品对羟自由基的清除能力较强。陈欢等分别采用热风干燥、真空干燥、冷冻干燥处理川芎多糖,研究不同干燥方式对其理化性质及抗氧化活性的影响。结果:3 种干燥方法中冷冻干燥下多糖得率及总糖、蛋白质含量最高,分别为(3.82 ± 0.08)％、(87.72 ± 1.45)％、(1.59 ± 0.17)％;冷冻干燥清除 DPPH 自由基、羟基自由基、超氧阴离子的活性强于其他两种干燥方法。乔培等以健胃消食片原药材提取浓缩液为模型药物,分析探讨真空带式干燥与中药浸膏粉物性指标的相关性。王仁杰等以加热温度、进料频率、履带频率为影响因素,以水分、休止角、压缩度、枸橼酸转移率为评

价指标,正交试验优化乌梅浸膏真空带式干燥工艺。

(4) 包合物的制备 李翠红等研究水蒸气蒸馏法提取犍为筸姜挥发油的最佳工艺和 β-环糊精包合物制备的最佳工艺。结果:水蒸气蒸馏法提取挥发油的最佳工艺为浸泡 1.5 h,加 20 倍量水、水蒸气蒸馏 8h;包合物的最佳制备工艺为挥发油与 β-环糊精的投料比为 1:10,加 4 倍量水,研磨 1 h。挥发油包合前后,成分未见明显改变,包合后制剂的稳定性增强。田淋淋等采用乙醇-饱和溶液法制备肝胆双清口服液中丹皮酚与当归挥发油羟丙基-β-环糊精包合物。结果:包合物的最佳制备工艺为投料比 8:1,包合温度 40 ℃,包合时间 1 h;丹皮酚包合率为 81.96％,当归挥发油包合率为 75.60％,包合物收率为 88.70％。成余勤等用熵权法确定包合物得率及挥发油包合率的权重系数,以综合评分为指标正交试验优化加减当归芍药散中挥发油的包合工艺。结果:挥发油包合的优化工艺为挥发油与 β-环糊精的投料比为 1:10,包合温度 40 ℃,包合时间 2 h。经验证,包合物得率为 64.56％,挥发油包合率为 80.44％。李思齐等优选银桑颗粒的提取工艺、挥发油包合工艺。结果:水煎提最佳工艺为加 12 倍量水,煎煮 3 次,每次 1 h;最佳包合工艺为,薄荷油与 β-环糊精的投料比是 1:10,β-环糊精与水的比例是 1:10,包合温度 45 ℃,包合时间 3 h。李燕华等制备漆黄素与 2-羟丙基-β-环糊精、2,6-二甲基-β-环糊精和磺丁基醚-β-环糊精等 β-环糊精衍生物的包合物,并对其包合行为和包合物的水溶性、稳定性进行研究。结果:漆黄素与 2-羟丙基-β-环糊精、2,6-二甲基-β-环糊精和磺丁基醚-β-环糊精形成包合物后,其溶解度从 0.05 mg/ml 分别提高到了 3.45、3.70、4.60 mg/ml。漆黄素与 β-环糊精衍生物形成包合物后,其溶解度、热稳定性及生物环境稳定性均得到明显提高。石秀佳等利用冻干载体,以薄荷挥发油为代表,评价几种不同加入方式(吸附、乳化、固体分散、包合)对主要成分保留率的影响。结果:挥发油最佳冻干制剂形式为环糊精包合技术,薄荷醇冻干保留率达 86.36％;薄荷油 β-环糊精包合物的最佳制

备工艺为,β-环糊精、油配比7∶1,包合温度40℃,包合时间2 h,制得包合物综合保留率为68.41%,冻干保留率达92.53%,挥发油包合率达73.93%,溶解度显著增加。

2. 中药制剂的研究与新剂型的创制

关于中药制剂的研究与新剂型的创制,文献报道涉及颗粒剂、片剂、凝胶剂、纳米粒、脂质体等制备的相关研究较多。

(1)颗粒剂的制备 马肖等以药物成型率、堆密度、休止角、溶化率、吸湿性的综合评分为评价指标,中心组合设计-响应面法优化复方当归补血颗粒成型工艺。结果:最佳优化工艺条件为浸膏粉、乳糖(稀释剂)、糊精(稀释剂)、0.65% CMC-Na(黏合剂)=1∶0.35∶0.25∶0.1。孙岚萍等研究夏荽止衄颗粒的提取与成型工艺。以加水量、提取时间、提取次数为影响因素,连翘酯苷A、橙皮苷、梓醇、芒柄花苷含量及干膏率和指纹图谱相似度为评价指标,正交试验结合信息熵理论优化最佳提取工艺。结果:最佳提取工艺为加14倍量水,煎煮3次,每次1.5 h。以乙醇用量、浸膏粉与辅料比例、甘露醇与麦芽糊精比例为影响因素,吸湿率、成型率、溶化率、休止角、堆密度为评价指标,采用星点设计-效应面法结合G1-熵权法优化成型工艺。结果:最佳成型工艺为乙醇用量0.34倍,浸膏粉与辅料比例1∶0.93,甘露醇与麦芽糊精比例1.31∶1。马天翔等以药物成型性、溶化性、堆密度、休止角、吸湿性为评价指标,采用正交试验结合G1-熵权法优化消风止痒颗粒成型工艺。结果:最佳工艺条件为药辅比1∶1,95%乙醇用量37%,麦芽糊精与预胶化淀粉比例1∶1.25。曲丛丛等以药物成型率、休止角、吸湿率为评价指标,星点设计-效应面法优化丹参配方颗粒成型工艺。结果:最佳工艺条件为辅料(糊精-可溶性淀粉)配比2.43∶1,辅料与浸膏粉比例0.84∶1,乙醇体积分数81%。马转霞等研究优化扶正治瘰颗粒的提取、成型工艺。结果:最优提取工艺为加10量倍水,煎煮2次,每次2 h;最优成型工艺为浸膏

粉与辅料比例1∶0.7,95%乙醇用量0.35倍,预胶化淀粉与麦芽糊精比例1∶4。黄志峰等以参术健脾补血颗粒成型率为指标,采用正交试验优化考察润湿剂(乙醇)体积分数及用量、烘干温度和时间。结果:最佳成型工艺条件为制软材使用85%的乙醇,用量为稠膏与辅料总量的10%;摇摆式颗粒筛制粒;湿颗粒于沸腾干燥器80℃干燥20 min,过筛即得。陈卫卫等以颗粒的成型率、流动性、水分和溶化性为评价指标,采用星点设计效应面法筛选精合玉竹颗粒的成型工艺。结果:最佳成型工艺条件为相对密度1.20(60℃)清膏,加3倍量稀释剂(糊精∶乳糖=1∶1),混匀,制软材,制粒(16目),65℃干燥约1 h,整粒,即得。

(2)片剂的制备 韩立柱等以成型率、崩解时限、脆碎度、硬度、没食子酸含量为评价指标优化香菊片制备工艺。结果:最佳稀释剂、黏合剂、润滑剂分别为α-乳糖、70%乙醇、硬脂酸镁-滑石粉(1∶6),最佳处方为主药-(α-乳糖)-70%乙醇(5∶19∶5),润滑剂用量为1.41%,没食子酸含量为0.72 mg/g,成型率大于95%。张小琴等以石斛多糖含量、含片干燥失重以及感官评分的综合评分为指标,采用正交设计优选确定铁皮石斛含片的成分配比及其最佳制备工艺。结果:最佳方案为铁皮石斛超微粉20%、木糖醇78%、β-环状糊精2%、滑石粉1%、硬脂酸镁0.5%,以75%乙醇制粒,每100 g干颗粒喷入2%薄荷脑乙醇溶液4 ml。李雅清等通过单因素试验,以酒石酸和碳酸氢钠为泡腾剂,优选泽泻泡腾片的制备工艺。结果:最优配方为酒石酸18.3%、氯化钠11.0%、乳糖21.0%、碳酸氢钠41.1%、蔗糖5.1%、泽泻醇3.5%;最佳制备工艺为酸碱分开湿法制粒、压片。安欣欣等在单因素试验基础上,以莱菔子总碱的释放度为考察指标,采用Box-Behnken响应面法优选莱菔子总碱渗透泵片的最优处方与工艺。结果:最佳方案为以37.50%氯化钠、17.50%微晶纤维素、20.00% CMC-Na为片芯,以醋酸纤维素∶PEG400(1∶5)为包衣液,包衣增重3.50%。贾京华等以杠柳多苷为原料,在单因素试验的基础上,采用

Box-Behnken 设计与响应曲面法研究杠柳多苷片的最佳制剂处方。结果:制剂辅料最佳处方为乳糖与微晶纤维素配比1:2,二氧化硅用量1%,硬脂酸镁用量1%,优化处方可明显改善物料流动性差和黏冲等问题。徐志伟等运用信息熵赋权法和星点设计-效应面法优选四妙勇安汤发酵物的片剂处方。结果:最优处方为乳糖和药粉的总量为15 g(两者的比例为1.13:1),95%乙醇的用量为3.91 ml,助流剂的用量为0.090 g,淀粉与聚维酮的比例为2.13:1。刘秋安等采集39个批次共468个样品的近红外光谱,建立天舒片崩解时间预测模型,快速预测天舒片的崩解时间。

(3)凝胶剂的制备 袁瑞芳等基于偏头痛药效研究优化青花椒超临界提取部位热熔压敏胶贴剂成形工艺,并对贴剂安全性进行评价。结果:热熔压敏胶贴剂的最佳基质处方为苯乙烯-异戊二烯-苯乙烯弹性体:氢化石油树脂:液体石蜡4:2:5;最佳载药量(青花椒超临界提取部位)70 mg/贴载药量。该贴剂对小鼠无急性毒性,对新西兰兔完整皮肤和破损皮肤有轻微刺激性,6 h内自行消除,对豚鼠无过敏性。朱卫丰等以P407、P188、PEG6000作为凝胶基质材料,以胶凝温度为考察指标,采用 Box-Behnken 效应面法优化黄白温敏凝胶处方,并考察其经皮渗透性能。结果:最佳处方为P407 20.10%,P188 2.54%,PEG6000 2.00%,胶凝温度为(34.2±0.2)℃,24 h内欧前胡素、盐酸小檗碱的累积渗透量分别为(14.07±1.34)、(395.72±35.04)$\mu g/cm^2$,均符合 Higuchi 动力学方程。李晓朋等以凝胶的成型性、光泽度、均匀度、涂展性、稳定性等的综合评分为评价指标,通过正交试验优选复方藤椒冻疮水凝胶的处方与制备工艺。结果:最佳处方与工艺为樟脑4.5 g,藤椒精油7.5 g,肉桂提取物3 g,卡波姆-940 1.5 g,丙二醇45 ml,甘油35 ml,三乙醇胺0.25 ml,羟苯乙酯0.1 g,最后加纯化水至150 g混匀。徐丽清等采用热熔乳化-均质法制备芍药苷固体脂质纳米粒,利用 Box-Behnken 设计优化得到芍药苷固体脂质纳米粒处方。结果:最佳处方为脂药

比为80:1,固体脂质浓度为12.0 mg/ml,表面活性剂浓度为10.0 mg/ml;制得的芍药苷固体脂质纳米粒平均粒径为(179.3±10.9)nm,包封率为(91.1±0.9)%。该纳米粒凝胶在12 h内药物单位面积累积透皮量明显高于冲和凝胶,其在皮肤内药物滞留量是冲和凝胶的4.8倍。姜玉勤等基于蛋白-多糖纳米凝胶的制备技术,通过低相对分子质量壳聚糖对溶菌酶的修饰以及对环境因素的调节筛选,控制溶菌酶的自组装行为,制备具备核壳结构的溶菌酶-低相对分子质量壳聚糖纳米凝胶。结果:合成纳米凝胶的最佳工艺为溶菌酶与低相对分子质量壳聚糖比例1:2、反应体系 pH 值11、溶菌酶-壳聚糖接枝物质量浓度为0.6 mg/ml、加热温度71 ℃、加热时间51 min;得到的溶菌酶-低相对分子质量壳聚糖枝接物接枝率为(24.7±2.9)%,空白纳米凝胶的粒径范围为16~120 nm、平均粒径为49.02 nm,载黄芩苷纳米凝胶的包封率为(95.00±2.54)%、载药量为(17.00±1.26)%。制备的纳米凝胶包封率高,粒径小,分布均匀,缓释效果明显。

(4)纳米粒的制备 杨志欣等采用离子交联法制备叶酸修饰的槐属二氢黄酮G壳聚糖纳米给药系统,以期实现其靶向、缓释作用效果。结果:最优处方投药量为4.70 mg,三聚磷酸钠与壳聚糖质量比为0.1,纳米粒平均粒径为(169.03±1.89)nm,包封率为(68.74±1.35)%,载药量为(8.25±0.16)%;以4%的甘露醇为冻干保护剂,在−40 ℃下预冻8 h,−10 ℃下升华干燥25 h,25 ℃下解吸干燥5 h,即得冻干制剂;纳米粒复溶后粒径为(177.70±2.11)nm,包封率为(67.34±1.41)%,载药量为(7.82±0.18)%。体外释放结果显示,槐属二氢黄酮G原料药6 h基本释放完全,平均累积释放率达到98.34%;纳米粒6 h平均累积释放率达到71.34%,36 h累积释放率达到88.94%,缓释效果较显著。谢青璇等以壳聚糖为载体,三聚磷酸钠为交联剂,采用离子交联法包载大黄素/羟丙基-β-环糊精和小檗碱,优化大黄素与小檗碱壳聚糖双载药纳米粒的制备工艺和处方。结果:最佳制备工艺为壳

聚糖与三聚磷酸钠质量比为3:1,小檗碱与载体质量比为0.17:1,大黄素/羟丙基-β-环糊精与载体质量比为0.2:1;测得双载药的平均粒径为(178.0±2.0)nm,大黄素和小檗碱的载药量分别为0.34%和0.95%。稳定性考察表明,纳米粒胶体溶液以4℃储存在9d内物理性质稳定;以6%葡萄糖为保护剂制得的冻干制剂效果较好,复溶迅速,再分散后的平均粒径为(161.8±4.8)nm。吴仁杰等研究制备pH响应的载三氧化二砷聚乳酸-羟基乙酸共聚物纳米粒。结果:该纳米粒的粒径为(214.35±1.86)nm,包封率及载药量分别为(62.32±2.61)%、(1.59±0.34)%。体外释放实验表明,不仅可以达到缓释效果,还具有pH响应特性。细胞实验表明,纳米粒载体毒性低,生物相容性良好,在肿瘤治疗方面具有较好的应用前景。管庆霞等采用沉淀法制备包载马钱子碱聚乳酸-羟基乙酸共聚物纳米粒,以平均粒径、包封率、载药量等为评价指标优化处方与工艺。结果:最优方案为丙酮作为有机溶剂,P188为稳定剂,超声时间为1min,磁力搅拌速度为900r/min,磁力搅拌时间为30min,P188用量为0.35%,载体用量为25mg,药物用量为1.0mg,有机相与水相的比为0.54;所制得的纳米粒粒径为(97.12±4.23)nm,包封率为(69.24±1.42)%,载药量为(2.65±0.03)%。纳米粒体外释放拟合符合Higuchi方程,具有缓释作用。付丽娜等采用微乳-低温固化法制备苦参碱固体脂质纳米粒,通过正交试验优选最佳处方和工艺。结果:最佳处方工艺制得的纳米粒包封率可达(56.12±0.82)%,平均粒径为(196.31±6.26)nm,苦参碱与固体脂质纳米粒骨架材料相容性良好。体外透皮实验显示,9h时累积透过量达到500μg/cm²,且可持续释放至24h,能显著提高苦参碱的透皮吸收效率并具有较好的缓释行为。沈成英等研究芍药甘草汤中自组装形成的纳米粒,对君药白芍药主要成分的包封作用、体外释放及肠吸收的影响。结果:芍药甘草合煎液中存在纳米粒,粒径约为200nm,芍药内酯苷、芍药苷、苯甲酰芍药苷在纳米粒中的包封率分别为(33.78±1.03)%、(33.61±0.90)%、

(88.53±0.58)%;其中芍药内酯苷、芍药苷、苯甲酰芍药苷在pH6.8的磷酸盐缓冲溶液介质中释放具有缓释作用,并能显著促进芍药内酯苷、芍药苷、苯甲酰芍药苷在回肠段的吸收。

(5)脂质体的制备 唐海玲等利用微流控芯片技术制备同时包封姜黄素和紫杉醇的脂质体,采用Box-Behnken响应面法考察影响姜黄素和紫杉醇脂质体粒径和包封率的处方因素。结果:脂质体的最佳处方为蛋黄磷脂酰胆碱浓度120mg/ml,胆固醇浓度6mg/ml,二硬脂酰磷脂酰乙醇胺-PEG2000浓度12mg/ml,姜黄素浓度1.5mg/ml,紫杉醇浓度1.5mg/ml。按此方制备的脂质体的粒径为104.2nm,紫杉醇和姜黄素的包封率分别为97%、102%;24h时的姜黄素累积释放率为92.2%,紫杉醇累积释放率为86.0%。宋婷婷等制备PEG1000维生素E琥珀酸酯修饰的地榆皂苷Ⅰ长循环脂质体,通过Box-Behnken响应面法优化处方。结果:所制得的聚乙二醇1000维生素E琥珀酸酯包衣脂质体粒径为(95.79±0.81)nm,包封率为79.89%,载药量为10.48%。体外释放研究显示,与游离地榆皂苷Ⅰ溶液相比,包衣脂质体具有明显的缓释效果。谭沛等采用超声辅助-薄膜分散法制备光甘草定纳米脂质体。结果:所得纳米脂质体平均粒径在100～150nm范围内,载药量约为2.5%,包封率高于70%,体外DPPH自由基清除率高于60%,渗透速率为4.64μg·cm⁻²·h⁻¹且无时滞。王小霞等采用乳化超声法制备鞣花酸纳米结构脂质载体,以包封率、载药量和粒径为考察指标,单因素考察和Box-Behnken设计-效应面法优化处方。结果:最佳处方为脂-药比为13.7:1、固-液脂质比为4.4:1、P188的用量为1.2%,包封率为(85.06±0.48)%,载药量为(5.53±0.15)%,粒径为(166.5±4.6)nm。体外释药具有明显的缓释特征,释药过程符合Weibull模型;体内药动学结果显示,纳米结构脂质载体的达峰时间、半衰期、达峰浓度、时间-曲线下面积等主要参数与原料药相比均有显著性差异($P<0.05$,$P<0.01$),将鞣花酸口服吸收生物利用度提

高至 4.67 倍。谢佳秀等分别采用薄膜分散超声法、复乳法、注入法、逆向蒸发法制备三七总皂苷脂质体。结果：薄膜分散超声法、复乳法、逆向蒸发法、注入法所制备脂质体的包封率分别为71.82％、60.32％、67.76％、40.70％；载药量分别为 16.66％、5.28％、11.76％、3.91％；粒径分别为(1979±33)、(267.8±2.9)、(394.6±4.6)、(155.4±1.4) nm，表明由薄膜分散超声法制备的三七总皂苷脂质体，其包封率和载药量较高，粒径分布均匀。王成祥等以盐酸阿霉素、黄芪甲苷的包封率与载药量为考察指标，采用正交试验优选盐酸阿霉素-黄芪甲苷脂质体的处方与制备工艺。结果：最佳方案为磷脂浓度为 8 mg/ml，磷脂与胆固醇比为 10∶1，药脂比为 1∶5；所制备的脂质体粒径为(102.6±0.2) nm，盐酸阿霉素的包封率和载药量分别为(98.57±0.49)％、(4.62±0.02)％，黄芪甲苷的包封率和载药量分别为(99.37±0.08)％、(14.45±0.04)％。吴斯宇等优化乙醇注入法制备 RGD 环肽修饰的姜黄素/黄芩苷共递送靶向纳米脂质体的处方与制备工艺。结果：最佳工艺为胆脂比 1∶12，水合温度 60 ℃，探头超声时间为 10 min；纳米脂质体平均粒径为(101.10±0.62) nm，姜黄素包封率为(94.28±4.51)％，黄芩苷包封率为(76.93±1.35)％，总载药量为(2.27±0.09)％；7 d 内稳定性良好，无溶血性，并具有一定的缓释作用。

（撰稿：陶建生 孙晓燕　审阅：蔡宝昌）

【经典名方的制备工艺与质量控制研究】

经典名方是古方中药方剂的代表，应用历史悠久、临床疗效确切，具有明显的特色与优势。近年来，经典名方的开发成为中医药领域研究的热点之一，也是新时期中药产业高质量发展的重要举措，研究涉及中药材、中药饮片、物质基准、制剂的制备工艺、质量控制及全方量值的传递等方面。

1. 制备工艺研究

廖正根等分别采用传统工艺（工艺1）、传统工艺提取液蒸馏分离挥发油后合并挥发油和蒸馏后的剩余液（工艺2）、二次回流工艺（工艺3）和提取挥发油后再按传统工艺煎煮并合并提取液和挥发油（工艺4）制备 4 种提取液；以工艺 1 提取液的特征图谱、甘草苷、甘草酸铵、桂皮醛和肉桂酸 4 种指标性成分含量和出膏量为基准，比较工艺 1 与工艺 2、3、4 提取液物质基准的异同。结果显示，工艺 2 和工艺 4 所得提取液的物质基准与传统工艺提取液能保持一致。江华娟等基于中药复方化学成分群整体指纹信息，按照经典名方物质基准制备工艺制备桃红四物汤一次煎煮（A 组）、二次煎煮（B 组）、冷冻干燥（C组）3 个制备过程的样品，建立 18 批药材 3 组样品的 HPLC 指纹图谱，考察分析 3 组样品中化学指纹信息的动态变化。结果显示，煎煮 2 次较为合理，冷冻干燥能较好保留煎液中的成分，藁本内酯、没食子酸、阿魏酸、苦杏仁苷、洋川芎内酯 A 等成分是影响样品质量的标志性差异物质。陈颖等采用高压蒸汽灭菌法灭菌处理开心散散剂，比较不同灭菌温度对经典名方开心散中 9 种指标性成分的含量影响。结果：不同高压蒸汽灭菌温度条件，对指标性成分的影响存在一定的差异，高压蒸汽灭菌 111 ℃、保留 60 s，菌检符合药典要求，且各成分含量变化和灭菌前样品差异最小。何瑞欣等以指标性成分和厚朴酚、厚朴酚、6-姜辣素、野黄芩苷和迷迭香酸总转移率及出膏率为评价指标，单因素实验考察工艺参数，研究经典名方半夏厚朴汤物质基准制备工艺。结果：确定工艺为加水煎煮 2 次（紫苏叶后加），煎出液经双层 200 目尼龙纱布过滤后，50 ℃减压浓缩至生药量 1.0 g/ml，冷冻干燥。李佳珍等建立甘姜苓术汤多指标性成分含量测定方法，设计优选最佳煎煮工艺，还原古代经典名方甘姜苓术汤物质基准制备方法，以标准工艺控制甘姜苓术汤质量稳定。结果：甘姜苓术汤的最佳水煎煮工艺，干浸膏得率为 19.51％，指标成分甘草苷、甘草酸、6-姜辣素含量分

学术进展

别为 1.61%、2.12%、0.036%。

2. 物质基准研究

董自亮等采用 UPLC 同时测定经典名方金水六君煎中腺苷、阿魏酸等 11 种主要成分，并将 15 批不同批次的样品作为研究对象，寻找样品间的质量差异成分。结果：芸香柚皮苷、甘草酸铵、藁本内酯和阿魏酸是影响不同批次金水六君煎物质基准质量贡献较大的 4 种成分。许金国等建立当归四逆汤物质基准对应实物的指纹图谱，并采用网络药理学构建"成分-靶点-通路"网络，预测其温经散寒、养血通脉功效关联物质。结果：指认了当归四逆汤中芍药内酯苷、芍药苷、阿魏酸等 9 个色谱峰；活性成分具有传递性和溯源性，且与方剂温经散寒、养血通脉功效属性密切相关，为其潜在的功效关联物质的进一步研究提供依据。李海伦等制备 10 批大秦艽汤标准煎液，建立其 HPLC 指纹图谱并计算指标成分含量、转移率等数据。结果：指认了马钱苷酸、龙胆苦苷、芍药苷等 11 个成分，为建立大秦艽汤的质量控制标准提供参考。吴革林等建立温经汤基准样品的 HPLC 特征图谱。结果：指认了其中芍药苷、芹糖甘草苷、甘草苷等 8 个成分，基本明确了温经汤基准样品的物质基础，为温经汤的开发和质量控制提供了参考依据。孟岩等建立小承气汤物质基准的 HPLC 指纹图谱，结合化学模式识别方法对其质量进行分析与评价。结果：确定了 31 个共有峰，并对各共有峰进行药材归属，指认了其中 18 个成分，并筛选出大黄酸、大黄酚-8-O-β-D-葡萄糖苷等 9 种主要差异成分，基本体现了小承气汤物质基准的整体化学成分特征，为该经典名方复方制剂的质量标准建立提供依据。申屠银洪等运用 HPLC 建立旋覆代赭汤物质基准指纹图谱，并通过网络药理学建立"成分-靶点-通路"网络，进一步佐证功效成分选择的合理性。结果：指纹图谱分析标定了 36 个共有峰，指认出甘草苷、1，5-O-二咖啡酰奎宁酸等 8 个色谱峰，结合网络药理学发现该 8 个成分与复方制剂的功效属性密切相关，可作为其潜在的功效关联物质。彭

梅梅等建立黄连汤基准样品特征图谱，标定了 17 个共有峰，匹配共有峰并进行色谱峰归属；通过网络药理学建立"成分-靶点-通路"网络，研究筛选出黄连汤中黄连碱、巴马汀等 7 个活性成分，预测黄连汤潜在的质量标志物。结果显示，可用于黄连汤的质量控制和评价，也为全面控制黄连汤的质量和进一步研究黄连汤的作用机制提供参考。王璐等分别建立了 15 批葛根药材水煎液、葛根饮片水煎液和 18 批竹茹汤的指纹图谱，指认出 3'-羟基葛根素、葛根素、3'-甲氧基葛根素等 6 个共有成分；并采用网络药理学筛选和分析竹茹汤中葛根相关成分的作用靶点和通路，构建成分-靶点-通路网络，分析预测大豆苷元、葛根素、大豆苷为竹茹汤中葛根发挥治疗胃热呕吐功效潜在的质量标志物。研究结果为控制竹茹汤的质量和进一步研究其作用机制提供依据。常阿倩等建立 15 批保元汤标准汤剂的 UPLC 特征图谱，确认了 21 个共有峰，指认出毛蕊异黄酮葡萄糖苷、甘草苷等 6 个峰，并建立同时测定人参皂苷 Rb1 和甘草酸 2 种指标成分含量的方法。研究结果明确了标准汤剂中指标成分的含量、转移率等参数，为该复方制剂的质量控制与评价提供参考。

3. 量值传递研究

齐琪等制备小承气汤水煎液的冻干粉样品作为物质基准，测定其出膏率；建立指标性成分的含量测定方法对指标性成分进行分析；建立特征图谱方法学进行特征峰的归属及相似度评价。研究结果拟定小承气汤物质基准的质量标准，15 批小承气汤物质基准的出膏率均值为 10.26%，物质基准中芦荟大黄素和大黄酚总质量分数及厚朴酚和辛弗林质量分数的均值分别为 1.08、0.58、2.25 mg/g。出膏率、指标性成分含量和特征图谱可在饮片-物质基准中稳定传递，为类似方剂的开发研究提供了参考。毕嘉谣等考察 15 批易黄汤物质基准的关键质量属性，以指纹图谱、指标成分含量及出膏率为评价指标探索饮片-物质基准的量值传递关。结果：共归属 15 个

特征峰,指认了8个特征峰信息,其中京尼平苷酸、盐酸小檗碱质量分数范围分别为0.10%～0.16%、0.63%～1.05%,转移率范围分别为20.91%～32.65%、19.60%～29.59%;物质基准出膏率范围8.45%～9.92%。通过对经典名方易黄汤物质基准的量值传递过程的分析,可初步拟定易黄汤物质基准的质量标准,也可为该经典名方的质量控制及相关制剂开发提供依据。葛威等制备20批竹叶石膏物质基准,建立HPLC特征图谱及指标成分含量测定方法,并结合化学模式识别法进行评价,探寻其质量传递规律。结果:共确定了21个特征峰,分别来自方中淡竹叶、麦冬、半夏、甘草4味药;测定异荭草苷、甘草苷等6个指标成分从饮片到物质基准的转移率;出膏率为16.99%～27.06%。张晴等通过制备15批厚朴温中汤物质基准冻干粉样品,测定其特征图谱、指标成分含量及出膏率,明确特征峰的归属及其指标成分厚朴酚、橙皮苷、甘草酸、乔松素的含量、转移率,出膏率及变化幅度范围等。结果:除茯苓外其余药味在全方特征图谱中19个特征峰的归属,探索了厚朴温中汤物质基准量值传递关系,初步拟定厚朴温中汤物质基准的质量标准,为类似方剂的开发研究提供思路。张钰明等制备15批真武汤物质基准,测定其特征图谱、指标成分含量及出膏率等。研究明确了其19个特征峰的归属、基准指标成分的含量、转移率、出膏率,初步建立了物质基准质量评价方法,为经典名方真武汤的后续开发及相关制剂的质量控制提供依据。徐男等以半夏白术天麻汤基准样品为参比,建立3批中试样品的UPLC指纹图谱,并进行相似度评价,分析质量标志物在各生产环节的损失,评价生产工艺的合理性。结果:与半夏白术天麻汤基准样品相比,提取液、浓缩液、干膏粉、颗粒剂中均存在对应特征峰,以10种指标性成分及其总量表征的中试样品关键质量属性与其基准样品基本保持一致,为复方制剂的制备工艺评价和质量控制提供了依据。

(撰稿:陶建生 孙晓燕 审阅:蔡宝昌)

【中药贴膏剂的研究】

中药贴膏剂是一种透皮给药制剂,具有无肝脏首过效应、避免胃肠道破坏、毒副作用小、药效持久、使用方便等特点,根据基质的不同可分为凝胶膏剂和橡胶膏剂。

1. 中药贴膏剂的制备工艺研究

基质的性能对贴膏剂的涂展性、黏附性及载药和释药性能具有关键性作用。周琪等通过混料均匀设计,以膜残留量、皮肤追随性、外观评价、黏附性为指标,筛选小儿健脾消食凝胶膏剂的最佳基质处方。结果:最佳基质处方为甘油：聚丙烯酸钠：纯水：酒石酸：Al(OH)$_3$＝0.085：0.609：0.423：0.012：0.005。邹曼等采用正交试验,以凝胶膏剂的初黏力、持黏力、剥离强度、综合感官为评价指标,优选通泰凝胶贴膏基质处方。结果:最优基质处方为聚丙烯酸钠250 g、甘羟铝15 g、高岭土300 g、酒石酸2 g。郭成杰等通过单因素试验,以初黏力和持黏力为评价指标,优选复方红胡镇痛凝胶贴膏处方,进而以凝胶贴膏初黏力、持黏力、感官评价的综合评分为评价指标,均匀设计进一步优化处方配比。结果:最佳处方配比为聚丙烯酸钠：甘羟铝：酒石酸：甘油：西黄蓍胶：高岭土：药物＝5：0.25：0.25：25：1：7：10.5。宋煜等以初黏力、持黏力为量化指标,结合凝胶贴膏的赋形性及外观、残留情况、涂布性等感官评价指标,优选岩痛凝胶贴膏基质处方。结果:最优基质处方用量为甘羟铝0.07 g、NP-700 4.45 g、PVA 0.33 g。罗红丽等通过单因素试验结合Box-Behnken中心组合,以初黏力、持黏力、剥离强度、感官评价为主要指标,优选藏药骨关节止痛凝胶贴膏剂的处方。结果:优化所得处方为甘油22 g、水65 g、无水乙醇35 g、PEG400 4 g、甘羟铝0.7 g、柠檬酸1.5 g、羧甲基纤维素钠0.9 g、聚丙烯酸钠4 g。

在中药贴膏剂的研究中,除基质处方的组成品种及其用量外,搅拌时间与速度、载药量等工艺条件同样会直接影响中药贴膏剂的性质与疗效。皮凤娟等采用单因素和正交试验,以综合感官评分为考察指标,通过方差分析和直观评价,考察浸膏用量、搅拌时间及搅拌速度对红麻凝胶贴膏成型工艺的影响。结果:最佳工艺为基质 146.28 g 中加入浸膏 10 g,真空搅拌 55 min,搅拌速度为 35 r/min。万玲娟等采用流变学技术测定不同载药量时胶料的各项流变学参数,以祖师麻乙醇提取物为模型药物,以祖师麻甲素的累积透过率及皮肤滞留率为指标,对成品贴膏进行体外经皮渗透试验,确定基质载药量。结果:当载药量在 4.0%～12.4% 时,含药胶料的结构强度、黏弹性、耐温耐剪切性及抗变形能力、稳定性均符合要求,其中以载药量为 6.8% 时最佳。

2. 中药贴膏剂的质量及透皮性能研究

TLC 谱、HPLC 指纹图谱等分析方法多用于中药贴膏剂产品质量变化的参数考察。王凌等采用 TLC 对凉性经筋通贴膏剂中的大黄、补骨脂、关黄柏、冰片进行定性鉴别,并进行方法学考察。结果:该方法专属性、稳定性及重现性良好。杨楠等建立三色散凝胶贴膏剂的 HPLC 指纹图谱,运用《中药色谱指纹图谱相似度评价系统》(2012A 版)对其进行相似度评价。结果:在三色散凝胶贴膏剂的指纹图谱中共标定 16 个共有峰,与对照品比对出 12 个成分;10 批贴膏剂的相似度在 0.943～0.994 之间;12 个成分在 10 个批次中含量基本一致。杜茂波等采用 HPLC 建立消癥止痛凝胶贴膏的指纹图谱,并采用垂直式 Franz 扩散池法考察其体外释放度。结果:10 批消癥止痛凝胶贴膏与对照图谱的相似度均在 0.95 以上;消癥止痛凝胶贴膏中延胡索乙素 24 h 累积释放量为 0.23 mg,8 h 累积释放率为 91.54%,且 6 份样品各时间点的 RSD 值均小于 3%。

申屠乐等通过 Franz 体外扩散试验,使用 HPLC 法测定姜黄二酮醇质体凝胶、普通凝胶、乳膏中姜黄二酮的浓度,并以透皮量、皮肤储滞留量和透皮速率为指标,评价三者透皮性能。结果:姜黄二酮

醇质体凝胶中姜黄二酮的稳态透皮速率为 64.24 $\mu g \cdot cm^{-2} \cdot h^{-1}$,分别达普通凝胶的 3.29 倍、乳膏的 1.21 倍;皮肤滞留量为 369.35 $\mu g/cm$,分别为普通凝胶的 5.11 倍、乳膏的 3.36 倍。刘晓昱等用乙醇、大豆磷脂制备白芷香豆素醇质体,使用羟丙甲基纤维素作为凝胶基质将该醇质体制成凝胶,把凝胶热封于储库型贴剂中得到醇质体凝胶贴剂。以透皮扩散池进行体外皮肤渗透实验,HPLC 测定接受液和皮肤中药物含量,计算白芷香豆素的稳态透皮速率。结果:白芷香豆素醇质体凝胶贴剂的经皮渗透速率达到 0.69 $\mu g \cdot cm^{-2} \cdot h^{-1}$,皮肤滞留量达到 10.71 $\mu g/cm^{2}$,与普通凝胶和药物 30% 乙醇溶液相比,均有显著性增加。表明醇质体凝胶贴剂不仅能提高白芷香豆素的体外稳态透皮速率,还能增加其在皮肤内的滞留量。

(撰稿:黄毛莉 李安然 钱帅　审阅:陶建生)

【中药大品种制备工艺过程关键质量控制研究】

中药产业化是我国独具特色和优势的产业之一,中药大品种的制造是我国中医药领域发展的重点工作内容。根据中药制药企业中药大品种制备过程质量控制的需求,进一步推动中药产业的现代化与数字化,开展相关制造质量属性的研究,为中药大品种产品的质量保证,提高生产效率,提供技术支持,具有重要的理论意义与实践价值。

银杏叶提取物的物理属性是银杏叶制剂制造过程中控制的关键质量属性。张静等以 53 批不同来源银杏叶提取物(生产物料)为研究对象,通过粉体学评价方法,综合表征其物理属性的质量参数,同时基于物理指纹图谱和多元统计分析方法,实现制造过程粉末物理属性的综合分析,并引入多变量统计过程控制模型,建立粉末物理属性质量控制方法。研究结果为银杏叶制剂制造过程质量控制提供参考。银杏叶片中活性药物成分的空间分布均匀度是保证产品稳定可控的重要指标。林玲等采用高光谱

成像技术,研究基于偏最小二乘法、经典最小二乘法和多元曲线校正-交替最小二乘法 3 种模型实现银杏叶片中活性药物成分空间分布均匀度可视化的可行性,并评估 3 种模型的适用范围。结果显示,偏最小二乘模型的预测准确性最高,最终建立的方法为银杏叶片质量控制可视化方法提供了新策略。

关键质量属性辨识是中药大品种同仁牛黄清心丸质量控制的关键问题。雷乐庭等采用液质联用技术结合网络药理学方法,研究同仁牛黄清心丸治疗中风的潜在作用机制。在收集同仁牛黄清心丸 661 个活性化学成分的基础上,基于中医基础理论和组方特点,将全方 27 味中药划分为不同功效模块,筛选潜在关键作用靶点,并反向预测同仁牛黄清心丸治疗气虚血瘀型中风疾病的潜在关键化学成分,建立化学与功效属性结合的中药大品种潜在关键质量属性模块化辨识的方法,实现同仁牛黄清心丸潜在关键质量属性的辨识,为其关键质量属性研究提供了依据。

贵细药的空间分布均匀度是同仁牛黄清心丸过程控制的关键质量属性。张芳语等以同仁牛黄清心丸混合过程生产的样品为研究对象,采用光谱角匹配法、经典最小二乘法和混合调谐匹配滤波法,建立混合中间体的贵细药辨识模型。结果显示,混合调谐匹配滤波法模型有更高的识别精度,进而结合直方图法,建立的同仁牛黄清心丸混合过程生产的贵细药空间分布均匀度的可视化方法,为中药大品种混合过程质量控制方法研究提供依据。

针对中药制造过程水分含量关键质量属性的现场检测问题,魏宇楠等以中药大品种同仁牛黄清心丸为载体,采用近红外光谱技术结合化学计量学方法,研究建立生产中带玻璃纸和不带玻璃纸的同仁牛黄清心丸水分含量近红外现场检测模型,并用烘干法测定水分含量作为参考值,采用偏最小二乘法将光谱与水分参考值进行关联分析。结果显示,所建立的带玻璃纸和不带玻璃纸的同仁牛黄清心丸水分含量近红外定量模型均具有良好的预测性能,可实现对大蜜丸水分含量的快速、准确和无损定量分

析,为中药大品种制造中水分关键物理属性的现场质量控制提供了方法。

质构感官属性是中药大蜜丸质量控制的内容之一。曾敬其等以中药大品种同仁牛黄清心丸的合坨丸块和成品的生产样品为载体,采用质构仪的质地剖面分析,通过单因素和中心点复合设计试验,优化质构方法参数,研究建立同仁牛黄清心丸质构感官属性的检测方法。结果显示,建立的基于质构感官属性的同仁牛黄清心丸质量控制方法,能为中药大蜜丸制造质量控制体系的完善提供参考。

粉末与颗粒物理属性是中药大品种苏黄止咳胶囊过程控制的关键质量属性。祝明利等以 25 批苏黄止咳胶囊干膏粉与颗粒中间体为研究对象,采用粉体学评价方法,测定干膏粉与颗粒的休止角、粒径、密度、色度值、含水量、吸湿性等 19 个物理指标,表征干膏粉与颗粒的物理属性。进而采用相关性分析法、主成分分析法、聚类分析法和物理指纹图谱法,分析干膏粉和颗粒物理属性间的相关性及批次一致性。结果显示,建立基于粉末与颗粒物理属性的苏黄止咳胶囊中间体质量控制方法,为苏黄止咳胶囊过程质量控制提供参考。

特征成分化学属性是中药大品种制造质量控制的内容之一。朱金媛等以中药大品种黄精赞育胶囊为研究载体,采用 HPLC 建立同时测定淫羊藿苷、大黄素、五味子甲素、二苯乙烯苷和蛇床子素 5 种特征成分化学属性的定量分析方法。采用区间估计法,直观反映特征成分化学属性含量异常的样品分布,同时采用多变量统计过程控制方法整体监测黄精赞育胶囊异常样本,实现特征成分化学属性的黄精赞育胶囊质量一致性控制。结果显示,建立的黄精赞育胶囊特征成分化学属性的质量控制方法,弥补了制剂单一成分质量控制的不足,为黄精赞育胶囊制造过程质量控制提供科学依据,也为中药大品种制造的质量控制提供参考。

沸腾时间状态属性表征是中药制药过程中质量控制亟待解决的问题。曾敬其等以中药大品种生产物料黄柏的中试提取过程为载体,开展提取过

程中沸腾时间状态属性的在线近红外质量控制方法研究。建立提取过程中沸腾时间状态属性的在线近红外光谱移动窗口标准偏差模型，优化模型中光谱预处理方法为标准正则变换，实现了提取过程中沸腾时间状态属性的在线近红外质量控制的数字化。

（撰稿：陶建生 孙晓燕 审阅：蔡宝昌）

【晶体工程技术改善中药成药性的研究】

晶体工程技术包括共晶、共无定形、纳米晶等技术，在不改变药物化学结构的前提下，通过优化或修饰药物晶体结构，改善其理化性质，提高药物溶解度及生物利用度，增强药物稳定性，具有改善中药成药性的潜力。

1. 药物共晶技术

药物共晶是指药物活性成分与另一或多个中性分子在非共价键的作用下以固定的比例结合而成的晶体，其设计依赖于共晶成分有效官能团间的分子相互作用，包括氢键、π-π堆积、范德华力和卤键等。Zhang L 等研制了两种溶解度较差的抗血栓药物阿哌沙班和槲皮素的新型共晶（1：1），并对其进行溶解度考察。结果显示，与单一药物相比，阿哌沙班和槲皮素的共晶溶解溶出度及口服生物利用度显著提高，且在高温和光照条件下保持稳定，改善了药物组合的溶解度差和体内吸收不良的情况。Zhou HY 等提出通过与小分子形成共晶来提高药物在热熔挤出过程中的化学稳定性。白藜芦醇与烟酰胺共结晶，降低了最小挤压温度，有效地防止了白藜芦醇的热降解。Liu HJ 等合成了一种新的山萘黄素-异烟酰胺共晶（摩尔比 1：1），并对其在水性介质（如水、pH＝1.2、4.5 和 6.8 的缓冲溶液）中的溶解度和固有溶出速率进行了研究。结果：与山萘黄素—水合物相比，共晶中山萘黄素的溶解度和固有溶出速率分别提高了 2.6、1.6 倍。左旋肉碱具有脂肪氧化分解、减肥、抗疲劳等多方面的功效，但其吸湿性强，极

易吸潮，不易制成固体制剂。Pang ZT 等选用多羟基脂溶性中药黄酮杨梅素作为配体，采用混悬液结晶法制备了左旋肉碱-杨梅素共晶。研究显示，共晶具有极低的吸湿性，较高的可成形性，稳定性良好，适于固体剂型的开发生产。Wang J 等采用液体辅助研磨、混悬液结晶和蒸发结晶等多种方法，成功制备了替莫唑胺与橙皮素的新型 1：1 药物-药物共晶，增强了橙皮素的吸湿稳定性和替莫唑胺的理化稳定性。此外，与替莫唑胺相比，共晶表现出优越的可压性和成片性，可作为一种新型的口服药物组合配方。

2. 共无定形技术

共无定形是由两种或两种以上小分子组分组合形成的均匀单相无定形体系，组分间可通过氢键、π-π堆积等非共价键连接或无相互作用力。与单独药物的无定形相比，共无定形不仅能改善药物的溶解度，而且具有较好的稳定性，还能将具有协同作用的两种药物组合，产生协同药理作用，提高临床疗效。葛根素为异黄酮类成分，具有广泛的药理活性，但其低水溶性限制了其口服固体制剂的开发。吴秀娟等以烟酰胺为配体通过减压旋蒸法制备了葛根素-烟酰胺共无定形体系，同时联合粉末 X-射线衍射、差示扫描量热法和红外光谱等多种手段对其进行表征，并对其溶出行为及增溶机制进行了系统的研究。结果显示，葛根素-烟酰胺共无定形体系可显著增加葛根素的溶解度，并能维持长时间的药物过饱和态优势，有利于药物吸收。青藤碱是一种溶解性较差的天然生物碱，被用于类风湿关节炎的治疗，但其盐酸盐的半衰期较短，易引起血药浓度的峰谷效应，导致不良反应的发生。Chen X 等采用真空蒸发法制备了青藤碱与吲哚美辛、萘普生、舒林酸等三种非甾体抗炎药的共无定形体系，并通过 PXRD、mDSC 和 FTIR 对其进行了综合表征。研究显示，共无定形体系用于联合治疗时，可以改善药物水溶性和控释行为，具有优异的物理化学稳定性。

3. 纳米晶技术

纳米晶技术能将药物直接转化成纳米尺度的颗粒,由于纳米晶体具有较大的表面积体积比,可显著提高难溶性药物的溶解溶出度,进而改善其生物利用度。纳米晶药物对生物膜的黏附性大,食物对其干扰低,可作为药物递送系统进一步加工成各种剂型。姜黄素具有抗炎、抗肿瘤、抗氧化和心肌保护等作用,且毒性低,不良反应小,但姜黄素水溶性差且生物利用度低,限制了其在临床上的应用。彭一凡等通过纳米晶技术将难溶性药物姜黄素制备成方便给药的口服纳米晶胶囊。体外溶出研究显示,姜黄素纳米晶胶囊显著提高了溶出速率和溶出度;大鼠体内药代动力学研究显示,姜黄素纳米晶的生物利用度达到原料药的9.3倍。喜树碱在临床上用于治疗多种恶性肿瘤,但其极低的水溶性限制了制剂进一步开发。赵鹏飞等采用湿法介质研磨制备羟基喜树碱纳米晶体,平均粒径为104 nm,且分布较均匀(PDI:0.215),纳米化前后晶型和化学结构均未改变,但药物溶出度提高了约1.6倍。灯盏花素是从灯盏花中提取的一类总黄酮,是治疗心脑血管疾病的有效成分,但其水溶性较差,在小肠上皮细胞的渗透性较弱,口服生物利用度较低,临床应用受到限制。刘柳毅等采用介质研磨法制备了灯盏花素纳米晶混悬液,平均粒径为283 nm,且分布均匀(PDI:0.212),与原料药比较,灯盏花素纳米晶具有良好的溶出度,20 min内累积溶出度为(90.37±1.22)%,而且在加速条件下避光放置3个月后,其外观、分散性、粒径分布、累积溶出度并未发生明显改变,稳定性良好。

(撰稿:刘慧娜 李安然 钱帅 审阅:陶建生)

[附] 参考文献

A

安欣欣,周洪雷.Box-Behnken响应面优化莱菔子总碱渗透泵片的制备工艺[J].中华中医药学刊,2021,39(4):171

B

毕嘉谣,田湾湾,张翼,等.经典名方易黄汤物质基准的量值传递分析[J].中国实验方剂学杂志,2021,27(16):24

C

Chen X, Li DX, Zhang HL, et al. Co-amorphous systems of sinomenine with nonsteroidal anti-inflammatory drugs:A strategy for solubility improvement, sustained release, and drug combination therapy against rheumatoid arthritis[J]. International Journal of Pharmaceutics, 2021, 606:120894

常阿倩,程睿旸,肖水明,等.经典名方保元汤UPLC特征图谱和多指标成分含量测定研究[J].世界科学技术(中医药现代化),2021,23(8):2643

陈欢,姜媛媛,徐峰,等.不同干燥方式对川芎多糖理化性质及抗氧化活性的影响[J].中成药,2021,43(1):173

陈颖,禹鹏鑫,丁辉,等.经典名方开心散不同温度高压蒸汽灭菌条件下9种指标成分含量变化研究[J].中草药,2021,52(4):976

陈卫卫,刘相岑,李小榕,等.星点设计效应面法优化精合玉竹颗粒的成型工艺[J].现代中药研究与实践,2021,35(3):66

陈泽麒,瞿海斌.丹参提取过程动力学研究:模型建立及关键工艺参数考察[J].中国中药杂志,2021,46(3):605

成余勤,石森林,来平凡.基于熵权法和正交设计优化加减当归芍药散挥发油的β-环糊精包合工艺[J].中草药,2021,52(10):2951

D

丁鸿,徐芳芳,杜慧,等.基于决策树算法的热毒宁注射

液金银花青蒿醇沉过程质量控制研究[J].中草药,2021,52(19):5836

董自亮,李红亮,原欢欢,等.PLC测定经典名方金水六君煎中 11 种成分[J].中草药,2021,52(3):711

杜茂波,徐君,李要远,等.消癥止痛凝胶贴膏指纹图谱及体外释放度研究[J].国际中医中药杂志,2021,43(6):575

F

冯玉天娇,陈雪,黄庆德.半夏泻心汤"辛苦组"药物提取液纯化工艺研究[J].福建中医药,2021,52(8):27

付丽娜,赵宁,李伟泽,等.苦参碱固体脂质纳米粒的制备及其体外透皮研究[J].中草药,2021,52(18):5552

G

葛威,刘小康,王康宇,等.经典名方竹叶石膏汤的物质基准量值传递分析[J].中草药,2021,52(11):3239

管庆霞,夏昭睿,王艳宏,等.包载马钱子碱聚乳酸-羟基乙酸共聚物纳米粒处方工艺优化及其特性研究[J].中草药,2021,52(4):951

郭静,玄振玉,岑俊,等.药效学实验结合正交设计优化消疹止痛凝胶提取工艺[J].中草药,2021,52(14):4210

郭成杰,杨娜,吴飞,等.复方红胡镇痛凝胶贴膏基质处方的优化[J].中成药,2021,43(3):740

H

哈立洋,杨斌,尹可欢,等.竹叶花椒挥发油提取工艺优化及镇痛抗炎活性研究[J].中药药理与临床,2021,37(3):127

韩立柱,刘帝呈,胡坤霞,等.香菊片制备工艺的优化[J].中成药,2021,43(8):199

何瑞欣,井山林,张晓云,等.经典名方半夏厚朴汤物质基准制备工艺研究[J].中医药学报,2021,49(6):44

黄志峰,李得堂,李冠鑫,等.正交试验法优化参术健脾补血颗粒成型性工艺研究[J].中国民族民间医药,2021,30(20):25

J

贾京华,薛原,吴飞,等.基于响应曲面法优化粉末直压工艺制备杠柳多苷片[J].上海中医药大学学报,2021,35(2):76

江华娟,李敏敏,何瑶,等.基于 HPLC 指纹图谱和化学模式识别的经典名方桃红四物汤制备过程质量评价研究[J].中草药,2021,52(4):1000

姜玉勤,陆迅,孙晓怡,等.装载黄芩苷的溶菌酶-低相对分子质量壳聚糖纳米凝胶的制备及表征[J].中草药,2021,52(13):3831

L

Liu HJ, Lin HQ, Zhou ZZ, et al. Bergenin-isonicotinamide(1∶1) cocrystal with enhanced solubility and investigation of its solubility behavior[J]. Journal of Drug Delivery Science and Technology, 2021, 64:102556

雷乐庭,马丽娟,魏宇楠,等.中药大品种制造关键质量属性表征:化学与功效属性结合的同仁牛黄清心丸模块化辨识研究[J].中国中药杂志,2021,46(7):1606

李翠红,裴妙荣,王兵.犍为筡姜挥发油提取及其 β-环糊精包合物制备工艺研究[J].山西中医药大学学报,2021,22(4):264

李海伦,李恒,孙飞,等.经典名方大秦艽汤 HPLC 指纹图谱及含量测定方法研究[J].中草药,2021,52(1):99

李佳珍,林丽,李欢欢,等.经典名方甘姜苓术汤多指标含量测定及最佳煎煮工艺研究[J].时珍国医国药,2021,32(9):2147

李洁环,张建军,陈雪婷,等.化瘀骨合片提取工艺的优化研究[J].湖南中医杂志,2021,37(5):174

李思齐,田景振,侯林.银桑颗粒提取工艺及包合工艺研究[J].中华中医药学刊,2021,39(3):116

李晓朋,尹可欢,杨斌,等.复方藤椒冻疮水凝胶的制备工艺及药效作用研究[J].中药药理与临床,2021,37(4):173

李雅清,黄华花,李津明,等.泽泻泡腾片制备工艺研究[J].江西中医药,2021,52(1):62

李燕华,王淑慧,李俊鹏,等.漆黄素与 β-环糊精衍生物的包合行为及性能研究[J].中草药,2021,52(16):4797

李智勇,卢泳,张建军,等.中风复元合剂的纯化工艺研究[J].江西中医药大学学报,2021,33(5):74

廖正根,袁其里,梁新丽,等.经典名方苓桂术甘汤制剂提取工艺研究[J].中国中药杂志,2021,46(4):830

林玲,张芳语,张静,等.中药大品种制造关键质量属性

学术进展

表征:空间分布均匀度属性的银杏叶片质量控制可视化方法研究[J].中国中药杂志,2021,46(7):1616

林义平,瞿孝兰,田斌,等.基于信息熵赋权法的Box-Behnken响应面法优化枳黄通泻颗粒提取工艺[J].中药材,2021,44(7):1702

刘博文,戴静,刘晓凤,等.基于网络药理学和设计空间的乳腺康提取工艺研究[J].中草药,2021,52(6):1634

刘欢欢,张倩,徐婷婷,等.多指标综合加权评分法优化清胃散提取工艺研究[J].南京中医药大学学报,2021,37(3):450

刘柳毅,温璐平,许男徽,等.灯盏花素纳米晶的制备及质量评价[J].中国药房,2020,31(15):1861

刘秋安,徐芳芳,张欣,等.基于近红外光谱技术和分类与回归树算法建立天舒片崩解时间预测模型[J].中草药,2021,52(16):4837

刘淑兰,周艺林,林鹏,等.Box-behnken响应面法优化紫红生肌软膏的醇提工艺[J].湖南中医药大学学报,2021,41(4):528

刘晓昱,陈红梅.白芷香豆素醇质体凝胶贴剂的制备及其体外经皮渗透研究[J].中药材,2021,44(2):409

罗红丽,王舒慧,杜清,等.藏药骨关节止痛凝胶贴膏剂制备工艺研究[J].江西中医药,2021,52(5):62

吕鑫,马天翔,顾志荣,等.星点设计-效应面法优化消风止痒方的提取工艺[J].甘肃中医药大学学报,2021,38(1):43

M

马肖,要林青,张瑞堂,等.复方当归补血颗粒成型工艺的优化及质量控制[J].中成药,2021,43(4):847

马钢华,孙礼芹,钱菲,等.不同方法提取广藿香油化学成分及其体外抑制NO活性比较[J].中国中医药科技,2021,28(1):38

马天翔,马转霞,许爱霞,等.消风止痒颗粒成型工艺的优化[J].中成药,2021,43(8):2161

马转霞,顾志荣,孙岚萍,等.舒肛软膏水煎液喷雾干燥工艺的优化[J].中成药,2021,43(9):2296

马转霞,孙岚萍,顾志荣,等.扶正治癀颗粒提取、成型工艺的优化[J].中成药,2021,43(10):2783

孟岩,李煜仪,单家明,等.经典名方小承气汤物质基准的HPLC指纹图谱分析[J].中国实验方剂学杂志,2021,27(4):130

P

Pang ZT, Weng XY, Wei YF, et al. Modification of hygroscopicity and tabletability of L-carnitine by a cocrystallization technique[J]. CrystEngComm, 2021, 23:2138

彭梅梅,郭爽,陈琪,等.基于特征图谱和网络药理学的经典名方黄连汤质量标志物(Q-Marker)预测分析[J].中草药,2021,52(18):5514

彭一凡,王增明,王荣荣,等.姜黄素口服纳米晶胶囊的制备及体内外评价[J].中国药科大学学报,2021,52(2):211

皮凤娟,张庆莲,许曾,等.红麻凝胶贴膏制备工艺研究[J].亚太传统医药,2021,17(7):49

Q

齐琪,赵玥瑛,张晴,等.经典名方小承气汤的物质基准量值传递研究[J].中草药,2021,52(10):2927

乔培,杨凌宇,李诒光,等.健胃消食片浸膏真空带式干燥工艺与粉体物性相关性分析[J].现代中药研究与实践,2021,35(2):55

曲丛丛,李慧芬,张学兰,等.丹参配方颗粒成型工艺的优化[J].中成药,2021,43(9):2466

S

申屠乐,徐建兵,郑敏霞.姜黄二酮醇质体凝胶的制备与经皮渗透性研究[J].中国药师,2020,23(3):467

申屠银洪,李欢欢,赵晓莉,等.经典名方旋覆代赭汤的指纹图谱及功效关联物质预测分析[J].中草药,2021,52(16):4825

沈成英,朱君君,戴博,等.芍药甘草汤自组装纳米粒的形成及其对白芍主要成分释放和吸收的影响[J].中国中药杂志,2021,46(9):2190

石秀佳,程亚茹,龚燚婷,等.基于环糊精包合技术提高冻干制剂中薄荷挥发油综合保留率研究[J].中国中药杂志,2021,46(22):5819

宋煜,黄玉珠,余宇燕,等.岩痛凝胶贴膏基质处方的优化[J].中成药,2021,43(7):1699

宋婷婷,蔡荣珊,王宏,等.TPGS修饰的地榆皂苷Ⅰ长循环脂质体的制备及质量评价[J].中草药,2021,52

(12):3522

孙岚萍,顾志荣,马转霞,等.夏蒌止鼾颗粒提取、成型工艺的优化[J].中成药,2021,43(10):2616

T

谭沛,张辉,胡进,等.光甘草定纳米脂质体的制备及甘油对其性能的影响[J].中成药,2021,43(9):2463

唐海玲,秦学伟,温杏莉,等.Box-Behnken 响应面法优化姜黄素紫杉醇复方脂质体处方[J].广西中医药大学学报,2021,24(2):59

田淋淋,徐云,林建梅,等.肝胆双清口服液中丹皮酚、当归挥发油 HP-β-CD 包合物制备工艺的优化[J].中成药,2021,43(3):736

W

Wang J, Dai XL, Lu TB, et al. Temozolomide-hesperetin drug-drug cocrystal with optimized performance in stability, dissolution, and tabletability[J]. Crystal Growth and Design, 2021, 21(2):838

万玲娟,周广芬,王继龙,等.载药量对后交联祖师麻凝胶贴膏剂流变学及体外经皮渗透特性的影响[J].中草药,2021,52(19):5873

王晗,刘红波,李博,等.基于超滤和蒸汽渗透膜法广藿香挥发油分离研究[J].中草药,2021,52(6):1582

王凌,周艳,袁伟彬.凉性经筋通贴膏的提取工艺的优化及其薄层色谱鉴别[J].中国中医药现代远程教育,2021,19(5):142

王璐,张礼欣,贾奥蒙,等.基于指纹图谱和网络药理学对经典名方竹茹汤中葛根的质量标志物(QMarker)预测分析[J].中草药,2021,52(20):6197

王玉,李希,冯建安,等.基于信息熵与响应面设计的冰硼痔疮栓提取工艺优选[J].亚太传统医药,2021,17(1):29

王超越,龚行楚,付泽飞,等.确定性筛选设计结合设计空间法优化黄芩提取物的纯化工艺[J].中国中药杂志,2021,46(8):2061

王成祥,岳贵娟,秦楠坤,等.盐酸阿霉素-黄芪甲苷脂质体制备工艺研究[J].辽宁中医药大学学报,2021,23(6):32

王仁杰,王凯玉,何昕炜,等.乌梅浸膏真空带式干燥工艺的优化[J].中成药,2021,43(2):468

王小霞,张智强.鞣花酸纳米结构脂质载体处方优化和口服生物利用度研究[J].中草药,2021,52(13):3862

王秀敏,叶金翠,江蕾蕾,等.黄连总生物碱原料药干燥方法的选择及其可压性分析[J].中成药,2021,43(4):976

王燕萍,贾旭森,王艳,等.不同干燥方式对淫羊藿黄酮类成分含量及抗氧化活性影响[J].中草药,2021,52(14):4193

魏宇楠,黄兴国,曾敬其,等.中药大品种制造关键质量属性表征:水分含量化学属性的同仁牛黄清心丸 NIR 现场检测方法研究[J].中国中药杂志,2021,46(7):1592

吴革林,滕菲,杨丹,等.经典名方温经汤的基准样品特征图谱分析[J].中国实验方剂学杂志,2021,27(22):7

吴仁杰,余红芳,颜星星,等.pH 响应三氧化二砷聚乳酸-羟基乙酸共聚物纳米粒的制备及体外评价[J].中草药,2021,52(15):4528

吴斯宇,曾盈蓉,唐聘,等.RGD 环肽修饰的姜黄素/黄芩苷靶向共递送纳米脂质体的制备工艺优化及表征[J].中草药,2021,52(22):6834

吴秀娟,庞遵霆,杨思彤,等.共无定形技术改善葛根素水溶性及增溶机制研究[J].药学学报,2021,56(2):585

X

谢佳秀,巫小媚,陈红丽,等.三七总皂苷脂质体的制备及表征研究[J].时珍国医国药,2021,32(3):610

谢青璇,李小芳,谢龙,等.Box-Behnken 效应面法优化大黄素/小檗碱-壳聚糖双载药纳米粒的处方工艺研究[J].中草药,2021,52(6):1614

徐男,王平,王淑玲,等.基于 UPLC 特征图谱和 Q-Marker 量值传递评价经典名方半夏白术天麻汤颗粒剂的关键生产工艺[J].中草药,2021,52(24):7455

徐丽清,刘丹,唐文娟.芍药苷固体脂质纳米粒凝胶剂的制备与体外透皮研究[J].天津中医药,2021,38(3):393

徐志伟,马新换,李季文,等.基于多指标评价优选四妙勇安汤发酵物的片剂处方[J].药物分析杂志,2021,41(11):2031

许金国,夏金鑫,梅茜,等.经典名方当归四逆汤指纹图谱及功效关联物质预测分析[J].中草药,2021,52(15):4507

Y

杨楠,刘子修,茆军,等.三色散凝胶贴膏剂的 HPLC 指

纹图谱研究和多元成分含量测定[J].南京中医药大学学报,2021,37(4):548

杨志欣,张丽芬,邢希旺,等.叶酸修饰的槐属二氢黄酮G壳聚糖纳米粒的制备研究[J].中药新药与临床药理,2021,32(4):558

叶淑青,伍清萍,郑雨君,等.基于临界分离效应的复杂溶液环境中丹酚酸B、苦参碱纳滤分离规律[J].中成药,2021,43(2):3148

袁瑞芳,杨金辉,章津铭,等.基于偏头痛药效优化青花椒超临界提取物热熔压敏胶贴剂的成型工艺及其安全性评价[J].中草药,2021,52(13):3841

Z

Zhang L, Kong D, Wang HJ, et al. Cocrystal of apixaban-quercetin: improving solubility and bioavailability of drug combination of two poorly soluble drugs [J]. Molecules, 2021, 26(9):2677

Zhou HY, Wang Y, Li ST, et al. Improving chemical stability of resveratrol in hot melt extrusion based on formation of eutectic with nicotinamide [J]. International Journal of Pharmaceutics, 2021, 607:121042

曾敬其,李倩倩,马丽娟,等.中药大品种制造关键质量属性表征:质构感官属性的同仁牛黄清心丸质量控制方法研究[J].中国中药杂志,2021,46(7):1598

曾敬其,张静,张芳语,等.中药大品种制造关键质量属性表征:沸腾时间状态属性的提取过程在线NIR质量控制研究[J].中国中药杂志,2021,46(7):1644

张静,祝明利,林玲,等.中药大品种制造关键质量属性表征:粉末物理属性的银杏叶提取物物料质量控制方法研究[J].中国中药杂志,2021,46(7):1622

张晴,罗菊元,胡文均,等.经典名方厚朴温中汤的物质基准量值传递分析[J].中国中药杂志,2021,46(4):810

张微,关永霞,韩振明,等.柴银口服液醇沉工艺对黄芩苷收率的影响[J].中国现代中药,2021,23(2):340

张芳语,林玲,曾敬其,等.中药大品种制造关键质量属性表征:空间分布均匀度质量属性的同仁牛黄清心丸贵细药混合过程控制可视化方法研究[J].中国中药杂志,2021,46(7):1585

张小琴,吴中宝,杜小琴,等.铁皮石斛含片制备工艺研究[J].亚太传统医药,2021,17(9):51

张钰明,杜守颖,白洁,等.经典名方真武汤的物质基准量值传递分析[J].中国中药杂志,2021,46(4):820

赵鹏飞,李慧霞,甘丹,等.羟基喜树碱纳米晶制备及药剂学性质研究[J].中国医院药学杂志,2021,41(23):2401

周琪,李坤豪,李旭飞,等.小儿健脾消食穴位凝胶膏剂的制备工艺研究[J].贵州中医药大学学报,2021,43(1):44

朱金媛,曾敬其,李倩倩,等.中药大品种制造关键质量属性表征:特征成分化学属性的黄精赞育胶囊质量控制方法研究[J].中国中药杂志,2021,46(7):1629

朱卫丰,刘水婷,王万春,等.黄白温敏型原位凝胶的处方筛选与评价[J].中草药,2021,52(7):1914

祝明利,张芳语,张瀚,等.中药大品种制造关键质量属性表征:粉末与颗粒物理属性的苏黄止咳胶囊中间体过程质量控制方法研究[J].中国中药杂志,2021,46(7):1636

邹曼,周艳,吴雪茹,等.通泰凝胶膏剂的基质处方筛选及制备工艺研究[J].中药新药与临床药理,2021,32(6):841

左明明,胡时先,朱美霞,等.太子神悦胶囊提取工艺研究及方法验证[J].中医药学报,2021,49(1):31

（五）中药炮制

【概述】

2021年度，中药炮制研究领域发表论文300余篇，除炮制历史沿革、饮片鉴别和临床应用综述等论文外，实验研究论文约200篇，以优化炮制工艺、比较炮制前后成分含量及药理作用变化、性状客观化与成分变化关联性分析等研究为主，电子眼、电子舌、电子鼻、质谱等新技术的研究增加，代谢组学、肠道菌群分析等技术方法在中药炮制研究中有更多的应用。

1. 炮制工艺研究

（1）结合毒效指标优化　洪丽等以补骨脂素、异补骨脂素、新补骨脂异黄酮、补骨脂甲素、补骨脂乙素和补骨脂酚的含量为指标，采用正交试验优化补骨脂炮制工艺。结果：最优炮制工艺为5倍量80％乙醇浸泡24 h，倒出乙醇并用蒸馏水洗净，加入5倍量蒸馏水，浸泡12 h，倒出蒸馏水并洗净，置蒸锅内隔水蒸4 h，取出晾干；该制补骨脂较生品对小鼠肝毒性显著降低。刘梦云等采用正交试验结合熵权逼近理想解排序法优选酒炙巴戟天炮制工艺。结果：优选的工艺参数为100 g饮片加黄酒20 ml，密闭闷润2 h，60 ℃炒制7 min，于50 ℃干燥1 h。该酒炙巴戟天总寡糖对模型小鼠生殖氧化应激作用明显优于生品。

（2）多种成分含量结合其他指标综合评价优化　位玉蝶等以德尔菲评价法为外观性状打分，结合粗纤维、α-香附酮、圆柚酮、总黄酮、5-羟甲基糠醛（5-HMF）及总挥发油的含量为考察指标，优选香附醋炙工艺。结果：最优工艺为加米醋25％，使用喷壶

均匀喷洒在香附表面，每次喷洒5 ml，喷洒12次，闷润8 h至药材内无白心，140 ℃炮制7 min。孟则敬等以炭素含量、炮制后得率及外观性状等为指标，优化灯心草煅炭工艺。结果：最佳工艺为取灯心草，控制投药质量与容器容积之比为3 g/L，250 ℃密闭煅制15 min。

2. 炮制前后化学成分的研究

（1）不同炮制品成分含量的比较　叶协滔等采用UHPLC-Q-TOF-MS/MS对生川乌、《中国药典》（2015年版）法蒸/煮川乌、江西法蒸/煮川乌进行分析，对比炮制前后成分变化。结果：川乌生品经炮制后新增真菌代谢产物Cytochalasin B；同时川乌C19型生物碱中单酯型和醇胺型生物碱含量增加，且蒸制比煮制增加明显。肖小武等采用GC-MS法分析了经干馏、烧制、蒸馏、水煮4种不同方法炮制的8种不同基原的鲜竹沥中的酚性成分。结果：烧制法的酚性成分种类与干馏法差异较小，蒸馏、水煮方法制备的鲜竹沥不含酚性成分。陈天朝等比较赤芍药酒、醋、盐炮制品的饮片与标准汤剂的物性参数。结果：饮片制备成标准汤剂后过氧化值呈升高趋势；赤芍药及盐赤芍药标准汤剂pH呈降低趋势，酒赤芍药及醋赤芍药的标准汤剂pH呈升高趋势；赤芍药饮片及标准汤剂的芍药苷含量最高，盐赤芍药饮片及标准汤剂中芍药苷含量最低。

（2）炮制过程对成分含量的影响　李丽等采用UPLC-QqQ-MS分析显示，黄柏盐炙过程中小檗碱、巴马汀、药根碱、黄柏碱、木兰花碱、黄柏内酯含量整体呈下降趋势；黄柏酮在170～180 ℃、炒制4 min时含量较高，小檗红碱、巴马红汀、药根红碱含量整体呈上升趋势；10种成分的变化尤以180 ℃炒制时

含量变化最为明显。辛洁萍等采用 HPLC-MS 检测发现,苦杏仁焯后再炒,D-苦杏仁苷含量显著增加,L-苦杏仁苷含量下降;随着炮制程度的加深,D-苦杏仁苷的含量下降。炒制促进了 L-苦杏仁苷向 D-苦杏仁苷的转化,增加了 D-苦杏仁苷的含量;随着炮制火候的加深,D-苦杏仁苷的含量逐渐降低。姚玲玲等采用 UPLC-Q-TOF/MS 联用技术鉴定了甘草中 57 个化学成分,发现甘草中的甘草酸、甘草皂苷 G2 和甘草皂苷 E2 在蜜炙后相对含量增加,且在炮制适度时含量最高;甘草酸、甘草皂苷 G2 和甘草皂苷 E2 可能可作为不同炮制程度饮片的差异化合物,指导蜜炙甘草炮制程度的过程控制。贺亚男等研究显示,青黛浸泡发酵过程中,微生物多样性逐渐下降;优势群落中变形菌门相对丰度逐渐降低,打靛后降至最低;厚壁菌门相对丰度升高,拟杆菌门先下降后升高,且青黛中吲哚苷含量逐渐下降,靛蓝呈现先上升后下降趋势,靛玉红、靛红呈现先下降后上升趋势,色胺酮含量逐渐升高。

3. 炮制对药理作用影响研究

(1)不同炮制品的药理作用比较　郭彭莉等研究显示,牛膝不同炮制品对肝衰竭大鼠肝脏组织病理损伤均有所改善,酒牛膝优于牛膝和盐牛膝,牛膝炮制后可能影响其作用趋向(部位)。帖晓燕等研究显示,纹党参米炒后抗氧化活性增强;纹党参生熟饮片对脾虚泄泻大鼠免疫调节和消化吸收方面均具有明显作用,且米炒品明显强于生品。边甜甜等研究显示,花椒不同炮制品乙醚提取物均具有较好的浸润麻醉作用,作用由强到弱依次为花椒醋制品＞花椒生品＞花椒清炒品＞花椒盐制品＞花椒酒制品。

(2)利用代谢组学研究炮制品的差异　张雅婷等基于 UHPLC-Q-TOF-MS 的代谢组学技术研究四逆散抗抑郁的作用机制,并探讨炮制与配伍对四逆散抗抑郁作用的贡献。结果:对慢性不可预期温和应激大鼠的整体干预效果依次为,含醋炙柴胡和醋炙白芍药的四逆散组(炮制＋配伍组方)＞四逆散组(配伍组方)≈柴胡-白芍药对组(配伍药对)＞白

芍药组(单味药)≈柴胡组(单味药),提示炮制与配伍均能通过调节慢性不可预期温和应激抑郁模型相关代谢通路达到疏肝解郁的增效作用。莫子晴等应用[1]H-NMR 代谢组学技术研究显示,与四逆散组比较,柴胡和白芍药醋炙后组方的四逆散组干预的抑郁大鼠粪便中乳酸、α-葡萄糖等 6 种代谢物的水平发生变化,同时对丙酮酸代谢、糖酵解与糖质新生代谢、甲烷代谢等 6 条代谢通路产生影响。钮敏洁等运用代谢组学技术探究山茱萸生、制品提取物抗大鼠肝纤维化的作用机制及代谢通路。结果:山茱萸生、制品水煎液对 10 种肝纤维化生物标志物有着不同程度的回调作用,且制品作用优于生品。

(3)炮制对肠道菌群的影响　张春玲等研究显示,慢性前列腺炎对大鼠肠道菌群的影响主要表现在致病菌拟杆菌的增加和益生菌乳杆菌的降低;对比盐制前后滋肾丸组方的肠道菌群种群组成,盐制后组方给药的肠道菌群中乳杆菌丰度明显增加,说明盐制后组方可以增加肠道益生菌,促使肠道菌群恢复,该作用可能与盐制后降低苦寒伤脾胃的副作用相关。钟凌云等采用 16S rDNA 高通量测序技术研究葛根、粉葛生品及其不同炮制品的药效差异及对肠道菌群多样性的影响。结果:葛根、粉葛经过煨制后,止泻作用均增强,且煨制葛根作用更优;煨葛根 Lactobacillus(乳酸菌属)丰度最高,与其止泻作用密切相关;醋葛根降血糖和降压作用最佳,与其 Blautia(布劳菌属)、Prevotella9(普氏菌属)丰度均较高相关。

(4)炮制对药代动力学的影响　于现阔等利用 UPLC-MS/MS 研究炮制对沙苑苷 A 和沙苑子苷 B 在大鼠体内的药代动力学影响。结果:沙苑子生品组中沙苑子苷 B 达峰时间较盐炙组无显著差异,但盐炙组峰浓度和药时曲线下面积 $AUC_{0\sim12h}$ 较生品组显著升高;同时,与生品组相较,盐炙组中沙苑子苷 A 的质量浓度显著上升而平均滞留时间为显著缩短,表明沙苑子盐炙后能促进沙苑苷 A 和沙苑子苷 B 的体内吸收,并加快排泄。张丹捷等研究显示,女贞子酒蒸后酪醇、红景天苷、羟基酪醇、女贞酸在

大鼠部分组织中的浓度呈升高趋势,木樨榄苷-11-甲酯、女贞次苷、特女贞苷在大鼠部分组织中的浓度呈降低趋势。

4. 中药饮片质量控制研究

(1)质量标志物研究 石典花等采用 GC-IMS 等技术通过气味分析可明显区分侧柏叶及不同炒制程度侧柏炭,5-甲基糠醛、2-庚醇和 2-乙酰呋喃可作为侧柏叶炒炭适中的标志物。杜伟锋等建立醋延胡索炮制前后 HPLC 指纹图谱,并以大鼠扭体反应为模型建立评价指标。结果:生延胡索饮片与醋延胡索饮片均有止痛效果,以醋延胡索止痛效果最为显著;醋延胡索炮制特征成分为原阿片碱、盐酸巴马汀等。王聃等通过谱效关系研究显示,自然铜生品与煅淬品均能促进成骨细胞增殖,与其所含 Fe、Zn、Mg、Cu 等金属元素有关,且与 Fe 的相关性最大。

(2)性状指标客观化与质量指标相关性研究 张桂梅等采用 AHP-熵权法结合多元相关分析评价不同大米炒制的党参饮片质量。结果:米炒党参中党参多糖含量与颜色值 L^*、a^*、E^*_{ab} 及大米的过氧化氢酶活动度、直链淀粉含量呈正相关,党参炔苷含量与大米过氧化氢酶活动度成正相关,醇浸出物含量与颜色值 L^*、a^*、E^*_{ab} 及大米水分含量、直链淀粉含量均呈正相关。张雪兰等对山萸肉饮片 UPLC 特征图谱和饮片色度值进行了相关性分析。结果:酒萸肉炮制过程中饮片色度值 L^*、a^*、b^*、E^* 随炮制时间的延长而逐渐降低,但饮片色差值 ΔE^* 则逐渐升高。夏梦雨等将焦栀子炒制过程色度值和10个主要成分含量进行了相关性分析。结果:炮制过程中 L^*、a^*、b^* 和 E^*_{ab} 均不断下降,颜色逐渐加深;碎炒和个炒在炮制过程中成分含量的变化趋势基本一致,但变化幅度存在差异,其中鸡屎藤次苷甲酯和京尼平-1-O-龙胆二糖苷含量变化较为明显,且由于炒制时间不同,碎炒工艺下各成分含量变化速率高于个炒。

代悦等采用电子鼻和电子舌技术研究显示,米

泔水浸泡和清水漂洗过程对苦参气味无明显影响,蒸制过程使气味减弱;米泔水浸泡使苦参苦味增强,再经清水漂洗,苦味无明显变化,蒸制后苦味减弱,与苦参药材苦味相近。洪伟峰等利用电子鼻技术获取不同炮制规格苦杏仁的气味数据,建立苦杏仁"走油"预警模型。结果:电子鼻中多根传感器的响应值与苦杏仁的过氧化值、酸值、油脂含量、苦杏仁苷含量等内在指标存在显著相关性;所建立的苦杏仁"走油"预警模型计算所得结果快速而准确,可为苦杏仁及其炮制品的质量监测和评价提供有价值的参考依据。

5. 炮制机理研究

王玲等基于 UHPLC-Q-TOF-MS 代谢组学方法探究炙淫羊藿温肾助阳和炮制增效机制。结果:炙淫羊藿温肾助阳的代谢通路涉及甘油磷脂代谢、半胱氨酸和蛋氨酸代谢,而炙淫羊藿两个炮制因素"加热"和"羊脂油"分别通过调节甘油磷脂代谢、半胱氨酸和蛋氨酸代谢来增强其温肾助阳的作用,阐明了炙淫羊藿的炮制增效机制。

(撰稿:谭鹏 李飞 审阅:蔡宝昌)

【17 种中药炮制工艺的研究】

1. 当归

岳丽丹等以阿魏酸、藁本内酯等多种成分的含量及外观性状评分作为指标,采用正交试验结合单因素考察酒精浓度、用酒量、干燥温度对酒洗当归质量的影响。结果:酒洗当归的最佳工艺为当归饮片每 100 g 加 15% 的黄酒 20 g,干燥温度为 40 ℃。王慧楠等以阿魏酸含量、醇浸出物含量、凝血酶原时间(PT)、活化部分凝血活酶时间(APTT)和凝血酶时间(TT)组成的综合评分为指标,采用 G1-熵权组合赋权法计算各指标的权重系数,采用正交试验考察炒制温度、炒制时间、米醋用量和闷润时间对醋当归炮制工艺的影响。结果:G1-熵权组合赋权法确定 PT、APTT、TT、阿魏酸和醇浸出物的权重系数分

别为 0.45、0.23、0.13、0.10、0.08;醋当归的最佳炮制工艺为每 100 g 当归饮片加米醋 15 ml,闷润 1 h,150 ℃炒制 20 min。

2. 远志

袁蒙蒙等采用单因素考察制远志中甘草用量、加水量和煎煮时间以及蜜远志中炼蜜用量、炮制温度和炮制时间;采用 HPLC 测定不同炮制法远志中有效成分的含量,以远志酮 B、细叶远志皂苷 A、远志糖苷 C 等的综合评分为响应值,采用 Box-Behnken 响应面法优化制远志与蜜远志的炮制工艺。结果:制远志的最佳炮制工艺为甘草用量 6%,加水 36 倍,煮制 40 min;蜜远志的最佳炮制工艺为炼蜜用量 25%,温度 123 ℃,炮制时间为 7 min。

3. 洋金花

夏永严等以东莨菪碱含量和水分含量的综合评分为指标,采用正交试验考察生姜打汁后加水量、闷润时间、炒制温度及炒制时间 4 项指标,优选生姜汁制洋金花的最佳炮制工艺。结果:最佳工艺参数为生姜打汁后加水量 3 倍,闷润时间 40 min,炒制温度 270~300 ℃,炒制时间 5 min。

4. 北苍术

柏阳等通过切制不同厚度的北苍术饮片,以出膏率、碎屑率、下料率和翘片率为指标进行综合评价,优选北苍术饮片的最佳切制工艺;将切制后的饮片以阴干、晒干、50 ℃烘干、60 ℃烘干、70 ℃烘干、80 ℃烘干 6 种不同干燥方式干燥,以质量损失、苍术素和(4E,6E,12E)-十四碳三烯-8,10-二炔-1,3-二乙酸酯(TDDA)的含量为指标进行综合评价,优选最佳干燥工艺;采用单因素试验分别考察麦麸用量和炒制温度,以质量损失、苍术素和 TDDA 的含量为指标进行综合评价,优化北苍术的麸炒工艺。结果:北苍术生品饮片的最佳炮制工艺为切制厚度 2~4 mm,干燥方式为 70 ℃烘干;优化后的麸炒饮片炮制工艺为每 1 000 g 北苍术饮片用麸量 100 g,

炒制温度为 150~180 ℃。

5. 人参

张艳雪等以人参皂苷 Rg1 和人参皂苷 Re 总含量、人参皂苷 Rb1 含量、饮片性状、含水量及总灰分为指标,采用 HPLC 考察软化温度、闷润时间、润透时吸水量、干燥温度、干燥时间等因素对炮制人参质量的影响,优选适合生产实际的炮制工艺参数。结果:最佳炮制工艺为取原药材,除去杂质,大小分档,洗净,软化温度 15~35 ℃,小档闷润时间 12~24 h,大档闷润时间 40~54 h,至内外湿度一致,润透时吸水量为 25%~35%,切薄片,60~70 ℃干燥 4~4.5 h。

6. 菊苣叶

闫梦真等以绿原酸和菊苣酸及浸出物含量为指标确定菊苣叶最佳干燥方法,采用星点设计-响应面法对菊苣叶切制段长、干燥温度及干燥时间进行考察,以绿原酸、菊苣酸、浸出物含量及色度值、饮片外观性状等按照权重计分为评价指标并进行综合分析。结果:菊苣叶最佳干燥方法为远红外干燥法;菊苣叶饮片炮制工艺条件为切制段长 7 mm、干燥温度为 50 ℃、干燥时间为 17 h。

7. 独活

刘斌等采用 HPLC 测定独活饮片中蛇床子素、二氢欧山芹醇当归酸酯的含量,并以两者含量为指标考察鼓风干燥温度、铺层厚度、翻动次数 3 种因素对独活饮片炮制工艺的影响。结果:优化得到的炮制工艺为独活原药材除去杂质泥沙,淋洗 5 min,沥干,置于 30 ℃培养箱中闷润 2 h,喷水量为 4.3%,再同法闷润 2 h;切 3 mm 厚片,铺层 20 mm 厚,50 ℃鼓风干燥,翻动 1 次。

8. 赤芍药

武艳雪等以氧化芍药苷、芍药内酯苷、芍药苷、苯甲酸和水溶性浸出物的含量为考察指标,通过层次分析法(AHP)、指标相关性的指标权重确定方法(CRITIC)以及两者的混合加权法确定各指标的权重系数并计算综合评分,然后采用 Box-Behnken 响应面法优化酒赤芍药的闷润时间、炒制时间和炒制温度等参数。结果:采用 AHP-CRITIC 混合加权法确定芍药内酯苷、氧化芍药苷、芍药苷、苯甲酸、水溶性浸出物的权重系数分别为 0.23、0.13、0.18、0.08、0.37;酒赤芍的最优炮制工艺为闷润时间 35 min、炒制时间 20 min、炒制温度 120 ℃。

9. 仙茅

李媛媛等在单因素试验的基础上,以加酒量、微波功率、闷润时间及微波时间为考察因素,以仙茅苷、苔黑酚葡萄糖苷、苔黑酚龙胆二糖苷及醇溶性浸出物含量为考察指标,采用正交试验结合综合加权评分法优化微波炮制的工艺。结果:最优炮制工艺为加酒量 20%(生仙茅饮片质量的 20%)、微波功率 300 W、闷润时间 3 h、微波时间 2 min。

10. 枳实

彭致铖等以 HPLC 特征图谱为定性指标,饮片性状为炮制程度判断指标,辛弗林、柚皮苷、新橙皮苷的质量分数为定量指标,选取炒制时间、炒制温度及加麸量为考察因素,采用正交试验与主成分分析法优选麸炒枳实炮制工艺。结果:通过正交方差分析与主成分分析确定最佳炮制工艺为每 100 kg 麸炒枳实用麦麸量为 10 kg,炒制温度为 220 ℃,炒制时间为 5 min。

11. 黄精

刘露梅等采用析因试验,根据《中国药典》(2015 年版)标准对黄精炮制品内在质量进行测定,并结合性状评分优选出酒黄精最佳炮制工艺,然后通过建立 2 型糖尿病模型,对黄精炮制品降血糖药效进行验证。结果:酒黄精在 0.12 MPa 蒸制 3 h、二蒸二烘时的炮制品各项评分最优,药效学研究表明黄精具有良好的降血糖效果;综合评价认为蒸制压力 0.12 MPa,蒸制时间 3 h,取出切厚片,放入 70 ℃干燥箱干燥 24 h。

12. 黄芪

吴红伟等以黄芪甲苷、毛蕊异黄酮葡萄糖苷、芒柄花苷、毛蕊异黄酮、总黄酮、总多糖及水溶性浸出物为考察指标,以含水量(55%、50%、45%)、发汗时长(1、2、3 d)、揉搓次数(1、2、3 次)、干燥温度(45、50、55 ℃)为考察因素,采用 Box-Behnken 响应面试验设计优化黄芪的产地加工炮制一体化工艺。结果:最佳工艺条件为含水量为 50%,发汗时长 3 d,揉搓次数 2 次,干燥温度为 51 ℃。杨志城等以蜜水稀释比、炒制温度及炒制时间为考察因素,以蜜炙黄芪中毛蕊异黄酮苷、黄芪甲苷、总皂苷、总多糖、总黄酮及含水量为考察指标,采用优序图法对各指标进行权重赋予,并计算综合权重,优化黄芪蜜炙工艺。结果:最佳工艺为蜜水稀释比 1:0.60,炒制温度为 147.74 ℃,炒制时间为 4.89 min,成品综合得分为 0.645,重复验证后中证明该工艺条件下黄芪蜜炙综合得分为 0.638 1～0.678 1,接近优化值,各基础参数变化幅度小,该工艺稳定可行。

13. 龟甲

黄清杰等采用正交试验和多指标综合加权评分法,以龟甲中 L-羟脯氨酸含量、酥脆度、膨胀度、总合氮量及浸出物得率为考察指标,选取河砂粒度、河砂温度及药辅比为考察因素,优选龟甲砂烫工艺。结果:最佳炮制工艺为取 20 倍量粒径为 18～30 目的河砂,并保持河砂温度在 260 ℃条件下进行炮制。

14. 附子

夏飞等采用单因素考察结合正交试验,以附子双酯型生物碱和单酯型生物碱含量为指标,优化附子的最佳无胆炮制工艺。结果:浸润干燥生附片用水量为 1:0.4(g:ml),蒸制温度 120 ℃,蒸制时间 50 min,干燥温度 100 ℃条件下,所得蒸制附片中单酯类生物碱含量达 0.31%，双酯型生物碱含量减少至 0.015%。该结果符合现行《中国药典》(2020 年版)中相关要求。王涵等为了规范附子黑顺片加工过程，对浸胆时间、煮制时间、漂片时间和蒸制时间 4 个因素进行正交试验，采用"隶属度"法对单酯型生物碱总含量、双酯型生物碱总含量及饮片外观性状进行了黑顺片多维模糊综合质量评判。结果：最优炮制工艺为浸胆 7 d、煮制 10 min、24 h 内漂片 3 次、蒸制 2.5 h。

15. 板蓝根

李恒等采用冷水浸泡法、润制法和蒸制法对板蓝根药材进行炮制，以外观性状、水分、浸出物、(R,S)-告依春含量及 4 个色谱特征峰的峰面积为指标，通过 SPSS19.0 软件进行主成分分析，对不同炮制工艺的板蓝根饮片进行质量评价。结果：优选的板蓝根饮片炮制工艺为润制 12 h，切厚片，50 ℃ 干燥 12 h。

16. 槐角

李晶峰等以槐角中的芦丁、染料木苷、槐角苷为考察指标，选择炒制时间、温度为考察因素，进行正交试验结合层次分析法优选槐角的最佳炒制工艺。结果：加权评分优化后确定炒槐角的最佳工艺为炒制时间 18 min，炒制温度 100 ℃。

17. 驴肾

刘丽等对烫驴肾炮制过程中的净制、软化、切制、干燥、烫制进行评估，优选最佳工艺。结果：最佳炮制工艺为取驴肾药材浸泡 2～3 h 后除去非药用部分以净制，100 ℃ 润药 10 min 以软化，切制成 10～15 mm 长段，80 ℃ 烘箱干燥 6 h 以干燥，最后加入 40～50 kg/100 kg 量的滑石粉烫制，160 ℃ 持续 6 min 或 180 ℃ 持续 3 min，烫至表面灰黄色至棕黄色并鼓起。

（撰稿：李伟东　审阅：蔡宝昌）

【23 种中药炮制前后化学成分的比较】

1. 半夏

崔美娜等研究不同物料和炮制流程得到的半夏 4 个阶段产物(浸漂半夏、石灰制半夏、甘草制半夏、法半夏)和生半夏，以 5 种样品的醇提液为供试品溶液，分析多物料多流程炮制半夏的化学成分。结果：半夏炮制前后化学成分存在明显差异；物料甘草为半夏引入了甘草黄酮、三萜皂苷类成分，而物料石灰对成分引入影响不大，推测石灰的加入是为了在不影响药效成分的前提下减轻半夏毒性；与生品相比，浸漂后的半夏成分减少，推测浸漂的过程中，会使成分有所损失；经过多物料多流程炮制的法半夏减少了溶血磷脂酰胆碱类物质等刺激性毒性成分，增加了甘草黄酮类成分。

2. 补骨脂

李红伟等考察 5 种炮制方法(清炒、油炙、盐炙、盐蒸和雷公法)对补骨脂中脂溶性和挥发性成分组成和含量的影响。结果：补骨脂生品及制品中脂溶性成分主要以脂肪酸和萜类为主，除油炙法外其余炮制法降低脂溶性成分提取率；5 种炮制方法均能增加脂溶性成分及不饱和脂肪酸的种类，降低不饱和脂肪酸的相对含量(雷公法除外)，增加饱和脂肪酸的种类(清炒法除外)，降低饱和脂肪酸相对含量(油炙法和盐炙法除外)。挥发性成分以单萜和倍半萜类为主，5 种炮制方法均能降低单萜类成分的相对含量，升高倍半萜类的相对含量，并增加挥发性成分种类(雷公法除外)。结果提示，炮制能够降补骨脂中所含脂溶性和挥发性成分的总含量，调整成分的相对含量和种类，产生新的成分，以上可能是补骨脂炮制解毒增效的机理之一。

3. 侧柏叶

石典花等采用 UHPLC-Q-TOF-MS/MS 对侧柏叶及其制备的侧柏炭进行化学成分辨识和比较。

结果:炒炭对侧柏叶多种化学成分产生了较大的影响,侧柏叶炒炭后消失的物质有 12 种,明显降低的有 79 种,基本不变的有 15 种,新产生 19 种,升高的有 28 种;侧柏叶炒炭后消失的成分基本为氨基酸类、酮醛等易挥发性成分,而新产生成分包括 6 种黄酮苷元类、3 种香豆素类及 3 种苯甲酸类。

4. 柴胡

傅万峪等基于化学炮制学,参考盐炙法拟建立柴胡碱法炮制方法。比较柴胡经碳酸氢钠水溶液炙炒炮制前后柴胡皂苷含量的变化。结果:碱制后柴胡皂苷原生(柴胡皂苷 c、柴胡皂苷 b 和柴胡皂苷 d)和柴胡皂苷次生(柴胡皂苷 b2、柴胡皂苷 b1)的含量较生品柴胡均有不同程度升高,且炮制过程中辅料用量对碱柴胡皂苷含量产生一定影响。当辅料用量为 100∶6 时,碱柴胡柴胡皂苷原生含量较生品柴胡提升最多,围场柴胡的柴胡皂苷原生增加了210.4%,滦平柴胡的柴胡皂苷原生增加了 50.2%,丰宁柴胡的柴胡皂苷原生增加了 80.3%;当辅料用量为 100∶2 时,碱柴胡的柴胡皂苷次生含量相较于生品柴胡提升最多,围场柴胡的柴胡皂苷次生增加了约 100 倍,滦平柴胡的柴胡皂苷次生增加了约500 倍,丰宁柴胡的柴胡皂苷次生增加了约 160 倍。结果提示,碱法炮制可有效提高柴胡中皂苷类成分含量。

5. 川乌

毕健丽等采用强阳离子交换树脂 MCX 和HPLC 结合,测定川乌炮制品(蒸制和煮制)中乌头类生物碱动态变化。结果:随着蒸制时间的延长,川乌中双酯型生物碱的含量逐渐下降,尤其次乌头碱和新乌头碱的下降趋势更为显著;单酯型生物碱含量逐渐升高,苯甲酰新乌头碱的升高趋势更明显,7 h 后单酯型生物碱总量即达到最高值 0.11%。随着煮制时间的延长,川乌中双酯型生物碱的含量变化与蒸制过程相似,次乌头碱和新乌头碱的下降趋势较为显著;单酯型生物碱的含量在 2～7 h 之间呈

上升趋势,苯甲酰乌头碱和苯甲酰新乌头碱上升趋势较为明显,在 7 h 达到峰值;继续煮制单酯型生物碱含量又呈下降趋势。蒸制法和煮制法双酯型乌头碱总量均≤0.04%,符合《中国药典》(2020 年版)规定。

6. 地黄

陈青垚等探讨辅料砂仁、陈皮在熟地黄加工过程中的炮制作用。结果:生地黄、砂仁陈皮制熟地黄与砂仁陈皮制熟地黄(缺陈皮)、砂仁陈皮制熟地黄(缺砂仁)、砂仁陈皮制熟地黄(缺砂仁、陈皮)炮制品的 HPLC 特征图谱,在成分空间上存在差异。生地黄炮制后,单糖含量增加,寡糖、苷类含量总体呈减少趋势,生、熟地黄之间以及佐以砂仁、陈皮都使地黄成分含量存在差别,且砂仁陈皮制熟地黄中 D-果糖、葡萄糖、甘露三糖含量相较于砂仁陈皮制熟地黄(缺砂仁、缺陈皮)分别增加了 29.24%、57.14%、44.65%。结果提示,辅料砂仁、陈皮的加入是地黄上述化学成分含量变化的重要因素。张晓亚等采用《中国药典》(2020 年版)法蒸制和酒炖炮制熟地黄。与蒸制地黄相比,酒炖地黄多糖相对分子质量范围更宽,较大相对分子质量多糖占比较高。两种熟地黄多糖均由甘露糖、半乳糖醛酸、葡萄糖、半乳糖和阿拉伯糖组成,但其物质的量比稍有不同(2.57∶0.05∶1.00∶0.87∶0.10 和 2.07∶0.07∶1.00∶1.05∶0.17);两种熟地黄均含有寡糖水苏糖、甘露三糖和蜜二糖,但酒炖地黄中水苏糖含量显著高于蒸制地黄(均 $P<0.01$);两种熟地黄均含有游离单糖葡萄糖、果糖、鼠李糖、甘露糖、半乳糖和阿拉伯糖,但酒炖地黄中葡萄糖、鼠李糖和甘露糖含量均显著低于蒸制地黄,半乳糖含量显著高于蒸制地黄(均 $P<0.05$);两种熟地黄中共筛选到 29 个差异性非糖小分子成分,主要为环烯醚萜苷类、苯乙醇苷类和呋喃醛衍生物;定量分析表明,与蒸制地黄相比,酒炖地黄中梓醇、益母草苷和地黄苷 D 含量较高,密力特苷和 5-HMF 含量较低($P<0.05$,$P<0.01$)。结果提示,酒炖和蒸制地黄的糖类组分和非糖小分子组

分均存在显著差异。

7. 附子

叶先文等通过 UHPLC-Q-TOF-MS/MS 技术快速鉴别出煨附片炮制前后差异性成分 44 个；通过化学物质毒性数据库比较上述 44 个化学成分毒性强弱，以小鼠腹腔注射的半数致死量计，得到有毒成分 7 个。从总毒力值来看，生附片毒力值明显高于煨附片的毒力值，提示附子经煨制后可减毒；从成分毒力贡献度来看，乌头碱、次乌头碱和新乌头碱在毒力贡献方面占了很大比重，3 者在炮制之后响应强度明显降低，提示煨附片炮制减毒机制与乌头碱、次乌头碱和新乌头碱的含量降低有关。

8. 鸡内金

王楠等比较鸡内金炮制前后多糖含量及组成。结果：炒鸡内金中总多糖的含量比生品升高 38.93%。鸡内金多糖由甘露糖、盐酸氨基葡萄糖、核糖、鼠李糖、葡萄糖醛酸、氨基半乳糖盐酸盐、葡萄糖、半乳糖、木糖、阿拉伯糖和岩藻糖组成；生鸡内金多糖中 11 种单糖组成比例为 0.129 : 0.122 : 0.030 : 0.028 : 0.030 : 0.071 : 0.195 : 0.297 : 0.022 : 0.007 : 0.044，炒鸡内金多糖中为 0.231 : 0.222 : 0.042 : 0.034 : 0.033 : 0.222 : 0.377 : 0.613 : 0.068 : 0.017 : 0.086；炮制后鸡内金中各单糖含量均升高。结果提示，鸡内金炮制后可促进多糖的转化和溶出，改变多糖的组成，增加单糖的含量。

9. 款冬花

昝珂等建立 UPLC-MS/MS 法测定炮制前后款冬花中款冬碱的含量。结果：甘肃白银、庆阳、兰州、定西产款冬花的款冬碱含量为 18.16～30.56 $\mu g/g$，含量以兰州产最低，庆阳产最高；蜜炙品款冬碱含量为 7.54～12.43 $\mu g/g$，仍以庆阳产含量最高。款冬花蜜炙后款冬碱含量下降。

10. 莱菔子

高思佳等建立莱菔子生品和炒制品的特征图谱并测定其特征成分含量，探讨莱菔子炮制前后化学成分变化规律。结果：莱菔子生品和清炒制品 HPLC 特征图谱分别标定出 8、11 个共有峰，12 批莱菔子生品和炒制品与对照图谱相似度均大于 0.95。对特征峰进行的聚类分析和正交偏最小二乘判别分析可明显区分生品和炒制品，萝卜硫苷特征峰标识性最强。生品中未检出萝卜硫苷，芥子碱硫氰酸盐、莱菔素和芥子酸含量分别为 0.21%～0.36%、0.80%～1.61%、0.02%～0.05%；炒制品中萝卜硫苷、芥子碱硫氰酸盐含量分别为 2.70%～4.52%、0.29%～0.52%，莱菔素和芥子酸均未检出。所生成的特征图谱可用于判别莱菔子生品与炒制品，且 OOPLS-DA 表明峰 1（萝卜硫苷）、9、10（莱菔素）是莱菔子炮制前后主要差异标志性成分。

11. 女贞子

徐文娟等探究女贞子酒制过程中外观性状及主要成分随蒸制时间的变化规律。结果：随蒸制时间的增加，酒女贞子颜色逐渐加深，并伴有白霜，蒸制时间超过 12 h 时，酒女贞子的性状不再发生变化。女贞子在酒蒸过程中，特女贞苷、松果菊苷、毛蕊花糖苷含量降低，芦丁含量略有下降，红景天苷和酪醇含量升高。结果表明，经酒制后，女贞子外观性状、内在成分均发生明显变化，两者存在一定相关性，可反映女贞子的炮制质量，而含量相对较高、含量差异较小且生物活性强的红景天苷可作为酒女贞子含量测定的指标成分。张洪坤等在大生产规模下研究盐女贞子（盐蒸、盐炙）在炮制过程中性状和药效物质成分的动态变化规律。结果显示，药效物质成分方面，盐蒸女贞子、盐炙女贞子在炮制过程中的成分动态变化趋势基本一致，即最终表现是特女贞苷、齐墩果酸、熊果酸含量下降，红景天苷、酪醇含量上升，其中特女贞苷、红景天苷在两种炮制品中的变化特点有比较明显的差异。

12. 乳香

董运苗等研究显示,随着醋炙温度升高或炮制时间的延长,乳香中榄香醇酸、β-榄香酮酸、tsugaricacid A、9,11-去氢-α-乳香酸、9,11-去氢-β-乳香酸、3-乙酰-9,11-去氢-α-乳香酸、3-乙酰-9,11-去氢-β-乳香酸、3-乙酰α-乳香酸和3-乙酰β-乳香酸9个乳香酸含量升高幅度增大,而11-羰基-β-乳香酸、3-乙酰-11-羰基-β-乳香酸、α-乳香酸、β-乳香酸4个成分含量降低幅度增大,其中3-乙酰-9,11-去氢-β-乳香酸含量变化幅度最大。结果提示,温度是影响乳香中乳香酸成分变化的重要因素,其中3-乙酰-9,11-去氢-β-乳香酸含量变化最大,该成分具有显著的抗炎活性,可能为乳香醋炙增效的物质基础之一。

13. 使君子

廖佳慧等建立柱前衍生-HPLC测定使君子中驱虫活性成分使君子氨酸含量的方法,并比较果实与种仁炮制前后使君子氨酸的含量差异。结果:使君子果实中的使君子氨酸含量低于种仁;加热炮制后使君子氨酸含量呈下降趋势,使君子氨酸含量的趋势为生品>清炒品>煨制品。加热程度越剧烈,使君子果实中的使君子氨酸下降越多。

14. 乌药

佘波等通过 UHPLC-Q-TOF-MS/MS 对乌药中阿朴菲类生物碱进行鉴别和表征,共鉴别出 36 种阿朴菲类生物碱。与生乌药比较,经炒制后,阿朴菲类生物碱相对含量下降 18 个,增加 9 个;经醋制后,相对含量下降 21 个,增加 6 个;经酒制后,相对含量下降 21 个,增加 6 个;经盐制后,相对含量下降 23 个,增加 7 个。在 4 种炮制过程中,生物碱含量以降低为主,且大部分集中在 A 类(去甲异波尔定类)和 C 类(紫堇碱类)。有 19 个化合物在 4 种炮制过程中都发生明显的变化,其中 A 类中有 8 个,占比 57%,这 8 个化合物在 4 种炮制过程中的含量均减少。B 类(六驳碱类)中有 3 个,占比 43%,化合物

16 与 21 的含量在 4 种炮制过程均减少,而化合物 19 的含量在 4 种炮制过程中均上升。C 类有 8 个,占比 53%,化合物 25 在 4 种炮制过程中均增加,化合物 28、29、34、35、36 在 4 种炮制过程均降低。化合物 26 在盐制过程中基本消失,而在炒制、醋制、酒制过程中含量均显著升高;化合物 32 在酒制和盐制过程中消失;化合物 18 在 4 种炮制过程中均没有发生明显的变化,比较稳定。结果提示,炮制后乌药中大多数阿朴菲类生物碱的含量变化显著。

15. 香附

宋晓等研究建立醋香附饮片中芦丁、木犀草苷和木犀草素的含量测定方法,并比较 4 种醋香附和生香附饮片中 3 种黄酮类成分含量。结果:与生香附比较,4 种醋制方法制备的醋香附中芦丁和木犀草苷的含量均显著降低(均 $P<0.05$),木犀草素的含量均显著增加($P<0.05$),醋炙品木犀草素含量增加最显著($P<0.01$)。3 种黄酮成分总量由高到低依次为醋炙品>醋煮品>醋煮蒸品>醋蒸品>生品。

16. 玄参

朱晓富等采用 HPLC 测定不同"发汗"时间玄参中活性成分哈巴俄苷、安格洛苷 C、类叶升麻苷、肉桂酸含量;采用热板法和醋酸扭体法观测"发汗"与未"发汗"玄参两者的镇痛活性差异,二甲苯致小鼠耳郭肿胀分析"发汗"与未"发汗"玄参两者的抗炎作用差异。结果:玄参"发汗"过程中,随着"发汗"天数的增加,类叶升麻苷、安格洛苷 C 含量上升比较明显。小鼠热板法和醋酸扭体法药理研究表明,玄参"发汗"前后都有镇痛、抗炎活性,经"发汗"的玄参镇痛活性和抗炎活性要强于未经"发汗"的玄参。研究提示,"发汗"引起玄参中化学成分含量变化、增强其镇痛、抗炎效果。

17. 延胡索

范天慈等考察不同加工方法对延胡索药材、饮

片长期贮存中成分稳定性的影响。结果:延胡索药材及饮片直接烘干和晒干对延胡索乙素影响大,成分下降率大,稳定性差;在饮片的加工和炮制样品中,平均下降率大小顺序为切片烘干>切片晒干>水煮>水蒸>醋煮>醋蒸。饮片经醋煮、醋蒸炮制后储藏18个月,延胡索乙素的含量和储藏过程中稳定性明显高于未经炮制样品,醋蒸法优于传统醋煮法;晒干、烘干样品中的去氢紫堇碱在贮存起始时含量高,但在贮藏过程中含量下降明显;药材经蒸、煮和醋制处理后会损失部分去氢紫堇碱,但能显著提高成分贮藏稳定性,其中醋制样品含量下降率低于未炮制样品,更利于去氢紫堇碱的保存;烘晒样品在贮藏前期四氢黄连碱含量显著下降,呈多次下降、上升的反复趋势,蒸、煮样品四氢黄连碱比较稳定,在整个过程缓慢下降,延长了贮藏期。经聚类分析可分为两大类,水蒸、水煮、醋煮、醋蒸为第一类,烘干、晒干样品为另一类,表明醋对延胡索炮制的重要作用,晒干和烘干区分不理想。

18. 远志

高慧等运用UPLC-LTQ-Orbitrap-MS分析远志生炮制品所含化合物变化。结果:共鉴定出51个化合物,其中42个成分来源于远志,9个为炮制辅料甘草引入的成分。PCA分析表明生远志与炙远志、制远志具有明显差异,OOPLS-DA筛选得生远志与炙远志差异成分27个,生远志与制远志差异成分25个,炙远志与制远志差异成分23个。远志经炙制后,远志中的阿魏酸、7-O-Methylmangiferin、细叶远志皂苷等9种成分含量增加,而其他成分普遍降低;经甘草制后,除 Sibiricaxanthone A、远志𠮷酮Ⅲ、Tenuifoliside A、细叶远志皂苷等8种成分含量增加外,其他成分含量普遍下降;另外,炙远志与制远志经加辅料甘草炮制后,均增加了甘草苷、甘草酸、甘草素等9个甘草成分;与制远志比较,炙远志中的部分皂苷类成分和寡糖酯、远志𠮷酮类成分含量下降更明显。结果提示,远志炮制前后成分种类与成分含量均发生了明显变化,炮制过程中皂苷类、寡糖酯类等同类成分间的转化以及辅料甘草成分的引入是产生该差异的主要原因,且炙远志与制远志两种炮制品也存在明显差异。

19. 栀子

李会芳等采用UPLC测定生栀子、炒栀子、姜栀子、焦栀子、栀子炭不同炮制品中栀子苷、京尼平龙胆双糖苷、栀子苷酸、去乙酰车叶草酸甲酯、西红花苷Ⅰ和西红花苷Ⅱ6种化学成分的含量。结果:在生栀子、炒栀子、焦栀子、栀子炭、姜栀子饮片中,随着炮制时间的延长和炮制程度的加深,饮片中栀子苷、西红花苷Ⅰ和西红花苷Ⅱ的含量有不同程度的降低,但是姜栀子中的京尼平龙胆双糖苷,炒栀子、姜栀子和焦栀子中的去乙酰车叶草酸甲酯以及焦栀子和栀子炭中的栀子苷酸的含量均较生栀子升高。肝肾毒性实验表明,栀子苷对肝肾毒性具有显著的重要作用,其次是西红花苷Ⅰ;且栀子苷对肝肾毒性指标的贡献最显著,其次为西红花苷Ⅰ。炮制降低栀子肝肾毒性的作用可能与炮制后栀子苷与西红花苷Ⅰ含量降低有关。

20. 竹节参

张也等采用UHPLC-Q-TOF-MS结合镜像技术对比分析竹节参炮制前后成分的变化。从竹节参炮制品(清蒸、醋蒸、酒蒸、烘法、醋烘法、酒烘法、清炒法、醋炒法、酒炒法、醋煮法)中鉴定出29个皂苷类化合物。其中,蒸制品、烘制品化学成分数量较生品略有增多,炒制品与醋煮品化学成分数量较生品基本不变;各类炮制品色谱峰保留时间基本一致,但化合物响应强度各有不同;通过响应面积对比发现,蒸制法响应面积最低,其中不加辅料比加辅料更加明显。竹节参经炮制后新增5种成分,分别为叶三七皂苷F、人参皂苷Rg3、Rg6、F4、Rk1。

21. 紫苏子

史勤怡等比较紫苏子5种不同炮制品(阴干炮制品、60℃烘干炮制品、80℃烘干炮制品、清炒炮制品、12 min 微波炮制品)中的咖啡酸、迷迭香酸、木犀草素和芹菜素的平均含量。结果:阴干炮制品分别为0.15、3.03、0.24、0.15 mg/g;烘干炮制品(60 ℃)分别为 0.14、2.92、0.23、0.16 mg/g;烘干炮制品(80 ℃)分别为 0.14、2.81、0.22、0.16 mg/g;清炒炮制品分别为0.12、2.75、0.24、0.17 mg/g;微波炮制品(12 min)分别为0.14、2.99、0.23、0.16 mg/g。阴干炮制品样品中的咖啡酸和迷迭香酸含量最高,清炒泡制品样品中木犀草素和芹菜素含量最高,表明炮制工艺对紫苏子中 4 种有效成分的影响各不相同。

22. 干姜-五味子

苏敏等将不同产地的干姜采用砂烫法炮制为炮姜。研究显示,炮制前后干姜-五味子药对与炮姜-五味子药对成分含量差异较大;炮制后药对中姜酮、6-姜烯酚、10-姜烯酚、五味子甲素、五味子醇乙含量分别升高 257.10%、95.73%、144.09%、0.37%、2.90%,而 6-姜酚、8-姜酚、10-姜酚、五味子乙素、五味子醇甲含量分别下降 26.91%、19.69%、21.10%、1.31%、0.18%,且在干姜-五味子药对中未检出 8-姜烯酚。干姜-五味子药对的 UPLC 指纹图谱共匹配出 26 个共有峰,共有峰的相似度较好,均大于 0.94;聚类分析及主成分分析表明干姜-五味子和炮姜-五味子药对可被明显区分。

23. 连栀矾溶液

吴泽等按照连栀矾溶液传统配方比例,将其拆分为 3 组配方溶液:连栀矾组(黄连＋栀子＋白矾)、黄连组(黄连＋白矾)和栀子组(栀子＋白矾)。传统配方连栀矾经发酵后环烯醚萜类成分发生了较显著的变化(P<0.05),生物碱类成分未发生明显变化,拆分后的黄连组中生物碱类成分和栀子组中环烯醚萜类成分均没有发生明显变化。分别对各组发酵溶液进行测序,根据 α 多样性分析结果,3 组发酵液中真菌多样性为连栀矾组<栀子组<黄连组,真菌的丰富度为栀子组<连栀矾组<黄连组;细菌多样性

为连栀矾组<黄连组<栀子组,细菌的丰富度为连栀矾组<栀子组<黄连组。根据 β 多样性分析结果,3 组溶液中的真菌和细菌的群落结构均有明显差异。根据微生物相对丰度分析可知,3 组的优势真菌均为子囊菌门、担子菌门和罗兹菌门,不同组间丰度无明显差异;真菌优势属中的孢霉属的丰度在连栀矾组最高,显著高于另外 2 组(P<0.05),栀子组又显著高于黄连组(P<0.05);韦斯特壳属的丰度在连栀矾组中最低,显著低于黄连组和栀子组(P<0.05),后两者间丰度无明显差异。3 组的优势细菌均为变形菌门、厚壁菌门、放线菌门和拟杆菌门,其中连栀矾组中变形菌门的丰度极显著低于黄连组和栀子组(P<0.01),厚壁菌门的丰度在连栀矾组中极显著高于黄连组和栀子组(P<0.01),放线菌门和拟杆菌门的丰度在 3 组发酵溶液的差异较小;细菌优势菌属中的乳杆菌属在连栀矾组中显著高于黄连组和栀子组(P<0.05),在黄连组中也显著高于栀子组(P<0.05),伯克氏菌属丰度在黄连组和栀子组中无显著差异,都显著高于连栀矾组中的丰度(P<0.05)。结果提示,连栀矾溶液配方中的黄连对发酵体系中的优势菌属的丰度进行调节,从而提高其中栀子的有效成分的发酵转化。

(撰稿:张永太 审阅:陶建生)

【16 种中药炮制前后药理作用的比较】

1. 淡豆豉

陈青峰等检测淡豆豉炮制过程中各样本 γ-氨基丁酸(GABA)含量并研究其抗抑郁作用。应用柱前在线衍生-HPLC 测定原料黑豆(H)、发酵第 6 天(F6)、再闷 6 d(Z6)、再闷 15 d(Z15)样本水煎液中GABA 含量;以样本水煎液、盐酸氟西汀(阳性对照)、GABA 灌胃给药慢性温和不可预知性应激抑郁模型小鼠,连续 28 d。结果:H 和 F6 样本水煎液未检出 GABA,Z6、Z15 样本的 GABA 质量分数分别为 5.56、8.42 mg/g,淡豆豉炮制后期出现高含量GABA;淡豆豉显著改善小鼠的快感缺失、行为绝望

等抑郁症状,具有良好的抗抑郁作用并与GABA含量可能有关。

2. 地黄

阙晓慧等分别灌胃给予雌性小鼠生地黄、一晒熟地黄、九晒熟地黄30 d,考察不同炮制程度地黄对小鼠卵巢的影响。结果:与正常对照组、九晒熟地黄组比较,生地黄组小鼠动情周期延长;九晒熟地黄组小鼠闭锁卵泡较生地黄组减少,窦前卵泡较正常对照组增加,窦状卵泡较空白组、生地黄组增加;九晒熟地黄组小鼠卵巢促卵泡激素受体表达水平较正常对照、生地黄、一晒熟地黄组升高。HPLC指纹图谱中,九晒熟地黄与生地黄、一晒熟地黄存在成分差异,1~4、6号峰VIP得分>1,1~4号峰峰面积随炮制增加,6号峰随炮制减少,其中1号峰为5-HMF。结果提示,九晒熟地黄能促进小鼠卵泡发育,促卵泡激素受体可能为其靶点,5-HMF可能为其潜在活性成分。

3. 附子

邓亚羚等通过复合因素造脾肾阳虚大鼠模型,考察煨附片对模型大鼠肠胃功能的影响。结果:与正常对照组比较,模型组大鼠肠推进和胃排空功能均显著下降(均$P<0.05$),且血清中5-羟色胺、心纳素和结肠中水通道蛋白4的表达水平也明显降低(均$P<0.05$);与模型组比较,煨附片低、中、高剂量组(1.75、3.50、7.00 g/kg)大鼠上述指标均有所改善(均$P<0.05$)。煨附片可以有效改善脾肾阳虚大鼠的胃肠功能。

4. 黄柏

赵洪超等建立溃疡性结肠炎模型小鼠,蜜制组、盐制组、酒制组、生品组分别灌胃给予对应药液干预,探究不同炮制方法对黄柏药效的影响。结果:黄柏蜜制品、酒制品组对模型小鼠疾病活动指数及组织学评分均明显低于盐制品组和生品组,结肠组织TNF-α、IL-17水平均明显低于盐制品组、生品组,

结肠组织IL-10水平均明显高于盐制品组、生品组(均$P<0.05$);蜜制品组、盐制品组、酒制品组结肠长度及结肠组织SOD、GSH-Px水平均明显高于生品组,结肠大体形态损伤指数及结肠组织丙二醛(MDA)水平均明显低于生品组(均$P<0.05$)。不同方法炮制黄柏均可增强对葡聚糖硫酸钠致溃疡性结肠炎小鼠模型的药效,尤以蜜制、酒制黄柏增强效果较为突出。

5. 黄精

万晓莹等将黄精多糖和酒黄精多糖按重均相对分子质量(MW)>50 kDa和<50 kDa各分成两个部分。对于正常小鼠腹腔巨噬细胞,酒黄精多糖能显著促进细胞分泌TNF-α($P<0.01$),但黄精多糖无明显作用;4个多糖级分SD(MW>50 kDa的黄精多糖级分)、JD(MW>50 kDa的酒黄精多糖级分)、SX(MW<50 kDa的黄精多糖级分)、JX(MW<50 kDa的酒黄精多糖级分)均能显著促进细胞分泌TNF-α(均$P<0.01$),但仅JX能明显促进细胞分泌NO($P<0.05$);另外,JX组促进细胞分泌TNF-α作用显著强于JD组($P<0.01$)。对于脂多糖诱导巨噬细胞模型,酒黄精多糖和黄精多糖均能显著抑制细胞分泌TNF-α和IL-1β(均$P<0.01$),且酒黄精多糖作用更强;不同多糖级分间,JX抑制细胞分泌TNF-α和IL-1β的作用显著强于JD(均$P<0.01$),SX抑制细胞分泌TNF-α作用显著强于SD($P<0.01$)。结果提示,黄精酒制前后多糖相对分子质量及其分布发生了改变,酒黄精多糖和黄精多糖增强免疫调节作用主要是通过抑制炎症反应,MW<50 kDa级分是其主要有效部位,且黄精在酒制后其多糖成分抑制炎症反应的作用增强。

6. 韭菜子

吴文辉等采用氢化可的松构建大鼠肾阳虚模型,分别给予韭菜子生品、清炒品、醋炙品、盐炙品、酒炙品和盐酒共炙品。结果:与模型组比较,盐炙组、酒炙组和盐酒共炙组均能显著升高血清中睾丸

酮、黄体生成素水平值(均 $P<0.05$),降低雌二醇水平值($P<0.05$);生品组、清炒组和醋炙组升高或降低值虽未能达到统计学上的显著水平,但亦有较大的升高趋势;盐酒共炙组与盐炙组和酒炙组比较无统计学上的显著差异。相较于模型组,盐炙组、酒炙组和盐酒共炙组均能显著升高三碘甲状腺原氨酸、甲状腺素、促甲状腺素水平值(均 $P<0.05$),盐酒共炙组与盐炙组和酒炙组比无统计学上的显著差异。韭菜子本身具有改善肾阳虚作用,盐炙、酒炙或盐酒共炙可增强此作用。

7. 苦参

刘悦等分别以生苦参、苦参炭、麸炒苦参、醋苦参、米泔制苦参灌胃给予葡聚糖硫酸钠致溃疡性结肠炎模型小鼠。结果:各给药组疾病活动指数评分均比模型组显著降低($P<0.05$, $P<0.01$);血清中 IL-17、IL-6、TNF-α、髓过氧化物酶及结肠中 caspase-1、NLR 家族 Pyrin 域蛋白 3、IL-1β、NF-kB p65 的水平降低($P<0.05$, $P<0.01$);麸炒苦参及米泔水苦参较生苦参组指标降低($P<0.05$, $P<0.01$)。苦参及其不同炮制品均能有效减轻小鼠实验性溃疡性结肠炎,缓解炎症反应,麸炒苦参和米泔水苦参作用更好。

8. 雷公藤

宋玲玲等法探讨雷公藤的炮制减毒作用。结果:雷公藤生品可使小鼠血清 ALT、AST、Cr、BUN 水平显著升高(均 $P<0.01$),提示生品给药致使小鼠产生一定的肝、肾毒性损害;单从 ALT 和 BUN 两个指标来看,经醋炙和绿豆、白芍药、甘草、金钱草煎汤炒炙后,均在一定程度上抑制了雷公藤诱导的肝、肾毒性损害;从 AST 和 Cr 两个指标来看,经醋炙和白芍药、甘草、金钱草煎汤炒炙后,均在一定程度上抑制了雷公藤诱导的肝毒性和肾毒性损害;与生品组比较,清炒法炮制雷公藤后,以上 4 个血清生化指标均未出现明显差异,没有表现出明显减毒作用;金钱草炙组相较其他炮制品组中以上

4 个指标的变化率均为最高,提示金钱草煎汤炒炙法对雷公藤诱导的肝、肾毒性减毒效果最好。雷公藤生品使小鼠肝和肾的脂质过氧化产物 MDA 水平显著升高($P<0.01$),抗氧化物 T-SOD、GSH、GSH-Px、谷胱甘肽-S-转移酶(GST)水平均显著降低($P<0.01$),诱导小鼠的氧化/抗氧化失衡;而经醋炙法和绿豆、白芍药、甘草、金钱草煎汤炒炙炮制改善了雷公藤所致肝和肾的抗氧化失衡;清炒法炮制对雷公藤的减毒作用可能倾向于对肝 GSH、GPx 水平的影响;就 5 个氧化/抗氧化指标的相对变化率而言,金钱草炙组和甘草炙组相较其他炮制品组中各指标的变化率较高,对肝、肾损伤的改善效果更好。宋玲玲等亦研究了雷公藤各炮制品对睾丸生殖毒性的减毒作用。雷公藤生品给药显著降低了小鼠血清睾酮的水平,醋炙法以及分别以金钱草、绿豆、白芍药、甘草煎汤炒炙法炮制均能够使被雷公藤降低的血清睾酮水平显著逆转 69.9%、122.4%、75.2%、101.4%、106.6%,而清炒法炮制对此无显著影响;醋炙法以及分别以金钱草、绿豆、白芍药、甘草煎汤炒炙法炮制对雷公藤诱导的小鼠生殖毒性均具有减毒作用,不同炮制方法的减毒作用由强到弱依次为金钱草煎汤炒炙法、甘草煎汤炒炙法、白芍药煎汤炒炙法、绿豆煎汤炒炙法和醋炙法,而清炒法未体现出显著减毒作用。

王君明等在肝癌 H22 荷瘤病理状态下观测煎汁煮制炮制雷公藤的减毒增效(或存效)作用及其机制。结果:生品引起了肝癌 H22 荷瘤小鼠血清的 ALT、Cr 和 BUN、毒性靶器官肝和肾的炎性介质 TNF-α 等指标的显著升高,以及抗氧化物 GSH、GST、GSH-Px、SOD、过氧化氢酶以及抗炎性介质 IL-10 等指标的显著降低;经金银花、白芍药、金钱草、甘草、绿豆分别煎汁煮制炮制后,对雷公藤生品引起的以上指标的异常均有不同程度的逆转作用。此外,各炮制品能使雷公藤对肝癌 H22 荷瘤小鼠的抑瘤率分别升高 21.2%、15.6%、29.9%、18.2%、29.1%。煎汁煮制炮制降低了雷公藤的肝毒性和肾毒性,并保存甚或增强了雷公藤的抗肿瘤活性,其中

尤以金钱草煎汁煮制炮制的作用为佳,其减毒增效(或存效)的生物机制涉及增强抗氧化防御并抑制炎症反应。

9. 茅苍术

于艳等考察茅苍术挥发油抗脂多糖诱导人结肠上皮细胞(HCoEpiC)炎症损伤的作用,并比较生品和麸炒品的作用差异。结果:与模型组比较,茅苍术生品和麸炒品挥发油均能提高 HCoEpiC 的细胞活力,提高抑炎因子 IL-4 的水平,降低促炎因子 IL-6、IL-1β 和 TNF-α 的水平,降低 IL-6、IL-8、TNF-α mRNA 的表达和 IL-6、IL-8 的蛋白表达量,且麸炒品的作用优于生品。茅苍术挥发油具有明显抗脂多糖诱导 HCoEpiC 炎症损伤的作用,麸炒后该作用增强。

10. 南五味子

姜海慧等探讨醋制前后南五味子抗 CCl₄ 致急性肝损伤大鼠的功效差异。结果:南五味子生品与醋制品均能降低 CCl₄ 致大鼠急性肝损伤血清 ALT、AST 的升高,降低肝匀浆中 MDA 含量,增强 GSH-Px、SOD 活性,抑制肝细胞中 NF-κB P65 和缺氧诱导因子-1α(HIF-1α)表达,减轻 CCl₄ 对肝组织的病理损伤;与生品比较,醋制南五味子对 ALT、AST、GSH-Px、SOD 影响更为显著,抑制肝细胞中 NF-κB p65 和 HIF-1α 表达和减轻 CCl₄ 对肝组织的病理损伤效果明显。醋制增强了南五味子对 CCl₄ 致急性肝损伤的保护作用。

11. 闹羊花

郭小红等采用分光测色仪、HPLC-CAD、小鼠急性毒性实验、二甲苯致小鼠耳肿胀实验分别对闹羊花生品及不同炮制品的性状(颜色)、指标性成分含量、毒性、药效进行评价。结果:相较于生品,闹羊花清蒸、酒蒸、醋蒸品饮片颜色由灰黄色变为棕褐色,闹羊花毒素Ⅱ、Ⅲ、Ⅳ含量大幅度降低,3 种毒性成分总量的顺序为生品(0.34%)>清蒸(0.18%)>酒蒸(0.18%)>醋蒸(0.16%);闹羊花不同炮制品的小鼠口服半数致死量的大小顺序为醋蒸(3.54 g/kg)>酒蒸(3.47 g/kg)>清蒸(2.72 g/kg)>生品(2.17 g/kg);闹羊花炮制前后均能抑制二甲苯致小鼠耳肿胀,抑制率大小顺序为生品高剂量组(73.25%)>生品中剂量组(58.39%)>酒蒸高剂量组(49.63%)>醋蒸高剂量组(42.48%)>清蒸高剂量组(40.56%),相较于对照组均有显著性差异($P<0.05$,$P<0.01$)。闹羊花"减毒"以醋制为优,"存效"以酒制为优。

12. 青木香

赖珊等基于中药口服制剂经胃肠道吸收后常被肝脏代谢转化的事实,提出仿生炮制法的概念。以马兜铃酸Ⅰ含量较高的青木香为研究对象,对其所含的马兜铃酸Ⅰ在猪肝匀浆温孵体系中的减毒和转化进行预判,随后对比表面积差别较大的青木香药段和粗粉在猪肝匀浆温孵体系中马兜铃酸Ⅰ的含量变化及类似物的转化进行研究与推断。结果:青木香粗粉经仿生炮制后,其马兜铃酸Ⅰ的含量显著下降,去除率可达 92.1%;同时,可能的马兜铃酸类似物也同样被转化。结果提示,仿生炮制法对青木香等含马兜铃酸类化合物的中药可达到"减毒存效"的目的。

13. 天南星

单丽倩等建立 45 ℃热水浴诱发的大鼠高热惊厥模型和皮下注射 20% 干酵母混悬液的大鼠发热模型,比较天南星发酵前后抗高热惊厥和解热作用以及对健康小鼠的毒性。结果:天南星与胆南星水煎液灌胃给药均可降低惊厥发生率,且胆南星作用优于天南星;与模型组相比,天南星组未表现出解热作用,胆南星组能降低高热大鼠的肛温($P<0.05$,$P<0.01$),并使前列腺素 E2、Na⁺-K⁺-ATP 酶、琥珀酸脱氢酶、IL-6 及 IL-1β 水平降低($P<0.05$,$P<0.01$),肝糖原水平升高($P<0.05$,$P<0.01$);毒性强度依次为天南星鲜品、天南星、胆南星。天南星经

发酵制成胆南星后毒性降低,增强了抗高热惊厥作用,产生了解热作用。

14. 五倍子

陈祎甜等比较五倍子及五倍子发酵为百药煎后其抗炎镇痛、止咳化痰等药理作用的变化。结果:百药煎水煎液灌胃给药能显著抑制热板和醋酸引起的小鼠疼痛反应,作用强于五倍子(均 $P<0.05$);显著抑制二甲苯致小鼠耳肿胀现象,降低血清中 TNF-α、IL-6 和 IL-1β 含量(均 $P<0.05$);显著降低浓氨水致咳小鼠的咳嗽潜伏期时间,减少咳嗽次数($P<0.05$),而五倍子组咳嗽潜伏期时间、咳嗽次数未显著降低($P>0.05$);以酚红模拟化痰药效结合分光光度法评价止咳化痰药效,百药煎组酚红排出量明显高于五倍子组($P<0.05$)。五倍子发酵为百药煎后抗炎镇痛、止咳化痰作用增强,其抗炎机制可能与抑制炎症因子 TNF-α、IL-6 和 IL-1β 的释放有关。

15. 仙茅

鞠成国比较了仙茅生品及酒仙茅、黄仙茅、姜仙茅、盐仙茅对维甲酸致骨质疏松症雄性大鼠血清抗酒石酸盐酸性磷酸酶水平和作用机制指标血清护骨素、血钙和磷、IL-6、TNF-α、IL-1β、基质金属蛋白酶-9、基质金属蛋白酶抑制因子-1、NF-κB 受体活化

因子配基,以及大鼠肝脏铁调素 mRNA 表达水平的影响。结果显示,灌胃给药 4 周后,仙茅各炮制品水提液对模型大鼠的作用机制指标均有不同程度纠正作用,并且均能下调肝脏铁调素 mRNA 表达水平,以盐仙茅、酒仙茅效果较好,姜仙茅、黄仙茅及生品次之。

16. 延胡索

于定荣等探讨延胡索、白芷炮制配伍对元胡止痛方中延胡索乙素、欧前胡素含量以及镇痛作用的影响。结果:延胡索经醋炙后延胡索乙素质量分数增加,配伍复方中延胡索乙素质量分数有升有降,以醋炙延胡索-白芷(2∶1)配伍复方中质量分数最高;欧前胡素在白芷中质量分数最高,在配伍过程中降低。延胡索、白芷及其炮制配伍复方对醋酸和热板法致痛小鼠、缩宫素诱发大鼠痛经模型均有明显镇痛作用($P<0.05$,$P<0.01$),配伍复方的镇痛作用优于单味药,其中以醋炙延胡索-白芷(2∶1)配伍复方的镇痛作用最强。结果:延胡索经醋炙后镇痛作用增强,延胡索、白芷在炮制配伍过程中产生协同镇痛作用,以醋炙延胡索-白芷(2∶1)配伍复方镇痛作用最佳。

(撰稿:张永太　审阅:陶建生)

[附]　参考文献

B

柏阳,赵雪岑,逄健,等.北苍术炮制工艺研究[J].亚太传统医药,2021,17(12):40

毕健丽,陈婷,金文芳,等.SPE-HPLC 测定川乌炮制过程中 6 个乌头类生物碱动态变化及其毒性分析[J].药物分析杂志,2021,41(8):1389

边甜甜,司昕蕾,牛江涛,等.花椒不同炮制品乙醚提取物的局麻作用研究及成分分析[J].中国新药杂志,2021,30(3):274

C

陈青峰,贺婧,谢小梅,等.淡豆豉炮制中 γ-氨基丁酸含量测定及其抗抑郁作用研究[J].药物评价研究,2021,44(4):688

陈青垚,王小平,雷星,等.辅料砂仁、陈皮对熟地黄炮制前后化学成分的影响研究[J].中草药,2021,52(20):6168

陈天朝,李沁,姚超,等.赤芍不同炮制品及标准汤剂的物性参数及主要成分、指标成分含量的研究[J].中华中医

药学刊,2021,39(2):113

陈祎甜,张振凌,王瑞生,等.五倍子发酵炮制百药煎主要药理作用比较研究[J].中华中医药学刊,2021,39(1):187

崔美娜,钟凌云,兰泽伦,等.基于 UHPLC-Q-TOF-MS/MS 分析多物料多流程炮制对半夏化学成分的影响[J].中草药,2021,52(24):7428

D

代悦,于定荣,刘颖,等.基于智能感官分析技术探讨古代经典方法炮制过程中苦参的气味和味道变化规律[J].中国中药杂志,2021,46(24):6410

邓亚羚,夏澜婷,张金莲,等."建昌帮"传统特色炮制煨附片对脾肾阳虚大鼠胃肠功能的影响[J].时珍国医国药,2021,32(12):2913

董运苗,张弋,刘振丽,等.乳香醋炙前后 13 种乳香酸成分含量变化及活性比较研究[J].中草药,2021,52(23):7128

杜伟锋,孙海英,洪浩,等.基于谱效关系的醋延胡索炮制前后特征成分研究[J].中草药,2021,52(20):6178

F

范天慈,窦志英,宋洪伟,等.基于多成分含量测定结合化学计量学考察延胡索不同加工方法对成分稳定性的影响[J].中草药,2021,52(13):4047

傅万峪,郝婷,李洪波,等.碱法炮制对柴胡中皂苷类成分含量的影响[J].时珍国医国药,2021,32(9):2184

G

高慧,熊晓莉,张青,等.基于 UPLC-LTQ-Orbitrap MS 技术分析远志炮制前后成分变化[J].中药新药与临床药理,2021,32(12):1845

高思佳,王计瑞,秦伟瀚,等.莱菔子炮制前后 HPLC 特征图谱及 4 种成分含量变化研究[J].中国中医药信息杂志,2021,28(5):70

郭彭莉,王胜超,曾梦楠,等.牛膝及其炮制品对肝衰竭大鼠的作用差异研究[J].中药药理与临床,2021,37(6):90

郭小红,冯靖雯,张小琼,等.闹羊花不同炮制品的"减毒-存效"比较研究[J].中草药,2021,52(5):1411

H

贺亚男,马乐乐,吴意,等.青黛炮制浸泡发酵环节微生物群落结构与吲哚类成分转化研究[J].中国中药杂志,2021,46(13):3180

洪丽,王哲,汤小涵等.基于雷公法结合盐炙法对补骨脂的炮制及肝毒性评价[J].中草药,2021,52(22):6983

洪伟峰,赵丽莹,拱健婷,等.基于电子鼻建立不同炮制规格苦杏仁"走油"预警模型[J].中药材,2021,44(8):1842

黄清杰,徐志伟,张中华,等.基于多指标综合评价龟甲炮制的工艺研究[J].时珍国医国药,2021,32(4):884

J

姜海慧,张婷,张化为,等.醋制对南五味子抗 CCl_4 致急性肝损伤大鼠的影响[J].中国野生植物资源,2021,40(11):1

鞠成国,王巍,艾雪,等.仙茅不同炮制品抗维甲酸致雄性大鼠骨质疏松症作用机制研究[J].中华中医药杂志,2021,36(6):3572

L

赖珊,李菌芳,袁干军,等.青木香的仿生炮制减毒研究[J].时珍国医国药,2021,32(7):1647

李恒,陈江平,甘力帆,等.板蓝根饮片炮制工艺研究[J].中医药导报,2021,27(1):58

李丽,张超,郑威,等.基于 UPLC-QqQ-MS 技术的黄柏生品及其盐炙品中 10 种成分量的变化[J].中成药,2021,43(11):3082

李红伟,曹彦刚,田连起,等.5 种炮制方法对补骨脂溶性和挥发性成分的影响[J].中成药,2021,43(9):2418

李会芳,刘静婷,郎霞,等.基于偏最小二乘法关联分析栀子不同炮制品化学成分与肝肾毒性[J].药物评价研究,2021,44(9):1890

李晶峰,高旭,郅慧,等.炒槐角炮制工艺的多指标权重分析与正交设计法优选[J].时珍国医国药,2021,32(6):1372

李媛媛,王巍,鞠成国,等.酒仙茅的微波炮制工艺建立及与传统炮制法的比较[J].中国药房,2021,32(18):2223

廖佳慧,楚洪军,谢瑞,等.柱前衍生-高效液相色谱法比较使君子果实与种仁炮制前后使君子氨酸的含量[J].中

医药导报,2021,27(11):60

刘斌,陈光宇,何群,等.独活饮片炮制工艺研究[J].亚太传统医药,2021,17(1):37

刘丽,韩凤.烫驴肾炮制工艺及质量标准研究[J].中国医药科学,2021,11(15):77

刘悦,单丽倩,高慧.苦参及其不同炮制品水煎液对抗葡聚糖硫酸钠诱导的小鼠溃疡性结肠炎作用比较[J].中成药,2021,43(5):1323

刘露梅,王能,陈丹,等.基于黄精降血糖功效的酒黄精炮制工艺优选[J].时珍国医国药,2021,32(8):1915

刘梦云,秦祎莘,刘秋怡,等.基于正交试验设计-熵权逼近理想解排序法(TOPSIS)优选巴戟天酒炙工艺及炮制前后药效对比研究[J].中草药,2021,52(20):6208

M

孟则敬,吕彤彤,李媛媛,等.灯心草煅炭炮制工艺的优化[J].中成药,2021,43(5):1361

莫子晴,蔡皓,段煜,等.柴胡和白芍醋炙前后组方四逆散对抑郁大鼠粪便代谢组学的比较[J].南京中医药大学学报,2021,37(2):216

N

钮敏洁,王梦晴,于慧,等.基于血浆代谢组学的山茱萸酒制后抗大鼠肝纤维化作用增强机制研究[J].药学学报,2021,56(9):2410

P

彭致铖,蔡盛康,罗思妮,等.麸炒枳实炮制工艺研究及质量分析[J].广东药科大学学报,2021,37(3):66

Q

阙晓慧,桂蜀华,钟清元,等.不同炮制程度地黄对小鼠卵巢的影响及其寒热药性相关成分分析[J].中成药,2021,43(11):3222

R

任婧,张晓燕,孟祥龙,等.基于热分析的生地黄炒炭炮制工艺研究[J].吉林中医药,2021,41(2):248

S

单丽倩,刘晓峰,崔亚晨,等.天南星炮制成胆南星的

"减毒改性"作用[J].中成药,2021,43(6):1608

佘波,向星亮,时庆欣,等.UPLC-QTOF-MS/MS对乌药中阿朴菲类生物碱炮制前后差异的研究[J].中国医药导报,2021,18(13):8

石典花,戴衍朋,卢琪,等.基于GC-IMS气味检测辨识侧柏叶炒炭程度研究[J].中草药,2021,52(21):6510

石典花,戴衍朋,王丽凤,等.基于UHPLC-QTOF-MS/MS辨识的侧柏叶炒炭前后化学成分分析[J].中国实验方剂学杂志,2021,27(8):107

史勤怡,张倩玉,刘莉,等.不同炮制方法对紫苏子中咖啡酸、迷迭香酸、木犀草素和芹菜素含量变化的影响[J].中医药导报,2021,27(11):83

宋晓,袁芮,许晶晶,等.HPLC法比较4种醋香附中黄酮类成分含量研究[J].山东中医药大学学报,2021,45(1):120

宋玲玲,王君明,弓明珠,等.炮制对雷公藤诱导的睾丸生殖毒性的减毒作用机制研究[J].时珍国医国药,2021,32(11):2664

宋玲玲,王君明,关月晨,等.基于传统散剂和炒炙法的雷公藤炮制减毒作用研究[J].中华中医药杂志,2021,36(10):6167

苏敏,江瑜,范兰兰,等.炮制与配伍对干姜-五味子药对11种成分含量和指纹图谱的影响[J].天津中医药大学学报,2021,40(4):517

T

帖晓燕,张云鹤,张文广,等.纹党米炒前后体外抗氧化活性及干预脾虚泄泻大鼠的药效对比研究[J].中草药,2021,52(22):6871

W

万晓莹,刘振丽,宋志前,等.黄精炮制前后多糖的相对分子质量分布和免疫活性比较[J].中国实验方剂学杂志,2021,27(15):83

王玲,孙娥,侯健,等.基于UHPLC-Q-TOF-MS代谢组学研究炙淫羊藿温肾助阳的炮制机制[J].药学学报,2021,56(10):2849

王楠,干仲元,宋雨庆,等.鸡内金炮制前后多糖含量及组成比较[J].中成药,2021,43(6):1543

王聃,侯婧霞,吴育,等.自然铜及其煅淬品中金属元素

对促进成骨细胞增殖的谱效关系研究[J].中药新药与临床药理,2021,32(8):1109

王涵,高盼盼,李天,等.隶属度法优化黑顺片炮制工艺研究[J].陕西理工大学学报(自然科学版),2021,37(3):26

王慧楠,张桂梅,杨子烨,等.多信息 G1-熵权组合赋权法优选醋当归炮制工艺[J].中国现代中药,2021,23(7):1254

王君明,李金洋,武占娟,等.基于 H22 病理状态下的雷公藤炮制减毒增效研究[J].中华中医药学刊,2021,39(7):8

位玉蝶,李沁,宋晨鸽,等.基于多指标响应曲面法优选醋炙香附炮制工艺及炮制终点量化研究[J].中草药,2021,52(4):982

吴泽,杜娟,谢洁,等.基于高通量测序和化学轮廓分析研究黄连在连栀矾溶液发酵炮制中的作用[J].中草药,2021,52(6):1623

吴红伟,李东辉,边甜甜,等.基于响应面法结合熵权法多指标优选黄芪药材产地加工炮制一体化工艺[J].中草药,2021,52(19):5854

吴文辉,魏玉玲,管莉,等.炮制对韭菜子调节肾阳虚大鼠靶腺轴的影响研究[J].时珍国医国药,2021,32(7):1661

武艳雪,陈天丽,侯晓琳,等.酒赤芍炮制工艺优化及其体外抗凝血作用考察[J].中国药房,2021,32(21):2613

X

夏飞,曹静静,冯婕,等.无胆附子炮制工艺开发及其抗氧化活性研究[J].陕西科技大学学报,2021,39(3):54

夏梦雨,王云,郑颖豪,等.基于颜色-成分关联分析比较焦栀子炮制过程不同炒制形态质量变化规律[J].中国中药杂志,2021,46(9):2197

夏永严,李娅,秦昆明,等.正交试验优选制洋金花的炮制工艺研究[J].中国民族民间医药,2021,30(9):58

肖小武,周志强,易路遥,等.GC-MS 法分析不同基原、炮制方法制备的鲜竹沥中成分[J].中药材,2021,44(11):2634

辛洁萍,王海丽,王敏,等.炒苦杏仁炮制原理研究及对炒苦杏仁质量标准的思考[J].中华中医药杂志,2021,36(7):4249

徐文娟,董海鹏,韩婷,等.蒸制工艺对酒女贞子外观性状和主要成分的影响[J].中国现代中药,2021,23(8):1437

Y

闫梦真,王瑞生,王金淼,等.星点设计-响应面法优选菊苣叶干燥方法和炮制工艺[J].中草药,2021,52(7):1957

杨志城,孙彩虹,鄂秀辉,等.基于响应面及加权评分的黄芪蜜炙工艺优化[J].中草药,2021,52(8):2247

姚玲玲,柯昌强,刘佳,等.不同炮制程度中药饮片蜜炙甘草的次生代谢化学成分组学研究[J].药学学报,2021,56(5):1444

叶先文,夏澜婷,张金莲,等.基于 UHPLC-Q-TOF-MS/MS"建昌帮"煨附片炮制前后化学成分差异研究[J].时珍国医国药,2021,32(9):2159

叶协滔,钟凌云,张大永,等.基于 UPLC/Q-TOF-MS/MS 分析川乌生品及其不同炮制品化学成分差异[J].中华中医药杂志,2021,36(10):5837

于艳,贾天柱,吴振起,等.麸炒茅苍术挥发油抗 LPS 诱导 HCoEpiC 炎症损伤的作用[J].时珍国医国药,2021,32(5):1134

于定荣,翁小刚,王本晓,等.延胡索、白芷炮制配伍对元胡止痛方中延胡索乙素、欧前胡素含量以及镇痛作用的影响[J].中草药,2021,52(8):2306

于现阔,吴宏伟,罗寒燕,等.盐炙对沙苑子中沙苑子苷 A、B 在大鼠体内的药代动力学影响研究[J].中国中药杂志,2021,46(22):5953

袁蒙蒙,阴美华,唐志书,等.Box-Behnken 响应面法优化制远志与蜜远志的炮制工艺[J].中南药学,2021,19(7):1310

岳丽丹,赵永琪,张振凌,等.多指标优选酒洗当归炮制工艺[J].中医药导报,2021,27(12):39

Z

昝珂,李耀磊,王丹丹,等.UPLC-MS/MS 法测定炮制前后款冬花中款冬碱的含量[J].中国民族民间医药,2021,30(20):28

张也,伍红年,雷雅婷,等.UPLC-Q-TOF/MS 结合镜像对比分析竹节参炮制前后成分变化[J].湖南中医药大学学报,2021,41(11):1689

张春玲,范顺明,李星,等.知母黄柏盐制前后组成滋肾丸对慢性前列腺炎及肠道菌群的对比研究[J].中药药理与临床,2021,37(1):34

张丹捷,赵盼,栾茹乔,等.酒蒸对女贞子活性成分体内分布的影响[J].中药材,2021,44(7):1605

张桂梅,岳珠珠,王慧楠,等.基于AHP-熵权法结合色差原理评价不同辅料大米对米炒党参饮片的影响[J].中草药,2021,52(24):7447

张洪坤,黄玉瑶,郭长达,等.盐女贞子炮制过程中药效物质成分的动态变化规律研究[J].时珍国医国药,2021,32(3):614

张晓亚,徐金娣,许军,等.整合糖组与代谢组学方法比较蒸制和酒炖熟地黄化学成分[J].中草药,2021,52(6):1591

张雪兰,汪梅,罗宇琴,等.基于表里相关的酒萸肉炮制工艺研究[J].中药材,2021,34(1):69

张雅婷,蔡皓,段煜,等.基于代谢组学探究炮制与配伍对四逆散抗抑郁作用的贡献[J].中国中药杂志,2021,46(19):4993

张艳雪,孙银红,赵鑫,等.人参饮片炮制工艺的优选[J].时珍国医国药,2021,32(2):339

赵洪超,关书博,王丹.黄柏不同炮制方法对溃疡性结肠炎小鼠药效的影响[J].世界中医药,2021,16(4):608

钟凌云,邓小燕,黄艺,等.葛(葛根、粉葛)不同炮制品的药效与肠道菌群研究[J].中国中药杂志,2021,46(17):4403

朱晓富,邓才富,潭秋生,等."发汗"对玄参化学成分及镇痛抗炎活性影响[J].时珍国医国药,2021,32(4):880

（六）中药药理

【概述】

2021 年度，在国内外医药相关期刊上发表中药药理研究论文 10 000 余篇。本年度 CNKI 收录中药药理研究论文 8 000 余篇，其中单味中药或方剂 3 000 余篇，中药有效成分 5 000 余篇；Web of Science 收录中药药理研究论文 5 400 余篇，其中单味中药或方剂 1 600 余篇，中药有效成分 3 800 余篇。研究主要集中在呼吸系统、心血管系统、消化系统、泌尿系统、内分泌系统及抗肿瘤等方面，其中在抗肿瘤、消化系统及心血管系统报道最多。

1. 呼吸系统疾病

2021 年中药及其复方制剂在呼吸系统研究涉及的文献 300 余篇，聚焦于急性肺损伤（ALI）、哮喘等疾病，关注的中药有大黄、黄芩、虎杖等，成分有大黄素、黄芩苷、虎杖苷等。Kao TI 等研究显示，白头翁中提取的博莱替尼通过抑制 SFKs-BTK-Vav 途径调节中性粒细胞炎症，包括脱颗粒、黏附、迁移、中性粒细胞胞外陷阱的形成和整合素的表达，改善脂多糖（LPS）诱导的小鼠 ALI。Meng J 等研究显示，唐古特白刺多糖通过抑制 TLR4/IKK/NF-κB 信号通路对 LPS 诱导的 ALI 具有保护作用。Liu YH 等研究显示，和厚朴酚通过激活 Nrf2 减轻氧化应激和抑制 NLRP3 炎症小体介导的细胞焦亡，缓解 LPS 诱导的 ALI。Yu WD 等研究显示，芍药苷对甲型流感病毒诱导的 ALI 具有保护作用，其机制可能是通过下调肺组织中 αvβ3/TGF-$β_1$ 信号通路水平，减少促炎细胞因子的产生和肺胶原沉积。李向峰等显示，野菊花提取物可减轻慢性支气管炎大鼠的炎

症反应和肺组织病理损伤，可能与下调 TGF-$β_1$、Smad3 mRNA 及蛋白表达有关。赵迪等研究显示，淫羊藿苷可提高肺泡上皮 A549 细胞炎症模型存活率，改善 IL-8、基质金属蛋白酶（MMP）水平和基质金属蛋白酶抑制剂 1（TIMP-1）/MMP9 比值。保丽玲等研究显示，大黄素可改善创伤失血性休克肺损伤大鼠 Th17、Treg 细胞平衡，减轻炎性反应，可能与抑制 TLR4/MyD88 信号通路有关。梁军等研究显示，麻黄多糖防治豚鼠过敏性哮喘作用主要通过调整血清总 IgE 含量，与血清 cAMP 和 cGMP 水平关联性不强。

Yang CX 等研究显示，热毒宁注射液（青蒿、金银花、栀子）通过抑制丝裂原活化蛋白激酶（MAPK）通路，抑制 NET 形成来缓解 LPS 诱导的 ALI。He YQ 等研究显示，痰热清注射液（黄芩、熊胆粉、山羊角、金银花、连翘）可以通过抑制氧化应激和炎症反应，有效预防 LPS 诱导的 ALI，这可能与下调 STING 信号通路有关。

2. 心血管系统疾病

2021 年中药及其复方制剂在心血管系统研究涉及的文献 700 余篇，聚焦于动脉粥样硬化、心肌肥厚、心衰等疾病，关注的中药有丹参、麦冬、黄芩等，成分有丹参酮Ⅰ、丹参酮ⅡA、黄芩苷、麦冬皂苷 D 等。Wu XX 等研究显示，原儿茶醛可以通过直接相互作用，促进 M2 型丙酮酸激酶（PKM2）核定位，启动 PKM2/β-catenin/TCF4 信号级联，转录诱导基因，保护心肌细胞免受缺血性损伤。Liao L 等研究显示，益母草碱通过激活 PI3K/Akt-eNOS 信号通路，改善 H_2O_2 诱导人脐静脉内皮细胞（HUVECs）氧化应激损伤和血管生成不足。Liu HX 等研究显示，

黄芩苷改善血管紧张素Ⅱ（AngⅡ）诱导的血压升高、血管功能和病理变化，其预处理后可减弱AngⅡ诱导的细胞内Ca^{2+}释放、AngⅡ 1型受体表达和MLCK/p-MLC信号通路的激活。Zhuo YQ等研究显示，丹参酮Ⅰ可以通过调控RIP1/RIP3/MLKL和Akt/Nrf2信号通路来缓解叔丁基过氧化氢刺激的氧化应激损伤，改善缺血再灌注损伤的心脏功能。Zeng H等研究显示，二氢丹参酮Ⅰ（DT）能诱导Nrf2核聚集，通过维持氧化还原稳态改善心肌缺血/再灌注损伤。孙大伟等研究显示，丹参素可以提升缺氧/复氧大鼠H9c2心肌细胞活力，抑制乳酸脱氢酶（LDH）释放，缓解心肌细胞损伤，其机制可能与调节ATP5G3表达、抑制线粒体膜通透性转运孔道（mPTP）过度开放、稳定线粒体MMP、改善心肌细胞能量代谢有关。白晓君等研究显示，淫羊藿总黄酮能够上调急性心肌梗死后缺血心肌碱性成纤维细胞生长因子（bFGF）、血管内皮生长因子（VEGF）及其受体VEGF-R2表达，激活PI3K/Akt/VEGF细胞信号传导通路，促使缺血心肌血管新生，从而改善心肌梗死区周边心肌有效灌注不足，减缓急性心肌梗死后心室重构和心力衰竭的进展。戈福星等研究显示，盐肤木总酚能够调控心肌组织中p53、Bax、Bcl-2、caspase-3蛋白的表达，通过抑制心肌凋亡减轻心脏重构，减轻心肌缺血损伤，改善心功能。Shi HY等研究显示，鹿茸可以改善大鼠心肌纤维化和心室重构，有助于心脏功能的恢复，其机制可能与上调蛋白激酶A（PKA）和磷脂酶B（PLB）的表达及SERCA2a的活性恢复有关。

Yuan GY等研究显示，注射用益气复脉（冻干）（红参、麦冬、五味子）可改变慢性心力衰竭小鼠的代谢模式，调节缬氨酸、亮氨酸、异亮氨酸和精氨酸的生物合成、牛磺酸、亚牛磺酸和组氨酸的代谢等，通过TGF-β_1/Smad3通路预防心肌纤维化改善慢性心力衰竭。黄翰文等研究显示，瓜蒌-薤白药对抑制动脉粥样硬化小鼠主动脉斑块形成与其上调血管平滑肌细胞自噬水平有关。Huang D等研究显示，八子补肾胶囊（菟丝子、枸杞子、五味子、蛇床子、金樱子、覆盆子等）通过G蛋白偶联雌激素受体1依赖的抗炎抗凋亡，明显抑制动脉粥样硬化的发生。Pan JH等研究显示，黄芪生脉饮（黄芪、党参、麦冬、五味子）可以保护心肌，改善异丙肾上腺素诱导的心肌纤维化并改善心脏功能，作用机制可能是激活Sirt3，抑制TGF-β/Smad信号通路，阻止成纤维细胞转化为肌成纤维细胞，从而抑制胶原蛋白的产生；也可能是调节MMPs，增加胶原蛋白的降解。Zhang XY等研究显示，八味陈香丸（沉香、广枣、肉豆蔻、诃子、木香、乳香等）可通过激活腺苷酸活化蛋白激酶（AMPK）/过氧化物酶体增殖物激活受体-α（PPAR-α）途径，缓解能量代谢紊乱，从而抑制异丙肾上腺素诱导的心肌细胞肥大。

3. 消化系统疾病

2021年中药及其复方制剂在消化系统研究涉及的文献900余篇，聚焦于急慢性胃炎、结直肠炎、肝损伤、胆石症、胰腺炎等疾病，关注的中药有柴胡、连翘以及金银花等。Xu YF等研究显示，广藿香醇通过下调miR-30c-3p/5p和miR-30b-5p、上调ULK1、ATG5、ATG12和ATG14等相关基因的表达，抑制幽门螺杆菌诱导的miR-30b-5p核转染，从而增强转录因子EB的功能，增加溶酶体的活性，发挥治疗作用。Tong YL等研究显示，小檗碱对1-甲基-3-硝基-1-亚硝基胍构建的慢性萎缩性胃炎大鼠模型有改善作用，其机制可能与下调TGF-β_1、PI3K、p-Akt/Akt、p-mTOR/mTOR和P70S6K以及促进PTEN、LC3-II和Beclin-1的表达有关。

Li XJ等研究显示，柴胡皂苷A和柴胡皂苷D对高脂肪饮食和葡萄糖-果糖诱导的非酒精性脂肪性肝小鼠的肝脂质积累有改善作用，可以改善脂质代谢中稳态的破坏；柴胡皂苷A和柴胡皂苷D通过Lipe和Lipg来调节甘油脂代谢，柴胡皂苷D通过下调Fasn、Acaca表达，抑制脂肪酸生物合成，并通过诱导Acox1和Cpt1a表达促进脂肪酸降解。Wang XH等研究显示，木犀草素通过抑制TXNIP-NLRP3轴对LPS诱导小鼠急性肝损伤具有显著的保护作用,其机制是抑制 TXNIP、含有 CARD 结构域（ASC）、caspase-1、IL-1β 和 IL-18,以抑制 NLRP3 炎症小体的活化,减少 TNF-α、IL-10 和 IL-6的释放,抑制 LPS 诱导的肝脏炎症,抑制氧化应激和调节丙二醛(MDA)、SOD 以减轻肝细胞损伤。Chen SZ 等通过 CMAP 基因组系统关联技术研究显示,贯叶连翘中成分贯叶金丝桃素可以通过促进脂肪组织产热,抑制肥胖;Dlat 为贯叶金丝桃素的直接分子靶点,并揭示其对贯叶金丝桃素介导的脂肪细胞产热发挥关键作用。Lan T 等研究显示,灯盏花素可以降低高脂肪、高脂肪/高胆固醇饮食或蛋氨酸和胆碱缺乏饮食小鼠的脂质积累、炎症细胞浸润、肝损伤和肝纤维化,其机制是抑制 TAK1 磷酸化和 MAPK 信号级联反应。Li JH 等研究显示,白藜芦醇对铁过载小鼠肝损伤具有显著的保护作用,其机制可能是抑制氧化应激,减少肝脏中的铁沉积,减少铁死亡。Xiong WC 等研究显示,槲皮素通过维持线粒体复合物 I 活性减轻对乙酰氨基酚引起的急性肝损伤,减少活性氧(ROS)的产生,保护线粒体免受氧化应激,减轻炎症,维护线粒体正常功能。Li ZM 等研究显示,五味子乙素可显著降低 TGF-β1 活化的 HSC-T6 和 LX-2 细胞的活性,增加裂解的 caspase-3 水平,升高 Bax 活性,降低 Bcl-2 的表达,显著诱导细胞凋亡,抑制 TGF-β1 诱导的肝星状细胞活性,具有良好的保肝作用。Shen CP 等研究显示,大黄素通过抑制法尼醇受体表达,改善小鼠中高脂饮食诱导的脂质积累、胰岛素抵抗、炎症和氧化应激,对肥胖和脂肪肝具有明显的治疗效果。Wang CL 等研究显示,龙胆泻肝汤(龙胆草、黄芩、栀子、泽泻、木通、车前子等)通过调节大鼠 ACE2/Ang(1-7)/Mas 轴介导的抗炎通路,减轻肝损伤和胰岛素抵抗。

Lv Q 等研究显示,木犀草苷通过直接与 zeste 同系物 2组蛋白甲基转移酶的增强剂结合,剂量依赖性破坏 NLRP3-ASC-pro-caspase-1 复合物的组装,通过 EZH2-ATG5-NLRP3 轴改善肠道炎症,从而对葡聚糖硫酸钠诱导的结肠炎具有治疗作用。Dong SJ 等研究显示,二氢杨梅素可以缓解 DSS 诱导的结肠炎及相关的组织病理学损伤,显著改善肠道生态失调,并恢复胆汁酸代谢,其机制可能是通过增加微生物群 BAs-FXR/TGR5 信号传导实现的。Cao XY 等研究显示,芍药总苷可以改善 DSS 诱导的结肠炎小鼠的结肠损伤和炎症反应,恢复小鼠的肠屏障功能,阻止 Caco-2 细胞中紧密连接的破坏,恢复 E-钙粘蛋白的水平,表明芍药总苷通过抑制 Lyn/Snail 通路的激活,调节紧密和粘附连接蛋白,从而发挥肠道屏障的保护作用。Li DT 等通过 16S rRNA 转录组学研究显示,大麦叶可改善 DSS 引发的肠道菌群失调,对结肠炎具有保护作用,其机制是激活 PPAR-γ 信号转导从而提高肠黏膜屏障作用。

4. 泌尿系统疾病

2021 年中药及其复方制剂在泌尿系统研究涉及的文献 200 余篇,主要聚焦于急慢性肾炎、前列腺炎等疾病,其中重点关注肾纤维化,中药有白首乌、淫羊藿和蛇床子素等。Liang CL 等研究显示,白芍总苷可以降低尿蛋白和血清肌酐,改善肾脏免疫病理改变,显著改善肾功能,表明其通过 IL-4/STAT6/PD-L2 信号途径治疗狼疮性肾炎,促进巨噬细胞 M2 的极化,增加巨噬细胞上 PD-L1 和 PD-L2 的表达,从而改善狼疮性肾炎的炎症和肾脏损伤。He JW 等研究显示,夏枯草利尿作用的有效成分水苏糖苷 a 和毛蕊花糖苷可以显著降低血清 Ang II、抗利尿激素、醛固酮、水通道蛋白的水平,抑制肾组织中水通道蛋白 mRNA 表达,下调水通道蛋白水平,上调血清心房肽水平。Qin TQ 等研究显示,白首乌总甾体苷通过抑制肝肾纤维化小鼠肝脏和肾脏中 p38 MAPK/JNK 和 NF-Kb p65 信号级联的激活,影响炎症反应和细胞外基质沉积,减轻肝肾功能障碍,降低肝肾纤维化程度。Wang M 等研究显示,淫羊藿苷可通过阻断炎性细胞因子 IL-1β 的释放,抑制 IL-1β/TGF-β 介导的肾成纤维细胞活化,进而改善肾损伤和纤维化。Wu F 等研究显示,蛇床子素可抑制 TGF-β1/Smad 信号传导,减少 α-平滑肌肌动蛋白、胶原蛋白 I 和纤连蛋白等纤维化蛋白的分泌,改善肾纤维化。Zhao MM 等研究显示,黄芪赤风汤(黄芪、赤芍药、防风)可以通过下调外泌体中 TGF-β₁ 的表达抑制 TGF-β₁/Smad3 通路,从而减轻 IgA 肾病大鼠的肾纤维化。Liu JS 等研究显示,茯苓多糖可导致肠道微生物群相对丰度发生显著变化,通过改变肠道微生物群有效地减弱 λ-角叉菜胶诱导的大鼠慢性非细菌性前列腺炎,显著降低前列腺质量和前列腺指数。

5. 内分泌系统疾病

2021 年中药及其复方制剂在内分泌研究涉及的文献 400 余篇,主要聚焦于甲状腺功能紊乱、糖尿病和血脂异常及风湿性关节炎等疾病,其中关注的中药有三七、雷公藤等。Ding LL 等研究显示,三七皂苷中 Ft1 可以改善肥胖小鼠脂质和葡萄糖的代谢,增加脂肪分解,促进腹股沟脂肪组织中的脂肪褐变,并诱导胰高血糖素样肽-1 分泌,其机制是 Ft1 通过拮抗回肠中的 FXR 转录活性来激活脂肪组织中的 TGR5,从而升高胆汁酸,以缓解高脂饮食诱导的小鼠肥胖和胰岛素抵抗。Zhu YY 等研究显示,雷公藤红素与腺苷酰环化酶相关蛋白 1(CAP1)结合并抑制 CAP1 和抵抗素之间的相互作用,通过抑制 cAMP-PKA-NF-κB 信号通路,改善高脂饮食诱导的小鼠代谢综合征。Xu T 等研究显示,甘肃黄连提取物可以显著改善 2 型糖尿病大鼠的肠道菌群紊乱,产生降糖作用。Zheng T 等研究显示,红景天苷在糖尿病神经性疼痛大鼠模型中显示镇痛作用,其机制是调节 AMPK-NLRP3 炎性体轴。Xiao YP 等研究显示,表小檗碱可以降低血管紧张素原(Agt)、TGF-β₁ 和 Smad2 的表达,逆转糖尿病肾病小鼠肾脏转录组的变化,调节 Agt-TGFβ/Smad2 通路,从而减轻糖尿病肾病的肾纤维化。Wu SF 等研究显示,姜黄素可以缓解 MDA 水平的增加并激活 Nrf2 通路,缓解线粒体肿胀、自溶酶体产生和核损伤,显著降低自噬相关 mRNA 和蛋白水平(mTOR、LC3-Ⅰ、LC3-Ⅱ、Atg-5、Beclin1、Pink1 和 Parkin),降低凋亡相关蛋白的表达水平(裂解的 caspase-3、p53 和

Bax),改善肾脏病理损伤;姜黄素还可减轻脂质代谢的紊乱,通过调节氧化应激缓解过度自噬、细胞凋亡和脂质代谢紊乱,改善三氧化二砷引起的体重减轻。Xie Y 等研究显示,水飞蓟宾抑制 LXRα 激动作用可减少 NF-κB 的核转位及下游细胞因子的诱导,改善佐剂诱导的关节炎大鼠血脂异常和关节炎。Chen PY 等研究显示,橘皮素显著减弱血管生成素样蛋白 3(ANGPTL3)的启动子转录活性,增强脂蛋白脂肪酶活性,提示其可能通过调节 LXRα-ANGPTL3-LPL 途径发挥降脂作用。Liu L 等研究显示,莲子抗性淀粉与乳酸钠具有协同降脂作用,两者能够通过调节亚油酸、谷氨酰胺和谷氨酸盐、谷胱甘肽、丙酮酸、视黄醇、鞘脂、甘油磷脂代谢等代谢通路协同调节脂质水平,有效控制高脂血症大鼠体重和脏器指数,改善血脂水平和降低患脂肪肝疾病的风险。Li JH 等研究显示,紫草素显著抑制炎症因子 TNF-α、IL-6、IL-8、IL-10、IL-17 和 IL-1β 等,通过诱导活性氧抑制细胞内 ATP 水平,激活 PI3K-AKT-mTOR 和糖酵解相关蛋白诱导细胞凋亡和自噬,抑制类风湿关节炎滑膜细胞的能量代谢,显著减轻类风湿关节炎模型的炎症程度。

6. 肿瘤

2021 年中药及其复方制剂在抗肿瘤研究涉及的文献 2 000 余篇,主要有对胶质母细胞瘤和膀胱癌的防治作用等。Cai J 等研究显示,雷公藤甲素通过诱导胃蛋白 E(GSDME)介导的焦亡清除头颈部癌细胞,其机制可能与 TPL 抑制线粒体 HK-Ⅱ 和无氧糖酵解有关。Zheng XJ 等研究显示,青藤碱衍生物 sino-wcj-33(SW33)可以抑制人胶质母细胞瘤(GBM)细胞系的增殖、迁移、侵袭和集落形成,其机制可能是 SW33 通过调节 Aurora A-PLK1-CDC25C 和 P53-P21 信号通路,降低 p-CDC2 和 CCNB1 的活性,使 GBM 细胞周期停滞在 G2/M 点,从而导致 GBM 细胞凋亡,减轻炎症。Kong N 等研究显示,黄芩苷可以诱导膀胱癌中的细胞凋亡和细胞铁死亡,发挥其抗癌活性,铁蛋白重链 1 是黄芩苷诱导铁死

亡的关键蛋白。Zhou XL 等研究显示,丹参酮ⅡA磺酸钠与人脆性组氨酸三联体蛋白直接结合并抑制其水解酶活性,引起人结肠癌细胞凋亡。Liu LJ 等研究显示,丹参酮ⅡA可能通过抑制中性粒细胞活化来改善肠道炎症,发挥抗肿瘤作用。Huang JM 等研究显示,人参多糖可增加微生物代谢产物戊酸和降低 L-犬尿氨酸(Kyn)以及 Kyn/Trp 的比例,增加 αPD-1mAb 的抗肿瘤作用。Wu YY 等研究显示,毛蕊花糖苷可抑制黑色素瘤生长,调节黑色素瘤的异常能量代谢,其机制可能是通过 ERβ-Ras/Raf1-STAT3 轴激活凋亡通路,促进肿瘤细胞凋亡。Xie Y 等研究显示,黄精多糖显著增加骨髓中被三阴性乳腺癌抑制的造血功能,并保护造血功能。Li CY 等研究显示,淫羊藿苷通过诱导细胞凋亡和增强机体免疫功能,显著抑制宫颈癌细胞的侵袭和增殖,其机制与 TLR4/MyD88/NF-κB 和 Wnt/β-catenin 通路有关。Liu XH 等研究显示,甘草查耳酮 A 可能是通过下调 NF-κB 和 Ras/Raf/MEK 信号通路抑制 PD-L1 的表达,抑制肿瘤细胞的增殖并促进细胞凋亡,从而发挥抗肿瘤作用。Chen G 等研究显示,淫羊藿苷Ⅰ可调节肠道微生物群和宿主免疫,显著抑制 B16F10 黑色素瘤在体生长,同时促进肠道屏障的修复并减少荷瘤小鼠的全身炎症反应。Han X 等研究显示,白藜芦醇抑制 TNBC 小鼠肺中髓源性抑制细胞转移并抑制肺中肿瘤生长。Yuan PF 等研究显示,管花肉苁蓉苯乙醇苷(CTPG)抑制人 HCC HepG2 和 BEL-7404 细胞的生长,可能是通过激活 MAPK 信号通路和通过线粒体依赖性通路诱导细胞凋亡而发挥作用。Huang R 等研究显示,鸦胆子苦素 D 通过靶向 β-catenin 结合蛋白(ICAT),阻断 ICAT 与 β-catenin 相互作用,促进肝癌细胞中 β-catenin 降解,继而下调缺氧肝癌细胞缺氧诱导因子-1α(HIF-1α)及其下游葡萄糖代谢相关基因表达,高效抑制肝癌细胞能量代谢及肿瘤的体内生长,从而发挥抗肿瘤作用。

Wang YL 等研究显示,玉屏风散(防风、黄芪、白术)可抑制髓源性抑制细胞(MDSCs)的增殖并促进细胞凋亡,减弱 MDSCs 对阳性免疫细胞的负调控作用,通过重塑肿瘤微环境达到抗肺癌的作用。Chen WL 等研究显示,扶正抑瘤方(党参、麦冬、猫人参、石见穿、鳖甲、薏苡仁)抑制耐多药乳腺癌细胞 MDA-MB-231/Adr 的侵袭转移,其机制可能与其抑制 WAVE3 基因 MMP-9 蛋白异常表达有关。Fang SQ 等研究显示,藿苏养胃方(藿香、紫苏梗、白术、枳壳、豆蔻、佛手等)调控小鼠肿瘤中 DNAJB4、CALD、AKR1C1、CST1、CASP1、PREX1、SOCS3 和 PRDM1 的 mRNA 表达,从而抑制肿瘤生长。

7. 中药代谢及代谢组学

2021 年中药及其复方制剂在药物代谢及代谢组学研究涉及的文献 200 余篇。Gao Y 等研究显示,给予不同剂量的四羟基芪糖苷(TSG),剂量依赖性明显减轻小鼠肝损伤,其机制可能是 TSG 调节脂质代谢,促进抗氧化酶的产生从而缓解乙酰氨基酚引起肝损伤。Zheng YC 等研究显示,杜仲叶对高血压肾损伤的保护机制可能与激活甘油磷脂代谢通路、HIF-1 信号通路和 VEGF 信号通路,增加 NO 和 eNOS 水平、改善肾脏代谢和加速甘油磷脂代谢有关。Ge PY 等通过识别差异改变的脂质代谢物和网络药理学预测黄芩调节脂质代谢的机制。结果显示,黄芩可能是通过类固醇生物合成、鞘脂代谢、PPAR 信号通路和甘油脂代谢等途径发挥调节脂质代谢作用。Tan Y 等采用多组学分析技术揭示薯蓣皂苷防治高尿酸血症的机制。结果显示,53 种不同代谢物与薯蓣皂苷改善含氧酸钾致高尿酸血症密切相关,其中 19 种为脂质。这些代谢物主要参与三羧酸循环、脂质代谢、氨基酸代谢和嘧啶代谢。Zhang BW 等研究显示,白藜芦醇代谢物成分之一白藜芦醇-3-O-硫酸盐在小肠和大肠中普遍存在,显著提高紧密连接蛋白和粘蛋白 mRNA 的表达,表明白藜芦醇及其主要代谢物具有抗菌防御的作用,可调节肠道屏障功能。Shan BX 等基于 UPLC-Q-TOF/MS 的血浆非靶向代谢组学方法,系统探讨二妙丸类方对果糖联合氧酸钾诱导的高尿酸血症大鼠模型的降尿酸作用及其可能机制。结果显示,二妙丸(白术、黄柏)、三妙丸(白术、黄柏、牛膝)和四妙丸(白术、黄柏、牛膝、薏苡仁)可通过部分调节脂质代谢途径,不同程度地逆转高尿酸血症的病理过程,而四妙丸在干预高尿酸血症引起的三羧酸代谢和嘌呤代谢紊乱方面优于二妙丸和三妙丸。Yang RP 等基于UPLC-Q-Exactive Orbitrap MS 系统进行非靶向代谢组学和多变量统计分析,发现桃核承气汤煎剂及其代谢物主要参与氨基酸代谢和谷氨酸介导的细胞兴奋性毒性、脂质代谢介导的氧化应激以及能量代谢紊乱的线粒体功能障碍,对脑出血大鼠模型具有治疗作用。Zhao J 等采用非靶向代谢组学策略,在糖尿病脑病模型组和对照组之间共鉴定出黄连解毒汤(黄连、黄芩、黄柏、栀子)具有显著差异的潜在生物标志物 21 个,这些代谢物主要参与甘油磷脂代谢、脂肪酸 β-氧化、亚油酸代谢、葡萄糖代谢和谷胱甘肽代谢,表明黄连解毒汤可通过改善代谢紊乱发挥对糖尿病脑病的保护作用。Yang LL 等基于质谱的非靶向代谢组学和基于反向传播人工神经网络的机器学习方法相结合的策略,从金芪降糖(JQJT)制剂中发现了 10 个具有生物活性的潜在 Q-markers,可以准确预测 JQJT 的抗糖尿病活性。Zhang KH 等研究显示,消炎利胆方(溪黄草、穿心莲、苦木)在胆汁淤积组的大鼠中,除苦木主要活性成分外,所有分析物的 C_{max}、AUC_{0-t} 和 $AUC_{0-\infty}$ 均显著增加,可能模型组大鼠的胆汁淤积影响了分析物的排泄,致使药物在血液中蓄积。

8. 中药毒理学

2021 年中药及其复方制剂在中药毒理学研究涉及的文献 900 余篇。集中关注中药有细辛、鱼腥草和蟾酥等。Liu SY 等应用高效的固相萃取和UPLC-MS/MS 方法定量检测细辛中马兜铃酸(AA)类似物含量。结果显示,细辛中 AA 类似物中,AA Ⅰ 的肾毒性最强,而 AA Ⅱ、AA Ⅲa 和 AA Ⅳa 在体内外均表现出较弱的毒性,马兜铃内酰胺 Ⅰ 对 HK-2 细胞表现出明显的细胞毒性。鱼腥草具有

解热和抗炎等多种药理作用,但鱼腥草含有马兜铃内酰胺。Chen HJ 等通过口服给药进行鱼腥草乙醇提取物(HCE)的急性和亚急性毒性评估。结果显示,长期口服较高剂量水平的 HCE 会对大鼠的肝脏和肾脏产生一定的毒性。Zhao LJ 等应用 LC-MS/MS 技术,通过脂质组学和蛋白质组学研究蟾酥的心脏毒性机制。结果显示,蟾酥表现为对心脏的双向调节。张林等通过构建淫羊藿"肝毒性-肝毒性成分-肝毒性靶点-肝毒性机制"相关网络,发现淫羊藿素可能为淫羊藿提取物潜在肝毒性关键成分之一,其毒性作用机制与细胞氧化应激反应和细胞凋亡过程密切相关。Xia ZS 等研究显示,用 50 $\mu g/ml$ 剂量的京尼平处理的斑马鱼胚胎抑制孵化率和体长,且京尼平对斑马鱼幼虫存在心脏、肝脏、肾脏毒性,可能是与氧化应激和细胞凋亡有关。彭伟等通过构建附子"成分-靶点-通路"生物网络,筛选出附子潜在的抗心力衰竭和心脏毒性靶点。结果显示,心衰模型组心肌组织心肌肌钙蛋白(cTnT)含量升高,提示大鼠心肌受损。附子通过激活肌钙蛋白及其他路径发挥抗心力衰竭药效而改善受损心肌,cTnT 含量下降;正常组大鼠给药后,基于附子的激活肌钙蛋白等作用,导致大鼠心肌收缩异常兴奋,心肌舒张功能障碍而致心肌损伤,cTnT 含量升高。袁文琳等研究显示,山豆根酮诱导斑马鱼肝毒性,并伴有神经毒性和心血管毒性。张令悦等研究显示,细辛有一定的肾脏毒副作用,SD 大鼠连续 8 周灌胃不同剂量细辛散剂,随着给药剂量增加,其肾脏病理损伤程度逐渐加重,表现为不同程度的肾小球毛细血管及肾间质内的充血和肾小管上皮细胞肿胀、变性,肾小管管腔明显狭窄等病理改变。李云鹤等应用LC-MS/MS 对大鼠血清中 14 种胆汁酸进行靶向代谢组学研究,发现在一定给药时间内,不同给药剂量的菊三七对大鼠血清中胆汁酸浓度有一定影响;随着给药剂量增加菊三七肝毒性同时增加,其致肝损伤可能与大鼠体内胆汁酸代谢紊乱与淤积有关。王荣荣等采用 ^{1}H-NMR 代谢组学技术分析苍耳子醇提物和水提物致小鼠肝脏中内源性代谢产物的变

化,发现苍耳子具有多靶点、多器官、多系统的毒性特点,可引起肝脏、心脏、肾脏等多器官的损伤。郭宏举等研究显示,SD大鼠连续口服何首乌干粉混悬液28日后,大鼠肝细胞内有淤胆,局灶界板处可见肝细胞桥接坏死,另见肝细胞点状坏死,汇管区小胆管增生,有轻到中度病理性改变。通过尿液代谢组学和网络药理学的筛选发现,何首乌所致的肝损伤可能和苯丙氨酸代谢通路和甘油磷脂代谢通路有关。

9. 对证候模型的作用

2021年中药及其复方制剂对证候模型作用研究涉及的文献200余篇。集中关注中药单体成分及中药复方对虚证证候模型的防治作用研究等。

(1)对表证和里证模型的改善作用 贾菊芳等采用"风扇吹风加寒冷刺激"构建风寒表证模型。结果显示,草麻黄、中麻黄及木贼麻黄的水提物均能显著降低风寒表证大鼠肺和脾脏细胞的凋亡水平,调节大鼠机体内免疫细胞水平,且草麻黄疗效最佳。Zhan Y等研究显示,芍药苷剂量依赖性加速慢性便秘大鼠模型的结肠运动和排便,改善便秘大鼠结肠组织病理变化。

(2)对寒证和热证模型的改善作用 卢芳等基于高通量测序技术探讨淫羊藿对寒热模型大鼠肠道菌群多样变化的影响以判断淫羊藿的药性归属。结果显示,生品淫羊藿可提高寒证模型的菌群群落丰富度。李自辉等采用相同的方法研究显示,黄芩提取物可改善热证模型大鼠神经-内分泌-免疫系统和肠道菌群多样性的异常。孙钦荣等研究显示,新疆软紫草活性分子以萘醌类紫草素为主,对血热证小鼠有一定的中枢性解热与中枢抑制作用,其机制可能与γ-氨基丁酸(γ-GABA)受体突触后抑制及阿片受体激活有关。王晓尧等研究显示,鲜地黄及其多糖对实热大鼠焦虑模型具有一定抗焦虑作用,其作用机制与升高脑组织中γ-GABA和多巴胺的含量、降低谷氨酸和5-HT的含量,以及抑制下丘脑-垂体-甲状腺(HPT)轴和下丘脑-垂体-肾上腺

(HPA)轴功能亢进等有关。李瑞洁等研究显示,黄连总碱片对实热焦虑模型具有抗焦虑作用,其作用机制与增强γ-GABA、5-HT水平,抑制谷氨酸水平、抑制HPA轴与下丘脑-垂体-甲状腺功能亢进,以及解热作用有关。

(3)对虚证和实证模型的改善作用 崔轶凡等采用"冰水浸泡+皮下注射盐酸肾上腺素法"构建肾虚血瘀证子宫内膜异位症(EM)模型大鼠,给予温经汤加味(吴茱萸、肉桂、续断、杜仲、桑寄生、白芍药等)能改善EM肾虚血瘀证大鼠免疫抑制、阻断微血管新生从而发挥治疗作用。白敏等研究显示,四君子汤可明显改善脾气虚证大鼠脑肠学习记忆以及消化吸收功能。孙豪娴等研究显示,脾气虚证模型大鼠给予四君子汤及不同浓度颗粒剂四君子膏后症状及心功能情况得到改善,体内脑钠肽及cAMP水平均有所下降。朱景茹等研究显示,柴芍六君汤(人参、白术、茯苓、陈皮、半夏、甘草等)能够保护和修复慢性萎缩性胃炎肝郁脾虚证模型大鼠胃黏膜,回调差异代谢物的紊乱,其机制可能与D-谷氨酰胺和D-谷氨酸代谢、丙氨酸、天冬氨酸和谷氨酸代谢、精氨酸生物合成代谢通路调控有关。乐娜等研究显示,芝斛方(铁皮石斛、西洋参、葛根、灵芝孢子粉)显著延长气阴两虚证小鼠力竭游泳时间,且精神状态明显改善,可能与其调节小鼠的环核苷酸水平、免疫和代谢水平,发挥益气养阴功效有关。杨铭等研究显示,人参白术枣仁颗粒(人参、白术、酸枣仁、桂枝、麦冬、佛手等)能够改善模型小鼠心脾两虚症状,延长游泳时间和睡眠时间,表明人参白术枣仁颗粒有健脾养心、宁心安神和改善睡眠作用。秦生发等研究显示,逍遥散可逆转慢性应激肝郁脾虚证大鼠血清和胃组织MMP2、TIMP2表达异常。王亚文等研究显示,膈下逐瘀汤(牡丹皮、香附、赤芍药、枳壳、乌药、川芎等)可能通过调控促炎因子/抑炎因子平衡,调节机体免疫失调,进而抑制炎症反应发生,对输卵管炎起到治疗作用。徐若蕙等研究显示,苓桂术甘汤可显著减轻高脂饮食喂养的大鼠肝脏的脂肪浸润,其作用机制可能是通过抑制Thrsp,降低

Srebp1 的表达，从而改善脂质积累及脂肪肝变性。

（4）对阴虚证和阳虚证模型的改善作用　侯燕等研究显示，霍山石斛醇提物能升高模型小鼠的力竭游泳时间和肌糖原含量，能缓解肾阴虚证、肾阳虚证小鼠疲劳症状，具有双向调节作用。杨泽宇等研究显示，熟地黄明显增强阴虚模型组大鼠体质，明显减少饮水量及活跃度，明显升高血清褪黑素含量、脑组织 GABA 含量，表明熟地黄可能通过提高大鼠血清褪黑素及脑内 GABA 水平来发挥其滋阴的作用。孙晨晨等研究显示，铁皮石斛能改善温燥药致阴虚便秘小鼠症状，其机制可能与降低结肠中诱导型一氧化氮合酶表达从而增加肠动力有关。王蕾蕾等研究显示，青钱柳可调节阴虚型 2 型糖尿病大鼠的能量代谢异常，缓解内分泌紊乱，调节免疫物质的分泌和环核苷酸代谢。刘俐等研究显示，龟甲胶对肾阴虚大鼠病理状态有一定的改善作用，同时能够调节阴虚状态下细胞因子紊乱，增强其抗氧化能力，从而起到延缓衰老的作用，其机制可能与降低大鼠血清中 MDA 含量、升高 SOD 水平有关。王雨榕等研究显示，温肾强骨丸（淫羊藿、骨碎补、枸杞子、丹参等）能改善脾肾阳虚型骨质疏松大鼠的脾肾阳虚症状、骨密度、骨生物力学及骨代谢生化指标。苏晓兰等研究显示，温肾健脾调枢方（肉豆蔻、补骨脂、五味子、吴茱萸、党参、白术等）能够减少腹泻型肠易激综合征脾肾阳虚模型大鼠排便粒数、降低内脏敏感性，其机理可能是通过影响结肠组织中胶质纤维酸性蛋白和脑源性神经营养因子的表达，进而起到调节内脏敏感性的作用。

综上所述，先进的组学技术（蛋白质组学、代谢组学、基因组学、转录组学等现代科学组学技术）联合运用，使中药药理的研究领域不断拓宽，研究内容不断深入。随着网络药理学的不断推广，重点阐述中药与机体相互作用及作用规律，阐明中药的药效物质基础，诠释中医药理论的现代科学内涵，为中药防治疾病提供现代科学依据。此外，结合中医证候模型、中药药代动力学和毒理学的研究，更加客观地评价中药及复方的有效性与安全性，为新药研发奠定良好的基础，同时也促进中医药的现代化和国际化。

（撰稿：周健豪　张玲　李月　张媛媛
　　　　寇俊萍　审阅：王树荣）

【中药皂苷类成分的药理活性研究】

皂苷类化合物是众多中药材的活性成分，主要存在于百合科、薯蓣科、菝葜科、玄参科、五加科等植物中，具有抗炎、抗肿瘤和心血管保护等作用。

1. 抗炎作用

王玲玲等研究显示，白头翁皂苷 B4 通过调节 IL-12/信号转导与转录活化因子 4（STAT4）和 IL-4/STAT6 信号通路改善香烟烟雾暴露并联合 LPS 所致的慢性阻塞性肺疾病（COPD）大鼠的肺部炎症。李思媛等研究显示，黄精皂苷抑制 LPS 诱导 RAW264.7 细胞 NO、TNF-α、IL-6 及 ROS 的释放，其抗炎作用可能与抑制 NF-κB/MAPKs 信号通路有关。王淼等研究显示，七叶皂苷 A 能改善骨关节炎小鼠膝关节软骨破坏及组织病变，提高 OA 小鼠股骨骨密度，其抑制骨关节炎的机制与抑制 IL-1β 诱导的 HIF-2α 与 NF-κB 信号通路的激活密切相关。曹利华等研究显示，毛冬青总皂苷可以通过调控 STAT5 激活调节性 T 细胞拮抗炎症级联反应的恶性进程，改善局部脑缺血炎症损伤。Cai JP 等研究显示，薯蓣皂苷通过逆转细胞因子水平、减少肠道巨噬细胞浸润、促进巨噬细胞极化为 M2 表型和抑制 NF-κB/MAPK/NLRP3 信号通路，抑制葡聚糖硫酸钠诱导的小鼠结肠炎。Chen XQ 等研究显示，人参皂苷 Rh2 能缓解溃疡性结肠炎小鼠症状，其机制与降低 STAT3/miR-214 信号通路中促炎细胞因子及相关蛋白水平密切相关。Zhang CJ 等研究显示，三七总皂苷显著改善缺血性脑卒中模型大鼠神经功能和脑血管渗漏，并减少大鼠脑微血管内皮细胞氧葡萄糖剥夺后浸润脑组织的炎症细胞数量，其机制与抑制 RIG-Ⅰ受体及相关信号分子 TNF 受体相关因子 2 和 NF-κB 相关。

2. 抗肿瘤作用

刘经州等研究显示,蒺藜皂苷可以通过调控 lncRNA AGAP2-AS1/miR-646 表达抑制结肠癌细胞增殖,诱导细胞凋亡。赵嘉琪等研究显示,人参皂苷 CK 可通过调控 ERK1/2 通路,上调 Cyt-c 和裂解的 caspase-3 表达,降低 Bcl-2/Bax 表达水平,诱导人肝癌细胞凋亡。许严伟等研究显示,柴胡皂苷 D 能维持细胞自噬和线粒体功能,促进细胞有机阴离子转运多肽的表达和降低肿瘤细胞外基质沉积,从而对阿霉素治疗小鼠肝癌起到靶向导引作用。赵月等研究显示,人参总皂苷显著抑制宫颈癌 HeLa 细胞增殖并具有剂量依赖性,促进其发生细胞凋亡并引起 Akt/mTOR 途径相关的细胞自噬。Zhang MJ 等研究显示,知母皂苷 A-Ⅲ可触发 DNA 损伤并激活共济失调-毛细血管扩张突变基因/细胞周期检测点激酶 2 和 p38 MAPK 通路,诱导乳腺癌细胞 G2/M 期阻滞和细胞凋亡,发挥有效的抗肿瘤活性。Liu X 等研究显示,薯蓣新皂苷不仅可以抑制肝细胞癌 (HCC)细胞的生长和侵袭能力,还可以通过抑制 lncRNA TCONS-00026762 的表达来促进 HCC 细胞凋亡。Zhang SP 等研究显示,麦冬皂苷 B 抑制非小细胞肺癌细胞的迁移和侵袭,可能是通过增强 Axin 和 β-catenin 的相互作用实现的。Zhang P 等研究显示,柴胡皂苷 A 抑制 VEGF 受体 2 和 PLCγ1、FAK、Src、Akt 蛋白磷酸化,从而抑制肿瘤血管生成来抑制原位乳腺癌和皮下结直肠肿瘤的生长。

3. 保护心脏作用

伍学翠等研究显示,竹节参皂苷Ⅳa 可通过调节 miR199a-5p/Atg5 途径改善异丙肾上腺素诱导的大鼠心肌肥厚,增强心肌组织自噬活性。薛兴翠等研究显示,知母皂苷 B-Ⅱ可通过上调 LncRNA XLOC_032768 的表达而抑制 LPS 诱导心肌细胞凋亡及氧化应激,从而减轻心肌细胞损伤。汤响林等研究显示,麦冬皂苷 D 能够选择性诱导心肌细胞中脂肪酸代谢酶 CYP2J2 和 CYP4F3 的表达,调控脂肪酸信号分子的代谢途径,发挥心脏保护作用。Lv DY 等研究显示,土贝母皂苷Ⅰ通过 SIRT3 依赖性调节氧化应激和细胞凋亡,改善心肌缺血再灌注损伤。Cao Y 等研究显示,三七茎叶皂苷减弱睡眠剥夺诱导的心脏组织中心肌细胞的过度自噬和凋亡,其机制与激活 PI3K/Akt/mTOR 信号通路相关。

4. 其他

Zhu L 等研究显示,假人参皂苷-F11 能调节海马中的胰岛素信号通路和钙蛋白酶Ⅰ/周期蛋白依赖性蛋白激酶 5 信号通路,显著减少神经元损失,保护突触结构,并调节链脲佐菌素诱导的 tau 磷酸化表达,减轻散发性阿尔茨海默病大鼠模型的认知功能障碍。Huang J 等研究显示,三七总皂苷可减轻新生大鼠缺氧缺血后的神经元损伤,抑制神经元凋亡,抑制星形胶质细胞活性反应和减少脑梗死体积,其机制可能与抑制脑源性神经营养因子/酪氨酸激酶受体 B 信号传导和神经营养因子受体 p75 表达相关。Zhou J 等研究显示,人参皂苷可通过调节脂肪因子的表达和激活 AMPK 信号通路,降低肥胖小鼠的体重增加、脂肪组织重量、脂肪细胞大小以及血清中的总胆固醇、甘油三酯、天门冬氨酸氨基转移酶水平。Yang S 等研究显示,木通皂苷 D 可改变肠道微生物组成,以及通过下调 PPAR-γ/FABP4 通路来改善高脂饮食诱导的肠道屏障破坏。Dai C 等研究显示,三七皂苷提取物在体外抑制 TGF-β 诱导的肝细胞上皮间质化和肝星状细胞活化以及 CCl₄ 引起的小鼠肝纤维化,其保肝活性的机制可能与调节 Akt/GSK3β/Nrf2 级联反应相关。

(撰稿:黄娟 张媛媛 寇俊萍 审阅:王树荣)

【丹红注射液药理作用的研究】

丹红注射液由丹参与红花以 3∶1 配伍比例而成,具有活血化瘀、通脉舒络的功效,主要含有酚酸类、丹参酮类、黄酮类等化学成分。丹红注射液药理作用涉及抗炎、抗氧化、抗凝血、改善血液流变性、降血脂、抗动脉粥样硬化、促血管新生、保护血管内皮、抗细胞凋亡、保护神经系统、抗血小板聚集、抑制血栓形成、改善微循环等方面。

1. 对心血管疾病的作用

郑玲玲等研究显示,丹红注射液能改善由异丙肾上腺素所致心脏肥厚大鼠心脏功能损伤,降低心肌细胞营养素-1表达,抑制其氧化应激反应,从而降低心肌细胞凋亡。Zhang JJ等研究显示,丹红注射液通过抑制钙调蛋白依赖性激酶Ⅱ(CaMKⅡ)途径抑制细胞凋亡,增强心肌梗死后心肌细胞的收缩功能,其作用可能通过蛋白激酶A信号通路,增强钙处理能力所致。Guo Y等研究显示,丹红注射液通过miR-19a/SIRT1通路,抑制氧化应激诱导的内皮细胞自噬损伤。娄天宇等研究显示,丹红注射液孵育血小板后可作用于牛磺酸代谢途径,维持细胞内稳态和细胞膜稳定,调节血小板聚集。

2. 对脑血管疾病的作用

Du HX等研究显示,丹红注射液对脑缺血再灌注模型大鼠的脑损伤具有保护作用,可以改善神经功能,减少脑梗死体积,减轻大脑皮层的病理改变;丹红注射液可以抑制炎症相关分子TNF-α、IL-1β、细胞间黏附分子-1(ICAM-1)、环氧化酶2和诱导型一氧化氮合成酶的产生,降低趋化因子水平,减少中性粒细胞浸润,并抑制胶质细胞Iba-1、胶质纤维酸性蛋白(GFAP)的活化;丹红注射液通过抑制NF-κB和MAPK信号通路来减轻缺血性脑卒中的神经炎症损伤。周洁等研究显示,丹红注射液可以促进热激蛋白和促红细胞生成素的表达,改善脑缺血再灌注诱导的脑损伤。王家传等研究显示,丹红注射液联合干细胞移植治疗脑缺血损伤具有一定的协同作用,其机制可能是通过调控Nrf2信号通路改善干细胞移植微环境,增加移植干细胞的存活率。Zeng ML等研究显示,丹红注射液通过改善缺血半暗带内细胞内能量代谢耦联,减轻脑缺血再灌注损伤。

3. 其他

吴燕瑜等利用网络药理学研究显示,丹红注射液可能通过激活PI3K-Akt、FoXO、TNF、MAPK、HIF-1等信号通路对银屑病发挥治疗作用,为研究丹红注射液治疗银屑病的作用机制提供思路。Hua L等研究显示,丹红注射液通过NF-κB信号通路抑制LPS诱导的大鼠肾系膜细胞增殖。Du Haixia等研究显示,丹红注射液通过调节血脂水平,抑制肝脏脂质积聚和脂肪变性,改善肝功能障碍,降低氧化应激和促进粪便总胆汁酸的排泄,发挥降血脂的作用,其机制可能与通过激活PPARα-LXRα-CYP7A1途径促进胆汁酸合成有关。

(撰稿:朱晓周 赖琼 李芳 张媛媛 寇俊萍 审阅:王树荣)

【中药防治细颗粒物诱导机体损伤的作用研究】

细颗粒物($PM_{2.5}$)对人体具有毒性强、危害大的特点,能引发哮喘,造成肺功能下降、呼吸系统炎症,也可导致心血管系统、神经系统、免疫系统等疾病。许多具有清热解毒、滋阴润肺功效的中药被用于干预细颗粒物损伤的研究。

1. 抗炎改善细颗粒物诱导的机体损伤

周亚兵等研究显示,人参皂苷Rg1可明显下调$PM_{2.5}$诱导的哮喘大鼠血清和支气管肺泡灌洗液(BALF)中IL-6和TGF-β1的含量,使肺组织RORγt mRNA表达量下调,进而抑制IL-17a、IL-23的表达和释放,具有抑制气道炎症反应,改善肺损伤的作用。熊程等研究显示,壳聚糖通过抑制TNF-α、IL-8、IL-1β等促炎因子的表达,缓解$PM_{2.5}$诱发的肺部炎症,从而改善炎症反应所致的肺损伤。Zhou Y等研究显示,邓氏清霾汤(五爪龙、沙牛、地龙、苇茎、薏苡仁、瓜瓣等)可以通过调控TLR4/NF-κB信号通路,减少活化的NF-κB移位、入核,降低与靶DNA

结合活性,减少炎症介质生成及炎性因子释放,进而减轻炎症反应,改善 $PM_{2.5}$ 诱导的肺损伤。Yao HL 等研究显示,穿心莲有效部位能够抑制 NF-κB 信号通路,通过减少肺水肿、肺泡壁增厚、肺泡出血、炎性细胞浸润和炎性细胞因子的释放,减轻 $PM_{2.5}$ 引起的肺损伤。刘必旺等研究显示,黄芪及其发酵产物中、高剂量组使 $PM_{2.5}$ 诱导的肺损伤大鼠肺细静脉内黏附白细胞数量显著减少,血二氧化碳分压(PCO_2)降低、血氧分压(PO_2)和血氧饱和度(SO_2)增高,提示黄芪及其发酵产物能使 $PM_{2.5}$ 损伤的肺功能得到改善。Yue QY 等研究显示,桦木酸衍生物可以显著降低 $PM_{2.5}$ 诱导的 COPD 模型小鼠 BALF 中 NO、MDA、TNF-α 和 IL-6 的水平,减少小鼠急性炎症渗出物,改善肺泡间隔损伤和炎症细胞浸润。刘建军等研究显示,信阳毛尖茶水提物可以有效地抑制模型大鼠血清和 BALF 中 IL-1β、IL-6、TNF-α 及 IgG 的含量,抑制 LDH 活性的上升及 SOD 活性的下降,具有缓解 $PM_{2.5}$ 致大鼠肺损伤的效果。张宁等研究显示,百令胶囊(发酵虫草菌粉)通过促进 IL-10 的分泌,以及抑制 IL-22 的生成,保护 $PM_{2.5}$ 短期暴露造成的大鼠肺部炎性损害。

2. 抗氧化应激改善细颗粒物诱导的机体损伤

Li JS 等研究显示,以人参皂苷 Rh1、黄芪甲苷、淫羊藿苷、丹皮酚等中药单体组成的补肺益肾组分方可以通过 miR-155/FOXO-3a 途径保护 COPD 大鼠免受 $PM_{2.5}$ 诱导的氧化应激损伤。王晶等研究显示,补肺益肾组分方通过降低 VEGF、bFGF、α-平滑肌肌动蛋白及Ⅰ型胶原蛋白(COL-Ⅰ)、COL-Ⅲ 水平,纠正蛋白酶/抗蛋白酶失衡,显著抑制 $PM_{2.5}$ 诱导 COPD 大鼠气道重塑的加重。周玲玲等研究显示,迷迭香酸可通过降低 Nrf2 的表达,升高 SOD 活性和降低 MDA 含量,调节氧化应激反应,缓解 $PM_{2.5}$ 暴露变应性鼻炎大鼠的鼻部症状及鼻黏膜损伤。Wu YC 等研究显示,黄芪甲苷Ⅳ通过调节 TLR4/MyD88/NF-κB 信号通路的活性,减少炎症和氧化应激反应来减轻 $PM_{2.5}$ 诱导的肺损伤。

3. 调节细胞凋亡及自噬功能改善细颗粒物诱导的机体损伤

谢德等研究显示,丹参多酚盐可以降低 $PM_{2.5}$ 暴露环境中大鼠的 MDA,同时降低心肌细胞凋亡比例,抑制 ROS 的活性,减轻心肌耗氧量,起到心肌保护作用。Yang S 等研究显示,姜黄素可以保护人支气管上皮细胞免受 $PM_{2.5}$ 诱导氧化和炎症损伤,并通过调节 Nrf2 相关通路抑制细胞凋亡。Zhang LM 等研究显示,原花青素通过调节 Nrf2 信号通路,抑制 $PM_{2.5}$ 诱导的血管平滑肌细胞凋亡。Pei CX 等研究显示,黄芪甲苷Ⅳ通过抑制 PI3K/Akt/mTOR 信号通路来防治 $PM_{2.5}$ 诱导的肺损伤,恢复体内和体外受损的自噬。Gao Y 等研究显示,金丝桃苷通过抑制 AMPK/mTOR 介导的自噬失调缓解细颗粒物诱导的肺损伤。

4. 其他

Qi H 等研究显示,香菇多糖通过激活 PVT1/miR-199a-5p/caveolin1 调控途径,改善 $PM_{2.5}$ 环境暴露中炎症因子的产生及上皮-间充质转化和肺癌细胞的迁移来发挥抗肿瘤作用。Sun N 等研究显示,熊果酸可以改善 $PM_{2.5}$ 暴露环境中 AR 大鼠鼻黏膜中杯状细胞增生,并减少胶原沉积。Wang YW 等研究显示,从中药麦冬中提取的鲁斯可皂苷元通过 TLR4/MyD88 信号通路,有效抑制 $PM_{2.5}$ 诱导的 ALI。

(撰稿:潘子倩 张媛媛 寇俊萍 审阅:王树荣)

【中药改善脓毒症的研究】

脓毒症是指由于机体对感染的反应失调而导致的器官功能障碍综合征。一些中药复方及中药活性成分有防治脓毒症导致的器官损伤的作用。

1. 改善脓毒症所致的肺损伤

Ai MM 等通过体内外研究显示,马兜铃醇可以通过抑制 TLR4/NF-κB/IKK 信号通路的表达,改善 LPS 介导的 ALI 引起的肺水肿和肺组织损伤。Ding YH 等研究显示,刺桐碱能抑制 LPS 介导的肺泡上皮细胞凋亡,抑制炎症因子如 IL-1β、IL-6、TNF-α 和 IL-18 的表达,并通过上调双特异性磷酸酶 1 的表达,抑制 p38/JNK 信号通路激活,从而改善 LPS 介导的大鼠脓毒症相关 ALI。孙鹏等研究显示,虎杖苷可以抑制高迁移率族蛋白 B1(HMGB1)/TLR4/NF-κB 信号通路的活化,减轻大鼠肺组织病理变化,缓解肺组织炎症和氧化应激损伤,对大鼠脓毒症相关 ALI 具有一定的治疗作用。李长力等研究显示,黄芩苷可能通过 miR-223-3p/NLRP3 通路下调促炎因子 IL-1β 和 TNF-α 的水平,上调抑炎因子 IL-10 的水平,改善脓毒症大鼠肺损伤。黄晗等研究显示,灵芝多糖能够通过抑制 TLR4/NF-κB 信号通路,抑制脓毒症 ALI 大鼠炎症反应,保护肺脏功能。俞江灏等研究显示,天麻素能降低脓毒症小鼠血液及肺泡灌洗液中 IL-1β、IL-6 及 TNF-α 水平,减轻肺组织炎性浸润,其抑制脓毒症模型小鼠肺组织炎症的机制可能与抑制 TLR4/ASK1 信号通路有关。Yang RH 等应用网络药理学,对连花清瘟(LHQW)治疗脓毒症相关 ALI 的活性成分、有效靶点、靶基因和信号转导途径进行了预测并结合动物实验进行了验证。结果显示,LHQW 通过抑制 p53 介导的内源性凋亡途径,对 LPS 诱导的 ALI 具有保护作用。潘雪薇等研究显示,注射用益气复脉(冻干)可能是通过调节 TLR4/Src/VE-cadherin/p120-catenin 信号通路,维持小鼠肺血管内皮屏障功能,改善脓毒症引起的小鼠肺组织弥漫性损伤,并抑制血管中炎症细胞渗漏到肺泡腔及肺组织中性粒细胞迁移浸润,进而改善 ALI。

2. 改善脓毒症所致的肾损伤

Li JZ 等研究显示,银杏内酯 A 可能通过上调以 NOX4 为靶点的 miR-25,减轻 LPS 诱导的脓毒症小鼠肾脏炎症和肾小管上皮细胞凋亡,从而改善脓毒症所致的急性肾损伤(AKI)。Sun J 等研究显示,黄芪多糖预处理可抑制上皮间质转化(EMT)细胞的形态变化,下调细胞迁移,减少 EMT 生物标志物的表达,抑制 EMT 的进程,表明黄芪多糖可通过调节炎症、细胞凋亡、内质网应激(ERS)和 EMT 来减轻脓毒症所致的 AKI。Zheng YN 等采用 UHPLC-Q-TOF/MS 技术,鉴定出 25 种黄连提取物(RCE)与 AKI 密切相关的差异代谢物,并构建了一个复合代谢产物-靶疾病网络。研究显示,RCE 组分、差异代谢物和疾病相关基因的 17 个重叠靶蛋白,RCE 中的有效成分小檗碱和槲皮素均能通过与一氧化氮合酶 2 和 PPARα 结合,对 AKI 发挥保护作用。Liu JF 等通过对大鼠脓毒症早期模型的研究显示,血必净注射液能恢复 AKI 大鼠肾脏微循环灌注和氧合,抑制早期炎症因子(IL-1β、IL-6 和 TNF-α)和晚期炎症因子(HMGB-1)的产生,表明血必净注射液在脓毒症早期可能通过改善微循环、抑制炎症活化而起到保护肾脏的作用。

3. 改善脓毒症所致的心肌损伤

Huang X 等研究显示,黄芪甲苷通过减轻盲肠结扎穿刺(CLP)诱导的心肌细胞凋亡,减轻心肌组织学病变,增加射血分数、左室舒张期短轴缩短率和左室内径,降低血清中炎性细胞因子(IL-6、IL-10、HMGB-1)以及氧化应激标志物的产生,可使脓毒症大鼠存活率提高 33.3%,其心肌保护的机制可能依赖于心肌细胞 IKK/NF-κB 信号通路的调节。Chen HQ 等研究显示,小檗碱可能通过抑制 TLR4/NF-JB 信号通路的激活,提高左室舒张压,减轻心肌细胞肿胀,从而改善脓毒症大鼠的心肌损伤。Wang XT 等研究显示,血必净在全身感染时通过抑制细胞因子风暴保护心脏功能,其中芍药苷和羟基红花黄色素 A 是关键成分。

4. 改善脓毒症所致的肠损伤

Li BH 等通过采用盲肠悬液构建新生小鼠脓毒症模型,并通过腹腔注射小檗碱对其进行治疗。结果显示,小檗碱可以通过调节 miR-132-3p/FOXA1 轴,减轻肠道病理损伤,抑制炎症因子水平,改善新生小鼠脓毒症。Mu SC 等研究显示,宣白承气汤改变了肠道微生物区系,显著降低拟杆菌科和梭状芽孢杆菌的相对丰度,增加微囊藻、乳酸菌、丁酸菌、双歧杆菌和放线杆菌的相对丰度,恢复肠上皮屏障,减轻炎症反应,从而对脓毒症起到防治作用。Cao HL 等通过对益生菌、清热解毒汤以及抗生素治疗的脓毒症大鼠肠道菌群进行丰度分析发现,益生菌和清热解毒汤治疗的脓毒症大鼠肠道菌群具有相似的多样性及结构,表明清热解毒汤在不损害肠道菌群特性的情况下提高脓毒症大鼠的存活率。

5. 其他

袁超等研究显示,红芪醇提物可以降低脓毒症大鼠血清和肝组织中的炎症因子水平,调控肝组织抗氧化通路 Nrf2/HO-1 的表达,提高肝组织的抗氧化水平,从而减轻肝组织损伤,改善脓毒症大鼠肝功能。Kuang ZS 等研究显示,香菇多糖通过减轻炎症反应和氧化应激,减轻肠黏膜、肺和肝脏的损伤,通过抑制 NF-κB 信号通路减少小肠上皮细胞凋亡,从而改善脓毒症大鼠肠损伤。Feng JF 等研究显示,蛇床子苷通过 Nrf2/HO-1 轴促进多器官损伤的抗炎 M2 巨噬细胞极化,从而显著减轻脓毒症诱导的炎症反应和脓毒症模型中的多器官损伤。Wang Z 等研究显示,热毒宁注射液能显著减轻 LPS 和盲肠结扎穿孔诱导的脓毒症小鼠肺、肝、肾等脏器损伤,减少炎性细胞因子的释放,降低脓毒症小鼠的死亡率,其机制可能为有效成分人参皂苷和木犀草苷对 TLR4/NF-κB/MAPKs 信号通路的抑制。

(撰稿:唐嘉辉 许梦晨 张媛媛 寇俊萍 审阅:王树荣)

【中药调节内皮细胞自噬作用的研究】

1. 抗氧化应激与内皮细胞自噬

Jia YC 等研究显示,珍宝丸对中风和偏瘫后遗

症等神经系统疾病具有治疗作用,可以作为抗氧化剂,减少 ROS 的产生和损害,抑制 H_2O_2 诱导的自噬相关蛋白 LC3 和 Beclin1 的上调,通过抑制细胞自噬来保护血管内皮细胞免受氧化损伤。Chang X 等研究显示,葛根素可以调节 HUVECs 中的线粒体功能,上调 SIRT-1 信号传导,提高 HUVECs 中的自噬水平,进一步降低 HUVECs 的细胞炎症反应和氧化应激损伤。修成奎等研究显示,人参-三七-川芎提取物可以延缓 H_2O_2 造模诱导血管内皮细胞急性氧化应激导致的细胞衰老,且给药后自噬流及相关蛋白 SIRT1、LC3 II 及 p62 变化明显,自噬水平提升,表明其可能通过 SIRT1-自噬通路延缓血管内皮细胞的衰老。王娓娓等研究显示,灯盏花素使 I/R 损伤的微血管内皮细胞中 SOD 表达增加,MDA、LDH 表达减少,ICAM-1 及 VCAM-1 的 mRNA 表达减少,LC3 的 mRNA 表达增加,LC3 和 CREB 的蛋白表达增加,从而促进 I/R 损伤的微血管内皮细胞自噬,抑制氧化损伤。

2. 抗炎症反应与内皮细胞自噬

Lian DW 等研究显示,葛根素在高血糖症中以 AMPK 依赖性方式激活自噬,从而抑制内皮细胞 NLRP3 炎症小体的组装与激活,消除高血糖诱导的内皮连接功能障碍,对高血糖诱导的慢性血管疾病发挥保护作用。You LJ 等研究显示,红景天苷增强 LPS 诱导 HUVECs 的自噬,抑制 LPS 诱导 HUVECs 的 NLRP3 炎性体通路,降低 NLRP3、ASC 和 caspase-1 的表达,减轻 LPS 诱导的 HUVECs 损伤,从而对脓毒症诱导的内皮功能障碍发挥保护作用。Fang YW 等研究显示,明目消梦片通过降低 LC3-II 和 p62 的蛋白表达,降低 PI3K、Akt 和 mTOR 的磷酸化来恢复自噬,促进自噬,降低视网膜 Müller 细胞中 GFAP 的表达,降低 IL-1β、IL-4、IL-6、TNF-α 和 VEGF 的血清水平,从而缓解糖尿病导致的视网膜炎性病变。Guo JP 等研究显示,小檗碱可以通过抑制 JNK 信号通路抑制自噬,抑制 Beclin-1 表达的上调,促进 p62 表达,降低 LC3 II/LC3 I 的比例,抑

制 LPS 诱导 HUVECs 和人肺微血管内皮细胞中自溶酶体的增加，从而对 LPS 诱导的内皮细胞炎症损伤起到保护作用。单聪等研究显示，宣白承气汤能够改善 LPS 诱导肺微血管内皮细胞的炎症损伤，其机制可能是抑制 mTOR 蛋白的磷酸化，降低 TNF-α、IL-6 的含量和 HIF-1α、eIF4E-BP1、p70S6KmRNA、p-mTOR、VEGF 蛋白的表达，上调自噬 LC3B 蛋白表达。李园园等研究显示，黄芪甲苷可上调自噬相关蛋白 LC3 及 Beclin1，诱导内皮细胞自噬表达，从而保护内皮细胞免于炎症损伤。

3. 调节细胞凋亡与内皮细胞自噬

Li FH 等研究显示，芪苈强心通过 AKT-FoxO3a 轴，以 ErbB2 依赖性方式介导，抑制血 Ang Ⅱ 触发的过度自噬体的合成，对 Ang Ⅱ 诱导的心脏微血管内皮细胞凋亡发挥保护作用。Sha WJ 等研究显示，白藜芦醇可通过调节 miR-142-3p 和调节 SPREXD2 介导的自噬，改善人糖化低密度脂蛋白诱导的血管内皮细胞凋亡，从而增强血管的修复能力，对血管内皮细胞起到保护作用。Zong DD 等研究显示，白藜芦醇以 Notch1 依赖性方式诱导 HUVECs 的自噬，增加 LC3B-Ⅱ 和 Beclin1 的表达，降低 p62 和 mTOR 的表达，从而减弱香烟烟雾诱导的内皮细胞凋亡。刘春萍等研究显示，丹参酮 ⅡA 使 LC3、Beclin1、LC3 Ⅱ/Ⅰ、内皮一氧化氮合酶及 p-GSK-3β/GSK-3β 蛋白表达增加，人冠状动脉内皮细胞凋亡率及 p-mTOR/mTOR 表达降低，表明丹参酮 ⅡA 通过调节 GSK-3β/mTOR 信号通路调节细胞自噬，抑制内皮细胞凋亡，从而减缓 I/R 损伤过程中内皮细胞损伤，发挥心肌保护作用。袁向科等研究显示，青蒿素可进一步促进氧化低密度脂蛋白对血管内皮细胞的自噬作用，进而抑制血管内皮细胞凋亡，减轻血管内皮细胞的损伤。宋晓妹等研究显示，1，8-桉叶油素通过调节自噬，增加 Beclin1、LC3-Ⅱ/Ⅰ、p62 的表达，改善自噬流，进而抑制细胞凋亡，从而对高糖诱导的 HAECs 损伤起到保护作用。Fan DH 等研究显示，白藜芦醇可通过增加

HUVECs 中的自噬，减少由 Ang Ⅱ 和缺氧引起的细胞凋亡，从而维持 HUVECs 在缺氧环境中的增殖，靶向治疗缺氧性骨缺损。

4. 其他

Tian TH 等研究显示，豁痰解毒通络饮通过 PERK-eIF2α-ATF4 通路抑制球囊损伤后大鼠颈动脉内膜增生中自噬相关因子 Beclin1、LC3B 和 ATG12 的表达，治疗支架内再狭窄。Gao LY 等研究显示，姜黄醇在体外能降低肝窦内皮细胞的自噬水平，导致 p62 积累，从而抑制 KLF5 的表达，调节肝纤维化过程中肝窦内皮细胞病理性血管生成。刘仕成等研究显示，丹参通络解毒汤能抑制 Beclin1 蛋白表达，上调 p62 蛋白表达，从而抑制缺氧/复氧心肌微血管内皮细胞自噬，促进血管生成，减轻大鼠复氧心肌微血管内皮细胞坏死程度，达到保护复氧心肌微血管内皮细胞的目的。Song T 等研究显示，小檗碱可以通过调节 PI3K/AKT/mTOR 信号通路调节自噬，降低血脂水平，拮抗颈动脉脂质积累，改善内膜增生，起到治疗颈动脉粥样硬化的作用。李鑫峰等研究显示，苏木乙酸乙酯提取液可以使脐静脉内皮细胞的自噬水平、Beclin1 蛋白的表达和 LC3 Ⅱ/LC3 Ⅰ 的比值显著增加，miRNA-129-5p 的表达水平显著降低，表明其通过抑制 miRNA-129-5p 的表达，促进 Beclin1 基因转录后翻译水平，进而促进细胞自噬，发挥抗动脉粥样硬化的作用。

（撰稿：刘依宁 张媛媛 寇俊萍 审阅：王树荣）

【中药调节线粒体稳态防治心力衰竭的研究】

1. 调节线粒体动力学

李焱等研究显示，黄芪甲苷可抑制心衰大鼠的心肌纤维化，调节心肌细胞能量代谢，进而改善心脏功能；葶苈子醇类提取物具有正性肌力和负性心率作用，且能显著改善心功能及调节体内氧化应激状态的失衡；药对黄芪葶苈子可通过改善线粒体结构

变化,上调线粒体融合蛋白1(Mfn1)、Mfn2和线粒体分裂蛋白(OPA1)表达,下调分裂蛋白Fis1和Drp1的表达,调节心肌组织的线粒体动力学,发挥抗心衰作用。Li WW等研究显示,麦冬皂苷D制棕榈酸诱导的线粒体分裂和功能障碍,减少内源性细胞凋亡,提高H9c2心肌细胞的存活率,有效逆转Drp1的蛋白表达和易位;可以减轻糖尿病小鼠心脏和棕榈酸刺激的心肌细胞中的脂质积累和线粒体损伤,通过调节线粒体动力学来介导心脏保护作用。郭丹丹等研究显示,附子、红参为主药的燧心胶囊可以通过改善线粒体动力学来调控细胞稳态,防治蒽环类药物所致心力衰竭,对阿霉素所致大鼠心衰及心肌线粒体损伤具有抑制作用。Zhu JY等研究显示,中药复方糖络宁能够增加线粒体融合相关的Mfn1、Mfn2和Opa1,同时降低线粒体裂变相关的Drp1和Drp1的磷酸化,还可降低糖尿病周围神经病变DPN大鼠 Ca^{2+} ,增加ATP活性,纠正线粒体动力学的失衡,从而改善线粒体的功能。

2. 抗氧化应激维持线粒体功能

Ni YJ等研究显示,松果菊苷通过上调SIRT1/FOXO3a/MnSOD信号轴,减少线粒体氧化损伤,保护线粒体功能,改善心衰模型大鼠的心脏功能。Li Y等研究显示:松果碱通过促进Keap1降解来激活Nrf2,有助于增强抗氧化防御;增加Nrf1和线粒体转录因子A(Tfam)的荧光素酶报告基因活性,通过激活Nrf2/ARE和NRF1信号级联以拯救心肌细胞免受内毒素损伤。Zhou J等研究显示,白藜芦醇能够增加过氧化物酶体增殖物激活受体-γ共激活因子-1α(PGC-1α)、Nrf1和TFAM的表达,并促进PGC-1α核转位,清除过量的ROS,提高SOD活性,提高线粒体膜电位和ATP水平,减少线粒体DNA复制,降低MDA水平。

3. 促进线粒体生物发生

程彬等研究显示,参麦注射液能够有效优化心衰的心脏能量供应,通过下调AMPK的蛋白表达,上调PPARα和PGC-1α的水平,改善能量代谢相关指标,有效恢复心肌细胞线粒体形态结构,为衰竭心脏供给更多能量,从而改善心功能。刘诗瑶等研究显示,补肾活血方在治疗慢性心衰的过程中可通过升高PGC-1α、NRF-1、mtTFA MRNA及蛋白的表达,促进线粒体生物发生,增加心肌细胞线粒体的数量,提供给心肌细胞足够的能量参与代谢,进而改善心衰。江佳林等研究显示,由人参和毛冬青组成的益气活血代表方暖心康通过保护线粒体结构,提高心衰心脏线粒体膜电位,促进线粒体生成及优化能量代谢底物转换,改善衰竭心脏线粒体能量代谢,影响ATP生成,减轻缺血再灌注致心衰心肌纤维化。

4. 调控线粒体自噬

Xi JX等研究显示,灯盏花乙素可增加线粒体自噬体,上调LC3 Ⅱ、Beclin1、Atg5的表达,下调P62的表达,下调Bax,减少细胞凋亡,从而有效改善线粒体自噬,维持线粒体稳态。Chen XY等研究显示:四氢姜黄素(THC)能够增加SOD和CAT活性,降低MDA水平;增强缺血再灌注(H/R)模型线粒体膜电位,抑制细胞凋亡,促进PI3K/AKT/mTOR的磷酸化并诱导H/R后HIF-1α的表达,从而有效抑制H/R诱导的自噬和细胞凋亡,保护心脏。

5. 调节钙离子稳态和铁死亡

Liu XJ等研究显示,淫羊藿苷抑制H/R诱导的心肌细胞铁死亡和氧化应激,通过激活Nrf2/HO-1信号通路来减轻H/R诱导的心肌细胞铁死亡。Chang X等研究显示:通阳活血汤可以显著改善线粒体能量代谢,调节线粒体呼吸链功能,抑制mPTP的异常开放和ROS的过度产生,提高抗氧化酶的活性;提高肌浆网钙离子ATP酶(SERCA2a)的mRNA和蛋白表达水平,抑制Ryanodine受体(RyR2)的mRNA和蛋白表达水平,维持β-微管蛋白的表达水平;抑制SANCs的钙超载和凋亡,提高SANCs的活性,调节钙稳态。

(撰稿:樊朝阳 柳涛 李芳 寇俊萍 审阅:王树荣)

［附］ 参考文献

A

Ai MM, Lin SS, Zhang MX, et al. Cirsilineol attenuates LPS-induced inflammation in both *in vivo* and *in vitro* models via inhibiting TLR-4/NFkB/IKK signaling pathway [J]. Journal Biochemical and Molecular Toxicology, 2021, 35(8):e22799

B

白敏,段永强,李能莲,等.基于脑肠肽四君子汤对脾气虚证大鼠运化功能以及学习记忆功能的影响[J].中国临床药理学杂志,2021,37(13):1696

白晓君,任建勋,张卫萍.淫羊藿总黄酮对大鼠急性心肌梗死后缺血心肌血管新生作用的影响[J].中国实验方剂学杂志,2021,27(12):40

保丽玲,陆悦,沈旭东.大黄素对创伤失血性休克大鼠肺损伤的保护作用[J].中国临床药理学杂志,2021,37(23):3219

C

Cai J, Yi M, Tan YX, et al. Natural product triptolide induces GSDME-mediated pyroptosis in head and neck cancer through suppressing mitochondrial hexokinase-Ⅱ [J]. Journal of Experimental and Clinical Cancer Research, 2021, 40(1):190

Cai JP, Liu JX, Fan P, et al. Dioscin prevents DSS-induced colitis in mice with enhancing intestinal barrier function and reducing colon inflammation[J]. International Immunopharmacology, 2021, 99:108015

Cao HL, Zong CH, Dai WK, et al. The Effects of Chinese Medicine QRD, antibiotics, and probiotics on therapy and gut microbiota in septic rats[J]. Frontiers in Cellular Infection Microbiology, 2021, 11:712028

Cao XY, Ni JH, Wang X, et al. Total glucosides of Paeony restores intestinal barrier function through inhibiting Lyn/Snail signaling pathway in colitis mice [J]. Phytomedicine, 2021, 87:153590

Cao Y, Li QL, Yang YB, et al. Cardioprotective effect of stem-leaf saponins from panax notoginseng on mice with sleep derivation by inhibiting abnormal autophagy through PI3K/Akt/mTOR pathway[J]. Frontiers in Cardiovascular Medicine, 2021, 8:694219

Chang X, Yao SY, Wu QM, et al. Tongyang Huoxue Decoction (TYHX) ameliorating hypoxia/reoxygenation-induced disequilibrium of calcium homeostasis and redox imbalance via regulating mitochondrial quality control in sinoatrial node cells[J/OL]. Oxidative Medicine and Cellular Longevity, 2021[2021-08-10]. https://doi.org/10.1155/2021/3154501

Chang X, Zhang T, Liu D, et al. Puerarin attenuates LPS-induced inflammatory responses and oxidative rtress injury in human umbilical vein endothelial cells through mitochondrial quality control[J/OL]. Oxidative Medicine and Cellular Longevity, 2021[2021-02-27]. https://doi.org/10.1155/2021/6659240

Chen G, Cao Z, Shi ZJ, et al. Microbiome analysis combined with targeted metabolomics reveal immunological anti-tumor activity of icariside I in a melanoma mouse model [J]. Biomedicine and Pharmacotherapy, 2021, 140:111542

Chen HJ, Sha XX, Luo YY, et al. Acute and subacute toxicity evaluation of *houttuynia cordata* ethanol extract and plasma metabolic profiling analysis in both male and female rats[J]. Journal of Applied Toxicology, 2021, 41(12):2068

Chen HQ, Liu Q, Liu XQ, et al. Berberine attenuates septic cardiomyopathy by inhibiting TLR4/NF-κB signalling in rats[J]. Pharmaceutical Biology, 2021, 59(1):121

Chen PY, Chao TY, Hsu HJ, et al. The lipid-modulating effect of tangeretin on the inhibition of angiopoietin-like 3(ANGPTL3) gene expression through regulation of LXRα activation in hepatic cells[J]. International Journal of Molecular Sciences, 2021, 22(18):9853

Chen SZ, Liu XX, Peng C, et al. The phytochemical hyperforin triggers thermogenesis in adipose tissue via a Dlat-AMPK signaling axis to curb obesity[J]. Cell Metabolism, 2021, 33(3):565

Chen WL, Bai HH, Liu LW, et al. FuZheng YiLiu Formula regulates tumor invasion and metastasis through inhibition of WAVE3 expression[J/OL]. Evidence-based Complementary and Alternative Medicine, 2021[2021-03-27]. https://doi:10.1155/2021/8898668

Chen XQ, Xu TT, Lü XY, et al. Ginsenoside Rh2 alleviates ulcerative colitis by regulating the STAT3/miR-214 signaling pathway[J]. Journal of Ethnopharmacology, 2021, 274:113997

Chen XY, Xie QF, Zhu Y, et al. Cardio-protective effect of tetrahydrocurcumin, the primary hydrogenated metabolite of curcumin in vivo and in vitro: Induction of apoptosis and autophagy via PI3K/AKT/mTOR pathways [J]. European Journal of Pharmacology, 2021, 911: 174495

曹利华,赵院院,白明,等.基于STAT5信号通路调控Treg免疫功能的毛冬青总皂苷抗脑缺血炎症损伤的分子机制研究[J].中华中医药杂志,2021,36(9):5477

程彬,胡志希,李琳,等.基于能量代谢探讨参麦注射液对高血压心衰的干预机制[J].湖南中医药大学学报,2021,41(8):1172

崔轶凡,孙瑞英,王志平,等.温经汤加味对EM肾虚血瘀证大鼠局部微环境caspase-8,MMP-9,E-cadherin,N-cadherin的影响[J].中国实验方剂学杂志,2021,27(11):42

D

Dai CX, Yusuf A, Sun H, et al. A characterized saponin extract of Panax japonicus suppresses hepatocyte EMT and HSC activation in vitro and CCl₄-provoked liver fibrosis in mice: Roles of its modulatory effects on the Akt/GSK3β/Nrf2 cascade[J]. Phytomedicine, 2021, 93:153746

Ding LL, Yang QL, Zhang EY, et al. Notoginsenoside Ft1 acts as a TGR5 agonist but FXR antagonist to alleviate high fat diet-induced obesity and insulin resistance in mice [J]. Acta pharmaceutica Sinica B, 2021, 11(6):1541

Ding YH, Miao RX, Zhang Q. Hypaphorine exerts anti-inflammatory effects in sepsis induced acute lung injury via modulating DUSP1/p38/JNK pathway[J]. Kaohsiung Journal of Medical Sciences, 2021, 37(10):883

Dong SJ, Zhu M, Wang K, et al. Dihydromyricetin improves DSS-induced colitis in mice via modulation of fecal-bacteria-related bile acid metabolism[J]. Pharmacological Research, 2021, 171:105767

Du HX, He Y, Pan YJ, et al. Danhong injection attenuates cerebral ischemia-reperfusion injury in rats through the suppression of the neuroinflammation [J/OL]. Frontiers in Pharmacology, 2021 [2021-04-13]. https://doi.org/10.3389/fphar.2021.561237

Du HX, Li C, Wang ZX, et al. Effects of Danhong Injection on dyslipidemia and cholesterol metabolism in high-fat diets fed rats[J]. Journal of Ethnopharmacology, 2021, 274:114058

F

Fan DH, Liu HP, Zhang ZN, et al. Resveratrol and Angiogenin-2 Combined With PEGDA/TCS Hydrogel for the Targeted Therapy of Hypoxic Bone Defects via Activation of the Autophagy Pathway[J]. Frontiers in Pharmacology, 2021, 12:618724

Fang SQ, Liu YH, Zhao KP, et al. Transcriptional profiling and network pharmacology analysis identify the potential biomarkers from Chinese herbal formula HuoSu YangWei Formula treated gastric cancer in vivo[J]. Chinese Journal of Natural Medicines, 2021, 19(12):944

Fang YW, Shi KP, Lu HN, et al. Mingmu Xiaomeng Tablets restore autophagy and alleviate diabetic retinopathy by inhibiting PI3K/Akt/mTOR signaling[J]. Frontiers in Pharmacology, 2021, 12:632040

Feng JF, Liu ZJ, Chen H, et al. Protective effect of cynaroside on sepsis-induced multiple organ injury through Nrf2/HO-1-dependent macrophage polarization [J]. European Journal of Pharmacology, 2021, 911:174522

G

Gao LY, Yang X, Liang BY, et al. Autophagyinduced p62 accumulation is required for curcumol to regulate KLF5-mediated angiogenesis in liver sinusoidal endothelial cells[J]. Toxicology, 2021, 452:152707

Gao Y, Fan XY, Gu WJ, et al. Hyperoside relieves particulate matter-induced lung injury by inhibiting AMPK/mTOR-mediated autophagy deregulation[J]. Pharmacological Research, 2021, 167:105561

Gao Y, Li JT, Li X, et al. Tetrahydroxy stilbene glycoside attenuates acetaminophen-induced hepatotoxicity by UHPLC-Q-TOF/MS-based metabolomics and multivariate data analysis[J]. Journal of Cellular Physiology, 2021, 236(5):3832

Ge PY, Qi YY, Qu SY, et al. Potential mechanism of *S. baicalensis* on lipid metabolism explored via network pharmacology and untargeted lipidomics[J]. Drug design, Development and Therapy, 2021, 15:1915

Guo JP, Chen W, Bao BB, et al. Protective effect of berberine against LPS-induced endothelial cell injury via the JNK signaling pathway and autophagic mechanisms[J]. Bioengineered, 2021, 12(1):1324

Guo Y, Yang JH, Gao SD, et al. Effect of main ingredients of Danhong Injection against oxidative stress induced autophagy injury via mir-19a/sirt1 pathway in endothelial cells[J]. Phytomedicine, 2021, 83:153480

戈福星, 马晓静, 李俊俊, 等.盐肤木总酚抗小鼠心肌缺血的作用研究[J].中国中药杂志, 2021, 46(9):2254

郭丹丹, 于思明, 李佳卓, 等.燧心胶囊对心衰大鼠线粒体融合蛋白 Mfn1 和 Mfn2 表达的影响[J].中国中医急症, 2021, 30(9):1545

郭宏举, 袁斯远, 邓志灏, 等.基于尿液代谢组学研究肝药酶抑制剂对何首乌致肝损伤的影响——以 CYP3A4 为例[J].中华中医药学刊, 2021, 39(10):86

H

Han X, Zhao N, Zhu WW, et al. Resveratrol attenuates TNBC lung metastasis by down-regulating PD-1 expression on pulmonary T cells and converting macrophages to M1 phenotype in a murine tumor model[J]. Cellular Immunology, 2021, 368:104423

He JW, Yang L. Diuretic effect of Lagopsis supina fraction in saline-loaded rats is mediated through inhibition of aquaporin and renin-angiotensin-aldosterone systems and up-regulation of atriopeptin[J]. Biomedicine and Pharmacotherapy, 2021, 139:111554

He YQ, Zhou CC, Deng JL, et al. TanReQing inhibits LPS-induced acute lung injury *in vivo* and *in vitro* through downregulating STING signaling pathway[J/OL]. Frontiers in Pharmacology, 2021[2021-10-14]. https://doi:10.3389/fphar.2021.746964

Hua L, Chen L, Wei LM, 等. Danhong Injection inhibits lipopolysaccharide-enhanced cell proliferation of rat renal mesangial cells via NF-κB siganaling pathway[J]. Nephrology Dialysis Transplantation, 2021, 36(S1):98

Huang D, Wang XD, Zhu YH, et al. BaZi BuShen Capsule alleviates post-menopausal atherosclerosis via GPER1-dependent anti-inflammatory and anti-apoptotic effects[J]. Frontiers In Pharmacology, 2021, 12:658998

Huang J, Tan YX, Xue LL, et al. Panax notoginseng saponin attenuates the hypoxic-ischaemic injury in neonatal rats by regulating the expression of neurotrophin factors[J]. European Journal of Neuroscience, 2021, 54(6):6304

Huang JM, Liu D, Wang YW, et al. Ginseng polysaccharides alter the gut microbiota and kynurenine/tryptophan ratio, potentiating the antitumour effect of anti-programmed cell death 1/programmed cell death ligand 1(anti-PD-1/PD-L1) immunotherapy[J]. Gut, 2021, 71(4):734

Huang R, Zhang LJ, Jin JM, et al. Bruceine D inhibits HIF-1α-mediated glucose metabolism in hepatocellular carcinoma by blocking ICAT/β-catenin interaction[J]. Acta pharmaceutica Sinica B, 2021, 11(11):3481

Huang X, Zhang MZ, Liu B, et al. Astragaloside IV attenuates polymicrobial sepsis-induced cardiac dysfunction in rats via IKK/NF-κB pathway[J]. Chinese Journal of Integrative Medicine, 2021, 27(11):825

侯燕, 王林元, 乐娜, 等.霍山石斛不同提取物对肾阴虚证、肾阳虚证小鼠抗疲劳作用及物质基础研究[J].中华中医药杂志, 2021, 36(2):1039

黄晗, 李凤芝, 李杨, 等.灵芝多糖对脓毒症急性肺损伤大鼠肺功能及 TLR4/NF-κB 通路的影响[J].中草药, 2021,

学术进展

52(8):2351

黄翰文,刘雅蓉,施晓艳,等.基于血管平滑肌自噬探讨瓜蒌-薤白对 ApoE$^{-/-}$ 小鼠动脉粥样硬化斑块形成的影响[J].中国实验方剂学杂志,2021,27(6):23

J

Jia YC, Chen XX, Chen YJ, et al. Zhenbao pill attenuates hydrogen peroxide-induced apoptosis by inhibiting autophagy in human umbilical vein endothelial cells [J]. Journal of Ethnopharmacology, 2021, 274:114020

贾菊芳,曾梦楠,张贝贝,等.草麻黄、中麻黄及木贼麻黄水提物对风寒表证大鼠机体免疫作用的差异研究[J].生命的化学,2021,41(10):2265

江佳林,陈梓欣,董鑫,等.益气活血法通过改善线粒体能量途径减轻缺血 再灌注致心衰小鼠心肌纤维化[J].中华中医药杂志,2021,36(7):3967

K

Kao TI, Chen PJ, Wang YH, et al. Bletinib ameliorates neutrophilic inflammation and lung injury by inhibiting Src family kinase phosphorylation and activity [J]. British Journal of Pharmacology, 2021, 178(20):4069

Kong N, Chen XY, Feng J, et al. Baicalin induces ferroptosis in bladder cancer cells by downregulating FTH1 [J]. Acta Pharmaceutica Sinica B, 2021, 11(12):4045

Kuang ZS, Jin TT, Wu CY, et al. Lentinan attenuates damage of the small intestinal mucosa, liver, and lung in mice with gut-origin sepsis[J/OL]. Journal of immunology research, 2021[2021-11-08]. https://doi.org/10.1155/2021/2052757

L

Lan T, Jiang S, Zhang J, et al. Breviscapine alleviates NASH by inhibiting TGF-β-activated kinase 1-dependent signaling [J/OL]. Hepatology, 2021 [2021-10-13]. https://doi:10.1002/hep.32221

Li BH, Niu SP, Geng HL, et al. Berberine attenuates neonatal sepsis in mice by inhibiting FOXA1 and NF-κB signal transduction via the induction of MiR-132-3p[J]. Inflammation, 2021, 44(6):2395

Li CY, Yang SQ, Ma HQ, et al. Influence of icariin on inflammation, apoptosis, invasion, and tumor immunity in cervical cancer by reducing the TLR4/MyD88/NF-κB and Wnt/β-catenin pathways[J]. Cancer Cell International, 2021, 21(1):206

Li DT, Feng Y, Tian ML, et al. Gut microbiota-derived inosine from dietary barley leaf supplementation attenuates colitis through PPARγ signaling activation[J]. Microbiome, 2021, 9(1):83

Li FH, Wang JF, Song Y, et al. Qiliqiangxin alleviates Ang Ⅱ-induced CMECs apoptosis by downregulating autophagy via the ErbB2-AKT-FoxO3a axis[J]. Life Sciences, 2021, 273:119239

Li JH, Pang JL, Liu Z, et al. Shikonin induces programmed death of fibroblast synovial cells in rheumatoid arthritis by inhibiting energy pathways[J]. Scientific Reports, 2021, 11(1):18263

Li JH, Wang SM, Duan JQ, et al. The protective mechanism of resveratrol against hepatic injury induced by iron overload in mice[J]. Toxicology and Applied Pharmacology, 2021, 424:115596

Li JS, Wang J, Li Y, et al. Effective-component compatibility of Bufei Yishen formula protects COPD rats against PM2. 5-induced oxidative stress via miR-155/FOXO3a pathway[J]. Ecotoxicology Environmental Safety, 2021, 228:112918

Li JZ, Chen J, Yang YC, et al. Ginkgolide A attenuates sepsis-associated kidney damage via upregulating microRNA-25 with NADPH oxidase 4 as the target[J]. International Immunopharmacology, 2021, 95:107514

Li WW, Ji LY, Tian J, et al. Ophiopogonin D alleviates diabetic myocardial injuries by regulating mitochondrial dynamics [J]. Journal of Ethnopharmacology, 2021, 271:113853

Li XJ, Ge JD, Li YJ, et al. Integrative lipidomic and transcriptomic study unravels the therapeutic effects of saikosaponins A and D on non-alcoholic fatty liver disease [J]. Acta Pharmaceutica Sinica B, 2021, 11(11):3527

Li Y, Feng YF, Liu XT, et al. Songorine promotes cardiac mitochondrial biogenesis via Nrf2 induction during sepsis[J]. Redox Biology, 2021, 38:101771

Li ZM, Zhao LJ, Xia YS, et al. Schisandrin B attenuates hepatic stellate cell activation and promotes apoptosis to protect against liver fibrosis [J]. Molecules, 2021, 26 (22):6882

Lian DW, Liu JY, Han RF, et al. Kakonein restores diabetes-induced endothelial junction dysfunction via promoting autophagy-mediated NLRP3 inflammasome degradation [J]. Journal of Cellular and Molecular Medicine, 2021, 25(15):7169

Liang CL, Jiang HL, Feng WX, et al. Total glucosides of Paeony ameliorate pristane-induced lupus nephritis by inducing PD-1 ligands macrophages activating IL-4/STAT6/PD-L2 signaling[J]. Frontiers In Immunology, 2021, 12:683249

Liao L, Gong LH, Zhou MG, et al. Leonurine ameliorates oxidative stress and insufficient angiogenesis by regulating the PI3K/Akt-eNOS signaling pathway in H_2O_2-induced HUVECs[J/OL]. Oxidative Medicine and Cellular Longevity, 2021[2021-08-03]. https://doi:10.1155/2021/9919466

Liu HX, Cheng Y, Chu JF, et al. Baicalin attenuates angiotensin II-induced blood pressure elevation and modulates MLCK/p-MLC signaling pathway [J]. Biomedicine and Pharmacotherapy, 2021, 143:112124

Liu JF, Wang ZZ, Lin J, et al. Xuebijing injection in septic rats mitigates kidney injury, reduces cortical microcirculatory disorders, and suppresses activation of local inflammation [J]. Journal of Ethnopharmacology, 2021, 276:114199

Liu JS, Liu LL, Zhang GW, et al. Poria cocos polysaccharides attenuate chronic nonbacterial prostatitis by targeting the gut microbiota: Comparative study of *Poria cocos* polysaccharides and finasteride in treating chronic prostatitis[J]. International Journal of Biological Macromolecules, 2021, 189:346

Liu L, Lin YJ, Lei SZ, et al. Synergistic effects of Lotus Seed resistant starch and sodium lactate on hypolipidemic function and serum nontargeted metabolites in hyperlipidemic rats[J]. Journal of Agricultural and Food Chemistry, 2021, 69(48):14580

Liu LJ, Gao HJ, Wen T, et al. Tanshinone IIA attenuates AOM/DSS-induced colorectal tumorigenesis in mice via inhibition of intestinal inflammation[J]. Pharmceutical Biology, 2021, 59(1):89

Liu SY, Xian Z, Zhao Y, et al. Quantitative determination and toxicity evaluation of aristolochic acid analogues in *Asarum heterotropoides* F. Schmidt (Xixin) and Traditional Chinese patent Medicines[J]. Frontiers in Pharmacology, 2021, 12:761593

Liu X, Zhou PS, He KQ, et al. Dioscorea zingiberensis new saponin inhibits the growth of hepatocellular carcinoma by suppressing the expression of long noncoding RNA TCONS-00026762[J]. Fronties in Pharmacology, 2021, 12:678620

Liu XH, Xing Y, Li MY, et al. Licochalcone A inhibits proliferation and promotes apoptosis of colon cancer cell by targeting programmed cell death-ligand 1 via the NF-κB and Ras/Raf/MEK pathways[J]. Journal of Ethnopharmacology, 2021, 273:113989

Liu XJ, Lü YF, Cui WZ, et al. Icar Ⅱ n inhibits hypoxia/reoxygenation-induced ferroptosis of cardiomyocytes via regulation of the Nrf2/HO-1 signaling pathway [J]. FEBS Open Bio, 2021, 11(11):2966

Liu YH, Zhou JB, Luo YY, et al. Honokiol alleviates LPS-induced acute lung injury by inhibiting NLRP3 inflammasome-mediated pyroptosis via Nrf2 activation *in vitro* and *in vivo*[J]. Chinese Medicine, 2021, 16(1):127

Lü DY, Luo MH, Cheng Z, et al. Tubeimoside I ameliorates myocardial ischemia-reperfusion injury through SIRT3-dependent regulation of oxidative stress and apoptosis[J/OL]. Oxidative Medicine Cellular Longevity, 2021[2021-11-09]. https://doi.org/10.1155/2021/5577019

Lü Q, Xing Y, Liu J, et al. Lonicerin targets EZH2 to alleviate ulcerative colitis by autophagy-mediated NLRP3 inflammasome inactivation[J]. Acta Pharmaceutica Sinica B, 2021, 11(9):2880

乐娜,吐尔逊·热依拉,赵凡,等.芝斛方对气阴两虚证小鼠环核苷酸、免疫及代谢水平的影响[J].北京中医药大学学报,2021,44(10):899

李焱,刘阳,石霄宇,等.药对黄芪葶苈子对心力衰竭大

鼠心肌组织线粒体动力学的影响[J].时珍国医国药,2021,32(3):520

李长力,郑喜胜,贾明雅.黄芩苷通过调节 miR-223-3p/NLRP3 通路对脓毒症急性肺损伤大鼠的保护作用[J].中成药,2021,43(8):2047

李瑞洁,张月月,崔瑛.黄连总碱片对实热焦虑模型的抗焦虑作用及机制[J].中华中医药杂志,2021,36(4):2268

李思媛,崔玉顺,李新星,等.黄精皂苷对脂多糖诱导 RAW264.7 细胞炎症模型的抗炎作用及其机制[J].中成药,2021,43(10):2659

李向峰,陈文霞.野菊花提取物对慢性支气管炎大鼠肺组织病理的影响及对 TGF-β_1/Smad3 通路的调控机制[J].中成药,2021,43(9):2336

李鑫峰,袁星星,周亚滨,等.苏木乙酸乙酯提取液通过 miRNA-129-5p/Beclin1 信号对血管内皮细胞自噬的影响[J].中国中医急症,2021,30(4):6171

李园园,张晟,张顺霄,等.黄芪甲苷在高糖诱导的内皮细胞损伤中的作用研究[J].世界临床药物,2021,42(2):96

李云鹤,苟小军,陈龙,等.菊三七致大鼠肝毒性血清胆汁酸的靶向代谢组学研究[J].中成药,2021,43(9):2539

李自辉,陈平平,王宇,等.基于高通量测序技术的黄芩提取物对热证模型大鼠肠道菌群多样性的影响[J].中草药,2021,52(2):422

梁军,穆光锐,夏永刚,等.麻黄多糖对卵白蛋白所致豚鼠过敏性哮喘作用研究[J].中医药学报,2021,49(3):5

刘俐,何清湖,唐宇,等.龟甲胶对肾阴虚大鼠抗氧化活性和 Bax、Bcl-2 蛋白表达的影响[J].世界科学技术(中医药现代化),2021,23(5):1406

刘必旺,赵换,马一方,等.黄芪及其发酵产物对 PM2.5 肺损伤动态可视化微循环的影响[J].中华中医药杂志,2021,36(9):5581

刘春萍,刘建滔,石一杰,等.丹参酮 II$_A$ 对人冠状动脉内皮细胞缺氧/复氧损伤的保护作用[J].中国中西医结合杂志,2021,41(11):1372

刘建军,李美凤,张静,等.信阳毛尖茶水提物缓解 PM2.5 致大鼠肺损伤的研究[J].茶叶科学,2021,41(4):525

刘经州,杨红群,宋春侠.藜皂苷通过调控 lncRNA AGAP2-AS1/miR-646 表达抑制结肠癌细胞的增殖和诱导细胞凋亡[J].中成药,2021,43(2):356

刘诗瑶,张艳,孔繁达.基于"心脑肾轴"理论探究补肾活血方对慢性心衰大鼠心肌线粒体能量代谢及 PGC-1α、NRF-1、mtTFA mRNA 表达影响[J].辽宁中医药大学学报,2021,23(5):22

刘仕成,李鑫辉,陈欣.丹参通络解毒汤对缺氧/复氧大鼠心肌微血管内皮细胞自噬及血管生成的影响[J].中国中医药信息杂志,2021,28(6):65

娄天宇,马贝贝,李瑞吉,等.基于代谢组学技术研究丹红注射液对血小板内代谢物的变化[J].中国中药杂志,2021,46(13):3422

卢芳,闫静思,刘树民.基于生理及寒热模型大鼠肠道菌群多样性变化的淫羊藿药性归属研究[J].中草药,2021,52(13):3954

M

Meng J, Deng K, Hu N, et al. *Nitraria tangutorum* Bobr. -derived polysaccharides protect against LPS-induced lung injury[J]. International Journal of Biological Macro-molecules, 2021, 186:71

Mu SC, Zhang J, Du SL, et al. Gut microbiota modulation and anti-inflammatory properties of Xuanbai Chengqi decoction in septic rats[J]. Journal of Ethnopharmacology, 2021, 267:113534

N

Ni YJ, Deng J, Liu X, et al. Echinacoside reverses myocardial remodeling and improves heart function via regulating SIRT1/FOXO3a/MnSOD axis in HF rats induced by isoproterenol[J]. Journal of Cellular and Molecular Medicine, 2021, 25(1):203

P

Pan JH, Cao ZH, Fang CQ, et al. HuangQi ShengMai Yin ameliorates myocardial fibrosis by activating Sirtuin3 and Inhibiting TGF-β/Smad pathway[J]. Frontiers In Pharmacology, 2021, 12:722530

Pei CX, Wang F, Huang DM, et al. Astragaloside IV protects from PM2.5-induced lung injury by regulating autophagy via inhibition of PI3K/Akt/mTOR signaling in *vivo* and in *vitro*[J]. Journal of Inflammmation Research,

2021，14：4707

潘雪薇,薛漓轩,张佳智,等.注射用益气复脉(冻干)对脓毒症诱导小鼠急性肺损伤的改善作用研究[J].中国中医急症,2021,30(7):1129

彭伟,王琳,傅超美,等.基于网络药理学的附子抗心力衰竭作用和心脏毒性的毒效二重性研究[J].中医杂志,2021,62(6):523

Q

Qi H, Liu Y, Wang N, et al. Lentinan attenuated the PM2.5 exposure-induced inflammatory response, epithelial-mesenchymal transition and migration by inhibiting the PVT1/miR-199a-5p/caveolin1 pathway in lung cancer [J]. DNA and Cell Biology, 2021, 40(5):683

Qin TQ, Wang ML, Zhang T, et al. BaiShouWu total C-21 steroidal glycosides from ameliorate hepatic and renal fibrosis by regulating IL-1β/MyD88 inflammation signaling [J]. Frontiers In Pharmacology, 2021, 12:775730

秦生发,张铮,蓝敏敏,等.逍遥散对慢性束缚应激肝郁脾虚证大鼠 MMP2、TIMP2 表达的影响[J].中国中医基础医学杂志,2021,27(7):1084

S

Sha WJ, Liu MZ, Sun DS, et al. Resveratrol improves Gly-LDL-induced vascular endothelial cell apoptosis, inflammatory factor secretion and oxidative stress by regulating miR-142-3p and regulating SPRED2-mediated autophagy[J]. Aging (Albany NY), 2021, 13(5):6878

Shan BX, Chen T, Huang BX, et al. Untargeted metabolomics reveal the therapeutic effects of ermiao wan categorized formulas on rats with hyperuricemia[J]. Journal of Ethnopharmacology, 2021, 281:114545

Shen CP, Pan ZS, Wu SC, et al. Emodin palliates high-fat diet-induced nonalcoholic fatty liver disease in mice via activating the farnesoid X receptor pathway[J]. Journal of Ethnopharmacology, 2021, 279:114340

Shi HY, Zhao TZ, Li YJ, et al. Velvet antler ameliorates cardiac function by restoring sarcoplasmic reticulum Ca^{2+}-ATPase activity in rats with heart failure after myocardial infarction [J]. Frontiers In Pharmacology, 2021,

12:621194

Song T, Chen WD. Berberine inhibited carotid atherosclerosis through PI3K/AKTmTOR signaling pathway [J]. Bioengineered, 2021, 12(1):8135

Sun J, Wei SZ, Zhang YL, et al. Protective effects of Astragalus polysaccharide on sepsis-induced acute kidney injury[J/OL]. Analytical Cellular Pathology, 2021[2021-01-26]. https://doi.org/10.1155/2021/7178253

Sun N, Deng CR, Zhao QB, et al. Ursolic acid alleviates mucus secretion and tissue remodeling in rat model of allergic rhinitis after PM2.5 exposure[J]. American Journal of Rhinology and Allergy, 2021, 35(2):272

单聪,朱华贺,汪顺,等.宣白承气汤对脂多糖诱导肺微血管内皮细胞损伤模型 mTOR/自噬信号通路的影响[J].时珍国医国药,2021,32(1):39

宋晓妹,杨红,龙秋双,等.1,8-桉叶油素调节自噬改善高糖诱导的内皮细胞损伤[J].中国药理学通报,2021,37(4):472

苏晓兰,张涛,毛心勇,等.温肾健脾调枢方对脾肾阳虚型腹泻型肠易激综合征大鼠 GFAP、BDNF 表达的影响[J].北京中医药,2021,40(3):240

孙鹏,陈敏,张细六,等.虎杖苷通过调控 HMGB1/TLR4/NF-κB 信号通路对脓毒症急性肺损伤的保护作用[J].浙江中医药大学学报,2021,45(7):691

孙晨晨,苏洁,颜美秋,等.铁皮石斛对温燥药致阴虚便秘小鼠的改善作用[J].中国中药杂志,2021,46(7):1674

孙大伟,陈海鹏,吴晓翠,等.基于 ATP5G3 研究丹参素改善缺氧/复氧心肌细胞能量代谢障碍的作用机制[J].北京中医药大学学报,2021,44(8):729

孙豪娴,孙贵香,邓琳蓉,等.颗粒剂四君子膏对脾气虚证模型大鼠心功能的影响[J].世界科学技术(中医药现代化),2021,23(5):1378

孙钦荣,张波,陈韩英.清热功效指引下的新疆软紫草活性分子筛选与解热镇静作用评价[J].石河子大学学报(自然科学版),2021,39(6):777

T

Tan Y, Wang LM, Gao J, et al. Multiomics integrative analysis for discovering the potential mechanism of dioscin against hyperuricemia mice[J]. Journal of Proteome Research，2021，20（1）：645

Tian TH，Yu KY，Zhang M，et al. Huotan Jiedu Tongluo Decoction inhibits balloon-injury-induced carotid artery intimal hyperplasia in the rat through the PERK-eIF2α-ATF4 pathway and autophagy mediation ［J］. Evidence-Based Complementary Alternative Medicine，2021，22（1）：22

Tong YL，Liu LP，Wang RL，et al. Berberine attenuates chronic atrophic gastritis induced by MNNG and its potential mechanism［J］. Frontiers In Pharmacology，2021，12：644638

汤响林，林毅，王宇光，等.麦冬皂苷D对心肌细胞脂肪酸代谢酶的影响［J］.中国中药杂志，2021，46（14）：3672

W

Wang CL，Ren LY，Chen SK，et al. Longdan Xiegan Tang attenuates liver injury and hepatic insulin resistance by regulating the angiotensin-converting enzyme 2/Ang（1-7）/Mas axis-mediated anti-inflammatory pathway in rats ［J］. Journal of Ethnopharmacology，2021，274：114072

Wang M，Wang LC，Zhou Y，et al. Icariin attenuates renal fibrosis in chronic kidney disease by inhibiting interleukin-1β/transforming growth factor-β-mediated activation of renal fibroblasts ［J］. Phytotherapy Research：PTR，2021，35（11）：6204

Wang XH，Wang L，Dong RC，et al. Luteolin ameliorates LPS-induced acute liver injury by inhibiting TXNIP-NLRP3 inflammasome in mice［J］. Phytomedicine，2021，87：153586

Wang XT，Peng Z，An YY，et al. Paeoniflorin and hydroxysafflor yellow A in Xuebijing Injection attenuate sepsis-induced cardiac dysfunction and inhibit proinflammatory cytokine production ［J］. Frontiers Pharmacology，2020，11：614024

Wang YL，Sun NY，Luo YB，et al. Yu-Ping-Feng Formula exerts antilung cancer effects by remodeling the tumor microenvironment through regulating myeloid-derived suppressor cells［J］. Evidence-based Complementary and Alternative Medicine，2021［2021-04-20］. https：//doi：10.1155/2021/6624461

Wang YW，Wu YH，Zhang JZ，et al. Ruscogenin attenuates particulate matter-induced acute lung injury in mice via protecting pulmonary endothelial barrier and inhibiting TLR4 signaling pathway［J］. Acta Pharmacol Sin，2021，42（5）：726

Wang Z，Chen W，Li YY，et al. Reduning Injection and its effective constituent luteoloside protect against sepsis partly via inhibition of HMGB1/TLR4/NF-κB/MAPKs signaling pathways［J］. Journal of Ethnopharmacology，2021，270：113783

Wu F，Zhao Y，Shao QQ，et al. Ameliorative effects of Osthole on experimental renal fibrosis *in vivo* and *in vitro* by inhibiting IL-11/ERK1/2 signaling［J］. Frontiers In Pharmacology，2021，12：646331

Wu SF，Yu WL，Jiang XX，et al. Protective effects of curcumin on ATO-induced nephrotoxicity in ducks in relation to suppressed autophagy，apoptosis and dyslipidemia by regulating oxidative stress［J］. Ecotoxicology and Environmental Safety，2021，219：112350

Wu XX，Liu L，Zheng QL，et al. Protocatechuic aldehyde protects cardiomycoytes against ischemic injury via regulation of nuclear pyruvate kinase M2［J］. Acta pharmaceutica Sinica B，2021，11（11）：3553

Wu YC，Xiao W，Pei CX，et al. Astragaloside IV alleviates $PM_{2.5}$-induced lung injury in rats by modulating TLR4/MyD88/NF-κB signalling pathway［J］. International Immunopharmacology，2021，91：107290

Wu YY，Zeng MG，Xu RQ，et al. Inhibitory activity of acteoside in melanoma via regulation of the ERβ-Ras/Raf1-STAT3 pathway［J］. Archives of Biochemistry and Biophysics，2021，710：108978

王晶，李亚，李建生，等.PM2.5对慢性阻塞性肺疾病模型大鼠气道重塑的影响及补肺益肾组分方的保护作用［J］.中医杂志，2021，62（24）：2176

王淼，万锐杰，刘伟，等.七叶皂苷A在小鼠软骨细胞及骨关节炎中的作用及相关分子机制［J］.中国中西医结合外科杂志，2021，27（2）：189

王家传，余学问，徐华，等.丹红注射液改善神经干细胞移植治疗脑缺血损伤效果的机制研究［J］.器官移植，2021，12（4）：428

王蕾蕾,高学敏,贾岚,等.青钱柳对阴虚型2型糖尿病大鼠内分泌-免疫-环核苷酸系统的影响[J].中华中医药杂志,2021,36(2):736

王玲玲,陈兰英,马惠苗,等.白头翁皂苷B4通过调节IL-12/STAT4和IL-4/STAT6信号通路改善COPD大鼠的作用研究[J].中国中药杂志,2021,46(14):3660

王荣荣,吕佳霖,贺明帅,等.苍耳子致小鼠肝损伤^{1}H-NMR代谢组学分析[J].辽宁中医药大学学报,2021,23(10):34

王娟娟,叶宏,孙林,等.灯盏花素促进缺血/再灌注损伤的微血管内皮细胞自噬、抑制氧化损伤及凋亡[J].中国药理学通报,2021,37(7):946

王晓尧,崔璨,刘雅琳,等.鲜地黄及其多糖对实热大鼠焦虑模型影响的研究[J].中药药理与临床,2021,37(6):95

王亚文,胡喜姣,刘进哲,等.膈下逐瘀汤加减方对气滞血瘀型输卵管炎大鼠血清IL-4、IL-8的影响[J].中华中医药杂志,2021,36(3):1702

王雨榕,邓强,李中锋,等.温肾强骨丸治疗脾肾阳虚型骨质疏松症模型大鼠的药效学研究[J].中药新药与临床药理,2021,32(3):357

吴燕瑜,齐俊南.基于网络药理学探讨丹红注射液治疗银屑病的作用机制[J].药品评价,2021,18(11):641

伍学翠,袁成福,何毓敏,等.竹节参皂苷Ⅳa通过调节miR199a-5p/Atg5改善大鼠心肌肥厚的实验研究[J].中国中药杂志,2021,46(19):5064

X

Xi JX, Rong YZ, Zhao ZF, et al. Scutellarin ameliorates high glucose-induced vascular endothelial cells injury by activating PINK1/Parkin-mediated mitophagy [J]. Journal of Ethnopharmacology, 2021, 271:113855

Xia ZS, Hao EW, Wei YT, et al. Genipin induces developmental toxicity through oxidative stress and apoptosis in zebrafish[J]. Comparative Biochemistry and Physiology, Part C, 2021, 241:108951

Xiao YP, Deng JL, Li CM, et al. Epiberberine ameliorated diabetic nephropathy by inactivating the angiotensinogen(Agt)to repress TGFβ/Smad2 pathway[J]. Phytomedicine, 2021, 83:153488

Xie Y, Feng SL, Mai CT, et al. Suppression of up-regulated LXRα by silybin ameliorates experimental rheumatoid arthritis and abnormal lipid metabolism[J]. Phytomedicine, 2021, 80:153339

Xie Y, Jiang ZW, Yang R, et al. Polysaccharide-rich extract from Polygonatum sibiricum protects hematopoiesis in bone marrow suppressed by triple negative breast cancer[J]. Biomedicine and Pharmacotherapy 2021, 137:111338

Xiong WC, Yuan XZ, Wang TS, et al. Quercitrin attenuates acetaminophen-induced acute liver injury by maintaining mitochondrial complex I activity[J]. Frontiers In Pharmacology, 2021, 12:586010

Xu T, Ge YM, Du H, et al. Berberis kansuensis extract alleviates type 2 diabetes in rats by regulating gut microbiota composition[J]. Journal of Ethnopharmacology, 2021, 273:113995

Xu YF, Deng QH, Zhong YZ, et al. Clinical strains of *Helicobacter pylori* with strong cell invasiveness and the protective effect of patchouli alcohol by improving miR-30b/C mediated xenophagy[J]. Frontiers In Pharmacology, 2021, 12:666903

谢德,杨彬,郑锡锋.丹参多酚酸盐对$PM_{2.5}$所致心肌损伤的保护作用及其机制[J].系统医学,2021,6(17):27

熊程,赵英政,陶映君,等.壳聚糖对$PM_{2.5}$所致小鼠急性肺损伤的干预作用[J].中国实验动物学报,2021,29(5):600

修成奎,付莹坤,王强,等.人参-三七-川芎提取物对过氧化氢诱导内皮细胞衰老SIRT1自噬通路的机制研究[J].中国中药杂志,2021,46(23):6216

徐若蕙,肖小莉,潘家姝,等.苓桂术甘汤通过Thrsp-Srebp1通路改善高脂饮食诱导的大鼠脂肪变性[J].中华中医药杂志,2021,36(6):3262

许严伟,耿胜男,王梦琪,等.柴胡皂苷D对阿霉素治疗小鼠肝癌的靶向导引作用[J].中草药,2021,52(3):778

薛兴翠,孙军奎,贺连栋.知母皂苷B-Ⅱ通过调控LncRNA XLOC_032768减轻LPS诱导心肌细胞损伤[J].中成药,2021,43(10):2679

Y

Yang CX, Song CL, Liu YT, et al. Re-Du-Ning injection ameliorates LPS-induced lung injury through inhibiting neutrophil extracellular traps formation [J]. Phytomedicine, 2021, 90:153635

Yang LL, Xue Y, Wei JC, et al. Integrating metabolomic data with machine learning approach for discovery of Q-markers from JinQi JiangTang preparation against type 2 diabetes[J]. Chinese Medicine, 2021, 16(1):30

Yang RH, Yang HZ, Wei J, et al. Mechanisms underlying the effects of Lianhua Qingwen on sepsis-induced acute lung injury: a network pharmacology approach[J]. Frontiers in Pharmacology, 2021, 12:717652

Yang RP, Cai DK, Chen YX, et al. Metabolic insight into the neuroprotective effect of Tao-He-Cheng-Qi (THCQ)decoction on ICH rats using untargeted metabolomics[J]. Frontiers in Pharmacology, 2021, 12:636457

Yang S, Hu T, Liu H, et al. Akebia saponin D ameliorates metabolic syndrome (MetS) via remodeling gut microbiota and attenuating intestinal barrier injury[J]. Biomedicine and Pharmacotherapy, 2021, 138:111441

Yang S, Huang XL, Chen J, et al. Curcumin protects BEAS-2B cells from $PM_{2.5}$ induced oxidative stress and inflammation by activating Nrf2/antioxidant response element pathways[J]. International Journal of Molecular Medicine, 2021, 47(4):45

Yao HL, Zhao JL, Zhu LJ, et al. Protective effect of the effective part of *Andrographis paniculata* (Burm.f.) Nees on $PM_{2.5}$-induced lung injury in rats by modulating the NF-κB pathway[J]. Journal of Ethnopharmacol, 2021, 280:114420

You LJ, Zhang D, Geng H, et al. Salidroside protects endothelial cells against LPS-induced inflammatory injury by inhibiting NLRP3 and enhancing autophagy[J]. BMC Complementary Medicine and Therapies, 2021, 21(1):146

Yu WD, Zeng MS, Xu PP, et al. Effect of paeoniflorin on acute lung injury induced by influenza A virus in mice. Evidences of its mechanism of action[J]. Phytomedicine, 2021, 92:153724

Yuan GY, Liu ZL, Lai Q, et al. HPLC-QTOF/MS-based metabolomics to explore the molecular mechanisms of YiQi FuMai Lyophilized Injection in heart failure mice [J]. Journal of Separation Science, 2021, 44(13):2545

Yuan PF, Fu CS, Yang Y, et al. Cistanche tubulosa phenylethanoid glycosides induce apoptosis of hepatocellular carcinoma cells by mitochondria-dependent and MAPK pathways and enhance antitumor effect through combination with cisplatin[J]. Integrative Cancer Therapies, 2021, 20:15347354211013085

Yue QY, Deng XL, Li YT, et al. Effects of Betulinic acid derivative on lung inflammation in a mouse model of chronic obstructive pulmonary disease induced by particulate matter 2.5[J]. Medical Science Monitor, 2021, 27:e928954

杨铭, 于德伟, 赫慧, 等. 人参白术枣仁颗粒对心脾两虚证失眠小鼠睡眠的影响[J]. 中华中医药杂志, 2021, 36(10):6128

杨泽宇, 郭宏雅, 朱璞玉, 等. 熟地黄对阴虚模型大鼠血清褪黑素及脑内 γ-氨基丁酸的影响[J]. 中药新药与临床药理, 2021, 32(4):455

俞江灏, 周金山, 蒋晓宁, 等. 天麻素通过抑制 TLR4/ASK1 信号减轻脓毒症小鼠的肺脏炎症[J]. 中成药, 2021, 43(9):2520

袁超, 游莎, 李鲲, 等. 红芪醇提物对脓毒症所致大鼠肝损伤的影响[J]. 广州中医药大学学报, 2021, 38(7):1447

袁文琳, 黄峥蕊, 肖思佳, 等. 山豆根黄酮类成分对斑马鱼的急性毒性研究[J]. 中草药, 2021, 52(10):2978

袁向科, 江瑞. 青蒿素对氧化低密度脂蛋白诱导的血管内皮细胞损伤的作用及机制[J]. 解放军医学杂志, 2021, 46(4):333

Z

Zeng H, Wang LL, Zhang JW, et al. Activated PKB/GSK-3β synergizes with PKC-δ signaling in attenuating myocardial ischemia/reperfusion injury via potentiation of NRF2 activity: Therapeutic efficacy of dihydrotanshinone-I[J]. Acta Pharmaceutica Sinica B, 2021, 11(1):71

Zeng ML, Zhou HF, He Y, et al. Danhong Injection alleviates cerebral ischemia/reperfusion injury by improving intracellular energy metabolism coupling in the ischemic penumbra[J]. Biomedicine and Pharmacotherapy, 2021, 140:111771

Zhan Y, Wen Y, Zhang LL, et al. Paeoniflorin improved constipation in the loperamide-induced rat model via TGR5/TRPA1 signaling-mediated 5-Hydroxytryptamine secretion[J/OL]. Evidence-based complementary and alternative medicine，2021[2021-12-08]. https://doi:10.1155/2021/6076293

Zhang BW，Xu YC，Lü H，et al. Intestinal pharmacokinetics of resveratrol and regulatory effects of resveratrol metabolites on gut barrier and gut microbiota[J]. Food Chemistry，2021，357:129532

Zhang CJ，Zhang S，Wang LX，et al. The RIG-I signal pathway mediated panax notoginseng saponin anti-inflammatory effect in ischemia stroke[J/OL]. Evidence-Based Complementary and Alternative Medicine，2021[2021-08-20]. https://doi.org/10.1155/2021/8878428

Zhang JJ，Shi XL，Gao JH，et al. Danhong injection and trimetazidine protect cardiomyocytes and enhance calcium handling after myocardial infarction[J/OL]. Evidence-based Complementary and Alternative Medicine，2021[2021-01-15]. https://doi.org/10.1155/2021/2480465

Zhang KH，Wang MQ，Yao YF，et al. Pharmacokinetic study of seven bioactive components of XiaoYan LiDan formula in cholestatic and control rats using UPLC-MS/MS[J]. Biomedicine and Pharmacotherapy，2021，139:111523

Zhang LM，Lü SS，Fu SR，et al. Procyanidins inhibit fine particulate matter-induced vascular smooth muscle cells apoptosis via the activation of the Nrf2 signaling pathway[J]. Ecotoxicity and Environmental Safety，2021，223:112586

Zhang MJ，Qu JX，Gao ZW，et al .Timosaponin AⅡI induces G2/M arrest and apoptosis in breast cancer by activating the ATM/Chk2 and p38 MAPK signaling pathways[J]. Fronties in Pharmacology，2021，11:601468

Zhang P，Lai X，Zhu MH，et al. Saikosaponin A，a triterpene saponin，suppresses angiogenesis and tumor growth by blocking VEGFR2-mediated signaling pathway[J]. Frontiers in Pharmacology，2021，12:713200

Zhang SP，Li HX，Li LQ，et al. Ophiopogonin B inhibits migration and invasion in non-small cell lung cancer cells through enhancing the interaction between Axin and β-catenin[J]. Journal of Cancer，2021，12(20):6274

Zhang XY，Zhang ZY，Wang PX，et al. BaWei ChenXiang Wan ameliorates cardiac hypertrophy by activating AMPK/PPAR-α signaling pathway improving energy metabolism[J]. Frontiers In Pharmacology，2021，12:653901

Zhao J，Zhou T，Lu JZ，et al. Intra-Herb interactions：primary metabolites in Coptidis Rhizoma extract improved the pharmacokinetics of oral berberine hydrochloride in mice[J]. Frontiers in Pharmacology，2021，12:675368

Zhao LJ，Han LY，Wei XL，et al. Toxicokinetics of arenobufagin and its cardiotoxicity mechanism exploration based on lipidomics and proteomics approaches in rats[J]. Frontiers in Pharmacology，2021，12:780016

Zhao MM，Yang B，Li LS，et al. Efficacy of Modified HuangQi ChiFeng decoction in alleviating renal fibrosis in rats with IgA nephropathy by inhibiting the TGF-β1/Smad3 signaling pathway through exosome regulation[J]. Journal of Ethnopharmacology，2021，285:114795

Zheng T，Wang QB，Bian F，et al. Salidroside alleviates diabetic neuropathic pain through regulation of the AMPK-NLRP3 inflammasome axis[J]. Toxicology and Applied Pharmacology，2021，416:115468

Zheng XJ，Li W，Xu HL，et al. Sinomenine ester derivative inhibits glioblastoma by inducing mitochondria-dependent apoptosis and autophagy by PI3K/AKT/mTOR and AMPK/mTOR pathway[J]. Acta Pharmaceutica Sinica B，2021，11(11):3465

Zheng YC，Li XK，Yan RY，et al. Evaluation of biological mechanisms of eucommiae folium in hypertensive kidney injury by integration of untargeted metabolomics and network pharmacology[J]. Journal of Proteome Research，2021，20(6):3102

Zheng YN，Shi X，Hou JB，et al. Integrating metabolomics and network pharmacology to explore *Rhizoma Coptidis* extracts against sepsis-associated acute kidney injury[J]. Journal of Chromatography B，2021，1164:122525

Zhou J，Yang ZJ，Shen RM，et al. Resveratrol improves mitochondrial biogenesis function and activates PGC-1alpha pathway in a preclinical model of early brain injury following subarachnoid hemorrhage[J]. Frontiers in

Molecular Biosciences，2021，8：620683

Zhou J，Zhang J，Li JY，et al. Ginsenoside F2 suppresses adipogenesis in 3T3-L1 cells and obesity in mice via the AMPK pathway［J］. Journal of Agricultural and Food Chemistry，2021，69(32)：9299

Zhou XL，Pan YT，Wang Y，et al. Tanshinones induce tumor cell apoptosis via directly targeting FHIT［J］. Scientific Reports，2021，11(1)：12217

Zhou Y，Liu JB，Jiang C，et al. A traditional herbal formula，Deng-Shi-Qing-Mai-Tang，regulates TLR4/NF-κB signaling pathway to reduce inflammatory response in PM2. 5-induced lung injury［J］. Phytomedicine，2021，91：153665

Zhu JY，Yang XW，Li X，et al. Tang Luo Ning，a traditional Chinese compound prescription，ameliorates schwannopathy of diabetic peripheral neuropathy rats by regulating mitochondrial dynamics *in vivo* and *in vitro*［J］. Frontiers in Pharmacology，2021，12：650448

Zhu L，Hou XJ，Che XH，et al. Pseudoginsenoside-F11 attenuates cognitive dysfunction and tau phosphorylation in sporadic Alzheimer's disease rat model［J］. Acta Pharmacologica Sinica，2021，42(9)：1401

Zhu YY，Wan N，Shan XN，et al. Celastrol targets adenylyl cyclase-associated protein 1 to reduce macrophages-mediated inflammation and ameliorates high fat diet-induced metabolic syndrome in mice［J］. Acta Pharmaceutica Sinica B，2021，11(5)：1200

Zhuo YQ，Yuan RK，Chen XX，et al. Tanshinone I exerts cardiovascular protective effects *in vivo* and *in vitro* through inhibiting necroptosis via Akt/Nrf2 signaling pathway［J］. Chinese Medicine，2021，16(1)：48

Zong DD，Liu XM，Li JH，et al. Resveratrol attenuates cigarette smoke induced endothelial apoptosis by activating Notch1 signaling mediated autophagy［J］. Respiratory Research，2021，22(1)：22

张林，王停，徐子瑛，等.基于网络毒理学预测和细胞生物学验证的淫羊藿潜在肝毒性成分与机制研究［J］.中国中药杂志，2021，46(10)：2413

张宁，田硕，林桦，等.细颗粒物 PM2.5 对大鼠 IL-10、IL-22 表达的影响及百令胶囊的干预作用［J］.疑难病杂志，2021，20(8)：831

张令悦，苏励.基于"有故无殒"理论的细辛肾毒性研究［J］.中华中医药学刊，2021，39(10)：78

赵迪，董浩然，刘学芳，等.淫羊藿苷在肺泡上皮A549 细胞的摄取与抗炎作用研究［J］.中药药理与临床，2021，37(4)：18

赵月，赵跃刚，李芳宇，等.人参总皂苷诱导宫颈癌HeLa 细胞凋亡和自噬［J］.中华中医药学刊，2021，39(4)：63

赵嘉琪，苏杰琳，陈佳欣，等.人参皂苷 CK 通过调控ERK1/2 通路诱导人肝癌细胞线粒体凋亡作用机制的研究［J］.时珍国医国药，2021，32(5)：1094

郑玲玲，杜鑫，韩雨晴，等.丹红注射液对心脏肥厚大鼠氧化应激及心肌营养素-1 蛋白表达的影响［J］.中药材，2021，44(5)：1217

周洁，曾晓云，罗志秀，等.丹红注射液对沙鼠前脑缺血再灌注后脑组织的神经保护作用［J］.中国临床药理学杂志，2021，37(3)：255

周玲玲，韩之瑾，章如新，等.迷迭香酸对 $PM_{2.5}$ 诱发变应性鼻炎氧化应激反应的防护作用［J］.中国眼耳鼻喉科杂志，2021，21(4)：276

周亚兵，蒋思韵，王利维，等.$PM_{2.5}$ 对哮喘大鼠 IL-17/IL-23 炎症介质的影响及人参皂苷 Rg1 干预研究［J］.世界中医药，2021，16(10)：1520

朱景茹，洪银洁，黄婉仪，等.柴芍六君汤对慢性萎缩性胃炎肝郁脾虚证模型大鼠胃黏膜组织代谢物表达的影响［J］.世界科学技术（中医药现代化），2021，23(8)：2672

（七）方剂研究

【概述】

2021年度，在公开学术刊物上共发表与方剂有关的学术论文2 200余篇，主要涉及组方配伍研究、用量配比研究、作用机制研究、临床研究和理论研究等内容。

1. 组方配伍研究

（1）拆方实验研究　李想等观察了四妙勇安汤全方及拆方配伍（单味药、2药配伍、3药配伍）煎煮对君药银花的有效成分异绿原酸C和玄参的有效成分安格洛苷C提取率的影响。结果：异绿原酸C在全方合煎时提取率最高，而安格洛苷C在全方和不同配伍组合中的提取率均低于单味玄参。郭琴等探讨了乌梅丸中酸（乌梅）、苦（黄连、黄柏）、甘（人参、当归）、辛（桂枝、细辛、花椒、附子、干姜）4类药物对2，4，6-三硝基苯磺酸所致溃疡性结肠炎模型大鼠的治疗作用及相互关系。结果：乌梅丸及其各拆方组在降低模型大鼠结肠质量长度比等方面具有显著作用，酸、甘和辛味药物配伍在方中起主导作用。

（2）网络药理学和数据挖掘　杨一博等采用网络药理学方法探讨了青盐方治疗围绝经期综合征的配伍合理性。结果：君药（肉苁蓉）、君+臣药（肉苁蓉+巴戟天）、君+臣+佐药（肉苁蓉+巴戟天+花椒+牛膝）、君+臣+佐+使药（肉苁蓉+巴戟天+花椒+牛膝+青盐）通过各靶点相关通路作用于围绝经期综合征的雌激素低下、围绝经期焦虑、生殖道萎缩、骨质疏松等病理环节；各配伍组既有不同靶点、也有相同靶点作用于各个症状，协同发挥治疗作用；君药囊括方中216个靶点、40个关键靶点和所有

主要通路，依次增加臣、佐、使药后，靶点数量及各通路所涉及的靶点均有不同程度增加，提示君药肉苁蓉在方中具有重要地位，其余药味与君药具有辅佐补充的关系。李新龙等探索建立中医师辨证论治核心方药的数据挖掘方法。在真实世界诊疗环境下，采用观察性研究方法，前瞻性连续采集某医院中医师一段时间内辨证论治失眠症患者101例245诊次的诊疗数据，其中78例就诊1次以上，主要疗效结局为有效68例（87.2%），部分有效2例，无效8例。对78例（144诊次）患者的诊疗数据进行复杂网络挖掘，发现根据各诊次方剂相似度可划分为2个模块，模块度为0.184。其中，模块一核心方由枳实、半夏、青礞石、竹茹、茯苓、黄连等组成，其有效人群以舌红、苔黄腻、入睡困难、早醒、多梦为主要表现，兼见大便干、口干口苦、情志不宁、头晕、脉弦实等。徐朝辉等通过"中医传承辅助系统（V2.50）"平台对中医药治疗无症状高尿酸血症的组方用药规律进行分析，涉及处方61首，中药125味。发现使用频次≥12次的药物有16味，核心组合12个，新方组合6个。认为中医药治疗无症状高尿酸血症以健脾补肾、除湿化浊为根本大法。王泽茜等运用关联规则和聚类分析方法，研究了近10年中医治疗崩漏的组方用药规律。结果：共纳入方剂167首，含159味中药；高频药物有黄芪、熟地黄、当归等，药性以温、平为主，药味以甘、苦为主，归经以肝、肾和脾经为常见，功效分类以补益药、活血药和止血药居多；关联规则分析得到9组核心药物组合，系统聚类分析归为4类，因子分析中提取7个公因子。整体用药原则为固涩止血、求因治本并调理善后。秦晓宽等通过数据挖掘归纳分析出中药治疗腰椎间盘突出症的用药特点及规律，利用网络药理学方法探讨高频组

合中药治疗腰椎间盘突出症的潜在作用靶点及分子机制。结果:中药治疗腰椎间盘突出症以补益肝肾、活血化瘀药为主,祛风寒湿药为辅;高频药物具有多靶点、多途径作用的特点,可能通过影响血管生成、炎症因子、免疫调节等途径发挥治疗作用。胡慧明等收集整理《中医方剂大辞典》中含有山楂的方剂1 088首,运用关联规则和聚类分析等方法对其组方用药进行了分析。结果:此类方剂的主治病证共224种,其中高频病证(≥16)主要为"食积""痘疮""痢疾""脾胃虚弱"等;组方中使用频次≥200次的药物有19味,使用频次较高的有陈皮、甘草、神曲,用药种类以理气药、消食药、补虚药为主,药性以温性药使用频率最高,药味多为辛、苦、甘味,归经频次较高的是脾、胃、肺、肝经。认为山楂在不同疾病和配伍中可发挥不同功效。

2. 用量配比研究

李波等采用正交设计研究复方雷公藤汤对肾病大鼠减毒增效的最佳用量配比。结果:该方减低肝脏毒性的最佳配比为雷公藤:黄芪:制何首乌:甘草=60:120:72:12,降低24 h尿蛋白的最佳配比为雷公藤:黄芪:制何首乌:甘草=120:60:36:12;上述两种配比的复方均有减毒增效作用。林薇等收集治疗"肝郁血虚"证并含柴胡-白芍药药对的传统中医方剂109首,引入Copula函数模型,研究柴胡-白芍药药对剂量的相关性。结果显示,柴胡和白芍药剂量之间具有较强的非线性关系,且呈正相关,即随着其中一味药剂量增大,另一味药也倾向于增大剂量。易腾达等研究了开心散功能主治衍变与剂量的关联。结果:古人在应用该方及其类方时药物配伍比例具有一定的特征性规律,治疗喜忘、忧愁悲伤、惊悸恐惧、"目不能近视,反能远视"、梦遗、便浊多重用人参、茯苓,人参:茯苓约1:1,远志:菖蒲约1:1;治疗"目能近视,不能远视"多重用远志、菖蒲,且远志:菖蒲约1:1;此外,远志:人参:茯苓:菖蒲为2:3:3:2这一配伍比例出现的频率最高,基本上囊括了该方及其类方的所有主

治病证。

3. 作用机制研究

(1)实验研究 ①古代方 纪万里等应用定量蛋白质组学技术探究半夏泻心汤抗慢性胃炎(CG)的生物学基础。结果:14-3-3 theta、干细胞因子(SCF)、肌腱蛋白C(TN-C)、半胱氨酸蛋白酶-3(Caspase-3)、细胞间黏附分子-1(ICAM-1)、线粒体丙酮酸载体(Mpc1)和免疫相关蛋白GTP酶4(GIMAP4)可能是半夏泻心汤治疗慢性胃炎的关键蛋白,该方可通过能量代谢、激素调节、炎症反应及免疫过程而发挥抗CG的作用。谢维宁等研究柴胡疏肝散对肝郁脾虚型非酒精性脂肪肝(NAFLD)患者的临床疗效及其对肠道菌群的影响。结果显示,在生活方式干预基础上,柴胡疏肝散能显著改善NAFLD患者血脂代谢及肝功能,调节肠道菌群,抑制其炎症因子水平。贺春香等研究了当归芍药散对$APP_{swe}/PS1_{\Delta E9}$双转基因小鼠的神经保护作用及其机制。结果显示,当归芍药散可以激活PI3K/Akt通路和抑制小鼠海马区神经元凋亡,其机制可能与上调环状RNA(circRNA)1398和circRNA1399表达及其相应miRNA的表达相关。②现代方 龙富立等采用代谢组学研究急性肝衰竭(ALF)大鼠尿液中代谢物变化,探寻解毒化瘀颗粒(茵陈、白花蛇舌草、赤芍药、大黄、郁金、石菖蒲)拮抗ALF大鼠可能的疗效机制。结果显示,解毒化瘀颗粒干预途径可能通过调整氨基酸、核苷酸、脂肪酸、磷脂及活性肽代谢,使ALF大鼠的内环境趋于平衡,从而改善疾病状态。孙广瀚等采用血清蛋白组学的方法探讨黄芩清热除痹胶囊(黄芩、薏苡仁、桃仁、栀子、威灵仙)改善急性痛风性关节炎(AGA)急性炎症的作用。结果:治疗后AGA患者血清人肿瘤坏死因子受体超家族成员Ⅱ(TNF-RⅡ)、人巨噬细胞炎性蛋白-1β(MIP-1β)、IL-8水平显著降低(均$P<0.01$),人粒细胞巨噬细胞集落刺激因子(GM-CSF)水平显著升高($P<0.01$)。表明黄芩清热除痹胶囊可能通过调控GM-CSF、IL-8、MIP-1β和TNF-RⅡ等特异性蛋

白质的表达,从而改善 AGA 患者的炎症状态,提高机体抗炎能力。

(2)网络药理学及分子对接技术研究 ①古代方 张君冬等通过网络药理学及分子对接探讨当归补血汤治疗动脉粥样硬化的功效物质基础和作用机制。结果显示,当归补血汤中槲皮素、山奈酚、异鼠李素等核心活性成分可能通过作用于 TNF、IL1B、IL6、AKT1 等相关枢纽靶点,调节与炎症、氧化应激、脂质代谢相关的通路,达到治疗动脉粥样硬化的作用。卫拂晓等运用网络药理学方法探讨逍遥散对肝郁脾虚型抑郁症、乳腺增生和功能性消化不良"异病同治"的作用机制。结果:收集得到逍遥散活性成分 121 个,"异病同治"有靶点 38 个。关键生物通路包括糖尿病并发症中的 AGEs-RAGE 信号通路、HIF-1 信号通路以及癌症相关通路等;"异病同治"的关键靶点为 IL6、IL4 和 TNF 等,关键活性成分有山奈酚、槲皮素和芦荟大黄素等。分子对接结果显示,关键活性成分与靶点之间具有很强的亲和力。逍遥散可能通过减少炎症反应治疗肝郁脾虚型疾病。夏雨等探讨苍附导痰丸治疗多囊卵巢综合征(PCOS)的潜在机制。通过检索中药系统药理学数据库和分析平台共筛选出活性成分单体 46 个,159 个苍附导痰丸治疗 PCOS 的共同靶点。该方治疗 PCOS 具有多成分、多靶点、多通路的特点,其可能通过调节炎症微环境改善肥胖型 PCOS 患者胰岛素抵抗,通过调节雌激素信号通路改善卵巢功能。②现代方 曾玉等采用网络药理学及分子对接技术探讨痰热清注射液(黄芩、金银花、连翘、熊胆、山羊角)治疗急性肺损伤的作用机制。通过筛选获得有效活性成分 58 个,与急性肺损伤共同靶点 503 个,其中关键靶点涉及 AKT1、ALB、IL6 等;GO 富集分析得到 1 445 个生物学过程,KEGG 通路富集得到 148 条信号通路;分子对接结果验证前 3 名关键靶点与前 3 名关键化合物有较好结合力。表明痰热清注射液可能通过抗炎等方面直接或间接对肺毛细血管内皮细胞和肺泡上皮细胞进行调控,从而对急性肺损伤起到治疗作用。冯娟等采用 HPLC-MS/MS 对冠心Ⅱ号方(丹参、川芎、赤芍药、红花、降香)的成分进行鉴定,利用中药系统药理数据库筛选出已检测出成分的作用靶点。联合网络药理学研究对鉴定出的 5 种成分进行靶点与通路分析,发现冠心Ⅱ号方 5 种质控成分可通过与 CHRM1 靶蛋白结合,调节神经活性配体受体相互作用、钙信号通路、胆碱能突触、肌动蛋白细胞骨架调节信号通路来抑制心梗后的氧化应激、炎症损伤和细胞凋亡,发挥保护心肌细胞的作用。

4. 临床研究

(1)古代方 张晓枝等收集全国 33 家医院住院患者信息系统数据库中所有使用生脉注射液的 43 396 例患者的相关信息,探讨真实世界中生脉注射液的临床应用特征及合理用药情况。结果显示,生脉注射液已广泛应用于临床,疗效确切,用药基本符合药品说明书。全人群入院以第一西医诊断排名前 6 位的疾病依次为恶性肿瘤、冠心病、呼吸道感染、骨折、高血压、糖尿病,中医证候排名前 5 位的依次为气滞血瘀证、气阴两虚证、气虚血瘀证、痰瘀互结证、肝肾亏虚证。吴晓博等对补阳还五汤加减治疗慢性心衰的临床疗效进行了系统评价及试验序贯分析。结果显示,补阳还五汤加减在常规西药治疗基础上治疗慢性心力衰竭疗效优于单纯应用西药治疗,可以提高临床有效率,且能有效提高慢性心衰患者的左室射血分数,缩小左心室舒张末期内径,降低血浆 BNP 水平,延长 6 min 步行距离,减少不良反应的发生率。刘芬芬等运用 Meta 分析方法,系统评价安宫牛黄丸辅助治疗脑出血的疗效与安全性。结果:安宫牛黄丸辅助治疗脑出血具有较好的疗效,可提高患者治疗有效率、日常生活活动能力,改善神经功能缺损症状,降低氧化应激反应;在安全性方面,相较于常规治疗不良反应发生率降低,且未见严重不良反应/事件发生。

(2)现代方 李帅等回顾性选取 2017 年 11 月—2019 年 12 月于天津医科大学三中心临床学院重症监护室(ICU)住院患者中脓毒症患者 100 例,

依据治疗方法分为对照组（常规性集束化治疗）和治疗组（在常规性集束化治疗的基础上给予血必净注射液治疗），观察血必净注射液（红花、赤芍药、当归、川芎、丹参）治疗 ICU 脓毒症患者的临床效果。结果：治疗后两组患者血清 T_3、T_4、FT_3 水平均较治疗前明显升高（均 $P<0.05$），且治疗组水平均明显高于对照组（均 $P<0.05$）；血清降钙素原（PCT）、C-反应蛋白（CRP）、AST、ALT、BUN、SCr、CK-MB、cTnI 水平及序贯器官衰（SOFA）评分、急性生理与慢性健康状况 II（APACHE-II）评分两组均较治疗前明显降低（$P<0.05$），且治疗组水平均明显低于对照组（均 $P<0.05$）。治疗组 ICU 住院时间显著短于对照组（均 $P<0.05$），28 d 病死率（20.0%）显著低于对照组（28.0%）（$P<0.05$）。两组患者均未发生不良反应。表明联合使用血必净注射液治疗 ICU 脓毒症患者具有显著效果。岳若蒙等将脑梗死患者 104 例随机均分为两组，对照组 52 例采用常规药物治疗，观察组 52 例采用疏血通注射液（水蛭、地龙）治疗。结果：观察组、对照组总有效率分别为 96.2%（50/52）、88.5%（46/52），观察组略高于对照组，但 $P>0.05$；中医症状积分观察组显著低于对照组（$P<0.05$），主要体现在神志状态、头晕目眩、心悸气短等方面；观察组简易精神状态量表（MMSE）及蒙特利尔认知评估（MOCA）评分显著高于对照组（均 $P<0.05$）；神经影像学指标标准化梗死灶体积显著小于对照组、相对表观扩散系数值显著高于对照组（均 $P<0.05$）。两组不良反应发生率无显著差异。表明疏血通注射液能够显著改善脑梗死患者中医症状积分，提高认知行为能力，并改善神经影像学指标。张棕帆等通过代谢组学观察三阴性乳腺癌患者经过复方苦参注射液（苦参、白土苓）治疗前后血清代谢产物的差异，并探讨其潜在的作用代谢通路。结果：用药前后共发现 19 种血清差异代谢物，其中苦参碱、皮质醇、硬脂酸、乙酰高牛磺酸、水杨尿酸、甘油脱氧胆酸等 9 种代谢物水平较用药前上调；花生四烯酸、芥酸酰胺、亚油酸、棕榈油酸、环氧硬脂酸、花生酸等 10 种代谢物含量较用药前下调。

KEGG 通路分析发现影响涉及不饱和脂肪酸合成、脂肪酸生物合成、亚油酸生物合成、促性腺激素释放激素信号通路、原代胆汁酸生物合成等多条代谢途径。提示该方可调节三阴性乳腺癌患者机体内脂肪酸代谢水平，其抗肿瘤作用可能与干预花生四烯酸代谢、不饱和脂肪酸合成等通路有关。郑超楠等采用 Meta 系统评价参麦注射液（红参、麦冬）联合西药治疗肺源性心脏病的临床疗效与安全性。结果显示，参麦注射液联合西药能提高肺源性心脏病的临床疗效，无严重不良反应。莫嘉浩等系统评价痰热清注射液治疗老年慢性支气管炎的临床疗效，共纳入 48 个研究，包括 4 356 例患者。结果显示，与常规抗生素治疗相比，联合痰热清注射液组在有效率、降低血清 C 反应蛋白（CRP）水平等方面均优于对照组（均 $P<0.05$），且不良反应发生率无明显增加。

5. 理论研究

马玉杰等从方证相应的角度探讨了黄连汤的组成，并将黄连汤与其药物组成相似的半夏泻心汤、小柴胡汤进行了对比。结果：黄连汤中的桂枝应对症治疗条文中的"腹痛"症状，然黄连汤之"腹痛"与桂枝的药证不符，而与芍药的药证相合；将桂枝换为芍药后，黄连汤的药证相应、方证相应。同时提出，桂枝和芍药从简帛医书时代便经常配伍使用，两者单独使用时存在误用的可能，因而认为黄连汤中的桂枝应为芍药。王庆全等研究显示，黄连类方中的黄连阿胶汤、半夏泻心汤、黄连温胆汤、交泰丸、朱砂安神丸、小陷胸汤、乌梅丸、黄连汤及泻心汤均具有安心神作用，主要适用于治疗实证或虚实夹杂之偏于邪实的心不藏神不寐，尤以心火亢盛、痰热扰心、心胃不和等为主要病理因素。由于黄连苦寒伤胃，使用时要注意药物的剂量及服药时间，不可大量久服，应中病即止或减量使用。孙雨欣等从五脏生克制化探讨半夏泻心汤的病机及组方思路。结果：该方病机为"脾阳虚损、中焦壅塞不通、肝胆郁滞、心火上炎"；该方用药配伍以"辛开、升散、苦降、甘补"为主，体现"升肝泻心补土"的组方思路。朱巳昊等在追溯

"本草附方"（古代本草典籍在中药后附以含其药味组成的方剂）发展源流的基础上，从方效-药效关系的角度，提出"本草附方"的意义在于促进中药配伍运用和"举方证效"，即通过已知成方的功效来佐证单味药的功效。

（撰稿：都广礼　审阅：瞿融）

【桃红四物汤的临床与实验研究】

1. 临床应用

（1）骨关节疾病　覃祚海等探讨桃红四物汤对全膝关节置换术后患者 TGF-β 信号通路及骨愈合的影响，对照组采用常规术后处理，观察组在对照组基础上加用桃红四物汤。结果：观察组治疗后膝关节活动度、膝关节 HSS 评分、TGF-β、骨保护素、VEGF 水平均高于对照组，全甲状腺旁腺素水平低于对照组，炎症因子 IL-6、IL-2、TNF-α、D-二聚体水平低于对照组。江继军等观察桃红四物汤对桡骨远端骨折患者腕关节功能及骨代谢的影响，对照组采用手法复位夹板外固定进行治疗，观察组在此基础上给予桃红四物汤。结果：观察组总有效率（96.7%，58/60）显著高于对照组（80.0%，48/60），腕关节功能评分升高、视觉模拟评分 VAS 降低，全血高、中、低、切黏度降低，血清碱性磷酸酶、骨钙素、护骨素水平升高。王俊楠等探讨桃红四物汤辅助治疗胫骨平台骨折术后的疗效及对骨代谢指标的影响，对照组在术后给予常规治疗，治疗组加用桃红四物汤。结果：治疗组术后疗效优良率、HSS 评分、总 I 型前胶原氨基端延长肽、β 胶原特殊序列、N-中端骨钙素水平高于对照组，VAS 评分和双下肢周径显著低于对照组。芮敏劼等评价桃红四物汤预防腰椎术后深静脉血栓形成的临床疗效，对照组采用常规抗凝治疗，治疗组在抗凝基础上加用桃红四物汤。结果：治疗组术后深静脉血栓发生率、IL-8、血小板计数、D-二聚体水平低于对照组，血红蛋白量、活化部分凝血活酶时间及凝血酶原时间水平高于对照组。上述研究提示，桃红四物汤对骨折及关节置换

术后患者各项关节功能、骨代谢、血液指标等具有较好的治疗作用。

（2）糖尿病并发症　王琳等运用桃红四物汤联合甲钴胺治疗糖尿病周围神经变，对照组予常规治疗，观察组在常规治疗基础上给予桃红四物汤。结果：观察组总有效率（80.0%，24/30）明显高于对照组（63.3%，19/30），观察组能有效降低多伦多神经病变评分、加快神经传导速度、改善患者中医证候。吴申锋等探讨桃红四物汤治疗糖尿病足的临床疗效，对照组应用常规西医治疗，研究组在常规治疗的基础上加用桃红四物汤。结果：治疗组的总有效率（92.0%，23/25）高于对照组（72.0%，18/25），糖化血红蛋白、空腹血糖、餐后 2 h 血糖指标低于对照组。上述研究提示，桃红四物汤临床对糖尿病周围神经病变、糖尿病足有较好的疗效。

（3）妇科疾病　张淑梅等研究桃红四物汤对慢性盆腔炎患者局部微循环状态及炎性应激反应的影响，对照组给予坤妇康胶囊治疗，研究组给予桃红四物汤治疗。结果显示，治疗组总有效率（93.3%，42/45）明显高于对照组（77.8%，35/45），毛细血管管径、血流灌注、血管清晰度均高于对照组，血清降钙素原、超敏-C 反应蛋白、血清肌酐水平低于对照组。廖雁飞等观察桃红四物汤对子宫腺肌症痛经患者的临床疗效，对照组接受常规西医治疗，研究组加用桃红四物汤。结果显示，桃红四物汤联合西药治疗可显著缓解患者的重度疼痛，降低子宫体的体积。李春春等探讨桃红四物汤联合苍附导痰汤对痰瘀互结型多囊卵巢综合征患者排卵、性激素及月经的影响。结果：观察组总有效率（94.6%，35/37）和排卵率（86.5%，32/37）均高于对照组的总有效率（81.6%，31/38）和排卵率（47.4%，18/38），停药后第 3 个月血清黄体生成素、睾酮水平及黄体生成素/卵泡生成激素比值、月经量表评分均明显低于对照组。上述研究提示，桃红四物汤临床对盆腔炎、子宫腺肌症、多囊卵巢综合征有较好的疗效。

（4）其他　雷小平等探讨桃红四物汤对神经根型颈椎病患者血流动力学的影响，对照组给予西医

学术进展

对症治疗,治疗组在此基础上给予桃红四物汤。结果:治疗组基底动脉、右椎动脉、左椎动脉的血流速度明显高于对照组,且治疗2周、4周的颈椎功能障碍指数及VAS评分显著低于对照组,治疗组的总有效率(96.0%,96/100)明显高于对照组(84.0%,84/100)。解佼铭等观察桃红四物汤加减治疗肾虚血瘀证肾小球肾炎血尿的临床疗效,对照组采用常规西医治疗,治疗组加用桃红四物汤加减。结果:治疗组总有效率(90.0%,27/30)明显高于对照组(73.3%,22/30),尿红细胞计数、红细胞数(高倍视野)低于对照组。上述研究提示,桃红四物汤对神经根型颈椎病、肾小球肾炎临床疗效确切。

2. 实验研究

(1)药理研究 徐志红等考察桃红四物汤对去卵巢骨质疏松模型大鼠的影响。结果:与模型组比较,桃红四物汤组大鼠股骨最大载荷、最大应力和弹性载荷均显著升高,胫骨骨密度、骨小梁宽度、骨小梁数量、骨小梁分离度显著降低,胫骨破骨细胞数量减少,骨保护素表达增加,NF-κB受体活化因子配体表达降低。提示桃红四物汤能够增加骨密度及荷载能力,促进成骨细胞功能,抑制破骨细胞功能亢进引起的骨吸收,从而发挥抗骨质疏松作用。陈旭东等观察桃红四物汤对自发性高血压大鼠(SHR)血压、内皮依赖性舒张功能和内皮源性因子的影响。结果:与SHR组比较,桃红四物汤组血压、最大舒张率、NO水平下降,内皮素-1、血管假血友病因子、血栓调节蛋白、血管内皮细胞蛋白C受体水平升高。提示桃红四物汤能够降低SHR的血压、R内皮依赖性舒张以及改善SHR内皮源性因子含量,发挥保护血管内皮细胞的作用。李杏等观察桃红四物汤对心肌梗死后心室重构的作用以及对血管紧张素受体1表达的影响。结果:与模型组比较,桃红四物汤可显著改善心肌组织的病理变化,提高射血分数和缩短分数,降低左心室舒张末期内径、左心室收缩末期内径、心脏质量指数、胶原蛋白Ⅰ/Ⅲ表达比值及心肌组织中血管紧张素受体1表达水平。提示桃红四

物汤可以显著降低心肌梗死后心肌纤维化,改善心室重构,其机制可能与其对血管紧张素受体1的抑制作用有关。Tan ZB等通过体内外研究桃红四物汤对心肌梗死后心肌纤维化的作用。结果显示,桃红四物汤可以通过抑制纤维增生和胶原沉积,缓减心肌纤维化,该作用是通过抑制TGFBR1信号通路。李振万等探讨桃红四物汤减缓小鼠胚胎成纤维细胞生长和增殖可能的分子靶点及信号通路。结果:与正常对照组比较,桃红四物汤组的3T3细胞活性、S期占比、碱性成纤维细胞生长因子(bFGF)和细胞外调节激酶1/2(ERK1/2)基因及蛋白表达降低,G0/G1期占比升高;与bFGF过表达组比较,桃红四物汤组的可显著改善细胞活性、细胞周期及bFGF和ERK1/2基因及蛋白的变化。提示桃红四物汤通过调节bFGF、ERK信号通路减缓3T3细胞的增殖速度。

(2)物质基础研究 何瑶等基于Box-Behnken设计-响应面法与质量综合评价优化桃红四物汤煎煮工艺。结果:得到29个试验号UPLC指纹图谱,指认出地黄苷D、苦杏仁苷、羟基红花黄色素A、芍药苷、阿魏酸、藁本内酯6个成分。进一步根据回归模型拟合,得到最优煎煮工艺为加10倍量水,浸泡0.5 h,煎煮2次,每次1 h。王升菊等采用UPLC指纹图谱对比研究桃红四物汤组方药味分别为生品、《中国药典》(2020年版)"酒炙"和尊古"酒洗"的质量差异性。结果:指认出5-羟甲基糠醛、没食子酸、绿原酸、羟基红花黄色素A、芍药内酯苷、芍药苷、阿魏酸、苯甲酸8个成分,5-羟甲基糠醛、阿魏酸、羟基红黄色素A等成分可能是影响3者质量的差异标志物;与"酒洗"比较,"酒炙"后羟基红花黄色素A和阿魏酸含量增加、5-羟甲基糠醛含量降低。成颜芬采用UPLC-Q-Exactive Orbitrap/MS对桃红四物汤合煎与单煎混合样品进行定性鉴定分析,并从调经止痛核心药效建立大鼠急性痛经模型,对比评价两者药效差异。结果:桃红四物汤合煎和单煎冻干粉中共有31种化学成分,在种类上无明显差异;单煎混合样品的芍药苷、芍药内酯苷、羟基红花黄色素A含

量相对低于合煎样品,而没食子酸、绿原酸、阿魏酸、洋川芎内酯Ⅰ、5-羟甲基糠醛、毛蕊花糖苷含量相对升高,但无统计学差异。调经止痛核心药效实验研究显示,与模型组相比,合煎与单煎混合样品组均能延长大鼠扭体潜伏期、降低扭体次数、显著降低血清中前列腺素F2α、前列腺素E2、VEGF与子宫组织中Ca²⁺、内皮素-1、NO水平,改善子宫上皮细胞炎症、水肿等病理变化,具有一定的缓解痛经作用,合煎和单煎混合样品在功效上未见显著差异。上述研究提示,指纹图谱结合关键质控成分可作为桃红四物汤D制备工艺的质量评控方法;生品、药典"酒炙"和尊古"酒洗"间存在质量差异,而合煎与单煎基准样品在化学成分种类、含量及核心药效上均未见明显差异,为经典名方制备工艺评价和质量标志物辨识思路提供了参考。

(撰稿:张卫华　审阅:都广礼)

【桂枝汤及其类方的临床与实验研究】

桂枝汤是调和营卫的代表方,而营卫的本源在于脾胃,即"脾者营之本,胃者卫之源",故桂枝汤调和营卫的本质在于调和脾胃。又脾胃为后天之本,气血生化之源,与各脏腑经络关系密切,故而桂枝汤及其类方在临床多系统疾病中的疗效均显著。

1. 心血管系统疾病

桂枝汤可以作为治疗心系疾病的良方,临证可根据营卫失调的具体情况进行加减应用。张伟杰等研究显示,心阳虚无力推动血脉运行或不能温振肾水的胸痹心痛可以选用桂枝汤、桂枝加桂汤进行治疗;若偏气虚者可加黄芪、党参,或选用黄芪桂枝五物汤。李萌等研究显示,高血压伴失眠症是本虚标实,肝肾阴虚、阴不敛阳致使阴阳俱损、虚火上炎,可用桂枝汤加龙骨、牡蛎,即桂枝加龙骨牡蛎汤控制血压,调节睡眠。王靖等研究显示,心之阴血亏损、不能濡养心体、心阳鼓动无力所致的房颤、室性早搏等可以选用桂枝汤加味而成的炙甘草汤治疗。陈森等

检索了2000年1月至2020年12月发表的52篇桂枝汤及其类方(黄芪桂枝五物汤、柴胡桂枝龙骨牡蛎汤、桂枝甘草龙骨牡蛎汤、瓜蒌薤白桂枝汤、桂枝薤白汤、桂枝茯苓丸、枳实薤白桂枝汤)治疗心系疾病(冠心病、心肌梗死、胸痹、急性冠脉综合征、冠脉介入、心悸、心律失常、室性早搏、房颤、房性早搏、心力衰竭、睡眠障碍、不寐等)的文献,Meta分析发现这些方剂治疗心系疾病能够提高临床疗效,且不良反应较小,凸显出中医治疗的优势。张裕珍等研究显示,黄芪桂枝五物汤加味可有效调节急性心肌梗死患者的心率、血压,改善心功能,同时降低血清D-二聚体、NT前端B型钠尿肽水平、内皮素-1水平,保护心肌组织,对患者心功能的恢复起积极作用。韦玉娜等研究显示,该方合并生脉饮加减治疗糖尿病心肌病气阴两虚兼血瘀证患者,也具有抗炎、抗心肌纤维化、抑制心肌重塑作用。尹懿研究显示,炙甘草汤加减能够有效调控微核糖核酸-223与间隙连接蛋白43的表达水平,改善风湿性心脏病合并房颤患者的心功能指标。

韩晓伟等实验研究显示,桂枝汤能抑制盐敏感高血压大鼠模型心脏交感神经系统过度激活,减轻心肌纤维化、炎症浸润和心肌肥厚,起到保护心脏作用,其机制可能与调节心脏心肌组织神经生长因子表达有关,其中桂枝-白芍药1∶1配伍作用最佳。王永成等研究显示,桂枝汤可通过调节心白血病抑制因子,改善心脏交感神经胆碱能性质转化。袁晓雯等研究显示,对于高脂饮食诱导的载脂蛋白E基因敲除小鼠动脉粥样硬化(AS)模型,桂枝汤能明显改善模型小鼠的单核细胞免疫异常及肠道菌群失衡,抑制AS斑块形成。刘宛欣等研究显示,黄芪桂枝五物汤能有效保护H_2O_2诱导的人脐静脉细胞损伤,其机制可能与拮抗氧化应激作用、调控凋亡相关基因及蛋白Bax、Bcl-2,抑制线粒体凋亡途径有关。杨洁文等研究显示,炙甘草汤能有效调节阿霉素诱导大鼠心力衰竭模型的心肌能量代谢,延缓心衰的发生。

2. 消化系统疾病

调和营卫的实质是调和脾胃,故桂枝汤是一首调和脾胃的重要方剂。调和脾胃的小建中汤类方剂(小建中汤、黄芪建中汤、当归建中汤)就是由桂枝汤加减而来。孙亮冰等临床研究显示,黄芪建中汤加减治疗消化性溃疡脾胃虚寒证的疗效显著;安云等研究显示,采用加味黄芪桂枝汤联合西药治疗脾胃虚弱型慢性萎缩性胃炎,可以有效地减少中医症状积分;弓艳玲等研究发现,小建中汤联合艾灸治疗小儿肠系膜淋巴结炎脾胃虚寒证,可有效改善症状。

宋厚盼等实验研究显示,黄芪建中汤对脾胃虚寒型十二指肠溃疡大鼠具有治疗作用,其机制可能是调控前列腺素 E2、TNF-α、IL-10 等炎症介质水平,抑制 Raf/MEK/ERK 信号通路活化。陈婷等运用网络药理学技术预测黄芪桂枝五物汤治疗胃溃疡的活性成分、作用靶点、作用通路,共发现 58 个有效化学成分、35 个作用靶点及 79 条相关通路,为后期实验验证提供了依据。

3. 呼吸系统疾病

刘燕鸿等研究报道,慢性咳嗽的主要病因病机是正虚邪恋、卫外不固引发的肺气失宣,故临床应用桂枝汤加减疗效显著。王燕等研究认为,慢性阻塞性肺疾病急性加重期患者的主要病因病机在于体内明显肺气虚损,外邪趁虚而入,加重气虚,引发气郁痰阻导致气流更加受限,运用桂枝加厚朴杏子汤治疗一方面可以通过桂枝汤调和营卫促进肺功能恢复,另一方面可以通过厚朴、杏仁来有效疏通气道内的痰气壅滞,进而促进肺功能的恢复,疗效显著。

4. 神经、内分泌系统疾病

面神经炎多因正气不足,脉络空虚,外邪乘虚入侵,面部经脉失于濡养所致,治疗当以调和营卫、解肌祛风为主。王迪等临床采用桂枝汤加味(桂枝汤加黄芪、防风、葛根)联合中药烫熨疗效显著,且无不良反应。带状疱疹后遗神经痛严重影响患者的生活

质量,毛晓雯等结合患者临床表现,认为多属太阳少阳合病,采用柴胡桂枝汤为主方加减治疗,能明显减轻患者痛苦,提高生活质量。刘敏教授认为甲状腺功能减退症相关性脱发的基本病机为阳虚失摄、阴阳失调,常兼肝气郁滞,临床用桂枝加龙骨牡蛎汤潜阳固脱、阴阳并调,兼以疏肝理气,疗效甚佳。

杨劲博等实验研究显示,瓜蒌桂枝汤对氧糖剥夺/再灌注诱导的小鼠海马 HT22 神经细胞损伤具有保护作用,其机制是通过抑制细胞凋亡以保护神经细胞。程伟能等研究显示,瓜蒌桂枝汤对线栓法制备的大鼠中动脉阻塞模拟的脑缺血再灌注损伤模型,可通过抑制 NF-κB p65 蛋白的表达,促使小胶质细胞由 M1 型向 M2 型转化,从而减轻脑缺血诱导的神经炎症,发挥脑保护作用。

5. 妇科疾病

周艳艳等研究认为,温经汤的本质在于中焦脾升胃降失常无序,故其组方遣药亦可看作是在桂枝汤基础上联合麦门冬汤、吴茱萸汤、四物汤加减而成,病机涉及虚、寒、瘀、热四个环节;不同剂型的温经汤均能有效改善寒凝血瘀型痛经患者的临床症状。周业程等临床研究认为,妇女经断前后,肾阴阳俱虚,脏腑气血失调,营卫不和是其机体阴阳失衡的表现;烘热汗出为绝经期综合征主要症状,其病机特点在于营卫不和,故而临床运用桂枝汤加减绝经期综合征烘热汗出取得较好疗效。

赖秋媛等实验研究显示,温经汤能明显升高运动型月经失调模型大鼠血浆中卵泡刺激素含量,而对孕酮、雌二醇、睾酮、促黄体素含量的影响不显著,提示本方对运动性月经失调有防治作用。卻丹华等基于网络药理学和分子对接技术研究当归四逆汤、当归建中汤治疗痛经的作用机制发现,当归四逆汤中的化合物可以通过作用于血管内皮生长因子 A、IL-6、前列腺素内过氧化物合成酶 2、TNF 等靶点调节花生四烯酸、炎症信号通路等发挥治疗原发性痛经的作用。段玺等研究显示,当归建中汤治疗痛经的机制可能与激素调节、炎症反应有关。杨慧芬等

实验研究显示,二至丸合桂枝汤对三阴性乳腺癌细胞系顺铂耐药性具有调控作用,其机制是抑制缺氧诱导因子-1α通路、下调血管内皮生长因子表达。

(撰稿:陈少丽 陈德兴 审阅:都广礼)

【酸枣仁汤的作用机制研究】

酸枣仁汤是一首治疗肝血不足、虚热内扰、心神失养所致虚烦失眠的名方。

1. 对中枢神经系统的影响及机制

石鹏等研究显示,对氯苯丙氨酸(PCPA)能导致大鼠大脑皮质 P450 胆固醇侧链裂解酶(P450scc)mRNA 表达增加,大麻素受体 1(CB1R)、微管相关蛋白 2(MAP2) mRNA 表达下降,而酸枣仁汤能降低 P450scc mRNA 表达,增加 CB1R、MAP2 mRNA 表达,提示酸枣仁汤治疗失眠的机制可能与中枢神经甾体及其受体有关。Dong YJ 等以 PCPA 联合多因素刺激建立失眠模型,并开展高中低剂量组的酸枣仁汤疗效机制研究。结果显示,酸枣仁汤对小鼠失眠模型有改善睡眠作用,其机制可能是调节 Orexin-A 的表达,影响失眠小鼠下丘脑-垂体-肾上腺轴的稳态和相关神经递质的释放。滕柳等研究显示,5-HT 系统的失调能激活皮质 NG2 细胞、星形胶质细胞(Ast),抑制 γ-氨基丁酸(GABA)的表达,NG2 细胞可能与 Ast、GABA 共同影响大脑皮质兴奋性来调节睡眠;酸枣仁汤可能通过 5-HT 系统调控 NG2 细胞、Ast、GABA 参与皮质活动的神经调节,这可能是其干预失眠的作用途径之一。刘鑫等从 SIRT3/SOD2 信号通路研究酸枣仁汤对老年慢性快动眼睡眠剥夺模型大鼠心肌线粒体能量代谢的作用机制。结果显示,酸枣仁汤可以改善老年慢性快动眼睡眠剥夺诱导的心肌线粒体所伤以及能量代谢异常,其机制可能与上调 SIRT3、SOD2 表达增加有关。刘氏等亦研究显示,老年慢性睡眠剥核受体过氧化物酶体增殖物激活受体-γ(PPARγ)及其共激活因子 PPARγ 辅激活因子 1α(PGC-1α)mRNA 和

蛋白表达水平显著降低,在给予酸枣仁汤干预后,PPARγ 和 PGC-1α 表达出现不同程度上调。提示酸枣仁汤有可能基于 PPARγ 及其共激活因子 PGC-1α 同时调控昼夜节律与能量代谢。杨恣旻等研究酸枣仁汤对线粒体介导的神经细胞凋亡的影响。结果:酸枣仁汤可以通过提高 Na^+-K^+-ATP、Ca^{2+}-Mg^{2+}-ATP 酶活性及 Bcl-2 蛋白表达水平,降低 Cyt C、Bax、Caspase-3 蛋白表达水平,改善下丘脑神经细胞线粒体功能,抑制神经细胞凋亡。郭帆等研究显示,酸枣仁汤可改善睡眠剥夺大鼠学习记忆功能,其机制与抑制海马 Nod 样受体蛋白 3(NLRP3)炎性小体通路,减轻神经炎性相关。吴东南等从抑制神经炎症探讨酸枣仁汤减轻睡眠剥夺大鼠海马神经损伤的机制。研究显示,酸枣仁汤低剂量组和酸枣仁汤高剂量组大鼠海马中 IL-1β mRNA、TNF-α mRNA 与蛋白表达水平均有不同程度降低,海马 CA3 区神经元排列较为规则,细胞周围间隙缩短,尼氏体较为丰富。提示酸枣仁汤可抑制神经炎症减轻睡眠剥夺大鼠海马神经损伤。龙清华等观察酸枣仁汤对 APP/PS1 双转基因痴呆小鼠海马促炎性因子和神经营养因子的影响。结果:模型小鼠海马中促炎性因子 TNF-α、IL-1β、IL-6、c-fos 的蛋白表达水平明显升高,而给与模型小鼠酸枣仁汤后小鼠海马中促炎性因子 TNF-α、IL-1β、IL-6、c-fos 的蛋白表达水平降低,提示酸枣仁汤具有抑制模型小鼠神经炎症的作用;另模型小鼠海马中神经营养因子 EGF、VEGF、BDNF 的蛋白表达水平明显下降,而给与酸枣仁汤后小鼠海马中神经营养因子 EGF、VEGF、BDNF 的蛋白表达水平升高,提示酸枣仁汤可以改善痴呆小鼠海马神经营养水平。故酸枣仁汤可通过抑制神经炎症和改善神经营养促进 AD 神经发生。

2. 对肝脏的影响及其机制

刘鑫等研究酸枣仁汤对老年慢性睡眠剥夺模型雄性 Wistar 大鼠肝脏线粒体能量代谢的影响及作用机制。结果:酸枣仁汤可以改善老年慢性睡眠剥夺引起的肝脏能量代谢异常,其机制可能与上调线

学术进展

粒体电子链酶活性、柠檬酸合酶、异柠檬酸脱氢酶及负责编码 ATP 合成酶 F0 亚基的一段核基因 (ATP5F1)蛋白表达有关。张哲等研究显示,睡眠剥夺法失眠模型小鼠肝脏胆汁酸处于失代偿期,小鼠血清、肝脏和回肠胆汁酸出现下降或上升现象;酸枣仁汤可使这些部位的部分胆汁酸异常水平得到恢复。血清 OPLS-DA 分析筛选出了甘氨熊脱氧胆酸、甘氨脱氧胆酸、牛磺-α-鼠胆酸、α-鼠胆酸、牛磺脱氧胆酸钠、牛磺-β-鼠胆酸和石胆酸等 7 种胆汁酸,可作为酸枣仁汤调控作用的主要判别成分。提示酸枣仁汤对肝脏具有一定的保护作用,其疏肝解郁,镇静催眠的机制可能与胆汁酸信号分子水平调控有关。任晓宇等从肠道菌群角度探讨酸枣仁汤对慢性睡眠剥夺小鼠肝功能的影响。结果:慢性睡眠剥夺导致了小鼠肝损伤和特定肠道菌紊乱,而酸枣仁汤逆转或改善了这种现象。提示酸枣仁汤可能通过改善肠道菌群,缓解慢性睡眠剥夺导致的肝损伤。

3. 其他药理机制

刘毅等基于网络药理学方法分析酸枣仁汤治疗睡眠障碍的相关靶点及通路。结果:共筛选出酸枣仁汤有效成分 88 种,相关靶点 82 个;与睡眠障碍交集靶点 36 个,其中核心靶点 8 个;GO 富集分析获得 645 条结果,集中在神经递质水平调节、肾上腺素受体活性和突触后膜的组成部分等方面;KEGG 通路获得相关通路 61 条,主要集中在神经活性配体-受体相互作用、脂肪细胞中的脂肪分解调节和雌激素信号通路等。叶雪珂等依托中医药整合药理学研究平台 V2.0 预测酸枣仁汤的化学成分和作用靶点。结果:检索得酸枣仁汤共有 309 个活性成分,成分作用靶点 111 个,其主要活性成分为皂苷类物质;失眠和抑郁症之间有 1 496 个交集靶点,酸枣仁汤与两个疾病共有靶点 42 个,利用整合药理学平台筛选得出三者共同作用于 6 个关键靶点(HTR1A、HTR2A、DRD2、CYP2D6、GABRA1、GABRB2);经富集分析后预测酸枣仁汤主要通过刺激这 6 个关键靶点,介导血清素受体通路、多巴胺受体通路等调节机体

神经系统和内分泌系统的信号传导,以达到对脑内神经递质的调节,实现防治失眠和抗抑郁的功效。

(撰稿:朱靓贤 陈德兴 审阅:都广礼)

【方剂调节肠道菌群作用的研究】

方剂可从调节肠道菌群种类与丰度、机体的信号通路、免疫细胞因子、分子信息传递及基因调控等方面干预肠道微生态,具有调节肠道菌群、保护肠黏膜屏障、恢复肠道微生物多样性、增强免疫功能等作用。

1. 止泻剂

沈国方等临床研究显示,在常规西药治疗的基础上联合运脾止泻汤治疗小儿脾胃虚弱型慢性腹泻,可改善临床症状,提高其临床疗效,并有利于提高尿 D-木糖排泄率、唾液淀粉酶、血锌值水平及免疫功能,对菌群数目的调节亦有重要意义。陈欣欣等临床研究显示,黄芪止泻合剂能够增强轮状病毒肠炎患儿的细胞免疫、体液免疫功能,增强肠黏膜局部免疫功能,促进分泌型免疫球蛋白分泌,提高临床疗效。

2. 清热剂

张庚鑫等研究显示,葛根芩连汤可以提高菌群生物丰富度指数与多样性指数,正向调节菌群失调性腹泻模型大鼠的 3 种差异菌门(厚壁菌门、变形菌门、拟杆菌门)与 14 种差异菌属(拟杆菌属、狄氏副拟杆菌属、布劳特菌属等)。Deng L 等研究显示,葛根芩连汤可以通过肠道菌群影响全身免疫,从而保护小鼠免受流感病毒感染性肺炎的侵袭。Wang YF 等研究显示,加味葛根芩连汤可以显著增加肠道微生物区系产生短链脂肪酸(SCFA)的丰度,这与促进 Treg 细胞的发育和抑制促炎 Th17 细胞的分化有关。

何文娇等研究显示,db/db 糖尿病小鼠黄连解毒汤给药后,肠道菌群从门到属水平均发生了变化,

有益菌的丰度增加,有害菌的丰度降低;共发现35条功能通路与 db/db 小鼠肠道菌群相关,其中碳水化合物代谢、能量代谢和糖合成与代谢等通路与糖尿病相关。姜楠等研究显示,黄连解毒汤可能通过调节肠道菌群失衡,降低单胺氧化酶活性,从而抑制高脂饮食导致 apoE$^{-/-}$ 小鼠 NAFLD 和 AS 斑块的形成。

王敏等研究显示:大柴胡汤中疏肝利胆方剂要素主要通过疏利肝胆作用显著调节肝脏脂质代谢以及肝脏免疫功能,即调节"肝轴";大柴胡汤中健脾化痰方剂要素主要通过健运脾胃、化痰作用改善肠黏膜屏障功能,即调节"肠轴";大柴胡汤中通腑泄浊方剂要素主要调节肠道菌群;大柴胡汤全方则可同时作用于"肝轴""肠轴",对 NAFLD 模型大鼠起治疗作用。

聂可馨等利用高通量基因测序技术研究显示,乌梅丸干预不仅改变了肥胖小鼠肠道多样性,使其趋近于正常对照组小鼠,还在门、属、种3个水平上显著改变了肥胖小鼠的肠道细菌分布比例,使其肠道内4个菌门、9个菌属、4个菌种的丰度趋近于正常对照组小鼠肠道丰度水平,肠道益生菌(多形拟杆菌、*Parabacteroides goldsteinii*、狄氏副拟杆菌)丰度显著上升,且能降低厚壁菌门与拟杆菌门比例。卢冬雪等研究显示,乌梅丸可以显著改善化疗性肠黏膜炎腹泻相关症状,其机制可能与中药复方多靶点作用下的抗炎症反应、改善肠黏膜屏障以及调节肠道菌群有关。

林笑颖等研究显示,青蒿-鳖甲药对配伍可以显著改善系统性红斑狼疮小鼠的肠道菌群,利于狼疮病情的缓解。李玲玲等研究发现,升阳散火汤及其拆方均可通过调节与慢性疲劳综合征相关肠道菌群的相对丰度而改善对慢性疲劳综合征小鼠的疲劳状态。

3. 补益剂

Yang XQ 等研究显示,天王补心颗粒可有效治疗围绝经期失眠,其作用可能是通过调节紊乱的肠道菌群实现的。吴万丰等研究显示,补阳还五汤可能通过调节缺血性脑卒中气虚血瘀证大鼠的肠道菌群,继而影响其血浆代谢轮廓,从而发挥治疗缺血性脑卒中血瘀证的作用。谭雅彬等研究显示,大肠癌(CRC)术后脾肾阳虚证患者的肠道菌群结构与健康人存在差异,健脾补肾方干预可改善患者的相关症状及肠道菌群结构。欧阳庆武等研究显示,四君子汤能够通过维持肠道微生态平衡、调节免疫球蛋白和 T 淋巴细胞亚群提高机体免疫力,抑制结肠癌模型小鼠体内肿瘤生长。傅天啸等研究显示,养阴益气活血方能提高肠道微生物多样性及物种丰度,增加干燥综合征非肥胖糖尿病小鼠肠道益生菌,抑制优势有害菌生长,提示其可能通过调节肠道的微生态结构发挥治疗干燥综合征。Ni ZX 等研究显示,肠道微生物区系紊乱与多囊卵巢综合征(PCOS)密切相关,补中益气方能显著改善 PCOS 和脾虚痰湿症肥胖患者的血清雄激素水平,显著增加螺旋藻、直肠杆菌属、志贺菌属和梭状芽孢杆菌的数量,而降低巨型单胞菌的数量。Hsu WH 等研究显示,右归丸可以缓解尘螨诱导的小鼠过敏性哮喘,其作用机制与右归丸有效缓解支链氨基酸代谢紊乱,改善肠道代谢紊乱有关。

4. 理气剂

刘启鸿等研究显示,理气通便方可明显改善气滞证慢传输型便秘患者便秘的症状,增加每周自发完全排便次数,其机制可能是通过调节脑肠肽的分泌与肠道菌群的丰度及多样性。运苛政等研究显示,常规治疗联合清肠理气汤可以有效改善肠道内环境以及氧化应激指标,提高临床对急性胰腺炎患者的治疗效果。

5. 其他

李艳等研究显示,四妙方可以通过调节肝脂质代谢途径及调节肠道菌群组成,特别是增加 *Akkermansia muciniphila* 的丰度,减轻高脂高糖饮食引起的非酒精性脂肪性肝病。Ming Y 等研究显示,麻黄汤减轻了慢性肾脏疾病(CKD)大鼠的肾功能和结构损伤,而这些损伤与肠道菌群失调的恢复有关。严晓丹等研究显示,二陈汤对高脂饮食诱导的肥胖小鼠能够减肥降脂,其机制可能与增加肠道菌群多样性、调节肠道菌群结构有关。王登坤等研究显示,洗心汤可以改善阿尔茨海默病大鼠的空间学习记忆能力、减少海马区 Aβ_{1-42} 沉积,其作用机制可能与提高脑肠区神经营养因子相关蛋白和调节肠道微生态有关。田苗等研究显示,化瘀温胆汤可以调节糖耐量受损大鼠肠道菌群,降低模型大鼠 Blautia 及

Streptococcus 的丰度。赵倩倩等研究显示,化瘀解毒方能够改善子宫内膜异位症小鼠肠道内环境,降低体内脂多糖水平,减轻异位灶纤维化,是治疗子宫内膜异位症的有效药物。王平等研究显示,A 型流感病毒感染可引起小鼠肠道菌群结构紊乱及免疫功能失衡,麻杏石甘汤通过调节肠道菌群结构并影响趋化因子的产生,对流感病毒引起的肠道免疫损伤有一定的保护作用。

(撰稿:邓雪阳　审阅:都广礼)

［附］　参考文献

A

安云,李强斌,陈伟刚,等.加味黄芪桂枝汤联合西药治疗脾胃虚弱型慢性萎缩性胃炎的临床分析[J].中国医药科学,2021,11(21):112

C

陈淼,史筱笑,安冬青.桂枝汤类方治疗心系疾病的 Meta 分析[J].河南中医,2021,41(12):1807

陈婷,王伟,刘维菊,等.基于网络药理学的黄芪桂枝五物汤治疗胃溃疡功效研究与初步验证[J].山东中医药大学学报,2021,45(2):199

陈楠楠,刘敏.刘敏运用桂枝加龙骨牡蛎汤治疗甲状腺功能减退症相关性脱发的临床经验[J].上海中医药杂志,2021,55(7):33

陈欣欣,袁敬敬,任青.黄芪止泻合剂对轮状病毒肠炎患儿免疫功能的影响[J].中国中西医结合杂志,2021,41(5):634

陈旭东,陈伟豪,刘天浩,等.桃红四物汤对自发性高血压大鼠主动脉舒张功能的影响和内皮细胞的保护作用[J].时珍国医国药,2021,32(4):785

成颜芬,杜克群,吴亿晗,等.基于化学特征与核心功效分析经典名方桃红四物汤复方合煎与单煎差异研究[J].中草药,2021,52(19):5879

程伟能,南丽红,张玉琴,等.栝楼桂枝汤对脑缺血/再灌注损伤大鼠小胶质细胞极化的影响[J].福建中医药,2021,52(4):16

D

Deng L, Shi YC, Liu P, et al. GeGen QinLian decoction alleviate influenza virus infectious pneumonia through intestinal flora[J]. Biomedicine and Pharmacotherapy, 2021, 141:111896

Dong YJ, Jiang NH, Zhan LH, et al. Soporific effect of modified Suanzaoren Decoction on mice models of insomnia by regulating Orexin-A and HPA axis homeostasis[J]. Biomedicine and Pharmacotherapy, 2021, 143:112141

段玺,王珂,苏肖,等.基于网络药理学和分子对接探讨当归建中汤治疗痛经的作用机制[J].江苏大学学报(医学版),2021,31(2):166

F

冯娟,闫奎坡,朱翠玲,等.基于 HPLC-MS/MS 和网络药理学探讨冠心Ⅱ号方治疗急性心肌梗死的作用机制[J].北京中医药大学学报,2021,44(8):704

傅天啸,王庆,李天一,等.养阴益气活血方对干燥综合征非肥胖糖尿病小鼠肠道菌群的影响[J].中国中西医结合杂志,2021,41(6):717

G

弓艳玲,梁艺,韦小霞.小建中汤联合艾灸治疗小儿肠

系膜淋巴结炎疗效观察[J].广西中医药,2021,44(3):24

郭帆,吴东南,刘玲,等.酸枣仁汤防治睡眠剥夺性大鼠学习记忆功能变化及其对 NLRP3 通路的影响[J].中国实验方剂学杂志,2021,27(2):22

郭琴,张立石,王颖,等.乌梅丸及其拆方对 TNBS 致溃疡性结肠炎大鼠的作用研究[J].中国中医基础医学杂志,2021,27(7):1099

H

Hsu WH,Lin LJ,Lu CK,et al. Effect of *You-Gui-Wan* on house dust mite-induced mouse allergic asthma via regulating amino acid metabolic disorder and gut dysbiosis [J]. Biomolecules, 2021, 11(6):812

韩晓伟,王永成,马度芳,等.桂枝汤桂枝-白芍不同比例配伍对盐敏感高血压大鼠心脏交感神经过度激活的影响[J].中国实验方剂学杂志,2021,27(1):81

何瑶,江华娟,成颜芬,等.基于 Box-Behnken 设计-响应面法与质量综合评价优化经典名方桃红四物汤煎煮工艺[J].中草药,2021,52(22):6845

何文娇,胡甜,石晶晶,等.基于 16S rDNA 技术研究黄连解毒汤对 db/db 糖尿病小鼠肠道菌群的影响[J].中华中医药杂志,2021,36(8):5024

贺春香,宋祯彦,李泽,等.基于环状 RNA 测序探讨当归芍药散对 APP$_{swe}$/PS1$_{\Delta E9}$ 转基因小鼠的神经保护作用[J].中国实验方剂学杂志,2021,27(5):16

胡慧明,翁家俊,朱彦陈,等.基于数据挖掘的《中医方剂大辞典》含山楂组方用药规律研究[J].中国现代应用药学,2021,38(21):2713

J

纪万里,王婷婷,安叡,等.基于定量蛋白质组学技术探究半夏泻心汤对慢性胃炎大鼠影响的作用机制[J].中国实验方剂学杂志,2021,27(9):1

江继君,刘兴坤,董霞,等.桃红四物汤对桡骨远端骨折患者腕关节功能及骨代谢的影响[J].中医药学报,2021,49(4):69

姜楠,薛欣,张媛媛,等.黄连解毒汤调控肠道菌群抗 apoE$^{-/-}$ 小鼠非酒精性脂肪性肝病和动脉粥样硬化的研究[J].中国中医基础医学杂志,2021,27(6):927

L

赖秋媛,杨麟,陈楚杰.温经汤对运动性月经失调大鼠的防治作用研究[J].新中医,2021,53(19):45

雷小平,王星.桃红四物汤对神经根型颈椎病患者血流动力学的影响[J].陕西中医药大学学报,2021,44(2):83

李波,金伶佳,吴美兰.复方雷公藤汤最佳剂量配比正交设计对肾病大鼠肝脏减毒增效作用研究[J].中华中医药杂志,2021,36(2):1071

李萌,戚虹百.桂枝加龙骨牡蛎汤加减治疗高血压伴失眠症的疗效观察[J].中国现代药物应用,2021,15(14):208

李帅,鹿兴,徐磊.血必净注射液治疗 ICU 脓毒症患者的临床观察[J].中草药,2021,52(12):3656

李想,迟森森,孙萌,等.四妙勇安汤拆方对异绿原酸 C、安格洛苷 C 提取率的影响[J].北京中医药大学学报,2021,44(8):744

李杏,谭章斌,刘彬,等.桃红四物汤对心肌梗死后心室重构及血管紧张素受体 1 表达的影响[J].世界中医药,2021,16(12):1824

李艳,韩瑞婷,盛丽莉,等.四妙方通过调节肝脏代谢和肠道菌群改善非酒精性脂肪性肝病[J].中国药理学与毒理学杂志,2021,35(10):745

李春春,刘筱茂,窦娜,等.苍附导痰汤合桃红四物汤对痰瘀互结型多囊卵巢综合征患者排卵、性激素及月经的影响[J].现代中西医结合杂志,2021,30(14):1540

李玲玲,苏磊,胡梦圆,等.升阳散火汤及其拆方对慢性疲劳综合征小鼠行为学和肠道菌群的影响[J].北京中医药大学学报,2021,44(10):908

李新龙,刘岩,周莉,等.基于方剂相似度的核心方药及其适应症挖掘方法研究——以失眠症为例[J].中医杂志,2021,62(2):118

李振万,马进,罗月中,等.桃红四物汤影响 ERK 磷酸化表达延缓小鼠胚胎成纤维细胞生长的机理研究[J].中药新药与临床药理,2021,32(6):806

廖雁飞,鄢婕,周芳芳,等.桃红四物汤联合西医治疗子宫腺肌症痛经临床观察[J].光明中医,2021,36(9):1487

林薇,赵荷,郝怡雯,等.基于 Copula 函数研究柴胡-白芍药对在治疗"肝郁血虚"方剂中的剂量相关性[J].中草药,2021,52(13):4007

林笑颖,余怡然,刘秋萍,等.青蒿-鳖甲药对配伍对系

统性红斑狼疮小鼠肠道菌群的调节作用[J].中华中医药杂志,2021,36(11):6743

刘鑫,王平,丁莉,等.酸枣仁汤对老年慢性快动眼睡眠剥夺模型大鼠心肌线粒体能量代谢的影响[J].中国实验方剂学杂志,2021,27(16):40

刘鑫,王平,丁莉,等.酸枣仁汤对老年慢性睡眠剥夺模型大鼠核受体PPARγ及其共激活因子PGC-1α表达的影响[J].世界科学技术(中医药现代化),2021,23(5):1339

刘鑫,游秋云,王平,等.酸枣仁汤对老年慢性快动眼睡眠剥夺模型大鼠肝脏线粒体能量代谢及其机制的影响[J].中国实验方剂学杂志,2021,27(16):53

刘毅,李菲,贾跃进,等.基于网络药理学探讨酸枣仁汤治疗睡眠障碍的作用机制[J].山西中医药大学学报,2021,22(5):351

刘芬芬,周亚博,路永坤,等.安宫牛黄丸辅助治疗脑出血有效性与安全性的系统评价[J].中国中药杂志,2021,46(20):5428

刘启鸿,柯晓,骆云丰,等.基于"脑-肠-菌"轴观察理气通便方对气滞证慢传输型便秘患者的影响[J].中华中医药杂志,2021,36(6):3324

刘宛欣,韩向东.黄芪桂枝五物汤对H_2O_2诱导人脐静脉细胞损伤的保护作用及机制[J].中成药,2021,43(5):1164

刘燕鸿,刘朝辉,洪敏俐.洪敏俐应用桂枝汤治疗慢性咳嗽临证经验[J].新中医,2021,53(24):22

龙富立,林镛,冯逢,等.基于LC-MS分析解毒化瘀颗粒对急性肝衰竭大鼠的尿液代谢组学的影响[J].时珍国医国药,2021,32(7):1551

龙清华,赵宾宾,丁莉,等.酸枣仁汤通过抑制神经炎症和改善神经营养水平促进APP/PS1痴呆小鼠海马神经发生[J].世界科学技术(中医药现代化),2021,23(9):3014

卢冬雪,严晶,孙志广,等.乌梅丸治疗化疗性肠黏膜炎的临床疗效及机制研究[J].南京中医药大学学报,2021,37(3):371

M

Ming Y, Cheng SJ, Long W, et al. The herbal formula granule prescription Mahuang Decoction ameliorated chronic kidney disease which was associated with restoration of dysbiosis of intestinal microbiota in rats[J/OL]. Evidence-

Based Complementary and Alternative Medicine, 2021[2021-06-23]. https//doi:10.1155/2021/4602612

马玉杰,宋长恒,程引,等.从"方证相应"探讨黄连汤组成[J].中国实验方剂学杂志,2021,27(18):183

毛晓雯,章帆.柴胡桂枝汤加减治疗带状疱疹后遗神经痛临证体会[J].新中医,2021,53(12):21

莫嘉浩,黄睿澜,吴倩,等.痰热清注射液治疗老年慢性支气管炎临床效果及安全性的Meta分析[J].中国实验方剂学杂志,2021,27(3):184

N

Ni ZX, Cheng W, Ding J, et al. Impact of Buzhong Yiqi prescription on the gut microbiota of patients with obesity manifesting polycystic ovarian syndrome[J/OL]. Evidence-based Complementary and Alternative Medicine, 2021[2021-03-15]. https://doi:10.1155/2021/6671367

聂可馨,赵炎,苏浩,等.乌梅丸对肥胖小鼠肠道菌群结构的影响[J].中国医院药学杂志,2021,41(8):796

O

欧阳庆武,费雁,魏运姣,等.四君子汤对结肠癌小鼠肠道菌群及免疫功能的调节作用[J].中国老年学杂志,2021,41(21):4819

Q

秦晓宽,孙凯,方圣杰,等.基于文献数据挖掘和网络药理学分析的腰椎间盘突出症用药规律及作用机制研究[J].中药新药与临床药理,2021,32(10):1490

覃祚海,马成豪,王浩,等.桃红四物汤对全膝关节置换术后患者转化生长因子信号通路及骨愈合的影响[J].陕西中医,2021,42(9):1243

郤丹华,陈王焕,姜飞鹏,等.基于网络药理学和分子对接研究当归四逆汤治疗原发性痛经的机制[J].中国中药杂志,2021,46(4):855

R

任晓宇,李廷利.酸枣仁汤对慢性睡眠剥夺小鼠肝功能和特定肠道菌的影响[J].药物评价研究,2020,43(2):226

芮敏劼,杨增敏,陈其义,等.桃红四物汤联合低分子肝素预防腰椎术后深静脉血栓的临床研究[J].中医药临床杂

志,2021,33(3):543

S

沈国方,游其君,朱红.运脾止泻汤治疗小儿脾胃虚弱型慢性腹泻临床研究[J].新中医,2021,53(17):118

石鹏,滕柳,郭海波,等.PCPA 对大鼠大脑皮质 P450scc、CB1R、MAP2 基因表达的影响及酸枣仁汤的干预作用研究[J].亚太传统医药,2021,17(2):14

宋厚盼,陈小娟,曾梅艳,等.基于 Raf/MEK/ERK 信号通路探讨黄芪建中汤治疗大鼠脾胃虚寒型十二指肠溃疡的作用机制[J].中药新药与临床药理,2021,32(8):1093

孙广瀚,刘健,万磊,等.基于血清蛋白组学探讨黄芩清热除痹胶囊改善急性痛风性关节炎急性炎症的作用研究[J].中草药,2021,52(10):3061

孙亮冰,林平,曾向锦.黄芪建中汤加减治疗消化性溃疡脾胃虚寒证的疗效评估[J].中医临床研究,2021,13(16):89

孙雨欣,李晓凤,王润英,等.从五脏生克制化探讨半夏泻心汤的病机及组方思路[J].时珍国医国药,2021,32(6):1435

T

Tan ZB, Jiang XL, Zhou WY, et al. Taohong siwu decoction attenuates myocardial fibrosis by inhibiting fibrosis proliferation and collagen deposition via TGFBR1 signaling pathway [J]. Journal of Ethnopharmacology, 2021, 270:113838

谭雅彬,朱名扬,王一同,等.健脾补肾方对大肠癌术后患者肠道菌群的影响[J].上海中医药大学学报,2021,35(6):22

滕柳,郭海波,石鹏,等.PCPA 致大鼠 NG2 细胞的变化,NG2 与 GABA 的共存关系及酸枣仁汤的干预作用研究[J].湖南中医杂志,2021,37(4):154

田苗,周迎春,孙丹,等.化瘀温胆汤对糖耐量受损大鼠肠道菌群多样性及丰度影响[J].辽宁中医药大学学报,2021,23(8):44

W

Wang YF, Zhang JQ, Xu L, et al. Modified Gegen Qinlian decoction regulates Treg/Th17 balance to ameliorate DSS-Induced acute experimental colitis in mice by altering the gut microbiota[J]. Frontiers in Pharmacology, 2021, 12:756978

王迪,周永强.桂枝汤加味联合中药烫熨治疗面神经炎的临床观察[J].中国民间疗法,2021,29(23):68

王靖.炙甘草汤联合胺碘酮在房颤治疗中的疗效分析[J].江西中医药,2021,52(9):47

王琳,石岩,唐雪松,等.桃红四物汤联合甲钴胺治疗糖尿病周围神经病变的临床疗效观察[J].湖北中医杂志,2021,43(1):39

王敏,周璐,孙燕,等.大柴胡汤及其"方剂要素"对NAFLD 模型大鼠"肠-肝轴"作用的相关分析[J].世界中医药,2021,16(3):430

王平,赵澄,卢芳国,等.麻杏石甘汤对流感病毒感染小鼠肠道菌群及趋化因子 CCL5、CXCL10 的影响[J].中草药,2021,52(1):160

王燕,向佳佳.桂枝加厚朴杏子汤治疗慢阻肺急性加重期患者的效果及其对患者肺功能的影响[J].中外医学研究,2021,19(30):120

王登坤,第五永长,苟于瑞,等.洗心汤对阿尔茨海默病模型大鼠海马 BDNF、TrkB 蛋白表达及肠道菌群多样性的影响[J].中医杂志,2021,62(15):1362

王俊楠,庞瑞明,张柱基,等.桃红四物汤辅助治疗胫骨平台骨折术后的疗效及对骨代谢指标的影响[J].世界中西医结合杂志,2021,16(1):96

王庆全,徐红霞,张星平,等.黄连类方治疗心不藏神不寐刍议[J].中华中医药杂志,2021,36(6):3379

王升菊,郑雨,段赟,等.基于组方药味古今炮制工艺的经典名方桃红四物汤质量差异性研究[J].中草药,2021,52(14):4201

王永成,张仪美,孟宪亮,等.桂枝汤调节 LIF 改善心脏交感神经胆碱能性质转化的作用机制[J].中华中医药杂志,2021,36(2):758

王泽茜,赵院院,曹明卓,等.基于关联规则和聚类分析的中药治疗崩漏用药规律研究[J].中药药理与临床,2021,37(4):208

韦玉娜,莫雪梅,王强,等.黄芪桂枝五物汤合生脉饮治疗糖尿病心肌病心脏功能的临床疗效[J].中国实验方剂学杂志,2021,27(19):104

卫拂晓,刘欢乐,范毓慧,等.基于网络药理学探讨逍遥

散"异病同治"抑郁症、乳腺增生和功能性消化不良的作用机制[J].中国中药杂志,2021,46(16):4230

吴东南,刘玲,郭丽珍,等.酸枣仁汤抑制神经炎症减轻睡眠剥夺大鼠海马神经损伤的研究[J].湖北中医药大学学报,2021,23(1):10

吴申锋,郭良,吕学华.桃红四物汤治疗糖尿病足的临床疗效分析[J].中医临床研究,2021,13(12):58

吴万丰,聂慧芳,胡立娟,等.补阳还五汤对缺血性脑卒中气虚血瘀证大鼠肠道菌群及其血浆代谢产物的影响[J].中草药,2021,52(1):118

吴晓博,谭雨晴,田盼盼,等.补阳还五汤加减治疗慢性心衰临床疗效的系统评价及试验序贯分析[J].中国实验方剂学杂志,2021,27(1):188

X

夏雨,赵昱东,陈苇,等.基于网络药理学和生物信息学研究苍附导痰丸治疗多囊卵巢综合征的分子机制[J].世界科学技术(中医药现代化),2021,23(5):1368

解佼铭,马进.桃红四物汤治疗肾小球肾炎血尿肾虚血瘀证30例[J].光明中医,2021,36(12):2001

谢维宁,彭红兵,李烨,等.柴胡疏肝散对肝郁脾虚型非酒精性脂肪肝患者的临床疗效及肠道菌群的影响[J].中国实验方剂学杂志,2021,27(3):129

徐朝辉,朱刚,刘传森,等.基于数据挖掘对中医药治疗无症状高尿酸血症的组方用药规律分析[J].中药药理与临床,2021,37(4):204

徐志红,陈磊垚,许立,等.桃红四物汤治疗骨质疏松症的药效学研究[J].中草药,2021,52(18):5608

Y

Yang XQ, Xiao HS, Zeng Y, et al. Tianwang Buxin granules influence the intestinal flora in perimenopausal insomnia [J/OL]. BioMed Research International, 2021 [2021-11-16]. https://doi:10.1155/2021/9979511

严晓丹,张斐,郑雪花,等.二陈汤对高脂饮食诱导的肥胖小鼠肠道菌群的影响[J].时珍国医国药,2021,32(8):1868

杨慧芬,毛娟娟.二至丸合桂枝汤对三阴性乳腺癌细胞系顺铂耐药性的调控作用[J].浙江中医杂志,2021,56(10):703

杨洁文,徐叶峰,严卿莹.炙甘草汤干预阿霉素致大鼠心肌损害的能量代谢研究[J].浙江中医杂志,2021,56(4):258

杨劲博,朱晓勤,胡海霞.栝楼桂枝汤对氧糖剥夺诱导的HT22细胞损伤保护作用机制研究[J].福建中医药,2021,52(8):19

杨忞旻,刘鑫,游秋云,等.酸枣仁汤对老年慢性快动眼睡眠剥夺模型大鼠中枢下丘脑线粒体损伤及细胞凋亡的影响[J].中国实验方剂学杂志,2021,27(16):47

杨一博,徐颖,王璐,等.基于网络药理学探索青盐方治疗围绝经期综合征的配伍合理性研究[J].中草药,2021,52(3):749

叶雪珂,姚娓.酸枣仁汤异病同治失眠和抑郁症整合药理学机制[J].辽宁中医药大学学报,2021,23(8):69

易腾达,李玉丽,谭志强,等.经典名方开心散功能主治衍变与剂量的关联考证[J].中国实验方剂学杂志,2021,27(7):24

尹懿,范世平.加减炙甘草汤对风湿性心脏病合并心房颤动患者miRNA-223、Cx43表达机制的研究[J].中医临床研究,2021,13(20):54

袁晓雯,姜楠,柏冬,等.桂枝汤调控免疫和肠道菌群抗动脉粥样硬化的作用[J].中国实验方剂学杂志,2021,27(4):24

岳若蒙,蒋蕾,梁丽丽.疏血通注射液应用于脑梗死认知行为学及神经影像学临床研究[J].中华中医药学刊,2021,39(6):151

运苟政,王玉玉,刘颖,等.清肠理气汤保留灌肠对急性胰腺炎患者氧化应激及肠道菌群的影响[J].中医药临床杂志,2021,33(11):2195

Z

曾玉,韩瑞婷,周庆伟.基于网络药理学与分子对接技术探讨痰热清注射液治疗急性肺损伤的作用机制[J].中国中药杂志,2021,46(15):3960

张哲,黄运芳,赵雯雯,等.酸枣仁汤对失眠小鼠血清、肝脏和回肠中胆汁酸分子水平的调控作用[J].中国中药杂志,2021,47(1):159

张庚鑫,杜海洋,王平,等.基于16SrRNA测序研究葛根芩连汤对菌群失调性腹泻大鼠肠道菌群结构的影响[J].中国实验方剂学杂志,2021,27(11):19

张君冬,尹仁芳,陈琦,等.基于网络药理学及分子对接探讨当归补血汤治疗动脉粥样硬化潜在作用机制研究[J].世界科学技术(中医药现代化),2021,23(4):1076

张淑梅,武丽.桃红四物汤联合中医干预对慢性盆腔炎患者局部微循环状态及炎性应激反应的影响[J].光明中医,2021,36(12):2006

张伟杰,刘松,焦文渊,等.桂枝汤加减方应用[J].河南中医,2021,41(12):1786

张晓枝,孙春全,刘光宇,等.基于真实世界生脉注射液临床应用特征及合理用药探讨[J].中草药,2021,52(19):6005

张裕珍,姚娜.黄芪桂枝五物汤治疗急性心肌梗死临床观察[J].光明中医,2021,36(22):3832

张棕帆,吴名一,代雅琳,等.基于 LC/MS 代谢组学的复方苦参对三阴性乳腺癌患者血清代谢物影响的临床研究[J].时珍国医国药,2021,32(1):113

赵倩倩,倪喆鑫,毕艳丽,等.化瘀解毒方改善子宫内膜异位症小鼠肠道菌群及粪便代谢组[J].中国实验方剂学杂志,2021,27(9):202

郑超楠,卫靖靖,王永霞,等.参麦注射液联合西药治疗肺源性心脏病疗效与安全性的 Meta 分析[J].中药新药与临床药理,2021,32(2):287

周艳艳,刘阳阳,任静雯,等.基于"一气周流"学说探析《金匮要略》温经汤[J].中国中医基础医学杂志,2021,27(3):488

周艳艳,任静雯,刘阳阳,等.不同剂型温经汤治疗痛经的临床观察[J].中国民间疗法,2021,29(24):77

周业程,周英.调和营卫之桂枝汤治疗绝经期综合征烘热汗出临床应用探讨[J].广州中医药大学学报,2021,38(11):2526

朱巳昊,谢鸣."本草附方"现象及其意义[J].中医杂志,2021,62(2):93

学术进展

四、养生与康复

【概述】

2021年,在中医养生方面研究主要聚焦于理论挖掘和方法运用研究,而在中医康复方面则主要关注于临床应用研究。

1. 理论挖掘研究

在理论阐发方面,魏聪等以气络学说为依据,针对以络通气血为主旨的"通络"养生理念,提出未病先防、流通气血,既病防变、治中寓防,瘥后防复、阴阳调平的养生思路。赵吉超等基于气学说,认为中医养生的根本目的是使人的生命状态达到天人合一,形、气、神三位一体的层次,并认为养气是养生的根本所在,是中医养生原则与各种方法的核心关键。

在文献挖掘方面,龚海英等通过梳理谷物养生理论的萌芽、诞生、发展、成熟过程,归纳出谷物养生理论是以中医基础理论为基础,临床与保健使用过程中应遵循"因地、因人、因时"的谷物养生原则,还掌握了主要谷物的性味归经、配伍宜忌等内容,并总结了谷物养生理论的应用领域主要为养生预防疾病、以谷物入药、谷物药膳、谷物加工等方面。薛沙沙等从《内经》养生理论探讨了生活方式对月经生理的影响,依据《内经》养生理论的养生纲领与法则影响月经生理的生活方式可概括为:阴阳寒温失度、动静失度、食饮无节、起居无常、情志失调。

刘争强等从《内经》"恬淡虚无,真气从之,精神内守,病安从来"的养生论述出发,认为其讲明了中医内证体察的前提、内容、方法和效用。提出"恬淡虚无"是进行体察的前提,"真气从之"是体察的内容体现,"精神内守"是中医内证体察的方法,"病安从

来"表现出中医内证体察的效用。袁颖超等对中医古籍中老人养生理论进行了梳理,老年人情志养生的关键首先在于积极调动主观能动性,有意识地平衡自身与外环境的关系,做到宠辱不惊、乐观豁达,达到形神统一,具体可以包括以下内容:修养心境使内心安宁闲适,不患得患失;适应于身体条件,不过用其度以养性从容;积德行善有助于延年益寿;戒怒以舒畅情志;老有所乐,培养兴趣爱好等。同时,老年情志养生也需要注重孝养与沟通。

2. 方法运用研究

在饮食养生方面,丁然等从中医五色养生理论出发,认为:红茶入心,可温补心脉;绿茶入肝,可清肝明目;黄茶入脾胃,可健脾利湿;白茶入肺,可清热;黑茶可利尿、解毒。不同种类的茶在外形、色泽、香气、性味、功效方面各有千秋,和中医五色养生理论相一致。尹倩等对中医食疗的养生应用特点进行了分析,认为食疗符合传统医学的基本特点,不仅辨证施膳、因人而异,且取万物特性之长,顺应自然,与古人提出的"法于阴阳,和于术数"的养生观念相契合,且其不良反应较少,制作简易、便于长期服用,对于养生防病、改善体质方面有着重要作用。

在音乐养生方面,王思特等在古琴养生文化的视角下阐发了中医"阴阳""五行"音乐治疗观,古琴养生文化追求的"天人合一"境界,是中医"阴阳""五行"音乐治疗观的体现,具体表现为器物层面的天人合一,演奏状态的天人合一,琴律变化的天人合一。还认为只有回归"阴阳""五行"音乐治疗观的传统文化语境,理解这一理论的独特性和历史意义,才能从中挖掘出现代医学价值。

在运动养生方面,谌志超等根据形气神三位一体生命观来探讨《诸病源候论》记载的导引法,揭示

了《诸病源候论》中导引法实质上是对形气神的锻炼和调控,并使之三位一体,为中医祛病除邪、养生保健方面开拓新的思路。章文春从气学说组场的角度浅析了《内经》的防疫方法,认为组场是一门关于气、意识与人体生命科学的新兴技术,具有养生保健、祛病强身的效应。刘争强等认为中医内证体察是养生康复的重要手段,中医内证体察不仅能够认识人体生命运动规律,同时还能够强化人体机能,且简便验廉,强调发挥病人的主观能动作用,实用性强。

3. 临床应用研究

在针灸应用方面,王洁等对针灸联合吞咽训练对脑卒中吞咽障碍康复效果进行了 meta 分析。结果:针灸联合吞咽训练治疗脑卒中吞咽障碍的效果优于常规康复治疗,显效率[OR = 1.78,95% CI (1.26, 2.50),$P = 0.001\ 0$],总有效率[OR = 4.39,95% CI(2.88, 6.69),$P < 0.000\ 01$],洼田饮水试验[MD = -0.82,95% CI(-1.25, -0.39),$P = 0.000\ 2$]。表面针灸联合吞咽训练能促进脑卒中吞咽障碍患者吞咽功能的恢复。宋春华等分析了针灸康复治疗中风后偏瘫的临床疗效,观察组为针灸联合常规康复治疗措施,对照组采用常规康复治疗措施。结果:观察组的康复优良率为 92.3%,高于对照组康复优良率(69.2%),$P < 0.05$;观察组治疗后FMA 评分以及 BI 指数高于对照组($P < 0.05$),且治疗后 NIHSS 评分明显低于对照组($P < 0.05$)。表面针灸联合常规康复治疗有助于提高中风后偏瘫的治疗效果,能够有效改善中风后偏瘫患者的运动能力和生活能力。

林振原等观察了针灸联合康复训练治疗脊髓损伤神经源性膀胱患者的临床效果,对照组单纯进行康复训练治疗,研究组实施康复训练联合针灸法治疗。治疗后,研究组患者的膀胱容量高于对照组,残余尿量少于对照组,膀胱压低于对照组,最大排尿量高于对照组($P < 0.05$)。表面临床上使用针灸联合康复训练对脊髓损伤神经源性膀胱患者进行治疗,可改善患者症状,帮助其治疗效果提高、预后效果改

善,值得推广应用。尤梦奇等观察了头针结合腕踝针治疗卒中后肌痉挛的临床疗效,对照组予康复治疗及内科病基础治疗,观察组在此基础上使用头针结合腕踝针治疗。结果:观察组的 FMA 及 BI 评分比对照组明显提高($P < 0.05$),MAS 评分比对照组明显降低($P < 0.05$)。表明头针结合腕踝针对卒中后肌痉挛疗效更佳。

在中药应用方面,王晓丽等观察了中药熏洗配合康复新液纱条治疗痔疮术后的临床疗效,对照组予常规治疗及护理,观察组在对照组基础上加用中药熏洗配合康复新液纱条换药。结果:观察组临床疗效总有效率 90% 优于对照组 70%($P < 0.05$);观察组在 VAS 评分,创面面积缩小率、愈合时间、新生上皮出现时间、分泌物及水肿评分、RRP、ARP,优于对照组,表面中药熏洗配合康复新液纱条对痔疮术后的临床疗效显著,可有效减轻疼痛,并促进创面愈合,恢复肛门功能。朱斌等观察了地黄饮子联合认知康复治疗阴阳两虚型帕金森病轻度认知障碍的临床疗效,对照组给予左旋多巴片与认知康复治疗,观察组在对照组基础上给予地黄饮子,连续治疗8 周。与对照组治疗后比较,观察组治疗后 UPDRS-Ⅰ、UPDRS-Ⅱ、UPDRS-Ⅲ评分、ADL 评分及两虚证各症状评分均较低($P < 0.01$),MMSE 评分较高($P < 0.01$)。观察组总有效率为 82.93%,高于对照组的 58.54%($P < 0.05$)。表面地黄饮子联合认知康复治疗阴阳两虚型 PD 轻度认知障碍的疗效显著,能改善患者的运动症状、认知功能障碍、日常生活能力、中医症状。

熊志成分析了中药熏洗治疗对肛肠手术术后康复及术后并发症的影响,观察组术后采用中药熏洗,对照组采用高锰酸钾熏洗。结果:观察组 VAS 评分,水肿消失时间、疼痛消失时间、便血消失时间、伤口愈合时间及住院时间,症状积分,不良反应发生率,均低于对照组($P < 0.05$);观察组生活质量评分高于对照组。表明中药熏洗对肛肠手术患者术后康复具有显著影响,可有效降低患者疼痛感,减少住院时间、提高恢复效果,有效改善患者临床症状及生活

质量,对患者预后具有积极影响。

(撰稿:章文春 李奕祺 审阅:张如青)

【中医康复治疗技术的应用】

近年来,中医康复手段在继承基础上,与时俱进,传承创新,尤其在盆底康复、心肺脑功能、运动康复方面,体现了中医特色与科学技术双重特征。

1. 盆底康复治疗研究

韩林等将 160 例分娩产妇随机分为两组,对照组采取围产期常规护理,观察组联合中医适宜技术,疗程为 14 周,采用焦虑自评量表和抑郁自评量表对患者焦虑与抑郁状态开展评估。结果:观察组的焦虑自评量表评分(48.91 ± 2.28)、抑郁自评量表评分(47.05 ± 2.02)低于对照组焦虑自评量表评分(55.03 ± 3.97)、抑郁自评量表评分(54.21 ± 3.54),$P<0.05$。研究显示,观察组疗效更为显著,包括产妇发生胎儿窘迫、产褥期感染、产后出血、产程延长等不良妊娠结局情况。

梁进锦等将 200 例盆底功能障碍的产妇随机分为两组,对照组接受常规盆底肌康复训练,观察组在对照组基础上联合生物反馈电刺激(生物反馈电刺激是用一定强度的电流刺激盆底肌肉被动收缩,并促使患者主动控制肌肉收缩)治疗,疗程 6 周,对比两组盆底肌力、盆腔脏器脱垂程度等。结果:观察组并发症发生率为 $10.0\%(10/100)$,低于对照组的 $16.0\%(16/100)$,$P<0.05$;观察组治疗后Ⅰ类肌纤维电压值、Ⅱ类肌纤维电压值,高于对照组(均 $P<0.05$);观察组盆腔脏器脱垂程度、阴道静息压、阴道收缩持续时间,优于对照组(均 $P<0.05$)。包括改善产后盆底肌力,改善盆腔脏器脱垂程度,提高阴道收缩力,并减少产后并发症的发生率。

2. 心肺脑功能康复治疗研究

崔鹤等研究了醒脑开窍针刺法联合中枢性促进技术对脑卒中后患者的疗效,将 86 例脑卒中患者随机分为两组,对照组予以基础康复训练和醒脑开窍针刺法,治疗组在对照组的基础上联用 Brunnstrom 技术,疗程为 1 个月。结果:治疗组的总有效率 $95.1\%(39/41)$,高于对照组的 $78.6\%(33/42)$,$P<0.05$;治疗组 FMA 评分(90.26 ± 14.38)、ARAT 评分(51.88 ± 12.12)、BBS 评分(50.70 ± 12.65),高于对照组 FMA 评分(82.33 ± 16.11)、ARAT 评分(45.84 ± 13.79)、BBS 评分(44.63 ± 13.64),均 $P<0.05$。表明治疗组在临床疗效、认知功能、日常生活能力和肢体功能上均有显著改变。

马宵宵等研究了呼吸康复训练结合中医呼吸导引对慢性阻塞性肺疾病患者的影响,将 120 例 COPD 患者随机分为两组,对照组采用常规药物治疗,观察组在常规药物治疗基础上联合呼吸康复训练结合中医呼吸导引干预,均以 7 d 为 1 个疗程。结果:治疗后,观察组 6MWD、Borg 评分、$PaCO2$、$PaO2$ 值等各项指标值,高于对照组($t=2.094$、11.258、6.546、7.990),均 $P<0.05$。表明呼吸康复训练结合中医呼吸导引可有效改善 COPD 患者肺功能与运动功能。

3. 运动康复治疗研究

何庆生研究了关节松动术治疗膝骨性关节炎的临床效果,将 160 例膝骨性关节炎患者随机分成两组,对照组采用塞来昔布和硫酸氨基葡萄糖口服、消痛贴膏外敷等治疗,观察组采用关节松动术配合运动康复治疗,疗程为 3 周。结果:观察组总有效率为 $98.8\%(79/80)$,高于对照组的 $88.8\%(71/80)$,$P<0.05$。观察组膝关节评分(71.38 ± 11.41),高于对照组膝关节评分(62.62 ± 11.19),有统计学差异($P<0.05$)。表明关节松动术配合运动康复能明显改善膝骨性关节炎患者的疼痛和功能障碍症状,且疗效较稳定。刘爱粉研究了正常交替半跪运动摆动训练联合综合康复训练在痉挛型脑瘫患儿中的应用,将 60 例痉挛型脑瘫患儿随机分为两组,对照组采用综合康复训练,观察组采用正常交替半跪运动摆动训练联合综合康复训练,比较干预前及干预 6 个月后

两组粗大运动功能、足背屈角及日常生活能力。结果：干预 6 个月后，观察组在粗大运动功能评分、日常生活能力评分，高于照组高（$P<0.05$）。表明痉挛型脑瘫患儿在综合康复训练中，加入正常交替半跪运动摆动训练的临床疗效更佳。

4. 康复仪器在中医康复中的应用

丁华盈运用对照研究，探讨了低频脉冲治疗仪联合虚拟情景互动训练在中风后偏瘫患者中的应用，将 210 例中风后偏瘫患者随机分为两组，对照组行常规康复训练联合虚拟情景互动训练干预，观察组在此基础上联合低频脉冲治疗仪干预，疗程为 3 个月。结果：干预后，两组 FMA、MBI 评分均高于干预前，且观察组 FMA 上下肢评分（45.75 ± 4.55、18.49 ± 3.26）、MBI 评分（81.28 ± 6.42），高于对照组 FMA 上下肢评分（43.27 ± 4.38、16.17 ± 3.19）、MBI 评分（78.66 ± 5.57），均 $P<0.05$。表明低频脉冲治疗仪联合虚拟情景互动训练可促进中风后偏瘫患者肢体运动功能改善，提高日常生活能力。黄晓燕等分析中西医结合在康复医学中的应用特点，中西医结合是指将传统的中医康复治疗技术与西医康复治疗技术结合起来，对患者病情进行科学的康复功能评价，量身定制诊疗方案，具有取长补短，相互促进，具有安全性高，效果显著的优点，同时存在对经典理论科学内涵挖掘不深，方案设计不科学与指标不精确的不足。

（撰稿：李奕祺　审阅：章文春）

【四时养生研究】

节气变化与人体息息相关，是中医养生治病的重要参考，《黄帝内经》即提出"春夏养阳，秋冬养阴""顺四时而适寒暑"等节气养生原则。研究者主要从三因治宜、生命观、养生观、时间医学等角度对中医四时养生进行了阐发。

1. 三因制宜研究

刘康宁等从三因制宜角度思考了过敏性疾病"治未病"理念，提出"通天时之变，以奉其气"，指出季节更替，气温变化，以及胜复关系，与过敏性疾病的发生发展密切相关。王乐等探讨了天人合一思想对中医养生观的影响，通过分析历代哲学家对"天人合一"思想的不同论述，讨论了中医养生的整体观、顺时观、因人制宜、未病先防及形神共养等观点。

2. 生命观研究

肖微等探讨了形气神生命观与春季养生的关系，以形气神生命观的理论为指导，从形、气、神三方面阐述了春季养生，揭示了春季养生要点，认为三者同调，方能生命优化、益寿延年。

3. 养生观研究

王小强等讨论了中医法象养生观及其方法，中医法象养生观属于"道法自然"的养生思维方式，能使人更好地把握中医养生的精髓。立足于中医象思维，探讨了中医法象养生观及其作用。赵凯维从"春夏养阳，秋冬养阴"本义论析了中医"治未病"的养生观，探讨"养""阴阳"等含义，认为"养"蕴含"顺养"之义，即随顺四气之化、从顺阴阳之性而养，"阴阳"指所从之根本，亦指"四气之应"，其蕴含"循顺逆""治未病"的养生之道。俞裕天等提出以"律"为核心的养生体系，以《黄帝内经》为基础，从节律、音律、戒律三方面探讨了"律"在养生中的重要性。节律方面，重点强调了四季、昼夜、日月、年龄的时间节律及其养生规律。

童海涛等从"春夏养阳"思想探讨了阳虚体质抑郁症的养生调摄，通过分析阳虚体质与抑郁症相关性，提出在春夏之季畅情志、调饮食、施针灸，通过养护阳气来改善阳虚体质抑郁症症状，达到"冬病夏治"之效。人体生理病理与季节有着密切相关性，应根据时节特点进行疾病的预防与治疗。林文霞等从中医学与现代医学两个角度对银屑病"冬重夏轻"进行研究,认为随着季节的不同,机体脏腑、玄府、阳气,以及体内维生素 D 和外界紫外线的强弱均随之发生变化,诱导着银屑病的发病、加重或减轻,提出临床可根据季节变化特点进行调养治疗。

4. 时间医学研究

鞠娜等探析了中医因时摄生的观点,中医因时摄生是以中医时间医学为基础,因时用药理论为手段,以达到养护机体、防治疾病的目的。历代医家多借助四时阴阳更迭,因时用药,以调整人体气血阴阳,达到"治未病"的目的。巫海兵等探析了时间节律在耳鼻喉科疾病的防治与管理中的意义,认为在耳鼻喉科突聋疾病患者中添加时间节律管理,可以对疾病的发生规律进行分析和掌握,依照时间规律进行管理,能够提高患者满意程度,对于促进患者疾病的治疗亦具有一定作用。

(撰稿:李奕祺　审阅:章文春)

【"治未病"理论与应用】

"治未病"是中医学疾病防治特色理论,其思想源于《素问·四气调神大论》之"圣人不治已病治未病,不治已乱治未乱"。"治未病"分为未病先防、既病防变、瘥后防复三个阶段,是中医有效指导疾病防治的支撑。近年来,"治未病"在理论与应用方面有较多研究进展。

1. 理论研究

杨化利探析了亚健康与中医未病、体质、证候关系,将亚健康相关中医概念及关系进行梳理,认为亚健康与中医证候的主要区别在于程度和时相的差异。黄亮亮等梳理了中医诊断与"治未病"之间的关系,提出"治未病"的前提是对健康状态的认识,状态是诊断和健康认知的核心,状态辨识是"治未病"诊断的方法,并对"治未病"过程的常见误区加以论述。齐佳龙等梳理分析了中医"治未病"理论的古代文献,总结出了理论形成的历史渊源与发展轨迹,对

"治未病"理论及"未病先防,既病防变,病后防复"内容进行了分析,为当代"治未病"学科的发展提供了参考。王梦蕾等探析了道家思想对《黄帝内经》"治未病"理论的影响,道家强调防患于先,调和阴阳,养性节欲,形神共养,并且提出"母""子"概念,由母知子、由子知母,认为道家思想对《黄帝内经》"治未病"理论的形成与发展产生了积极的影响。

2. 理论应用研究

彭艳等基于"治未病"思想探讨了女性健康管理,将女性一生各阶段分为胎儿期、新生儿期、儿童期、青春期、育龄期、绝经过渡期、绝经后期等 7 个时期,认为应该根据各阶段女性所特有的生理病理特点,设计符合阶段特点的中医健康管理方案。尹艳研究了中医"治未病"与中医健康管理体系的构建,在阐释"治未病"与健康管理的基础上,指出了中医健康管理体系构建的问题与前景,对医院中医"治未病"与中医健康管理体系构建进行了初步探索。王琦思考了中医体质学在大健康问题中的应对与优势,重点论述了中医体质学在大健康中的作用与优势,从体质可分是"治未病"的抓手、体病相关是"治未病"的依据、体质可调是"治未病"的手段三方面论述了体质与"治未病"关系。

3. 临床实践研究

刘思序等从中医"治未病"分析了痛风的防治:对于痛风在"未病先防"和"瘥后防复"阶段,以积极预防痛风发生和复发为主;对于"既病防变"阶段,除临床常用治疗方法外,结合"脏腑别通"理论,为痛风急性期治疗提供了新思路。罗幸等对中医"治未病"思想防治糖尿病前期进行了理论探索,对整体调节干预糖尿病前期的理论、意义及前景展望进行了阐述,采取饮食、运动、情志、中药等辨证干预和治疗,认为中医药个体化防治糖尿病前期具有切实可行的优势。张美荣等在"治未病"思想指导下对冠心病风险预警进行了研究,通过从未病先防、既病防变、瘥后防复三个维度对冠心病进行中医风险预警概述,

为冠心病慢病防控风险预警体系提供了更多的理论依据。

4. 应用研究

陈靖等在对中医"治未病"内涵进一步解析的基础上,探究了其在新时期的发展策略,结合"互联网＋",就如何发展中医"治未病"提出了加快数字化设备开发、信息化人才培养和建立中医"治未病"信息化健康管理监测共享平台的决策建议。张闯等基于"未病先防,既病防变,瘥后防复"理论探讨了疫病的中医防治。认为未罹病者应做好科学有效的预防工作;罹病者应积极使用中医中药以避邪深入、祛邪于外;病愈者应使用中医中药扶助正气、防止复发。

（撰稿:李奕祺　审阅:章文春）

【古籍养生思想研究】

2021年度古籍养生思想的研究主题,涉及精神情志、四时起居、饮食养生、老年养生、房事养生、道家养生等诸多方面。

1. 精神道德养生研究

范奇鑫等则着重阐释了《黄帝内经》"德全不危"中"德"的养生内涵,即虚静素朴、顺应自然以执道全德,其养生方法体现在知常无妄、恬淡虚无及养慈守神三个方面。魏倩倩主要基于郭象《庄子注》,认为郭象以"中庸之德"为养生全性之宗旨,主张性有至分、不以心"择",并就以身殉仁的争论发表了独特的观点。韩章勇等从儒道两家以德养生思想的着力点、方法论、特点等方面论述儒道以德养生思想的差异,并谋求两者的对立统一,使后世的养生实践更趋完善与全面。庞雯予等以《呻吟语》为中心,简论吕坤的养生观,在理气关系上坚持"理气非两科"的一元论和在自然与当然的关系上坚持顺其自然而行其当然等哲学思想为基础,认为其包含了养心以养生、养德以养生、定静制欲等观念,希望人们顺应自然的节奏,以当然之理来行动,从而达到身心和谐、延年益寿的目的。

2. 四时起居养生研究

尹诺男阐述了王冰的五运六气理论对气候万物、人体健康及药物的影响,认为可依据五运六气理论顺应自然、调养生息。赵濛锐探析了《云笈七签》四时养生、"顺时"而为的养生思想,梳理总结出四时食味、起居有节、静神定心的养生方法。王清瑶归纳总结了《养老奉亲书》四时养生药食特点,包括药食各依四时特点调理、善用补益脾胃药,养治并用、善用养血药,药食顺应阴阳脏腑、善用丸剂等方面,可资现代老年养生的药食调理借鉴。韩桢对《妇人大全良方》《金匮要略》《胎产心法》等中医古籍中蕴含的女性产后起居养生思想进行了梳理,认为女性产后应谨慎调养,遵循寒温适宜、劳逸结合、清洁卫生、房事应忌、情志舒畅等原则。

3. 饮食服饵养生研究

陈梦圆从因时调摄、食饮有节、淡薄滋味等方面阐述了高濂《遵生八笺》的饮食养生思想,认为高濂融合道家养生学说后,提倡淡薄为上的饮食养生观。张杰将《寿世传真》的饮食养生思想总结为节欲淡味、安于冲和,取材广泛、均衡食养,洞悉食性、食有宜忌,四时调摄、主动预防,食药结合、日常护持五大方面。陈家敏从饮食的重要性、食物的分类与功效、饮食的节与度、饮食的寒热、食物的进食次序、饮食的五味和调以及四时五味养藏法等方面论述了《保生要录》的饮食养生思想。徐海贝等基于《红炉点雪》《福寿丹书》《寿世保元》《万病回春》《世医得效方》《妇人大全良方》《外科精要》《万氏儿科》《养生四要》《医门法律》《尚论后篇》等旴江医派的医籍,认为旴江医派饮食养生思想包括为饮食滋味、食宜静宜慢、食饮有节、食物宜暖、食后宜漱口摩腹缓行、食忌过饥过饱、忌食后即卧、食禁药物之毒及饮食卫生等诸多内容,认为旴江医家尤其重视老幼及妊娠妇女的饮食宜忌,对当代饮食养生保健具有极高的指导价值。

4. 老年养生研究

陈梦娜将朱丹溪《格致余论》的老年养生观总结为三个方面:一是老年人的生理病理特点为精血损耗、阴气亏虚,虚火妄动、多见热证;二是批判时行养老流弊,如临证勿滥用温燥、平素勿厚味滋补;三是重视饮食及情志养生,养身当顾护脾胃,养心宜调情养性。袁颖超等系统梳理了《黄帝内经》《养老奉亲书》《格致余论》《千金翼方》《厚生训纂》《至言总》《寿亲养老新书》《老老恒言》《简明医彀》等中医古籍中有关老年人情志养生的资料,并结合老年人气血渐衰、脾胃虚弱、肾虚的生理特点与性情不定的心理特点,认为老年情志养生应从两方面入手:一方面从老年人自身而言要内在修心,强调以"闲心、收心、定心"为重,总以安宁闲适为要,不患得患失,同时老年人要养性全德,顺应自然,不妄作劳,常做善事,戒怒戒躁,保持情绪舒畅,培养兴趣爱好,多参与娱乐活动,以淡化伤老情绪,保持乐观、积极的生活态度;另一方面从外界而言,晚辈应敬亲孝老,给予老年人足够的关心和安慰,杜绝不良精神刺激对于老人健康的危害,以亲情的陪伴消除老年人郁闷、孤寂等不良情绪。陈梦圆总结了《老老余编》的老年养生思想:认为晚辈应以孝为基、敬养为本;老年人应根据四时特点顺时调摄,慎避外邪;老年人气血衰微,行住坐卧、宴处起居须巧立制度;老年人应畅情逸致,但嗜欲爱好需有所节制;饮食调养注意宜忌,但应时时顾护脾胃;膳食药饵应根据老年人的生理特点,善于运用药粥、药酒、药羹等。

5. 男性养生研究

徐小港基于《寿世传真》《活人心法》《养生四要》《广嗣纪要》《古今医鉴》《寿世保元》《医学入门》《红炉点雪》等盱江医派医籍,将盱江医派男性养生理论总结为:阴阳调和,强肾保精;养神全形,顺应四时;合理饮食,不妄劳作;适龄婚育,房事有节;医药保健,术数延年 5 个方面,为现代男性保健提供借鉴。

6. 道家养生研究

刘洋洋总结了《管子》黄老道家篇章中丰富而深致的养生理论,认为其思想要点是:"精气"本源论,形神交养的养生论,养生必且体道,养生通于治国;并指出其较为全面地反映了战国及秦汉之际黄老养生之学的理论结构和内在逻辑。白颖等基于《道德经》《黄帝内经》《庄子》及《千金要方》等古籍,从道法自然的养生观出发,分析总结了中医顺时、顺处的养生理念,并从虚无无为、阴阳和谐、崇阴尚柔等道家哲学思想归纳出中医虚无、和谐、尚柔的养生原则以及宁心定志、饮食调养、导引吐纳、调畅情志、形神兼修的养生方法,以期通过挖掘道家思想和道学理论,丰富和发展中医养生理论体系和养生方法。廖结英等通过对道医研究院采集的辟谷者在辟谷前后的脐围、体质量、体质量指数(BMI)、脂肪率、基础代谢、内脏脂肪和生理年龄,以及血压、心率、血糖、尿常规等数据的对比分析,从而检验道家辟谷养生的科学性。

7. 养生思想史研究

刘畅探究了《内经》的养生思想受到先秦哲学"精气学说""阴阳学说""五行学说"的影响,总结其"天人合一"指导思想及养生方法,并对养生文化国际化与传播相关问题进行了研究探讨。林曦通过对王孟英的《随息居饮食谱》与郑观应的《中外卫生要旨》二书成书背景、内容异同的比较,探讨了近代中医养生思想的演变,从传统的以节饮食、慎起居、调情志为手段,以延年益寿为目的,演变为把个人养生与民众教化、国家治理联系在一起,或通过研究西方养生之法,以开放包容态度,吸纳西方养生方法与卫生思想,补传统养生之不足。张其成等总结简帛医书中的养生方法为:以治气抟精为核心,以接阴食气为主要手段,以服用动植物食材为辅助,加上导引、睡眠和内外兼修,并着重分析了简帛医书服食、行气、睡眠三种养生方法背后的哲学思想,以纠正后世对养生的误解,有助于后世重新认识秦汉医学史和养生史。贾思琦等通过文献考察养生学术的发端，并从目录学角度梳理养生文献的分类源流，理清养生古籍分类嬗变的轨迹，进而提出养生古籍的分类规范建议。

（撰稿：叶明花　审阅：章文春）

［附］　参考文献

B

白颖，暴雪丽，高思华.浅论道家思想对中医养生的影响[J].环球中医药，2021，14(2):22

C

陈靖，刘晓丹，张妤.中医治未病内涵解析及新时期发展策略探究[J].时珍国医国药，2021，32(7):1701

陈梦娜，陈鑫宇，江宇航，等.基于《格致余论》浅析朱丹溪老年养生思想[J].陕西中医药大学学报，2021，44(4):79

陈梦圆，李琴，曹征，等.浅析《遵生八笺》饮食养生思想[J].江西中医药，2021，52(10):22

陈梦圆，王河宝，余忠舜.《老老余编》养生思想评述[J].中国中医基础医学杂志，2021，27(1):34

谌志超，章文春.基于形气神三位一体生命观的《诸病源候论》导引法研究[J].江西中医药，2021，52(3):9

崔鹤，关威，张洪铭，等.醒脑开窍针刺法联合中枢性促进技术对脑卒中后患者的疗效观察[J].世界中西医结合杂志，2021，16(1):100

D

丁然，焦宏官，曹峰.从中医五色养生理论认知茶的功效[J].中医学报，2021，36(7):1443

丁华盈.低频脉冲治疗仪联合虚拟情景互动训练在中风后偏瘫患者中的应用[J].实用中西医结合临床，2021，21(12):96

F

范奇鑫，吴世彩.论《黄帝内经》"德全不危"的养生思想[J].中华中医药杂志，2021，36(7):3908

G

龚海英，陈涤平.谷物养生理论源流探析[J].中国中医基础医学杂志，2021，27(3):439

H

韩林，黄小年.中医适宜技术在产妇康复期的应用[J].中医药管理杂志，2021，29(10):176

韩桢，张岑炜，杜松，等.基于中医古籍的女性产后起居养生思想探析[J].中国中医基础医学杂志，2021，27(8):1225

韩章勇，周雪丰.略论儒道以德养生思想的差异[J].中华中医药杂志，2021，36(6):3104

何庆生.关节松动术配合运动康复治疗膝骨性关节炎80例[J].江西中医药，2021，52(3):50

黄亮亮，陈淑娇，陈明燚，等.中医诊断与治未病[J].天津中医药，2021，38(3):285

黄晓燕，汪秋燕.中西医结合在康复医学中的应用特点分析[J].中医药管理杂志，2021，29(2):225

J

鞠娜，张文风.中医因时摄生探析[J].长春中医药大学学报，2021，37(3):485

贾思琦，张华敏，张伟娜，等.从文献学与目录学探讨养生古籍分类的嬗变与规范[J].中国中医基础医学杂志，2021，27(3):442

L

梁进锦，许秀兰，陈嘉好，等.生物反馈电刺激联合盆底肌康复训练对产后盆底功能的影响[J].实用中西医结合临床，2021，21(16):143

廖结英，王天芳，韩鹏鹏.基于道家养生思想的辟谷对人体健康状态影响的初步观察分析[J].中华中医药杂志，2021，36(6):3660

林曦，李永宸.基于《随息居饮食谱》与《中外卫生要旨》

的比较探讨近代中医养生思想的演变[J].广州中医药大学学报,2021,38(2):407

林文霞,余倩颖,秦悦思.对银屑病"冬重夏轻"的思考[J].世界科学技术(中医药现代化),2021,23(1):184

林振原,吴文裕.针灸联合康复训练在脊髓损伤神经源性膀胱患者的效果观察[J].基层医学论坛,2021,25(31):4573

刘畅,景梦轩.《内经》养生思想及其养生文化国际化与传播研究[J].辽宁中医药大学学报,2021,23(8):115

刘爱粉.正常交替半跪运动摆动训练联合综合康复训练在痉挛型脑瘫患儿中的应用[J].实用中西医结合临床,2021,21(12):92

刘康宁,叶海勇.基于三因制宜浅谈过敏性疾病治未病理念[J].新中医,2021,53(3):199

刘思序,洪亚群,黄浏姣.从中医"治未病"浅析痛风的防治[J].湖北中医药大学学报,2021,23(2):47

刘洋洋.论《管子》养生思想与黄老养生之学[J].管子学刊,2021,(2):25

刘争强,章文春.中医内证体察的《黄帝内经》溯源[J].中华中医药杂志,2021,36(12):7015

刘争强,章文春.中医内证体察对中医药文化的传承与创新研究[J].江西中医药大学学报,2021,33(4):8

罗幸,邓小敏,麦小丽,等.中医"治未病"思想防治糖尿病前期的理论探索[J].内蒙古中医药,2021,40(4):151

M

马宵宵,王鹏飞,吴青青.呼吸康复训练结合中医呼吸导引对慢性阻塞性肺疾病患者肺功能及运动功能的影响[J].新中医,2021,53(5):182

P

彭艳,王凯悦,冯铁为,等.基于"治未病"思想探讨女性健康管理[J].河南中医,2021,41(10):1485

庞雯予,赵景飞.简论吕坤的养生观——以《呻吟语》为中心[J].锦州医科大学学报(社会科学版),2021,19(5):45

Q

齐佳龙,齐昌菊,杨睿,等.中医治未病理论的古代文献梳理及内涵浅析[J].中医文献杂志,2021,39(1):34

S

宋春华,陈智平,林六平,等.针灸康复治疗中风后偏瘫的临床疗效探讨[J].中国继续医学教育,2021,13(35):186

T

童海涛,陈常莲,何洪炜,等.从"春夏养阳"思想探讨阳虚体质抑郁症的养生调摄[J].光明中医,2021,36(8):1230

W

王洁,肖绍文,温婷,等.针灸联合吞咽训练对脑卒中吞咽障碍康复效果的 meta 分析[J].中国医药科学,2021,11(24):71

王琦.中医体质学在大健康问题中的应对与优势[J].北京中医药大学学报,2021,44(3):197

王梦蕾,杨泽,刘玉良.浅析道家思想对《黄帝内经》"治未病"理论的影响[J].江西中医药大学学报,2021,33(3):15

王清瑶,尚冰.《养老奉亲书》四时养生思想及药食特点[J].中国民间疗法,2021,29(9):1

王思特,张宗明.古琴养生文化视角下的中医"阴阳""五行"音乐治疗观[J].中华中医药杂志,2021,36(7):4342

王小强,王凌雪,白雪,等.浅论中医法象养生观及其方法[J].中国民族民间医药,2021,30(8):1

王晓丽,张艳红,宋莉莉.中药熏洗配合康复新液纱条治疗痔疮术后临床观察[J].四川中医,2021,39(9):211

魏聪,常丽萍,李翠茹,等.通络养生理论探讨[J].中医杂志,2021,62(6):463

魏倩倩.郭象思想中的养生之"德"[J].湖南工程学院学报(社会科学版),2021,31(1):8

巫海兵,付美娜,汪俊,等.应用时间节律防治疾病的探析与管理[J].中医药管理杂志,2021,29(15):25

X

肖微,周俊,简晖.论形气神生命观与春季养生[J].中华中医药杂志,2021,36(7):4330

熊志成.中药熏洗治疗对肛肠手术术后康复及并发症的影响[J].医学信息,2021,34(17):166

薛沙沙,刘桂兰,刘树辉,等.从《内经》养生理论探讨生活方式对月经不调的影响[J].中国中医药科技,2021,28

(2):225

徐海贝,薛晓,王河宝.盱江医家饮食养生思想探析[J].江西中医药,2021,52(12):1

徐小港,董辛,赵鸿森,等.盱江医学男性养生保健思想探骊[J].中国民族民间医药,2021,30(13):5

Y

杨化利.亚健康与中医未病、体质、证候关系探析[J].中国中医药现代远程教育,2021,19(9):73

尹倩,曾剑锋,蒋力生.中医食疗养生应用特点分析[J].中华中医药杂志,2021,36(4):2378

尹艳,马斯佳.中医治未病与中医健康管理体系的构建[J].中医药管理杂志,2021,29(20):211

尹诺男,闫曙光,王萌,等.王冰学术思想析辨[J].中华中医药杂志,2021,36(4):1823

俞裕天,姜雪娇,张秋云,等.以"律"为核心的养生体系初探[J].中华中医药杂志,2021,36(3):1256

尤梦奇,罗子芮,柳涛,等.头针结合腕踝针治疗卒中后肌痉挛的疗效观察[J].中医外治杂志,2021,30(5):43

袁颖超,张华敏,张宇,等.中医老年人情志养生思想探析[J].中国中医基础医学杂志,2021,27(5):730

Z

张闯,张夏梦,夏雨果,等.基于"未病先防,既病防变,瘥后防复"理论探讨疫病的中医防治[J].西部中医药,2021,34(9):1

张杰,曹峰,宋翠文,等.《寿世传真》的饮食养生思想探颐[J].中国中医基础医学杂志,2021,27(7):1075

张美荣,赵明芬.基于"治未病"思想指导下的冠心病风险预警研究[J].中医药临床杂志,2021,33(9):1646

张其成,梁健康.简帛医书养生方法中的哲学思想探析[J].南京中医药大学学报(社会科学版),2021,22(1):1

章文春.从气学说组场浅析《黄帝内经》防疫法[J].江西中医药大学学报,2021,33(6):12

赵吉超,章文春.基于气学说的中医养生原则浅析[J].江西中医药大学学报,2021,33(5):12

赵凯维,张玉辉,刘理想,等.从"春夏养阳,秋冬养阴"本义论析中医"治未病"之养生观[J].中国医药导报,2021,29(18):150

赵濛锐.《云笈七签》中道教四时养生探析[J].西部学刊,2021,(14):142

朱斌,王策,徐青青.地黄饮子联合认知康复治疗帕金森病轻度认知障碍临床研究[J].新中医,2021,53(17):38

学术进展

五、医史文献

（一）古籍文献

【概述】

2021 年，中医古籍文献研究聚焦于训诂考据、目录版本、校勘辑佚及本草学等古籍研究领域，同时也涉及古医籍临床应用、中医翻译等领域；发表相关论文 300 余篇，主要集中在《中华医史杂志》《中医文献杂志》《中华中医药杂志》《医学与哲学》《中医药文化》《中国中医基础医学杂志》等期刊。此外，涉医出土文献及中医文献新领域、新方法的研究本年度亦有较大进展，另设专条介绍。

古医籍文献的目录学、版本学、训诂学等研究一直是学科领域研究的关注点，研究对象除《黄帝内经》等传统经典医籍之外，其他经典医籍或抄本、孤本等也被更多的学者纳入了的研究视野。

在训诂学方面，周峨援引古籍用例或从训诂专书考察了王冰《黄帝内经素问注·序》中的"藏谋"的含义。孙迪、鞠宝兆以"脉"为例，选取《黄帝内经》与"脉"相关的 8 个双音节新词，探讨其词语构成的形式，并对其医学名义进行辨析。胡冠书指出"几几"在《素问》《伤寒论》《金匮要略》都有使用，对照《诗经》《楚辞》的用法，认为"几几"是"𦟱𦟹"的通假字，就像马被套上笼头而受拘束，意指身体僵硬不舒、不灵活的感觉。孙迪等从术语学视角探讨了《黄帝内经》下肢相关术语。程颜等认为颜色词是《黄帝内经》语言中最基本的认知域之一。杨明明利用相关的传世及出土文献材料，对《黄帝内经》异文进行全面整理与考证。李塈华用文字学方法梳理了"疫"

"疠（厉）"本义，认为二字最初并未包含传染性疾病的内涵。

《中华医藏》项目在本年度目录学、版本学等方面发表的相关研究论文较多。如王育林等对《中国中医古籍总目》著录的国家图书馆所藏古医籍进行了补正，钱超尘系统考证了《脉经》版本，荆达等考察了《易筋经》的流传版本，梅耀文等考察了《圣济经》的成书与流传概况，王家葵等考论了姜国伊《神农本经》辑本，黄龙祥论证了明刊 45 卷本《医学纲目》的版本及其文献价值，李明等考证了《本草集要》的版本及学术特色，黄红艳等考察了《万寿丹书》版本，丁省伟论证了《延年九转法》的成书过程及版本，林琦对清与民国两代粤版医籍刻印进行了比较研究，熊俊等对上海中医药大学图书馆馆藏王九峰医案 7 种抄本进行了整理研究。孟永亮等以钤印为线索，考察了中国中医科学院馆藏刻本《圣散子方》递藏史，亦为版本考察的重要方法。

在考据学方面，李经纬撰文论证了《黄帝内经》《黄帝外经》成书于西周。贺娟认为，《素问》运气七篇成书于西汉末年。张星考证了清代《瞻山医案》的成书年代。段逸山指出，《味义根斋偶钞》由徐赓云编撰，王赓云收藏，一部抄本两"赓云"的缘由。段氏还以实例解释了中医古籍书名异同的问题。

在目录学方面，吴佳彧等研究分析了《中国医籍考》收录医籍的规律及其编撰思路。禄保平梳理了清以前郑州医学著作。焦阳考述学了浙江民国时期中医药期刊创办与存续的历程。

在古医籍临床应用方面，主要聚集在对古病名、证候、方药、治法及其制剂等的研究上。如黄慧萍等就《圣济总录·诸痹门》的载述,对痹病的病因病机、辨证论治及其治疗用药特色等作了剖析,认为其源于《黄帝内经》,承继汉唐医学而别出心裁;耿树军等分析了《卫生家宝方》对消渴病的相关论述及其学术价值;韩智宇等系统整理了《证治准绳》的各种厥证,指出其核心病机为阴阳气不相顺接,当从阴阳而辨、分阴阳而治,书中还补充了痘疮所致之厥,并取外治法以急者标本、针灸以用于救治之中;李成等考证了《救急选方》"搅肠沙"与"干霍乱"的异同。又如王盛隆等分析研究了《东医宝鉴》咳嗽用药规律,陈勇慧等探讨了《不居集》脾胃阴虚用药规律,苏当妮等探析了《闻人氏痘疹论》诊治痘疹的特色,陈一凡介绍了《慈禧光绪医方选议》运用膏方调治脾胃病的特色,肖静研究了《理瀹骈文》外治法及治疗肛肠病的特色。再如谢乐等分析了中风后痉挛性瘫痪历代文献用药规律,刘晓渊研究分析了益气活血法治疗后循环缺血性眩晕的相关文献。刘利娟等认为,《五十二病方》是我国现存记载最早使用液体辅料制剂的医学文献。该书所用液体辅料有酒、醋、尿、蜜、溲汲、淘米水等,均见于后世医学典籍,主治疾病大部分可以用目前中医药理论进行合理解释,由此可以看出中医药学在发展过程中的连贯性。部分辅料的疾病主治稀见于后世文献,可能是其与中医学的理论及临床实践不符而未被记载,也有可能是因为各种原因导致传承的中断。刘艳等对麻黄汤的处方进行了考证及历史沿革分析,闫敏敏对医用"苦酒"进行了文献源流考辨。

孟玺等分析了《圣济总录·食治门》所涉的病证及编次特点,郑娟娟等对《医学研悦》中"小儿推拿"内容进行了考证,王萌等述评了《望诊遵经》的舌诊内容及价值,杨渤等分析了《外经微言》命门学说理论及其临床应用,程志源对《临症验舌法》的主要内容、学术思想和特色进行点评,李佳琪等研究了《卫生至宝图说》优生优育思想。

在《名医类案》的专题研究方面,余萍等研究了《名医类案》情志致病的治疗规律,曾思玲探讨了《名医类案》《续名医类案》湿热证辨治规律,周云逸总结了《续名医类案》疫病医案分类,梅丽冰基于中医传承辅助平台挖掘《名医类案》《续名医类案》疫病组方用药规律,陈杭从《续名医类案》寒热真假案对中医误诊进行了思考。

学者借助中医传承辅助平台软件做了大量中医古籍临床文献研究。如徐强等研究《外科医镜》疮疡消肿溃脓内治验方用药规律,刘寰宇发掘研究古代医籍胃癌医案用药规律,牛国平等分析《古今医统大全》治疗咳嗽用药规律。基于《中华医典》这一中医古籍资料工具,闫新宇分析明清时期治疗鼻渊医案之用药规律,韩凤娟等归纳明清时期带下病用药规律,陈宏研究类抽动障碍疾病。此外,还有学者结合新的研究方法或新集成的数据库,对古医籍文献进行分析研究。如李国祥等基于复杂网络分析法分析清代胸痹症状及方剂特征;陈丽平基于隐结构结合Logistic回归分析探讨 9 323 例古籍咳嗽医案证候分布;蔡晓蕾等基于多元相关分析《辨证录·火热症门》辨证特点;康砚澜等基于国医典藏古籍数据库平台,对古代中医肿瘤病名进行文献自动化框架获取及可视化分析。

本草文献的研究沿续以往的研究方向,主要是本草专著的成书过程、版本流传、学术价值、引文著录,或本草的历代药物基原、炮制理论与技术的演变等方面。管成学考证《嘉祐补注本草》是苏颂所撰,范延妮考证《救荒本草》的历史成就及海外传播,刘晓等整理分析《滇南本草》葫芦科食物药用价值。此外,还有学者对于单个药物进行本草文献考证研究。

《神农本草经》的学术价值历来为学者所重视,李鉴森等梳理了书中有关于药物药效的记载,李文静等专题研究其"控疫"药物,刘鸥鹏等分析止痒药物,段雷等探析"轻身药"的特色,张芯等分析书中"散结药"的药性特点及效用,王悦研究其治"血"的特色,练志润等考证"邪气"与精神疾病的相关性。

《本草图经》是一部承先启后的本草学之作,赵中振再次评介其学术价值,万芳等考析该书所引录亡佚方书,周云逸考证《本草图经》引孙思邈所述的文献,刘东等将《本草图经》与藏医曼唐所绘动物药图进行了对比研究,彭华胜等研究《本草图经》中的外来药物,姜大成等辨析哈士蟆与《本草图经》山蛤的渊源,郑晓雯考证《本草图经》涉及的江苏省区域州军府地名药图。

在中医翻译研究方面,翻译理论与原则、翻译策略与方法、翻译文本的细节处理及民族医学的翻译等为主要焦点。如李宇轩等基于翻译理论探讨中医翻译中"文化缺省"现象的补偿机制,李永安强调"深度翻译"也有"度"。潘霖等基于文献计量和战略坐标分析《黄帝内经》翻译研究的现状、问题和对策(2000—2019 年),申艳星在文化图式视阈下研究中医文化缺省翻译策略,李成华研究了文树德《黄帝内经》英译本的中国文化阐释策略,程爱丽从清肺排毒汤说明书的英译探讨了中医药品说明书的翻译策略,曲倩倩提出《黄帝内经》英译的哲学阐释学视角,曹雨薇等比较研究了《黄帝内经》两种译本,张存玉等研究李照国《伤寒论》英译本的翻译方法与问题,周澄雷等对比分析了中西方两本代表性中医词典的翻译策略。李娜等讨论在翻译原型观视角下《黄帝内经》目录的英译,段英帅分析西医术语汉译及其对中医术语翻译的启示,王娜等探讨《医学三字经》的翻译技巧,曲倩倩讨论中医典籍书名翻译的"三维"转换,胡双全研究李涛安的中药资源翻译方法。

此外,还有学者研究了民族医学的翻译,如娜仁朝克图等研究了藏文医学文献的蒙古文翻译,罗辉探讨了"藏医"的英文翻译是 Tibetan medicine 还是 Sowa-Rigpa。

(撰稿:范磊 审阅:张如青)

【涉医出土文献研究】

范常喜指出,马王堆医简《十问》中的"广而(尔)三咎"中的"咎"可读作"奥",引申为人体的内部空间。杨明明等认为,简帛医书中"腃""胎""郄""却"等诸形皆当为"却"之异体,其部位为膝后弯曲处。张雷根据老官山出土的经穴木人的铭文,指出

传世文献中的"渊腋"穴是"腋渊"之误倒。蒋艳、赵丹、翟昕、罗宝珍等撰文对张家山汉简《引书》、老官山医简《诸病》中的字词进行考释和辨析。

李永明指出,上臂遗留正中动脉是常见的解剖变异,正好能够解释从简帛十一脉到《内经》十二经脉的转变,并提出"阴脉为动脉,阳脉似神经"假说,用以解释在针刺和穴位出现之前的秦汉时期经脉理论。

张其成通过对比出土文物文献和《内经》的描述,认为经络系统从"十一脉"到"十二脉"、从独立循行到成为"如环无端"圆运动通道,是受到"天六地五"的象数符号模型、阴阳往复变化规律的影响。张氏等还指出,简帛医书中的养生方法,以治气抟精为核心,以接阴食气为主要手段,以服用动植物食材为辅助,加上导引和睡眠,这些方法都是以天人合一、取象比类的哲学思想为底色。洪晓帆等认为,"心主手厥阴心包络之脉"一词出自《灵枢·经脉》,但在早期简帛《足臂十一脉灸经》《阴阳十一脉灸经》中,并未出现此条经脉。老官山出土的"十二脉"称此循行轨迹为"心主之脉",此脉原为治心系疾病之脉,后为了实现 3 条手阴经配上焦两个脏器,古人沿袭老官山"十二脉"心主系心、手少阴入心的记载,提出了心主脉"包络心系"与"心不受邪""邪在心之包络"的理论,故心配少阴,而穴取心主之脉理所当然。在这个过程中,"心包"脏随之诞生,成为上焦第三脏,心主之脉亦易名为"手厥阴经"。

王微等对《五十二病方》《养生方》《杂疗方》等15 种简帛医方进行分析,发现植物药占比较大,并指出不同简帛医方之间,与传世医籍都存在着方药渊源和用药理念的传承,体现了地区间方药交流频繁。姚海燕、丁媛、宋宇轩等结合传世文献,分别对老官山医简《六十病方》中的"治风痹汗出方"、周家台秦简"去黑子方"、武威医简 46-47 的"治伏梁裹脓在胃肠之外方"、胡家草场简"肥牛方"等进行分析。

贾海燕认为,楚卜筮祭祷简中一般所谓"心疾"当为"胸内疾",即胸内痛,主要指心、肺等胸腔内脏器和肝、胆、胃等上腹部脏器病变引起的胸痛;楚简

中"腹疾"当指中下腹部疾病,主要为肠疾。"腹心疾"或"心腹疾"则为大范围的胸腹部疾病。刘伟认为,睡虎地秦简《日书》中的涉医材料将疾病分为身体和心理两类,疾病的记载建立在术数原理上,目的是借助巫术摆脱鬼神作祟、尽量规避那些神秘的致病力量。

马鸣峥等将敦煌吐鲁番出土的两种《本草经集注》残卷与其他医籍相关内容,如"虫树无辨""兼注(诐)世用""可贻诸知方"等进行比对校勘。葛政等考察了敦煌吐鲁番出土医药文献中著录出处的10首亡佚隋唐医方。

任怡君等梳理了《敦煌石室古本草》的成书过程,指出《敦煌石室古本草》为范凤源据中尾万三《食疗本草之考察》的《校合食疗本草遗文》,删除中尾万三校核增注等日文后,冠以《敦煌石室古本草》书名,由上海大东书局出版。《校合食疗本草遗文》则是中尾万三辑录《证类本草》《医心方》等古籍所载《食疗本草》之佚文,而后与敦煌残卷《食疗本草》合参而成。《敦煌石室古本草》遂为近代中国最早出版的《食疗本草》辑本。

黄加南综合敦煌医籍残卷及日藏汉文医籍,对《赤乌神针经》进行解题,认为该书在内容上,以探究日月运转与气血周流之间的关系为主旨,除可作为经脉流注思想在汉晋时期已有发萌的佐证外,也可能是中印医学交流的一则见证。蒋勤俭考证了敦煌句本《搜神记》孝子故事出现的鲤鱼、堇菜、瓜等三种食药,探讨其折射出的民俗文化。孙雪等从养生理论、食疗养生及形象医学中修身养生三方面分析了敦煌医学的养生论。

陈陁等认为,黑水城出土涉医文献所载的疾病具有藏医学特色;陈氏等还指出,黑水城文献《神仙方论》"赤石脂丸"方中的"酢"字,应是"饮"字误写。鄢梁裕等考证了俄藏黑水城西夏文法律文书《天盛改旧新定律令·物离库门》中载录的两种药物,及俄藏汉文佚名写本方书TK187中的"山丹花蕊子",应分别对应大腹子、甘松及山丹花蕊子三种药名。

(撰稿:丁媛　审阅:张如青)

【中医文献研究的新领域新方法】

近年来,中医药古籍保护、研究与利用越来越受到重视,中医药古籍保护与利用能力建设项目的完成,《中华医藏》编纂项目和中医药古籍文献传承专项的实施,中医药古籍文献学科日渐完善,人才队伍逐步壮大,国内现有一批中医古籍文献研究机构,中医药古籍文献研究日益成为中医学术振兴发展的重要源泉。在中医古籍版本、训诂、注释、经典医籍等传统研究的基础上,中医药古籍保护与利用越来越受到重视,国内学者进行了相关研究。

中医药古籍的原生性和再生性保护越来越受重视。2018年起,国家实施《中华医藏》工程,对于保护利用中医古籍具有重要意义。国内学者参与项目实施,对中医药古籍保护的研究日渐丰富。

高红艳等对国内中医药高校图书馆特色馆藏建设与共享进行调查研究发现,特色资源建设从地域特色,流派特色,学科专科特色,校友、校史、名人捐赠特色,机构知识库,民族特色和其他人文特色等方面构建主要存在"特色资源数据库""自建数据库"等页面访问不突出,"自建数据库"与采购专业特色资源区分度不明显,特色资源数量和质量上参差不齐,高校图书馆机构知识库起步较晚,访问权受限等问题,并提出增加特色栏目、突出选题特色、构建知识库联盟等建议。

佟琳等对《中国中医古籍总目》著录的所有眼科书目信息,从文献的成书时间、版本年代、版本类型、存世古籍版本数、收录于丛书情况、现代影印与整理出版情况等方面进行统计与分析。结果:在259种中医眼科文献中,成书于1911年(含1911年)前的古代文献159种,成书于民国时期文献100种;版本年为明代8种、清代82种、民国104种、年代不详65种;版本类型主要为抄本、刻本、铅印本、石印本等;眼科孤本文献共计162种,占全部总量的62.6%;有42种眼科文献被影印或整理校点出版,占全部总量的16.2%。认为中医眼科专著体现了不同历史时期中医眼科的理论与诊疗技术水平发展情况，现存古代眼科文献及其中蕴含的中医眼科理论与知识精华，亟待抢救整理与发掘利用。

中医整理研究的新思考。黄龙祥通过《黄帝针灸甲乙经(新校本)》等书中的25个典型实例，剖析当前中医古籍校勘中存在的问题，并从古籍校勘的目标定位、版本考察、校勘方法的应用等方面探寻失误的根源，特别是基于古籍基本构成考察的思路，对现代校勘学的“衍文”“脱文”概念进行反思和重定义，提出中医古籍整理的重大项目应当出理论定方向，出标准立规矩。通过解决关键或常见问题，形成更合理更有效的中医古籍整理规范及评价标准，真正发挥出重大项目对本行业的示范和引领作用，让中医古籍整理的总体水平能有实质性的提升，同时也对校勘学的理论和方法构建做出中医人应有的贡献。要实现上述目标，在运行模式上须借鉴点校本二十四史的成功经验。

利用现代信息技术，如文献计量学、数据挖掘方法对中医药古籍文献研究是近年来学者常用的方法，也是客观反映研究趋势、学术思想等的方法。李慧涵等认为，基于期刊的计量分析是当代医学史的前沿研究，运用文献计量方法对JCR收录的7种国际医学史期刊近十年刊载论文进行分析，发现医学史文献中书评数量占比较大，其次为论文，美国、英国学者论文数量领先于其他国家，研究热点主要为女性史与性、公共卫生与流行病学史、种族与殖民史、精神病学史与神经病学史等。由于书籍、书评、传记等未纳入数据分析，其结果具有一定的局限性。

欧嘉胤、何加乐等分别运用文献计量学方法对小建中汤的临床应用、《肘后备急方》现代研究等方面进行了分析。尚成英、张誉腾、陈曦等分别运用数据挖掘的方法对武威汉代医简研究现状、宋及后世方剂煎煮水量非标准单位量值估算、《普济方》中治疗头痛方剂的用药规律等问题进行了研究。

另外，一些新的研究领域与方法较有新意，如郭幼为通过分析出土医药文献所见植物药挖掘秦汉药学中的文化因子，周艳红等阐述了中医古籍在近代汉字研究中的价值，张稚鲲等通过研究医籍序跋探析古代医者文献研读模式，沈博艺等对近代上海中医药期刊本草考证文献进行了研究，庄文元等在气象学视域下对南宋《局方》续添方剂进行了考述。

(撰稿：张丰聪　审阅：张如青)

[附]　参考文献

C

蔡晓蕾，颜艺芳，游建勇，等.基于多元相关分析的《辨证录・火热症门》辨证特点研究[J].江西中医药，2021，52(1)：17

曹雨薇，温馨儿，王茜亚，等.《黄帝内经》两种译本的研究与比较[J].医学与哲学，2021，42(14)：77

陈杭，林雪娟.从《续名医类案》寒热真假案思考中医误诊[J].福建中医药，2021，52(2)：25

陈陗，丁大伟，沈澍农.黑水城出土医方《神仙方论》之“飵”考[J].中医文献杂志，2021，39(4)：1

陈陗，沈澍农.黑水城出土涉医文献初探[J].西部中医药，2021，34(6)：48

陈曦，王喜臣.基于数据挖掘技术对《普济方》中治疗头痛方剂的用药规律分析[J].长春中医药大学学报，2021，37(1)：24

陈丽平，李建生，杨淑慧，等.基于隐结构结合 Logistic 回归分析探讨9 323例古籍咳嗽医案证候分布[J].中国实验方剂学杂志，2021，27(14)：175

陈一凡，温雅璐，蒋萍，等.《慈禧光绪医方选议》运用膏方调治脾胃病特色探析[J].天津中医药大学学报，2021，40(4)：454

陈勇慧，郑绍勇，严景妍.《不居集》脾胃阴虚用药数据挖掘[J].中医临床研究，2021，13(17)：25

程颜，陈嵩，杨婷.《黄帝内经》“红”系颜色词训诂与英译策略研究[J].亚太传统医药，2021，17(7)：167

程爱丽.从清肺排毒汤的说明书英译谈中医药品说明书的翻译策略[J].时珍国医国药,2021,32(6):1534

程志源.《临症验舌法》述评[J].中医文献杂志,2021,39(3):80

D

丁省伟,范铜钢.《延年九转法》的成书及版本考述[J].中医药文化,2021,16(2):178

丁媛,张雪丹.秦代的去黑子方[J].中医文献杂志,2021,39(4):16

段雷,于璐,胡文彬.《神农本草经》"轻身"药特色探析[J].浙江中医药大学学报,2021,45(7):797

段逸山.书名异同[J].上海中医药杂志,2021,55(2):75

段逸山.一部抄本两"赓云"[J].上海中医药杂志,2021,55(1):5

段英帅,段逸山.西医术语汉译及其对中医术语翻译的启示[J].中医药文化,2021,16(3):241

F

范常喜.马王堆医简《十问》"三咎"与上博楚简《子羔》"玄咎"合证[A].见:简帛(第二十二辑)[C].上海:上海古籍出版社,2021:194

范延妮.《救荒本草》的历史成就及海外传播考略[J].西部中医药,2021,34(4):67

G

高红艳,刘笑迎,蒋小贝.国内中医药高校图书馆特色馆藏建设与共享调查研究[J].中医文献杂志,2021,39(3):91

葛政,万芳.敦煌吐鲁番出土医药文献中著录出处的亡佚隋唐医方考[J].中国中医基础医学杂志,2021,27(4):595

管成学.《嘉祐补注本草》是苏颂所撰考述[J].长春中医药大学学报,2021,37(4):729

郭幼为.由出土医药文献所见植物药蠡测秦汉药学中的文化因子[J].中医药文化,2021,16(4):345

H

韩凤娟,胡斯雅,胡佳裕,等.基于数据挖掘的明清时期带下病用药规律研究[J].中国中医药信息杂志,2021,28(5):32

何加乐,何佩君,宋德鑫,等.《肘后备急方》现代研究文献计量分析[J].中国中医药图书情报杂志,2021,45(4):14

贺娟.《素问》运气七篇成书时代辨疑[J].中华中医药杂志,2021,36(8):4456

洪晓帆,陈思婷,李红霞."心主手厥阴心包络之脉"早期演化考[J].中国针灸,2021,41(3):349

胡冠书.中医古籍"几几"音义考[J].中医文献杂志,2021,39(4):14

黄红艳,江凌圳.《万寿丹书》版本考证[J].中医文献杂志,2021,39(1):12

黄加南.《赤乌神针经》发覆:敦煌经脉流注文献的新例证[J].中医药文化,2021,16(2):187

黄龙祥.明刊45卷本《医学纲目》的版本及文献价值[J].中华医史杂志,2021,51(3):137

黄龙祥.中医古籍校勘的新思考与新探索(续)[J].中医文献杂志,2021,39(2):4

黄龙祥.中医古籍校勘的新思考与新探索(续完)[J].中医文献杂志,2021,39(3):15

黄龙祥.中医古籍校勘的新思考与新探索[J].中医文献杂志,2021,39(1):1

J

贾登红.近代中国传染病书籍的出版与传播[J].医学与哲学,2021,42(9):71

贾海燕.楚卜筮祭祷简的"心疾""腹疾""腹心疾"[J].江汉考古,2021,(2):119

姜大成,高雅,肖井雷,等.本草辨误——哈士蟆与《本草图经》山蛤渊源考证[J].中药材,2021,44(6):1518

蒋艳,张显成.张家山汉简《引书》札记[A].见:简帛(第二十二辑)[C].上海:上海古籍出版社,2021:153

蒋勤俭.敦煌句本《搜神记》孝子故事所涉药物考[J].中医药文化,2021,16(4):369

焦阳.浙江民国时期中医药期刊出版述略[J].中医药管理杂志,2021,29(8):8

荆达,李华荣.《易筋经》成书及版本考略[J].中医学报,2021,36(2):450

K

康砚澜,肖睿珩,张时,等.古代中医肿瘤病名文献自动

化框架获取及可视化分析[J].中国实验方剂学杂志,2021,27(10):152

L

李成,崔为,胡树毅.《救急选方》中搅肠沙与干霍乱异同考[J].长春中医药大学学报,2021,37(5):972

李明,荣远航,步瑞兰.《本草集要》版本考略及学术特色探讨[J].中医药导报,2021,27(9):222

李娜,周恩.翻译原型观视角下《黄帝内经》目录的英译[J].中医药管理杂志,2021,29(11):23

李成华,孔冉冉,孙慧明.文树德《黄帝内经》英译本的中国文化阐释策略研究[J].中医药导报,2021,27(6):227

李国祥,胡镜清,潘秋霞,等.基于数据挖掘分析清代胸痹症状及方剂特征[J].世界科学技术(中医药现代化),2021,23(6):1895

李慧涵,张大庆.当代医学史的前沿研究——基于期刊的计量分析[J].医学与哲学,2021,42(6):75

李鉴森,曾瑞峰,任阳,等.《神农本草经》药效记载探析[J].中国中医急症,2021,30(3):527

李经纬.《黄帝内经》《黄帝外经》成书于西周问题[J].中华医史杂志,2021,51(1):43

李涛安,胡双全.中药资源翻译研究[J].中国中医药现代远程教育,2021,19(15):45

李文静,毛秋月,张冰,等.《神农本草经》"控疫"药物研究[J].中华中医药杂志,2021,36(6):3282

李永安."深度翻译"也有"度"[J].中国中西医结合杂志,2021,41(2):238

李永明.汉代十一脉到十二经脉转变的解剖依据[J].中国针灸,2021,41(10):1153

李宇轩,谢粤湘.基于丰厚翻译理论探讨中医翻译中"文化缺省"现象的补偿机制[J].中医药导报,2021,27(4):225

李翚华."疫""疠"词源词义探求与古代传染病再认识[J].中华中医药杂志,2021,36(8):4486

练志润,杨保林.《神农本草经》邪气与精神疾病相关性的考证[J].环球中医药,2021,14(2):302

林琦.清与民国两代粤版医籍刻印的比较研究[J].中医文献杂志,2021,39(1):31

刘东,成莉,甄艳.《本草图经》与藏医曼唐所绘动物药图对比[J].中华医史杂志,2021,51(4):213

刘伟.《日书》所见疾病问题探赜——以睡虎地秦简《日书》为例[J].古代文明,2021,15(3):67

刘晓,秦竹.《滇南本草》葫芦科食物药用价值的整理分析[J].中国民族民间医药,2021,30(17):61

刘艳,张国媛,陈莎,等.经典名方麻黄汤的处方考证及历史沿革分析[J].中国实验方剂学杂志,2021,27(1):7

刘寰宇,祁烁,杨涛,等.古代医籍胃癌医案用药规律的发掘研究[J].世界中医药,2021,16(15):2338

刘鹂鹏,范玉,耿立东.《神农本草经》止痒药物浅析[J].中医临床研究,2021,13(1):15

刘利娟,周德生,胡华,等.《五十二病方》液体辅料研究[J].环球中医药,2021,14(8):1411

刘晓渊,梁志敏,周欣欣,等.益气活血法治疗后循环缺血性眩晕的文献研究[J].辽宁中医杂志,2021,48(9):57

罗宝珍.老官山医简《诸病》病名考释四则[J].山东中医药大学学报,2021,45(1):133

M

马鸣峥,杨东方.《本草经集注》两残卷文字勘误[J].中医文献杂志,2021,(2):9

马鸣峥,杨东方.民国时期的汉方医籍出版[J].长春中医药大学学报,2021,37(1):17

梅丽冰,余恒旺.基于中医传承辅助平台挖掘《名医类案》《续名医类案》疫病组方用药规律[J].中医药导报,2021,27(7):186

梅耀文,田永衍.《圣济经》成书与流传概况[J].中国民族民间医药,2021,30(2):1

孟永亮,靳日高,张明锐.中国中医科学院馆藏刻本《圣散子方》递藏史考——以钤印为考察中心[J].中医药文化,2021,16(5):475

N

娜仁朝克图,阿伦.藏文医学文献的蒙古文翻译研究概况[J].中华医史杂志,2021,51(3):183

牛国平,张山,苏惠萍.《古今医统大全》治疗咳嗽用药规律分析[J].中医临床研究,2021,13(14):14

O

欧嘉胤,李颖,张悦,等.运用文献计量学探讨小建中汤的临床应用情况和用药规律[J].世界科学技术(中医药现

代化),2021,23(3):731

P

潘霖,宁全,杨渝.国内《黄帝内经》翻译研究的现状、问题和对策(2000—2019年)——基于文献计量和战略坐标分析[J].中医药管理杂志,2021,29(3):7

彭华胜,黄璐琦.《本草图经》中的外来药物[J].中华医史杂志,2021,51(1):15

Q

钱超尘.《脉经》版本考[J].中医学报,2021,36(1):1

曲倩倩,王治梅,马伦.中医典籍书名翻译的"三维"转换[J].西部中医药,2021,34(6):158

曲倩倩.《黄帝内经》英译的哲学阐释学视角[J].医学与哲学,2021,42(1):77

R

任怡君,张如青.《敦煌石室古本草》成书考辨[J].中医文献杂志,2021,39(4):5

S

尚成英,何霞霞.基于文本挖掘分析武威汉代医简研究现状[J].西部中医药,2021,34(1):24

申艳星,王治梅,侯茜,等.文化图式视阈下的中医文化缺省翻译策略研究[J].中国中医基础医学杂志,2021,27(2):302

宋宇轩,张雷.简析胡家草场汉简"肥牛方"[J].中兽医药杂志,2021,40(3):89

宋宇轩,张益辉,朱悦,等.《武威汉代医简》"治伏梁裹脓在胃肠之外方"探析[J].甘肃中医药大学学报,2021,38(3):22

苏当妮,史正刚,王宝宝,等.《闻人氏痘疹论》诊治痘疹特色探析[J].中医儿科杂志,2021,17(5):26

孙迪,鞠宝兆.《黄帝内经》"脉"相关双音节新词考析[J].中国中医基础医学杂志,2021,27(2):192

孙迪,朱鹏举,陈磊,等.术语学视角下探讨《黄帝内经》下肢相关术语[J].中华中医药杂志,2021,36(6):3302

孙雪,梁建庆,李金田,等.敦煌医学之养生论[J].中国民族民间医药,2021,30(5):1

T

佟琳,刘兵,邓景鹏,等.现存中医眼科古籍书目信息的计量分析与思考[J].中国中医眼科杂志,2021,31(6):449

W

万芳,葛政.《本草图经》引录亡佚方书考析[J].中华医史杂志,2021,51(1):24

王萌,李岩琪,戴永娜,等.《望诊遵经》之舌诊述评[J].亚太传统医药,2021,17(9):166

王娜,闻永毅.《医学三字经》翻译浅谈[J].西部中医药,2021,34(5):156

王微,郭幼为.本草考古:出土医药文书的历史文化考察——以植物药为中心[J].农业考古,2021,(4):256

王悦,苏鑫,刘丹.《神农本草经》治"血"特色拾萃[J].长春中医药大学学报,2021,37(2):266

王家葵,杨静,任玉兰,等.姜国伊《神农本经》辑本考论[J].中药与临床,2021,12(3):90

王盛隆,白丽,陈慧婷,等.基于数据挖掘的《东医宝鉴》咳嗽用药规律探析[J].中国中医药科技,2021,28(2):337

王育林,温佳雨,付鹏.《中国中医古籍总目》著录国家图书馆所藏医籍补正[J].中医学报,2021,36(3):661

吴佳彧,肖永芝.《中国医籍考》收录医籍浅析[J].中华医史杂志,2021,51(1):50

X

肖静,王荣.《理瀹骈文》外治法及治疗肛肠病的特色探析[J].中医外治杂志,2021,30(1):96

谢乐,伍大华,曹思佳,等.中风后痉挛性瘫痪历代文献用药规律分析[J].中医药导报,2021,27(1):163

熊俊,于业礼,段逸山.上海中医药大学图书馆馆藏抄本王九峰医案整理研究[J].中医药文化,2021,16(5):468

徐强,孙瀚驰,刘振雷,等.基于中医传承辅助系统分析《外科消镜》疮疡消肿溃脓内治验方用药规律[J].时珍国医国药,2021,32(1):223

Y

鄢梁裕,惠宏.黑水城文献所载"大腹子"等药物考释[A].西夏研究,2021,(1):3

闫敏敏,李天昊,杨舒佳,等.医用"苦酒"文献源流考辨

[J].中华中医药杂志,2021,36(7):3900

杨渤,谭宏韬,林明欣.《外经微言》命门学说的理论浅析及临床应用[J].新中医,2021,53(14):35

杨明明,宁静.简帛医书"却"字考释与相关医籍校读[J].中医学报,2021,36(3):665

杨明明.《黄帝内经》异文的研究现状及展望[J].中医药导报,2021,27(6):134

姚海燕.成都老官山汉墓医简《六十病方》第一方疏解[J].中医药文化,2021,16(3):274

余萍,王彤.基于脾"中央土以灌四傍"理论研究《名医类案》情志致病的治疗规律[J].世界中医药,2021,16(16):2450

Z

曾思玲,戴铭.《名医类案》《续名医类案》湿热证辨治规律探讨[J].湖南中医药大学学报,2021,41(6):875

翟昕.张家山汉墓竹简《引书》零拾[J].中华文化论坛,2021,(3):121

张雷.老官山汉墓文物所见腧穴问题初步研究[J].中医文献杂志,2021,39(1):4

张芯,毛竹君.《神农本草经》散结药物药性特点及效用分析[J].中华中医药杂志,2021,36(5):2890

张星.《瞻山医案》成书年考[J].中华医史杂志,2021,51(4):217

张存玉,陈锋,赵霞,等.李照国《伤寒论》英译本的翻译方法与问题研究[J].环球中医药,2021,14(1):154

张其成,梁健康.简帛医学养生方法中的哲学思想探析[J].南京中医药大学学报(社会科学版),2021,22(1):1

张其成.从简帛医书经络描述探讨早起医家身体观

[J].中国针灸,2021,41(2):225

张誉腾,刘剑,张洪春,等.基于古籍文献挖掘的宋及后世方剂煎煮水量非标准单位量值估算[J].中医杂志,2021,62(4):346

张稚鲲,李文林,伍晓光.基于医籍序跋的古代医者文献研读模式初探[J].南京中医药大学学报(社会科学版),2021,22(1):21

赵丹,段逸山.张家山汉简《引书》"阴"字探析[J].中医药文化,2021,16(1):77

赵丹,段逸山.张家山汉简《引书》病名释义辨析九则[J].中国中医基础医学杂志,2021,27(4):592

赵中振.《本草图经》承先启后之作[J].中华医史杂志,2021,51(1):3

郑娟娟,赵毅.《医学研悦·小儿推拿》考略[J].中医文献杂志,2021,39(1):15

郑晓雯,尹旻臻,储姗姗,等.《本草图经》中涉及今江苏省区域的州军府地名药图考[J].中国实验方剂学杂志,2021,27(22):155

周峨.王冰《黄帝内经素问注·序》"葳谋"意旨探析[J].中医文献杂志,2021,39(2):1

周艳红,马乾.论中医古籍在近代汉字研究中的价值[J].陕西中医药大学学报,2021,44(2):40

周云逸.《本草图经》引孙思邈文献考[J].中华医史杂志,2021,51(1):28

周云逸.名医类案《续名医类案》疫病医案分类探析[J].中医文献杂志,2021,39(3):25

庄文元,杨东方,陈萌.气象学视域下的南宋《局方》续添方剂考述[J].浙江中医药大学学报,2021,45(8):824

（二）医家学派

【概述】

2021年,国内学者在医家学派研究领域发表学术论文,主要涉及仲景学说、温病学说、历代医家学术思想、地域性学术流派研究等方面。其中,在新冠疫情持续传播的情况下,国内学者对于温病医家及学说进行了大量研究和发挥,以期为新冠疫情防治提供参考。

不少学者认为,吴又可《温疫论》对新冠肺炎诊治有指导意义。丁辛等应用《温疫论》"膜原""九传"理论指导重症新冠肺炎论治,其中对白腻苔的解读可用于剖析新冠病毒的病性,"邪伏膜原说"可明确新冠肺炎的病位,"疫有九传说"可明晰新冠肺炎的病理转归,"主客交"理论可指导重症新冠肺炎论治,灵活运用达原饮可指导截断新冠肺炎向重症转化,可将中医药运用于对新冠肺炎整个的治疗干预的过程中。张淑文等从《温疫论》"疠气"学说探讨了对新冠肺炎的中医认识,认为《温疫论》中所载"疠气"学说与此次疫情相似,其"疠气"学说的观点对目前的新冠肺炎仍具有重要的临床指导意义。

李昊原等对古代治疗寒湿疫方剂的用药规律进行数据挖掘分析发现,古代医家治疗寒湿疫用药多用性温、性平之品,药味多用辛、苦、甘味,药物归经多归于脾、肺、胃经,治疗寒湿疫病以辛苦宣降、芳香辟秽、燥湿畅中、辛温发散为主立法,主张结合国家诊疗方案试行第四版、第五版将本次新型冠状病毒肺炎疫情定为"寒湿疫",可为新冠治疗提供一定参考。

此外,王禹增等探讨了从薛生白"主客浑受"思考新型冠状病毒肺炎重症的治疗,郭宗耀等分析了

王孟英预防思想对防治新型冠状病毒肺炎的启示,何星灵等基于"逆传心包"理论探讨了新型冠状病毒所致心血管损害的证治。

数据挖掘方法仍然是研究医家流派学术思想、用药特色等的重要手段。张伟健、宋晓晓、田雨青、孟凯华等分别对《内外伤辨惑论》《千金翼方·中风》《妇人大全良方》《养老奉亲书》等古代医家著作或治疗某一病症学术思想进行挖掘研究。

另外,地域性中医学术流派的研究仍然是热点,国内学者对海派中医、岭南医学、旴江医学、敦煌医学、川派中医、燕赵医学等进行了研究。其他如魏春宇、杨丽娜、程文文对越南汉籍《新刊南药神效十科应治》进行了研究,显示了中医学对其他国家的影响（详见专条）。

（撰稿:张丰聪　审阅:张如青）

【川籍医家及流派研究】

巴蜀一地,由于独特的地域环境和文化背景,涌现了许多川籍名医,亦形成不少独具特色的医学流派。除影响较大、关注较多的扶阳学派之外,文氏外科流派、何氏骨科流派等都颇有影响,近年建立了专家工作室,得到了很好的传承与研究。

宋玮等通过阐述四川文氏皮外科流派对黄褐斑的病机认识,阐述其治疗方法与用药特色,即重视滋补肝肾、健脾化湿、疏肝活血、调理冲任,临证善用菟丝子配泽泻、桔梗配淫羊藿、女贞子配墨旱莲、郁金配丹参、黄芪配制何首乌等药对,并举验案说明具体运用。

贺前松等对四川何氏骨科流派第五代传人、当代名医何天佐的学术思想和临床经验进行了探讨,

指出何氏在明确骨病分三类的基础上,提出"重视有形之血,更重视无形之气""治骨先治肉,骨与肉并重"等治疗原则,其瞬间复位、联合外固定和拇指为主推拿、指针点穴等技术手法具有中西结合的特色,同时配合多种剂型的特效药物使用,临床效果显著,丰富了中医骨科学的理论与证治。

师琳等在四川地理环境多湿的基础上,从"清热祛湿""散寒除湿""化痰除湿""健脾益气升阳除湿""滋阴除湿"五个方面整理了川派中医从"湿"论治妇科疾病的经验,总结其特点为善用经方、善用藤类和虫类药物,以及擅长内治与外治相结合。

尹小兰等介绍川派中医王渭川论治妇科癥瘕积聚的特点为:重视脏腑辨证,多从湿热瘀立论;提出六法纲要,临证重在清攻消;强调异病同治,首创银甲系列方;用药自成一家,别出心裁。

季雯雯等论述了巴渝肛肠流派对急性肛门坠胀的分类、诊断与治疗思路,包括将常见原发病分为感染性疾病、癥瘕类疾病、骨劳类疾病和虚劳类疾病四类,将其常见症状归纳为湿热下注、气滞血瘀、腰府不足、脾虚气陷四种证候,提出"风、林、火、山"四字论治原则,并分析了数例典型病案。

(撰稿:张苇航　审阅:张如青)

【谈允贤研究】

甄雪燕全面介绍了谈允贤生平。谈氏生于官宦之家,自幼聪颖,后受医术于祖父母,学有所成。嫁于杨氏后,始为人诊疗。石雨通过考证无锡地方文献,提出谈氏曾祖父、祖父皆为草根,但因曾祖父谈绍入赘"里中黄叔祯家",黄氏家族为无锡名医世家,由此祖父谈复得以承袭黄氏医术;祖母茹氏则出生于以医术精湛、摄生有道著称的望族。谈允贤的医术高明,正是因为她集中了黄氏、茹氏的医学经验与见识并加以创新。谈氏作为女子,不受当时礼教男女大防的限制,且对女子心理生理能够感同身受,故在妇科诊疗上有独特的优势,积累了大量的临床经验。后在家人帮助下,她将其临床经验整理为《女医杂谈》一书。此书初刊于明正德六年(1511),再版于明万历十三年(1585),共载医案31则,以妇科病为主,是我国医案类文献中少见的专科医案书之一。谈氏晚年家道中落,身遭不幸,但仍坚持悬壶济世,寿终九十有六。

王晓绚等将谈允贤的临证特色总结为:①详细探究发病原因。谈氏身为女子,在与女性病患交流时可不受封建礼教限制,在平等的基础上建立信任与对话,详细的探求发病原因。②多方联合。根据疾病的不同阶段,采用多方联用形式,统筹兼顾,辨证施治。此法既弥补了单方单用的不足,又避免了多方杂糅合用的混乱,使治疗主次分明,先后有序,疗效更佳。③师法东垣,注重脾胃。受李东垣思想影响,谈氏临证重视调理脾胃,也善用风药升阳之性治疗各类病证。④妙用灸法。内科法中土,灸以补虚益气血;外科重散邪,灸以温引温治疮疡。

罗思航等将谈允贤治疗不寐经验总结为:①长于脉诊,推崇丹溪。谈氏诊脉遵从王叔和《脉经》"肝心出左,脾肺出右,肾与命门,俱出尺部,魂魄谷神,皆见寸"之说,不仅诊及寸关尺三部的差别,还特别推崇丹溪脉法,通过左右手脉象所候脏腑的不同,判断患者病变部位和虚实。②辨证准确,重视脾胃。谈氏治病重视问病因,四诊合参,关注病人情志过极致使五脏六腑功能失调,气血化生不足,精神衰竭,重视在处方用药中兼顾脾胃之本,从本源上强健病人体质,预防疾病再生。③顺应天时,因时论治。谈氏者在治疗疾病过程中,顺应人体的正气随天时变化而消长的规律。

崔圣玮强调谈允贤对于不寐,特别重视分时辨治,主要体现在:①重视天人相应、因时而治。根据一天之中人体气机的转换而给予不同作用的方药,如晨借阳气生发之助,服用人参膏以固本培元、补养气血;日中阳气盛极而将转衰,方用八物汤加味以津血同调、寓消于补;日中之后阳消阴长、气机沉降,采用枣仁"助阴气"之功、远志化痰益智之效以交通心肾;三更时则予以清气化痰丸,先其时清化痰浊,使天气清净,得保一日之安。②辗转难眠,必宁心神。

王艺霖认为,谈氏顺应自然规律的分时间段用药,体现了女性医家用药仔细、情感细腻、关怀病人的特点。

汪剑指出,谈允贤摆脱了明清医家轻视灸法倾向。在《女医杂谈》31 则医案中,有 13 则的治疗以灸法为主;谈氏受李东垣脾胃学说影响,善用补中益气汤、和胃白术丸、调中汤、人参六君子汤、追积丸、保和丸等调治中焦脾胃;善于运用丹溪法、丹溪方治气、治血、治痰、治郁。如治疗滑胎医案中,她选用黄芩、白术、苏叶等安胎保胎,是对丹溪安胎心法的继承与发挥;不寐的治疗,常用琥珀镇心丸、八物汤等丹溪方,取得良好的疗效。

张易从等总结谈允贤脾胃病证治特点如下:①法于丹溪、东垣。谈氏宗于丹溪、东垣之说,以滋阴养血、健脾补气之法论治脾胃病。②灸药结合。对于一般性的脾胃病以及一些疑难病症,谈氏主张灸药结合,常常先灸上脘、中脘、下脘等穴温通开郁,再以药物调理气机、燥湿祛邪,最后再灸膏肓、脾俞等穴温复脾元。③治病求本。"治病求本"于此有两个含义,一是对于病情复杂,病程较长的脾胃病,谈氏重视探究发病原因;二是指不仅对于脾胃病,对于其他疾病,谈氏亦多从脾胃论治,善后时亦重视顾护脾胃。

(撰稿:李丛　审阅:张如青)

【越南古代中医药文献研究】

现存于越南的汉文古医籍是一批宝贵的资源,它们见证了中越两国医学交流的历史,揭示了中国传统医学越南化以后的医学形态,展示了"异域之眼"中的中国传统医药,蕴含着宝贵的汉文化遗产。

程文文认为对越南古代中医药文献进行整理,有利于古籍整理、字书辞书编撰研究,越南汉喃中医古籍可增补词语、词义,补缺词语用例,手写本的越南汉喃中医古籍记录和保存了汉字的实际用字状态,能反映汉字的发展演变轨迹,可为字典、辞书编纂提供历史上使用的俗字字例及书证;越南汉喃中

医古籍为陈寅恪所说的"异族之故书",将之与中国传统医籍互校,可以破译、更正中国古医籍长期存在的疑难问题及文本错误,对亡佚的古医籍进行辑复,充实、完善中国医学史的内容;整理研究越南汉喃中医古籍,亦有助于全面展现中越医学文化交流史的图景。程氏还指出,越南汉喃中医古籍绝大多数可与中国医籍对读,如通过越南《百症药诗家传》与中国《景岳全书》对读,可见《百症药诗家传》中药剂七福饮的组成与《景岳全书》之七福饮相同,然前者以诗歌的形式(七福饮兮气血方,地归参术炙甘良,五福再加酸枣远,名为七福补劳伤)呈现方剂组成及功效,朗朗上口,便于传诵和记忆。

杨丽娜等认为,越南传统医学根植于中国传统医学,是中国传统医学在域外的一种延伸,从秦朝开始汉字进入越南(称为儒字),直至 1918 年法国殖民时期宣布废止汉文,越南使用了两千多年的汉字,两千多年来在越南留下了大量用汉文书写的古籍,这些现存于越南的汉籍,为医学史研究提供了"新材料",开拓了医学史研究的新视野。

魏春宇等将越南《新刊南药神效十科应治》与中国《寿世保元》《本草纲目》等医籍对读,发现《新刊南药神效十科应治》对月经病的病因病机认识,深受《寿世保元》的影响;其所载方剂多源自《本草纲目》的民间验方。魏氏等还研究《新刊南药神效十科应治》与中国《内外伤辨惑论》的区别与联系,认为受宋元时代中越医学交流的影响,该书对内伤病的认识,深受到中国医学的影响,但是其治疗内伤病的方法,又具有显著的越南本土特色。魏氏等还挖掘越南医籍《新刊南药神效十科应治》中"五脏火炽、精耗水竭"论劳损,"降火壮水、补血健脾"治劳损的劳损证治思想,并于与我国《脾胃论》《格致余论》《本草纲目》进行比较研究,认为其通过"原方照录""原方活用"等"域外接受"形式,促进了中医药治疗"劳损"方法的域外传播和推广。

高雅等总结越南医家黎有卓"伤寒三法":先辨病因分内外,感受风寒暑湿燥火等六淫之邪多为外伤寒,宜用张仲景之法散外邪、调荣卫;饮食不当、起

居不调、七情所伤多致内伤寒,当用"接补"之法调补阴阳;再以形脉虚实辨治,形脉皆实,实者泻之,形脉已虚,虚者补之。并指出黎氏所倡之"接补"法贯穿伤寒治疗思想,黎氏久虚、大虚者急用不间断之补

法,正盛则邪退,其治疗思路对当前虚人伤寒,特别是有基础疾病的新冠肺炎患者救治,有指导意义。

(撰稿:杨丽娜　审阅:张如青)

［附］　参考文献

C

程文文.越南古代汉喃医学文献整理研究[J].中医药文化,2021,16(2):168

崔圣玮,韩辉.谈允贤论治不寐之临证特色[J].中医药临床杂志,2018,30(6):1017

D

丁辛,吕文亮,刘之义,等.应用《温疫论》膜原九传理论指导重症新冠肺炎论治[J].湖北中医药大学学报,2021,23(1):50

G

高雅,肖永芝.越南医家黎有卓治疗伤寒[J].中国中医基础医学杂志,2021,27(10):1557

郭宗耀,王振涛,曾垂义.王孟英预防思想对防治新型冠状病毒肺炎的启示[J].中国中医基础医学杂志,2021,27(8):1235

H

何星灵,林晓涵,连珍,等.基于"逆传心包"理论探讨新型冠状病毒所致心血管损害的证治[J].福建中医药,2021,52(4):36

贺前松,马云,赵育刚,等.何天佐传统中医药正骨疗法学术思想探微[J].四川中医,2021,39(11):1

J

季雯雯,徐月,张桢.巴渝肛肠流派诊治肛门坠胀急症的学术思想[J].中国中医急症,2021,30(1):93

L

李昊原,张林.基于数据挖掘探讨古代治疗寒湿疫方剂

用药规律[J].江苏中医药,2021,53(1):69

罗思航,汪剑.明代女医谈允贤治疗不寐临证经验浅析[J].中国民族民间医药,2016,25(16):61

M

孟凯华,齐涵,陈民.基于数据挖掘探讨《养老奉亲书》中食疗治疗老年疾病用药规律[J].河南中医,2021,41(4):537

S

师琳,朱鸿秋.川派中医妇科从湿论治妇科疾病经验探析[J].四川中医,2021,39(7):9

石雨.读《谈允贤〈女医杂言〉评按译释》[J].中华医史杂志,2017,47(4):255

宋玮,刘闪,曾兴琳,等.四川文氏皮外科流派论治黄褐斑特色[J].中华中医药杂志,2021,36(3):1475

宋晓晓,程立山.基于数据挖掘的《千金翼方·中风》用药规律分析[J].中西医结合心脑血管病杂志,2021,19(9):1573

T

田雨青,任宏丽,肖震炜,等.基于数据挖掘的《妇人大全良方》"调经门"用药规律及学术特色研究[J].中国中医基础医学杂志,2021,27(8):1220

W

汪剑,罗思航.《女医杂言》学术源流与临证特色[J].长春中医药大学学报,2020,36(3):415

王晓绚,何新芳.谈允贤《女医杂言》辨治特色探微[J].江苏中医药,2021,53(3):69

王艺霖,李慧丽.女医谈允贤及其临证经验探析[J].中

国中医药现代远程教育，2018，16(23)：66

　　王禹增，杨文霞，申鹏，等.从薛生白"主客浑受"思考新型冠状病毒肺炎重症的治疗[J].中国民族民间医药，2020，29(24)：5

　　魏春宇，阮明玉，杨丽娜.越南汉籍《新刊南药神效十科应治》辨治"内外伤"[J]，中医文献杂志，2021，39(3)：41

　　魏春宇，杨丽娜，阮明玉，等.越南《新刊南药神效十科应治》"妇科调经"探析[J].中医文献杂志，2021，39(2)：26

Y

　　杨丽娜，李几昊，朱邦贤.越南《新刊南药神效十科应治》"劳损"探析[J]，上海中医药大学学报，2021，35(2)：99

　　尹小兰，文怡，王妍，等.川派中医妇科名家王渭川治疗妇科癥瘕积聚诊疗经验[J].四川中医，2021，39(2)：11

Z

　　张淑文，曲永龙，秦思，等.从《温疫论》"疬气"学说探讨对新型冠状病毒肺炎的中医认识[J].北京中医药，2021，40(1)：43

　　张伟健，李勉力，陈新博，等.基于数据挖掘探析《内外伤辨惑论》的组方用药规律[J].广州中医药大学学报，2021，38(2)：420

　　张易从，刘绍能.明代女医谈允贤治疗脾胃病临证特色[J].吉林中医药，2021，41(1)：5

　　甄雪燕.女中卢扁——谈允贤[J].中国卫生人才，2021(8)：72

（三）医史文化

【概述】

医学史与中医药文化的研究，一直是近年学术研究的热点。基于CNKI数据库，以"医学史""医疗史"为主题词，2021年度分别检索出论文1 143篇、383篇；以"中医药文化""中医文化"为主题词，2021年度分别检索出论文905篇、307篇。剔除彼此间重复以及通知、书评、会议纪要等非学术性文章，全年相关论文的数量有1 000多篇；较之去年，数量、质量更上层楼。这一领域的论文主要刊发在《中华医史杂志》《中医药文化》《中医文献杂志》《南京中医药大学学报（社会科学版）》《中国医学伦理学》等杂志，也有不少发表在《中华中医药杂志》《中医杂志》《中国中西医结合杂志》《中国中医基础医学杂志》《时珍国医国药》《医学与哲学》等核心期刊。此外，医史文化的相关研究，也受到了《历史教学》《社会科学战线》《上海翻译》《广西民族大学学报（哲学社会科学版）》《人民论坛》等不同学科CSSCI期刊的关注。

习近平总书记指出："文化自信是一个国家、一个民族发展中更基本、更深沉、更持久的力量。"2019年底新冠全球流行以来，中医药抗击疫情取得重大成就，充分展现了中华文明的深厚底蕴，彰显了中华民族文化与科技的双重实力，极大增强了中国人民的文化自信。"人民英雄"国家荣誉称号获得者张伯礼院士，"中医抗疫的文化自信"一文，为中医药行业的文化自信树立了楷模。史晓琼等"战'疫'：中医药文化自觉自信自强——兼论中医药文化教育之深化"、陈文玲等"充分发挥我国中医药独特优势新形势下应加快构建中西医并重的医药卫生体制"、

王聪慧等"新形势下中西医结合医学的发展思考"、马光顺等"基于中医药防治疫病思想及其现代实践试论中医药文化自信"、鲁琴等"后疫情时代中医药文化自信的路径研究"、智广元等"论中医药文化自信"、冯玉等"中医药参与传染病疫情防控的法治完善研究"，分别从卫生体制、发展方向、法治完善、文献回顾等不同维度，探讨了后疫情时代中医药文化的自信问题。

中医药文化传播体系的构建，历来备受学界关注。既有宏观层面的理论探讨，也有具体化的现实分析。如崔为"新媒体环境下中医药文化传播体系的重构"、任孟山等"人类卫生健康共同体背景下的中医药文化国际传播"、官翠玲等"媒介接触对中医药跨文化传播的影响——基于中医药院校留学生中医药文化认同的实证分析"、邵华冬等"中国传统文化跨文化传播的关系构建转向——以中医药'一带一路'传播为例"、王鸿江等"对中医药国际化传播中的文化冲突与融合问题争论的思考"、袁会"东方美学视域下中医药文化的影像建构——以中医药文化纪录片为例"、叶晓等"中医药海外传播的文化变迁机制研究"、胡以仁等"基于SWOT分析的中医药跨文化传播能力提升路径探析"、彭卫华等"新冠疫情下海外华人中医接受度调查——以英国牛津地区为例"等。其中，也包括了新型创意平台"抖音"中医药内容的讨论，如张月月等"中医药抖音短视频传播的生成逻辑与现存问题反思"、赖星星"抖音平台中医药文化内容传播的问题及对策研究"。而中医药对外传播中，典籍的译介包括译本源流、专有名词的翻译等问题，不同专业学者均给予了关注，研究涉及多个方面，如訾晓红"中医药海外传播与译介研究：现状与前瞻（2009—2018）"、刘露"文化传播视角下的

中医典籍英译研究"、闵玲"《黄帝内经》英译主体及译介效度探究"、李孝英等"从中医典籍外译乱象看中国传统文化翻译的策略重建——以《黄帝内经》书名翻译为例"、谷峰"中医药文化传播视角下《伤寒论》中方剂名的英译"、刘娅等"《本草纲目》译本源流及对中医药文化传播的启迪"、赵石楠等"《红楼梦》法译本中医药文化翻译策略探析——以秦可卿医案为例"、刘鸿"以黄连药理作用英译为例探讨中医药国际传播困境与对策分析"等。

三十多年来医疗社会史的蓬勃发展,越来越多的新材料、新方法、新思路引入传统的医史文化研究中。讨论历史上的医患关系,如国峰宝等"《黄帝内经》医德文化的阐释及时代价值"、姜鑫等"以古鉴今的医患关系研究"、刘云章等"病人话语权削弱的历史审视与提升对策——基于构建医患命运共同体的目标"、陈廷湘"民国时期的医疗制度与身体权保护"等。区域史研究,逐渐成为医学流派研究的一种范式,如刘鹏"儒学化与地域化:明清温病学说的建构"、董晓艳"徽州医疗社会史研究的回顾与前瞻"、盛红"明代江南地域丹溪学派的方药观与文化承传"、刘希洋"近代江南民间验方知识的传播及其影响——以《验方新编》为例"、文洁贤"民国时期岭南中医医德思想演变探析"、申菲菲等"扬州地区中医流派的特征与传承研究"、罗权"明清时期贵州医者群体探析"等,涉及各地不同区域。若从文献材料的运用角度,利用报刊史料者,如章林等"从《人民日报》看中医药在重大社会疫情防治中的贡献——以'血吸虫病'为核心的述论"、焦阳"浙江民国时期中医药期刊出版述略"、饶媛"民国中医药期刊《杏林医学月报》内容及学术特点"、陈鸿岳等"民国上海《中医杂志》办刊特色研究"等;利用日记材料者,如刘梦雯"晚清儒医薛宝田的医者心态——以《北行日记》为中心的考察"、张瑞"兼通岐黄:晚清儒臣行医现象初探"等;使用地方志者,如徐满成等"地方志涉医资料研究"、林鹏妹等"北京方志医家史料探析"等。更有学者对医学文物及其学术价值展开研究,如薛暖珠"1949年以来我国医学文物研究概述"等。推测

今后信札、档案、碑刻等原始材料,也将在研究中广泛使用。而贾登红"医疗漫画:医疗社会史研究中不可或缺的素材"、李慧涵等"当代医学史的前沿研究——基于期刊的计量分析"等论文,医疗漫画、期刊计量分析等为医疗社会史研究提供了全新的视角。

随着医学史研究的深入,对于学科本身的回顾以及教学问题的探讨不断深化。如刘鹏"中医学术史研究的回顾与展望"、袁婷等"知识社会史:一个'早期中国'医学史研究的可能向度"、高川等"医学人文的过去,现在和未来"等。涉及医学史教学、课程建设及其人文思想的讨论,也大量涌现,如郭宏伟"基于智能教育的高校在线课程知识图谱构建研究——以中国医学史为例"、杨奕望等"论课程思政资源的挖掘与融入——以'中国医学史'课程建设为例"、甄雪燕等"中国医学史多元化考核方案的探索与实践"、马润涵等"蓓蕾展丰盈——从医学史课程学习中体会医学人文精神"、李艳杰等"中国医学史课程在思政教育中的作用"、李德杏等"中国医学史金课建设的探索与实践"、马丹等"线上线下'混合式教学'的中国医学史课程建设探析"、胡蓉等"中国医学史课程整体性设计探析"、陈莉"'互联网+'背景下《医学史》翻转课堂教学模式的应用探析"、周祖亮"新形势下中医医史文献专业研究生培养改革实践"等。其中,对于医史文献学科前辈的传承与学习,已经成为业内的自觉,如郑金生"中国医史学科的教育科研先驱李涛"、谷晓阳等"李涛医学年谱"、肖雄等"萧熙先生行状考"、饶媛等"邓铁涛对中医医史文献的研究与学术贡献"、刘学春"家学奠基,博采众长——临床文献专家余瀛鳌访谈"、王尔亮"Henry E. Sigerist在社会医学史研究领域的学术思想与影响"等。

综上所述,传承精华,守正创新,这一年来医史文化的内涵研究不断深入。

(撰稿:杨奕望　审阅:张如青)

【疫病史研究】

1. 近代疫情概况研究

李成等介绍《清史稿》中记载清代疫情防治情况。清朝各个时期各地区发生的疫情。面对疫情，清政府主要通过设立粥厂、开仓赈灾、设立药局、治疫施药、减免赋税等手段应对，而地方官员则先开仓赈灾、设立粥厂、寻访灾情、设立药局、组织富商捐资救灾、减免赋税，以及在荒年提前开仓赈灾、防止流民聚集发生疫情。此外《清史稿》还记载了有关疫病的医籍和治疗瘟疫的医家。

吴文清据《大公报》所载1918年大流感在中国的流行，范围涉及北京、天津、上海、河北、河南、湖北、湖南、吉林、辽宁、山西、内蒙古、浙江、江苏、四川、云南、香港等至少16个地区。第一波疫情出现在春夏之交，症状相对较轻，多见头痛、体热、骨痛、咳嗽、精神疲乏等症状；第二波疫情集中在10—11月，比较凶猛，除症状加重外，报纸上有关病亡者的报道，明显增多。大流感的成因，多持时令不正、饮食不洁、空气污秽等观点，也有从中医伏邪、秋燥、冬瘟等理论论述的。对流感的防治，以远离流感病人、慎起居、注意卫生及通过医药防治等观点比较常见。中医中药在1918年大流感的防治中，发挥了重要作用。

2. 地方疫病史研究

张晗等以北京地方志记载的疫病情况为研究对象，展现古代京城瘟疫抗争过程，揭示"水旱灾—饥荒—战争—瘟疫"的模式使疫情流行的程度更深，影响范围更广；阐明社会反应中"地方政府—医家—乡绅"协同抗疫方式，在明清北京防疫抗疫中发挥不可忽视的作用。

孙鑫等以方志和文史资料整理为基础，通过对明清时期闽北、闽南地区的瘟疫流行情况进行时间维度、空间维度、四时季节、病种种类、致疫因素等多角度对比分析，发现两地共性是瘟疫高发是由自然因素和社会因素共同作用的结果；差异性在疫病种类和频发季节，闽北秋季痘疹、麻疹等瘟疫最为频发，而闽南则在夏季多发鼠疫、霍乱等喜高温的疫疾。

林曦等稽考近代报刊、地方志与鼠疫调查报告，发现1935年福建龙岩地区鼠疫来自厦门，途经漳州传入，具体传播路径有两条：一是沿九龙江北溪，经漳州的华安县传入漳平县；二是沿九龙江西溪，经漳州的南靖县传入龙岩县和永定县。龙岩地区鼠疫首见于1888年，此后龙岩、漳平、永定三县反复流行达半个多世纪。1935年龙岩鼠疫引起卫生署、媒体、医界关注，杨永年与龙岩防疫所是防控龙岩鼠疫的主将与领导机构。龙岩鼠疫防治形成的经验与最大成果是促成了福建全省防疫总所的成立。杨永年主导规划和创立了全省—闽北、闽南、闽西—县三级鼠疫防治机构，标志着福建省防疫体系的初步建立。

林曦等则聚焦1918年大流感在绍兴地区流行情况，回顾梳理民国时期报刊记载，发现绍兴"时疫"为流行性感冒，系自国外经宁波传入。该时疫发病特点为人群普遍易感，幼儿、老人和孕妇死亡率较高；监狱、学校等人员密集场所是疫情高发地，呈明显的聚集性。由于当地医疗资源不足，主管官员对疫情的严重性估计不足，地方政府应对不力，导致绍兴成为1918年大流感疫情重灾区。后民间团体自发救治，成为抗疫主力，其间绍兴中医积极介入，总结推广治疫经验。

广东中医药博物馆是岭南地区最大的中医药博物馆，周红黎介绍该馆藏有丰富的岭南瘟疫学文物，透过这些藏品，发现岭南医学、中西汇通医学、药膳文化、凉茶文化、药浴文化、大医文化，构成了独具特色的岭南防疫文化。

徐超琼等介绍了近代上海疫病的中医药防治特色：师承古方，自定疗法；中西并行，巧用西学；改善环境，卫生防疫。

3. 防疫管理研究

付鹏等研究中古时期防疫对策，包括社会响应和医学应对两方面。罪己诏、隔离、公派医官、恤葬、减赋、禁寒食、宗教祈福、迁都等社会防疫措施，为医药防治疫病提供较为稳定的社会环境；医学上对疫病分类、病因病理、证治大法、防疫草药、预防养生等方面认识的深化与应对措施的制定，在一定程度上消减了疫病造成的社会损失。

马捷考察近代中国霍乱防控中"中医药文告"的应用状态，以及中医药防控情态。揭示了"中医药文告"在各地区突发重大公共卫生事件防控中扮演着重要的角色。中国疫病防控中所形成的"国家—地区—医疗机构—其他机构—个人"互为补充的隐形社会中医防控网络。

袁海燕等考察清末东北鼠疫防疫中铁路防疫的过程和意义。铁路部门从按等级停售车票，到铁路完全停运，再到各等级车票逐步恢复，铁路防疫应对逐步科学有序。在此过程中还与日俄等国多方斡旋捍卫主权，终于成功控制住疫情的发展。

刘海军等回顾中华人民共和国成立以来中医药参加重大疫情防控的主要经验为：党和国家为中医药参加重大疫情防控提供政策支撑、与西医结合是中医药参加重大疫情防控的基本模式、中医药参加重大疫情防控需有明确的制度路径、增强中医药抗疫疗效是关键等。

殷亚迪认为，西医在瘟疫的临床治疗方面有很大的局限，而在公共卫生和预防医学方面成就颇丰；中医学以其独有的"象思维"路径，在瘟疫治疗方面积累了有效知识，而在预防方面则未形成作为国家治理术的公共卫生和预防医学。在新型冠状病毒肺炎疫情应对中，中国借中西二元医疗体制有效控制住了疫情，但预防话语和实践却仍然是一元化的，从而与中医治疗的进展相脱节。

别明珂等对中国在抗击新冠疫情中取得的巨大成就进行了儒家仁本思想溯源：施行仁政、民为邦本的治国之道，是政府强有力联防联控的思想来源；由仁爱转化而来的家国情怀和共同体意识，凝聚成万众一心的全民抗疫力量；援儒入医、医乃仁术的儒医情怀，鼓励着广大医务工作者奋不顾身、无私奉献；

克己复礼、为仁由己的君子要求，是民众高度自律的个人防控行为的精神支点。

4. 其他

付鹏等从《诸病源候论》的疫疠病候概念出发，讨论不同时期的"疫疠"观及内涵变迁：宋金时期疫疠从属伤寒病或时气病，明清时期疫疠区分寒温，民国时期西学影响下对古代疫疠的误读，现当代时期近代知识层累下的概念构建。

刘辰昊等基于医史文献视角归纳总结疫病的概念、分类，梳理先秦至近现代不同历史朝代的疫病发生情况，分析中医药在疫病防控能力方面存在科学评价体系不足、防治疫病体制机制未有效形成等短板。

高晞梳理"疫"病一词在中国传统文献和出土文物中的多种表述，总体认知比较模糊。但在现代语境中的"瘟疫"就直截了当地解释为"急性传染性疾病"。近代中国发生的从"瘟疫"到"传染病"的术语转换，是由知识界到国家层面的"传染病"概念的接受史。这是一个疫病认知科学化的过程，它是通过来华传教士、中国学者和官方三方共同努力完成的，这场知识的嬗变就是疫病现代性的体现。

潘龙飞等介绍了《大规模疫苗接种：现代中国的居民身体与国家力量》一书内容，并肯定其学术价值。

（撰稿：胡蓉　审阅：张如青）

【中医病名源流研究】

李曌华认为，"疫""疠"最初并无传染性之意，《说文解字》"疫"本义指多人同时患病，"疠"是"厉"的分化字，本义指皮肤恶疮，引申指恶疾，异体字作"癞""瘌"，但没有足够证据支持古籍"疠（癞）"特指麻风病。《素问》《灵枢》"疠"又称"疠风""寒热"，指风寒侵犯经脉稽留不去，鼻柱损伤、面色败坏、皮肤溃烂之疾。唐《千金要方》等书"疫""疠"始有传染性之义，并逐渐成为传染性疾病的代名词，宋《素问遗篇》方有"五疫之至,皆相染易"之说。

姜德友等认为,"疫病"早在3 000多年前甲骨文中就有"疥""疟""痢""风"之类名称,先秦《礼记》《老子》等均提到"疫";《黄帝内经》定名为"疫""疠",《素问》提出"温病""温厉大行"等;晋《伤寒例》最早分温疫、寒疫;《肘后备急方》提出"伤寒""时行""温疫";宋《类证活人书》提出"温疫""天行""时行之气"等名,《三因极一病证方论》载狱温、伤温、墓温、庙温、社温、山温、海温、家温、灶温、岁温、天温、地温等,还提出"热疫""燥疫""风疫""湿疫"等名;《史载之方》载"疫毒痢""疫痢""时疫痢"等名;清《三指禅》以四季分春瘟、热病、晚发、寒疫;《松峰说疫》分寒疫、温疫和杂疫;《时病论》载大头瘟、疙瘩瘟、瓜瓤瘟、虾蟆瘟(捻颈瘟)、鸬鹚瘟、杨梅瘟、葡萄瘟,还可见"绞肠瘟""软脚瘟""羊毛瘟""烂喉丹痧""疫咳""疫疳"等诸多之名。姜氏等还提出,"麻疹"与汉《伤寒杂病论》、隋《诸病源候论》、唐《备急千金要方》《外台秘要》等"发斑""瘾疹""赤疹""丹疹"部分相似;宋《伤寒总病论》称"天行豌豆疮",毒轻者谓"麻子";明《痘疹活幼心法》析曰"麻形如麻,痘形如豆";《古今医鉴》首以"麻疹"为病名;《景岳全书》释曰"遍身细碎,无有空处";《幼科证治准绳》载"北人谓之糠疮,南人谓之麸疮,吴人谓之痧,越人谓之瘄""闻人氏所谓肤疹";清代《幼科释谜》载"北人单谓之疹,吴人谓之痧子,浙人谓之瘄子";《麻疹全书》言"在京师呼为瘟证,河南呼为桴疮,山西、陕西呼为糠疮,山东、福建、两广、云贵、四川俱呼为疹子,江南呼为痧疹,浙江呼为瘄子,湖广、江西俱呼为麻证,又呼为艄子,闻人氏呼肤证";清末《麻痘蠡言》释名曰"如麻絮之纷披"。

黄宽等指出,"荨麻疹"在《黄帝内经》作"隐轸";《金匮要略》作"瘾疹";隋《诸病源候论》分"赤轸""白轸",又作"风痦(瘟)""风矢";《千金要方》称"风屎""风尸";元《世医得效方》作"气奔";清《外科大成》作"游风";《医宗金鉴》称"鬼饭疙瘩";《外科证治全书》作"风乘疙瘩""赤白游风"。明清时期"瘾疹"出现频率很高,沿用至今。

姜德友等考证,"月经后期"首见于《金匮要略》"至期不来";唐《千金要方》称"隔月不来""两月三月一来";明《先醒斋医学广笔记》称"经行后期";《景岳全书》称"经迟";清《竹林寺女科证治》方有此名,后世基本遵之。"崩"首见于《素问》;"崩中""漏下"首见于《金匮要略》;"血崩"始见于《中藏经》;"崩漏"见于宋《博济方》;《妇科百问》分出"阴崩""阳崩",实"阴崩"应归带下。"恶露不尽"由《金匮要略》提出;晋《小品方》称为"漏血";隋《诸病源候论》作为独立疾病;唐《千金翼方》又有"余血不尽""子血不尽""留血不尽"等称谓;《外台秘要》首载"恶露不绝"病名;明《产鉴》描述为"恶露淋漓不绝"。"产后汗证"首见于隋《诸病源候论》"产后汗出不止";明《校注妇人良方》明确"产后自汗盗汗"病名。

罗庆东等考证,"阴痒"首见晋《肘后备急方》,隋《诸病源候论》指"妇人阴痒",宋《妇人大全良方》作为妇科独立疾病,明《医学准绳六要》称"阴中痒",至清《医宗金鉴》沿用"阴痒"病名至今。

李俊锋等认为,"白涩"最早可追溯至晋《针灸甲乙经》"目涩";《南州记》有称"眼涩痛";明《证治准绳》记为"白眼痛",并首载"干涩昏花""神水将枯""瞳神干缺"3种病名,"白涩"由此沿用至今;清代《目经大成》又称"神气枯瘁"。姜德友等提出,"胞轮振跳"首见于清末《眼科菁华录》;明《证治准绳》命名"睥轮振跳";最早出自晋《针灸甲乙经》"目瞤动",但"目睛瞤动"在明《审视瑶函》小儿疾病篇中单列,多指小儿多动症。"眼丹"见于南宋《幼幼新书》,明《万氏秘传外科心法》分"上眼丹""下丹",《外科启玄》定义为"赤肿甚不作脓",清《外科十法》则认为"眼旁生泡,溃而流水"。"酒渣鼻"在《素问》中即有"皶""鼻先赤"之载;晋《肘后备急方》始有"酒齄"之名;隋《诸病源候论》载"赤鼻""皶鼻";宋以降以"肺热"为标准,而有"酒渣""鼻齄""肺风赤鼻"等命名。"鼻渊"出自《素问》;唐《千金方》等以"鼻洞"代之;明《普济方》谓"脑泻臭秽";《古今医鉴》谓控脑砂;清《竹亭医案》谓脑漏等。"喉风"首见于宋代,宋金元一般泛指咽喉多种疾病,《太平惠民和剂局方》载"缠喉风",元《瑞竹堂经验方》首论急喉风,明《普济方》并载"马喉痹""走马喉痹"等用药,明《古今医统大全》《外科正宗》言及"走马喉风",《景岳全书》首次描述锁喉风,《外科正宗》有紧喉风之论。"乳蛾"在《黄帝内经》中属"喉痹",迄宋《仁斋直指方论》首次提出;宋《太平惠民和剂局方》、元《世医得效方》分"单蛾(风)""双蛾(风)";金《儒门事亲》从"喉痹"中析出;清《咽喉经验秘传》有"烂头乳蛾";《疡科心得集》称"喉蛾";近代《咽喉病》首提"急乳蛾"。

古豫蕾等发现,"耳胀耳闭"是以两个名词组成的病名,两词在古籍中多用作症状,"耳胀"首见于宋《疮疡经验全书》,至近代始立为病名,与分泌性中耳炎类似;"耳闭"首见于《黄帝内经》,古籍中偏向指各种原因导致的耳聋,非特指分泌性中耳炎。古病名"风聋""暴聋""卒聋""气闭耳聋"等病名均不能取代"耳胀耳闭"。"鼻窒"首见于《素问》,古代还有"鼻齆""齆鼻""鼻塞不闻香臭"等记载,均表示症状,直至1980年教材中方明确作为独立病名,与慢性鼻炎相对应。

赵思涵等发现,"衄"首见于《灵枢》,"鼻衄"首见于《千金要方》,古籍最多见为"鼽衄",亦有"衄血""惊衄"之说。其中,血衄量多时称"鼻洪""鼻大衄",少时称"蟚",久流不止称"鼻久衄",又有红汗、经行衄血(倒经)、脑衄、五脏衄、折伤衄、酒食衄等称谓。

何睦等考证,"丹毒"最早见于晋《肘后备急方》,最原始称谓"丹熛""丹胗"见于《素问》;晋《经方小品》载"天火""丹疹肿毒"等别称;隋《诸病源候论》简称"丹",并分灶火丹、茱萸丹、白丹、丹火、水丹、赤丹等类;宋有"瘭"之提法,指相对属阴、外感热毒较轻兼夹风寒者;明清外科著作又增"小儿赤游丹毒""抱头火丹""流火",也有指服用丹石丸药所致疮痈。姜德友等考证,"肛痈"最早可追溯到《灵枢·痈疽》"赤施"一说;明《外科正宗》称"悬痈";《万病回春》有"血疝"别名"跨马痈"之论;清《古方汇精》称"偷粪鼠""骑马痈";《外科证治全书》还有"臀痈""坐板疮""鹳口疽""涌泉疽""脏毒""痔疮""海底漏""坐马痈""下马痈""上马痈""东瓜痈"等称谓;沈金鳌《杂病源流犀烛》称"盘肛痈";《外科大成》又称"穿裆发"等。

(撰稿:黄辉 王又闻　审阅:张如青)

【中药业史研究】

孟江等梳理了岭南中药业史略,认为秦汉至南北朝已有应用岭南特色药物行医治病的记载,为岭南中药业起源。除此之外,矿物药的逐步应用、制药工具的多样化、中成药的多种剂型,以及最早的岭南成药——金汁水的出现,均见证了岭南药业的肇始,为岭南药业的后期发展奠定了基础。唐朝始设置"市舶使"及外来商品交易区,广州海外贸易已颇具规模,尤其是外来香药贸易。宋初沿袭唐制,并规定珍稀药物由官府垄断。明代岭南地区药铺和药号的广泛兴起,并重视成药的原料饮片质量和炮制技术,使得该地区的中药业在规模和产品方面都有提升。清代药铺、成药业有了进一步的发展,广州、佛山、香港、澳门等地不仅是岭南药材的集散地,也是著名的成药生产基地和外贸港口。民国时期,广州成为华南的中药材集散地,中药铺也开始兼营"药食同源"品种。1949年底,广州药业的迅速发展,广州市区药材铺发展到300余家,中药材的各种专业分工经营更具规模;同时,岭南地区的中药业出现了跨省、跨国发展的现代经济形态,中药业出现专业分工、经营规模化,还形成了岭南独特的品牌中药饮片。

王妍允等梳理了清代江南地区胡庆余堂、叶种德堂、万承志堂、许广和堂、劳松堂、汪恒春堂、雷桐君堂和姜衍泽堂8家药堂治疫成药的生产和消费情况。发现这些药堂当时在苏州、上海、杭州均有一定知名度,且生产的治疫成药种类均超过40种,其中治疫最多的是清光绪时期的杭州万承志堂,治疫药物种类达62种,覆盖疫病种类包括瘟疫、疫疠、时行、时邪、痧、霍乱等。从药价来看,苏杭两地同类药品价格略有差异,其主要原因可能是处方与材料的不同。由于治疫成药价格相对普通民众的收入而言偏高,故其主要消费群体可能有两类:一是政府或民间开展疫病救助带来的公共性消费,如军队购用胡庆余堂出品的诸葛行军散、胡氏辟瘟丹等痧药;二是经济实力较强家庭的奢侈性消费。

唐廷猷认为，宋代药业除了主流商品药材、饮片、成药的生产经营之外，还出现了保健食品、保健饮品、保健用品和化妆品。药业与其他产业相互渗透，甚至出现了药业与食品、餐饮、染料、美容、矿产、手工业等行业的交叉融合。市场上出现法制半夏、香药槟榔等保健食品；出现木瓜汁、乌梅水、五苓散等保健饮品；香囊、膏药、蚊烟、肥皂团等生活用品。且宋代大量进口香药奢侈品，如朝鲜半岛的人参、日本的硫磺、东南亚的犀角、象牙、檀香、丁香、乳香等。同时宋代药业开放包容，不仅对外来药物吸收力度很大，宋代官局生产的 788 种成药，其中 257 种配有香药；也积极向外输出中药材，通过阿拉伯商人输出的中药材达 60 余种，包括人参、朱砂、牛黄、茯苓、大黄、黄连等。经营者也开始借助店铺名、广告、商标等手段，有意识地增强品牌效果，行业的职业道德和法治观念也逐渐增强。《宋刑统》记载相关条目有四：一是医药人职业道德方面，"诸医违方法诈疗疾病而取财物者，以盗论"；二是医疗事故方面，"诸医为人合药及题疏、针刺，误不如本方杀人者，徒二年半。其故不如本方杀伤人者，徒二年半……"；三是民众医药方面，"诸丁匠在役，防人在防若官户奴婢疾病，主司不为请给医药救疗者，杖四十，以故致死者，徒一年"；四是饮食卫生方面，"脯肉有毒曾经病人，有余者速焚之，违者九十"。

吕佳蔚等介绍了粹华制药厂的历史。该厂于 1921 年由李平书与丁甘仁、王祖德、夏应堂等人携手创办于上海，是中药西制的开创者之一。该厂以"科学国药"为宗旨，致力于中药剂型的改良，主张以"提精"的方式制造便于服用和储存的中药制剂；制剂产品以药水为大宗，约占营业额的百分之六十；产品畅销国内外，仅上海就有 30 余家药店经销该厂制剂，该厂的经理处遍布全国各地数百处，国外的仰光、纽约等地也有粹华产品的足迹。粹华制药厂生产的当归精、麻黄精、杏仁精、桂皮丁几(酊剂)、菊花丁几、甘草丁几等应用广泛。粹华制药厂开上海中药西制之先河，成为上海中药工业化生产的先驱，对其后上海乃至全国的中药西制具有广泛影响。嗣后佛慈药厂的创办人之一郑平叔，是粹华制药厂的创办人之一，该厂继承了粹华制药厂的理念和制剂经验，其与粹华制药厂渊源颇深。

杨光认为，药食同源的理论最早可追溯到《黄帝内经》，随后在《神农本草经》《千金方》进行了不同程度的完善。新中国成立初期，我国食品与药品的监管制度尚处于探索阶段，1984 年我国颁布的《中华人民共和国药品管理法》将中药材及中药饮片列为药品，对药食同源的名单研究迫在眉睫，2021 年 11 月，我国药食同源品种正式进入依法管理阶段，药食同源相关产业正式成为中医药行业不可或缺的组成部分。

（撰稿：王尔亮　审阅：张如青）

[附]　参考文献

B

别明珂,王汉苗,宋国建,等.中国抗疫行为的仁本思想溯源[J].医学与哲学,2021,42(12):23

C

陈莉."互联网＋"背景下《医学史》翻转课堂教学模式的应用探析[J].吉林广播电视大学学报,2021(1):28

陈鸿岳,曾召.民国上海《中医杂志》办刊特色研究[J].中医文献杂志,2021,39(5):77

陈廷湘.民国时期的医疗制度与身体权保护[J].兰州学刊,2021(5):31

陈文玲,张瑾.充分发挥我国中医药独特优势　新形势下应加快构建中西医并重的医药卫生体制[J].人民论坛·学术前沿,2021(12):64

崔为.新媒体环境下中医药文化传播体系的重构[J].社

会科学战线，2021(12):25

D

董晓艳.徽州医疗社会史研究的回顾与前瞻[J].中华医史杂志，2021，51(4):244

F

冯玉，夏雨桐，赵敏.中医药参与传染病疫情防控的法治完善研究[J].医学与社会，2021，34(9):39

付鹏，王育林，周立群.中古《诸病源候论》疫疠观及后世内涵变迁[J].医学与哲学，2021(4):64

付鹏，王育林，周立群.中古时期的疫病冲击与防疫对策[J].中医药文化，2021，16(1):9

G

高川，周俞余，郭旭芳，等.医学人文的过去,现在和未来[J].协和医学杂志，2022，13(1):152

高晞.疫病的现代性:从"瘟疫"到"传染病"的认知嬗变[J].复旦学报(社会科学版)，2021(1):94

古豫蕾，申琪."耳胀""耳闭"病名考证[J].中国中医基础医学杂志，2021，27(1):22

古豫蕾，申琪.鼻窒考析[J].中医临床研究，2021，13(20):26

谷峰.中医药文化传播视角下《伤寒论》中方剂名的英译[J].中国中医基础医学杂志，2021，27(1):146

谷晓阳，赵奕辰.李涛医学年谱[J].中华医史杂志，2021，51(2):75

官翠玲，高山.媒介接触对中医药跨文化传播的影响——基于中医药院校留学生中医药文化认同的实证分析[J].湖北大学学报(哲学社会科学版)，2021，48(2):164

郭宏伟.基于智能教育的高校在线课程知识图谱构建研究——以中国医学史为例[J].中国电化教育，2021(2):123

国峰宝，马其南.《黄帝内经》医德文化的阐释及时代价值[J].中国医学伦理学，2021，34(12):1609

H

何睦，吴佳豪，马丽俐.丹毒源流考[J].新中医，2021，53(1):31

胡蓉，赵心华，戎芬，等.中国医学史课程整体性设计探

析[J].中国中医药现代远程教育，2021，19(2):18

胡以仁，张宇婧，解茂芝，等.基于SWOT分析的中医药跨文化传播能力提升路径探析[J].湖南中医药大学学报，2021，41(4):645

黄宽，顾炜.荨麻疹历史源流考究[J].福建中医药，2021，52(6):42

J

贾登红.医疗漫画:医疗社会史研究中不可或缺的素材[J].医学与哲学，2021，42(5):72

姜鑫，尹梅，王萍.以古鉴今的医患关系研究[J].中国医学伦理学，2021，34(9):1178

姜德友，陈天玺，毛雪莹，等.喉风源流考[J].长春中医药大学学报，2021，7(3):493

姜德友，李爱东，韩洁茹.产后恶露不绝源流考[J].长春中医药大学学报，2021，37(2):258

姜德友，刘国鑫，韩洁茹.产后汗证源流考[J].辽宁中医药大学学报，2021，23(3):11

姜德友，刘国鑫.月经后期源流考[J].辽宁中医药大学学报，2021，23(5):1

姜德友，王佳柔，柳成刚，等.眼丹源流考[J].中国中医眼科杂志，2021，31(4):278

姜德友，王佳柔，王远红，等.酒渣鼻源流考[J].辽宁中医药大学学报，2021，23(4):8

姜德友，王硕，常佳怡.鼻渊源流新考[J].安徽中医药大学学报，2021，40(4):9

姜德友，温馨.疫病源流考[J].辽宁中医药大学学报，2021，23(2):1

姜德友，许子健，韩洁茹.肛痈源流考[J].中国中医急症，2021，30(7):1294

姜德友，于存玥，韩洁茹.胞轮振跳源流考[J].中国中医眼科杂志，2021，31(7):512

姜德友，俞婧，韩洁茹.麻疹源流考[J].中国中医急症，2021，30(5):894

姜德友，赵术志，韩洁茹.急乳蛾源流考[J].中国中医急症，2021，30(4):723

姜德友，周岚，和鹏飞，等.崩漏源流考[J].吉林中医药，2021，41(6):833

焦阳.浙江民国时期中医药期刊出版述略[J].中医药管理杂志，2021，29(8):8

L

赖星星.抖音平台中医药文化内容传播的问题及对策研究[J].新闻文化建设,2021(2):176

李成,崔为.《清史稿》中涉疫文献研究[J].吉林中医药,2021(3):411

李德杏,赵健,高斐宏,等.中国医学史金课建设的探索与实践[J].中国中医药现代远程教育,2021,19(21):183

李慧涵,张大庆.当代医学史的前沿研究——基于期刊的计量分析[J].医学与哲学,2021,42(6):75

李俊锋,柳成刚,王晓丽.白涩症源流浅析[J].中国中医眼科杂志,2021,31(1):46

李孝英,邝旖雯.从中医典籍外译乱象看中国传统文化翻译的策略重建——以《黄帝内经》书名翻译为例[J].外语电化教学,2021(5):26

李艳杰,马丹.中国医学史课程在思政教育中的作用[J].中国中医药现代远程教育,2021,19(2):13

李婴华."疫""疠"词源词义探求与古代传染病再认识[J].中华中医药杂志,2021,36(8):4486

林曦,李永宸.1918年大流感视阈下的绍兴时疫与社会救济[J].中医药文化,2021,16(1):1

林曦,李永宸.近代福建龙岩地区鼠疫流行及其防治研究[J].南京中医药大学学报(社会科学版),2021,22(3):181

林鹏妹,张弓也,薛含丽,等.北京方志医家史料探析[J].中医文献杂志,2021,39(3):21

刘鸿.以黄连药理作用英译为例探讨中医药国际传播困境与对策分析[J].中国中医基础医学杂志,2021,27(3):502

刘露.文化传播视角下的中医典籍英译研究[J].时珍国医国药,2021,32(1):256

刘鹏.儒学化与地域化:明清温病学说的建构[J].南开学报(哲学社会科学版),2021(4):61

刘鹏.中医学术史研究的回顾与展望[J].山东中医杂志,2021,40(9):1012

刘娅,刘明计,钟坤.《本草纲目》译本源流及对中医药文化传播的启迪[J].上海翻译,2021(2):52

刘辰昊,刘毅.基于医史文献视角研究中医药在疫病防治中的价值与实践[J].中国卫生事业管理,2021,38(11):803

刘海军,刘东梅.中华人民共和国成立以来中医药参加重大疫情防控的回顾、经验与启示[J].中医药文化,2021,16(5):417

刘梦雯.晚清儒医薛宝田的医者心态——以《北行日记》为中心的考察[J].中医药文化,2021,16(3):257

刘希洋.近代江南民间验方知识的传播及其影响——以《验方新编》为例[J].中医药文化,2021,16(1):32

刘学春.家学奠基,博采众长——临床文献专家余瀛鳌访谈[J].中华医史杂志,2021,51(4):235

刘云章,刘于媛,赵金萍,等.病人话语权削弱的历史审视与提升对策——基于构建医患命运共同体的目标[J].中国医学伦理学,2021,34(8):929

鲁琴,朱必法,丁德智.后疫情时代中医药文化自信的路径研究[J].时珍国医国药,2021,32(2):405

罗权.明清时期贵州医者群体探析[J].中医药文化,2021,16(1):41

罗庆东,张静,姜德友.阴痒源流考[J].辽宁中医药大学学报,2021,23(3):25

吕佳蔚,王振国.粹华制药厂与中药西制实践[J].中医药文化,2021,16(5):409

M

马丹,李萍,李艳杰,等.线上线下"混合式教学"的中国医学史课程建设探析[J].中医药管理杂志,2021,29(5):31

马捷.中国近代社会转型期霍乱防控中"中医药文告"的传播与思考[J].中医药文化,2021,16(1):20

马光顺,王玉学,文洁贤.基于中医药防治疫病思想及其现代实践试论中医药文化自信[J].广州中医药大学学报,2021,38(9):2042

马润涵,兰咏梅.蓓蕾展丰盈——从医学史课程学习中体会医学人文精神[J].中国医学人文,2021,7(12):64

孟江,张英,曹晖,等.岭南中药业史略探[J].中国实验方剂学杂志,2021,27(2):203

闵玲.《黄帝内经》英译主体及译介效度探究[J].中国中西医结合杂志,2021,41(7):868

P

潘龙飞,王一方.镜与像:免疫学与国家公共卫生治理能力——评《大规模疫苗接种:现代中国的居民身体与国家

力量》[J].医学与哲学,2021,42(4):74

彭卫华,张苗.新冠疫情下海外华人中医接受度调查——以英国牛津地区为例[J].医学与哲学,2021,42(15):59

R

饶媛,邱仕君.邓铁涛对中医医史文献的研究与学术贡献[J].中医文献杂志,2021,39(4):69

饶媛.民国中医药期刊《杏林医学月报》内容及学术特点[J].中国中医药图书情报杂志,2021,45(4):63

任孟山,王琳.人类卫生健康共同体背景下的中医药文化国际传播[J].传媒,2021(19):71

S

邵华冬,陈凌云.中国传统文化跨文化传播的关系构建转向——以中医药"一带一路"传播为例[J].现代传播(中国传媒大学学报),2021,43(4):23

申菲菲,张辉,金凌.扬州地区中医流派的特征与传承研究[J].江苏卫生事业管理,2021,32(10):1357

盛红.明代江南地域丹溪学派的方药观与文化承传[J].中华中医药杂志,2021,36(1):165

史晓琼,陈翔.战"疫":中医药文化自觉自信自强——兼论中医药文化教育之深化[J].中国医学伦理学,2021,34(6):772

孙鑫,熊益亮.明清福建南北瘟疫流行比较研究[J].中医药文化,2021,16(2):108

T

唐廷猷.宋代药业的经营智慧[J].中国现代中药,2021,23(5):899

W

王聪慧,冯哲,尹智炜,等.新形势下中西医结合医学的发展思考[J].中国工程科学,2021,23(2):169

王尔亮,Henry E. Sigerist 在社会医学史研究领域的学术思想与影响[J].中国中医药图书情报杂志,2021,45(3):50

王鸿江,申俊龙,史文川,等.对中医药国际化传播中的文化冲突与融合问题争论的思考[J].中华中医药杂志,2021,36(1):86

王妍允,郑洪.清代江南地区治疫成药生产与消费的初步研究[J].中医药文化,2021,16(2):116

文洁贤.民国时期岭南中医医德思想演变探析[J].广州中医药大学学报,2021,38(1):192

吴文清.《大公报》视角下 1918 年大流感在中国的流行与防治[J].中华医史杂志,2021,51(3):158

X

肖雄,李剑.萧熙先生行状考[J].中医文献杂志,2021,39(1):74

徐超琼,李赣,杨奕望.近代上海疫病的中医药防治特色探究[J].中国中医基础医学杂志,2021,27(7):1081

徐满成,李文惠,段逸山.地方志涉医资料研究[J].中国中医基础医学杂志,2021,27(5):813

薛暖珠.1949 年以来我国医学文物研究概述[J].中医文献杂志,2021,39(5):87

Y

杨光,苏芳芳,陈敏.药食同源起源与展望[J].中国现代中药,2021,23(11):1851

杨奕望,顾云湘,胡蓉,等.论课程思政资源的挖掘与融入——以"中国医学史"课程建设为例[J].中国医学伦理学,2021,34(2):250

叶晓,陈云慧,陈骥,等.中医药海外传播的文化变迁机制研究[J].医学与哲学,2021,42(22):66

殷亚迪.中西医疗中的防与治——关于瘟疫应对的社会学思考[J].中医药文化,2021,16(2):97

袁会.东方美学视域下中医药文化的影像建构——以中医药文化纪录片为例[J].中国电视,2021(8):94

袁婷,张丰聪,王振国.知识社会史:一个"早期中国"医学史研究的可能向度[J].中华中医药杂志,2021,36(11):6324

袁海燕,陈琦.清末东北鼠疫铁路防疫中的等级与阶层[J].医学与哲学,2021,42(5):76

Z

张晗,余新波,付鹏,等.明清北京疫情流行研究——以北京地方志为中心[J].医学与哲学,2021,42(2):76

张瑞.兼通岐黄:晚清儒臣行医现象初探[J].历史教学(下半月刊),2021(11):36

张伯礼.中医抗疫的文化自信[J].红旗文稿，2021(6):37

张月月,唐远清.中医药抖音短视频传播的生成逻辑与现存问题反思[J].当代电视，2021,(3):90

章林,梁尚华.从《人民日报》看中医药在重大社会疫情防治中的贡献——以"血吸虫病"为核心的述论[J].中医药管理杂志，2021,29(10):11

赵石楠,王治梅,李永安.《红楼梦》法译本中医药文化翻译策略探析——以秦可卿医案为例[J].语言与翻译，2021(3):65

赵思涵,李红艳,梅显运,等.鼻衄的古代文献研究[J].中国民族民间医药，2021,30(17):69

甄雪燕,周立群,陈昱良,等.中国医学史多元化考核方案的探索与实践[J].中医教育，2021,40(5):77

郑金生.中国医史学科的教育科研先驱李涛[J].中华医史杂志，2021,51(2):67

智广元,张建华.论中医药文化自信[J].中国医学伦理学，2021,34(6):668

周红黎.从广东中医药博物馆馆藏文物中窥探岭南防疫文化[J].中医药文化，2021,16(5):450

周祖亮.新形势下中医医史文献专业研究生培养改革实践[J].广西中医药大学学报，2021,24(1):117

訾晓红.中医药海外传播与译介研究:现状与前瞻(2009—2018)[J].上海翻译，2021(3):18

六、民族医药

【藏医药研究】

1. 文献研究

李毛加等考察藏药"衰代哇"的植物基源,西藏以《蓝琉璃》为依据,取龙胆类植物全萼龙胆作为入药正品;而青海及其他大部分藏区以《晶镜本草》和《晶珠本草》为依据,以紫董属暗绿紫董作为入药正品。多杰加等对七味葡萄散、六味木香散、五味清浊散、八味檀香散4种"蒙古族验方"出处考证,发现均源自宇妥宁玛·云丹贡布的《四部医典·后续医典·第四章散剂部》,名称、药物构成、剂型、功能与主治均载于《四部医典》。贡保东知等认为萨滞布病的治疗,常以藏医三因学说和热寒学说为立足点,按藏医五源理论分为土萨滞、水萨滞、火萨滞、空萨滞、隆萨滞等五种证型,按三因理论分为隆萨、查萨、培根萨、更布萨等四种证型,并认为应从神经血管单元、时间药理学、代谢组学、肠道菌群等角度探讨藏医治疗萨滞布病作用机制。周红海等分析藏医药治疗骨伤科常见疾病用药规律和特色,共收集筛选藏族骨伤科药物192味,发现以消黄水为治疗核心,药效以治风湿关节痛、关节痉挛为主,药性以凉药居多,五味中苦、甘类药物最为常用。

若尖加等对7—21世纪历代藏医药经典著作进行回顾性研究,发现藏医传统文献对藏医尿涩症分类有"隆"性、"赤巴"性和"培根"性三种,治疗"隆"性、"赤巴"性、"培根"性和综合性尿涩症的药物分别以六味硇砂方、七味黄精方、七味硇砂方和八味海金沙方为主。李子仪等对粘让(瘟疫)的病因理论进行分析,比较其与现代医学传染病异同。并对治疗粘让病的藏药材整理与编目。才让吉等报道藏医尿诊的文献记载、诊断特点与文化特色,认为主要运用三时九诊或三时十一诊等诊断疾病。勤勤等对甘达嘎日本草考证研究,认为正品甘达嘎日为库页悬钩子干燥茎,毛接骨木、接骨木干燥树干为代用品,臭椿、华北珍珠梅、东北珍珠梅、钩藤的干燥茎为伪品,肉桂干燥枝为紫甘达嘎日伪品。许凡漪等考证黑矾基源为水绿矾族矿物水绿矾,部分地区以黄铁矿、针铁矿、褐铁矿和黄钾铁矾等作绿矾使用,黄矾基源为黄矾矿石或纤铁矾。

2. 理论探讨

申淼新等认为藏医药基础理论与中医药学基础理论间既有相通之处,又有诸多不同,认为地域性医学的差异性比较研究,能更好地挖掘藏医学的临床特色。扎西旺姆等总结和分析藏药植物资源保护现实意义和立法现状,探索我国藏药植物资源保护法治途径。赵文龙等探索独一味适生区变迁规律,通过 ArcGIS 和 SPSS 对模拟结果分析显示,认为独一味最适宜生长地区主要分布于青藏高原地区的四川与西藏,甘肃与青海交界处。多杰仁青等对藏医标准化建设存在的问题分析,并提出藏医脉诊专业术语需统一和标准化,认为脉诊程序内容应化繁为简、制定分量标准,并编制藏医脉诊相关文件,逐步推广。才让南加等发现西藏凹乳芹具有治隆病、调三因,滋补、燥黄水作用,可治疗隆病引起的头脑疾病、四肢疾病及黄水病、肾部疾病等。

3. 临床研究

拉目加等报道治疗痛风性关节炎藏成药和藏医外治应用规律,发现使用频率高的三首藏成药分别为二十五味驴血丸和十五味乳香散(丸)、十五味乳鹏丸,而使用率最高外治疗法是放血疗法。罗辉等应用藏医体质量表开展多中心大样本横断面调查,描述各体质类型比例,分析体质与人口学因素关系。李杰等探讨藏药组联合西医治疗高海拔地区世居者高血压的临床疗效及安全性,发现藏药(早中晚分服阿嘎尼秀丸、久如尼阿丸、赞丹久杰丸)、西药(苯磺酸氨氯地平片)联合降压治疗对高海拔地区原发性高血压降压治疗更具意义,还可改善高血压患者血脂紊乱状态。格知加等报道藏医放血疗法治疗高血压选穴整理,得出高频放血穴有囟会脉、眉间脉、鼻尖脉、舌下脉、右额脉、左额脉等9穴,主要集中在头部。

宋鑫晨等报道藏医治疗肝胆疾病用药规律,得到藏医在治疗肝胆疾病中使用率最高的核心药组为蒂达-洪连-波棱瓜子,该核心药组常以治疗"清赤巴热"为核心。完么才让等对比中药、藏药的抗COVID-19用药规律,发现中药防治COVID-19以清热解毒、祛痰止咳等功效为核心药物,而藏药以清肝热、肺热等功效为核心药物,其中甘草、红花、草果、沉香等是中医、藏医防治COVID-19的共用药物。娘毛才等从方剂的治疗频次、适应性、治疗方式等方面研究宫颈炎伴高危型HPV感染的藏医证型与用药规律,研究发现四味藏木香汤散、三十五味沉香丸、十味豆蔻丸等方在临床使用频率最高。娘去先等对藏医治疗跌打损伤外用方剂的用药规律进行研究,分析核心药物、方药配伍规律及药性特点,结果常用组合药物中甜醅-面粉、甜醅-酸奶、冰片-熊胆等是藏医治疗跌打损伤的常用组合药物。

4. 藏药研究

陈红刚等对红花绿绒蒿野生资源调查,发现生境特殊,分布范围狭窄,集中海拔3 500～4 000 m的山坡草地及高山灌丛,野生资源处濒危状态。姜钊等对藏当归及相似植物进行分子鉴定并确定分类地位,发现4种类似植物间存在明显差异,2个是西藏凹乳芹,1个是白亮独活,还有1个可能是亮蛇床属潜在的新种。仁真旺甲等对藏药"唐冲"进行本草考证,明确均来源于茄科植物,其中唐冲嘎保主流品种为马尿泡,嘎保雍娃主流品种为青海茄参,唐冲纳布主流品种为山莨菪,莨菪泽主流品种为天仙子,塔图让为则是曼陀罗。仁真旺甲等从"数据分析-植物分布-藏药分类"等角度厘清常用植物类藏药品种,探究地区分布、药用部位、海拔与药性之间的相关性。平措热旦等鉴定多刺绿绒蒿14-3-3基因家族并对编码蛋白进行生物信息学分析,发现多刺绿绒蒿具有完整蛋白编码区的14-3-3家族成员共24个,表明多刺绿绒蒿14-3-3蛋白与罂粟、博落回关系最近。

郭肖等研究药材"巴鲁"和"达里"用药规律,发现二者配伍既有共性规律又有个性差异,都可与养胃火和祛寒类药物配伍使用,治疗"不化症"和"培根"性寒病。徐雅等预测藏药八味沉香散治疗心肌缺血作用机制,明确木棉花、广枣、肉豆蔻等是治疗心肌缺血关键药物,槲皮素、β-谷甾醇、木犀草素等为主要化合物。单佳铃等报道短穗兔耳草治疗慢性酒精性肝损伤和急性痛风性关节炎两种疾病共同作用机制,发现荷包牡丹碱、柯伊利素、木犀草素可能为其治疗疾病的有效化合物。张丰荣等预测十二味翼首散治疗"年仍奈"作用靶点及通路,发现通过作用于TNF、IL6、GAPDH、TP53、MAPK3、ALB、EGFR等核心靶点调节免疫应答功能和炎症反应、病毒感染和血管通透及内皮细胞功能等信号通路来发挥作用。张秋楠等研究藏药复方大三果主要化学成分并结合网络药理学探讨发挥药效主要作用机制,共鉴别出85个化合物成分,获得12个主要活性成分,信号通路集中在对炎症、癌症、免疫性疾病等治疗方面。

李晓朋等探究二十五味肺病丸防治新型冠状病毒肺炎可行性及机制,发现通过作用于PTGS2、ESR1、AKT1、EGFR靶点并通过相关肺病通路、炎症通路、免疫通路起到防治作用。王洪玲等研究西藏猫乳治疗类风湿关节炎(RA)"多成分-多靶点-多途径"作用机制,发现可能作用原癌基因酪氨酸蛋白激酶Src、哺乳动物雷帕霉素靶蛋白和胰岛素样生长因子1受体等关键靶点,筛选出九个主要化学成分,明确山奈素、鼠李柠檬素和芹菜素等化合物确有抗炎作用。仁真旺甲等研究巴夏嘎药性和临床用药规律,确定其原植物为鸭嘴花,并考证长果婆婆纳、毛果婆婆纳、塞北紫堇、皱波黄堇等多种植物在各地以巴夏嘎替代品入药。

5. 实验研究

黄聪琳等研究藏药镰形棘豆幼苗在不同 B 波段紫外线辐射下类黄酮含量变化及黄酮合成相关酶活性变化,探讨镰形棘豆类黄酮积累受 UVB 胁迫的影响及调节机制。陈蓉等建立藏药"俄色叶"饮片质量标准,包括性状、显微特征、薄层鉴别、水分、总灰分、酸不溶性灰分、浸出物等及含量测定、质量稳定性等。费曜等报道篦齿虎耳草总黄酮及金丝桃苷、槲皮素和芦丁对 H_2O_2 致肝细胞氧化损伤具保护作用。李阿溶等报道二十五味松石丸能有效改善模型组小鼠的病理性损伤及降低血清丙氨酸氨基转移酶、天冬氨酸氨基转移酶、碱性磷酸酶、总胆汁酸水平,疗效与熊去氧胆酸相当。

王洪玲等报道五味甘露药浴颗粒在类风湿关节炎滑膜病理改变过程中通过下调致炎因子、上调抗炎因子来激活体内免疫系统,抑制成纤维样滑膜细胞分泌各类细胞因子对滑膜的刺激来控制关节滑膜炎症。闫志慧等从柳茶乙酸乙酯提取物分离到 6 个游离苯丙素类化学成分,从正丁醇提取物分离到 2 个单萜苷类化合物。邱蕊等对马尿泡化学成分系统研究,得到 30 个单体化合物,确定 23 个化合物结构,完成 13 个化合物体外抗肿瘤活性评价。王柯入等对黑腺美饰悬钩子开展性状鉴别、显微鉴别、薄层色谱鉴别研究及水分、总灰分、酸不溶性灰分和浸出物检查,并基于 UPLC-Q Exactive Orbitrap-HRMS 技术进行化学成分分析。

（撰稿:徐士奎 韩艳丽 文嘉玲　审阅:陈仁寿）

【蒙古医药研究】

1. 蒙古医研究

孟和毕力格等对蒙古族医经典名方的产生、发展历史、特点进行概述,为蒙古族医经典名方的进一步研究与开发提供参考。文中阐述了蒙古族医经典名方历史形成和发展过程,并介绍了形成发展中具有影响力的古书籍——《甘露四部》《医法之海》《蒙医药选编》《珊瑚验方》《观者之喜》等,以及蒙古族医经典名方文冠木四味汤、手掌参八味汤、姜黄四味汤等的源流。

赛音朝克图等探讨蒙古医三根平衡针法治疗抑郁症的作用机制,利用 miRNA 芯片技术检测正常组、模型组、药物组和蒙古医针组大鼠海马 miRNA 差异表达变化,利用生物信息软件进行靶基因预测及差异表达 miRNA 趋势分析,经 miRNA 芯片技术检测 4 组样品中筛选出显著性差异表达 65 条 miRNA（$P < 0.05$,FC> 1.2）,121 个 GO（$P < 0.01$）和 85 个通路（$P < 0.05$）,趋势分析获得 2 个显著性趋势模式（$P < 0.05$）,差异表达 miRNA 与靶基因网络中 Nlgn1、Clock、Per3、Plin2、TarbP1、Abca9、Adamts2 等基因与差异表达 miRNA 的关系强度最显著。结果:CUMS 和蒙古医三根平衡针法均改变了大鼠海马 miRNA 表达谱,蒙古医三根平衡针法的抗抑郁作用机制可能与其调节 miR-29b-3P 靶向调控 Nlgn1 和生物节律基因 Clock、Per3 的表达有关。

孟克布和等认为蒙古医整骨术有其独到手法和疗效,以喷酒揉抚手法与骨折复位手法为一体,实施骨折复位。根据整复手法概念认知,利用现代生理心理、骨伤力学等多学科理论及方法分别建立它的喷酒揉抚手法疗效模式和骨折复位手法疗效模式,发现蒙古医整骨术整复手法蕴含着骨折复位自我与自然状态理念,且具备骨折修复结构与功能（含生理与心理）属性特征,治疗后临床反馈,蒙古医整骨术后骨折复位无创伤、无遮挡、无后患疗效。

王婧琳等厘清蒙古医腹氋术的源流及其理论的近现代应用情况,多角度分析其原理,探求腹氋术理论对现代医学的意义与启发。腹氋术是战争条件下急救伤患的有效选择,当今虽已不再直接使用,但其仍为中西医所借鉴,具有显著疗效,这对深入理解急救术、发展结合疗法具有重要意义。

达拉胡等认为受传统蒙古医药标准化、工艺传承、文化发展、市场投入等诸多因素制约,对于蒙古医药诊疗至关重要的药勺等传统医疗器具的标准制定和管理,未能受到重视和关注,有些传统器具及技术处于失传的境地。梳理医药历史、传统理论及传统药勺的实践运用有重要意义。通过文献整理、名医名家走访、调研进行前期梳理,为后期传统蒙古药勺标准化制定、新型蒙古药勺的研究开发奠定基础,规范用药剂量,可以更好地提高蒙古医临床疗效。

2. 蒙古药研究

臧慧敏等认为蒙古药的炮制工艺具有民族特色,是蒙古族人民智慧与文化的代表。通过查阅大量书籍及文献,对蒙古药的传统炮制方法(直接修制、水制、火制、水火共制等)进行全面分析,以期为蒙古药的传统炮制理论与现代科技方法相结合的炮制工艺提供参考。

宝鲁尔等对蒙古药经典方扎冲十三味丸(GRD-13)进行基原考证、方解分析、综述药理与机制、临床应用,为该经典方的深一步研究与利用提供科学依据。蒙古药扎冲十三味丸(沉香、麝香、木香、禹粮土、制草乌、甘草等)出自《哲对宁诺尔》(《至高要方》),属传统蒙古医经典方,对脑梗死等脑血管疾病疗效显著,具有进一步探索研究价值。

李路扬等通过广泛查阅蒙古族药用资源相关文献,对蒙古药主要产区的蒙古药资源种类、资源分布及栽培应用情况进行整理总结,初步梳理归纳出蒙古药的资源调查概况、研究进展及相关标准研制情况,为推动蒙古医药研究发展和促进蒙古药资源开发与应用提供了较为可靠的信息资料。

多杰加等对载入《中国药典》(2020 年版)的七味葡萄散等 4 种"蒙古族验方"的出处进行考证,发现 4 方均源自《四部医典·后续医典·第四章散剂部》。该书成书于公元 8 世纪,由宇妥宁玛·云丹贡布所著,比蒙古医学三大经典著作《四部甘露》《蒙药正典》《方海》等早 1 000 多年。综合方剂出处的成书年代,并对方剂名称、配伍、剂型、疗效等进行分析及对比后得出结论,七味葡萄散等 4 种"蒙古族验方"完全源自《四部医典》散剂部所载的方剂。

娜米拉等报道蒙古医"心赫依病"与 cAMP、cGMP 的相关性,探索最佳造模时间。造模 14 d、21 d 用 SP2006 心电图解析系统检测心电图,用硝酸还原酶法检测血清 NO 浓度,两组 cAMP 含量差异无统计学意义。实验组 14 d、21 d cAMP/cGMP 明显下降,21 d cGMP 含量增加,心律明显减慢,ST 段上移,T 波差异无统计学意义,NO 含量明显下降。

赵军等报道蒙古药蓝刺头具有抑制骨吸收、促进骨形成的作用,认为其防治骨质疏松的作用机制涉及 LEP/ADRβ2R 信号通路,这为基于蒙古医"肾主骨,治以补暖补精"理论防治骨质疏松提供了实验依据。结果提示,蒙古药蓝刺头具有抗氧化应激防治骨质疏松症(OP)作用,能显著改善 PMOP 大鼠氧化应激状态,可交叉调控 FoxO/Wnt/β-catenin 通路,抑制氧化应激 FoxO 转录,上调 Wnt 表达,促进模鼠骨成骨分化、骨形成。

(撰稿:莲花 审阅:陈仁寿)

【彝医药研究】

1. 文献研究

罗艳秋等鉴于《中华医藏》彝医类编撰工程实施的要求,亟需从整体规划与顶层设计角度对彝族医药古籍进行深入挖掘与整理研究,通过对彝族医药研究所和彝医医院等机构以及彝医现状进行全面系统的调查,将田野调查与文献整理相结合,发掘彝族医药古籍 222 种,对所发掘彝族医药古籍从内容特征、载体形制、分布规律、版本形式等方面分析与总结的基础上,提出介绍彝医生命时空理论的特色与优势,在彝医原创思维模式"气浊二元论"指导下诊治疾病的技能精粹。

2. 理论探讨

罗艳秋等提出,民族医药的传承并非对某个要素、某个层次的局部传承,而是针对该民族医药领域整个知识体系的传承。仅以古籍整理方式获取信息和知识是远远不够的,还需要将古籍整理与田野调查相结合,与医家学术思想整理相结合,提出创建"古籍与医家学术思想互参式整理——提炼原创思维,明确核心概念,构建知识体系——临床验证,在实践中总结新理论"。

周鑫等通过对彝医外治法在挖掘整理、临床研究等方面的系统文献回顾,发现彝医外治法存在以下问题:①记载分散未开展系统的挖掘整理,彝医外治法在"诊治"类、"病症用药"类、"综合"类古籍中均有记载,但是目前没有针对这些古籍进行专题、全面的研究;②理论指导作用不突出,缺乏对彝医外治法医学理论和认知方法的理论指导研究;③未能按照彝医病症传统分类方法对彝医外治法进行分类、明确主治适应证范围;④临床研究虽明确了外治法治疗病症的适应范围,但是没有体现相应的理论指导,缺乏相应的文献研究和源流追溯。

3. 临床研究

唐诗韵等将 72 例膝骨关节炎患者随机分为两组,试验组选用彝医火草灸治疗,对照组选用中医艾条灸治疗,均取梁丘、鹤顶、膝眼、内膝眼、阳陵泉、阴陵泉等穴(定位参照《经穴国际标准化方案》执行),每穴位灸 10 min,每日 1 次,每治疗 5 d 间隔 2 d 治疗,疗程为 28 d。结果:对比治疗前后临床疗效,观察视觉模拟评分(VAS)、西安大略麦马斯特大学骨性关节炎指数量表评分(WOMAC 评分)、生活质量量表(SF-36),及两组患者膝关节疼痛、僵硬、关节功能评分、总分均下降,生活质量提高,且试验组优于对照组,安全性高。故认为彝医火草灸治疗轻中度膝骨关节炎临床试验方案具有科学性、实用性及临床推广价值。

杨文荣等将 60 例髋部骨折手术患者随机分为两组,对照组采取抗凝药配合物理方法治疗,试验组采用口服彝药飞龙通络饮(飞龙掌血、五爪金龙、叶上花、叶下花、泽兰、苏木等)治疗,疗程为 4 周。结果:治疗后,试验组血栓发生率为 6.7%(2/30),对照

组血栓发生率为 10.0%(3/30),$P < 0.05$。认为采用彝药飞龙通络饮预防髋部骨折术后深静脉血栓形成,值得临床推广。

翁思议等 60 例急性痛风性关节炎患者随机分为两组,对照组给予秋水仙碱治疗,治疗组在此基础上联合彝药妙茯止痛颗粒(土茯苓、车前子、红草薢、炒苍术、黄柏、百合)治疗,疗程为 5 d。结果:对照组总有效率为 83.3%(25/30),低于治疗组 90.0%(27/30),$P < 0.05$。认为妙茯止痛颗粒能有效治疗急性期痛风性关节炎,同时可以降低炎性指标。

邱伟明等选取 50 例寒湿痹阻型肩周炎患者随机分为两组,对照组给予醋氯芬酸缓释片口服,观察组给予自拟彝药方(灯盏细辛、地桃花、黄姜、白花矮陀陀、地遍、七叶莲等)口服配合熏洗治疗,疗程为 20 d。结果:观察组总有效率 92.0%(23/25),高于对照组的 80.0%(20/25),$P < 0.05$;治疗后,观察组 VAS 评分,低于对照组($P < 0.05$);观察组肩功能评分,高于对照组($P < 0.05$)。得出自拟彝药方口服配合熏洗治疗寒湿痹阻型肩周炎临床疗效较好,复发率低。

4. 药学研究

杨亚熹等采用 HPLC 对 6 批次彝药左纳猛(汉药名为土千年健)中的熊果酸含量进行研究。结果:彝药左纳猛中熊果酸含量在 $0.354\ 4 \sim 1.772\ \mu g$ 范围内线性关系良好,$y = 437.86x + 3.643$,R2 = 0.999\ 6(RSD = 1.7%,$n = 5$),平均回收率为 96.7%(RSD = 1.1%,$n = 6$)。表明该方法灵敏、准确、稳定性好,可用于彝药左纳猛中熊果酸的含量测定。

覃媛媛等为提升彝心康胶囊(鸡血藤、灯盏细辛、五气朝阳草、透骨草等)的质量标准,采用 TLC 法对彝心康胶囊中的鸡血藤、灯盏细辛进行定性鉴别;采用 HPLC 法同时测定虎杖中虎杖苷和灯盏细辛中野黄芩苷的含量。结果:鸡血藤、灯盏细辛的 TLC 图特征斑点显色清晰,分离度好,阴性对照无干扰;虎杖苷、野黄芩苷质量浓度分别在 $0.112 \sim 1.676\ \mu g$(R2 = 0.999\ 2,$n = 6$)和 $0.040 \sim 0.605\ \mu g$

(R2＝0.999 5，$n＝6$)范围内与峰面积线性关系良好;精密度、稳定性、重复性试验结果的 RSD 均小于 2%;平均加样回收率分别为 98.3% 和 99.5%;RSD 分别为 0.68% 和 0.66%($n＝6$)。得出 HPLC 法简便可行,结果准确、可靠,重复性、稳定性好。

李学学等对彝药材"欺补景"的生药学鉴别特征进行系统观察和比较,筛选出具有鉴别意义的特征。通过原植物鉴定、药材性状鉴定、显微组织和花粉粒电镜鉴定、利用表儿茶素作为对照品进行薄层色谱鉴定等方法。为彝药材"欺补景"今后四川省彝药材质量标准及起草说明的制定、彝医民族传统制剂的开发利用提供实验依据。

黎彩凤等应用网络药理学和分子对接技术探讨彝族药金胃泰胶囊(金荞麦、木香、鸡矢藤、大红袍、黄连、砂仁等)治疗急慢性胃炎、胃及十二指肠溃疡和慢性结肠炎的物质基础和作用机制。结果:金胃泰胶囊可能通过作用于 AKT1、EGFR、PTPN11 等靶点,在细胞炎症和免疫、细胞增殖和凋亡、幽门螺杆菌感染、胃肠道胃酸分泌等相关的 15 条信号通路发挥治疗急慢性胃炎、胃及十二指肠溃疡和慢性结肠炎的作用。

(撰稿:罗艳秋　审阅:董秋梅)

【壮医药特色线点灸法的临床研究】

1. 线点灸的皮肤病临床研究

吕计宝等将 80 例带状疱疹患者随机分为两组,对照组给予常规西药治疗方法口服阿昔洛韦配合甲钴胺片,观察组采用毫火针拔罐结合壮医药线点灸治疗法,疗程为 15 d。结果:观察组总有效率 100.0%(40/40),高于对照组的 80.0%(32/40),$P＜0.05$;观察组后遗神经痛发生率为 5.0%(2/40),低于对照组的 25.0%(10/40),$P＜0.05$;观察组疼痛视觉模拟量表(VAS)评分、止疱时间、结痂时间、脱痂时间各项指标均优于对照组($P＜0.05$)。研究表明毫火针拔罐结合壮医药线点灸治疗带状疱疹简便易行,后遗症发生率低。

庞瑞康等将 66 例急症期带状疱疹患者随机分为两组,对照组(33 例,脱落 1 例)予以口服盐酸伐昔洛韦分散片、甲钴胺片及维生素 B 片治疗,观察组(33 例,脱落 1 例)采用朱琏抑制 I 型针法结合壮医药线点灸治疗,隔日治疗 1 次,疗程为 14 d。结果:观察组总有效率 96.9%(31/32),高于对照组的 84.4%(27/32),$P＜0.05$;观察组止疱时间、结痂时间、脱痂时间均早于对照组,观察组 VAS 评分及血清 IL-6、IL-8 SP 水平,低于对照组(均 $P＜0.05$);治疗后 1、2、3 个月,观察组的神经痛复发率分别为 9.7%、6.5%、3.2%,低于对照组的 29.6%、22.2%、14.8%,均 $P＜0.05$。

张云等将 106 例老年性皮肤瘙痒症患者随机分两组,对照组采用常规西医对症方法治疗,观察组采用壮医药线点灸疗法结合壮医刺血疗法治疗,疗程为 28 d。结果:观察组临床治疗总有效率为 86.8%(46/53),高于对照组的 67.9%(36/53),$P＜0.05$;治疗后两组患者皮损面积和严重程度评分(PASI)、皮肤病生活质量指数评分(DLQI)、瘙痒积分和汉密尔顿焦虑评分(HAMA)各项评分均有下降,与对照组相比较观察组下降幅度更大($P＜0.05$)。

张云等将 120 例慢性湿疹患者随机分为两组,对照组给予口服盐酸左西替利漆胶囊联合外用青鹏软膏治疗,观察组给予壮医药线点灸联合壮药熏洗疗法治疗,疗程为 2 周。结果:观察组有效率 86.7%(52/60),高于对照组的 76.7%(46/60),$P＜0.05$,研究表明,壮医药线点灸联合壮药熏洗疗法治疗慢性湿疹疗效显著。

2. 线点灸的内科临床研究

蔡慧倩将 90 例偏头痛患者随机分为西药组、药线组和观察组。西药组口服氟桂利嗪胶囊治疗,20 mg/次,1 次/d;药线组采用壮医药线点灸局部穴位,3 壮/穴,1 次/d;观察组在药线组的基础上加上麦粒灸足三里、胆俞、气海和关元穴,3 壮/穴,1 次/d,疗程为 30 d。结果:三组临床总有效率比较,观察组 93.3%(28/30),高于药线组的 70.0%

(21/30)和西药组的 70.0%(21/30),均 $P<0.01$;观察组 VAS、VRS、头痛发作次数及头痛持续时间评分,高于药线组和西药组(均 $P<0.05$)。表明壮医药线点灸结合麦粒灸治疗偏头痛优于口服盐酸氟桂利嗪及壮医药线治疗。

陶文姣等将 78 例中风后吞咽困难患者随机分为两组,对照组采取单纯的西医治疗配合常规针刺治疗,观察组在对照组治疗的基础上加用壮医药线点灸疗法(取穴:脐内环穴、风府、廉泉、舌三针、天突、双侧风池等),疗程为 14 d。结果:治疗组总有效率为 94.9%(37/39),高于对照组的 79.5%(31/39),$P<0.05$。表明药线点灸疗法联合西医常规治疗中风后吞咽困难的临床效果显著。

舒发明等将 64 例胆汁淤积性肝病瘙痒患者随机分为四组,A 组采用线点灸治疗,B 组为梅花针治疗,C 组为线点灸加梅花针治疗,D 组为采用炉甘石治疗,疗程为 14 d。结果:A、B、C、D 组总有效率为 68.8%(11/16)、75.0%(12/16)、87.5%(14/16)、62.5%(10/16),表明 C 组高于其他三组,均 $P<0.05$;改善 VAS 瘙痒程度比较,C 组(5.35±2.48)评分,低于 A 组的(6.05±2.39)、B 组的(7.80±2.61)、D 组的(8.82±2.41),均 $P<0.05$。

3. 线点灸的外科临床研究

高天野等将 80 例脓毒性休克急性胃肠损伤患者,随机分为常规组和药线点灸组,每组 40 例。两组均使用甲氧氯普胺改善胃肠动力、早期肠内营养支持治疗,壮药线点灸组联合药线点灸治疗,疗程均为 7 d。结果:胃肠道功能障碍评分、腹内压、胃肠道新发并发症发生率等症状,线点灸组发生率,低于常规组($P<0.05$);药线点灸组入住 ICU 时间,短于常规组($P<0.05$);药线点灸组 28 日死亡率 5.0%(2/40),低于常规组的 22.5%(9/40),$P<0.05$。表明壮药线点灸能改善脓毒性休克急性胃肠损伤,减少胃肠道新发并发症,缩短 ICU 住院时间,降低死亡率。

李生发等将 60 例瘀热(毒)互结型急性胰腺炎患者随机分为两组,对照组给予西医综合治疗,观察组在此基础上联合壮医药线点灸治疗,治疗为 7 d。结果:观察组总有效率 93.3%(28/30),高于对照组的 73.3%(22/30),$P<0.05$;治疗持续治疗 3、5、7 d 后观察组疼痛测值,高于对照组($P<0.05$)。表明壮医药线点灸治疗瘀热(毒)互结型急性胰腺炎能有效减轻或消除腹痛症状。

4. 线点灸的妇科临床研究

黄英等将 120 例慢性子宫颈炎合并 HPV 感染患者随机分为三组,药线组给予壮医药线点灸治疗,干扰素组采用重组人干扰素治疗,安慰剂组给予生理盐水擦拭宫颈治疗,疗程为 12 周。结果:药线组总有效率 87.5%(35/40),高于干扰素组的 42.5%(17/40)、安慰组的 15.0%(6/40),$P<0.05$;治疗药线组和干扰素组均能有效改善临床症状及体征、提高 HPV 转阴率,药线组的作用比干扰素组更明显($P<0.05$)。提示壮医药线点灸治疗慢性子宫颈炎合并人乳头瘤病毒感染疗效显著。

5. 线点灸的眼科研究

黎海平等将 200 例初中期老年性白内障患者随机分为两组(各 100 只眼),对照组给予白内停滴眼治疗,治疗组在此基础上联合壮医药线点灸治疗,疗程为 6 个月。结果:治疗组的视力及晶状体混浊度改善有效率为 70.0%(70/100),高于对照组的 24.0%(24/100),$P<0.01$。表明壮医药线点灸治疗初中期老年性白内障,能明显改善患者的视力和晶状体混浊程度。

(撰稿:范振宇 审阅:董秋梅)

【藏医药治疗关节炎性疾病研究】

藏药因其特殊的地理环境,使得藏医药有其民族特色,本条主要介绍藏医药治疗关节炎性疾病的临床应用。

杨莹莹等报道藏药消痛贴膏对急性痛风性关节

炎(AGA)的临床疗效,将76例AGA患者随机分为两组,A组(39例)予以藏药消痛贴膏治疗,B组(37例)予以常规药物治疗,疗程为7~21 d。结果:A组的总有效率97.4%(38/39),高于B组的78.4%(29/37),$P<0.05$;治疗后,A组的关节疼痛、红肿积分、血尿酸数值、不良反应发生率,低于B组($P<0.05$)。认为藏药消痛贴膏对于AGA的治疗效果较佳,能够缓解关节疼痛与红肿症状。

单佳铃等报道藏药短穗兔耳草不同部位对急性痛风性关节炎模型大鼠的作用及其机制,110只大鼠随机分成不同建模类型给药的11组,每组10只,疗程为7 d。结果:与正常组比较,模型组各时间点均出现明显的踝关节肿胀;模型组大鼠血清TNF-α和IL-1β含量及滑膜组织中TLR2、TLR4、MyD88、NF-κB和NALP3等蛋白含量水平均明显升高。与模型组比较,在造模后48 h内,秋水仙碱组、30%乙醇部位低剂量组和50%乙醇部位的低、高剂量组大鼠踝关节肿胀率均明显下降。秋水仙碱组及30%乙醇部位低、高剂量组均能使血清TNF-α和IL-1β含量及滑膜组织中TLR2、TLR4、MyD88、NF-κB和NALP3蛋白表达量下调。同时,滑膜病理切片显示30%乙醇部位更能改善大鼠滑膜组织病理变化。认为藏药短穗兔耳草对尿酸钠诱导的急性痛风性关节炎大鼠具有一定的保护作用,其中30%乙醇部位为有效部位,其作用机制与TLR/MyD88/NF-κB和NALP3信号通路有关。

陈晓鸥等报道藏医脉泻治疗对类风湿关节炎患者疗效及血清细胞因子的影响,将90例类风湿关节炎患者采用藏医脉泻治疗,疗程为4周,对比治疗前后患者症状、实验室指标和体征变化。结果:经4周脉泻疗法治疗后,其总有效率达91.1%(82/90),$P<0.05$;临床症状和体征较治疗前均有明显好转,在关节压痛数、关节肿胀数、晨僵时间、双手平均握力和疼痛评价方面较治疗前有明显改善($P<0.05$);

患者ESR、CRP和RF水平均降低,且ESR和CRP水平下降明显($P<0.05$);患者血清中的IL-2、IL-17、TNF-α水平较治疗前均降低,IL-10水平较治疗前升高,其中IL-2、IL-10、TNF-α改变显著($P<0.05$)。

拉目加等报道藏医治疗痛风性关节炎疗效及规律,搜索分析中国知网、维普、万方等数据库中的相关资料,发现共使用22首藏成药联合4种藏医外治疗法治疗1 114例痛风性关节炎患者,最佳症状好转率达100.0%,血尿酸及血沉好转率达88.1%。其中使用频率高的3首藏成药分别为25味驴血丸和15味乳香散(丸)、15味乳鹏丸;使用率最高的外治疗法是放血疗法,且口服与放血疗法联合治疗有效率均在90%以上。

格知加等对藏医药浴法治疗真布病(风湿性关节炎)的文献进行了研究分析,共纳入中国知网、万方和维普数据库等中文数据库中有效数据51篇,发现有29篇采用五味甘露药浴进行研究,有13篇采用联合内服药进行研究,有9篇进行联合外治进行研究。

更桑等运用网络药理学与分子对接探讨藏族药浴基础组方五味甘露治疗膝关节炎的作用机制,获得550个五味甘露化学成分,1 365个潜在作用靶点,对五味甘露蛋白互作网络进行模块分析发现方剂可发挥氧化还原、炎症及骨吸收、骨矿化等作用。并发现五味甘露主要通过作用于核转录因子-κB、IL-1β、肿瘤坏死因子、IL-6、IL-1受体拮抗剂及前列腺素内过氧化物合酶2而发挥治疗KOA作用。以TNF、PTGS2为研究载体,对五味甘露化学成分进行分子对接研究,在五味甘露的550个化学成分中,TNF命中252个潜在活性成分,PTGS2命中163个潜在活性成分,表明五味甘露化学成分与关键靶点具有较好的结合活性。

(撰稿:李永亮　审阅:陈仁寿)

［附］ 参考文献

A

阿茹娜，斯楞格，包青林，等.蒙医温针疗法对抑郁大鼠细胞因子的影响[J].辽宁中医杂志，2021，48(4):192

B

宝鲁尔，陈红梅，刘小伟等.蒙古药经典方扎冲十三味丸的方解、方源、药理与临床应用[J].世界中医药，2021，16(14):2177

C

才让吉，切尼项毛，华青加，等.基于医学人类学视野下的藏医特色尿诊诊疗技术研究[J].中华中医药杂志，2021，36(6):3537

才让南加，多杰仁青，文成当智，等.西藏凹乳芹在藏医药中的应用[J].中华中医药杂志，2021，36(1):535

蔡慧倩，粟胜勇，蒋芳杏，等.壮医药线点灸结合麦粒灸治疗偏头痛的远期疗效观察[J].针灸临床杂志，2021，37(7):36

陈蓉，陈华林，徐俊，等.藏药"俄色叶"饮片质量标准研究[J/OL].成都中医药大学学报，2021[2021-07-06].http://kns.cnki.net/kcms/detail/51.1501.R.20210705.1651.002.html

陈红刚，赵文龙，杜弢，等.藏药红花绿绒蒿的资源调查[J].中国野生植物资源，2021，40(5):76

陈晓鸥，洛松它西，四朗嘎松，等.藏医脉泻治疗对90例类风湿关节炎患者疗效及血清细胞因子的影响[J].中国中医基础医学杂志，2021，27(6):990

D

达拉胡，李婧，扎拉嘎白乙拉.浅谈传统器具蒙药勺标准化研究意义[J].中国民族医药杂志，2021，27(6):62

多杰加，岗尖俄日，公保东主，等.收录于2020版《中华人民共和国药典》的4种"蒙古族验方"出处探源[J].亚太传统医药，2021，17(7):15

多杰加，岗尖俄日，公保东主等.收录于2020版《中华人民共和国药典》的4种"蒙古族验方"出处探源[J].亚太传统医药，2021，17(7):15

多杰仁青，才让南加，更桑.藏医脉诊程序标准化建设的若干思考[J].亚太传统医药，2021，17(1):17

F

费曜，段恒，牛亚珍，等.藏药"松蒂"(篦齿虎耳草)中黄酮类成分对L02肝细胞氧化损伤的影响[J].中药新药与临床药理，2021，32(9):1260

G

高天野，刘杰，黄丽英.壮医药线点灸治疗脓毒性休克急性胃肠损伤临床观察[J].中国中医药现代远程教育，2021，19(8):117

格知加，尼玛次仁.藏医药浴法治疗真布病(风湿性关节炎)的文献研究[J].云南中医中药杂志，2021，42(7):86

格知加，桑杰本，赛悟杰，等.基于数据挖掘的藏医放血疗法治疗高血压选穴规律[J].世界科学技术(中医药现代化)，2021，23(9):3175

更桑，马婧，任越，等.基于网络药理学与分子对接探讨藏族药浴基础组方五味甘露治疗膝关节炎的作用机制[J].中国中药杂志，2021，46(16):4238

贡保东知，阿达，完么才让，等.萨滞布病(脑中风)的藏医病因病机及干预策略研究[J].世界中医药，2021，16(15):2250

郭肖，仁增加，索南仁欠，等."一物多药"藏药材"巴鲁"和"达里"的用药规律[J].中国高原医学与生物学杂志，2021，42(2):133

H

黄英，舒发明，秦祖杰，等.壮医药线点灸治疗慢性子宫颈炎合并人乳头瘤病毒感染的临床研究[J].中国民族医药杂志，2021，27(8):19

黄聪琳，王晓琳，郭敏，等.UVB对藏药镰形棘豆类黄酮积累的影响[J].西部中医药，2021，34(8):24

J

姜钊，色里玛，李捷，等.基于ITS2序列的藏当归及易

混植物 DNA 分子鉴定[J].江苏农业科学，2021，49(17)：58

L

拉目加，真巴磋，卓戈，等.藏医治疗痛风性关节炎疗效及规律探析[J].亚太传统医药，2021，17(5)：11

黎彩凤，张丰荣，祝娜，等.彝族药金胃泰胶囊治疗胃肠疾病的网络药理学研究[J].中国中药杂志，2021，46(4)：865

黎海平，黄瑾明，赵建英，等.壮医药线点灸治疗初中期老年性白内障疗效观察[J].广西中医药大学学报，2021，24(1)：25

李杰，赵英强.藏药组药联合西医治疗高海拔地区世居者高血压的临床研究[J].中国疗养医学，2021，30(11)：1121

李阿溶，王存萍，丁翼，等.藏药二十五味松石丸治疗慢性胆汁淤积小鼠的血清代谢组学研究[J/OL].中国中药杂志，2021[2021-12-20].http://doi.org/10.19540/j.cnki.cjcmm.20211204.702

李路扬，张飞，万定荣，等.我国蒙药资源种类调查整理概况[J].亚太传统医药，2021，17(2)：7

李毛加，多杰，杜连平，等.清疫热藏药"莪代哇"的本草考证[J].湖南师范大学自然科学学报，2021，(6)：70

李生发，刘熙荣，周衡.壮医药线点灸治疗瘀热(毒)互结型急性胰腺炎的疼痛疗效观察及安全性评价[J].中医临床研究，2021，13(14)：60

李晓朋，史志龙，龚普阳，等.基于网络药理学的藏药二十五味肺病丸防治新冠病毒肺炎(COVID-19)可行性分析及机制探讨[J].世界科学技术(中医药现代化)，2021，23(4)：1086

李学学，苏宏娜，李丽，等.彝药材"欺补景"的鉴别研究[J].中药材，2021，44(4)：831

李子仪，泽翁拥忠，古锐，等.藏医"粘让"(瘟疫)的理论整理及用药研究[J/OL].成都中医药大学学报，2021[2021-12-19].http://kns.cnki.net/kcms/detail/51.1501.R.20211019.1548.006.html

罗辉，仲格嘉，扎西东主，等.一般人群藏医体质特征及相关因素分析：基于2 322例多中心横断面研究[J].中国中西医结合杂志，2021，41(9)：1055

罗艳秋，徐士奎，周鑫，等.彝族医药古籍发掘的现状及

存在问题分析[J].中华中医药杂志，2021，36(6)：3093

罗艳秋，徐士奎.民族医药知识体系构建创新路径研究[J].世界科学技术(中医药现代化)，2020，22(10)：3676

吕计宝，王凤德，梁树勇，等.调气法针刺结合壮医药线点灸治疗带状疱疹后遗神经痛47例[J].辽宁中医药大学学报，2022，24(3)：176

M

孟克布和，宝乌力吉，王红霞，等.中国蒙医整骨术整复手法概念认知及其疗效模式[J].中华中医药杂志，2021，36(8)：4538

孟和毕力格，奥·乌力吉，王秀兰，等.蒙古族医经典名方的源流考证[J].中国中药杂志，2021，46(19)：5137

N

娜米拉，白乌日力嘎，特日格乐，等.蒙医"心赫依病"与血浆 cAMP、cGMP 相关性研究[J].中国民族医药杂志，2021，27(1)：34

娘毛才，李先加.宫颈炎伴高危型 HPV 感染的藏医证型与用药规律[J].中成药，2021，43(8)：2164

娘去先，仁增加，贡保东知，等.《四部医典》的跌打损伤外用方剂用药规律及药性探析[J].世界科学技术(中医药现代化)，2021，23(5)：1698

P

庞瑞康，范郁山.朱琏抑制Ⅰ型针法结合壮医药线点灸治疗急性期带状疱疹的临床研究[J].中国针灸，2021，41(6)：608

平措热旦，多杰切毛，王海霞，等.藏药多刺绿绒蒿14-3-3基因家族的鉴定及生物信息学分析[J/OL].分子植物育种，2021[2021-12-20].http://kns.cnki.net/kcms/detail/46.1068.S.20211213.1050.004.html

Q

其美卓嘎，央金卓玛.尼薪复方膏剂(尼薪肯扎)治疗湿疹、扁平疣(寻常疣、跖疣)临床有效性评价研究数据分析报告[J].西藏科技，2021，(2)：57

勤勤，布日额，陈香梅.蒙药甘达嘎日的本草考证[J].中国民族医药杂志，2021，27(10)：70

邱蕊，吕金鹏，周悌强，等.藏药马尿泡化学成分的分离

鉴定[J].中国药物化学杂志,2021,31(5):363

邱伟明,郭萍.彝药方内服加熏洗治疗寒湿痹阻型肩周炎 50 例临床观察[J].中国民族民间医药,2021,30(9):107

R

仁真旺甲,何青秀,苏锦松,等.多基原藏药"唐冲"名称、品种、药性和植物亲缘关系相关性考证研究[J/OL].世界科学技术(中医药现代化),2021[2021-12-20]. http://kns.cnki.net/kcms/detail/11.5699.R.20211117.1020.006.html

仁真旺甲,文成当智,何青秀,等.《藏药晶镜本草》植物类藏药资源及其特点[J/OL].中国实验方剂学杂志,2021[2021-12-20]. http://doi.org/10.13422/j.cnki.syfjx.20220217

仁真旺甲,文成当智,余羊羊,等.藏药"巴夏嘎"品种考证、药性分析与用药规律研究[J].世界科学技术(中医药现代化),2020,22(11):4044

若尖加,李啟恩,索南卓玛,等.藏医尿涩症诊治源流考[J].中华中医药杂志,2021,36(9):5622

S

赛音朝克图,宋美丽,艾丽雅,等.蒙医三根平衡针法对慢性应激抑郁模型大鼠海马 miRNA 表达谱的影响[J].中华中医药杂志,2021,36(7):3821

单佳铃,欧阳香,杨海艳,等.藏药短穗兔耳草不同部位对急性痛风性关节炎模型大鼠的作用及其机制研究[J].中药新药与临床药理,2021,32(4):492

单佳铃,朱继孝,熊浩仲.基于网络药理学和分子对接技术研究藏药短穗兔耳草治疗慢性酒精性肝损伤和急性痛风性关节炎的作用机制[J].中国药理学通报,2021,37(9):1324

申淼新,仵恒立,杨双双,等.藏医药与中医药基础理论及病因理论的异同浅析[J].湖北民族大学学报(医学版),2021,38(2):68

舒发明,黄英,邱华,等.壮医药线点灸联合梅花针治疗胆汁淤积性肝病瘙痒临床研究[J].云南中医中药杂志,2021,42(6):51

宋鑫晨,李聪颖,刘紫轩,等.基于 APriori 算法与网络药理学的藏医治疗肝胆疾病用药规律及机制分析[J].世界科学技术(中医药现代化),2021,23(5):1617

T

覃媛媛,杨宗荣,罗艳珠,等.彝心康胶囊质量标准提升研究[J].中国药业,2021,30(16):95

唐诗韵,阎博华,武丽娜,等.彝医火草灸治疗轻中度膝骨关节炎安全性与有效性的临床研究方案[J].四川中医,2021,39(10):183

陶文姣,梁振兴,李建维.壮医药线点灸疗法治疗中风后吞咽困难疗效观察[J].广西中医药,2021,44(1):17

W

完么才让,贡保东知,曾商禹,等.基于古籍文献和复杂网络分析的 COVID-19 中医、藏医病因病机及用药对比研究[J].中国民族民间医药,2021,30(7):1

王洪玲,李秋月,陈秋彤,等.基于网络药理学和分子对接技术探讨藏药西藏猫乳抗类风湿性关节炎作用机制[J].中国药理学与毒理学杂志,2021,35(3):182

王洪玲,王汝珊,泽翁拥忠,等.藏药五味甘露药浴颗粒对 AA 模型大鼠的分子作用机制研究[J].中药与临床.2021,12(3):56

王婧琳,付新军,李亚军.蒙医腹罨术源流应用考[J].浙江中医药大学学报,2021,45(6):671

王柯入,王成辉,林菁,等.藏药黑腺美饰悬钩子红外指纹图谱研究[J].中药与临床,2021,12(3):15

翁思议,李贞宗,陈美凤,等.彝药妙茯止痛颗粒治疗急性痛风性关节炎的临床观察[J].云南中医中药杂志,2021,42(6):46

X

徐雅,王平义,李文华,等.藏药八味沉香散作用于心肌缺血的网络药理学研究[J].辽宁中医杂志,2021,48(12):5

许凡漪,多杰,班玛才仁,等.藏药炮制用辅料黑矾、黄矾基源考证[J].青海科技,2021,28(4):53

Y

闫志慧,杨宗发,赵娜,等.藏药柳茶的化学成分研究[J].中国药业,2021,30(20):44

杨文荣,王丹.彝药飞龙通络饮预防髋部骨折术后深静脉血栓的临床研究[J].中国民族医药杂志,2021,27

(5):14

杨亚熹,曹建民,郭向群.HPLC法测定彝药左纳猛中熊果酸的含量[J].农村经济与科技,2021,32(19):324

杨莹莹.藏药消痛贴膏治疗急性痛风性关节炎的疗效观察[J]中国民族医药杂志,2021,27(9):40

Z

扎西旺姆,王允武.我国藏药植物资源立法保护研究[J].青海社会科学,2021,(5):171

张云,蓝毓营.壮医特色优势技术组合治疗老年性皮肤瘙痒症临床研究[J].亚太传统医药,2021,17(8):17

张云,蓝毓营.壮医药线点灸联合壮药熏洗疗法治疗慢性湿疹60例[J].中医外治杂志,2021,30(1):20

张丰荣,黎彩凤,祝娜,等.藏药十二味翼首散治疗"年仍奈"潜在机制的网络药理学研究[J].世界科学技术(中医药现代化),2021,23(6):1978

张秋楠,常子豪,叶婷,等.基于UPLC-Q-Orbitrap-MS整合网络药理学研究藏药大三果化学成分及作用机制[J].世界科学技术(中医药现代化),2021,23(6):1850

赵军,董重阳,师建平,等.蒙药蓝刺头调控FoxO/Wnt/β-catenin通路抗氧化应激防治绝经后骨质疏松研究[J].中华中医药杂志,2021,36(1):116

赵文龙,陈红刚,袁永亚,等.气候变化对藏药独一味适生区分布格局的影响[J].草地学报,2021,29(5):956

周鑫,徐士奎,罗艳秋,等.彝医外治法的研究现状与存在问题分析[J].中华中医药杂志,2021,36(4):2381

周红海,何心愉,秦明芳,黄杨竣.基于《中国藏药》的藏医骨伤药物与处方特点分析[J].中国中医骨伤科杂志,2021,29(7):43

七、国外中医药

【国外针灸治疗研究】

2021年度国外学者对针灸治疗的研究,主要包括神经系统疾病、内分泌代谢疾病、循环系统疾病等。针刺疗法简便易行,疗效显著,影响力不断提高,吸引越来越多国外学者开展针刺治疗的研究。

德国杜伊斯堡-埃森大学医学院、Kliniken Essen-Mitte研究院Höxtermann MD团队采用耳针疗法对受睡眠障碍严重困扰的乳腺癌患者进行治疗,将52名患有失眠的女性乳腺癌幸存者随机分成两组,耳针组接受耳针治疗,心理教育组接受单次心理教育加失眠建议手册治疗,疗程为5周。结果:在5周的研究中,与心理教育组相比,耳针组的睡眠质量改善明显,包括压力($P = 0.030$)、焦虑($P = 0.001$)、疲劳($P = 0.006$)等指标。然而,这些效果在17周和29周后消失,因此耳穴针刺可能是短期内改善失眠的乳腺癌幸存者睡眠质量、减轻压力、焦虑、疲劳的一种有效、安全的干预措施,但其治疗的长期效果仍有待商榷和进一步研究。

伊朗马什哈德医科大学的Sabbagh Gol A团队研究了缓解焦虑症的针灸临床试验,将112名焦虑症患者随机分为三组,药物组(38例)单独给予SSRI(舍曲林、西酞普兰或依他普仑)治疗,对照组(37例)给予SSRI联合假针灸治疗,针灸组(37例)给予SSRI联合针灸(针灸选穴为HT7、PC6、LI4、KI3、LR3、SP6等)治疗,疗程为4周。结果:试验评估了4周针灸疗法对焦虑的累加效应,三组第28日STAI评分比较,针刺组STAI评分(54.88 ± 9.82),药物组STAI评分(69.54 ± 15.07),对照组STAI评分(64.60 ± 11.09),三组组间比较均有显著性差异($P < 0.05$)。表明与单独使用SSRI治疗相比,针灸联合SSRI能够显著改善患者的焦虑状态。

葡萄牙波尔图大学ICBAS-Abel Salazar生物医学科学研究所的Pereira CR团队研究针刺对帕金森病患者平衡和步态的急性影响,将7名帕金森患者随机分为实验组(真针灸4例)和对照组(假针灸3例),随机对照交叉研究针灸治疗对帕金森病患者平衡和步态的急性影响。在治疗前和治疗后分别使用四个力平台测量平衡和步态参数,使用位于患者周围11个360°摄像头实时捕捉标记位置的人体运动,采用基于IOR步态的Qualisys Track Manager System进行步态分析,研究与步态相关的生物力学变量的变化。结果:步态周期的时空参数分析显示,实验组针灸后帕金森病患者的步态速度($P = 0.016$)、步态节奏($P = 0.006$)、支撑基宽度($P = 0.000\,1$)、中间横向摆动($P = 0.017$)、左右步长($P = 0.000\,2$)、左支撑相时间($P = 0.029$)与治疗前相比均有统计学差异,表明针灸治疗可改善帕金森病患者的步态和平衡障碍症状。

巴西坎皮纳斯天主教大学的Oliveira GA团队研究颞叶癫痫患者针灸介入治疗后对癫痫发作频率和生活质量的影响,将52名颞叶癫痫伴海马硬化患者随机分为两组,一组接受针灸治疗(选穴包括HN3、DU20、LI4、GB13、LV3),另一组不接受针灸治疗,疗程为10周。结果:10周后,相对于未接受针灸治疗组,针灸治疗组癫痫发作频率明显降低;生活质量评分和幸福指数评分,接受针灸治疗组高于未接受针灸治疗组。

挪威克里斯蒂安尼亚大学的Birch S团队研究英国的针灸治疗慢性原发性疼痛指南是否与其他国家一致,针对英国国家健康与护理卓越研究所(National Institute for Health and Care Excellence, NICE)于2020年8月3日发布的治疗慢性疼痛和慢性原发性疼痛的新指南草案,推荐慢性原发性疼痛主要治疗方法是:运动、心理治疗、针灸和抗抑郁药,将英国关于使用针灸治疗慢性疼痛的临床指南建议与选定的关键国家和国际指南进行比较,以确定针灸是否被纳入以及是否被推荐。结果:NICE 与英国国家(苏格兰、威尔士)和其他国家(如美国、澳大利亚、加拿大、新西兰、德国、奥地利)以及英国疼痛协会、欧洲疼痛联合会等组织的临床指南建议保持一致。

美国得克萨斯州萨姆休斯敦堡布鲁克陆军医疗中心的 Johnston K 团队研究战场针灸(Battlefield acupuncture,BFA)与急诊科腰痛(Emergency Department,ED)的标准药物治疗的疗效对比,将 52 名腰痛患者随机分为两组,对照组给予包含药物干预的标准护理治疗,BFA 组给予耳部针灸(每只耳朵的耳廓穴位区 10 个部位)治疗。结果:接受 BFA 的患者疼痛 100 mm 视觉模拟评分平均减少 33.4 mm,而对照组减少 21.5 mm,效应大小差异 12.0 mm,95% 可信区间 0.1—23.8 mm,接受 BFA 的患者在干预后 48~72 h 的 BPFS 评分中位改善为 12.0,而对照组为 8.0,95% 可信区间 9.0 至 16.0($P<0.05$)。认为 BFA 有望作为 ED 标准药物干预的替代方案。

英国东萨塞克斯郡布莱顿大学的 Weber A 团队研究音乐振动针缓解疼痛疗效评价,对 13 名无痛健康志愿者随机进行音乐振动针(MVA)组与振动针(VA)组和假手术(SP)组体验干预,VA 组和 SP 组均为常规干预,MVA 组是在给予针灸(选穴为 LI4、LR3、YINTANG、CV15、CV45)的同时,联合进行 32、48 和 64 Hz 等频率的音乐干预,以检测三种干预的疼痛阈值和疼痛耐受性 CPT 评分。结果:从三组疼痛阈值和疼痛耐受性 CPT 评分来看,与 VA 或 SP 相比,MVA 有效地降低了 CPT 引起的疼痛感评分,降低了疼痛强度,认为是由皮肤感受器的激活引起的减弱。

(撰稿:林炜 审阅:高维娟)

【国外中药研究】

2021 年度国外中药研究主要集中在中药药理和中药药剂等方面。

英国伦敦大学学院 Chen Q 等中德英三国研究者联合开发了 1 个在线数据库,名为 SuperTCM(http://tcm.charite.de/supertcm,可免费使用)。SuperTCM 数据库整合了从已出版的中医药数据库、官方《中国药典》、英国皇家植物园药用植物名称服务中心等获得的药物信息,涵盖了中草药的各个方面。该数据库提供了 6 516 条中草药信息,涉及 5 372 种植物学物种、55 772 种活性成分,对应与 8 634 种疾病相关的 254 个 KEGG(京都基因与基因组百科全书)通路上的 543 个靶标。荷兰莱顿自然生物多样性中心 Jia Y 等根据荷兰乌得勒支大学博物馆收藏的 19 世纪晚期 Westhoff 博士从印度尼西亚带回的中药藏品,从中药名称、药物成分、炮制方法、用途等方面对中药藏品的历史沿革进行了分析。作者分析认为这些中药标本来自中国南方,并通过与当前市售药物相比较,认为这批印尼藏品与现行《中国药典》收录的药物在白话名称、植物部位和炮制方法上存在差异,这也说明了中药存在区域多样性及时间变异性。

英国伦敦大学学院 Yao R 等根据历史、生物地理、植物学、植物化学和药理学数据,了解枸杞子历史用途的生物学起源,分析了有关宁夏枸杞子和中华枸杞子的类别,进行了植物学标本研究和野外调查,并采用历史草药和地名辞典来界定枸杞子的历史产地和药用特性。作者认为两种枸杞子不应互换使用,因为其化学成分和药理活性存在明显差异,建议进行进一步的比较药理学研究。

加拿大曼尼托巴大学 DHerrera-Balandrano DD 等评估了收获时间对牛蒡根粉中酚类成分的影响,以及胃肠道消化环境对这些酚类成分的影响。研究采用了 2020 年 6、7、8 月江苏省收获的牛蒡根。结果:不同时间收获的牛蒡根的酚类成分、生物可利用性和抗氧化能力均受到体外胃肠消化的影响；需要进一步的研究来确定和量化牛蒡根粉中存在的所有酚类化合物及可能的变量，这些变量可以增强牛蒡细胞基质中酚类化合物的释放，从而促进更好地吸收。

印度 CSIR-中央药用和芳香植物研究所 Gaur I 等描述了从穿心莲叶片中提取分离穿心莲内酯的方法，并对穿心莲内酯的有证标准物质（CRM）进行了同质性、贮存稳定性、认证赋值、不确定度评估研究。结果：该有证标准物质的纯度为 99.33%±0.02%，在环境温度下至少具有 1 年的稳定性，可用于检测穿心莲原材料及相关功能性食品和药用植物制剂的质量，以满足 ISO 17025：2017 的要求。

瑞士巴塞尔大学和印尼安达拉斯大学 Syafni N、德国弗莱堡大学 Devi S 等通过 HPLC 活性谱分析和在线光谱分析等方法，对黄芩脂溶性提取物中具有非细胞毒性抑制人 T 淋巴细胞增殖作用的化合物进行了定位和鉴定，结果：黄芩黄酮 II 和汉黄芩素是对人类 T 淋巴细胞增殖具有非细胞毒性抑制作用的主要化合物，但是这些化合物的口服生物利用度较低。

日本筑波大学生命与环境科学研究生院 Luo Y 带领的研究团队发表了两项有关琥珀的药理作用研究。首先，为探明琥珀对阿尔茨海默病发病机制的作用，研究者通过评估琥珀提取物对淀粉样 β(1-42)[Aβ(1-42)]诱导的神经元细胞死亡的影响，确定琥珀提取物治疗该病的潜力。结果：琥珀提取物通过上调 Aβ(1-42)诱导的自噬和下调 β 位淀粉样前体蛋白裂解酶 1（BACE1），保护神经元细胞免受 Aβ(1-42)诱导的细胞凋亡。之后，他们研究了在俄罗斯加里宁格勒州开采的琥珀提取物对脂多糖（LPS）诱导的 RAW 264.7 细胞的抗炎作用。结果：琥珀提取物对 LPS 诱导的 RAW 264.7 细胞向树突状细胞分化具有负调节作用，并降低 LPS 诱导的 ROS 和 NO 水平升高。还以剂量依赖性方式降低 LPS 诱导的 RAW 264.7 巨噬细胞中 TNF-α、IL-6、COX-2 和 iNOS 的 mRNA 和蛋白表达水平。此外，琥珀提取

物抑制了 NF-κB p65 亚单位的核转位。结果：琥珀提取物的强效抗炎作用是通过抑制 NF-κB p65 信号通路介导的，琥珀提取物有可能成为治疗炎症相关疾病的替代品。

埃及卡夫拉谢赫大学兽医学院 Assar DH 等通过免疫、抗氧化、组织病理学、免疫组织化学和分子研究，指出了甘草提取物调节皮肤伤口愈合的潜力和机制。结果：甘草提取物可上调具有血管生成作用的 bFGF、VEGF 和 TGF-B 基因表达，增强伤口血管生成和胶原沉积，有效抗氧化并清除自由基，从而促进皮肤伤口愈合。相关的甘草生物活性化合物包括皂苷、类黄酮和查尔酮。

斯洛文尼亚斯洛伐克科学院实验物理研究所 Bednarikova Z 等选取丹参和知母提取物-丹参酮 IIA、丹酚酸 B 和菝葜皂苷元（ML-1），并通过添加修饰氨基甲酸酯部分制备了菝葜皂苷元衍生物（ML-2、ML-3、ML-4），研究其对 Aβ42 肽原纤维的解离能力和对细胞的神经保护作用。结果：菝葜皂苷元衍生物 ML-4、丹参酮 IIA 和丹酚酸 B 具有很强的解离 Aβ42 原纤维的能力，DC50 值位于较低微摩尔范围内。神经保护活性评估显示，菝葜皂苷元及其衍生物是最有效的化合物。认为可使用菝葜皂苷元衍生物 ML-4 和丹酚酸 B（具有最高解离潜力的化合物）来设计治疗阿尔茨海默病的新型药物。

加纳阿克拉理工大学 Adotey G 等对培养的菌丝体进行了 DNA 测序，对菌丝生物量进行代谢组学分析，热图和 OPLS-DA 评分图清楚地显示了三种灵芝分离菌株的化学成分存在显著差异。在灵芝 LVRB-1 和灵芝 LVRB-17 中发现了四种羊毛甾烷三萜类化合物，即灵芝酸 C6、灵芝酸 D、灵芝酸 A 和灵芝酸 G。该研究中，虽然灵芝酸 G 是唯一在灵芝 LVRB-9 分离物中成功检测到的羊毛甾烷三萜类化合物，但也存在其他几种未知代谢产物。该结果首次提供了有关加纳沃尔特河下游流域灵芝分离物菌丝体生物量化学成分的代谢组学数据。

巴西帕拉伊巴联邦大学 Do Nascimento 等制备了山药浓缩蛋白，评估其蛋白消化率和模拟胃肠道

消化产生的肽谱。研究显示,模拟胃肠道消化过程产生分子量较小的分子,从而暴露出可电离的功能基团,使山药蛋白的生物活性增强,因此,消化过程有助于促进肠道吸收和靶器官的后续使用。认为未来应进一步研究消化后获得的肽,以了解这些分子的生物活性潜力和对人类健康的益处。

土耳其奥斯马尼耶·科库塔大学 Kilic Buyukkurt O 等研究了土耳其三大红花品种(cvs. Balci、Dincer、Gokturk)新鲜花瓣的酚类化合物、总酚含量、抗氧化活性和颜色特性。在所有红花提取物样品中,共鉴定出 34 种酚类物质,其中 32 种为喹诺酮 C-糖苷,其余两种为生物碱。所有样品中的主要化合物为羟基红花黄色素 A 和脱水红花黄色素 B。结果:cv.Gokturk 的酚含量(126.6 mg/g)高于 cvs.Dincer(76.6 mg/g)和 Balci(65.8 mg/g)。该研究首次在红花花瓣中鉴定出 N-阿魏羟色胺和 N-香豆酰-羟色胺。cv.Gokturk 的总酚和抗氧化活性在三种品种中最高。因此,红花品种是影响其花瓣酚类化合物的数量和组成、抗氧化活性和花瓣颜色特性的一个重要因素。

埃及姆努菲亚大学药学院 Salem MA 等建立了 1 种非靶向代谢组学方法,用于区分从中国、印度、巴基斯坦和秘鲁采集的新鲜生姜根茎样品,并对实验室干燥样品进行了分析。该研究共鉴定了 253 种代谢物并证明了亚洲样品的聚类,发现秘鲁产品中生物活性代谢物的含量最高,还鉴定出区分生姜干、鲜样品的化学标记物。此外,包括氨基酸和肉桂酸在内的一些初级代谢物的浓度证实了姜辣素的生物合成途径及在干燥后转化为姜烯酚类的过程。研究表明建立的方法可用于姜等药用植物的质量评价。

荷兰莱顿大学 Russell J、德国美因茨大学 Sun M 等研究指出,古埃及文献仅略述对内在身体和疾病表现的概念性理解,并未阐明药物起作用的机制,常常导致对古代术语的理解不准确,如"ra-ib"(古埃及的分类,主要翻译为"胃"),从而导致对历史文本和药理运用的误解。作者认为中医药代表了现代的传统医学体系,通过一系列相互关联的系统了解身体,因此,作者通过与《中国药典》(2015 年版)相比较,阐明古埃及治疗策略的概念机制。结果:"ra-ib"实际构成了一个从口腔到肛门的系统,而并非指"胃"这一器官,因此最佳翻译是"内部通道",这将极大改变对古埃及民族药理学原始文献资料的动态阐释。

日本浜松医科大学 Jiang B 等中日两国研究者将 60 只雄性昆明小鼠随机分为五组:完整对照组、乙醇组(乙醇暴露 35 日)、乙醇戒断组(暴露 28 日+戒断 7 日)、乙醇戒断组+阳性对照组(黛力新)和乙醇戒断组+PFE 组。研究证实葛花提取物对慢性乙醇戒断小鼠模型具有保护作用,并且受乙醇暴露和戒断时间的影响,神经心理行为、海马 BDNF 表达和下丘脑-垂体-肾上腺轴出现复杂变化。

韩国韩医学研究院学者 Choi S 等研究了细辛对卵清蛋白诱导的过敏性鼻炎小鼠的抗过敏作用。结果:细辛通过调节 B 淋巴细胞、肥大细胞、嗜酸性粒细胞、杯状细胞和上皮细胞,对过敏性鼻炎具有治疗效果,因此建议运用天然产物细辛对过敏性鼻炎进行治疗药物的重新定位研究。

埃及开罗大学药学院 El-Shiekh RA 等运用醋酸诱导的溃疡性结肠炎和佐剂诱导的关节炎两种大鼠模型进行了实验。结果:大花素馨花总甲醇提取物给药表现出剂量依赖性的抗炎活性,并具有强大的抗氧化活性,可用于治疗伴有免疫功能障碍的慢性炎症性疾病。作者建议分离素馨属植物正丁醇部分的活性化合物,进行进一步的研究。

巴西生物科学中心 da Silva PR 等研究了从海巴戟天叶中提取的木质素的物理与化学表征、体外抗氧化活性、细胞毒性和抗利什曼原虫活性。结果:海巴戟天叶的木质素提取率为 89.8%,所得木质素为 GSH 型,具有低分子量和热稳定性。抗氧化活性试验显示木质素抗氧化活性较低;细胞毒性试验显示木质素比两性霉素 B 的毒性小;体外抗寄生虫活性试验显示,与巨噬细胞相比,木质素对寄生虫有更大的毒性;亚马逊利什曼原虫前鞭毛体试验显示木质素比两性霉素 B 的有效浓度低性,然而,木质素能够促进对寄生虫的抑制。因此,研究表明海巴戟天木质素可用作抗寄生虫和抗氧化制剂。

动物实验显示,五味子可用于治疗肠易激综合征,主要涉及 5-HT3A 通路。为研究其特定成分与 5-HT3A 受体的相互作用,韩国全南国立大学生物技术系 Eom S 等假设五味子的 1 个成分与 5-HT3A 受体结合,并利用双电极电压钳(TEVC)技术,鉴别了五味子素 C,并阐明五味子素 C 与 5-HT3A 受体在分子和细胞水平上的神经药理学作用。研究显示,五味子素 C 治疗肠易激综合征的潜在作用机制是抑制感觉神经元和肠嗜铬细胞突触中过多的神经元 5-HT,揭示了五味子素 C 与 5-HT3A 受体相互作用的机制,表明五味子素 C 可作为一种新型的拮抗剂。

伊朗阿米尔卡比尔理工大学纺织工程系 Ahmadi S、伊朗医科大学高等医学技术学院 Hivechi A 等开发了一种具有缓释能力的壳聚糖/明胶纳米纤维膜,可通过在植入部位递送肉桂提取物来预防感染。研究评估了肉桂提取物含量(2%～6%)对纳米纤维性能的影响。结果:将提取物加入纳米纤维中不会影响其平均直径,并可增强其降解性能、抗菌活性和生物相容性。因此,这种用于药物递送的纳米纤维膜具有多种生物医学用途,尤其是用于牙科、医用伤口贴、引导性骨再生(GBR)膜等。

（撰稿:张淑娜　审阅:高维娟）

【冥想的国外研究】

利用脑电图（EEG）、功能性磁共振成像（FMRI）等无创探测技术研究各种静功冥想状态中人脑表现出的特殊活动模式,深入认识和理解脑神经网络的工作机制,是当前脑-认知科学研究领域的热点。

1. 冥想功率谱特征

Pernet CR 等采用系统回顾的方法,选定 25 项经同行评议的磁共振成像研究,探讨了与正念冥想相关的脑灰质变化。激活概率估计法（ALE）分析显示,右前腹侧岛叶是研究中唯一效应一致的区域。功能连接性分析表明,左岛叶和右岛叶,以及前扣带回与相邻的扣带回都应在今后的研究中受到关注。统计荟萃分析表明,右侧脑岛到整个大脑都表现出中到大尺度的效应。然而系统评价也揭示了研究中存在的实验设计问题,包括选择、信息、损耗和确认的偏倚,及统计能力上的欠缺。总之,正念冥想练习确实会引起灰质的变化,但也需要改进研究方法,为其作为一种治疗干预手段提供更高质量的证据。

Yordanova J 为了评估冥想过程中注意力和认知监控功能参与,分析了资深冥想者在不同冥想状态（集中注意力、开放监控、慈心冥想）下,额顶叶（FP）和中额叶（MF）脑网络的同步 EEG。评估 FP 和 MF 网络的连接模式是否以及如何由冥想类型和专业技巧调节。研究发现,与冥想新手相比:资深冥想者在所有冥想形式中,左侧 FP 和 MF 网络都表现出很强的 θ 同步性;只有偏侧 β-MF 网络的连接才能区分冥想方式。大脑半球内 θ-FP 网络的连接非线性依赖于专业的冥想技巧,而左半球和右半球的技巧依赖模式相反。半球间 FP 连接在较快频带（快 α 和 β）随着练习经验的增加而增加,证实了执行控制系统在维持冥想状态中起着重要作用。

2. 冥想的功法效应

Morais P 等通过评估抑郁、焦虑和压力状态得分（DASS）以及分析心电图（ECG）、EEG 和皮肤电活动（EDA）信号,研究正念冥想训练对专注力测试中的电生理信号的影响。研究招募 25 名大学生志愿者,参加为期 8 周的 25 h 正念减压（MBSR）课程。此过程中共有 4 个评估节点:课前/期中/课后和 2 个月后的第 4 次随访。结果:所记录的 3 个生物信号呈现一致的结果,与定期冥想练习的预期益处一致。受试者人数报告的压力和焦虑状态也显著减少,分别为 -92.9% 和 -85.7%。平均而言,EDA 活性在整个过程中下降（-64.5%）,而平均心率显示出小幅下降（-5.8%）,这可能是副交感神经系统活性增加的结果。

Burgos PI 等从事件相关电位源分析的角度,探讨冥想的潜在机制,以解释长期的身心锻炼如何在执行注意力转换任务时有利于神经加工。研究者招募 53 名健康的老年社区志愿者,参与在转换任务下进行高密度 EEG 记录,包括太极($n=10$),冥想＋运动($n=16$),简单有氧运动($n=15$),或久坐的生活方式($n=12$)对比。结果:与有氧运动组和久坐组相比,运动组和心理训练组的顶叶和额叶区域的 N2 类成分的振幅明显更大并在任务中有更好的表现。表明长期的身心联合训练会给正常老年人的执行功能带来显著的好处,身心锻炼的结合效应超过体育锻炼。

3. 冥想的身心效应

Delorme A 等报告了 1 例接受抗药性癫痫立体脑电图(SEEG)研究的患者在专注冥想和对照任务中,其 EEG 活动的差别。该患者经常练习专注冥想,并认为这是有益的。SEEG 研究期间,记录了患者进行冥想和走神任务期间的 EEG 数据。脑电数据由两位癫痫专家进行分析并对电活动类型作标记。研究发现,在冥想练习期间,包含被归类为发作间期癫痫样放电(IED)的活动的 EEG 片段比例显著增加。表明 IED 的增加可能与癫痫发作频率的增加无关,患者仍可从冥想练习中获益,这一发现为进一步研究冥想对癫痫活动的影响提供了依据。

Thimmapuram J 等研究心性冥想计划对内科住院医师的睡眠模式睡眠质量的影响。招募了 36 名住院医师参与前后队列研究,前期进行 1 周的门诊轮转,其间使用睡眠日记和活动记录仪监测睡眠;经过 4 周心性冥想练习干预后,当这些住院医师回到同样的轮作时,对他们再进行同样监测。结果:干预前后睡眠日记数据显示,睡眠开始时间从 21.03 min 减少到 14.84 min($P=0.01$);睡眠质量得分从 3.32 提高到 3.89,休息得分从 3.08 提高到 3.54($P<001$);腕动仪显示睡眠开始时间从 20.9 min 变为 14.5 min($P=0.003$),睡眠效率从 83.5% 提高到 85.6%($P=0.019$);初次入睡后的觉醒时间从 38.8 min 改变到 39.9 min($P=0.682$),睡眠碎片指数从 6.16 降至 5.46($P=0.004$),唤醒次数从 41.71 降至 36.37($P=0.013$)。表明结构化的"心"冥想练习,可改善主观睡眠开始时间,提高睡眠质量。

(撰稿:叶阳舸　审阅:高维娟)

［附］　参考文献

A

Adotey G，Alolga RN，Quarcoo A，et al. Ultra Performance Liquid Chromatography-Quadrupole Time-of-Flight Mass Spectrometry (UHPLC-Q-TOF-MS)-based metabolomic analysis of mycelial biomass of three Ganoderma isolates from the Lower Volta River Basin of Ghana［J/OL］. Journal of Pharmaceutical and Biomedical Analysis，2021［2021-10-25］. https://doi.org/10.1016/j.jpba.2021.114355

Ahmadi S，Hivechi A，Bahrami SH，et al. Cinnamon extract loaded electrospun chitosan/gelatin membrane with antibacterial activity［J/OL］. International Journal of Biological Macromolecules，2021［2021-03-15］. https://doi.org/10.1016/j.ijbiomac.2021.01.156

Assar DH，Elhabashi N，Mokhbatly AA，et al. Wound healing potential of licorice extract in rat model：Antioxidants，histopathological，immunohistochemical and gene expression evidences［J/OL］. Biomedicine and Pharmacotherapy，2021［2021-09-08］. https://doi.org/10.1016/j.biopha.2021.112151

B

Bednarikova Z，Gancar M，Wang R，et al. Extracts

from Chinese herbs with anti-amyloid and neuroprotective activities[J/OL]. International Journal of Biological Macromolecules，2021［2021-03-03］. https://doi. org/10. 1016/j.ijbiomac.2021.03.013

Birch S, Bovey M, Robinson N. Acupuncture for chronic primary pain-are UK guidelines now consistent with other countries? [J/OL]. European Journal of Integrative Medicine，[2021-11-26]. https://doi.org/10.1016/j.eujim. 2020.101257

Burgos PI, Cruz G, Hawkes T, et al. Behavioral and ERP correlates of long-term physical and mental training on a demanding switch task[J/OL]. Frontiers in Psychology. 2021［2021-02-23］. https://doi.org/10.3389/fpsyg.2021. 569025

C

Chen Q, Springer L, Gohlke BO, et al. Super TCM：A biocultural database combining biological pathways and historical linguistic data of Chinese materia medica for drug development［J/OL］. Biomedicine and Pharmacotherapy，2021［2021-10-15］. https://doi.org/10. 1016/j. biopha. 2021.112315

Choi S, Jung MA, Hwang YH, et al. Anti-allergic effects of Asarum heterotropoides on an ovalbumin-induced allergic rhinitis murine model［J/OL］. Biomedicine and Pharmacotherapy，2021［2021-07-22］. https://doi. org/10.1016/j.biopha.2021.111944

D

Da Silva PR, Do Carmo Alves de Lima M, Souza TP, et al. Lignin from Morinda citrifolia leaves：Physical and chemical characterization, in vitro evaluation of antioxidant, cytotoxic, antiparasitic and ultrastructural activities[J/OL]. International Journal of Biological Macromolecules，2021［2021-11-12］. https://doi. org/10. 1016/j.ijbiomac.2021.11.013

Delorme A, Grandchamp R, Curot J, et al. Effect of meditation on intracerebral EEG in a patient with temporal lobe epilepsy：A case report[J/OL]. Explore-The Journal of Science and Healing, 2021［2021-11-24］. https://doi.

org/10.1016/j.explore.2020.11.005

E

ES do Nascimento, JMC de Oliveira, JTJG de Lacerda, et al. Yam(Dioscorea cayennensis)protein concentrate：Production, characterization and in vitro evaluation of digestibility[J/OL]. Lwt-food Science and Technology，2021［2021-12-15］. https://doi.org/10.1016/j.lwt.2020. 110771

El-Shiekh RA, Hussein D, Atta AH, et al. Anti-inflammatory activity of Jasminum grandiflorum L. subsp. floribundum (Oleaceae) in inflammatory bowel disease and arthritis models［J/OL］. Biomedicine and Pharmacotherapy，2021［2021-06-10］. https://doi.org/10.1016/j.biopha.2021.111770

Eom S, Lee J, Baek YB, Yeom HD, et al. Identification and molecular study on the interaction of Schisandrin C with human 5-HT3A receptor[J/OL]. European Journal of Pharmacology, 2021［2021-09-05］. https://doi. org/10. 1016/j.ejphar.2021.174220

G

Gaur I, Gaur P, Gautam P, et al. Simplified process of candidate certified reference material development for the analysis of Andrographis paniculata derived therapeutics ［J/OL］. Microchemical Journal，2021［2021-03-10］. https://doi.org/10.1016/j.microc.2021.106140

H

Herrera-Balandrano DD, Beta T, Chai Z, et al. Effect of in vitro gastro-intestinal digestion on the phenolic composition and antioxidant capacity of burdock roots at different harvest time［J/OL］. Food Chemistry，2021［2021-10-01］. https://doi.org/10.1016/j.foodchem.2021.129897

Höxtermann MD, Buner K, Haller H, et al. Efficacy and safety of auricular acupuncture for the treatment of insomnia in breast cancer survivors：A randomized controlled trial［J/OL］. Cancers，2021［2021-08-13］. https://doi. org/10.3390/cancers13164082

J

Jia Y, Lei L, van Andel T, et al. Analysis of historical

changes in traditional Chinese medicine based on an Indonesian collection of Chinese Materia Medica from c. 1870 [J/OL]. Journal of Ethnopharmacology, 2021[2021-04-06]. https://doi.org/10.1016/j.jep.2020.113714

Jiang B, Yang W, Xiu Z, et al. An in vivo explorative study to observe the protective effects of Puerariae flos extract on chronic ethanol exposure and withdrawal male mice [J/OL]. Biomedicine and Pharmacotherapy, 2021[2021-01-30]. https://doi.org/10.1016/j.jep.2020.113115

Johnston K, Bonjour T, Powell J, et al. Battlefield acupuncture versus standard pharmacologic treatment of low back pain in the emergency department: A randomized controlled trial [J/OL]. Journal of Emergency Medicine, [2021-07-17]. https://doi. org/10. 1016/j. jemermed. 2021.07.017

K

Kilic Buyukkurt O, Guclu G, Barutcular C, et al. LC-MS/MS fingerprint and simultaneous quantification of bioactive compounds in safflower petals(Carthamus tinctorius L.)[J/OL]. Microchemical Journal, 2021[2021-09-20]. https://doi.org/10.1016/j.microc.2021.106850

L

Luo Y, Zhou S, Haeiwa H, et al. Role of amber extract in protecting SHSY5Y cells against amyloid β1-42-induced neurotoxicity[J/OL]. Biomedicine and Pharmacotherapy, 2021[2021-06-25]. https://doi.org/10.1016/j.biopha.2021.111804

M

Morais P, Quaresma C, Vigário R, et al. Electrophysiological effects of mindfulness meditation in a concentration test[J/OL]. Medical and Biological Engineering and Computing, 2021 [2021-03-17]. https://doi. org/10. 1007/s11517-021-02332-y

O

Oliveira GA, Tedrus GMAS, Nucci LB. Acupuncture, seizure frequency, and quality of life in temporal lobe epilepsy [J/OL]. Epilepsy and Behavior, [2021-07-24]. https://doi.org/10.1016/j.yebeh.2021.108213

P

Pereira CR, Criado MB, Machado J, et al. Acute effects of acupuncture in balance and gait of Parkinson disease patients-A preliminary study[J/OL]. Complementary Therapies in Clinical Practice, [2021-09-08]. https://doi.org/10.1016/j.ctcp.2021.101479

Pernet CR, Belov N, Delorme A, et al. Mindfulness related changes in grey matter: A systematic review and meta-analysis[J/OL]. Brain Imaging and Behavior, 2021 [2021-02-24]. https://doi. org/10. 1007/s11682-021-00453-4

R

Russell J, Sun M, Liang W, et al. An investigation of the pharmacological applications used for the Ancient Egyptian systemic model "ra-ib" compared with modern Traditional Chinese Medicine[J/OL]. Journal of Ethnopharmacology, 2021 [2021-09-03]. https://doi. org/10. 1016/j. jep.2020.113115

S

Sabbagh Gol A, Rezaei Ardani A, Farahmand SK, et al. Additive effects of acupuncture in alleviating anxiety: A double-blind, three-arm, randomized clinical trial [J/OL]. Complementary Therapies in Clinical Practice, 2021 [2021-11-12]. https://doi. org/10. 1016/j. ctcp. 2021.101466

Salem MA, Zayed A, Alseekh S, et al. The integration of MS-based metabolomics and multivariate data analysis allows for improved quality assessment of Zingiber officinale Roscoe[J/OL]. Phytochemistry, 2021[2021-07-23]. https://doi.org/10.1016/j.phytochem.2021.112843

Syafni N, Devi S, Zimmermann-Klemd AM, et al. Immunosuppressant flavonoids from Scutellaria baicalensis [J/OL]. Biomedicine and Pharmacotherapy, 2021[2021-06-09]. https://doi.org/10.1016/j.biopha.2021.112326

T

Thimmapuram J, Pargament R, Tredici SD, et al. Sleep Patterns of Resident Physicians and the Effect of Heartfulness Meditation[J/OL]. Annual Review of Neuroscience, 2021[2021-09-23]. https://doi.org/10.1016/B978-0-12-416031-6.00010-4

Tian Y, Zhou S, Takeda R, et al. Anti-inflammatory activities of amber extract in lipopolysaccharide-induced RAW 264.7 macrophages[J/OL]. Biomedicine and Pharmacotherapy, 2021[2021-07-03]. https://doi.org/10.1016/j.biopha.2021.111854

W

Weber A, Busbridge S, Governo R. Evaluation of the efficacy of musical vibroacupuncture in pain relief: A randomized controlled pilot study[J/OL]. Neuromodulation, [2021-12-21]. https://doi.org/10.1111/ner.13281

Y

Yao R, Heinrich M, Zhao X, et al. What's the choice for goji: Lycium barbarum L. or L. chinense Mill? [J/OL]. Journal of Ethnopharmacology, 2021 [2021-04-06]. https://doi.org/10.1016/j.jep.2021.114185

Yordanova J, Kolev V, Nicolardi V, et al. Attentional and cognitive monitoring brain networks in long-term meditators depend on meditation states and expertise [J/OL]. Scientific Reports. 2021 [2021-03-01]. https://doi.org/10.1038/s41598-021-84325-3

学术进展

八、教学与科研

（一）教育教学

【微信平台在中医药教育教学中的应用探究】

当前，网络技术和新媒体正逐渐渗透到高校教育教学的各个环节，教育理念和教学方式也随之发生了变化。微信作为重要的网络平台，在医学教育中，涵盖中医、中药、中西医结合等学科课程。如侯辰阳等在中医学课程教学中融入微信公众号，并与传统教学模式对照，发现基于微信公众号平台的中医教学组学生在考试成绩、自主学习能力等方面，均优于传统模式教学组。并且在知识共享能力、知识面、学习兴趣、学习效果、时间利用度等方面均有较大幅度提升。张广顺等在中药学教学中，研究了微信平台在教学方法改革及形成性评价实践中的可行性，探索出以他人点评与教师评价相结合的综合评分方式，在优化形成性评价考核结果的同时，也使得学生浸润了中医药文化，加强了学习主动性。刘晓菲等将微信微格教学法应用于中医外科学临床操作技能教学中，以超声引导下甲状腺结节穿刺术操作为例，对照了微信微格教学法与传统教学法，发现采用微信微格教学法的学生在技能操作水平和自主学习能力上均优于对照组。石李等在中医儿科毕业实习培训中，将实习生分为常规培训组和强化培训组（学—考—思三步法＋课余微信平台持续培训），比较两组实习培训的效果，发现强化培训组自我评价较高，在脑力激荡、分享所学、互动及沟通技巧三个方面更强、更活跃，以此说明利用微信平台强化儿科实习培训的重要作用。

微信平台可优化和完善传统PBL教学法，这在不少教学实践中得到了证实，尤其在临床课程的带教中，效果更为突出。如王丹等在中医皮肤性病学临床实习教学中，通过理论成绩、实践考核及调查问卷的方式对比了传统教学组、PBL教学组和微信平台联合PBL教学组的教学效果，发现微信平台联合PBL的教学模式可显著提高实习医学生的专业理论知识及对皮肤科常见病的感性认识，强化临床思维。史军等分析了微信联合PBL教学法与传统教学法在中医耳鼻喉科临床教学中的优缺点，结果显示，微信联合PBL教学组在病例分析得分、满意度和专业兴趣的帮助程度等方面均高于传统教学组，说明微信联合PBL的教学模式在临床教学中存在明显优势。梁丽娟和孙显防皆在中医护理技术实习带教中开展了常规PBL教学模式和基于微信公众平台PBL教学模式效果的比较研究，均显示后者的有效运用可提升学生的综合素质、专业水平及临床带教满意度。孙英瑛同样采用常规PBL教学法与微信微格联合PBL教学法的对照研究，探讨了两者在中西医结合护理专业介入教学中的应用效果，发现微信微格和PBL联合教学有利于提升学生的学习兴趣和实际操作水平。邱淼洁比较常规护理教学组和基于微信平台问题导向式教学组实习生的评判性思维能力、课堂创造氛围评分及对教学总满意率，结果显示，基于微信平台问题导向式教学法在乳腺外科护理临床教学中具有更好的效果。黄林芳等将微信公众平台辅助PBL教学模式应用于研究生药用植物资源学教学，证明该教学模式可提高学生的学习积极性和主动性,激发学生理论结合实践探索的兴趣,有助于创新型药用植物资源学高等人才的培养。

微信平台联合临床案例教学法(CBL)的应用也有报道。如胡丹在中医护理学体质调护课程中,分析了传统教学法和微信结合案例教学法的应用效果,发现后者在学习兴趣、自学能力、分析问题能力、检索文献能力、知识掌握、辨证思维等方面的满意度评分均显著高于前者。黄小燕等在中西医结合医院的临床急诊教学中,通过理论考试、病例考核和调查问卷,对比了 PBL 教学法、PBL 联合临床案例教学法、PBL 联合临床案例及微信教学法三者的效果,发现基于微信与临床案例的 PBL 教学模式在提高学生临床综合能力中最占优势。

(撰稿:张苇航　审阅:崔蒙)

【中医院校教师能力的培养与提升研究】

教师的素质和教学能力至关重要,中医院校的教师需要具备良好的业务能力和文化素养,才能更好地在中医药领域开展教育实践。诸多研究从不同视角出发,对中医院校教师能力的培养和提升进行了探索。

在教师素养方面:常学辉等认为高校教师的核心素养对教师教学能力提升和专业素养起着决定性作用,中医药院校教师的核心素养主要包括知识素养、能力素养、道德素养、文化素养、信息素养等,并逐一分析了其内涵和提升措施。

在教师教育教学能力方面:朱震等针对当前高等中医药院校教师普遍存在的教学设计能力欠缺、教学组织管理能力不够、教学表达能力不足、教学反思能力缺失、教学手段单一等问题,分析了提高高等中医药院校教师教学能力的路径,包括健全教学监督机制、加强课程教学设计、完善教学技能培训、促进教学反思和反馈、提高人文素养和思辨能力等系列举措,从而打造一流师资队伍,为"卓越人才培养计划"提供有力保障。许瑜函等基于成果导向教育(OBE)理念,对教师教学能力提升项目进行优化设计,通过确立项目预期成果、重构教师发展活动、引入双重学习模式及多元方法对应目标评估的过程,构建骨干教师发展项目培养与评估方案。

在教师研究能力方面:李姗姗等通过对近 3 年某中医药大学教师公开发表教育教学研究论文的统计,分析目前教育研究改革的聚焦点,发现存在研究水平不高、研究主题狭窄、特色化研究不足等问题,提出优化学术评价机制、建立期刊分级管理制度、强化实践导向、激发基层教学组织的主体责任、建立研究团队、以项目驱动提升教育研究水平等改进提升策略。毛欢等从研究型教师的概念和必要条件出发,采用叙事访谈法,分析了一位研究型教师的个人成长历程,确定其核心价值观,包括专业信念、教学与教育理念、教师发展观、实践反思观和积极变革观,希望通过个案研究归纳出研究型教师的核心特征。

在医教结合方面:楼航芳等在分析当前医教结合教师教学能力现状的基础上,通过五术融合的"双师型"教师教学能力结构模型的构建,探索了"培—研—赛"一体化进阶式的"双师型"教师教学能力的提升路径,并以教师教学发展的实际成效和育人成效加以佐证。

在思政能力方面:赵歆等探讨了中医诊断学教学实践过程中教师思政能力的培养,指出教师应树立课程思政的责任感,挖掘课程思政内容,提高课程思政能力,真正在传授知识的同时进行思想价值引领,发挥"润物细无声"的教育作用。

在青年教师发展方面:戴铭等以广西中医药大学为例,探索了中医药院校青年教师育人能力的核心要素和提升路径,指出核心要素可以归纳为"德、信、专、能"四个方面,提升路径包括统一思想到立德树人根本任务中,加强优秀传统文化教育,实施青年教师全程化培养,督导结合实施青年教师精准帮扶计划,以项目为引导推动教学改革等。李潇等强调在全球"互联网＋"背景下,信息技术与教学资源的广泛、深度融合是促进青年教师能力提升的有效途径,探讨了通过"互联网＋"促进教学改革、完善科研职能、总结临床经验,从而提高中医院校青年教师的教学、科研、临床等方面的能力。陈云志等通过对青年教师参与中医基础类研究生培养模式的分析,认为青年教师积极参与研究生培养,可使研究生坚定信念,发展个性,提升科研、教学、临床能力及传统文化素养,并建立正确择业观,促进师生互动;同时青年教师也可以突破成长瓶颈,使学科师资队伍及学科人才梯队得到优化。刘爱东等从当前社会需求出发,对中医院校康复治疗学专业青年教师的思想政治、师德素养、工作压力、教学认知以及专业水平和能力提高等方面开展调查和分析,并从思政工作角度提出强化思想政治培训、加大师德师风考评力度、发挥楷模引领带动作用、加强青年教师在重大问题上的参与度等措施。杨宜花等通过分析独立学院青年教师发展现状和问题,提出建立切实可行的培训制度及分级考核制度,加强学科专业团体和平台建设、进行集体针对性科研培训、强化专业知识水平和师德师风的继续教育等对策。组织与员工之间互动关系的"心理契约"也与教师发展密切相关。李晓曦等采用问卷调查方法,对某中医院校护理兼职教师的心理契约、工作满意度、职业倦怠的现状进行了调研,发现心理契约与工作满意度呈正相关,与职业倦怠呈负相关,提出应采取措施满足中医院校护理兼职教师的心理契约,以提高工作满意度,减少职业倦怠。

(撰稿:张苇航 审阅:崔蒙)

【中医学专业"5+3"一体化人才培养的探索】

医学"5+3"一体化培养模式是指5年本科结合3年硕士研究生,并且在研期间完成住院医师规范化培训的教育方式。该模式已成为我国临床医学教育的主体,旨在通过构建科学完整的课程体系、采取多元化教学方法、重视诊断学教学、强化医学人文教育、开展全程科研训练、规划临床能力考核等,加强学生临床基本技能和思维能力,培养高素质医学人才。近年来,诸多研究聚焦中医学专业"5+3"一体

化人才培养模式改革过程、主要成效及其不足之处,以期通过探讨,为这一人才培养模式的优化提供参考借鉴。

卢亚云等基于上海某中医药院校"5+3"长学制临床专业学生开展的职业规划及职业认同情况调查。结果:绝大多数医学生对职业规划的需求、认知和职业认同均处于积极水平,但随着年级的升高,职业规划认知及职业认同感整体有下降趋势。同时指出,这一结论同样适用于西医院校。进而从宏观、中观、微观三个层面提出建议:建立更完善的职业规划体系、分阶段进行职业规划和职业认同感教育,把价值观教育摆在重要位置,规范"新就业形态",提升学生的自我认知,建立医生的使命感等。

如何在中医学专业"5+3"一体化人才培养中更好地体现中医特色,也广受关注。王春玲等分析了中医学专业"5+3"一体化人才培养的特点以及不同阶段存在的管理漏洞,从政策制定、医教协同、学校教学改革三个方面提出建议。同时,针对中医思维弱化的原因,提出人才培养中的相应对策:从中国传统文化着手,以文载道,以文化人;推进院校与师承教育结合的人才培养模式;优化课程体系和教学内容,加强中医经典教学;加强实践基地建设,理论与临床教学一体化;打造一支专业思想强、能力硬的教师队伍。白耀琳等分析了成都中医药大学以"院校教育与师承教育相结合"为抓手的人才培养模式改革过程,主要措施包括优化选拔制度,加强教材和基地建设,建立科学评价体系等,具体实施方案为中西医基础与传统文化教育、经典学习、临床专业教学与师承融入、临床实践与师承并存等四个阶段。张萌等从落实中医学"5+3"一体化拔尖创新人才培养需求出发,提出中医经典课程"三段式"教学改革模式,即在"基础—提高—创新"螺旋发展的理念下,将夯实课程"三基"、强化临床运用、提升科研思维作为阶段性目标。其中,基础阶段借助"基础理论联结化""重点原文形象化""辨证模式逻辑化""病证特征现代化"及"病—证—方对比化"的思路执行;提高阶段依托古今医案库、"真实世界"医案、跟师见习等举措

开展;创新阶段瞄准不同研究方向,突出利用"工作坊"方式进行主题讨论。陈晓林等强调了批判性思维在中医学"5＋3"一体化人才培养中的必要性、急迫性和可行性,并通过医古文课程的教学实践,说明如何将思考和反思、必知所以然、必求甚解、质疑观点的求知行为落实到批判性思维的培养中,为基础课程在中医学"5＋3"一体化人才培养中发挥的作用提供了例证。

（撰稿:张苇航　审阅:崔蒙）

［附］　参考文献

B

白耀琳,王岚,郭静.中医学"5＋3"一体化卓越人才师承教育培养模式[J].中国中医药现代远程教育,2021,19(1):32

C

常学辉,张良芝.新时代高等中医药院校教师核心素养之我见[J].中医药管理杂志,2021,29(17):1

陈晓林,李晓梅,林怡.基础课程培养中医学"5＋3"一体化人才批判性思维的探索——以医古文课程教学为例[J].广西中医药大学学报,2021,24(3):113

陈云志,朱星,杨长福,等.青年教师参与中医基础类研究生培养模式实践[J].贵州中医药大学学报,2021,43(3):71

D

戴铭,王春玲.中医药院校青年教师育人能力提升的路径探索——以广西中医药大学为例[J].广西中医药大学学报,2021,24(2):120

H

侯辰阳,赵会芳,朱迪.微信公众号在中医学教学中应用的研究[J].中国中医药现代远程教育,2021,19(22):39

胡丹.微信结合案例教学法在中医护理学体质调护课中的应用[J].中医药管理杂志,2021,29(16):195

黄林芳,郑燕,孙晓,等.基于微信平台的PBL模式在药用植物资源学教学中的应用[J].中医教育,2021,40(2):44

黄小燕,郭永宁,林黄果,等.急诊教学应用基于微信平台的PBL联合临床案例教学法的探索研究[J].中国中医急症,2021,30(5):912

L

李潇,史晶晶,杜凤丽."互联网＋"背景下中医院校青年教师能力的促进[J].中国中医药现代远程教育,2021,19(3):180

李姗姗,王雪,关守宁.高等中医药院校教师教育研究能力的现状分析与改进策略[J].长春中医药大学学报,2021,37(2):440

李晓曦,张宏敏,李梦楠.基于心理契约视角下的中医院校护理兼职教师工作满意度、职业倦怠关系的相关性分析[J].湖南中医杂志,2021,37(9):110

梁丽娟.基于微信公众平台的PBL教学模式在中医护理技术实习带教中的应用效果[J].黑龙江中医药,2021,50(3):325

刘爱东,邓永志.高等中医院校康复治疗学专业青年教师队伍思想状况调查研究[J].中国中医药现代远程教育,2021,19(2):180

刘晓菲,张雁,张晓杰,等.微信微格教学法在中医外科学生临床操作技能强化中的研究[J].中国中医药现代远程教育,2021,19(7):24

楼航芳,龚婕,胡俊江.五术融合提升医教结合"双师型"教师教学能力的实证研究[J].浙江中医药大学学报,2021,45(6):596

卢亚云,齐久祥."5＋3"培养模式下医学生职业规划及职业认同调查研究[J].中医教育,2021,40(6):16

M

毛欢,杨晔颖.撷探研究型教师核心特质——基于Y教师成长史的个案研究[J].中医教育,2021,40(1):39

Q

邱淼洁.基于微信平台的问题导向式教学法在乳腺外科护理临床中的运用[J].中国中医药现代远程教育,2021,19(8):47

S

石李,李文,姜永红,等.基于微信平台强化本科生儿科毕业实习培训的探析[J].中国中医药现代远程教育,2021,19(17):163

史军,刘玉,陈莹,等.微信联合PBL教学方法在中医耳鼻喉科临床带教中的运用与思考[J].中国中医药现代远程教育,2021,19(23):1

孙显防.以微信公众平台为基础的PBL教学法在中医护理实习带教中的应用[J].中国中医药现代远程教育,2021,19(14):35

孙英瑛.微信微格联合PBL教学法在中西医结合护理专业介入教学中的应用[J].中国中医药现代远程教育,2021,19(4):16

W

王丹,朱慧,龚丽萍,等.基于微信平台的PBL教学在中医皮肤性病学临床实习教学中的应用研究[J].江西中医药大学学报,2021,33(1):110

王春玲,罗婷,黄贵华.中医学专业本硕连读"5+3"一体化人才培养的思考[J].中医药管理杂志,2021,29(8):28

X

许瑜函,朱慧,项乐源,等.OBE理念下教师教学能力提升项目的优化设计探索[J].中医教育,2021,40(5):17

Y

杨宜花,聂亦然,曾鸿鹄,等.独立学院青年教师发展现状及对策探讨[J].光明中医,2021,36(14):2446

Z

张萌,吴晋英,贾志新,等.中医学专业("5+3"一体化)中医经典课程"三段式"教学模式探究[J].中医教育,2021,40(4):13

张广顺,管家齐,洪寅,等.微信平台教学在《中药学》教学及形成性评价中的应用实践[J].浙江中医药大学学报,2021,45(7):778

赵歆,罗和古,吴秀艳,等.中医诊断学教学实践中教师课程思政能力的培养[J].中国中医药现代远程教育,2021,19(3):4

朱震,张世勤.高等中医药院校教师教学能力发展策略[J].南京中医药大学学报(社会科学版),2021,22(3):213

（二）科学研究

【中药研发审批注册及专利研究】

近年来，我国出台了一系列振兴发展中医药的政策法规，为中医药发展提供了立体化政策支持与财力保障。《"十四五"中医药发展规划》也将中药产业的发展作为一项重要任务，中医药产业迎来发展新机遇。但是，在中药新药研发创新、审批注册及专利申请转化等环节，还存在一些问题。

在中药研发方面：元唯安等认为目前我国新药临床试验在安全性数据、有效性数据、整体质量体系建设等方面存在有待完善之处。比如，在遵循我国现行GCP及ICH-GCP前提下，中药新药临床试验还应充分考虑中药新药临床试验本身的特点，制定有针对性的质量控制措施，以切实提高我国中药新药临床试验的整体质量。安娜等认为中药新药临床试验报告安全性分析部分也存在报告不完整和分析不充分等常见问题，例：漏报不良事件和实验室检查结果、未能提供详细的实验室检查异常值列表、缺乏对不良事件与药物因果关系的深度分析等。进而提出建议，重视从用药程度、不良反应/事件、实验室检查三个维度进行医学分析，全面整理与总结临床试验报告安全性分析质量。李珍萱等以中成药治疗流行性感冒有效性和安全性临床试验设计方案为例，进行深入分析，并从研究类型、纳入标准、干预措施、对照措施、结局指标、疗效评价等方面给出具体建议。关于中药上市后的相关研究，王志飞等提出"三维四阶"临床定位技术的构想，以期帮助更好地开展中成药的临床定位研究，进一步评价产品的安全性和经济性，保障中成药在国家医疗资源体系中发挥更大、更重要的作用。

在中药新药的注册审批方面：王玲玲等分析2005—2020年中药新药临床试验（IND）研究及评价的规律发现，临床经验方等具有较好人用经验的中药新药IND批准率较高，这也是中药新药研发路径"临床—实验室—临床"特点的体现。在新药研发的适应症选择上，应重点关注中医优势病种和未被满足的临床需求，找准临床定位。瞿礼萍等认为新药的研发和注册存在评价体系和监管政策落后，新药材、新中药材代用品等注册类别开发少，中药新药涉及的疾病少，申报涉及的剂型缺乏创新等问题，建议完善相关配套文件，加强政策激励；发挥政策导向和技术指导作用，做好中药新药的剂型研制。而从申请人的视角来看，我国现有的新药申请模式未能充分整合资源，存在较多缺陷，例如，"产—学—研"创新协作机制不完善，各类研发主体未能根据自身优势选择合作伙伴，难以实现更优的跨区域、跨领域资源整合。在中药国际化问题上，宋永军等提出中药产品在澳大利亚注册的对策，包括仔细研读澳大利亚中草药相关法规尤其是注册登记规程，主动和澳大利亚治疗用品监管局沟通；注册类别定位要准确；加强中药生产技术及质量控制；加强中药企业的市场开拓与维护意识；加强对中医药出口的政策鼓励等。

在新药专利申请方面：肖晴宇等发现"一带一路"沿线国家天然药物专利发展极其不平衡，其专利申请主要集中在俄罗斯、印度、印度尼西亚、乌克兰等少数国家，重点研发领域集中在活性成分、制剂及化妆品等，治疗用途重点在皮肤病、消化道疾病、感染及代谢相关疾病，印度、俄罗斯等国既是申请大国，也是对外布局最多的国家，同时还是世界其他国家进行天然药物申请的目标国。关于国内专利申请情况,何照楠等分析我国名老中医中药专利授权情况,认为中药专利审查应兼顾名老中医这一创新主体特点,应加快完善名老中医中药技术成果的知识产权保护政策。张文凤等通过研究中药关键技术发展轨迹,提出中药新药的研究开发应以药物的安全有效为核心,推进中药产业数字化、智能化、绿色建设,加强技术集成和工艺创新,提升中药疗效,减少资源消耗,坚持继承与创新并重,促进中医药科技创新能力提升,加快形成自主知识产权。李文红等提出进一步加强对经典名方、临床经验的专利保护,在改进创新的基础上建立全方位的外围专利网。在新冠肺炎(COVID-19)情势下,通过对中药复方的研究,开发具有自主知识产权的新药是一条科学之路。

(撰稿:徐贻珏　审阅:崔蒙)

【中医国家标准的颁布与应用】

标准是经济活动和社会发展的技术支撑。标准化在推进国家治理体系和治理能力现代化中发挥着基础性、引领性作用。新时代推动高质量发展、全面建设社会主义现代化国家,迫切需要进一步加强标准化工作。

国家标准按照性质可以分为强制性标准、推荐性标准和指导性技术文件三类。2021年国家市场监督管理总局,国家标准化管理委员会发布了《中医病证分类与代码》(GB/T 15657-2021)、《中医临床诊疗术语 第2部分:证候》(GB/T 16751.2-2021)、《中医药学主题词表编制规则》(GB/T 40670-2021)等16项国家推荐性标准,及《中医技术操作规范 儿科 第1部分:小儿内治给药方法》(GB/Z 40893.1-2021)等12项指导性技术文件。

上述28项标准和指导性技术文件的发布和实施,对进一步完善我国的中医药国家标准体系,助力中医药产业现代化等方面发挥了积极作用,顺应了当前标准化发展的新形势和新要求。其中,《中医病证分类与代码》是使用最为广泛、被政府部门文件采用最多的中医术语标准。2020年11月23日,国家

中医药管理局和国家卫生健康委联合印发的《关于印发〈中医病证分类与代码〉和〈中医临床诊疗术语〉的通知》:全国各中医医疗机构从2021年1月1日起需要启用新版《中医病证分类与代码》等4项国家标准。2021年6月8日,国家中医药管理局印发《国家中医药管理局办公室关于启动2021年度二级和三级公立中医医院绩效考核有关工作的通知》:各有关中医医院采集住院病案首页数据统一使用新版《中医病证分类与代码》。2021年12月28日,国家医疗保障局和国家中医药管理局联合印发《国家医疗保障局办公室 国家中医药管理局办公室关于做好医保版中医病证分类与代码更新工作》:从2022年1月1日起在医保信息系统中全面更新使用新版《中医病证分类与代码》。

附2021年发布的28项国家标准:

16项国家推荐性标准:《中医病证分类与代码》(GB/T 15657-2021)、《中医临床诊疗术语 第2部分:证候》(GB/T 16751.2-2021)、《中医药学主题词表编制规则》(GB/T 40670-2021)、《针灸技术操作规范 第2部分:头针》(GB/T 21709.2-2021)、《针灸技术操作规范 第3部分:耳针》(GB/T 21709.3-2021)、《针灸技术操作规范 第15部分:眼针》(GB/T 21709.15-2021)、《针灸临床实践指南制定及其评估规范》(GB/T 40972-2021)、《针灸门诊基本服务规范》(GB/T 40973-2021)、《中医四诊操作规范 第1部分:望诊》(GB/T 40665.1-2021)、《中医四诊操作规范 第2部分:闻诊》(GB/T 40665.2-2021)、《中医四诊操作规范 第3部分:问诊》(GB/T 40665.3-2021)、《中医四诊操作规范 第4部分:切诊》(GB/T 40665.4-2021)、《经外奇穴名称与定位》(GB/T 40997-2021)、《经穴名称与定位》(GB/T 12346-2021)、《灸用艾绒》(GB/T 40976-2021)、《清艾条》(GB/T 40975-2021)。

12项指导性技术文件:《中医技术操作规范 儿科 第1部分:小儿内治给药方法》(GB/Z 40893.1-2021)、《中医技术操作规范 儿科 第2部分:小儿常用外治法》(GB/Z 40893.2-2021)、《中医技术操作规

范 儿科 第 3 部分:小儿针灸疗法》(GB/Z 40893.3-2021)、《中医技术操作规范 儿科 第 4 部分:小儿推拿疗法》(GB/Z 40893.4-2021)、《中医技术操作规范 儿科 第 5 部分:小儿拔罐疗法》(GB/Z 40893.5-2021)、《中医技术操作规范 儿科 第 6 部分:小儿灯火燋法》(GB/Z 40893.6-2021)、《中医技术操作规范 皮肤科 中药离子喷雾》(GB/Z 40667-2021)、《中医技术操作规范 皮肤科 中药面膜》(GB/Z 40668-2021)、《中医技术操作规范 皮肤科 中药药浴》(GB/Z 40902-2021)、《中医技术操作规范 皮肤科 中药蒸气浴》(GB/Z 40666-2021)、《中医技术操作规范 外科 挂线法》(GB/Z 40669-2021)、《中医技术操作规范 外科 结扎法》(GB/Z 40671-2021)。

(撰稿:李明 审阅:崔蒙)

[附] 参考文献

A

安娜,韩玲.中药新药临床试验报告安全性分析方面的常见问题[J].中国中药杂志,2021,46(17):4581

G

国家市场监督管理总局,国家标准化管理委员会.中医病证分类与代码:GB/T 15657-2021[S].北京:中国标准出版社,2021

国家市场监督管理总局,国家标准化管理委员会.中医临床诊疗术语 第 2 部分:证候:GB/T 16751.2-2021[S].北京:中国标准出版社,2021

国家市场监督管理总局,国家标准化管理委员会.针灸技术操作规范 第 2 部分:头针:GB/T 21709.2-2021[S].北京:中国标准出版社,2021

国家市场监督管理总局,国家标准化管理委员会.针灸技术操作规范 第 3 部分:耳针:GB/T 21709.3-2021[S].北京:中国标准出版社,2021

国家市场监督管理总局,国家标准化管理委员会.针灸技术操作规范 第 15 部分:眼针:GB/T 21709.15-2021[S].北京:中国标准出版社,2021

国家市场监督管理总局,国家标准化管理委员会.针灸临床实践指南制定及其评估规范:GB/T 40972-2021[S].北京:中国标准出版社,2021

国家市场监督管理总局,国家标准化管理委员会.针灸门诊基本服务规范:GB/T 40973-2021[S].北京:中国标准出版社,2021

国家市场监督管理总局,国家标准化管理委员会.中医技术操作规范 儿科 第 1 部分:小儿内治给药方法:GB/Z 40893.1-2021[S].北京:中国标准出版社,2021

国家市场监督管理总局,国家标准化管理委员会.中医技术操作规范 儿科 第 2 部分:小儿常用外治法:GB/Z 40893.2-2021[S].北京:中国标准出版社,2021

国家市场监督管理总局,国家标准化管理委员会.中医技术操作规范 儿科 第 3 部分:小儿针灸疗法:GB/Z 40893.3-2021[S].北京:中国标准出版社,2021

国家市场监督管理总局,国家标准化管理委员会.中医技术操作规范 儿科 第 4 部分:小儿推拿疗法:GB/Z 40893.4-2021[S].北京:中国标准出版社,2021

国家市场监督管理总局,国家标准化管理委员会.中医技术操作规范 儿科 第 5 部分:小儿拔罐疗法:GB/Z 40893.5-2021[S].北京:中国标准出版社,2021

国家市场监督管理总局,国家标准化管理委员会.中医技术操作规范 儿科 第 6 部分:小儿灯火燋法:GB/Z 40893.6-2021[S].北京:中国标准出版社,2021

国家市场监督管理总局,国家标准化管理委员会.中医技术操作规范 皮肤科 中药离子喷雾:GB/Z 40667-2021[S].北京:中国标准出版社,2021

国家市场监督管理总局,国家标准化管理委员会.中医技术操作规范 皮肤科 中药面膜:GB/Z 40668-2021[S].北京:中国标准出版社,2021

国家市场监督管理总局,国家标准化管理委员会.中医技术操作规范 皮肤科 中药药浴:GB/Z 40902-2021[S].北京:中国标准出版社,2021

国家市场监督管理总局,国家标准化管理委员会.中医技术操作规范 皮肤科 中药蒸气浴:GB/Z 40666-2021

[S].北京:中国标准出版社,2021

国家市场监督管理总局,国家标准化管理委员会.中医技术操作规范 外科 挂线法:GB/Z 40669-2021[S].北京:中国标准出版社,2021

国家市场监督管理总局,国家标准化管理委员会.中医技术操作规范 外科 结扎法:GB/Z 40671-2021[S].北京:中国标准出版社,2021

国家市场监督管理总局,国家标准化管理委员会.中医四诊操作规范 第1部分:望诊:GB/T 40665.1-2021[S].北京:中国标准出版社,2021

国家市场监督管理总局,国家标准化管理委员会.中医四诊操作规范 第2部分:闻诊:GB/T 40665.2-2021[S].北京:中国标准出版社,2021

国家市场监督管理总局,国家标准化管理委员会.中医四诊操作规范 第3部分:问诊:GB/T 40665.3-2021[S].北京:中国标准出版社,2021

国家市场监督管理总局,国家标准化管理委员会.中医四诊操作规范 第4部分:切诊:GB/T 40665.4-2021[S].北京:中国标准出版社,2021

国家市场监督管理总局,国家标准化管理委员会.经外奇穴名称与定位:GB/T 40997-2021[S].北京:中国标准出版社,2021

国家市场监督管理总局,国家标准化管理委员会.经穴名称与定位:GB/T 12346-2021[S].北京:中国标准出版社,2021

国家市场监督管理总局,国家标准化管理委员会.灸用艾绒:GB/T 40976-2021[S].北京:中国标准出版社,2021

国家市场监督管理总局,国家标准化管理委员会.清艾条:GB/T 40975-2021[S].北京:中国标准出版社,2021

国家市场监督管理总局,国家标准化管理委员会.中医药学主题词表编制规则:GB/T 40670-2021[S].北京:中国标准出版社,2021

H

何照楠,洪峰,陈宁,等.基于专利文本分析角度的我国名老中医中药专利授权影响因素研究[J].中国现代中药,2021,23(6):1090

L

李文红,李莹辉,单晓光.以连花清瘟方为例探讨中药

复方的创新及专利布局策略[J].中国中药杂志,2021,46(5):1293

李珍萱,赵国桢,郭玉红,等.中药治疗流行性感冒临床试验方案设计关键环节的思考与实践[J].中国中药杂志,2021,46(7):1706

Q

瞿礼萍,陈杨,王筱竺,等.2007—2019年国内中药新药注册的审批情况分析[J].中草药,2021,52(3):894

瞿礼萍,梁纪懿,陈杨,等.药品注册申请人视角下我国中药新药研发主体现状研究[J].中草药,2021,52(6):1858

S

宋永军,刘建勋,李浩.澳大利亚中药监管与审批现状及我国中药产品注册分析[J].中国现代中药,2021,23(5):760

W

王玲玲,胡流芳,张晓东,等.2005—2020年申请临床试验中药新药的审评审批情况分析[J].中草药,2021,52(12):3765

王志飞,谢雁鸣.中药上市后"三维四阶"临床定位技术的构想与实践[J].中国中药杂志,2021,46(8):1967

X

肖晴宇,荣真,王亚妮,等."一带一路"沿线国家天然药物专利概况及"典型国家"专利分析[J].中国现代中药,2021,23(1):12

Y

元唯安,唐健元,高蕊,等.中药新药临床试验质量控制关键问题的专家共识[J].中国中药杂志,2021,46(7):1701

Z

张文凤,马俊红,于慧娴,等.基于专利分析的中药关键技术发展轨迹[J].中草药,2021,52(16):5098

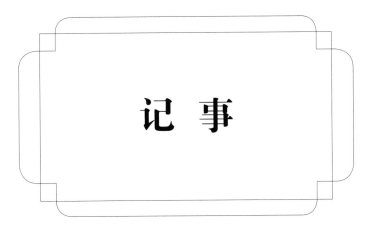

记　事

一、学术会议

▲全国中医标准化技术委员会 2020 年学术年会在北京召开　1 月 22 日,本次会议采取线下与线上相结合的方式召开。全国中医标准化技术委员会主任委员、中国工程院院士张伯礼,国家中医药管理局政策法规与监督司法规与标准处处长张庆谦,全国中医标准化技术委员会副主任委员、中国中医科学院首席研究员曹洪欣,中华中医药学会副会长兼秘书长王国辰,全国中医标准化技术委员会委员、中医药标准化专家以及推荐性国家标准计划项目组代表参加会议。

▲中华中医药学会中医疫病学学科发展报告项目专家研讨会在北京召开　3 月 27 日,本次会议采取线下与线上相结合的方式召开,中国科学技术协会学术交流处副处长王立波、中医疫病学学科发展报告项目执行负责人、中华中医药学会感染病分会主任委员、北京中医药大学中医疫病研究院院长谷晓红,中华中医药学会学术部主任庄乾竹,北京中医药大学原副校长、岐黄学者乔延江,北京中医药大学科技处处长丁霞、发展规划处处长李彧、生命科学院院长华茜,东直门医院呼吸病中心主任王洪武等 60 余人出席会议。谷晓红指出,要面向国家和人民的重大需求,在国家 2035 年远景目标的宏伟蓝图指引下,力争在"十四五"开局之年,精准把握方向,加快推动中医疫病学学科发展、完善中医学学科体系、促进中医药传承创新发展。

▲中华中医药学会中国中风病中医药注册登记研究项目启动会在北京召开　4 月 26—28 日,由中华中医药学会主办、中华中医药学会中风病防治协同创新共同体承办、北京中医药大学中医脑病研究院协办的本次会议在北京召开。中华中医药学会中风病防治协同创新共同体主席孙塑伦,中华中医药学会副会长兼秘书长王国辰,北京中医药大学东直门医院常务副院长商洪才,中华中医药学会学术部主任庄乾竹,内科分会秘书长常静玲,脑病分会主任委员蔡业峰等出席会议。

▲中华中医药学会第二十二次全国中医肝胆病学术会议在成都召开　5 月 21—23 日,由中华中医药学会、中国肝炎防治基金会联合主办,中华中医药学会肝胆病分会承办,成都中医药大学附属医院、首都医科大学附属北京佑安医院协办的本次会议在四川成都召开。中华中医药学会肝胆病分会主任委员李秀惠、成都中医药大学附属医院院长谢春光、四川省中医管理局副局长李道丕、中国肝炎基金会秘书长杨希忠出席会议并致辞。全国名老中医钱英在线致辞,全国名老中医王灵台、杨震、沈启明等出席线下会议。中华中医药学会肝胆病专业委员会副主任委员扈晓宇主持开幕式。大会邀请 70 余名我国肝胆病领域的知名专家学者进行专题报告。

▲中华中医药学会中药毒理学与安全性研究分会第十届药物毒理学年会在绍兴召开　5 月 21—24 日,由中华中医药学会主办、中华中医药学会中药毒理学与安全性研究分会及 9 个毒理相关专业委员会承办的本次会议在浙江绍兴召开。会议设置了药物研究指导原则、安全药理研究、新药安全评价政策法规、药物毒性评价、中药与天然药物毒性评价和青年论文交流等分会场。共组织 14 项大会报告、113 项分会场报告,收录学术论文摘要 563 篇,围绕国内外药物毒理学研究进展、政策法规、技术指南、前沿技术、发展动向等议题进行了深入的交流和探讨。

▲中华中医药学会第七届常务理事会第二次会议在北京召开 5月22日,本次会议在北京召开。国家中医药管理局局长、中华中医药学会会长于文明出席会议并讲话。与会人员就中华中医药学会2021年工作和"十四五"规划编制等进行了充分讨论,对学会的学术发展、人才培养等工作进行了研究。会议审议并通过了中华中医药学会2020年工作总结及2021年工作要点,《中华中医药学会分支机构管理办法(修改草案)》和《中华中医药学会会员管理办法(草案)》。于文明强调,要进一步深入学习贯彻落实习近平总书记关于中医药的重要论述,《中共中央国务院关于促进中医药传承创新发展的意见》和全国中医药大会精神,坚持"内外兼修""扬优势、强弱项、补短板",促进中医药加强学术内涵和特色优势发展,促进中医药特色人才能力素质提高,为中医药事业高质量发展做贡献。

▲中华中医药学会编辑出版分会2021年学术年会线上召开 6月25日,由中华中医药学会主办,中华中医药学会编辑出版分会、中医杂志社承办的本次会议在线举行。来自全国各中医药期刊编辑部及中医药相关出版社、报社负责人及编辑人员参加会议。中华中医药学会副会长兼秘书长王国辰、中华中医药学会编辑出版分会主任委员刘国正、中华中医药学会编辑出版分会秘书长李春梅,以及特邀专家中国期刊协会副会长李军、中国科学技术信息研究所科学计量与评价研究中心副主任马峥、北京大学医学图书馆医药卫生期刊评价体系建设秘书处副主任田华敏出席开幕式。王国辰指出,中医药期刊要抓住历史发展新机遇,积极转变观念,勇于实践,推动中医药编辑出版事业的创新发展。

▲中华中医药学会民间特色诊疗技术研究分会换届选举会议暨第十四次学术年会在哈尔滨召开 6月25—27日,由中华中医药学会主办,中华中医药学会民间特色诊疗技术研究分会、黑龙江中医药大学和国家中医药管理局龙江医派传承工作室共同承办的本次会议在黑龙江哈尔滨举行。来自全国20多个省、直辖市、自治区的百余位中医药从业者参会,400余人通过网络平台观摩会议。中华中医药学会副秘书长陆静,黑龙江中医药大学党委书记赵炜明,副校长罗会斌,黑龙江省中医药管理局局长张晓峰,黑龙江省名中医姜德友等领导及专家出席。陆静勉励中医药同仁以此次会议为契机,进一步抢救、挖掘、保护、整理和研究这些民间中医及民族特色诊疗技术、项目和验方、祖传秘方甚至绝技,贯彻落实《国务院关于扶持和促进中医药事业发展的若干意见》及《国家中医药管理局关于加强民间医药工作的意见》的精神。

▲中医药高质量发展暨中药配方颗粒研讨会 & 中药配方颗粒关键技术国家地方联合工程研究中心专家委员会筹备会在北京召开 7月3日,由中华中医药学会主办,中药配方颗粒关键技术国家地方联合工程研究中心协办的本次会议在北京召开。50余位来自全国各地的临床、科研与管理等领域知名专家参加会议。大会主席、中国工程院院士张伯礼表示,中药质量评价一定是整体评价,不一定越精细越好,鼓励配方颗粒质量标准要放开,放开不是统一,而是更加强调以企业为主体的质量观。中国科学院院士陈可冀强调,近20年来配方颗粒在中国发展势头迅猛,制备工艺与质量优势明显,但与日本等国相比,在全球销量上还存在差距。配方颗粒的发展时间紧、任务重,必须各方携手,共同推进。中华中医药学会副会长兼秘书长王国辰表示,新型冠状病毒肺炎疫情来袭,中医药彰显了其特色和优势,加强中医药现代化是当务之急,中药配方颗粒是中药现代化一次有益的尝试。

▲中华中医药学会推拿分会第二十二次学术会议在长白山召开 7月8—10日,由中华中医药学会、中国民族医药学会、长春中医药大学共同主办,长春中医药大学附属医院承办的本次会议在吉林长白山保护开发区池北区召开。会议以"传承创新、融

合发展"为主题。会议提出,要以融合引领学科发展,充分借助大数据现代科技手段,加强关键核心技术联合攻关,促进科研成果转化,开发新技术方案,促进推拿学术繁荣,同时打造精品的全国推拿学术会议,为推拿学术交流搭建平台。

▲**中华中医药学会名医学术研究分会 2021 年学术年会暨换届选举会议在郑州召开**　7 月 9—11 日,由中华中医药学会名医学术研究分会、中国医疗保健国际交流促进会中医学分会、河南省医院协会中医医院管理分会主办,河南省中医医院承办的本次会议在河南郑州召开。10 位两院院士、国医大师,近30 位岐黄学者以及中医药专家 300 多人参加会议。河南省中医医院院长崔应麟当选为新一届主任委员,张勤生副院长当选为副主任委员兼秘书长,医务部副主任李永亮当选为副秘书长,脑病科副主任关东升当选为青年委员会副主任委员。中华中医药学会副秘书长孙永章提出要求:一是要加强党对中医药工作的领导;二是把中医药工作融入世界百年未有之大变局和中华民族伟大复兴的战略全局中;三是立足新发展阶段,坚持新发展理念,构建新发展格局;四是中医药发展要面向人民健康的需求,面向国家重大战略,面向世界科技前沿,面向经济主战场;五是在健康中国建设方面,要发挥我们中医药的重大作用。

▲**第四届中医耳鼻喉国际论坛夏季峰会在青岛召开**　7 月 10 日,由中华中医药学会主办、中医耳鼻喉国际论坛专家委员会承办的本次会议在青岛大学举行。中华中医药学会副秘书长刘平,青岛市卫生健康委副主任、青岛市中医药管理局专职副局长赵国磊,中医耳鼻喉国际论坛专家委员会主任委员、河北康灵健康管理集团总裁赵峰,世界中联耳鼻喉口腔科专业委员会会长刘蓬、名誉会长王士贞,广州中医药大学第一附属医院耳鼻喉科主任医师邱宝珊,山东中医药大学附属医院耳鼻喉科主任王仁忠,南京中医药大学附属江苏省中医医院史军,石家庄康灵中医耳鼻喉医院主任霍会川等领导、专家出席会

议。泰国中医药学会会长陈少挺以视频形式在会议开幕式致辞。刘平指出,本次会议旨在深入贯彻习近平总书记关于中医药的重要论述,落实《中共中央国务院关于促进中医药传承创新发展的意见》和全国中医药大会精神,挖掘和传承中医药宝库中的精华精髓,整理海内外中医耳鼻喉科技术,为耳鼻喉科医学工作者搭建国际交流平台,共享先进科学技术,让富有特色的中医耳鼻喉技术下沉基层,全面提升学科的临床诊疗水平,共同推动中医耳鼻喉科学的持续发展。

▲**中华中医药学会介入心脏病学分会第七次全国中西医介入心脏病学论坛会议在北京召开**　7 月16—17 日,由中华中医药学会、中国康复医学会、海峡两岸医药卫生交流协会等联合主办,中华中医药学会介入心脏病分会、中国康复医学会心脏介入治疗与康复专业委员会、海峡两岸卫生交流协会中西医结合分会等联合承办,北京中医药大学东直门医院及中日友好医院协办的本次会议在北京召开。中国科学院院士、复旦大学附属中山医院主任医师葛均波,中华中医药学会副会长兼秘书长王国辰,中国康复医学会党委书记牛恩喜,海峡两岸医药卫生交流协会会长王立基等分别致辞。

▲**中华中医药学会中药炮制分会全国本科院校中药炮制教研室主任论坛在大连举行**　7 月 17—18 日,由中华中医药学会主办,中华中医药学会中药炮制分会和辽宁中医药大学承办的本次论坛在辽宁中医药大学举行。来自北京、南京、山东、湖北等中医药大学和暨南大学等二十余所院校的炮制教研室主任参加会议。分会主任委员贾天柱指出,希望各位主任通过本次培训会,进一步提升自身的使命感、责任感,成为教学、科研、创新以及团结、奉献的典范。

▲**慈方中医传承发展国际论坛专家委员会成立大会暨临床实战经验交流第一次会议在北京召开**　7 月 24—25 日,由中华中医药学会和北京慈方医院

管理有限公司共同主办的本次会议在北京召开，200余位海内外中医界专家同道线上线下参会。中华中医药学会副会长兼秘书长王国辰，北京慈方医院管理有限公司董事长、慈方中医传承发展国际论坛专家委员会主席贾海忠出席会议并致辞，北京中医药大学校长徐安龙以书面致辞形式向大会召开表示祝贺。王国辰指出，本次会议旨在汇聚优质专家队伍，共同挖掘传承中医药宝库中的精华精髓，希望通过论坛的凝聚力、号召力和影响力，充分交流分享中医药临床经验，促进中医药学术繁荣与人才队伍建设，打造高水平中医药实践与创新成果，推动中医药事业传承创新发展。

▲**中华中医药学会医院管理分会换届及学术年会在长春召开** 7月28—30日，由中华中医药学会主办，中华中医药学会医院管理分会、长春中医药大学附属医院承办，中国中医科学院西苑医院协办的本次会议在吉林长春召开。会议选举中国中医科学院西苑医院党委书记张允岭为中华中医药学会医院管理分会第五届委员会主任委员。中华中医药学会副秘书长孙永章在致辞中表示，医院管理分会要积极搭建学术交流平台，深入交流，分享经验，努力为推动中医药现代化，开创传承发展中医药事业新局面贡献力量。与会专家围绕"党建引领、战略体系""绩效国考、运营治理""传承创新、驱动医院高质量发展"等热点话题展开交流。

▲**金水宝创新研究学术研讨会在北京召开** 7月29日，由中华中医药学会主办，发展研究办公室承办的本次会议在京召开。中华中医药学会副会长兼秘书长王国辰、中国科学院院士陈可冀、北京中医药大学东方医院王琦、中日友好医院保健医疗部主任张洪春、山东中医药大学附属医院副院长李伟、山东中医药大学孙洪胜、天津中医药大学第二附属医院孙增涛、北京中医药大学东方医院曹俊岭、中国科学院肿瘤医院李国辉、中国中医科学院西苑医院于子凯等参会研讨。与会专家针对金水宝临床价值、

科学定位、临床综合评价、真实世界研究思路、增加新适应证注册研究等内容展开了深入研讨，也结合国家医药政策变化趋势分析了企业发展战略。

▲**中华中医药学会团体标准《上市中成药说明书安全信息项目修订技术规范》(6项)发布** 由国家中医药管理局重点学科临床中药学学科带头人、北京中医药大学中药药物警戒与合理用药研究中心主任张冰牵头组织起草的6项中华中医药学会团体标准《上市中成药说明书安全信息项目修订技术规范》(T/CACM 1370.1-6-2021)于7月23日正式发布，7月31日起开始实施。媒体发布会于8月6日在北京召开，中华中医药学会、国家中医药博物馆、北京市中医管理局、北京中医药学会、北京中医药大学等有关单位领导出席发布会。中华中医药学会标准化办公室负责人苏祥飞宣读了发布公告，中华中医药学会、国家中医药博物馆、北京市中医管理局、北京中医药学会、北京中医药大学有关领导共同启动发布仪式。

▲**中华中医药学会免疫学分会第七次学术会议线上召开** 8月14—15日，由中华中医药学会主办，中华中医药学会免疫学分会、浙江省中医药学会风湿病分会和广东省中医医院联合承办的本次会议在线上召开。中华中医药学会副秘书长刘平、中华中医药学会免疫学分会主任委员卢传坚、浙江省中医药学会风湿病分会主任委员温成平等出席会议并致辞，会议同期召开了中医药免疫学进展培训班。会议以"多学科交叉促进中医药免疫学发展"为主题，围绕免疫学研究前沿进展、免疫相关疾病的中医及中西医结合临床与基础研究，特邀相关领域专家和青年学者作学术报告。

▲**中华中医药学会疼痛学分会第十二次中医药防治疼痛学术年会线上召开** 8月14—15日，由中华中医药学会主办，中华中医药学会疼痛学分会、陕西中医药大学第二附属医院承办的本次会议在线召

开。会议围绕展示中西医防治疼痛的新理念、新进展,关注精神心理性疼痛与神经病理性疼痛,推动中西医疼痛诊疗技术和理论的创新发展开展交流。陕西中医药大学第二附属医院党委书记兼院长缪峰致欢迎辞。中华中医药学会疼痛学分会主任委员唐学章做 2020 年工作总结并布置 2021 年工作计划。中华中医药学会副秘书长孙永章对本次会议的顺利召开表示祝贺并发表讲话。疼痛学分会名誉主任委员刘长信、主任委员唐学章,副主任委员倪家骧、裴建、寇久社、高谦、尚鸿生、丁永国、刘方铭、周友龙、王海东,秘书长王全贵、副秘书长王锡友,常务委员李娟红、顾柯、吴宗辉、程智刚、肖京、邱玲、黄炳刚、陈爱华、张万高、潘华平、邹文学、何庆等专家,以及闫咏梅、吕岩、高成阁、陈付强、柳健、卢振和等 45 名全国知名专家作了学术报告。

▲**中华中医药学会膏方分会 2021 年学术年会线上召开**　9 月 11 日,由中华中医药学会主办,中华中医药学会膏方分会、湖北省武汉市中医医院、上海中医药大学附属龙华医院共同承办的本次会议在线召开,全国各地 1 000 多名学者通过在线方式进行了学习交流。中华中医药学会副秘书长孙永章、武汉市卫生健康委员会一级调研员罗时珍、湖北省中医药学会会长王华、中华中医药学会膏方分会主任委员陈昕琳分别致辞。张伯礼院士对大会召开表示祝贺并寄语,对武汉市中医医院做出的贡献给予高度肯定,同时希望中华中医药学会膏方分会肩负任务和使命,做好膏方质量标准与应用研究工作,为健康中国战略做出更大贡献。大会以"中医膏方学术流派与疫情防控"为主题,探讨海派膏方、燕山膏方、岭南膏方、苏派膏方、汉派膏方、清代膏方等学术流派特色,跟随国医大师重温经典,学习经典名方的临床应用,从《黄帝内经》养生理论、脏腑理论、气血理论、三焦斡旋理论等方面学习膏方临证原则;从膏方治疗肺系、肾系、心系等内伤杂病的临床实践提升临证技能;从膏方标准化管理、膏方规范化管理角度进行各环节质量控制。

▲**中华中医药学会医史文献分会第二十三次学术年会暨换届选举会议在济南召开**　9 月 23 日,由中华中医药学会主办,医史文献分会、山东中医药大学承办的本次会议在山东济南召开。年会采取线上与线下相结合的形式举行。中华中医药学会副秘书长孙永章、学术部主任庄乾竹,山东省政协原副主席王新陆,山东省医疗保障局一级巡视员欧阳兵,北京中医药大学副校长陶晓华,山东中医药大学校长高树中、副校长王振国等出席开幕式。年会以"新时代、新征程、新动态"为主题,10 位专家学者做大会交流发言,交流内容包括中医药古籍保护与利用、中医文献与临床经验传承、学术流派经验交流、医疗社会史研究、中医防疫史研究、健康中国与中医文化等多个方面,反映了中医医史文献研究领域的最新进展。会议选举产生了医史文献分会第八届委员会。王振国当选为主任委员,张丰聪当选为秘书长,王鹏、宋咏梅、李良松、陈仁寿、陈丽云、肖永芝、郑洪、郭宏伟当选为副主任委员,王振瑞、刘更生、陶晓华、戴铭当选为名誉副主任委员,朱星、张璐砾当选为副秘书长,陈聪、晏婷婷当选为青年副主任委员。

▲**中华中医药学会外治分会 2021 年学术年会在广州召开**　9 月 24—26 日,由中华中医药学会主办,中华中医药学会外治分会、广东省中医医院共同承办的本次会议在广州召开。广东省卫生与健康委员会副主任兼广东省中医药管理局局长徐庆锋、国医大师禤国维、中华中医药学会外治分会主任委员温建民、广东省中医医院原院长吕玉波等出席会议。会议采取线上线下相结合的方式进行。9 月 24 日晚,召开委员增补会议及常务委员工作会议。增补副主任委员 2 人、常务委员 23 人、委员 83 人、青年委员 73 人。工作会议上,温建民作分会工作总结汇报。9 月 25 日年会期间,禤国维作题为"外治疗法在中医皮肤病治疗应用浅识"的学术报告,温建民作题为"中医外治法干预治疗新冠肺炎研究进展"的学术报告。

▲中华中医药学会健康服务工作委员会2021年学术年会线上召开 10月14—15日，由中华中医药学会主办，中华中医药学会健康服务工作委员会、广东省中医医院承办的本次会议在岐黄网采用直播方式召开，同期举办了"2021年中医治未病与健康促进高峰论坛暨膏方培训班"。中华中医药学会健康服务工作委员会主任委员、广东省中医药学会会长、广东省中医医院终身名誉院长吕玉波发表致辞。吕玉波认为，健康服务业的快速发展为推动中医药在传承创新中高质量发展插上腾飞的翅膀，希望大家能借此平台，把握机遇，采取措施，共同促进我国中医药健康服务的快速协调发展。

▲中华中医药学会老年病分会2021年学术年会暨换届选举会议在威海召开 10月15日，由中华中医药学会主办，中华中医药学会老年病分会、辽宁中医药大学承办的本次会议在山东威海召开。中华中医药学会副会长、辽宁省人大常务委员会副主任杨关林，全国政协副秘书长、教科文卫体委员会副主任张秋俭，中国老年医学学会会长范利，中华中医药学会学术部主任庄乾竹，辽宁中医药大学副校长关雪峰，湖北中医药大学副校长王平，四川中医药高等专科学校校长王飞出席开幕式。会议采取线下线上相结合的方式进行。大会以"致敬百年、传承精华、情暖重阳"为主题。共计10位专家学者做大会交流发言，交流内容包括老年病学科发展，中医、中西医老年病学术和相关领域的最新动态，中医药防治老年病的理论、技术、方法和策略等多个方面。涵盖学科发展、诊疗进展、理论探讨、经验传承、临床研究、基础实验等多方面的热点内容。会议选举产生了老年病分会第六届委员会。关雪峰当选为主任委员，卢灿辉、仝战旗、伍文彬、贾连群、顾耘、温伟波当选为副主任委员，王飞、王平、李国信当选为名誉副主任委员，刘特、李虹霖、张宇当选为青年副主任委员，刘悦当选为秘书长，张帆、周红、郭壁周当选为副秘书长。

▲中华中医药学会外科分会2021年学术年会线上线下同时召开 10月15—16日，由中华中医药学会主办，中华中医药学会外科分会、北京中医药大学厦门医院、东方医院等单位承办的本次会议线上线下同步进行，会场设在厦门和北京。中华中医药学会副秘书长刘平、中华中医药学会外科分会名誉主任委员李曰庆，外科分会主任委员裴晓华，江西中医药大学附属医院喻文球，辽宁中医药大学附属医院吕延伟以及来自全国的中医外科相关专业的专家、学者、青年医师等1万余人通过线上线下的形式参会。本次会议既有中医传统的经典理论，也有名老中医学术思想传承，亦有现代中医外科研究经验、创新思想与成果，又有中医外科学科建设、学科交叉的交流。

▲中华中医药学会药膳分会2021年学术年会在郑州召开 10月15—17日，由中华中医药学会主办，中华中医药学会药膳分会、山东第一医科大学第一附属医院（山东省千佛山医院）、河南修慧药膳中医研究院承办，河南省直第三人民医院、郑州大学第二附属医院、河南省肿瘤医院等单位协办的本次会议在河南郑州举行。山东第一医科大学第一附属医院宋鲁成、南京中医药大学施洪飞、新疆医科大学范旻、莱州市中医医院王立森、华中科技大学附属同济医院姚颖、广州中医药大学黄可儿、陕西中医药大学李瑾、湖北中医药大学金劲松、河南省直第三人民医院闫红敏、重庆市中药研究院杨勇、襄阳市营养学会贾溪玲、山东中医药大学戴霞以及深圳市烹饪协会常务副会长李晓林分别就药膳临床应用、药膳的理论与方法、科研选题思路与设计等作主题报告。来自全国27个省市自治区或直辖市的委员及全国各地药膳爱好者300余人参加会议，并有数千人线上观看此次学术会议。会议进行了中华中医药学会药膳分会第四届委员增补工作，最终增补选举出常务委员7名，委员2名，青年副主任委员2人，青年委员60名。

▲中华中医药学会中药炮制分会2021年学术年会在兰州召开 10月15—17日,由中华中医药学会主办,中华中医药学会中药炮制分会、甘肃中医药大学、甘肃省药品检验院等单位承办的本次会议采用线上线下相结合的方式举行。来自北京、南京、山东、湖北、广东等地的中医药大学、科研院所、中药生产企业的科研人员及相关从事人员参加线下会议。会议主题为"好药材、好炮制、好饮片、好疗效"。本次年会共计26场大会报告,内容丰富,涉及研究思路、炮制技术、炮制机制、标准研究以及产业发展等。

▲中华中医药学会第二十五次全国风湿病学术会议在武汉召开 10月16日,由中华中医药学会主办,中华中医药学会风湿病分会承办,湖北省中医药学会风湿病专业委员会和中国中医科学院广安门医院协办的本次会议在湖北武汉召开。参会代表480余人,同步微信直播观看人数达15万余人。出席线下会议的领导及专家有湖北省卫生健康委员会中医医政处处长王汉祥,湖北省中医药学会会长王华,湖北中医药大学校长吕文亮,中华中医药学会风湿病分会主任委员、岐黄学者姜泉,中华中医药学会风湿病分会顾问冯兴华、娄玉钤、王伟钢及名誉副主任委员、副主任委员、各地主任委员。中华中医药学会副会长兼秘书长王国辰线上致辞,对风湿病分会在学术传承、精准扶贫、指南推广、组织建设等方面所取得的成绩给予高度评价,对分会的进一步发展寄予厚望,指出下一步工作的重点和发展方向。

▲中华中医药学会心血管病分会2021年学术年会在南宁召开 10月16日,由中华中医药学会主办,中华中医药学会心血管病分会、广西中医药大学第一附属医院、天津中医药大学第一附属医院承办的本次会议在南宁召开。同期召开广西中医药学会心病专业委员会2021年学术年会、广西中医药学会急诊专业委员会2021年学术年会,会议采取线下线上相结合的方式进行。"人民英雄"国家荣誉称号获得者、天津中医药大学名誉校长张伯礼院士,广西壮族自治区人民代表大会常务委员会副主任刘有明,中华中医药学会副会长兼秘书长王国辰,中华中医药学会心血管病分会主任委员、天津中医药大学第一附属医院院长毛静远,广西中医药大学党委副书记庞宇舟,广西中医药管理局医政处处长潘霜,广西中医药学会秘书长黄波夫,广西中医药大学第一附属医院院长谢胜等领导和专家出席开幕式并致辞。大会分设冠心病与介入论坛、动脉粥样硬化与血脂异常论坛、心力衰竭论坛暨慢性心力衰竭中西医临床协作治疗学习班、心律失常与心脏康复论坛、高血压论坛与青年论坛等多个分会场。

▲中华中医药学会眼科分会第二十次学术年会线上召开 10月18—24日,由中华中医药学会主办,中华中医药学会眼科分会、天津市中医药学会承办,天津中医药大学第一附属医院、中国中医科学院眼科医院协办的本次会议在线上举办。会议以"传承、创新、交融、提升"为主题,120余名全国著名眼科专家在线演讲,交流中医、中西医结合眼科新技术、新进展和新理论。天津中医药大学第一附属医院党委书记范玉强,中国中医科学眼科医院党委书记高云分别致辞。天津市卫生健康委员会中医处长于春泉提出,中医眼科要抓住中医药发展的大好时机,助力健康中国建设。中华中医药学会副秘书长陆静讲话,对眼科领域中医药发展寄予了殷切希望,对眼科分会在学术传承、精准帮扶、指南推广、组织建设等方面所取得的成绩给予高度肯定,对分会的进一步发展寄予厚望,并从强化政治引领、聚焦关键领域、加强人才建设等方面提出了建议。

▲中华中医药学会防治艾滋病分会2021年学术年会暨换届选举会议在南阳召开 10月20日至23日,由中华中医药学会主办,中华中医药学会防治艾滋病分会、南阳市卧龙区人民政府承办,南阳市卧龙区卫生健康委员会、南阳市卧龙区疾病预防控制中心协办的本次会议在河南南阳召开。中华中医药学会副秘书长孙永章通过线上视频致辞,中华中

医药学会学术部主任庄乾竹、南阳市政协副主席王黎生、河南省中医药学会秘书长王端权、河南中医药大学第一附属医院党委副书记孟林、南阳市卧龙区人民政府区长杜勇、南阳市卧龙区疾病预防控制中心党委书记温毅明和主任刘凯等出席开幕式。来自全国 28 个省、自治区、直辖市的 380 余名从事艾滋病临床、科研、教学、管理等方面的专家学者参加了会议。与会专家围绕中医、中西医结合防治艾滋病的研究现状及展望，中医、中西医结合艾滋病诊疗新技术、新成果，艾滋病中医病因病机及证候演变规律探究，艾滋病中医疗效评价及方法学研究等方面进行了学术交流，涵盖学科发展、诊疗进展、理论探讨、经验传承、临床研究、基础实验等多方面的热点内容。20 日晚召开防治艾滋病分会换届选举会议，河南中医药大学第一附属医院艾滋病临床研究中心主任郭会军当选为主任委员，王军文、毛宇湘、冯全生、刘颖、许前磊、李鑫、张国梁、陈耀凯、和丽生、胡建华、黄艳春、喻剑华、谭行华当选为副主任委员。

▲**长三角中医药高质量发展高层次专家研讨会在上海召开**　10 月 21 日，由中国科学技术协会主办、中华中医药学会承办、中华中医药学会改革与发展研究分会和上海中医药大学协办的本次会议在上海召开。国家中医药管理局科技司司长李昱、中华中医药学会改革与发展研究分会主任委员、上海中医药大学校长徐建光致辞，国家卫生健康委原副主任、国家中医药管理局原局长王国强，上海市人民政府副秘书长顾洪辉，中国科学院院士、上海中医药大学学术委员会主席陈凯先，中国工程院院士、中国药科大学学术委员会主席王广基，中国科学院院士、上海中医药大学创新中药研究院院长林国强，国医大师孙光荣、刘嘉湘等领导、专家，以及上海、江苏、浙江、安徽三省一市的卫生健康委、中医药管理部门和中医药大学负责人参加研讨会。李昱指出，长三角一体化发展是国家重大战略部署，对沪苏浙皖三省一市中医药工作充分肯定，也对新时期长三角中医药一体化高质量发展提出方向和指示。王国强提

出，打造中医药传承创新发展示范区、中医药服务能力引领区、中医药事业产业融合样板区、中医药对外合作开放先行区和中医药政策机制管理体制创新区五点建议。会上发布了《上海、江苏、浙江、安徽协同推进长三角中医药一体化高质量发展行动方案》。

▲**中国中医心身医学 2021 年学术年会在上海召开**　10 月 23 日上午，由世界中医药学会联合会、中华中医药学会联合主办的本次会议在上海召开，本次大会围绕"融多学科智慧、助力心身健康"主题，采取线上线下相结合的方式，对心身医学的原创理论和新进展进行广泛深入的交流。大会开幕式由上海市中医医院中医睡眠疾病研究所所长、上海市中医医院原书记、原院长徐建主持，上海市中医医院院长钟力炜，北京中医药大学东方医院党委副书记、世界中医药联合会心身医学专业委员会会长、中华中医药学会心身医学分会主任委员郭蓉娟，上海市卫生健康委员会副主任胡鸿毅，中央文史研究馆馆员、中国工程院院士王永炎，"人民英雄"国家荣誉称号获得者、中国工程院院士张伯礼先后致辞。大会共开设院士国医论坛等 18 场专题论坛。

▲**中华中医药学会感染病分会 2021 年学术年会线上召开**　10 月 23—24 日，由中华中医药学会主办，中华中医药学会感染病分会、北京中医药大学、宁夏医科大学承办的本次会议在线上举办，来自全国温病学、中医疫病学、感染病及传染病学、临床相关学科、科研方法学、药学等多学科近千名专家、学者注册参会，12 万余人观看线上直播。中华中医药学会副秘书长陆静，中华中医药学会感染病分会主任委员、北京中医药大学党委书记谷晓红等近百位领导、专家线上出席开幕式。开幕式由感染病分会副主任委员、湖北中医药大学校长吕文亮主持。会议共设置 1 个主论坛和 6 个分论坛，特邀报告专家 40 余位。主论坛中，中国工程院院士王永炎、中国科学院院士仝小林、中华预防医学会副会长梁晓峰等作主题报告。

▲中华中医药学会方剂学分会第二十次学术年会在南宁召开　10月26日,由中华中医药学会主办,中华中医药学会方剂学分会、广西中医药大学、广西中医基础研究重点实验室(广西中医药大学)承办的本次会议在广西南宁召开。中华中医药学会方剂学分会主任委员、黑龙江中医药大学李冀,副主任委员、江西中医药大学左铮云,成都中医药大学党委副书记沈涛,昆明医科大学李铭,广西中医药大学副校长戴铭,广西中医药大学基础医学院院长林江等领导和专家出席开幕式并致辞,开幕式由中华中医药学会方剂学分会秘书长、黑龙江中医药大学胡晓阳主持。来自全国21所高等中医药院校和研究机构116位专家学者参加了会议。年会报告内容丰富,就方剂学"君、臣、佐、使"配伍结构、中药饮片的传承创新与中药破壁饮片研究、穴位贴敷与方剂辨证外用的思考、热敏通道与中医"寒者热之,热者寒之"的关联、对抗卵巢储备功能下降的中药复方筛选、实验验证与应用等方剂配伍理论研究、作用机制研究、临床应用研究、医学理论多学科研究、教学方法研究等方面进行了交流探讨。

▲中华中医药学会检验医学分会2021年学术年会在北京召开　10月29—30日,由中华中医药学会主办,中华中医药学会检验医学分会、中国中医科学院望京医院承办的本次会议以线上线下结合的方式召开。中国中医科学院望京医院党委书记朱立国,中华中医药学会检验医学分会主任委员、中国中医科学院望京医院陈永德,中华中医药学会检验医学分会副主任委员、北京中医药大学东方医院寿好长,北京中医药学会检验医学分会主任委员、北京中医药大学第三附属医院陶庆春,首都医科大学附属北京中医医院洪燕英,中国中医科学院西苑医院李琦,中国中医科学院望京医院肿瘤科朱世杰等出席开幕式。中华中医药学会检验医学分会秘书长、中国中医科学院望京医院检验科郭洁主持开幕式。会议以"融合、发展、创新"为主题,共同探讨中医检验医学的发展。

▲中华中医药学会针刀医学分会2021年学术年会在上海召开　10月30—31日,由中华中医药学会主办,中华中医药学会针刀医学分会、上海中医药大学附属龙华医院、上海市中医药学会针刀医学分会承办的本次会议在上海以线下线上结合形式召开。主任委员李石良致辞。中华中医药学会针刀医学分会名誉主任委员董福慧、郭长青,首都医科大学附属北京朝阳医院郭瑞君,山东省疼痛临床研究中心宋文阁等在超声领域、针刀微创领域的专家通过线下和线上的方式作学术报告。中华中医药学会副秘书长孙永章肯定了针刀医学分会所做的各项工作。他指出,中华中医药学会针刀医学分会受到国家中医药管理局和学会的高度重视,在中医药的学术发展、党建工作、标准化制定等方面发挥了重要作用。

▲中华中医药学会肿瘤分会2021年学术年会在北京和广州召开　11月11—12日,由中华中医药学会主办,中华中医药学会肿瘤分会、中国中医科学院广安门医院、广东省中医医院共同承办的本次会议在广州、北京两地同期召开。大会执行主席、广东省中医医院肿瘤大科主任吴万垠,中华中医药学会副会长兼秘书长王国辰分别致辞。在特邀报告环节,中国工程院院士刘良、中国中医科学院广安门医院副院长花宝金、北京大学中西医结合研究所张学智、上海中医药大学附属龙华医院李和根、浙江省立同德医院党委书记柴可群、南京中医药大学副校长程海波、中山大学肿瘤防治中心张蓓等作专题学术报告,介绍了中医药肿瘤临床、基础研究以及中医药循证医学研究方面取得的新进展。

▲中华中医药学会脑病分会2021年学术年会线上召开　11月12—14日,由中华中医药学会主办,中华中医药学会脑病分会、广东省中医药学会脑病分会、广东省中医医院共同承办的本次会议在线召开。大会以"百家争鸣、守正创新"为主题,组织了传承与经典论坛、中风论坛、认知障碍与运动障碍论

坛等 6 个论坛、50 场专题报告。中华中医药学会副秘书长孙永章,脑病分会主任委员、广东省中医医院脑病大科主任蔡业峰,脑病分会名誉主任委员、广东省中医医院黄燕分别致辞。在高峰论坛环节,新疆维吾尔自治区中医医院沈宝藩国医大师,北京中医药大学郝万山,全国名中医、广东省中医医院刘茂才,广东省名中医、广东省中医医院黄培新等作专题学术报告。

▲**中华中医药学会方药量效研究分会 2021 年学术年会线上召开** 11 月 13 日,本次会议在线召开。会议主题为"态靶辨治,中西融合",来自全国各地的数千名专家、学者云端参加会议。中国科学院院士、中华中医药学会副会长、中华中医药学会方药量效研究分会主任委员仝小林,中华中医药学会副秘书长孙永章,郑州市委常务委员、市政府党组成员虎强,郑州市中医医院院长徐学功等出席开幕式。大连医科大学校长赵杰、中国中医科学院史欣德、山东大学孙蓉、中国中医科学院广安门医院连凤梅、南京医科大学第二附属医院张发明、山东中医药大学附属医院孔立、云南中医药大学第一附属医院叶勇、中国中医科学院广安门医院李敏、广东省中医医院颜芳、中国中医科学院广安门医院赵林华、广东省中医医院李艳、中国中医科学院广安门医院王蕾,以及多位国内方药量效领域知名专家、学者参加会议。围绕会议主题,展开了广泛深入的研讨,报告了态靶辨治在各科疾病,如糖尿病等内分泌代谢性疾病、新冠、危急重症、心理性疾病等的临床应用,并对中医表型组学、肠道菌群与中医药、重构现代本草等专题内容。

▲**中华中医药学会内科分会 2021 年学术年会线上召开** 11 月 20—21 日,由中华中医药学会主办,中华中医药学会内科分会、北京中医药大学东直门医院承办的本次会议在线召开。大会以"传承精华、协同创新、推进转化"为主题,会议邀请了中国工程院院士王永炎、张伯礼,国医大师晁恩祥、李佃贵、

全国名中医严世芸,首都医科大学附属北京中医医院院长刘清泉作主旨报告。大会组织了主旨报告论坛、重大疾病论坛一、重大疾病论坛二、传承经验论坛、临床研究方法学论坛、青年学者论坛六大论坛,共邀请 60 余位业界著名专家学者围绕中医内科学最新研究成果、学术进展和热点问题作学术报告。中华中医药学会内科分会名誉主任委员孙塑伦代表分会进行致辞,中华中医药学会副会长兼秘书长王国辰充分肯定了内科分会多年来的工作成绩,并提出分会未来仍然要紧紧绕着"传承精华,守正创新"发挥好学术引领作用,为助推中医药行业发展做出更多贡献。

▲**中华中医药学会综合医院中医药工作委员会 2021 年学术年会线上召开** 11 月 26—27 日,由中华中医药学会主办,中华中医药学会综合医院中医药工作委员会承办的本次会议在线召开。国家中医药管理局副局长、中华中医药学会副会长闫树江,国家中医药管理局医政司副司长严华国,中华中医药学会副会长兼秘书长王国辰,首届全国名中医、北京中医药大学王庆国等出席开幕式。大会以"传承经典原创、创新中西协同"为主题,组织了近 20 个专题报告。王庆国作以"学习经典的意义与方法——从伤寒论谈起"为题的主旨报告。北京大学创新药物研究所屠鹏飞详细阐述了中药化学生物学的理论与应用,为临床医药结合科学研究、诠释中医药科学原理提供了新思路。北京大学肾脏病研究所赵明辉针对目前临床医生科学研究的现状,以自己所领导的科室为例,做了科室学科建设、临床科研发现、青年人才培养等方面的经验分享,令人深受启发。大会主席、中华中医药学会综合医院中医药工作委员会主任委员李怡致开幕辞。

▲**中华中医药学会皮肤科分会第十八次学术年会在郑州召开** 12 月 3—6 日,由中华中医药学会主办,中华中医药学会皮肤科分会、河南中医药大学第一附属医院承办,河南省中医药学会、河南省中西医

结合学会、河南省康复医学会等单位协办的本次会议在河南郑州召开,会议采用线上线下结合的方式举行。会议设立 37 个专场、10 个卫星会,涉及 162 项相关课题的讲授内容,邀请 149 名中西医皮肤科名家、44 名主持人进行皮肤科学术的交流探讨。会议围绕中西医皮肤病的热点、难点、重点、亮点,从思想、流派、病证、诊断、理法、方药、外治、护理、科研等多个角度剖析、阐明,逐层抽丝剥茧,挖掘疾病本质。中华中医药学会副秘书长孙永章线上致辞,对分会工作提出了殷切希望,希望分会以学、思、悟、践促党建,以业务强党建,继续提升学术交流质量,打造学术交流精品,大力培养青年人才,激发人才创造力。

▲中华中医药学会养生康复分会 2021 年学术年会线上召开　12 月 15 日,由中华中医药学会主办,中华中医药学会养生康复分会、海南医学院中医学院、海南省肿瘤医院承办,国家远程医疗与互联网医学中心、中国医学装备协会远程医疗与信息技术分会协办的本次会议在线召开。会议主题为"推进中医药健康养生文化创造性转化、创新性发展",围绕中医养生、中医康复、食疗营养、心理健康促进、健康管理、治未病等方向进行了学术研讨。会议由分会秘书长马骁主持。主任委员李宁肯定了 2021 年在新型冠状病毒肺炎疫情常态化期间分会各委员为弘扬中医养生康复文化做出的贡献,展望了 2022 年养生康复分会工作愿景和目标。

▲中华中医药学会耳鼻喉科分会第二十七次学术年会线上召开　12 月 18 日,由中华中医药学会主办的本次会议在线举行。学术年会论文集共收稿件 485 篇,线上报名注册人数 2 606 人,直播平台累计观看 3.72 万人次。中华中医药学会副秘书长孙永章、中华中医药学会耳鼻喉科分会主任委员阮岩,世界中医药联合会耳鼻咽喉口腔科专业委员会会长刘蓬分别致辞。年会设综合论坛、嗓音咽喉病论坛、耳科论坛、外治论坛、鼻科论坛、青年论坛 6 个专题,1 场卫星会,1 场企业专题会,全国各地共有 61 位专家、学者围绕耳鼻咽喉科疾病的临床应用、学术进展、科学研究、经验总结等方面作了报告和交流。

▲中药新药研发高峰论坛线上召开　12 月 18 日,由中华中医药学会、中国中医药科技发展中心(国家中医药管理局人才交流中心)、北京中医药学会主办,中华中医药学会中药临床药理分会、北京中医药学会中药制剂专业委员会承办的本次会议在线召开。会议主题为"新法规·新思路·新技术——理论与实践的探索"。中国工程院院士张伯礼、中华中医药学会副秘书长孙永章、北京市中医管理局局长屠志涛等出席开幕式。全国多个医疗机构、科研院所及企业代表线上参会。会议指出,"十四五"时期是中医药发展的关键期,要着力破解中医药发展难题,努力实现中医药高质量发展、中医药现代化国际化、中医药治理能力和治理体系现代化。要改革完善中药审评制度和体系,充分尊重中药研制规则,鼓励中药传承创新。坚持以临床价值为导向,进一步重视人用经验对中药安全性、有效性的支持作用,按照中药特点、研发规律和实际,构建中医药理论、人用经验和临床试验相结合的审评证据体系。

二、中外交流

▲**第十七届国际络病学大会在上海召开** 3月20日，由中华中医药学会等单位共同主办的本次会议在上海召开。国家中医药管理局副局长孙达，国家中医药管理局国际合作司副司长朱海东，中华中医药学会副秘书长刘平，中华中医药学会副会长、上海市中医药管理局副局长胡鸿毅，上海中医药大学校长徐建光等出席线下大会，钟南山、陈凯先、杨胜利、杨宝峰、张运、吴以岭等近20位两院院士以及来自海内外知名专家学者通过线上线下齐聚大会。大会在国内28个省市设立3 000多个视频直播分会场，在国外设立1 000多个分会场，近10万名专家和学者在线收看，共享应用中医络病理论防治慢性疾病的重大创新成果，共谋中医药产业化、现代化、国际化发展之路。中国工程院院士钟南山、吴以岭、张运、于金明、宁光分别作专题报告。

▲**中医药与抗击新型冠状病毒肺炎疫情国际合作论坛在北京举办** 3月30日，外交部和国家中医药管理局以线上线下结合的方式共同举办本次论坛。论坛以"深化中医药交流合作，构建人类卫生健康共同体"为主题，国务院副总理孙春兰发表视频致辞，津巴布韦总统姆南加古瓦，乌克兰副总理斯特凡妮希娜，世界卫生组织传统、补充与整合医学部主任张奇向论坛致辞，外交部副部长罗照辉，国家卫生健康委党组成员、国家中医药管理局党组书记余艳红，国家中医药管理局局长于文明、副局长孙达，有关部委代表，及28个国家和地区政府部长、官员代表、专家110人出席论坛。孙春兰指出，中医药是中华民族的瑰宝，在这次抗击新型冠状病毒肺炎疫情中，中医药全程深度参与，与西医药一起形成了中国特色的八版诊疗方案，成功推出"三药三方"等一批有效中药，疗效得到实践检验，中国毫无保留同各方分享中医药防控救治经验，愿与各国一道，继续在中医药基础理论、临床疗效、国际标准等方面深化合作，促进传统医学和现代医学优势互补、交流互鉴，更好服务人类健康福祉。

▲**第三届世界大健康博览会在武汉召开** 4月8日，以"健康共同体，科技创未来"为主题的本次活动在湖北武汉举行。湖北省委书记应勇宣布健康博览会开幕并讲话，省委副书记、省长王晓东，国家卫生健康委副主任、湖北省委常委王贺胜，国家卫生健康委副主任于学军，湖北省委常委、武汉市委书记王忠林，国家中医药管理局党组成员、副局长孙达，国家药品监督管理局党组成员、副局长颜江瑛等出席开幕式。本届健博会设置国际医养、区域特色、医疗器械、中医中药、防护（抗疫）物资、健康金融等专业特色场馆展馆，涵盖大健康领域全产业链。同期，还举办了大健康产业高峰论坛、院士论坛、新品发布会等。来自34个国家和地区的1 000余家国内外企业携先进产品设备等亮相展会。

▲**2021中拉传统医学交流论坛举办** 5月26日上午，中国国家中医药管理局、外交部和墨西哥外交部以线上线下结合的方式共同举办本次论坛。论坛以"发挥中医药疫情防控作用，深化中拉传统医学合作"为主题，中国国家中医药管理局党组成员、副局长孙达，中国外交部拉丁美洲和加勒比司副司长陈鲁宁，墨西哥外交部美洲机制和组织司司长、拉美和加勒比国家共同体（拉共体）国家协调员埃夫拉因·瓜达拉马，墨西哥外交部亚太司司长佛朗哥等出席论坛并在开幕式致辞。中国及墨西哥等19个拉共体国家政府官员、学者专家，以及世界中医药学会联合会、世界针灸学会联合会、国际标准化

组织中医药技术委员会等国际组织代表等共计60余人出席论坛。

▲**博鳌亚洲论坛全球健康论坛第二届大会在青岛召开** 6月2日,本次大会首场全体大会在山东青岛召开。博鳌亚洲论坛理事会秘书长李保东,世界卫生组织荣誉总干事、全球健康论坛大会主席陈冯富珍,世界卫生组织西太区主任葛西健,泰国副总理兼卫生部长阿努廷,韩国保健福祉部部长权德哲,国家卫生健康委员会副主任于学军,国家医保局副局长陈金甫,国家药品监督管理局副局长徐景和,中国残疾人联合会主席、康复国际主席张海迪,中华全国妇女联合会副主席、书记处书记夏杰,海南省常务副省长沈丹阳,四川省副省长杨兴平等出席会议。国家中医药管理局党组成员、副局长孙达出席会议并致辞。

▲**中国·天津第十五届国际针灸学术研讨会在天津召开** 6月5日,由天津中医药大学第一附属医院主办、国家中医针灸临床医学研究中心承办的本次会议在天津召开。会议以"针灸传承与创新"为主题,设立1个主会场及4个分会场,邀请国内外66位专家学者围绕针灸行业发展需求作报告,从循证证据、作用机制、手法量学等方面聚焦针灸临床与基础研究的方法和进展,并对针灸大数据发展进行探讨。

▲**中瑞新型冠状病毒肺炎专题研讨会在北京召开** 6月8日,由中国科协主办,中华中医药学会、中国国际科技交流中心承办,瑞典卡罗林斯卡医学院、瑞典针灸学术研究学会、瑞典中医药学会协办,北京康众时代医学研究发展有限公司支持的本次会议在北京以线上线下结合的方式召开。中国国际科技交流中心副主任顾雁峰线上参会,中华中医药学会副会长兼秘书长王国辰出席并致辞,中国工程院外籍院士、瑞典卡罗林斯卡医学院终身教授曹义海线上致辞并作主旨演讲。中华中医药学会副秘书长刘

平,中国中医科学院外事处处长宋坪,以及来自中华中医药学会急诊分会与肺系病分会的专家学者近50人参加线下会议。

▲**中医药—尤纳尼传统医药国际研讨会暨中国—巴基斯坦中医药中心揭牌仪式在怀化召开** 6月9日,本次会议以线上线下相结合形式在湖南怀化召开。国家中医药管理局党组成员、副局长孙达出席开幕式并致辞。开幕式后,中国—巴基斯坦中医药中心在巴基斯坦卡拉奇会场正式揭牌。巴基斯坦信德省卫生部部长阿紫拉·法拉·派楚户,巴基斯坦驻华大使莫因·哈克,巴基斯坦总统科技委员会主席、中国科学院外籍院士、中巴中心联合主任阿塔·拉曼,伊斯兰合作组织科技委员会秘书长、巴基斯坦科学院院士、卡拉奇大学国际化学和生命科学研究院院长穆罕默德·依库巴·乔杜里,中国驻巴基斯坦大使馆公使衔参赞庞春雪,怀化市委副书记、市长黎春秋,中国科学院院士赵玉芬等出席会议。

▲**2021金砖国家传统医药研讨会线上召开** 6月30日,金砖国家以线上线下结合的方式共同举办本次研讨会。金砖国家传统医药主管部门官员及专家,围绕"传统医药在公共卫生体系应对新冠肺炎中的作用"主题进行了深入探讨,并一致通过《2021金砖国家应用传统医药抗击新冠疫情在线宣言》。中国国家中医药管理局局长于文明,印度传统医学部特别事务次长普拉莫德·库马尔·帕塔,以及南非、巴西和俄罗斯等国政府代表在开幕式上致辞。来自中国、印度、南非、巴西、俄罗斯等金砖国家的官员代表和传统医药专家百余人参加了研讨会。中国国家中医药防控新冠肺炎疫情专家组组长黄璐琦和副组长张忠德分别介绍了中国中医药抗疫经验,并重点分享中医药应对"德尔塔"和"德尔塔+"变异毒株的防治策略和有关经验。

▲**2021上海合作组织传统医学论坛在南昌召开** 7月28—30日,2021上海合作组织传统医学论

坛在江西省南昌市开幕。论坛主题为"传承、创新、发展、互鉴",由上海合作组织睦邻友好委员会、国家中医药管理局、江西省人民政府共同主办。全国人大常委会副委员长、上海合作组织睦邻友好合作委员会主席沈跃跃出席开幕式并发表主旨讲话。吉尔吉斯斯坦副总理巴卡绍娃,白俄罗斯第一副总理斯诺普科夫,塔吉克斯坦驻华大使萨义德佐达,阿富汗驻华大使卡伊姆,亚美尼亚驻华大使谢尔盖·马纳萨良,俄罗斯驻华大使馆公使衔参赞热洛霍夫采夫,上海合作组织副秘书长张海舟,世界卫生组织副总干事苏珊娜·雅克布,江西省委书记、省人大常委会主任刘奇,国家卫生健康委党组成员、国家中医药管理局党组书记余艳红出席开幕式并致辞。国家中医药管理局局长于文明发布《关于开展上海合作组织传统医学合作的南昌倡议》并作主旨报告。与会各方达成共识,共同发布《关于开展上海合作组织传统医学合作的南昌倡议》。

▲**第五届中国—阿拉伯国家博览会在银川召开** 8月19日,本次博览会在宁夏银川开幕。博览会以"深化经贸合作、共建'一带一路'"为主题,由商务部、中国国际贸易促进委员会、宁夏回族自治区人民政府共同主办。"中医中药"展示体验区成为本届博览会的一大亮点。展区由宁夏回族自治区中医医院暨中医研究院牵头联合宁夏中宁县中医医院和两家中药企业共同布展,分为"中医药特色疗法、特色院内制剂展示区""中医药治未病养生保健产品展示体验区""中医药信息化展示区"三个功能区域。

▲**2021年服贸会·第四届"一带一路"中医药发展论坛在北京召开** 9月5日,由中国国际贸易促进委员会、国家中医药管理局、中国人民对外友好协会联合主办,中国国际商会、《中国中医药报》社有限公司、中国中医药科技发展中心、"一带一路"中医药发展论坛秘书处共同承办的本次论坛在北京举办,国内外政府部门代表、专家学者、企业代表等300余位嘉宾参加。论坛以"中医药助力构建人类卫生健

康共同体"为主题。全国人大常委会副委员长陈竺发表视频致辞,中国国际贸易促进委员会会长高燕,国家中医药管理局副局长、党组成员黄璐琦等出席开幕式并致辞。陈竺表示,中医药是中华民族的伟大创造和中国古代科学的瑰宝,必须传承好、利用好、发展好中医药事业,为构建人类卫生健康共同体贡献"中国智慧"。要做好中医药守正创新、传承发展工作,充分发挥中医药在防治新型冠状病毒肺炎疫情中的作用,推动中医药服务走向世界,让中医药成为民心相通的健康使者,为增进各国人民福祉作出积极贡献。

▲**中国—东盟共谋促进中药产业发展对策** 9月8日,中国和泰国、马来西亚、印度尼西亚、文莱、老挝、柬埔寨等东盟国家药品研究机构的代表及专家学者在广西壮族自治区防城港市举行会议,围绕东盟进口药材检验及质量安全研究、中药活性物质研究的新技术新方法、中国—东盟药材贸易质量监测研究、中医药文化交流、中药材发展等开展专题研讨,探寻中国与东盟在药材领域合作发展的新途径,加强务实合作,为促进中药产业发展共谋对策。

▲**首届尼山世界中医药论坛在曲阜召开** 9月27日,由尼山世界文明论坛组委会主办,山东省卫生健康委、山东省中医药管理局、山东中医药大学、济宁市人民政府共同承办的本次论坛在山东曲阜开幕。来自海内外的50多名专家学者出席会议。论坛以"中医药与人类命运共同体"为主题。国家中医药管理局党组成员、副局长,中国工程院院士黄璐琦出席开幕式并致辞。黄璐琦指出,要不断加强对中医药疗效与机理的现代化阐释,不断拓宽中医药国际化视野,推进中医药在国际范围内产学研用深度融合发展。要构建文化传播的合作平台,深入推进世界文明交流互鉴,进一步加强中医药文化传播,不断增强世界民众对中医药和中华文化的了解与认可。要发挥中医药特色和优势,打造合作抗疫的强

记事

劲引擎,继续通过政府和民间途径同有需求的国家和民众分享中医药抗疫的经验做法,建立有效合作机制,支持中药类产品的海外注册,扩大中医药的使用范围,共建人类卫生健康共同体,凝聚起团结抗疫的磅礴力量,为最终战胜疫情、造福世界民众作出更大贡献。

▲2021 中国—东盟传统医药健康旅游国际论坛在巴马举办 10 月 12—14 日,由文化和旅游部、国家中医药管理局与广西壮族自治区人民政府共同主办的本次论坛在世界长寿之乡——广西巴马举办。文化和旅游部副部长张旭、广西壮族自治区副主席李彬出席论坛并作开幕致辞。国家中医药管理局党组成员、副局长,中国中医科学院院长,中国工程院院士黄璐琦,印度尼西亚共和国旅游与创意经济部部长桑迪亚加·乌诺,老挝人民民主共和国卫生部部长本芬·彭玛莱西,泰王国卫生部副部长索蓬·梅瞰发表视频致辞。来自东盟各国卫生、旅游主管部门高官,部分东盟国家驻华使领馆代表,国家中医药管理局国际合作司相关负责同志,中国相关省市卫生、旅游主管部门代表,中国和东盟健康旅游领域的专家等 200 余位嘉宾以线下或线上的形式出席论坛。

▲第 130 届中国进出口商品交易会暨珠江国际贸易论坛在广州举行 10 月 14 日,本次论坛在广州举行。国家卫生健康委党组成员、国家中医药管理局党组书记余艳红出席活动并在分论坛之新发展格局下的外贸新业态新模式高峰论坛上致辞。国家中医药管理局党组成员、副局长黄璐琦出席中医药海外发展再出发——第 130 届广交会中医药产品展示启动仪式。余艳红表示,中医药具有卫生、科技、经济、生态、文化等多元功能和价值,有望成为后疫情时代发展外贸新业态新模式的新生力量。国家中医药管理局将坚持贯彻落实习近平外交思想和习近平总书记关于中医药工作的重要批示指示,以高质量发展为主题,以促进中医药传承创新发展为使命,不

断优化中医药走出去格局,深化中医药全球合作,协力推动"一带一路"建设,推动构建人类卫生健康共同体。加快推进中医药与现代科学技术相结合,搭建高层次中医药进出口贸易平台,适应外贸新业态新模式,积极探索中医药在跨境电商、海外仓等外贸新业态新模式下走出去新方式新路径,更好服务"一带一路"民众健康,推动中医药高质量走向世界,形成中医药服务双循环发展新格局。

▲世界中医药学会联合会呼吸病专业委员会换届大会暨第九届学术交流会在烟台召开 10 月 15—16 日,世界中医药学会联合会呼吸病专业委员会换届大会暨第九届学术交流会在山东烟台举办。中日友好医院保健医疗部、中医部主任张洪春当选为新一届会长,中日友好医院肺病科主任医师杨道文当选为第一届秘书长。国医大师晁恩祥发表视频致辞。张洪春表示,专委会将充分借助世界中联国际交流平台,加强国内外学术交流,为推动中医药呼吸学科发展作贡献。世界中医药学会联合会副秘书长徐春波强调,呼吸病专委会要加强组织建设,重视国际标准的制定,不断扩大国内外的学术影响力。

▲世卫组织将帮助西太区国家发展传统医学 10 月 25—29 日召开的世界卫生组织西太平洋区域委员会第 72 次会议通过《传统与补充医学》决议,批准了《西太区利用传统和补充医学增进健康福祉的区域框架协议》(下称《框架协议》)。世卫组织将向西太区成员国提供技术支持,帮助各国制定政策,增加对传统和补充医学的长期投资,指导各国将传统和补充医学作为优先领域发展。《框架协议》指出,传统和补充医学在西太平洋地区得到了广泛实践,在一些国家,传统和补充医学已经成为卫生事业的重要组成部分。

▲第九次世界中西医结合大会在海口召开 12 月 2—5 日,由中国中西医结合学会主办,海南

省卫生健康委、省中西医结合学会、省中医医院承办的本次会议在海南海口召开。大会以"推进多学科交叉融合,创建中国医学新范式"为主题,国家卫生健康委党组成员、国家中医药管理局党组书记余艳红发表视频致辞,海南省人民政府副秘书长赖泳文,海南省卫生健康委主任、省中医药管理局局长周长强,中国中西医结合学会会长、中国工程院院士陈香美出席开幕式并致辞。余艳红指出,中西医结合在防范化解重大疫情和突发公共卫生风险方面具有强大的生命力,是保障人民生命安全和身体健康的重要路径。要坚持中西医并重,立足中医药原创思维,聚焦重点病种,促进中医药与多学科交叉融合,促进中医药与现代科学相融合。要推进国际合作,开展中西医临床攻关,探讨理论本质,揭示防治原则,阐明机理效用,实现治疗优势的融合、临床疗效的提高、诊疗规范的创立,实现中西医两种医学优势叠加效应,更好地服务人民健康,为全面推进健康中国建设、构建人类卫生健康共同体贡献力量。中国工程院院士张伯礼、韩德民、杨宝峰、丛斌分别就"新时代中医药高质量发展""建设健康中国""中药成药性研究""科学研究新范式"等内容作主旨报告。

▲第十八届世界中医药大会在香港召开

12月4日,由世界中医药学会联合会主办的本次会议在中国香港召开,会议主题为"中医药惠及人类健康——全球中医药机遇与挑战"。全国政协副主席梁振英,香港特别行政区行政长官林郑月娥出席会议,国家卫生健康委员会党组成员、国家中医药管理局党组书记余艳红发表视频致辞。余艳红表示,在世界范围内加强中医药领域的交流合作,对抗击新型冠状病毒肺炎疫情,维护人类健康具有十分重要的意义。她提出三点倡议:第一,坚持传承创新,推动中医药学术发展;第二,坚持交流合作,促进中医药发挥独特优势和作用;第三,坚持团结抗疫,为构建人类卫生健康共同体作出贡献。主题报告环节,多位院士、专家为中医药学术发展带来最前沿指导。

中国工程院院士、"人民英雄"国家荣誉称号获得者张伯礼作了题为"新时代中医药高质量发展的思考"的报告;中国工程院院士吴以岭作了题为"络病理论体系及其应用"的报告。

▲针灸风采行亮相澳门国际贸易投资展览会

12月11日,在第26届澳门国际贸易投资展览会上,中医针灸国际合作及产业发展论坛、世界针灸学会联合会"一带一路"中医针灸风采行活动举行。活动现场举办了"中医药文化知识进校园"赠书仪式。世界针灸学会联合会携手陕西中医药大学、澳门国际中医药科技协会、澳门蔡氏教育文化基金会等单位,向澳门约200所中小学捐赠《中医药文化》等图书共计1 000册,用于各学校的中医药知识教学和图书馆收藏。世界针联主席刘保延表示,以针带医、以针带药是中医药走向世界的重要路径,要借此促进中医药深度参与粤港澳大湾区建设,推动大湾区卫生健康高质量发展。会上,由商务部主办的中国中医药健康(澳门)品牌展览会同期举办。

▲世界中医药学会联合会体质研究专业委员会第十届学术年会线上召开

12月12日,由世界中医药学会联合会与北京中医药大学联合主办的本次会议在线召开,与会专家以"体质医学,助力人类卫生健康共同体"为主题进行交流研讨。多位院士、专家学者围绕中医体质医学作主题报告。中国工程院院士樊代明作题为"整合医学——从医学知识到医学知识论"的学术报告,中国工程院院士王琦作题为"体质医学——助力人类卫生健康共同体"的学术报告。

▲世界针灸学会联合会2021国际针灸学术研讨会在珠海召开

12月14日,由世界针灸学会联合会、中国中医科学院、中华中医药学会共同主办,中国针灸学会、美国纽约州执照针灸医师联合公会承办的本次会议在广东珠海举办。会议以"中医针灸助力构建人类卫生健康共同体"为主题,来自美国、菲律宾、捷克、南非、中国澳门等国家和地区的专家学者以线上线下相结合的形式参会,介绍传统医学在各国的发展情况,分享中医针灸科研成果。本次会议设 4 场线下分论坛和中国—非洲国家传统医学论坛、中国—中东欧国家传统医学论坛等 5 个线上分论坛。中国中医科学院党委副书记杨龙会,中国医药保健品进出口商会会长周惠,广东省中医药局党组书记、局长徐庆锋等出席大会。中医针灸文化国际传播展同期举办。

三、动态消息

▲《公立医院综合改革示范项目工作方案》印发　1月6日，为持续深化公立医院综合改革，发挥示范地方的引领带动作用，按照中共中央办公厅、国务院办公厅《评比达标表彰活动管理办法》等文件精神，国务院医改领导小组秘书处、国家卫生健康委、财政部、国家中医药管理局制定并印发《公立医院综合改革示范项目工作方案》。

▲教育部发文推动中华优秀传统文化进中小学教材　1月8日，教育部印发《中华优秀传统文化进中小学课程教材指南》，对中华优秀传统文化进中小学课程教材的基本原则、总体目标、主题内容、载体形式、学段和学科要求等，做了统筹设计和科学安排，强调素养导向、系统规划和全科覆盖。

▲《中药新药质量研究技术指导原则（试行）》发布实施　1月14日，国家药品监督管理局药品审评中心发布并施行《中药新药质量研究技术指导原则（试行）》。

▲国务院联防联控机制发布疫情防控健康教育意见：推广普及中医防病知识　1月15日，国务院联防联控机制发布《关于新冠肺炎疫情防控常态化下进一步加强健康教育工作的指导意见》，提出以"坚持人民至上、坚持联防联控、坚持科学准确"为基本原则，要求把人民群众生命安全和身体健康放在第一位，预防为主，中西医并重，普及健康知识，引导公众建立正确健康观，形成健康的生活方式，提升全民健康素养。

▲《关于加快中医药特色发展的若干政策措施》印发　1月22日，国务院办公厅印发《关于加快中医药特色发展的若干政策措施》。指出要坚持以习近平新时代中国特色社会主义思想为指导，全面贯彻落实党的十九大和十九届二中、三中、四中、五中全会精神，进一步落实《中共中央国务院关于促进中医药传承创新发展的意见》和全国中医药大会部署，遵循中医药发展规律，认真总结中医药防治新冠肺炎经验做法，破解存在的问题，更好发挥中医药特色和比较优势，推动中医药和西医药相互补充、协调发展。

▲《关于新时代支持革命老区振兴发展的意见》印发　1月24日，国务院印发《关于新时代支持革命老区振兴发展的意见》，提出实施中医临床优势培育工程和中医康复服务能力提升工程，建设中医优势专科。

▲《医学科研诚信和相关行为规范》印发　1月27日，国家卫生健康委、科技部、国家中医药管理局联合印发《医学科研诚信和相关行为规范》，旨在进一步加强生物医学科研诚信体制建设，规范医学科研诚信行为，强化医学科研机构科研诚信监管责任。

▲2021年全国卫生健康工作会议在北京召开　2月5日，本次会议在北京召开。会议以习近平新时代中国特色社会主义思想为指导，全面贯彻党的十九大和十九届二中、三中、四中、五中全会精神，深入学习贯彻习近平总书记关于卫生健康和疫情防控工作的重要指示批示精神，认真落实党中央、国务院决策部署，回顾总结2020年工作，科学分析面临的新形势，安排部署2021年重点工作。国家卫生健康委党组书记、主任马晓伟出席会议并讲话。会议要求，2021年全国卫生健康系统要以习

近平新时代中国特色社会主义思想为指导,深入贯彻党的十九大和十九届二中、三中、四中、五中全会精神和中央经济工作会议精神,认真落实党中央、国务院决策部署,增强"四个意识"、坚定"四个自信"、做到"两个维护",牢牢把握卫生健康工作的政治属性和业务属性,紧盯国之大者,紧盯形势变化、紧盯工作落实,以常态化疫情防控为重点,全面推进健康中国建设,为开启全面建设社会主义现代化国家新征程提供有力保障。

▲**2021 年全国中医药局长会议在北京召开**
2 月 9 日,本次会议在北京召开。会议以习近平新时代中国特色社会主义思想为指导,全面贯彻党的十九大和十九届二中、三中、四中、五中全会精神,深入学习贯彻习近平总书记关于中医药工作的重要论述,认真落实《中共中央国务院关于促进中医药传承创新发展的意见》和全国中医药大会精神,回顾2020 年中医药工作,研判面临的新形势新任务新要求,部署 2021 年重点工作。国家卫生健康委党组书记、主任马晓伟出席并讲话,国家卫生健康委党组成员、国家中医药管理局党组书记余艳红主持会议并讲话,国家中医药管理局局长于文明做工作报告。国家中医药管理局党组成员、副局长王志勇、闫树江、孙达,老领导马建中出席会议。

▲**全国人大常委会启动中医药法执法检查**
3 月 31 日,为全面了解中医药法贯彻实施情况,解决法律实施中存在的主要问题,促进新形势下中医药传承创新发展,确保中医药法落地见效,全国人大常委会启动中医药法执法检查。这是中医药法实施3 年多来全国人大常委会第一次对该法实施情况进行检查。

▲**《健康中国行动 2021 年工作要点》印发** 4 月2 日,健康中国行动推进委员会办公室印发《关于印发健康中国行动 2021 年工作要点的通知》(以下简称《通知》)。其中,有多项工作由国家中医药管理局牵头或按职责分工负责。

▲**《新型冠状病毒肺炎诊疗方案(试行第八版修订版)》印发** 4 月 14 日,国家卫生健康委办公厅、国家中医药管理局办公室印发《新型冠状病毒肺炎诊疗方案(试行第八版 修订版)》。

▲**《推进妇幼健康领域中医药工作实施方案(2021—2025 年)》发布** 为贯彻《中共中央国务院关于促进中医药传承创新发展的意见》,落实全国中医药大会精神,推进妇幼健康领域中医药工作,国家卫生健康委、国家中医药管理局于 4 月 20 日制定并印发《推进妇幼健康领域中医药工作实施方案(2021—2025 年)》。

▲**粤港澳大湾区中医药传承创新发展大会在惠州召开** 4 月 28 日,国家中医药管理局支持举办的本次会议在广东惠州召开。国家中医药管理局党组成员、副局长孙达,广东省卫生健康委主任段宇飞,香港特别行政区食物及卫生局局长陈肇始,澳门特别行政区卫生局局长罗奕龙等出席开幕式并致辞。大会以"后疫情时代中医药的使命和担当"为主题,围绕"健康中国"战略,致力于加大优质中医药产品和服务供给,共同推进粤港澳大湾区中医药发展,将大湾区建成世界级、高水平中医药健康湾区。中央人民政府驻澳门特别行政区联络办公室宣传文化部部长万速成,中国科学院院士仝小林,中国工程院院士、澳门科技大学荣誉校长刘良,国医大师周岱翰、吕景山,以及来自内地和港澳地区政府部门官员、专家、产业界代表等近 300 人以线上线下相结合方式出席大会。

▲**《关于支持国家中医药服务出口基地高质量发展若干措施的通知》印发** 4 月 29 日,商务部、国家中医药管理局等 7 部门联合印发《关于支持国家中医药服务出口基地高质量发展若干措施的通知》,从完善体制机制、创新支持政策、提升便利化水平、

拓展国际合作空间、加强人才培养和激励五个方面提出 18 条具体政策措施，着力完善发展环境，形成部门政策合力，支持国家中医药服务出口基地大力发展中医药服务贸易，推动中医药服务走向世界。

▲促进中医药特色发展学术研讨会暨上海浦东新区高水平改革开放中医专家库专家聘任仪式在上海召开 5 月 20 日，由中华中医药学会主办，上海中医药大学承办，上海中医药大学东方国际中医诊疗中心、上海中医药大学九州通医药创新研究院协办的本次会议在上海中医药大学召开。国家卫生健康委原副主任、国家中医药管理局原局长王国强强调，推动中医药传承创新，加快中医药特色发展，必须坚持系统观念，运用系统思维，掌握科学的思想和工作方法，统筹协调推进中医药事业和产业整体融合高质量发展。

▲新型冠状病毒肺炎中医康复暨润肺膏临床研究总结会在北京召开 5 月 22 日，由中华中医药学会肺系病分会主办、山东润中药业有限公司承办的本次会议在北京召开。专家围绕中医药对新冠肺炎患者治愈出院后康复期（后遗症期）肺功能恢复研究成果进行研讨。国医大师晁恩祥在表示，应对新型冠状病毒肺炎要坚持中西医并重，充分发挥中医药在治疗及康复过程中的作用。

▲《深化医药卫生体制改革 2021 年重点工作任务》印发 5 月 24 日，国务院办公厅印发《深化医药卫生体制改革 2021 年重点工作任务》。从 4 大方面提出 20 项重点工作，明确将推动中医药振兴发展作为 20 项重点任务之一，多项任务由国家中医药局等按职责分工负责推进。

▲两院院士大会中国科协第十次全国代表大会在北京召开 5 月 28 日，中国科学院第二十次院士大会、中国工程院第十五次院士大会和中国科学技术协会第十次全国代表大会在人民大会堂召开。习近平总书记发表重要讲话强调，坚持把科技自立自强作为国家发展的战略支撑，立足新发展阶段、贯彻新发展理念、构建新发展格局、推动高质量发展，面向世界科技前沿、面向经济主战场、面向国家重大需求、面向人民生命健康，深入实施科教兴国战略、人才强国战略、创新驱动发展战略，把握大势、抢占先机，直面问题、迎难而上，完善国家创新体系，加快建设科技强国，实现高水平科技自立自强。

▲第二届中医药抗疫与传承创新发展研讨会在北京举行 6 月 2 日，由中华中医药学会主办，中华中医药学会肺系病分会、感染病分会、急诊分会承办，天士力医药集团有限公司支持的本次会议在北京举办。国家中医药管理局局长、中华中医药学会会长于文明出席会议并讲话。中华中医药学会副会长兼秘书长王国辰致辞，张伯礼、仝小林、谷晓红、陈榕虎、刘清泉、袁钟、杨洪军等专家作主题报告。于文明强调：深入学习领会习近平总书记重要论述，进一步总结中医药防治新冠肺炎经验；准确把握中医药规律和特点，切实推进"传承精华、守正创新"；充分发挥学会专家智慧作用，为中医药高质量发展注入生机活力。

▲第二届中西医综合防控儿童青少年近视百望山论坛暨"6·6 爱眼日"主题活动在北京举办 6 月 5 日，由中华中医药学会、中国中医科学院、中国中医科学院眼科医院共同主办，中华中医药学会眼科分会、中华中医药学会中医眼科协同创新共同体承办，中国关心下一代健康体育基金会与第一健康报道作为公益支持和媒体支持参与协办的本次活动在北京举行。来自国家卫生健康委、国家中医药管理局、中华中医药学会及全国中医眼科学界、中西医眼科临床界近 150 位行业领导和专家学者出席活动。

▲首都中西医结合风湿免疫病研究所成立大会在北京召开 6 月 6 日，首都风湿免疫疾病中西协同

发展论坛暨首都中西医结合风湿免疫病研究所成立大会在北京举办。国家中医药管理局党组成员、副局长孙达,国医大师路志正,以及中国中医科学院、中华中医药学会、北京市中医管理局、中国中医科学院广安门医院、中国医学科学院北京协和医院等有关单位负责同志出席会议并致辞。孙达表示,坚持中西医并重和优势互补,大力发展中医药事业,是全面推进健康中国建设的重要内容。路志正表示,在发展中医药事业的新时期,打造中西医药相互补充、融合发展的中国特色医药健康服务模式,把中西医各自的优势、特色发挥到最大,更好地为人民群众解决医疗问题,是我国医药卫生战略的重点之一。

▲《关于进一步加强综合医院中医药工作推动中西医协同发展的意见》印发　6月10日,为深入贯彻习近平总书记关于中医药工作的重要论述,认真落实《中共中央国务院关于促进中医药传承创新发展的意见》和《关于加快中医药特色发展的若干政策措施》,加强综合医院中医药工作,国家卫生健康委、国家中医药管理局、中央军委后勤保障部卫生局联合印发《关于进一步加强综合医院中医药工作推动中西医协同发展的意见》。

▲《国家中医应急医疗队伍建设与管理指南(试行)》印发　6月11日,为加强国家中医应急医疗队伍建设与管理,提升国家中医应急医疗队伍的应急救治能力和水平,国家中医药管理局组织制定了《国家中医应急医疗队伍建设与管理指南(试行)》。

▲全国首个中医药科普报告发布　6月16日,由中华中医药学会编制的全国首个中医药科普报告《中国中医药科普报告(2020)》(以下简称《报告》)在京发布。《报告》汇总了2020年各领域、各传播渠道开展中医药科普情况。《报告》显示,新媒体现已成为中医药科普的主力军,2020年活跃的中医药科普新媒体平台25个,各平台"粉丝"总量近7 500万。

▲《2020年度药品审评报告》发布　6月21日,国家药品监督管理局发布《2020年度药品审评报告》。2020年,药审中心完成中药注册申请418件,较2019年增长39.33%。其中,完成中药新药上市申请(NDA)8件,审评通过4件(连花清咳片、筋骨止痛凝胶、桑枝总生物碱片及桑枝总生物碱)。

▲《中医药文化传播行动实施方案(2021—2025年)》印发　6月29日,国家中医药管理局、中共中央宣传部、教育部、国家卫生健康委、国家广电总局联合印发《中医药文化传播行动实施方案(2021—2025年)》(以下简称《方案》),部署推动"十四五"时期中医药文化传承弘扬工作。《方案》指出,开展中医药文化传播行动是贯彻落实《中共中央国务院关于促进中医药传承创新发展的意见》,推动中医药文化传播,使中医药成为群众促进健康的文化自觉的重要举措。

▲《中药饮片临床应用规范》等团体标准发布　依托国家重点研发计划"中药饮片智能调剂与煎煮设备关键技术研究"项目,由中华中医药学会医院药学分会组织,联合全国28家中医医疗机构及9家企事业单位共同制定的7项中药饮片临床应用领域中华中医药学会团体标准于6月30日发布实施。7项团体标准分别为:《中药汤剂煎煮技术规范》《中药饮片临床应用规范》《中药饮片处方用名标准》《中药饮片处方应付标准》《中药饮片临方炮制规范》《中药配方颗粒包装标准》和《中药饮片包装规范》。

▲全国"两优一先"名单公布　在庆祝中国共产党成立100周年之际,为表彰先进、弘扬正气,激励广大党员和各级党组织奋勇争先、建功立业,党中央决定,授予吴良镛等384名同志、追授李献忠等16名同志"全国优秀共产党员"称号,授予陈炎顺等298名同志、追授蒙汉等2名同志"全国优秀党务工作者"称号,授予北京冬奥组委延庆运行中心党支部等499个基层党组织"全国先进基层党组织"称号。

获"全国优秀共产党员"称号的中医药人有：江苏省南通市中医医院眼科副主任陈耀华，浙江省嘉兴市南湖区丽华中医诊所所长、嘉兴市残疾人联合会副主席（兼职）、嘉兴市盲人协会主席（兼职）朱丽华，河南省汝州市金庚康复医院党支部书记、院长宋兆普，河南省开封市中医医院党委委员、国家区域中医内分泌诊疗中心创建办公室主任庞国明，湖南省永兴县黄泥镇东泽村乡村医生曾宪国。追授原广州中医学院副院长、广州中医药大学终身教授邓铁涛"全国优秀共产党员"称号。获"全国优秀党务工作者"称号的中医药人有：北京市平谷区中医医院党委书记见国繁；河南羚锐制药股份有限公司党委书记、常务副总经理、工会主席吴希振；陕西中医药大学附属医院（第一临床医学院）党委副书记、副院长、工会主席，中西医临床医学系主任雷根平；广西壮族自治区玉林市小个专党委副书记；中药材市场党支部书记吴志英。获得"全国先进基层党组织"的中医药行业集体有：广东省广州中医药大学第二附属医院党委、四川省天全县中医医院党委、河北省石家庄以岭药业股份有限公司党委、江苏省济川药业集团党委。

▲**中医药预防外感疫病指南发布**　8月1日，上海市中医药学会与国家中医疫病防治基地（上海中医药大学附属曙光医院）共同制定并发布《中医药预防外感疫病（呼吸道传染病）指南》（夏季版），充分发挥中医药在"治未病"方面的独特优势。

▲**《洪涝灾害疾病中医药防治手册》发布**　8月6日，《洪涝灾害疾病中医药防治手册》（以下简称《手册》）正式发布，并由中国中医药出版社出版。《手册》由中华中医药学会急诊分会主任委员、首都医科大学附属中医医院院长刘清泉，河南省中医医院院长崔应麟，河北省中医医院党委副书记梅建强共同主编。《手册》充分发挥中医药特色，从洪涝灾害后中医急救与疾病预防、常见疾病、情志疾病和医籍备考等几个方面，系统介绍了洪涝灾害疾病的中医药防治方法，推广预防为主的中药汤剂、食疗方法，以及针灸、耳

穴、拔罐等中医适宜技术。重点阐述了针灸治疗、运动疗法、音乐疗法等中医非药物疗法。

▲**国家中医药服务出口基地高质量发展论坛举办**　9月3日，由商务部、国家中医药管理局主办，中国医药保健品进出口商会、世界针灸学会联合会承办的本次论坛于2021年中国国际服务贸易交易会期间在北京举办，本次论坛以"中医服贸，创新发展"为主题。商务部副部长王炳南，国家中医药管理局党组成员、副局长黄璐琦，中国工程院院士张伯礼等出席会议，首批国家中医药服务出口基地和基地所在省份商务、中医药主管部门代表，以及中医药服务贸易机构代表等约120人参加论坛。王炳南指出，切实推进中医药服务贸易健康发展，是传播中华文化、打造"中国服务"品牌的重要载体。

▲**第七届诺贝尔奖获得者医学峰会在成都召开**　9月7日，由中华中医药学会主办的本次会议在四川成都召开。四川省人民政府副省长杨兴平、国家中医药管理局副局长闫树江、2013年诺贝尔化学奖获得者迈克尔·莱维特等出席开幕式并致辞。闫树江强调，要坚持传承精华、守正创新，准确把握未来医学的发展规律，探索推动中医药和西医药相互补充协调发展。要加强传统医药领域的交流合作、互学互鉴，为推动世界各国团结抗疫、促进文明互鉴和民心相通贡献力量。要深化中医药国际交流合作，充分借助峰会全球资源，通过多种形式和途径，拓展中医药国际合作方式与渠道，为中医药"产、学、研、用"各环节优质资源衔接提供平台，打造中医药全方位、宽领域、多层次的发展格局，助力构建人类卫生健康共同体。

▲**第二届世界中医药书画展在武汉开展**　9月7日，由世界中医药学会联合会中医药与书画产业分会、中国民主建国会湖北省委员会联合举办的本次书画展在湖北省武汉博物馆开展。此次展览以书画艺术为载体，参展作品包含名医画像、中医经典文

章书法作品、名老中医处方手稿等,重点突出"古典古迹古方"和湖北中医药特色,体现中医药在维护人类健康中发挥的重要作用。

▲《国家人权行动计划(2021—2025年)》发布 国务院新闻办公室9月9日发布《国家人权行动计划(2021—2025年)》(以下简称《行动计划》)。《行动计划》分导言,经济、社会和文化权利,公民权利和政治权利,环境权利,特定群体权益保障,人权教育和研究,参与全球人权治理,实施、监督和评估8个部分。在经济、社会和文化权利部分,《行动计划》将促进中医药发展列入健康权利,提出要坚持中西医并重和优势互补,大力发展中医药事业,打造30个左右国家中医药传承创新中心,形成一批中医药特色学科和优势学科。

▲第二届科学与大健康高端论坛召开 9月10日,由中国卫生信息与健康医疗大数据学会、民盟中央卫生与健康委员会指导,《中国城市报》社有限公司等单位支持,《科学与大健康》融媒体中心承办的本次论坛在京举办,会议以"科普·理性·融合·传播"为主题。中国工程院院士张伯礼、樊代明、刘昌孝、杨宝峰,国医大师李佃贵等围绕肿瘤康复与慢病管理、林业大健康产业与食药同源、道地药材与中药材标准提升等话题展开研讨。

▲《公立医院高质量发展促进行动(2021—2025年)》印发 9月14日,国家卫生健康委、国家中医药管理局联合印发《公立医院高质量发展促进行动(2021—2025年)》,提出到2025年,初步构建与国民经济和社会发展水平相适应,与居民健康新需求相匹配,上下联动、区域协同、医防融合、中西医并重、优质高效的公立医院体系,为落实基本医疗卫生制度提供更加有力的保障。

▲第六届中医理论学术活动周名老中医学术传承论坛召开 9月17—18日,由中国中医科学院教

育管理处、中国中医科学院中医基础理论研究所主办,中国中医药出版社协办的本次论坛在北京举办。国医大师路志正、中国中医科学院荣誉首席研究员李经纬等出席开幕式。开幕式上,北京市中医管理局局长屠志涛为北京市中医管理局与中国中医科学院中医基础理论研究所合作成立的"北京中医基础—临床协同发展中心"授牌。中国中医科学院研究员孟庆云为17名学术继承人颁发出师证书。《中医理论传承丛书》出版启动仪式同期举办。中国中医科学院党委书记查德忠表示,要深化名老中医专家学术思想整理和传承的系统研究,推进名老中医专家学术思想整理和传承的模式创新,促进名老中医专家学术思想整理和传承成果评价体系的建立完善。

▲中医影响世界论坛北京大学专题会议召开 9月19日,由北京大学哲学系、健康中国50人论坛、北京中医药大学国学院、北京市中医药文史研究会共同主办的本次会议在北京召开,与会专家围绕"如何实现真正意义的中西医并重"这一主题展开探讨。北京大学楼宇烈、国医大师柴嵩岩、中国工程院院士张伯礼等出席会议。楼宇烈表示,实现真正意义上的中西医并重,必须把握传统文化精髓,深刻认识和理解中医药的内涵与外延,守正创新发展中医药。柴嵩岩结合临床实践体会,提出中西医要做到互参互信,实现中西医的有机结合。张伯礼介绍了新型冠状病毒肺炎的临床表现和相关研究,总结了中医药抗击疫情的重要贡献,强调中西医结合、中医药并重是此次疫情医疗救治的一大特点,也是中医药传承精华、守正创新的生动实践。

▲第三届痰瘀互结基础与临床学术交流会召开 9月25—26日,由中华中医药学会、中国中医药科技发展中心、南京中医药大学等单位主办本次会议在江苏南通召开。会上,国医大师王琦院士、中国中医药科技发展中心主任胡镜清,中日友好医院中西医结合心脏内科主任医师史载祥,上海中医药大学附属

龙华医院急诊科主任方邦江等专家围绕中医药疗效评价、痰瘀互结理论的临床应用等内容作专题学术报告。会议设益肾蠲痹法治疗风湿病分论坛。《朱良春从痰瘀论治复杂疑难病》新书发布仪式和南通良春中医医院互联网医院建设发布仪式同期举办。

▲**《中国妇女发展纲要（2021—2030 年）》《中国儿童发展纲要（2021—2030 年）》印发**　9 月 27 日，国务院新闻办公室召开新闻发布会，邀请有关部门负责人介绍国务院日前印发的《中国妇女发展纲要（2021—2030 年）》《中国儿童发展纲要（2021—2030 年）》（以下分别简称《妇女纲要》和《儿童纲要》）。国家卫生健康委党组成员，国家中医药管理局党组书记、副局长余艳红等出席会议并答记者问。《妇女纲要》指出，要建立完善妇女全生命周期健康管理模式。针对青春期、育龄期、孕产期、更年期和老年期妇女的健康需求，提供全方位健康管理服务。坚持保健与临床结合，预防为主、关口前移，发挥多学科协作优势，积极发挥中医药在妇幼保健和疾病防治中的作用。《儿童纲要》指出，要强化儿童疾病防治。

▲**中医生命质量评价量表发布**　9 月 26 日，中医生命质量评价量表（CQ-11D）及其积分算法效用体系发布会在北京举办。该量表是中华中医药学会行业标准，由北京中医药大学中药药物经济学评价研究所所长朱文涛团队，联合北京中医药大学、天津大学、北京大学医学部、山东大学、中国中医科学院、中华中医药学会等单位的专家学者开发。中医生命质量评价量表（CQ-11D）及健康效用算法体系可用于评估接受中医干预的人群健康状态和生命质量状况、测量接受中医药干预人群或一般人群生命质量健康效用。量表的发布，弥补了现有生命质量量表在中医药治疗疾病方面适用性不足的问题。

▲**首届长三角青少年学中医药文化论坛举办**　10 月 9 日，由长三角中医药学会联盟主办的首届长三角青少年学中医药文化论坛暨 2021 长三角（仲景）第三届中医药滋补养生节开幕式在上海举行。长三角健康科普创新联盟中医药文化发展促进中心同期揭牌。上海市卫生健康委员会副主任、上海市中医药管理局副局长、长三角中医药学会联盟主席胡鸿毅在致辞中表示，《中医药发展战略规划纲要（2016—2030 年）》明确提出将中医药基础知识纳入中小学传统文化、生理卫生课程，期待中小学生能够在学习中医药文化的过程中，汲取中华传统文化的深刻智慧。

▲**庆祝中国中西医结合学会成立 40 周年学术大会召开**　10 月 10 日，庆祝中国中西医结合学会成立 40 周年学术大会在北京召开，本次大会主题为"大力发展中西医结合 启航中国医学新征程"，与会专家学者聚焦中西医结合医学发展战略开展探讨。全国人大常委会副委员长陈竺发表视频致辞，国家卫生健康委党组成员、副主任李斌，中国科协党组副书记、书记处书记徐延豪，国家卫生健康委党组成员、国家中医药管理局党组书记余艳红，国家中医药管理局党组成员、副局长，中国工程院院士黄璐琦，国家自然科学基金委副主任、中国科学院院士高福，中国中西医结合学会会长、中国工程院院士陈香美，中国中西医结合学会名誉会长、中国科学院院士陈可冀等出席会议开幕式并致辞。陈竺指出，坚持中西医并重是我国卫生工作长期坚持的基本方针，促进中西医优势互补协调发展是我国医药卫生事业的重要特征和显著优势。中医药发展的根基在于传承精华，生命力在于创新，要遵循中医药发展规律，汲取现代医学先进技术，建立符合中医药特点的医疗体系、科研模式、管理模式和人才培养模式。要运用科学方法，总结和评估中西医治疗新冠肺炎的效果，为全球公共卫生安全作出积极贡献。希望学会搭建更加广泛的学术交流平台，团结更多人才团队投身到中西医结合事业中来，形成更多医学科技成果，更好保障人民群众生命健康，为构建人类卫生健康共同体贡献中国智慧和力量。张伯礼、高福、张学敏、

三、动态消息

陈薇四位院士作主旨报告。

▲**24 部门制定《"十四五"服务贸易发展规划》**
10 月 13 日,为推动服务贸易高质量发展,商务部等 24 个部门制定了《"十四五"服务贸易发展规划》(以下简称《规划》)。《规划》阐明了"十四五"时期我国服务贸易发展的目标,并对 2035 年远景目标进行了展望。《规划》明确要促进中医药服务贸易健康发展,提出鼓励中药产品开展海外注册,做大做强中医药服务出口基地等具体举措。

▲**首届中医书院发展论坛举办** 10 月 16 日,北京市中医管理局、北京市顺义区人民政府主办的本次论坛在北京举行,会上发布的《中国中医书院发展研究报告》指出,据不完全统计,目前全国共有各类中医书院 159 家,中医书院教育已成为中医药普通高等教育和师承教育的有益补充。北京中医药大学校长徐安龙表示,中医书院发展需处理好古与今、中与外、师与徒三方面关系。北京市中医管理局局长屠志涛表示,中医传承教育与人才培养是书院的中心任务,其教育教学工作应具有可持续性,其课程体系、教学方案和培养模式应具有可复制性,其教学成果应具有可评价性。《中医书院发展论坛(中国北京·2021)倡议书》《中医书院"五三理念"建设目标》同期发布。

▲**第九届中药材基地共建共享交流大会召开**
10 月 16 日,由国家中药材标准化与质量评估创新联盟、中药材基地共建共享联盟、中国医学科学院药用植物研究所等单位共同主办的本次会议在广西南宁召开。会议以"创新支撑 绿色发展"为主题,搭建资源共建共享平台。广西壮族自治区副主席黄俊华、"人民英雄"国家荣誉称号获得者、中国工程院院士张伯礼,中国工程院院士朱有勇,国家中医药管理局科技司司长李昱等出席会议。会上,同期举行了《广西百名名中医百首验方》新书发布仪式、《中药材行业蓝皮书》编写工作启动仪式。

▲**首届泰山医药论坛举办** 10 月 16 日,由全国工商联医药业商会主办的首届泰山医药论坛暨 2020 年度中国医药行业最具影响力榜单发布会在山东省济南市举办。全国工商联医药业商会会长修涞贵致辞。发布会揭晓了 2020 年度中国医药制造业百强、中国医药商业百强、中国优秀道地中药材种植(养殖)示范基地等影响力榜单。来自全国各地医药企业负责人近千人参会。

▲**第十三届地坛中医药健康文化节开幕**
10 月 22 日,由北京市中医管理局、北京市东城区政府主办,北京民族医药文化研究促进会承办的本次活动在北京地坛公园举行。国家中医药管理局党组书记余艳红出席开幕式并宣布文化节开幕。全国政协人口资源环境委员会副主任王培安,北京市人民政府副秘书长陈蓓,北京市中医管理局局长屠志涛,《中国中医药报》社有限公司执行董事、经理武东等出席开幕式。活动以"弘扬传统文化 促进健康服务"为主题,以"健康服务 民族医药 国际传播"为宗旨。

▲**中国医院协会中医医院分会第七届年会暨 2021 年中医医院院长论坛举办** 10 月 22—23 日,由中国医院协会中医医院分会主办,中国中医科学院广安门医院和广东省中医医院承办的本次论坛在广州举办。国家卫生健康委党组成员、国家中医药管理局党组书记余艳红在致辞中指出,中医医院是中医药服务体系的核心主体,推进中医医院特色发展和高质量发展,是中医药振兴发展以及建设健康中国的重要战略任务。国家卫生健康委规划司、国家中医药管理局人教司、广东省中医药局等部门负责同志作了主旨报告。国医大师禤国维、中国医院协会有关负责同志出席会议。

▲**中国·南阳第十五届张仲景医药文化节暨第九届仲景论坛举办** 10 月 23 日,由中华中医药学会、中国中药协会、世界中医药学会联合会、世界针

灸学会联合会、中国针灸学会、中国中医药研究促进会、中国民间中医医药研究开发协会联合主办,河南省南阳市委市政府、河南中医药大学承办的本次会议在河南南阳举行。大会以"传承精华、守正创新,推动中医药事业和产业高质量发展"为主题。世界中医药学会联合会主席马建中,国医大师唐祖宣等出席会议。"人民英雄"国家荣誉称号获得者、中国工程院院士张伯礼视频致辞。会议还举行多场主题报告会、中医药成果展、经贸洽谈暨项目签约仪式等。

▲**第六届全国杰出专业技术人才表彰会召开**
10月28日,本次会议在京召开。中共中央政治局委员、国务院副总理胡春华出席会议并讲话。中医药行业多个集体和个人获表彰。河北省中西医结合医药研究院主任医师贾振华、甘肃中医药大学附属医院主任医师张志明、中国中医科学院广安门医院主任医师仝小林等获"全国杰出专业技术人才"荣誉称号。长春中医药大学附属医院、江苏康缘现代中药研究院创新中药研发团队、江西中医药大学中药制剂创新团队、中国中医科学院中药资源创新团队获得"全国专业技术人才先进集体"荣誉称号。

▲**最高人民法院发文加强中医药古方和中药商业秘密等司法保护** 10月29日,《最高人民法院关于加强新时代知识产权审判工作为知识产权强国建设提供有力司法服务和保障的意见》(以下简称《意见》)发布,就全面加强新时代知识产权审判工作提出20条措施,围绕科技创新成果、著作权和相关权利、中医药知识产权等9个方面提出加强知识产权司法保护的措施。《意见》明确,加强中医药知识产权保护,服务中医药传承创新发展。

▲**中国卫生健康思想政治工作促进会中医药分会成立大会暨第一次全国会员代表大会召开**
10月29日,本次会议以视频会议形式召开。国家中医药管理局党组成员、副局长黄璐琦出席并讲话。会议审议通过了《中国卫生健康思想政治工作促进会中医药分会管理办法(试行)》《中国卫生健康思想政治工作促进会中医药分会会费管理办法》《中国卫生健康思想政治工作促进会中医药分会第一次会员代表大会选举办法》,选举产生了第一届理事会理事、常务理事、秘书长、副会长、会长,广州中医药大学第二附属医院(广东省中医医院)党委书记翟理祥担任会长。

▲**粤港澳中医药科技高峰论坛暨首届粤港澳青年中医药传承创新研讨会召开** 10月30—31日,由中华中医药学会主办,广东省中医医院、广东省生产力促进中心、粤港澳中医药与免疫疾病研究联合实验室承办的本次会议在广州召开。会议采用线上线下结合方式进行。中国工程院院士张伯礼在视频致辞中表示,通过"粤港澳大湾区中医药高地建设平台"推动粤港澳中医药学术交流与科研合作,助力中医药事业传承创新发展构建机制,推动长期持续发展多方聚焦中医药科技创新,依托各自资源优势,共同探索形成高效可持续发展的合作机制,是一项非常有意义的工作。中华中医药学会副秘书长刘平在致辞中指出,学会与广东省中医医院等单位共同举办本届研讨会,旨在充分发挥粤港澳三地优势,以学术为纽带,以成果为导向,促进大湾区中医药传承创新。广东省科学技术协会党组成员、专职副主席范英妍,广东省生产力促进中心主任陈金德,广东省中医医院党委书记翟理祥等出席会议并致辞。中国工程院院士姚新生、刘良,中国科学院院士、国医大师陈可冀分别以"东亚地区传统药物的现状及发展趋势""抗关节炎和抗癌1.2类创新中药研发""中医有国籍,文明无疆界"为题作学术报告。

▲**秦怀金赴上海调研中医药人才工作** 10月下旬,国家中医药管理局党组成员、副局长秦怀金带队赴上海调研中医药人才工作,深入上海中医药大学及其附属岳阳中西医结合医院、曙光医院、龙华医院,上海交通大学医学院附属瑞金医院,上海市黄浦

区香山中医医院等实地调研,并召开座谈会,详细了解中医药人才队伍建设、中医药特色优势发展等情况,听取有关专家对中医药人才工作的意见建议。秦怀金指出,中医药振兴发展迎来天时地利人和的大好时机,对中医药人才需求更加迫切,要深入学习贯彻中央人才工作会议精神,整合中医药优质资源,遵循中医药人才成长规律,加快建设高质量中医药人才队伍。要在中医药领域战略科学家、创新团队、领军人才、青年科技人才和国际化人才培养上下大力气、出实招硬招。要围绕用现代科学解读中医药学原理的要求,推动中医药学科与其他学科融合发展,加强中医药创新团队建设,培养一批中医药多学科交叉背景领军人才。要围绕构建符合中医药特点的人才培养模式,深化中医药人才培养模式改革,完善中医药人才知识体系架构,推动中医基础与临床相结合,强化中医思维培养和中医临床能力训练。要推进西医学习中医,促进中西医药相互补充、协调发展,培养高层次中西医结合人才。要深化中医药人才发展体制机制改革,在流动配置、评价机制、薪酬制度、医保支付等方面加大改革力度,优化人才发展外部环境。

▲**2020 年度国家科学技术奖揭晓** 11 月 3 日,国务院发布《关于 2020 年度国家科学技术奖励的决定》,"中医药循证研究'四证'方法学体系创建及应用"和"基于'物质-药代-功效'的中药创新研发理论与关键技术及其应用"两项中医药研究成果获2020 年度国家科学技术进步奖二等奖。"中医药循证研究'四证'方法学体系创建及应用"项目由北京中医药大学、广东省中医医院、中国中医科学院中医临床基础医学研究所、兰州大学、香港浸会大学的商洪才等人完成。"基于'物质-药代-功效'的中药创新研发理论与关键技术及其应用"项目由天津药物研究院有限公司、中国中医科学院中药研究所、天津中医药大学第一附属医院、天津中新药业集团股份有限公司、济川药业集团有限公司、江苏康缘药业股份有限公司、成都泰合健康科技集团股份有限公司等

的刘昌孝等人完成。2020 年度国家科学技术奖共评选出 264 个项目、10 名科技专家和 1 个国际组织。其中:国家最高科学技术奖 2 人;国家自然科学奖 46 项,其中一等奖 2 项、二等奖 44 项;国家技术发明奖 61 项,其中一等奖 3 项、二等奖 58 项;国家科学技术进步奖 157 项,其中特等奖 2 项、一等奖 18 项、二等奖 137 项;授予 8 名外籍专家和 1 个国际组织中华人民共和国国际科学技术合作奖。

▲**习近平会见第八届全国道德模范及提名奖获得者** 11 月 5 日上午,中共中央总书记、国家主席、中央军委主席习近平在人民大会堂亲切会见第八届全国道德模范及提名奖获得者,向他们表示诚挚问候和热烈祝贺。会上,68 名同志被授予第八届全国道德模范荣誉称号,254 名同志被授予第八届全国道德模范提名奖。其中:天津中医药大学名誉校长、中国工程院院士张伯礼,安徽省芜湖市皖南医学院附属弋矶山医院退休医生张舜华被授予第八届全国道德模范荣誉称号;浙江省嘉兴市南湖区丽华中医诊所所长朱丽华,广州中医药大学党委常委、副校长,广州中医药大学第二附属医院党委委员、副院长张忠德,宁夏回族自治区中西医结合医院消化内科主任杨伟被授予第八届全国道德模范提名奖。

▲**《按照传统既是食品又是中药材的物质目录管理规定》印发** 11 月 10 日,国家卫生健康委印发了《按照传统既是食品又是中药材的物质目录管理规定》(以下简称《规定》)。《规定》明确食药物质是指传统作为食品,且列入《中华人民共和国药典》的物质。要以保障食品安全和维护公众健康为宗旨,遵循依法、科学、公开的原则制定食药物质目录并适时更新。

▲**第二届中医医师规范化培训高峰论坛举办** 11 月 13 日,本次论坛以线上线下结合方式在北京举行。国家中医药管理局党组成员、副局长秦怀金出

席会议并讲话。秦怀金指出,中医药传承创新发展的根本是人才,全国中医药系统要深刻学习领会习近平总书记关于中医药工作的重要指示批示精神,贯彻落实中央人才工作会议精神,把握天时地利人和的大好机遇,发扬革命加拼命精神,加快推进中医药人才队伍建设,为人民群众提供更加优质的健康服务,推进中医药振兴发展。"人民英雄"国家荣誉称号获得者、中国工程院院士张伯礼应邀参加论坛,并围绕中医药在重大疫病防治中的作用与优势、中医药战疫贡献、中医医师如何成长、中医规培制度如何完善等作专题报告。

▲**第二届中医师承峰会召开**　11月13日,由中华中医药学会主办,广州中医药大学、广州中医药历史文化研究基地承办的本次会议在广州中医药大学召开。大会旨在推进名老中医药专家学术经验继承、优秀中医临床人才研修和传承工作室建设,通过分享名家大家的学术经验,交流名中医工作室建设经验,为今后一个时期的名医学术传承、中药人才培养发挥引领作用。会议邀请3位国医大师、4位著名中医药专家的学术传承人分享名家学术思想。主题报告环节中,国医大师禤国维、张大宁、周岱翰先后以"中医临证思维浅识""谈谈治疗慢性肾脏疾病的一点临床体会""基于守正创新原则的中医药发展思考"为题作学术报告。会议采用线上线下同步参会的方式进行,现场参会者近百人,同步观看线上直播者超2.5万人。

▲**《中共中央关于党的百年奋斗重大成就和历史经验的决议》公布**　11月16日,《中共中央关于党的百年奋斗重大成就和历史经验的决议》(下称《决议》)公布。《决议》指出,为了保障和改善民生,党按照坚守底线、突出重点、完善制度、引导预期的思路,在收入分配、就业、教育、社会保障、医疗卫生、住房保障等方面推出一系列重大举措,注重加强普惠性、基础性、兜底性民生建设,推进基本公共服务均等化。全面推进健康中国建设,坚持预防为主的方针,深化医药卫生体制改革,引导医疗卫生工作重心下移、资源下沉,及时推动完善重大疫情防控体制机制、健全国家公共卫生应急管理体系,促进中医药传承创新发展,健全遍及城乡的公共卫生服务体系。

▲**首届中医药考试改革发展论坛举办**　11月18日,由国家中医药管理局中医师资格认证中心主办的本次论坛以线上的方式举行。国家中医药管理党组成员、局副局长闫树江作视频讲话。闫树江指出,考试在人才成长过程中发挥着重要作用,医师资格考试把守着医师准入的大门,关系着医师队伍的质量。他强调:"十四五"期间要持续深化医师资格考试改革,突出中医药特色优势;要大力推动医教协同,提高中医师队伍质量;要建立健全考试考核体系,提升中医药人才评价水平。各地中医药主管部门、考试机构、高等院校、医疗单位要深刻领会党和国家的总体部署,落实各项考试改革任务,建立沟通协调机制,在推动中医药考试评价工作中展现新担当新作为,为中医师队伍高质量发展提供有力支撑。

▲**第七届中医科学大会召开**　12月14—15日,由中国农工民主党中央委员会、国家中医药管理局主办本次会议以线上线下相结合的方式召开。本届大会以"同心抗疫,健康中国:中医药新时代的担当与贡献"为主题。全国人大常委会副委员长、农工党中央主席陈竺出席开幕式并作题为"新时代的中西医融合:携手抗疫,健康中国"的主旨报告,全国政协副主席、农工党中央常务副主席何维,国家卫生健康委党组成员、国家中医药管理局党组书记余艳红,国家中医药管理局局长、农工党中央副主席于文明,农工党中央副主席杨震、龚建明、曲凤宏、焦红,中国工程院副院长、中国医学科学院院长王辰等出席大会。中国工程院院士黄璐琦以"以史为鉴,开创未来"为题作学术报告。多位诺贝尔奖获得者、院士、国医大师及中医药领域的知名专家,围绕诺贝尔讲堂、中医药在抗击新型冠状病毒肺炎中的作用、COVID -

19 基础研究与临床试验、中医药与感染免疫性疾病等学术主题,就如何传承创新发展中医药进行深入交流与研讨。

▲**第三届海峡两岸青年中医药传承创新论坛暨道地药材临床应用论坛召开** 12月20—21日,由中华中医药学会、台湾中华海峡两岸中医药合作发展交流协会共同主办,北京中医药大学厦门医院、厦门海峡中医药合作发展中心协办的本次会议在厦门市举办。国家中医药管理局港澳台办公室主任吴振斗、台湾中华海峡两岸中医药合作发展交流协会会长梁克玮线上致辞,中华中医药学会监事长曹正逵、厦门市卫生健康委员会副主任苏妙玲、北京中医药大学厦门医院院长裴晓华等领导出席论坛开幕式并讲话。厦门市台湾事务办公室一级调研员孙丽玲出席开幕式。本次论坛以线上线下结合的形式举办,来自海峡两岸的青年医师及相关专业从业人员200余人线下参会,近500人线上分享学术成果。

▲**中国民族医药学会流派传承分会成立大会召开** 12月26日,中国民族医药学会流派传承分会成立大会在广东省广州市举行。广东省名中医、中山大学附属第一医院张诗军当选分会会长。分会旨在打造人才培养、产研结合、机制改革的创新平台,弘扬民族医药文化。

▲**全国中医标准化技术委员会换届会议暨全国中医标准化技术委员会 2021 年年会在北京召开** 12月28日,本次会议采用线上线下相结合的方式在北京召开。全国中医标准化技术委员会主任委员、中国工程院院士张伯礼,国家中医药管理局政策法规与监督司副司长周景玉,国家市场监督管理总局标准技术管理司副司长陈洪俊,国家市场监督管理总局标准技术管理司食品消费品处处长王晓燕,中华中医药学会副会长兼秘书长王国辰,中华中医药学会副秘书长孙永章,全国中医标准化技术委员会委员,全国中医标准化技术委员会观察员代表,国家标准项目组代表及秘书处工作人员约150人参加会议。国家标准化管理委员会批准全国中医标准化技术委员会换届工作,张伯礼任主任委员,王国辰、杨明会、唐旭东、朱立国、李灿东任副主任委员,孙永章任委员兼秘书长,高颖、谢雁鸣、姜泉、付强、李慧任委员兼副秘书长。秘书处设在中华中医药学会。中华中医药学会标准化办公室负责人苏祥飞汇报了全国中医标准化技术委员会2021年工作总结和 2022 年工作计划。全国中医标准化技术委员会副秘书长付强结合中医药标准化工作特点。北京中医药大学王天芳、福建中医药大学李灿东、上海中医药大学朱邦贤分别对国家标准《中医四诊操作规范 第 3 部分:问诊(GB/T 40665.3-2021)》《中医四诊操作规范 第 4 部分:切诊(GB/T 40665.4-2021)》《中医病证分类与代码(GB/T 15657-2021)》进行解读。中国中医科学院朱建平、上海中医药大学李明分别汇报了国家标准计划《中医临床名词术语》《中医临床诊疗术语》工作进展和计划。

▲**国家中医药综合改革示范区推进会召开** 12月31日,国家中医药管理局、国家发展改革委、国家卫生健康委、工业和信息化部、国家药品监督管理局在北京以视频形式召开国家中医药综合改革示范区推进会。国家卫生健康委副主任李斌,国家卫生健康委党组成员、国家中医药管理局党组书记余艳红出席会议并讲话,国家中医药管理局局长于文明主持会议。国家药品监督管理局副局长徐景和、国家发展改革委社会发展司司长欧晓理、工业和信息化部消费品工业司司长何亚琼出席会议并讲话。国家中医药管理局副局长王志勇出席会议,国家中医药管理局副局长秦怀金出席会议并宣读批复。会议指出,建设国家中医药综合改革示范区,是学习贯彻落实习近平总书记关于中医药工作的重要论述的实际行动,是党中央、国务院部署的重大改革任务,是中医药领域具有里程碑意义的一件大事,是推动中医药振兴发展的重要举措。

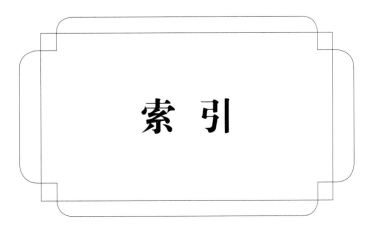

索 引

主题词索引

B 八拔白百柏板版半包北苯鼻扁辨病补

八段锦,气功/利用　329b

拔毒生肌膏/治疗应用　251a

白癜风　233a

白及/化学　383a

白叶瓜馥木/化学　381b

百令胶囊/治疗应用　222a

柏蛇湿疹膏/治疗应用　240a

板蓝根/生产和制备　439a

版本　507a

半夏/生产和制备　439b

包合物/生产和制备　419b

北苍术/生产和制备　437a

苯丙素类/分析　382a

鼻衄汤/治疗应用　215a

鼻炎,过敏性/病因病机/中西医结合疗法/针灸
　疗法　280a,306a

扁桃斑鸠菊/化学　382b

辨证施护　343a

病名考证　524b

病因病机　105b

补骨脂/生产和制备　439b

补脾益肾扶正固本方/治疗应用　213a

补肾活血促卵方/治疗应用　202b

补肾活血方/治疗应用　200b,261a

补肾活血汤/治疗应用　203b,257a,260b

补肾疏肝方/治疗应用　203a

补肾通痹方/治疗应用　264b

补肾消白方/治疗应用　233b

补肾养肝膏方/治疗应用　201a

C 苍糙侧拆柴产肠痴赤出川传创纯刺痤

苍耳/化学　381a

糙枝金丝桃/化学　383a

侧柏叶/生产和制备　439b

拆方研究　480a

柴胡/生产和制备　440a

柴香宁神汤/治疗应用　247a

产地,中药材　349b

肠道菌群/药物作用　435b,489b

肠易激综合征,腹泻型/中西医结合疗法　174b

肠易激综合征/针灸疗法　301a

痴呆,血管性/中西医结合疗法　188b

赤芍药/生产和制备　437b

出土文物　509a

川乌/生产和制备　440a

传染病/历史　523a

传染病/中医疗法/中西医结合疗法/中医病机
　144a

创新思维　342b

纯化技术/方法　418b

刺法　286a,292a

痤疮　234b

H 海和核黑恒红呼化槐黄喙混活获

I

J 肌鸡加睑健姜降绞教接结近经晶颈九灸韭菊

N 纳南脑闹内尿凝脓女

P 泡炮培盆枇片贫

Q 切芪麒启千前强青清情驱祛

R 人乳入润

S 三散扫山舌审参肾生湿食使视匙舒疏腧数四酸

T 太谈糖桃体天贴萜通痛透推

W 网韦胃温乌五

X 膝细夏仙线香消小泻心新行醒续宣玄训

Y 延研洋养腰瑶药夜医仪胰彝抑益阴银婴用愈原远越云运

Z 甾栽皂藏泽张鹨针诊证支栀脂执职指枳质治中肿种周竹住专椎资滋子紫卒组

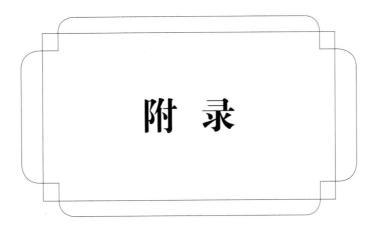

附　录

一、2022 卷《中国中医药年鉴(学术卷)》文献来源前 50 种期刊

1. 中草药
2. 中华中医药杂志
3. 中国中药杂志
4. 中国实验方剂学杂志
5. 时珍国医国药
6. 中国中医基础医学杂志
7. 中药材
8. 中国针灸
9. 新中医
10. 中医杂志
11. 中医外治杂志
12. 广西中医药大学学报
13. 中药新药与临床药理
14. 江苏中医药
15. 针刺研究
16. 中国中医急症
17. 中医药导报
18. 世界科学技术(中医药现代化)
19. 中国中医药现代远程教育
20. 中医药管理杂志
21. 辽宁中医杂志
22. 南京中医药大学学报
23. 中华中医药学刊
24. 中国民族民间医药
25. 亚太传统医药
26. 实用中医药杂志
27. 中国中西医结合杂志
28. 中医临床研究
29. 光明中医
30. 世界中医药
31. 四川中医
32. 中医学报
33. 中医药文化
34. 辽宁中医药大学学报
35. 中国现代中药
36. 北京中医药大学学报
37. 湖南中医杂志
38. 陕西中医
39. 河南中医
40. 湖南中医药大学学报
41. 长春中医药大学学报
42. 中国中医药科技
43. 中华医史杂志
44. 医学与哲学
45. 北京中医药
46. 实用中西医结合临床
47. 西部中医药
48. 浙江中医杂志
49. 内蒙古中医药
50. 上海中医药杂志

二、2022卷《中国中医药年鉴(学术卷)》文献来源前50所大学(学院)

1. 南京中医药大学附属医院
2. 北京中医药大学东直门医院
3. 天津中医药大学第一附属医院
4. 成都中医药大学附属医院
5. 河南中医药大学第一附属医院
6. 中国医科大学附属盛京医院
7. 河南中医药大学第二附属医院
8. 上海中医药大学附属龙华医院
9. 中国中医科学院广安门医院
10. 广州中医药大学第二附属医院
11. 云南省中医学院第三附属医院
12. 福建医科大学第二附属医院
13. 上海中医药大学附属岳阳中西医结合医院
14. 河南中医药大学第三附属医院
15. 黑龙江中医药大学附属第一医院
16. 首都医科大学附属北京中医医院
17. 浙江中医药大学第三临床医学院
18. 广西中医药大学第一附属医院
19. 江西中医药大学附属医院
20. 山东中医药大学附属医院
21. 中国中医科学院西苑医院
22. 中国人民解放军总医院
23. 甘肃中医药大学第一附属医院
24. 广州中医药大学第一附属医院
25. 广州中医药大学附属宝安中医院
26. 湖南中医药大学第二附属医院
27. 上海中医药大学附属上海市中西医结合医院
28. 安徽中医药大学第一附属医院
29. 浙江中医药大学附属杭州市中医院
30. 湖南中医药大学第一附属医院
31. 上海中医药大学附属曙光医院
32. 新疆医科大学附属中医医院
33. 重庆市中医院
34. 河南省洛阳正骨医院
35. 首都医科大学附属北京世纪坛医院
36. 武汉市第一人民医院
37. 浙江中医药大学第一临床医学院
38. 中日友好医院
39. 北京中医药大学第三附属医院
40. 广东省第二中医院
41. 广东省中西医结合医院
42. 广东一方制药有限公司
43. 广州中医药大学第三附属医院
44. 广州中医药大学第四临床医学院
45. 河南省人民医院
46. 湖北中医药大学附属医院
47. 湖南省中医药研究院附属医院
48. 江苏省淮安市中医院
49. 辽宁中医药大学附属医院
50. 柳州市中医医院

三、2022卷《中国中医药年鉴(学术卷)》文献来源前40家医疗机构

1. 上海中医药大学附属曙光医院
2. 中国中医科学院广安门医院
3. 南京中医药大学附属医院
4. 首都医科大学附属北京中医医院
5. 天津中医药大学第一附属医院
6. 中国中医科学院西苑医院
7. 成都中医药大学附属医院
8. 广州中医药大学第二附属医院
9. 河南中医药大学第二附属医院
10. 湖南中医药大学第一附属医院
11. 上海中医药大学附属龙华医院
12. 上海中医药大学附属岳阳中西医结合医院
13. 广州中医药大学第一附属医院
14. 河南中医药大学第一附属医院
15. 中国中医科学院附属眼科医院
16. 中国中医科学院望京医院
17. 河北中医学院附属医院/河北省中医院
18. 北京中医药大学第三附属医院
19. 北京中医药大学东直门医院
20. 浙江中医药大学附属第一医院/浙江省中医院
21. 黑龙江中医药大学附属第一医院
22. 江西中医药大学附属医院
23. 辽宁中医药大学附属医院
24. 广西中医药大学第一附属医院
25. 浙江中医药大学附属温州市中医院
26. 安徽中医药大学第一附属医院
27. 湖北中医药大学附属医院/湖北省中医院
28. 武汉市第一人民医院/武汉市中西医结合医院
29. 甘肃中医药大学第一附属医院/甘肃省中医院
30. 广州中医药大学第三附属医院
31. 上海中医药大学附属第七人民医院
32. 郑州市人民医院
33. 天津中医药大学第二附属医院
34. 新疆维吾尔自治区维吾尔医医院
35. 成都中医药大学第三附属医院
36. 福建中医药大学附属康复医院
37. 广东药科大学附属第一医院
38. 广西中医药大学附属瑞康医院
39. 广州医科大学附属第一医院
40. 青海省藏医院

四、2022 卷《中国中医药年鉴(学术卷)》撰稿人名单

姓　名（按姓氏笔画为序）：

丁　媛	上海中医药大学中医文献研究所
于　峥	中国中医科学院中医基础理论研究所
马　琳*	上海中医药大学图书馆
马小淋*	上海中医药大学附属岳阳中西医结合医院
马东瑞*	南京中医药大学中医药文献研究所
王　宇	上海中医药大学科技实验中心
王　芳	广州中医药大学第一临床医学院
王　娇	上海中医药大学附属岳阳中西医结合医院
王　静	上海中医药大学针灸推拿学院
王又闻	上海中医药大学中药学院
王尔亮	上海交通大学医学院附属瑞金医院
王冬盈*	广州中医药大学第一临床医学院
王永丽	上海中医药大学中药研究所
王茹茹*	上海中医药大学中药研究所
王瑞珍*	湖南省中医药研究院附属医院国医大师工作室
文嘉玲*	云南中医药大学图书馆
邓宏勇	上海中医药大学图书馆
邓雪阳	中国药科大学中药学院
叶阳舸	上海中医药大学气功研究所
叶明花	北京中医药大学国学院
叶思雯	上海中医药大学附属龙华医院
田劭丹	北京中医药大学东直门医院
代秋颖*	上海中医药大学附属龙华医院
冯圳蕾*	北京中医药大学东直门医院
邢玉瑞	陕西中医药大学图书馆
朱晓周*	中国药科大学中药学院
朱靓贤	上海中医药大学基础医学院
仲芫沅	上海中医药大学附属龙华医院

刘　芳	湖南省中医药研究院附属医院国医大师工作室
刘　瑜	南方医科大学附属佛山妇幼保健院
刘　霖	河南省中医药研究院信息文献研究所
刘立公	上海中医药大学针灸经络研究所
刘依宁*	中国药科大学中药学院
刘堂义	上海中医药大学针灸推拿学院
刘超群*	上海中医药大学图书馆
刘慧娜*	中国药科大学中药学院
关　洁*	南京中医药大学中医药文献研究所
安广青	上海徐汇区枫林街道社区卫生服务中心
许　吉	上海中医药大学科技创新服务中心
许　军	上海中医药大学附属岳阳中西医结合医院
许梦晨*	中国药科大学中药学院
纪　军	上海中医药大学针灸经络研究所
杜　汇*	上海中医药大学附属龙华医院
杜婷婷*	上海中医药大学中药研究所
李　月*	中国药科大学中药学院
李　丛	《江西中医药》杂志编辑部
李　芳	中国药科大学中药学院
李　明	上海中医药大学科技人文研究院
李　莹	上海中医药大学附属龙华医院
李　霞	上海中医药大学附属龙华医院
李丰杏*	上海中医药大学针灸推拿学院
李永亮	广西中医药大学人事处
李伟东	南京中医药大学药学院
李安然	中国药科大学中药学院
李经纬*	广州中医药大学第一临床医学院
李奕祺	福建中医药大学中医学院
李晓靖*	上海中医药大学附属岳阳中西医结合医院

李捷凯* 上海中医药大学附属岳阳中西医结合医院
杨　丹* 上海中医药大学附属岳阳中西医结合医院
杨丽娜　上海中医药大学科技人文研究院
杨明霞* 上海中医药大学中药研究所
杨奕望　上海中医药大学科技人文研究院
吴　欢　上海中医药大学附属曙光医院
吴晶晶　上海中医药大学附属龙华医院
邱海龙* 南京中医药大学药学院
何立群　上海中医药大学附属曙光医院
张　玲　中国药科大学中药学院
张　展　上海中医药大学附属岳阳中西医结合医院
张　森* 上海中医药大学附属岳阳中西医结合医院
张卫华　南京中医药大学中医学院(中西结合学院)
张丰聪　山东中医药大学中医文献研究所
张永太　上海中医药大学中药学院
张莘航　上海中医药大学科技人文研究院
张园娇* 南京中医药大学药学院
张珊珊* 上海中医药大学中药研究所
张淑娜　上海中医药大学科技人文研究院
张惠敏* 广州中医药大学第一临床医学院
张媛媛　中国药科大学中药学院
张馥琴　上海中医药大学针灸经络研究所
陈少丽　上海中医药大学基础医学院
陈信义　北京中医药大学东直门医院
陈唯依　上海中医药大学气功研究所
陈漫双* 广州中医药大学第一临床医学院
陈德兴　上海中医药大学基础医学院
范　磊　山东中医药大学基础医学院
范明惠* 上海中医药大学中药研究所
范奕伟* 上海中医药大学附属龙华医院
范振宇　上海中医药大学研究生院
林　炜　福建中医药大学中西医结合研究院
罗艳秋　云南中医药大学图书馆
金　岚　上海中医药大学附属龙华医院
金珊米* 广州中医药大学第一临床医学院
金镇雄* 上海中医药大学附属龙华医院
周　悦　上海中医药大学附属龙华医院

周　蜜　上海中医药大学附属岳阳中西医结合医院
周志强* 山西中医药大学基础医学院
周健豪* 中国药科大学中药学院
周逸洵* 上海中医药大学科技实验中心
孟　畑　上海中医药大学附属龙华医院
孟祥才　黑龙江中医药大学药学院
赵　玲　上海中医药大学针灸推拿学院
赵梦迪* 上海中医药大学附属上海市中西医结合医院
胡　菲　上海市嘉定区菊园新区社区卫生服务中心
胡　蓉　上海中医药大学科技人文研究院
柏　冬　中国中医科学院中医基础理论研究所
柳　涛* 中国药科大学中药学院
柳玲玲　无锡药明康德新药开发股份有限公司
施　杞　上海中医药大学附属龙华医院
姜丽莉　上海市普陀区中医医院
莲　花　内蒙古医科大学蒙医药学院
贾　玫　北京中医药大学东直门医院
钱　帅　中国药科大学中药学院
倪圣懿* 南京中医药大学中医药文献研究所
倪梁红　上海中医药大学中药学院
徐　浩　上海中医药大学附属龙华医院
徐士奎　云南省食品药品监督检验研究院
徐光耀　上海中医药大学附属市中医医院
徐国会　上海中医药大学附属龙华医院
徐贻珏　江苏省常州市中医医院
殷玉莲　上海中医药大学附属龙华医院
奚　骏　上海市浦东新区传染病医院
高　宠　北京中医药大学东直门医院
高修安　南方医科大学附属佛山妇幼保健院
唐占英　上海中医药大学附属龙华医院
唐嘉辉* 中国药科大学中药学院
唐德志　上海中医药大学附属龙华医院
浦佩珉* 上海中医药大学附属龙华医院
黄　娟* 中国药科大学中药学院
黄　娴* 广州中医药大学第一临床医学院
黄　晨* 广州中医药大学第一临床医学院

黄　辉　安徽中医药大学中医学院
黄毛莉*　中国药科大学中药学院
黄陈招　浙江省玉环县人民医院
黄煦格*　广州中医药大学第一临床医学院
曹　蕾　广州中医药大学第一临床医学院
崔世超*　广州中医药大学第一临床医学院
崔学军　上海中医药大学附属龙华医院
麻志恒　上海市崇明区中心医院中医
梁倩倩　上海中医药大学附属龙华医院
屠思远*　上海中医药大学附属龙华医院
董　青　北京中医药大学东直门医院
董心怡*　上海中医药大学针灸经络研究所
董春玲　上海中医药大学附属曙光医院
韩　榕　上海中医药大学气功研究所
韩艳丽　云南中医药大学图书馆
程一凡*　上海中医药大学附属龙华医院
曾丽华*　广州中医药大学第一临床医学院
谢立科　中国中医科学院附属眼科医院

谢宝珍*　广州中医药大学第一临床医学院
谢俊成*　上海中医药大学针灸推拿学院
赖　琼　中国药科大学中药学院
褚美玲*　上海中医药大学附属龙华医院
蔡晓册*　上海中医药大学附属岳阳中西医结合医院
谭　鹏　北京中医药大学中药学院
谭红胜　上海交通大学医学院
谭旻劼*　上海中医药大学附属龙华医院
樊朝阳*　中国药科大学中药学院
颜钰铭*　上海中医药大学针灸推拿学院
潘一鸣　北京中医药大学东直门医院
潘子倩*　中国药科大学中药学院
薛　明　上海中医药大学附属上海市中西医结合医院
魏　民　中国中医科学院中医药信息研究所
魏玉龙　北京中医药大学针灸推拿学院

注:带*者为在读研究生

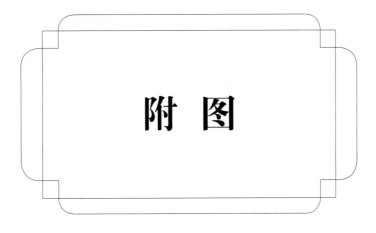

附 图

一、"中医基础理论"栏目参考文献关键词分布图

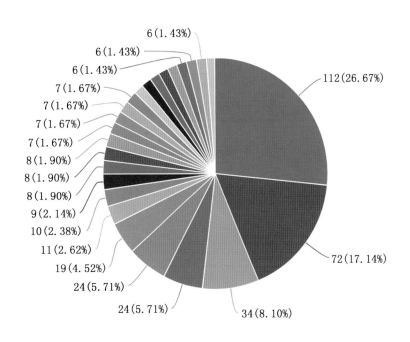

二、"妇科"栏目参考文献关键词分布图

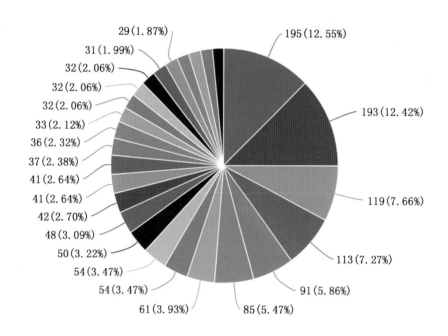

● 临床观察	● 临床效果
● 多囊卵巢综合征	● 中医治疗
● 临床研究	● 月经不调
● 不孕症	● 早发性卵巢功能不全
● 原发性痛经	● 月经病
● 子宫内膜异位症	● 围绝经期
● 围绝经期综合征	● 中医药治疗
● 复发性流产	● 盆腔炎性疾病后遗症
● 慢性盆腔炎	● 穴位贴敷
● 用药规律	● 卵巢早衰
● 加减治疗	● 妇科疾病
● 数据挖掘	● 先兆流产
● 卵巢储备功能下降	● 温经汤

三、"外科"栏目参考文献关键词分布图

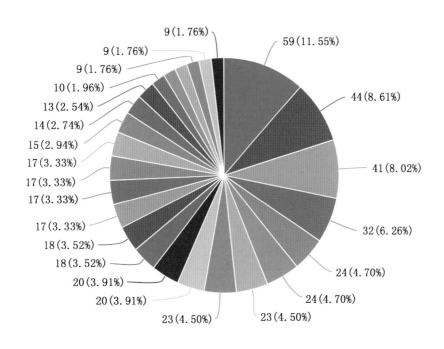

9 (1.76%)   59 (11.55%)
9 (1.76%)
9 (1.76%)   44 (8.61%)
10 (1.96%)
13 (2.54%)
14 (2.74%)
15 (2.94%)   41 (8.02%)
17 (3.33%)
17 (3.33%)
17 (3.33%)
17 (3.33%)   32 (6.26%)
18 (3.52%)
18 (3.52%)
20 (3.91%)   24 (4.70%)
20 (3.91%)   24 (4.70%)
23 (4.50%)   23 (4.50%)

● 临床观察   ● 混合痔术后
● 混合痔   ● 肉芽肿性乳腺炎
● 临床研究   ● 肛瘘术后
● 创面愈合   ● 肛周脓肿术后
● 术后创面愈合   ● 乳腺增生症
● 乳腺增生   ● 熏洗坐浴
● 效果观察   ● 中药治疗
● 中药熏洗   ● 混合痔术后疼痛
● 用药规律   ● 肛窦炎
● 肛周脓肿   ● 脊髓损伤
● 术后疼痛   ● 湿热下注型
● 外敷治疗   ● 中医药治疗
● 数据挖掘

四、"骨伤科"栏目参考文献关键词分布图

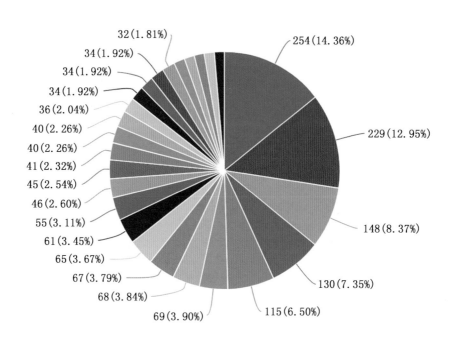

- 临床观察
- 腰椎间盘突出症
- 膝骨关节炎
- 临床研究
- 神经根型颈椎病
- 独活寄生汤
- 临床效果
- 颈椎病
- 骨关节炎
- 膝骨性关节炎
- 肩周炎
- 椎动脉型颈椎病
- 临床疗效观察
- 桡骨远端骨折
- 手法治疗
- 股骨头坏死
- 温针灸
- 加减治疗
- 椎间盘突出症
- 用药规律
- 中药熏蒸
- 针灸治疗
- 桃红四物汤
- 中医治疗
- Meta分析
- 推拿治疗

五、"方剂研究"栏目参考文献关键词分布图

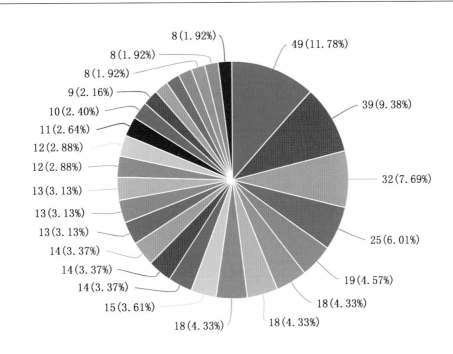

● 临床应用   ● 《伤寒杂病论》
● 数据挖掘   ● 配伍规律
● 经典名方   ● 张仲景
● 验案举隅   ● 五苓散
● 《伤寒论》   ● 《金匮要略》
● 临床经验   ● 柴胡桂枝干姜汤
● 组方规律   ● 应用举隅
● 用药规律   ● 小青龙汤
● 温胆汤   ● 中成药
● 国医大师   ● 应用规律
● 乌梅丸   ● 组方思路
● 桂枝汤   ● 历史沿革
● 小柴胡汤   ● 古今文献

六、"养生与康复"栏目参考文献关键词分布图

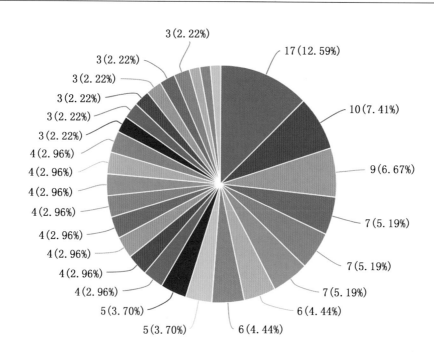

中医养生 ● 中医养生保健
中医食疗 ● 《遵生八笺》
食疗方 ● 《随息居饮食谱》
养生 ● 养生保健
《黄帝内经》 ● 清明
饮食养生 ● 数据挖掘
养生思想 ● 《寿世传真》
思想探析 ● 养生理论
养生观 ● CiteSpace
阳气 ● 白露
老年人 ● 调息静坐
国医大师 ● 食疗药膳
组方规律 ● 养生学
秋冬养阴

七、"学术进展"参考文献基金项目资助情况

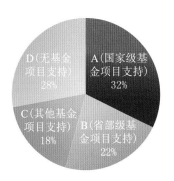

基金项目来源分析

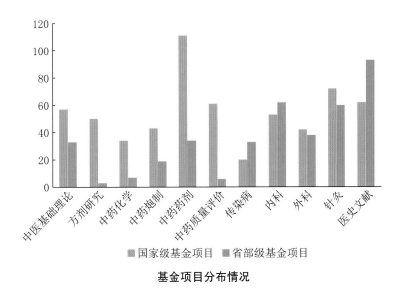

基金项目分布情况

《中国中医药年鉴（行政卷）》

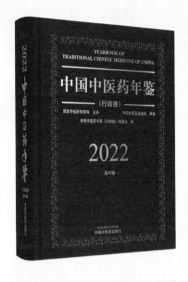

　　《中国中医药年鉴（行政卷）》（以下简称《年鉴》）是由国家中医药管理局主办，综合反映上一年中医药工作各方面情况、进展、成就的史料性工具书。2022卷《年鉴》分为11个篇目：重要文选、大事记、专题工作、国家中医药工作、地方中医药工作、军队中医药工作、港澳台地区中医药工作、直属单位及社会组织、机构与人物、统计资料、附录。

　　《中国中医药年鉴（行政卷）》一直力求站在中医药事业发展前沿，追踪和汇集中医药发展的新动态、新成果，紧扣时代脉搏，大力宣传国家的中医药政策，热情讴歌中医药事业取得的伟大成就。40年来，我国中医药事业的重要事件、重要法规等均在书中收载。《年鉴》已成为各级中医药工作人员案头必备的工具书，成为广大读者了解中医药事业发展的可靠载体。

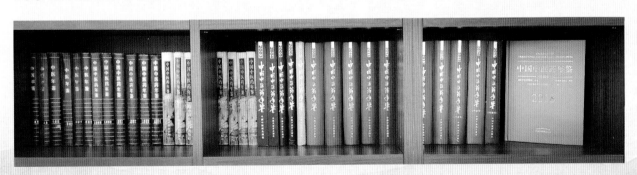

关注获得更多资讯

详情请咨询《年鉴》编辑部：

咨询电话：010-64405719-377

邮　　箱：zgzyynj@163.com

融通古今，放眼世界

—— 走近《中醫藥文化》

& *Chinese Medicine and Culture*

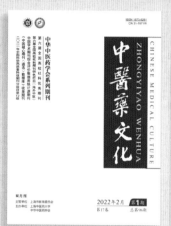
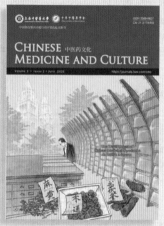

《中医药文化》杂志（原《医古文知识》），1984 年创刊，双月刊，由上海市教育委员会主管，上海中医药大学、中华中医药学会联合主办，长期聚焦中医药学术热点，旨在以多元视角，融通古今，放眼世界，快速传递中医药人文领域最新研究成果，全面整合国际国内学术资源，打造权威交流平台，引领中医药文化学科发展。系人大复印报刊资料来源期刊转载来源收录期刊、中国学术期刊综合评价数据库统计源期刊，被《中国核心期刊（遴选）数据库》收录。2021 年入选中国科协高质量科技期刊分级目录 T2 级。

《中医药文化（英文）》*Chinese Medicine and Culture* 是上海市教育委员会主管，上海中医药大学、中华中医药学会联合主办的全英文中医药人文领域学术期刊。旨在推进中医药自然科学与人文科学领域研究者的交流与对话，为中医药跨学科研究搭建交流平台，全面反映中医药在医学、文化交流、历史传承等领域的高水平和最新研究成果。2019 年成功入选"中国科技期刊卓越行动计划高起点新刊"，2020 年实现国内正式创刊，为中医药学的国际学术交流搭建了新平台，逐渐成为引领中医药文化走向世界的一张国际名片。近年来，与多所海外高校及研究机构建立了合作伙伴关系，杂志的国际办刊水平及学术影响力显著提升。2019 年与法国《针灸》杂志编辑部签署合作备忘录，杂志广泛覆盖孔子学院、中国海外文化中心、海外中医中心等。目前被 Scopus, DOAJ, Ovid, Ulrichs, EBSCO Publishing's Electronic Databases, Ex Libris–Primo Central, Google Scholar, Hinari, Infotrieve, Netherlands ISSN Centre, ProQuest, TDNet, Baidu Scholar, CNKI (China National Knowledge Infrastructure), Wanfang Dat, CSTJ 等国内外知名数据库收录。2022 年，入选《科技期刊世界影响力指数（WJCI）》报告（2021），入选"2021 年中国卓越科技期刊十大最美封面"，期刊影响力显著提升。

《中医药文化》订阅：
CN: 31–1971/R; ISSN: 1673–6281 20 元 / 期，6 期 / 年
Chinese Medicine and Culture 订阅：
CN: 31–2178/R9; ISSN: 2589–9627 50 元 / 期，4 期 / 年
地址：上海市浦东新区蔡伦路 1200 号图书馆 811 室（201203）
电话：021–51322295

《中医药文化》
网址：http://ygwz.cbpt.cnki.net
邮箱：zyywh@126.com
Chinese Medicine and Culture
网址：http://www.cmaconweb.org/
邮箱：tcmoverseas@126.com